U0248471

名医推荐
家庭必备
名方

【珍藏本】

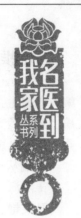

我家到名医系列丛书

湖南科学技术出版社

MINGYI
DAOWOJIA

Mingyi Tuijian
Jiating Bibei Mingfang

◎主编
周德生
刘利娟

《名医推荐家庭必备名方》编委会名单

主　编：周德生　刘利娟

副主编：童东昌　李　中　李彩云　江元璋

编　委：（按姓氏笔画为序）

丁瑞丛	马成瑞	王　燕	王仙伟	王佳君	王胜弘
王洪海	邓　龙	甘沐英	龙　斯	刘利娟	江元璋
孙文艳	孙晓鹏	朱　婷	向艳南	纪传荣	张　希
张依蕾	张雪花	张超群	李　中	李　媚	李　珊
李彩云	李煦昀	肖志红	肖科金	季梦漂	陈学裕
陈湘鹏	陈　艳	陈　莎	陈　瑶	陈娉婷	吴兵兵
周　平	周　俊	周德生	周颖璨	林萃才	欧宇芳
胡　华	胡常玲	钟　捷	郭雅玲	聂志红	袁英媚
袁雅洁	秦　甜	陶文强	寇志刚	黄小锋	黄仁忠
黄　雄	童东昌	程丽娜	曾　荣	曾繁勇	谢志胜
谭　静	黎秋凤				

前　言

　　中医名方来源包括古代验方、经典方剂和代表历代名医学术思想的原创方剂，也有部分名方非出名医之首创或名著之首载，个别名方甚至以秘方、偏方、奇方的形式隐藏于医药学之外的载籍中或流传于民间。随着时代的变迁和疾病谱的变化，医学理论和实践经验日益丰富，大量的名方在产生，也有一些名方在散佚消亡，某些名方因地位变化而丧失名方地位，有些普通方剂一跃而成为名方。尽管人们对名方的界定不一，但名方凝聚智慧，必定是验方、良方、妙方，能反映中医药理论而不同于偏方、奇方、杂方，已普遍应用超越地域而不同于禁方、秘方、祖传方，用之有验超越时域而不同于普通方、无效方、死方。由于中医方剂数目庞大，属于名方范畴的方剂不计其数，加之治疗各种疾病的实用名方众多，每个名方的临床应用广泛，以及同病异治和异病同治的特点，造成普通患者陷入选择的困惑。由于人们医学专业知识的缺乏，越来越多地依赖网络媒体获取医学以及养生方面的知识，但对患者来说这种方法不是最佳途径。因为患者不仅需要合理膳食、适量运动、戒烟限酒、心理平衡等健康生活方式，更需要专业的医学指导和临床治疗。因此，必须由医学专业人才来担当患者有关病症的诊断、治疗、预防工作，同时也必须由医学专业人才来担当健康生活方式的倡导者和实施者，把医学科学技术、防病治病方法、医学保健措施让人们掌握，用在自我保健上，从而达到防病目的。

　　为此，我们组织资深中医专家共同编写了这本《名医推荐家庭必备名方（珍藏本）》。本书包括内科疾病、外科疾病、妇科疾病、儿科疾病、传染性疾病、眼耳鼻咽喉科等 359 种疾病的名医推荐家庭必备名方。为了让名方经久不衰、名扬四方，更好地发挥济世活人的作用，我们博览众方，对比筛选，系统整理，每种疾病推荐 1～5 首中医名方，然后针对具体疾病详细地做出了专业的医学指导和健康生活方式建议，以期每个普通患者不至于被江湖骗子打着各种幌子、各种手段、各种迷信所欺骗愚弄，引导他们了解正确的中医药卫生保健知识，让人们善用健康的砖块，构筑幸福的人生。

　　在本书编写过程中，我们坚持科学性、实用性、创新性的原则，内容详实，涵盖面广，文字通俗，言简意赅，重点突出，条理清楚。另本书参阅了大量的文献资料，在此谨向有关文献的作者及出版社表示感谢，向每一个名方的原创者及加减药物的原创者表示致敬。由于学识水平、个人见解有限，书中缺点、错误在所难免，希望广大读者批评指正。

　　本书主要适合普通患者、患者家属、养生大众和中医爱好者阅读，同时也可供中医及中西医临床工作者、中医及中西医院校师生、中医方剂研究者参考。

湖南中医药大学第一附属医院

周德生　刘利娟

目 录

第一篇　内科疾病

1

第二篇　外科疾病

名医推荐家庭必备名方（珍藏本）

名医推荐家庭必备名方（珍藏本）

第三篇　妇科疾病

《名医推荐家庭必备名方（珍藏本）》

第一篇　内科疾病

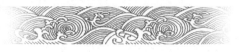

第一章 呼吸系统疾病

急性上呼吸道感染

急性上呼吸道感染是指鼻腔、咽或咽喉部急性炎症的统称，是呼吸道最常见的一种传染病。常见病因为病毒感染，少数由细菌引起。可通过含有病毒的飞沫或被污染的用具传播。多数为散发性，常在气候突变时流行。人体在受凉、淋雨、过度疲劳时易诱发，尤其是老幼体弱或有慢性呼吸道疾患时易诱发。临床上主要症状为咳嗽和咳痰，一般病势不重，常继发支气管炎、肺炎、鼻旁窦炎、心肌炎等症，也可引起原有疾病的急性发作，如慢性支气管炎、肺源性心脏病急性发作等。

本病中医学称"感冒"。中医学认为本病是由于人体感受风邪或时行疫毒，导致了肺卫失和，以鼻塞、流涕、喷嚏、头痛、咳嗽、恶寒、发热、全身不适等为主要表现的外感疾病。根据其病情轻重不同，轻者一般通称伤风，重者称重伤风。若病情较重，并且在一个时期内广泛流行，不分男女老少，证候多相类似，称时行感冒。本病病位在肺卫，病性多属邪实，然而根据体质差异也可兼见气、血、阴、阳等虚弱之象。

【必备名方】

1. 藿香正气散加减：广藿香 15 克，白芷 5 克，紫苏 5 克，大腹皮 5 克，茯苓 15 克，半夏 10 克，白术 10 克，陈皮 10 克，厚朴 10 克，桔梗 10 克，炙甘草 12 克。制成细末，每服 15 克，用生姜 3 片，大枣 1 枚，水煎热汤送服，每日 2~3 次。咳嗽甚者，加前胡 10 克，麻黄 6 克。

2. 银翘散加减：金银花 10 克，连翘 15 克，荆芥 10 克，薄荷 6 克，淡豆豉 10 克，芦根 15 克，牛蒡子 15 克，甘草 6 克。水煎服。头痛甚者，加桑叶 10 克，菊花 12 克；咳嗽甚者，加苦杏仁 12 克，前胡 10 克；痰稠难咳者，加浙贝母 9 克，瓜蒌子 12 克；咽喉肿痛者，加马勃 9 克，玄参 18 克；壮热、口渴、心烦、汗多者，加生石膏 30 克，天花粉 15 克。

3. 新加香薷饮加减：香薷 10 克，金银花 10 克，连翘 10 克，厚朴 10 克，白扁豆 10 克。水煎服。暑热偏盛者，加黄连 6 克、黄芩 9 克、青蒿 6 克清暑泄热，并配合鲜荷叶 15 克、鲜芦根 15 克清暑化湿；身重少汗恶风者，加佩兰 10 克。

4. 柴芩葛花汤加减：柴胡 15 克，黄芩 12 克，天花粉 15 克，葛根 15 克，金银花 15 克，连翘 15 克，板蓝根 15 克，桔梗 10 克，牛蒡子 10 克，菊花 10 克，薄荷（后下）6 克，甘草 5 克。发热重者，柴胡、葛根加至 20 克；咳嗽者，加苦杏仁 10 克，麦冬 10 克。

5. 益气固表汤加减：生黄芪 10 克，炙黄芪 10 克，党参 10 克，焦白术 10 克，当归身 10 克，酒白芍 7 克，桂枝 7 克，广陈皮 5 克，熟附子 5 克，炙甘草 3 克，生姜 3 克，大枣 3 枚。水煎服。恶寒较重、脉沉细无力者，加细辛 3 克，防风 10 克。

【名医指导】

1. 注意居室的清洁卫生、通风。

2. 根据气候变化而增减衣服；重点注意项背部、胸部、足部的保暖。

3. 锻炼身体，增强体质，多参加户外活动，提高抗病能力。

4. 感冒流行期间应少去公共场所，避免感染。

5. 患病期间应多饮水，进食易消化

《名医推荐家庭必备名方（珍藏本）》

食物。

6. 有感冒症状时，每日多次用自来水清洗鼻腔。

7. 避免受凉、淋雨、过度劳累。避免与感冒患者接触；避免脏手接触眼、口、鼻等。

急性气管-支气管炎

急性气管-支气管炎是指病毒、细菌等微生物感染或某些物理、化学性刺激或过敏反应等因素引起的气管-支气管黏膜的急性炎症。往往因为受凉或过度疲劳削弱了上呼吸道的生理防御功能，所以常于冬春及气候突变时节或过度劳累后发病。临床主要症状有咳嗽与咳痰。

本病中医学属于"咳嗽"范畴。本病病因为外感与内伤。外感为六淫外邪侵袭肺系；内伤主要是脏腑功能失调。肺主气司呼吸，开窍于鼻，外合皮毛，为气机升降出入的通道。外感六淫邪气，或从口鼻而入或皮毛而受，肺失肃降则痰液滋生，阻塞气道，影响肺气肃降，引起咳嗽；肺脾功能失调，内生痰浊，阻塞气道，亦可导致肺气上逆而咳嗽。暴咳为肺咳之属于新起者，病程短暂，经治疗多能痊愈；如治不及时，或正不胜邪，邪恋于肺，则可反复发作为久咳。本病的病位主脏在肺，与肝、脾有关，久则及肾。

【必备名方】

1. 止嗽散加减：夏枯草 30 克，白前 10 克，苦杏仁 10 克，桔梗 10 克，前胡 10 克，紫菀 10 克，荆芥 6 克，百部 10 克，陈皮 10 克，甘草 3 克。水煎服。音哑者，加蝉蜕 3 克，木蝴蝶 3 克；痉咳者，加僵蚕 10 克，地龙 10 克；伴有气喘、喉间痰鸣者，去桔梗，加麻黄 5 克，虎耳草 15 克。

2. 宣白承气汤加减：生石膏 30 克，大黄 6 克，炙苦杏仁 6 克，瓜蒌 20 克，桔梗 12 克，桑叶 12 克。水煎服。伴发热者，加金银花 15 克，连翘 15 克，生石膏增至 60 克；咽痛较甚者，加玄参 15 克，牛蒡子 12 克；便秘重者，重用大黄至 15 克，瓜蒌至 30 克。

3. 清燥救肺汤加减：桑叶 9 克，生石膏 15 克，甘草 3 克，人参 2 克，亚麻子 3 克，阿胶（烊化）3 克，麦冬 4 克，苦杏仁 2 克，枇杷叶 6 克。水煎服。咽痛明显者，加玄参 9 克，马勃 9 克；痰黏难咳出者，加百部 6 克，紫菀 9 克，桔梗 6 克，白前 6 克；鼻塞、咽痒者，加荆芥 12 克，防风 9 克。

4. 二陈汤合三子养亲汤加减：制半夏 10 克，陈皮 6 克，甘草 3 克，紫苏子 9 克，莱菔子 9 克，白芥子 6 克，白茯苓 3 克。水煎服。痰多、脘闷明显者，加苍术 9 克，厚朴 6 克，苦杏仁 9 克；痰涎清稀有白泡沫、怯寒、背冷者，加干姜 6 克，细辛 3 克。

5. 清金止嗽汤加减：金银花 15 克，柴胡 10 克，黄芩 12 克，生石膏 20 克，大黄 6 克，桑白皮 12 克，苦杏仁 10 克，炙麻黄 3 克，芦根 12 克，麦冬 10 克，生地黄 10 克，菊花 10 克，薄荷 6 克，甘草 6 克。水煎服。身热烦渴、咳嗽气粗者，加赤芍 6 克，郁金 6 克，瓜蒌 10 克；身热午后为甚、心烦、便秘者，加南沙参 12 克，天花粉 10 克。

【名医指导】

1. 饮食以营养丰富的半流质为主，多进食新鲜蔬菜、水果等，以满足机体需要。

2. 随气温变化及时增减衣物，尤其是睡眠时要盖好被子，加强胸部保暖，使体温保持在 36.5 ℃以上。

3. 发热时宜多卧床休息、多饮水。如体温在 38.5 ℃以下，一般无须给予退热药物，可采用物理降温，即用冷毛巾头部湿敷或用温水擦澡（幼儿不宜采用此方法，必要时应用药物降温）。

4. 痰较难咳出时，尤其是老人、婴儿、幼儿，应帮其翻身侧卧，空心掌由腰部向颈部方向拍背，1～2 小时 1 次。

5. 吸烟者应戒烟。平时加强体育锻炼，增强机体免疫力。

6. 保持家庭良好环境。居室要温暖，通风采光良好，保持适宜的湿度；家中不宜有吸烟者。

7. 空气过冷、粉尘、刺激性气体或烟雾（如二氧化硫、二氧化氮、氨气、氯气等）的吸入，对气管－支气管黏膜急性刺激和损伤亦可引起本病，应避免。

8. 避免吸入致敏原包括花粉、有机粉

尘、真菌孢子等。

慢性支气管炎

慢性支气管炎是由感染或非感染因素引起的气管、支气管黏膜及其周围组织的慢性非特异性炎症。临床上以咳嗽、咳痰或伴有喘息及反复发作的慢性过程为特征。早期症状轻微，多在冬季发作，春暖后缓解，晚期炎症加重，症状长年存在，不分季节。疾病进展又可并发阻塞性肺气肿，甚至肺动脉高压、肺源性心脏病，严重影响劳动力和健康。

本病中医学属于"咳嗽"、"喘证"、"哮病"范畴，在合并肺气肿时则与"肺胀"相似。现在国家标准命名为"久咳"。中医学认为本病的发生和发展，主要与外邪的反复侵袭，内脏功能（特别是肺、脾、肾三脏的功能）失调密切相关。基础病理以脾、肾阳虚为本，痰浊挟邪壅肺为标，其病情发展是由实到虚，由肺气虚开始，终至发展为肺、脾、肾三脏俱虚。总之，本病病位在肺，与肝、肾关系密切，并可涉及心、脾。病性多虚实夹杂，正虚以脏腑气虚为主或兼阴虚。久咳反复发作迁延不愈，病可由气及血，出现心肺同病，则为肺心病。

【必备名方】

1. 小青龙汤加减：炙麻黄 9 克，芍药 10 克，甘草 6 克，细辛 5 克，干姜 5 克，桂枝 9 克，五味子 6 克，制半夏 10 克。咳嗽剧烈、不能平卧者，加射干 10 克，款冬花 10 克；心烦、口渴者，加生石膏 20 克，浙贝母 10 克。

2. 疏风宣肺解痉汤加减：麻黄 5 克，苦杏仁 5 克，荆芥 5 克，防风 4 克，蝉蜕 3 克，地龙 5 克，僵蚕 4 克，钩藤（后下）5 克，甘草 5 克。水煎服。咳甚者，加川贝母 6 克，枇杷叶 6 克，矮地茶 6 克。

3. 清金宁肺汤加减：南沙参 15 克，苦杏仁 10 克，桑叶 10 克，天花粉 10 克，黄芩 12 克，桔梗 10 克，芦根 30 克，鱼腥草 15 克，半枝莲 15 克，金丝桃 12 克，甘草 6 克。水煎服。痰黄如脓或有热腥味者，加浙贝母 10 克，冬瓜子 15 克；胸满咳逆、痰涌者，加

胆南星 6 克，天竺黄 10 克。

4. 补肺汤加减：桑白皮 15 克，熟地黄 15 克，人参 7.5 克，紫菀 7.5 克，黄芪 7.5 克，五味子 7.5 克。水煎服。咳逆气短者，加五味子 6 克，诃子 6 克；痰稀白量多而呈泡沫状者，加干姜 5 克，细辛 3 克。

5. 麻杏六君汤加减：麻黄 3 克，苦杏仁 10 克，党参 10 克，陈皮 10 克，半夏 10 克，稻芽 10 克，白术 6 克，茯苓 12 克，甘草 5 克，焦三仙 9 克。水煎服。浮肿尿少者，加泽泻 6 克，桂枝 10 克；自汗、恶风者，加防风 10 克，黄芪 10 克，浮小麦 15 克；腹胀、纳呆者，加白扁豆 10 克，砂仁 6 克，木香 10 克。

【名医指导】

1. 戒烟，加强个人卫生，积极治疗感染性疾病（如感冒、鼻炎、咽喉炎、扁桃体炎等）。

2. 改善生活及工作环境，避免刺激性烟雾、粉尘、大气污染（如二氧化硫、二氧化氮、氯气、臭氧等）的慢性刺激。

3. 随天气变化适当增减衣物，尤其是冬季寒冷季节，更应注意保暖；避免吹风着凉。

4. 避免接触尘埃、尘螨、细菌、真菌、寄生虫、花粉以及化学气体等过敏原物质。

5. 一部分慢性发作期患者经过短时间的积极的药物治疗，转入缓解期，咳、痰、喘、满等症状虽已明显减轻。此时，仍需继续服用一段时间药物，以巩固疗效。

6. 缓解期，自汗、畏寒、怕冷者可服用玉屏风散冲剂。平时呼吸气短，活动后加重，腰酸、腿软，可用河车大造丸或紫河车粉，以扶正培本防止病情复发。

7. 饮食宜清淡，给予营养丰富易消化吸收的食物（如软饭、稀粥、面条、鲜奶等）。进食要有规律，有节制，宜少食多餐，忌暴饮暴食，避免进食生冷、寒凉、肥腻及辛辣燥热的食物。

8. 在病情稳定期，根据患者体力恢复情况制定适合自己的体育锻炼，包括体育、呼吸和耐寒锻炼，以增强体质。

9. 保持情绪平稳，心情舒畅，避免七情过极；积极配合治疗。

名医推荐家庭必备名方（珍藏本）

阻塞性肺气肿

肺气肿是指终末细支气管远端部分（包括呼吸性细支气管、肺泡管、肺泡囊和肺泡）的呼吸道弹性减退、持久性过度膨胀、充气和肺容积增大或同时伴有呼吸道壁破坏的病理状态。多由肺和支气管疾病或肺组织退行性改变所引起，且为慢性不可逆性疾病。按其发病原因可分为旁间隔性肺气肿、阻塞性肺气肿、代偿性肺气肿、老年性肺气肿。由遗传因素引起的肺气肿多见于国外；间质性肺气肿不属于肺气肿范畴。本节重点讲述阻塞性肺气肿。临床上主要以喘息、气急、活动后明显或加剧为特征。引起阻塞性肺气肿的常见疾病为慢性支气管炎、支气管哮喘、支气管扩张、肺尘埃沉着病（尘肺）、肺结核等，尤其以慢性支气管炎为多见。

本病中医学相当于"喘证"与"肺胀"范畴。肺胀是继发于肺咳、哮病等之后的，以胸中胀闷、咳嗽咳痰、气短而喘为主要临床表现的肺系疾病。由于久咳、久喘、久哮、反复感受外邪，伤之于肺，呼吸功能紊乱，气窒于胸，滞留在肺，痰瘀互结气道肺管，致肺体胀满，缩张无力，失其敛降而成肺胀。病理因素主要为痰浊水饮与血瘀；肺气郁滞，脾之健运失调，津液不化，凝聚成痰。渐因肺虚不能气化津液，脾虚无力转输，肾虚无力蒸化，而致痰浊潴留更甚，咳喘持续难愈而成肺胀。病机关键主要为痰浊水饮与瘀血互为影响，兼见同病。病理性质有虚实两方面，有邪者为实，因邪壅于肺，宣降失司。无邪者属虚，因肺不主气，肾失摄纳。本病发作时则多以本虚标实为主。病位首先在肺，继则影响脾肾，后期病及于心。

【必备名方】

1. 小陷胸汤合清气化痰汤加减：瓜蒌30克，黄芩10克，法半夏10克，桃仁10克，苦杏仁10克，枳实10克，知母10克，浙贝母10克，漏芦10克，连翘10克，栀子10克，南沙参10克。水煎服。痰黄如脓或有腥臭味者，多为合并肺痈表现，可酌加芦根15克，薏苡仁30克，鱼腥草30克，败酱草15克，蒲公英15克。

2. 五二和肺汤加减：葶苈子12克，白芥子10克，炙紫苏子15克，车前子10克，莱菔子10克，熟地黄12克，当归10克，炙甘草3克，万年青根10克，老树茶根10克，炙麻黄9克，苦杏仁9克。水煎服。上气而咳、呕吐清水者，加干姜6克。

3. 葶苈大枣泻肺汤合桃红四物汤加减：葶苈子10克，大枣15克，桃仁10克，红花6克，熟地黄10克，当归10克，白芍10克，川芎6克。水煎服。咳痰较多者，加茯苓10克，半夏10克；大便秘结者，加大黄9克，芒硝10克。

4. 纳气平喘汤加减：红参10克，熟地黄15克，山茱萸10克，麦冬15克，补骨脂12克，枸杞子15克，核桃仁10克，五味子10克，牛膝12克，紫河车10克，冬虫夏草6克，茯苓15克，法半夏10克。水煎服。胸闷、喘气较重者，加桔梗10克，葶苈子10克，陈皮10克。

5. 真武汤合五苓散加减：炮附子6克，白术10克，茯苓10克，白芍10克，生姜6克，桂枝6克，猪苓10克，泽泻10克。水煎服。心悸喘满、倚息不得卧者，加沉香10克，葶苈子10克。

【名医指导】

1. 戒烟：吸烟可加重病情。避免接触有害气体和颗粒，减少对呼吸道的刺激。

2. 预防感染：从夏季开始进行耐寒锻炼以提高机体的防御能力，增强呼吸道免疫力，减少呼吸道感染，气候转冷亦要坚持。注意随气候变化及时增减衣服，防止感冒。

3. 积极治疗慢性支气管炎，减少慢性支气管炎的发作，可有效预防本病。

4. 加强营养，增加热量摄入。每日膳食应含有丰富的蛋白质（如瘦肉、鱼类）。有明显二氧化碳潴留者，应减少糖分的摄入。多进食新鲜蔬菜和水果，多饮水，必要时给予多种微量元素、维生素及氨基酸治疗。

5. 呼吸训练：患者宜作深而缓的腹式呼吸，使呼吸阻力减低，潮气量增大，经常练习，可使呼吸功能得到很好地改善。同时缩唇呼气增加呼吸道外口段阻力，可防止呼吸道过早闭合。

6. 在呼吸道疾病流行季节可肌内注射核酪或卡介苗素等。

7. 应在正规医院医师指导下合理使用抗生素，避免乱用抗生素，以免产生耐药或造成二重感染。

8. 长期坚持家庭氧疗，夜间持续低流量（1～3升/分钟）吸氧，时间宜在12小时以上；亦可根据患者具体情况确定吸氧时间和吸氧流量。定期监测肺功能，以及时发现病情变化。

9. 注意室内空气清新、流通；减少到公共场所。

慢性肺源性心脏病

慢性肺源性心脏病（简称慢性肺心病）是肺组织、胸廓或肺动脉血管的慢性病变导致肺循环阻力增加，肺动脉高压，进而引起右心室肥厚，扩张，最终发展为右心功能代偿不全及呼吸衰竭的一种心脏病。临床上以反复的咳喘、咳痰、水肿、发绀等为主要特征。早期心肺功能尚能代偿，晚期出现呼吸循环衰竭，并伴有多种并发症。慢性肺心病的急性发作以冬春季为主，肺、心功能衰竭常因急性呼吸道感染引起。本病80%～90%是由慢性支气管炎、肺气肿引起，并且急性呼吸道感染常诱发肺、心功能衰竭及难以逆转的多器官功能衰竭，病死率较高。

本病中医学属于"喘证"、"痰饮"、"心悸"、"水肿"、"肺胀"等范畴。现在国家标准定义为"肺心病"，系指因肺病日久痰气阻滞，进而导致心脉瘀阻，以咳嗽气喘、咳痰、心悸、水肿、唇舌紫暗为主要表现的肺病及心的疾病。中医学认为本病的发生多因内伤之咳、哮、喘、饮等慢性肺部疾患，迁延失治，久病肺虚，肺失宣降。肺病及脾，脾虚生湿生痰，痰浊潴留；肺虚及肾，肾不纳气，日久累及心；肺虚卫外不固，招致外邪六淫反复侵袭，使本病反复发作加剧。因此，肺心病的发生，病位首先在肺，进而侵及脾、肾、心等脏，致使病情复杂，变证蜂起，经久不愈。

1. 痰热郁肺方加减：炙麻黄10克，苦杏仁12克，生石膏（先煎）30克，甘草6克，鱼腥草20克，陈皮10克，茯苓15克，瓜蒌10克，当归10克，川芎6克。水煎服。口干舌燥者，加天花粉10克，知母10克。

2. 调营饮加减：莪术5克，川芎10克，当归10克，延胡索6克，赤芍6克，瞿麦15克，大黄5克，槟榔5克，陈皮10克，大腹皮15克，葶苈子10克，赤茯苓10克，桑白皮10克，细辛3克，肉桂5克，炙甘草3克，生姜3克，大枣5枚，白芷10克。水煎服。大便不畅者，加枳实6克，厚朴10克。

3. 涤痰祛瘀汤加减：红参10克，熟附子10克，青皮10克，槟榔10克，陈皮10克，大黄10克，水蛭10克，青礞石15克，葶苈子15克，禹余粮15克，蔓荆子15克，黄芪20克，生姜6克。水煎服。瘀血明显、唇甲发绀者，加红花10克，桃仁10克；肝风内动、抽搐者，加钩藤10克，全蝎6克。

4. 平喘固本汤合皱肺丸加减：党参15克，五味子6克，冬虫夏草3克，核桃仁10克，沉香10克，磁石6克，紫苏子10克，款冬花10克，制半夏10克，橘红10克，五灵脂6克，柏子仁10克。水煎服。口干低热者，加麦冬10克，玉竹10克，知母10克；面色苍白、冷汗淋漓者，急予参附汤送服蛤壳粉。

5. 温肾扶阳汤加减：党参15克，黄芪20克，茯苓15克，桂枝10克，白术15克，制附子（先煎）10克，生姜10克，山药20克，炙甘草10克。水煎服。胸闷者，加瓜蒌9克；尿少、浮肿甚者，加葶苈子18克，泽泻9克。

【名医指导】

1. 积极治疗胸肺基础疾病，改善心肺功能。

2. 积极防治呼吸道疾病，如积极防治感冒、急性支气管炎、慢性支气管炎；并积极防治重症肺结核、支气管哮喘等肺部疾病，阻止其发生和发展为肺气肿、肺心病。

3. 缓解期患者积极参加体育锻炼，如练太极拳、气功和保健操，以增强体质，减少感冒的发生。急性期患者宜卧床休息，以免增加心脏负荷。

4. 扶正固本：在缓解期应常服扶正固本的中药，如在医师指导下服用玉屏风散、六君子丸、金匮肾气丸、七味都气丸、金水宝、参蛤散等中成药，或在辨证指导下用汤药进行调理，以增强正气，提高抗病能力。

5. 呼吸锻炼：主要为腹式呼吸，增加膈肌力量，改善肺脏通气。立位，一手放胸前，一手放腹部，作腹式呼吸。吸气时尽力挺腹，胸部不动；呼气时腹部凹陷，按节律进行呼吸，吸与呼的时间按 1：2 或 1：3 进行。用鼻吸气，用口呼气，呼气时口唇缩拢作吹口哨样。

6. 注意保暖，避免受寒；忌烟、酒及辛辣、生冷、肥甘、咸、甜之品，以免助湿生痰，加重病情。有水肿者，应低盐或无盐饮食。

7. 改善环境和劳动卫生：在农村开展防烟、防尘工作；在工厂、矿山搞好通风和防尘措施，以减少支气管炎和尘肺的发生。

8. 冷水摩擦法锻炼耐寒能力：先用手摩擦头面及颈部，每日 3 次，每次约 10 分钟；1 周后将冷水浸过的毛巾按上述方法摩擦头面及颈部；体质及耐寒能力较好者，摩擦四肢，甚至做全身冷水摩擦。锻炼从夏季开始，冬季仍坚持，不能坚持者，改为温水，避免使用热水，次年春季恢复上述耐寒锻炼。

9. 发作期患者应卧床休息，呼吸困难时成半卧位，保持呼吸道通畅；并积极清除呼吸道分泌物，鼓励患者咳嗽咳痰；对无力排痰者应改变体位，空手掌或是机械辅助拍背帮助排痰。应经常鼻导管持续低流量吸氧，必要时通过面罩或呼吸机吸氧，浓度 24%～30%，流量 1～2 升/分钟，湿化瓶温度应保持在 30 ℃左右。

10. 饮食上鼓励患者进食高热量、高蛋白、易消化的食物，少食多餐。必要时记 24 小时出入量，避免心脏负荷过重。

支气管哮喘

支气管哮喘（简称哮喘）是呼吸道的一种慢性变态反应性炎症性疾病。它是由嗜酸性粒细胞、肥大细胞和 T 淋巴细胞等多种炎性细胞参与的呼吸道炎症。这种炎症使易感者对各种激发因子具有呼吸道高反应性和广泛的、可逆性气流阻塞。临床上表现为反复发作性的喘息、呼气性呼吸困难、胸闷或咳嗽等症状，常在夜间和（或）清晨发作、加剧，常常出现广泛多变的可逆性气流受限，多数病人可自行缓解或治疗后缓解。目前，多数认为哮喘与变态反应、呼吸道炎症、呼吸道反应性增高及神经等因素相互作用有关。

本病中医学称"哮病"，又称"哮吼"、"哮喘"等。哮病多因感受外邪，或饮食情志等失调，诱动内伏于肺的痰饮，痰气阻塞，使肺气不得宣降，以突然出现呼吸喘促，喉间哮鸣有声为主要表现的肺系发作性疾病。本病总属正虚邪实，缓解期以正虚为主。邪实主要为痰浊内停，久病则可有瘀血的病机存在。正虚可表现为肺虚、脾虚、肾虚。

【必备名方】

1. 二龙射干麻黄汤加减：地龙 8 克，穿山甲 8 克，射干 6 克，炙麻黄 5 克，生姜 4 克，细辛 3 克，紫菀 8 克，款冬花 8 克，五味子 5 克，半夏 5 克，大枣 6 克（药量为 12 岁小儿用量，具体用药根据年龄而斟酌加减）。水煎服。久咳伴周身乏力、自汗气虚者，加炙黄芪 10 克；干咳无痰、口干阴虚者，去半夏，加麦冬 8 克，南沙参 8 克；伴胸闷者，加瓜蒌 8 克；伴食欲不振者，加炒麦芽 8 克，炒六神曲 8 克。

2. 白果黄芩汤加减：白果 10 克，黄芩 15 克，桑白皮 15 克，麻黄 10 克，款冬花 10 克，半夏 10 克，紫苏子 10 克，木香 10 克，厚朴 10 克，甘草 5 克。水煎服。兼外感咳甚者，加前胡 10 克，桔梗 10 克；伴喘急面红、烦热口干者，加知母 10 克，瓜蒌 12 克；痰涌量多、不得平卧者，加葶苈子 15 克。

3. 泻肺平喘汤加减：葶苈子 10 克，炙麻黄 10 克，苦杏仁 10 克，紫苏子 9 克，白芥子 6 克，鱼腥草 15 克，射干 10 克，厚朴 10 克，前胡 10 克，半夏 6 克。水煎服。逆气上冲者，加旋覆花 10 克，款冬花 10 克；肺部闻及笛音者，加鹅管石 30 克，海浮石 15 克。

4. 补肺散加减：人参 30 克，五味子 15

克，桑白皮 60 克，款冬花 15 克，蛤蚧 1 对。水煎服。怕冷畏风明显者，加桂枝 12 克，白芍 15 克，生姜 10 克，大枣 5 枚；气阴两虚者，加党参 20 克，麦冬 12 克，玉竹 18 克，北沙参 15 克。

5. 金水六君煎加减：当归 6 克，半夏 6 克，茯苓 6 克，熟地黄 12 克，陈皮 4.5 克，炙甘草 3 克，生姜 4 片。水煎服。阳虚明显者，加补骨脂 10 克，淫羊藿 10 克，鹿角片 3 克；阴虚明显者，加麦冬 10 克，当归 6 克，龟甲胶 6 克；肾不纳气者，加核桃仁 15 克，五味子 9 克。

【名医指导】

1. 多饮水，以稀释痰液使其易于咳出。饮食应以清淡流质食物为主，特别在哮喘发作期。

2. 居住室要经常开窗，保持空气流通、干燥。屋内摆设要尽量简化，以减少积尘。室内勿铺地毯，用吸尘器和湿布打扫室内，以免尘土飞扬。室内不要吸烟，不要养猫、狗、鸟等动物；不要养花，以免花粉诱发哮喘发作。床单、被褥、衣物要勤换勤洗，尽量把过敏原清洗除去。不用丝织品和毛皮作卧具。室内忌摆放皮毛做的玩具。

3. 哮喘患者的内衣以纯棉织品为宜，要求光滑、柔软、平整。避免穿化学纤维或有深色染料衣服以及皮毛衣服。衣服不宜过紧，衣领应宽松。夏、秋季节，贴身衣裤不宜选择有毛料的中长纤维。

4. 避免生活和工作在污染较重的环境；呼吸系统有感染性疾病时应积极治疗。

5. 婴、幼儿应警惕异性蛋白；老年人应避免吃生痰食物，如鸡蛋、花生、肥肉及油腻不易消化之物；若为热性哮喘，不宜食用热性食物，如羊肉、鹅肉、韭菜、生姜、肉桂、辣椒等；多吃偏凉的食物，如芹菜、生梨等。少吃胀气或难消化的食物，如豆类、芋艿、山芋等，避免腹胀压迫胸腔而加重呼吸困难。注意避免食用麦类、蛋、牛奶、肉、番茄、巧克力、鲜海鱼、虾、蟹等可能引起哮喘的食物。

6. 积极避免诱发哮喘的可控因素，如避免吸入过冷空气、蒸馏水雾滴；避免诱发哮喘的类似的精神因素。

7. 患者要保持心情舒畅，正确对待自己的疾病，正确对待生活中的挫折和不愉快。

8. 耐寒锻炼：用冷水洗手、洗脸和揉搓鼻部。身体状况允许时，夏天还可用冷水擦身。耐寒锻炼必须量力而行，循序渐进，持之以恒。宜劳逸结合。锻炼过程中避免感冒。

9. 坚决戒除烟、酒。

10. 急性发作期，患者应正确使用支气管扩张药等应急药物；并熟知药物的正确用量、用法、不良反应。

支气管扩张症

支气管扩张症是常见的慢性支气管化脓性疾病，大多继发于呼吸道感染和支气管阻塞，尤其是儿童或青年时期患麻疹、百日咳合并支气管肺炎，由于破坏支气管管壁，形成支气管管腔扩张和变形。临床表现主要为慢性咳嗽，伴大量咳脓痰和反复咯血。主要的发病因素为支气管-肺组织的感染和支气管阻塞，两者相互影响，导致支气管扩张的发生和发展。亦有先天性发育缺陷及遗传因素引起者，但较为少见。

本病中医学可归属于"咯血"、"咳血"等范畴。现在国家标准定义为"肺络张"。由于感受六淫之邪，未经发越停留肺中，蕴发为热，邪热犯肺，蕴结不解，而引起支气管扩张。正气虚弱，肺虚卫外不固，或素有痰热蕴肺，或嗜酒过度，恣食肥美，以致湿热内盛等则是人体易受外邪导致本病的内在因素。内外之邪干及肺气，肺失清肃则为咳嗽，损伤肺络血溢脉外则为咯血。本病发病以邪实为主，但经久不愈，肺肾不足，成虚实夹杂之证。

【必备名方】

1. 二百桔梗白及汤加减：桔梗 15 克，白及 15 克，百部 15 克，鱼腥草 15 克，百合 10 克，冬瓜子 15 克，薏苡仁 15 克，前胡 10 克，香薷 10 克，浙贝母 10 克，甘草 5 克。水煎服。咳嗽剧者，加炙麻黄 6 克，紫苏子 10 克；厌氧菌感染者，加夏枯草 20 克，白头翁 15 克；白细胞明显升高者，加败酱草 20 克。

《名医推荐家庭必备名方（珍藏本）》

2. 黛蛤散合泻白散加减：青黛6克，蛤壳粉9克，桑白皮9克，地骨皮15克，黄芩10克，栀子10克，赤芍10克。水煎服。咯血严重者，加牡丹皮10克，生地黄10克，白及粉10克；便秘者，加大黄6克，枳实10克，瓜蒌子6克；口渴者，加麦冬10克，天花粉10克；胁痛者，加川楝子6克，龙胆10克，延胡索6克。

3. 清肺化痰滋阴止血汤加减：南沙参15克，北沙参15克，鱼腥草15克，苦杏仁10克，炙马兜铃10克，牛蒡子10克，生地黄15克，牡丹皮15克，麦冬10克，天花粉15克，玄参15克，百合15克，川贝母10克，黛蛤散（包）15克，大蓟10克，小蓟10克。水煎服。低热者，加黄芩10克，瓜蒌皮15克。

4. 拯阳理劳汤加减：人参15克，炙黄芪20克，白术10克，当归10克，陈皮10克，仙鹤草10克，阿胶（烊化）15克，五味子15克，生甘草5克。水煎服。出血量多者，加白及10克，三七粉6克；畏寒肢冷者，加炮姜6克，艾叶10克。

5. 排痰化瘀汤加减：金荞麦根30克，功劳木15克，天葵子15克，重楼15克，蒲公英30克，浙贝母15克，生麻黄5克，生石膏10克，桃仁10克，冬瓜子30克，蛤壳20克，生大黄（后下）10克。咳剧者，加百部10克，浙贝母10克。

【名医指导】

1. 积极治疗原发病，如肺结核、百日咳、腺病毒肺炎等；如支气管内有异物应及时清除。

2. 应注意保暖，避免受凉感冒；避免接触烟雾及刺激性气体。

3. 及时清除呼吸道的分泌物，改善通气。戒烟、酒。

4. 痰量多时宜采取体位引流（如病变支气管在下叶的采取头低脚高位），每日2～3次，每次约15分钟。

5. 咯血时应轻轻将血咳出，切忌屏住咳嗽，避免使劲大咳，以免支气管破裂，发生大出血。

6. 急性期应注意休息，缓解期可做呼吸操和适当的全身锻炼，以增强机体抵抗力和免疫力。

7. 饮食应避免过于辛热和凉性食物；饮食温度适当，避免过热或过寒。慎用禽、蛋类、鲜奶、乳制品；忌食海马、猪头肉、桃子、樱桃、洋葱、辣椒、花椒、小茴香、大蒜、韭菜等。

8. 在正规医院医师的指导下正确使用抗生素，避免乱用抗生素。

呼吸衰竭

呼吸衰竭是因各种原因引起呼吸功能严重障碍，使肺脏通气和（或）换气功能不足，不能进行有效的气体交换，导致机体缺氧，或伴有二氧化碳潴留，从而产生一系列病理生理改变的临床综合征。其标准为在海平面、静息状态、呼吸空气的情况下，动脉血氧分压（PaO_2）<60毫米汞柱，伴或不伴有动脉血二氧化碳分压（$PaCO_2$）>50毫米汞柱。临床上称低PaO_2而$PaCO_2$正常或降低的为Ⅰ型呼吸衰竭，低PaO_2和高$PaCO_2$的为Ⅱ型呼吸衰竭。根据发病缓急，呼吸衰竭有急性和慢性两类。

本病中医学无此病名，其内容散见于"喘证"、"肺胀"、"昏迷"、"闭脱"等病证中。因肺主气司呼吸，根据肺脏生理病理特点及呼吸衰竭的发病特征，中医学对本病以"肺衰"命名。肺衰指因肺脏的各种长期疾患，或因邪毒伤肺，或心、脑、肾等脏病变及肺，使肺气衰竭，不能吐故纳新，浊气痰瘀内阻，以喘息抬肩、唇紫、肢凉、咳逆痰塞为主要表现的一类危重急证。其病位在肺，与心、脑、肾、脾、大肠等脏腑密切相关，肺衰多属虚实错杂，本虚标实，其虚责之于肺、肾、心衰竭，其实责之于热毒、痰火、瘀血、水湿壅滞于肺。

【必备名方】

1. 麻杏葶苈泻肺汤加减：麻黄10克，苦杏仁10克，桑白皮10克，青礞石10克，生石膏30克，鱼腥草30克，薏苡仁15克，葶苈子15克，知母15克，天花粉20克，冬瓜子20克，甘草9克。水煎服。便秘腹胀者，加大黄 6 克，厚朴 10 克；兼气阴两虚者，合用生脉散。

2. 陷胸承气汤加减：瓜蒌子 20 克，枳实 15 克，生大黄 10 克，半夏 10 克，黄连 10 克，芒硝 10 克。水煎服。喘重者，加葶苈子 15 克，枇杷叶 10 克；热毒炽盛者，加知母 10 克，黄芩 10 克；痰热壅盛者，加生石膏 20 克，苦杏仁 10 克。

3. 清瘟败毒饮：生石膏 20 克，生地黄 10 克，水牛角 10 克，黄连 10 克，栀子 12 克，桔梗 6 克，黄芩 12 克，知母 15 克，赤芍 15 克，玄参 15 克，连翘 10 克，牡丹皮 6 克，淡竹叶 10 克，甘草 3 克。水煎服。神昏谵语者，加石菖蒲 10 克，郁金 10 克；兼吐血者，加白及 6 克，茜草 10 克；大便秘结者，加大黄 6 克。

4. 葶苈大枣泻肺汤合小承气汤加减：葶苈子 15 克，大枣 10 克，大黄 10 克，厚朴 15 克，枳实 10 克。水煎服。兼血瘀者，加桃红四物汤或血府逐瘀汤化裁；小便不利者，加桂枝 10 克，茯苓 15 克，车前子 10 克；兼心肾阳虚者，加真武汤化裁。

5. 生脉散合补肺汤加减：人参 10 克，黄芪 15 克，麦冬 10 克，五味子 10 克，熟地黄 15 克，紫菀 10 克，桑白皮 10 克。水煎服。咳痰不爽者，加浙贝母 10 克，瓜蒌 15 克，苦杏仁 10 克；汗多不敛者，加煅龙骨 10 克，煅牡蛎 15 克；兼尿少、肢肿等阳虚者，合真武汤化裁；阴竭阳脱者，加附子、肉桂急救回阳。

【名医指导】

1. 首先积极治疗原发病，解除支气管痉挛，消除支气管黏膜水肿，减少支气管分泌物，降低呼吸道阻力，减少能量消耗。合并细菌等感染时应使用敏感抗生素，去除诱发因素。

2. 鼓励患者多进高糖、高蛋白、高维生素食物（安置胃管患者应按胃管护理要求喂食），如瘦肉、鸡蛋、牛奶、鱼、大豆及豆制品，可食百合、木耳、丝瓜、蜂蜜、海带、莲子、核桃等。

3. 保持病室清洁通风；空气清新。

4. 每日作呼吸体操，增强呼吸肌的活动功能。鼓励患者做缩唇腹式呼吸。

5. 鼓励患者适当做家务，尽可能下床活动。

6. 在寒冷的冬季或气温突然降低的时候，注意保暖，预防上呼吸道感染；季节交换或是流感季节少去公共场所。

7. 持之以恒锻炼身体，增强体质，增强御寒能力，适当提高起居室内温度。

8. 保持呼吸道通畅，及时清除呼吸道痰液等分泌物。

9. 坚持进行家庭氧疗：以持续低浓度氧疗为主。必要时服用呼吸兴奋剂，改善通气功能。

10. 保持良好心态，积极配合治疗，正确留取各项标本。

成人呼吸窘迫综合征

成人呼吸窘迫综合征（ARDS）是由多种原因诱发的急性进行性缺氧性呼吸衰竭为主要特征的综合征。本病病死率很高，近年来由于临床的重视，能够早期发现以及开展机械呼吸及呼气末正压治疗后，病死率有所下降。经治愈后，呼吸功能多能逐渐恢复正常。

本病中医学属于"喘证"范畴。中医学认为本病以外感湿热病毒致邪热壅肺，则肺气郁闭，浊气上迫而喘；伤损、产后、瘀血内阻后，瘀血遏阻肺气，气机升降失常而喘；烧烫伤或病毒内攻致热毒壅遏肺气而作喘；水湿犯肺，肺失肃降，水湿输布无权，肺气不能肃降，上逆而喘；血虚不能载气，气散失统故亦作喘。从临床分析本病一般多表现为虚实夹杂，本虚标实。虚在于肺、肾两脏，实在于瘀血、水湿或热毒等壅滞肺气。

【必备名方】

1. 清瘟败毒饮加减：生石膏 20 克，栀子 15 克，黄芩 15 克，知母 15 克，赤芍 15 克，玄参 15 克，连翘 15 克，牡丹皮 15 克，黄连 6 克，桔梗 6 克，淡竹叶 6 克，甘草 6 克，水牛角 12 克。水煎服。痰热壅盛较剧者，加瓜蒌 15 克，蒲公英 30 克。

2. 加减陷胸桃承汤：大黄（后下）6 克，水牛角粉（包）15 克，生地黄 15 克，甘遂

（研末冲服）3 克，水蛭（研末冲服）3 克，丹参 15 克，赤芍 15 克，桃仁 15 克，葶苈子 15 克，枳实 10 克，厚朴 10 克。水煎服。气滞甚者，加青皮 10 克；热重者，加生石膏 15 克，黄芩 10 克。

3. 菖蒲郁金汤合七厘散加减：石菖蒲 30 克，郁金 15 克，炒栀子 10 克，连翘 15 克，菊花 10 克，金银花 10 克，滑石 15 克，淡竹叶 10 克，牡丹皮 10 克，牛蒡子 15 克，竹沥 10 克，姜汁少许。水煎服。玉枢丹（吞服），七厘散（冲服）。喘促甚者，加白芥子 15 克，莱菔子 15 克，紫苏子 10 克；兼寒证者，加苏子降气汤。

4. 宣肺渗湿汤加减：黄芪 30 克，苦杏仁 10 克，桂枝 10 克，葶苈子 10 克，赤芍 10 克，桑白皮 10 克，丹参 10 克，当归 10 克，郁金 10 克，血竭（研末冲服）1 克。水煎服。喉中痰鸣者，加白果 6 克，射干 10 克。

5. 补中益气汤加减：黄芪 30 克，升麻 6 克，柴胡 6 克，白术 6 克，太子参 15 克，南沙参 15 克，北沙参 15 克，甘草 10 克，陈皮 10 克，知母 10 克。水煎服。肺阴虚甚者，加百合 10 克，玉竹 10 克。

【名医指导】

1. 积极预防多发性肋骨骨折、肺挫伤、肺破裂、血胸和气胸等为造成胸廓及胸腔内的直接损伤，以及大量输血及输液过多、骨折后的脂肪栓塞和创伤后的感染等，以免引发本病。

2. 一旦发生本病，在积极配合治疗原发病的基础上，要将患者放在半坐位，氧气充足、湿化的床罩，做肋间神经封闭以控制胸痛，促使患者咳嗽。然后做进一步治疗。

3. 密切观察病情变化，及时纠正呼吸循环衰竭；纠正缺氧，一般需高浓度面罩给氧，必要时机械通气给氧。

4. 改善机体的营养状况，提高糖、蛋白质及各种维生素的摄入量，必要时可静脉滴注复合氨基酸、血浆、白蛋白。

5. 坚持每日做呼吸体操及坚持做腹式呼吸，增强呼吸肌的活动功能。

6. 宜多吃富含维生素 A、维生素 C 的食物，如动物肝脏、胡萝卜、南瓜、甜薯、番茄、柑橘类水果等。

7. 积极运动，预防上呼吸道感染；戒烟，加紧治疗糖尿病、心脑血管病、贫血病、肿瘤等原发慢性病。需要特别提醒的是，在肺炎的高发季节中，尤其要尽量避免长期卧床，尤其是老年人，易造成坠积性肺炎。

8. 及时清除呕吐物和分泌物，防窒息。

肺　炎

肺炎是由病原微生物（如细菌、病毒、真菌、支原体、衣原体、立克次体、寄生虫）或其他因素（如放射线、化学物质、免疫损伤、过敏及药物等）引起的肺实质炎症，包括终末呼吸道、肺泡腔及肺间质等在内。临床上由于致病因素的强弱不同，体质差异，其表现轻重不一，主要有发热、胸痛、咳嗽、心悸、气促、肺浸润、炎性体征和相应 X 线表现。肺炎种类繁多，一般按病理和解剖可分为大叶性肺炎、小叶性肺炎和间质性肺炎 3 种，按病因分类则可分为细菌性肺炎、病毒性肺炎、真菌性肺炎、支原体肺炎及其他病原体所致肺炎。

本病中医学属于"风温"、"肺炎喘嗽"、"马脾风"等范畴。其发病多因感受风邪和正气不足，风邪常挟寒、挟热，郁闭肺卫，入里化热，损伤气津，致痰内生，痰阻肺闭，宣肃失职。其病位在肺，可内窜心肝，后期常累及脾胃；主要病机为肺气郁闭，痰热壅肺。主要病理产物是痰热。在病程中，邪毒炽盛，还可波及营血，或邪毒内陷、心阳暴脱，或正虚邪恋、缠绵不愈等多种变化。

【必备名方】

1. 二桑二仁清肺汤加减：桑叶 12 克，桑白皮 12 克，瓜蒌 12 克，苦杏仁 12 克，浙贝母 12 克，太子参 15 克，茯苓 15 克，鱼腥草 30 克，淡竹叶 6 克，陈皮 9 克，甘草 5 克。水煎服。身热甚者，加生石膏 20 克，知母 10 克；口渴、舌红、伤阴津者，加天花粉 10 克，西洋参 15 克。

2. 加味麻杏石甘汤加减：麻黄 6 克，苦杏仁 10 克，生石膏 60 克，甘草 6 克，淡豆豉 10 克，薄荷 10 克，连翘 12 克，牛蒡子 10

名医推荐家庭必备名方（珍藏本）

克，僵蚕 10 克，桔梗 6 克，芦根 12 克。水煎服。大便秘结不通者，加大黄 3 克，芒硝（冲服）6 克。

3. 柴胡陷胸汤加减：柴胡 10 克，黄芩 6 克，黄连 6 克，法半夏 10 克，瓜蒌 12 克，枳壳 10 克，桔梗 10 克，生姜 3 片。水煎服。痰多、胸闷者，加浙贝母 10 克，胆南星 6 克，苦杏仁 10 克；便秘者，加大黄 6 克，芒硝（冲服）10 克。

4. 犀角地黄汤加味：生晒参 10 克，生石膏 15 克，牡丹皮 10 克，生白芍 10 克，钩藤 10 克，玄参 10 克，生地黄 15 克，浙贝母 6 克，甘草 3 克，羚羊角粉（冲服）2 克。水煎服。烦躁、手足抽动者，加钩藤 15 克，石决明 15 克，地龙 10 克，另服紫雪丹。

5. 益气补肺汤加减：冬虫夏草 9 克，西洋参 9 克，茯苓 10 克，陈皮 10 克，麦冬 10 克，木蝴蝶 10 克，炙百合 10 克，南沙参 10 克，白术 12 克，黄芪 20 克，五味子 6 克，甘草 3 克。水煎服。口干舌红、阴伤甚者，加生地黄 10 克，石斛 10 克。

【名医指导】

1. 经常开窗通风，保持室内的空气新鲜和清洁，搞好个人卫生及环境卫生。

2. 冬、春季节，年老体弱者应避免去公共场所，以防感染各种流行疾病。

3. 积极锻炼身体，提高机体免疫力。对年老体衰和免疫功能减退者（如糖尿病、慢性肝病、脾切除者），注射肺炎免疫疫苗；流感季节，可注射流感疫苗。

4. 流行季节可选用贯众、板蓝根、大青叶煎水服，以达到预防效果。

5. 避免淋雨、受寒、劳累、醉酒等诱发因素。

6. 可适当多吃水果，以增加水分和维生素。维生素 C 能增强人体抵抗力、维生素 A 对保护呼吸道黏膜有利。

7. 卧床休息、大量饮水、吸氧、积极排痰，多食高蛋白易消化的食物或半流质食物。

8. 忌烟、酒，慎食辛辣刺激性食物。

9. 一旦患有本病，应采用足量、足疗程、敏感的抗生素治疗。

肺脓肿

肺脓肿是由多种病原菌引起的肺部组织化脓性感染形成的脓腔。根据脓肿的病因和发病原理，可分为吸入性肺脓肿、血源性肺脓肿、继发性肺脓肿和阿米巴肺脓肿 4 型。临床特征为高热、咳嗽和咳吐大量脓臭痰，部分病人有胸痛发作。多发生于壮年，男多于女，自抗生素广泛应用以来，发病率有明显降低。

本病中医学称"肺痈"，是肺叶生疮形成脓疡的一种病证，属内痈之一。临床以发热、咳嗽、胸痛、咳吐大量腥臭痰，甚至咳吐脓血为特征。主要由于各种原因致邪热郁肺，内蕴不解，蒸液成痰，邪壅肺络，气血凝滞，而致痰热与瘀血互结，血败肉腐而化脓，肺络损伤，肺痈溃破外泄，故成痈化脓。根据临床症状和病程发展，可分为初期、成痈期、溃疡期、恢复期 4 个阶段。病位在肺，病理性质主要为邪盛的实热证候。

【必备名方】

1. 仙方活命饮加减：金银花 30 克，蒲公英 30 克，鱼腥草 30 克，天花粉 15 克，桔梗 10 克，浙贝母 10 克，赤芍 10 克，当归尾 10 克，乳香 6 克，没药 6 克，炮穿山甲 6 克，皂角刺 6 克，防风 6 克，白芷 6 克。水煎服。伴有恶寒发热较甚者，加薄荷 9 克，淡豆豉 15 克；高热汗出、烦躁不寐者，加蒲公英 30 克，穿心莲 12 克。

2. 千金苇茎汤合大黄黄连泻心汤加减：芦根 30 克，薏苡仁 15 克，冬瓜子 10 克，桃仁 9 克，桔梗 15 克，黄连 10 克，黄芩 10 克，大黄 6 克。水煎服。壮热、烦渴甚者，加生石膏 15 克，栀子 10 克，知母 10 克，天花粉 10 克；痰黄气腥臭者，加蒲公英 15 克，鱼腥草 15 克，大血藤 10 克。

3. 加减鱼桔汤：鱼腥草 30 克，金银花 20 克，薏苡仁 20 克，桔梗 15 克，浙贝母 15 克，桃仁 10 克，芦根 30 克，黄芩 10 克，甘草 3 克。水煎服。咳逆气急、咳痰脓浊量多者，加瓜蒌子 15 克，葶苈子 10 克；胸满而痛、转侧不利者，加乳香 6 克，没药 6 克。

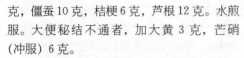

《名医推荐家庭必备名方（珍藏本）》

4. 清热排脓汤加减：冬瓜子 30 克，金银花 30 克，蒲公英 30 克，薏苡仁 30 克，鲜芦根 60 克，桔梗 10 克，牡丹皮 10 克，枳实 10 克，葶苈子 10 克，川贝母 10 克，桃仁 10 克，紫苏子 10 克，黄芩 15 克。水煎服。咯血量多者，加白茅根 15 克，藕节 10 克，栀子 10 克；烦渴津伤者，加天花粉 10 克，知母 10 克，麦冬 10 克。

5. 沙参清肺汤加减：北沙参 15 克，黄芪 10 克，白及 10 克，生甘草 6 克，桔梗 10 克，薏苡仁 15 克，冬瓜子 10 克。水煎服。气虚甚者，加太子参 10 克，重用黄芪；低热者，加白薇 10 克；咯吐脓血久延不净者，加白及 6 克，白蔹 8 克，合欢皮 10 克；咽喉干燥者，加麦冬 10 克，玉竹 10 克。

【名医指导】

1. 上呼吸道、口腔的感染灶必须加以根治，口腔手术时应将分泌物尽量吸出。

2. 昏迷或全身麻醉患者，应加强护理，预防肺部感染。早期和彻底治疗是根治肺脓肿的关键。

3. 注意室温适当，保持湿度适度；室内空气宜新鲜、流通。

4. 注意采取适当体位，辅以局部轻轻拍打，以利积痰排出。

5. 宜卧床休息，避免劳累；每日注意监测体温变化，并记录痰的色、质、量、味，积极配合各种检查。

6. 饮食宜清淡，多食蔬菜及水果。高热者可予半流质，如将黄豆磨浆兑入冷开水服用。恢复期可以服用薏米粥、桔梗贝母汤。禁食一切辛辣刺激及海腥发物，如辣椒、葱、韭菜、黄鱼、鸭蛋、虾子、螃蟹等。

7. 忌烟、酒。

肺纤维化

肺纤维化是由于各种原因引起的肺泡壁炎症，有淋巴细胞或巨噬细胞浸润，间质中有蛋白性渗出物，最后发展为肺间质纤维化。根据病变范围，分为局限性和弥漫性。弥漫性间质性肺疾病估计有 130 多种，为我国常见的多发病。发病年龄多见青中年，以 40～70 岁发病率最高。男性多于女性，四季均可发病。但发病前 1～2 年多有严重呼吸系流感染病史。病程个体差异大，平均存活期 4～6 年，常呈慢性经过或多年缓解。临床以咳嗽、咳痰、咯血及进行性呼吸困难为主要特征，晚期可发生肺心病及右心衰征象。

根据临床表现，间质性肺炎属中医学"肺萎"、"咳嗽"、"喘证"、"哮证"、"虚劳"等范畴。中医学认为，本病由先天不足，禀赋薄弱，正气虚衰，又复感外邪，肺中津液受损，肺叶萎瘪，咳嗽日久，久病伤及脾肾所致。本病的病机主要为气虚、阴虚、痰热瘀阻 3 个方面。以肺气虚损为病理基础，乃本虚标实之证，本虚不仅在肺，尚与脾、肾有关；标实则多以痰、瘀为主。

【必备名方】

1. 桔前蝉僵汤加减：桔梗 9 克，前胡 9 克，防风 9 克，蝉蜕 10 克，僵蚕 10 克，紫菀 10 克，百部 10 克，芋梗 30 克。水煎服。痰稀白、苔薄白者，加麻黄 10 克，荆芥 10 克，陈皮 10 克；痰黄黏稠、苔黄腻者，加鱼腥草 20 克，黄芩 10 克，浙贝母 10 克。

2. 加味麻杏石甘汤加减：麻黄 6 克，苦杏仁 10 克，生石膏 60 克，甘草 6 克，淡豆豉 10 克，薄荷 10 克，连翘 12 克，牛蒡子 10 克，僵蚕 10 克，桔梗 6 克，芦根 12 克。水煎服。大便秘结不通者，加大黄 3 克，芒硝（冲服）6 克。

3. 半夏泻心汤加减：制半夏 12 克，黄芩 9 克，干姜 9 克，人参 9 克，炙甘草 9 克，黄连 3 克，大枣 4 枚。水煎服。咳吐脓痰者，加鱼腥草 15 克，瓜蒌 10 克，薏苡仁 15 克；咯血者，加白茅根 10 克，藕节 10 克；咽喉干燥者，加玄参 10 克，生地黄 10 克；肢冷明显者，加桂枝 10 克。

4. 温润养血方加减：黄芪 15 克，太子参 15 克，当归 15 克，熟地黄 15 克，款冬花 15 克，麦冬 10 克，丹参 10 克，三七 10 克，紫苏子 10 克，桂枝 6 克，蛤蚧 6 克，炙甘草 6 克。水煎服。纳差者，加焦三仙 8 克。

5. 花斛玉合汤加减：黄芪 15 克，白术 15 克，天冬 15 克，石斛 15 克，枸杞子 15 克，紫苏子 15 克，瓜蒌 15 克，巴戟天 15 克，山茱萸 10 克，女贞子 10 克，玉竹 10 克，山药 25 克，百合 15 克，太子参 15 克，南沙参 15 克，麦冬 15 克。水煎服。大便干结者，加生地黄 12 克。

【名医指导】

1. 及时补充水分、增加液体摄入量。不能进食时，宜置胃管，定时定量补充液体及流质、半流质饮食；必要时静脉补液，保证充足水分。

2. 饮食宜清淡，禁辛辣、肥甘厚腻食物，戒烟、酒。

3. 加强身体锻炼，提高机体的抗病能力。

4. 完全避免接触致病的环境。

5. 做好就业前检查，如行 X 线胸片检查。

6. 对于早期病症需用激素者，应按医嘱坚持服用，定期减量，避免突然停药，或乱加量。

胸腔积液

胸腔积液是由胸膜原发或其他疾病继发而引起的胸膜腔液体潴留，主要原因是炎症所导致的渗出液和非炎症病因所产生的漏出液两大类。化脓性感染造成的胸腔积液称脓胸。较多血液进入胸膜腔称血胸。胸导管或其他淋巴管破裂，使乳糜液漏入胸膜腔，称乳糜胸。引起胸腔积液的原因很多，国内资料统计以结核分枝杆菌感染最为多见，结核分枝杆菌可从原发的肺门淋巴结病灶通过淋巴管到达胸膜，也可以胸膜下结核病灶蔓延至胸膜引起结核性胸膜炎。本病多发于壮年，男多于女。

本病中医学属于"饮证（悬饮）"范畴，其发病因素为内、外二因。外因为寒邪袭肺，饮邪流胁，悬结不散；寒湿浸渍，由表及里，困遏脾胃运化功能，水湿聚而成饮。内因为饮食不节，暴饮暴食，饥饱不均，恣食生冷，伤及脾胃；或素体虚弱，食少饮多，水停不消，阻滞阳气，中州失运，湿聚成饮；或阳气虚弱、劳倦、纵欲太过，久病体虚，伤及脾肾之阳，水液失于输化，停而为饮。这些因素往往相互影响，致使脾、肺、肾功能失调，三焦不利，气道闭塞，津液停聚胸胁化为悬饮。悬饮的病理性质总属阳虚阴盛。本病初期急发者多责之于肺、三焦，而病久必邪恋正损、虚及脾肾，故常见饮邪郁化为痰热，阻塞气机变化，形成虚实夹杂之证。

【必备名方】

1. 柴枳半夏汤加减：柴胡 10 克，黄芩 10 克，瓜蒌 15 克，半夏 10 克，枳壳 10 克，青皮 6 克，赤芍 6 克，桔梗 10 克，苦杏仁 5 克。水煎服。痰饮内结、见咳逆气急者，加白芥子 10 克，桑白皮 10 克；胁痛甚者，加郁金 10 克，桃仁 10 克，延胡索 10 克。

2. 椒目瓜蒌汤加减：花椒 18 克，苦杏仁 10 克，瓜蒌 30 克，枳壳 10 克，车前子（包煎）15 克，茯苓 15 克，猪苓 15 克，泽泻 10 克，葶苈子 10 克，桂枝 5 克，桑白皮 15 克，冬瓜皮 30 克。水煎服。痰浊偏甚、胸部满闷、舌苔浊腻者，加薤白 10 克，苦杏仁 10 克。

3. 消饮汤加减：瓜蒌 15 克，花椒 5 克，半夏 10 克，陈皮 5 克，赤茯苓 10 克，旋覆花 10 克，白蒺藜 10 克，紫苏子 10 克，鱼腥草 15 克。水煎服。热甚咳剧痰多者，加知母 10 克，浙贝母 10 克，重用鱼腥草至 25 克；呼吸急促者，加苦杏仁 10 克。

4. 香附旋覆花汤加减：旋覆花（包煎）10 克，紫苏子 10 克，柴胡 10 克，香附 5 克，枳壳 10 克，郁金 10 克，延胡索 10 克，当归 10 克，赤芍 10 克，沉香 10 克。水煎服。痰气郁阻、胸闷苔腻者，加瓜蒌 12 克；久痛入络、痛势如刺者，加桃仁 10 克，红花 6 克。

5. 养阴清肺止咳汤加减：生地黄 10 克，南沙参 10 克，北沙参 10 克，天冬 10 克，麦冬 10 克，浙贝母 10 克，僵蚕 10 克，款冬花 10 克，紫菀 10 克，甘草 10 克，桔梗 10 克，黄芩 15 克，玄参 15 克，鱼腥草 30 克，五味子 10 克。水煎服。潮热盗汗甚者，加银柴胡 9 克，乌梅 6 克；痰中带血者，加牡丹皮 9 克，栀子 10 克，藕节 9 克。

【名医指导】

1. 应戒烟，加强体质锻炼，提高抗病能力。

2. 居住地要保持清洁和干燥，避免湿邪侵袭。

3. 要注意饮食清洁，加强营养，以高蛋白、高钙质、高维生素的饮食为主，多食蔬菜水果，不恣食生冷，不暴饮暴食。

4. 得病后要及时治疗，避风寒，慎起居，怡情志，以臻早日康复。

5. 严重者要卧床休息，以防病情加重。

6. 积极查找病因，针对原病因治疗，积液较多时可行胸腔穿刺引流。

7. 避免感染。

8. 若胸腔积液为结核性，在对症治疗的基础上应积极抗结核治疗。

肺　癌

肺癌是原发性支气管肺癌的简称，是最常见的肺部原发性恶性肿瘤之一，其起源于支气管黏膜。肺癌的临床表现取决于其发生部位、发展阶段和并发症。早期多无明显的症状和体征，仅 X 线检查时发现，多数患者以反复或持续咳嗽（干咳或呛咳），咳吐白色泡沫状黏液或痰涎，经常规抗感染治疗无效，再经 X 线或 CT 检查而发现。有部分患者也可以出现胸闷、胸痛或咯血、呼吸急促等症状。至晚期，患者可出现低热、咳嗽不已、形体消瘦等，或因肿瘤压迫、转移而引起其他并发症。

本病中医学属于"肺积"、"咳嗽"、"咯血"等范畴。其发病原因主要由于体内脏腑功能失调、正气内虚、外界毒邪乘虚而入，导致气血津液代谢失常，气滞、血瘀、痰湿停聚、邪毒内结于肺所致。发病可累及五脏六腑，病性多属正虚邪实，以正虚为发病基础。

【必备名方】

1. 桃红四物汤合五苓散加减：桃仁 10 克，红花 10 克，熟地黄 10 克，当归 10 克，蒲黄 10 克，五灵脂 10 克，三七粉（另包吞服）10 克，川贝母 10 克，陈皮 10 克，枳实 10 克，夏枯草 15 克，赤芍 15 克，瓜蒌 15 克。水煎服。胸痛甚者，加三棱 10 克，莪术 10 克，蜂房 10 克，制乳香 6 克，制没药 6 克。

2. 解毒化瘀方加减：白花蛇舌草 30 克，半枝莲 30 克，鱼腥草 30 克，夏枯草 15 克，刺五加 12 克，薏苡仁 30 克，三棱 15 克，莪术 15 克，核桃仁 20 克，丹参 20 克，生天南星 10 克。胸痛甚者，加郁金 10 克，川芎 10 克，延胡索 15 克；神疲纳呆者，加西洋参 15 克，白术 10 克，鸡内金 6 克。

3. 益肺方加减：太子参 15 克，黄芪 15 克，南沙参 15 克，麦冬 15 克，天冬 15 克，玄参 15 克，山药 15 克，蜂房 15 克，半枝莲 15 克，桑白皮 15 克，薏苡仁 30 克，浙贝母 12 克，郁金 10 克。水煎服。自汗气短较甚者，加冬虫夏草 10 克，五味子 12 克。

4. 六味地黄汤合百合固金汤加减：山药 12 克，大枣 6 克，熟地黄 24 克，茯苓 9 克，牡丹皮 9 克，泽泻 9 克，麦冬 9 克，生地黄 9 克，浙贝母 6 克，当归 9 克，芍药 6 克，甘草 3 克。水煎服。咳嗽甚者，加百部 10 克，款冬花 12 克；咯血甚者，加白及 10 克，鲜茅根 15 克，仙鹤草 10 克；潮热盗汗者，加地骨皮 10 克，银柴胡 10 克。

5. 益肺败毒汤加减：白参（蒸兑）10 克，生黄芪 30 克，灵芝 30 克，南沙参 12 克，麦冬 12 克，百合 15 克，生地黄 12 克，浙贝母 10 克，桔梗 10 克，丹参 15 克，臭牡丹 30 克，石见穿 30 克，白花蛇舌草 30 克，瓜蒌 10 克，甘草 6 克。水煎服。咯血者，加地榆 15 克，阿胶（烊化）15 克，仙鹤草 15 克。

【名医指导】

1. 禁止吸烟，是预防肺癌最有效的途径。

2. 大气污染、沉降指数、烟雾指数、苯并芘等暴露剂量与肺癌的发生率成正相关关系，保护环境、减少大气污染。

3. 在污染重的日子尽量不外出；不在交通高峰期上街；锻炼身体宜选择在空气相对较好的上午 9 时或下午 5 时之间。

4. 预防慢性支气管炎、肺结核、尘肺及矽肺等呼吸道疾病。避免电离辐射及接触致癌物质，如石棉、砷、铬、镍、氯甲甲醚等。

5. 保持居室空气流通，养成早起早睡的习惯，保证午睡 1～2 小时。康复期可进行力所能及的体育锻炼。

6. 宜高蛋白、高热量、高维生素、易消化饮食，如蛋类、鱼类、瘦肉、豆制品、蔬菜等。

7. 保持良好的心态，乐观面对生活，建立战胜疾病的信心；提高对接受各种治疗的忍耐力。

8. 定期做体检，注意癌前病变。

《名医推荐家庭必备名方》（珍藏本）

第二章 循环系统疾病

急性心力衰竭

急性心力衰竭（简称急性心衰）多由于各种心脏病变在不同诱因影响下发生急性心功能不全，导致心排血量减低、组织器官灌注不足和（或）急性淤血综合征。其可分为左心衰、右心衰和全心衰，也可分为收缩功能衰竭和舒张功能衰竭。急性心力衰竭临床以急性左心衰较常见，主要表现为急性肺水肿，重者伴心源性休克。急性右心衰较少见，临床可发生于急性右室心肌梗死和大块肺栓塞等。急性肺水肿的症状包括突发严重呼吸困难，呼吸频率每分钟30～40次，强迫端坐位、面色灰白、发绀、大汗、烦躁、频繁咳嗽、咳粉红色泡沫样痰等，极重者可因脑缺氧而神志模糊。

本病中医学相当于"惊悸"、"怔忡"、"痰饮"、"血证"等范畴。

左心衰

【必备名方】

1. 化瘀定心汤：当归15克，丹参30克，川芎15克，红花15克，延胡索15克，五灵脂10克，葶苈子15克，车前子15克，大枣5个。水煎服。

2. 升陷汤：生黄芪18克，知母9克，柴胡5克，桔梗5克，升麻3克。水煎服。气分虚极下陷者，加人参、山茱萸；大气下陷过甚，致少腹下坠或更作疼痛者，加升麻至5～8克。

3. 紫苏子汤：紫苏子12克，大枣20个，半夏9克，陈皮3克，生姜3克，肉桂3克，花椒2克。水煎服。

4. 化瘀养心汤：人参10克，麦冬20克，五味子10克，玉竹20克，丹参30克，川芎15克，红花15克，仙鹤草30克，琥珀3克，葶苈子15克，车前子20克，大枣5个。水煎服。咯血者，加煅花蕊石、三七参；心烦不安者，加磁石、朱砂。

5. 回阳汤：太子参10克，附子30克，肉桂3克，山茱萸30克。急煎频服，待汗止，手足转温，气喘较平，再加沉香6克，椒目10克，葶苈子15克，车前子30克，北五加皮12克。除上述药物外，配合针灸能收到更好疗效，常选用内关、肺俞、足三里针刺。

【名医指导】

1. 协助患者采取坐位或倚靠坐位，双腿下垂（急性心肌梗死、休克患者除外），以减少回心血量，增加肺活量以利呼吸，使痰较易咳出。有条件者，给予吸氧。

2. 止血带结扎四肢近端，轮流放松每一肢体，每次5分钟。旨在减少回心血量，减轻心脏负担，但需防止结扎过久而引起动脉供血障碍和坏疽。

3. 病情危重期间需禁食，病情稳定后宜给予低热量、易消化饮食，少量多餐；注意晚餐不宜过饱，减少饮水量，避免夜间发生左心功能不全，严格限制钠盐摄入，控制在0.5～1克/日以下，适当限制水分。用利尿药者应食用一些含钾高食物，如瘦肉、紫菜、新鲜蔬菜等。

4. 如患者起病急骤、病情严重，必须迅速、积极抢救，同时尽快寻找原因，以利病因治疗。

全心衰

【必备名方】

1. 补气化瘀汤：党参 30 克，白术 10 克，茯苓 20 克，桂枝 12 只，当归 15 克，丹参 30 克，川芎 15 克，红花 15 克，赤芍 15 克，车前子 15 克，葶苈子 15 克，炙甘草 10 克。水煎服。

2. 木香分气丸：木香、青皮、槟榔、陈皮、姜黄、延胡索、三棱、莪术、干生姜、炒当归、白术、肉豆蔻、赤茯苓各等份。上药为细末，白面糊为丸，如小豆大。每次 30～40 丸，食后生姜汤送服，每日 3 次。

3. 和气汤：木香 5 克，紫苏 5 克，槟榔 5 克，陈皮 6 克，半夏 9 克，香附 9 克，青皮 6 克，甘草 3 克，乳香 6 克，没药 6 克。水煎服。

4. 扶正辟邪丹：人参 30 克，当归 30 克，白芥子 9 克，茯苓 15 克，白术 60 克，石菖蒲 3 克，皂角刺 10 克，半夏 9 克，丹参 15 克，附子 3 克，山羊血 2 克。水煎服。

5. 回阳救心汤：红参 10 克，白术 15 克，干姜 10 克，附子 15 克，肉桂 3 克，茯苓 30 克，泽泻 30 克，葶苈子 15 克，车前子 30 克，三棱 10 克，莪术 10 克，鳖甲 30 克，椒目 10 克，大枣 5 个。水煎服。面红如妆、戴阳于上者，加五味子、蛤蚧。

【名医指导】

1. 宜进食清淡、易消化食物，避免大量饮水。

2. 半卧位或坐位休息，保持大便通畅。

3. 注意保暖，避免感冒；预防各种感染。

4. 避免过度劳累、情绪激动和精神紧张等应激状态、不擅自加用非甾体消炎药、激素、抗心律失常药等。

5. 家中如有吸氧条件，可立即给患者吸氧：氧气最好能经过湿化瓶再入鼻腔。若将湿化瓶中的水倒出 30%～40%，加入等量的乙醇，效果更佳。

慢性心力衰竭

慢性心力衰竭（简称慢性心衰），又称慢性心功能不全，是临床极为常见的危重症，常是所有不同病因器质性心脏病的主要并发症，因心脏受累、功能障碍出现的一种以心排血量减少、组织器官灌注不足、静脉系统淤血为临床特征的综合征，多为慢性过程。基本的临床表现是体循环、肺循环淤血和心排血量减少及由此引起的交感神经兴奋现象。根据心衰的部位可分为左心衰、右心衰和全心衰；根据心脏功能受损的病理生理基础，又分为收缩性和舒张性心功能不全。临床上以左心衰比较常见，多见于高血压心脏病、冠心病、病毒性心肌炎、原发性扩张性心肌病和二尖瓣及主动脉瓣关闭不全等，单纯右心衰较少见，可见于肺源性心脏病、肺动脉瓣狭窄、房间隔缺损等。右心衰常继发于左心衰后的肺动脉高压，最后导致全心衰。随着人群年龄结构的老化，心衰的发病率逐年增加。

本病中医学属于"心悸"、"喘证"、"痰饮"、"水肿"、"胸痹"等范畴，系大多数心血管病的最终并发症。慢性心衰病程长、病因病机复杂，与心脏受损，肾阳虚衰，元气不足，心血瘀阻，水饮内停有关，为虚实夹杂之证。心衰的主要临床征象是心悸、喘促不得卧、尿少水肿、肝积及唇甲青紫等。

【必备名方】

1. 泽泻汤：泽泻 30 克，细辛 3 克，续断 30 克，秦艽 30 克，山芋 30 克，黄芪 30 克，防风 30 克，五味子 30 克，生姜 30 克。上药为粗末，每服 9 克，加大枣（去核）1 枚，水煎去渣，空腹、临卧各服 1 次。

2. 生脉散：太子参 18 克，麦冬 9 克，五味子 9 克。心动过速者，加玉竹、柏子仁、丹参；期前收缩脉促者，加珍珠粉（冲服）2 克；心阴虚兼痰者，加瓜蒌、薤白；兼瘀者，加桃仁、红花或三七粉（冲服）2 克。

3. 温胆汤加党参汤：党参 10 克，竹茹 10 克，枳壳 5 克，橘红 5 克，法半夏 10 克，茯苓 15 克，党参 15 克，甘草 5 克。水煎服。心阳虚而兼瘀者，用四君子汤加失笑散 2～5 克（顿服）；阳虚而心动过缓者，用补中益气汤或黄芪桂枝五物汤加减。

4. 真武汤加减：制附子 15 克，干姜 15

克，桂枝 10 克，人参 15 克，茯苓 25 克，白术 15 克，益母草 20 克，葶苈子 30 克，泽泻 15 克。水煎服。

5. 调荣汤：细辛 9 克，桂枝 9 克，莪术 9 克，赤茯苓 9 克，延胡索 9 克，当归 9 克，川芎 9 克，白芷 9 克，槟榔 9 克，大腹皮 9 克，炒桑白皮 9 克，瞿麦穗 9 克，赤芍 9 克，陈皮 9 克，炒葶苈子 9 克，制大黄 9 克，炙甘草 15 克。上药为末，每次 9 克，用生姜 3 片，大枣 5 枚，水煎，空腹送服上末。

【名医指导】

1. 呼吸道感染是诱发心衰的重要原因，故在感冒流行季节或气候骤变情况下，应减少外出；出门应戴口罩并适当增添衣服，并应少去人群密集的公共场所。

2. 适量活动，即做力所能及的体力活动，忌活动过多、过猛，更不能参加较剧烈的运动，以免增加心脏负荷，诱发心衰。

3. 饮食宜清淡，少盐、少油腻，多吃新鲜蔬菜、水果。对于已经出现心衰的患者，一定要控制盐的摄入量，以免加重水肿。

4. 应有健康的生活方式：戒烟、酒；保持心态平衡；保持情绪平稳，忌大怒、过于兴奋；应保证充足的睡眠。

5. 每日测体重并作记录，限盐、限水（每日液体 < 2 升）。可适当运动，每日步行 30 分钟，每周坚持 5～6 日，并逐渐缓慢增加运动量。

6. 预防各种感染。

7. 禁止滥用药物，如非甾体消炎药、激素、抗心律失常药等。

8. 平时所使用的药物宜在医师的指导下更换药品或调整剂量。

快速性心律失常

快速性心律失常是常见的心内科疾病，它包括各种原因的早搏、心动过速、扑动、颤动、预激综合征。其发作特点为：①多为突然发作，突然终止，多在情绪激动及疲劳状态下发作。②患者感到突然出现心慌、胸闷、气短、乏力，部分患者会出现大汗淋漓、低血压，故会引起头晕甚至晕倒。③反复频

繁的发作且病史较长者常易出现心脏扩大，称心律失常性心肌病，但这种心肌病变是可逆的，即心动过速治愈后心脏的大小能恢复正常。快速性心律失常可见于无器质性心脏病者，但心脏病患者发生率更多。

本病中医学属于"心悸"、"怔忡"等范畴。其病因有外邪入侵，情志失调，饮食不节损伤脾胃，劳倦内伤，先天禀赋不足、大病久病失养等。其病理特点离不开"虚"、"瘀"、"痰"、"热"。

【必备名方】

1. 炙甘草汤加减：炙甘草 10 克，党参 10 克，桂枝 3 克，干姜 3 克，麦冬 10 克，生地黄 5 克，熟地黄 5 克，阿胶珠 10 克，大枣 10 克，火麻仁 10 克。水煎服。心悸甚者，加生龙骨、生牡蛎。

2. 参附汤合桂枝甘草龙骨牡蛎汤加减：桂枝 10 克，附子 15 克，人参 15 克，黄芪 30 克，麦冬 10 克，枸杞子 10 克，炙甘草 5 克，煅龙骨 15 克，煅牡蛎 15 克。形寒肢冷、下肢水肿者，合用真武汤；头晕目眩、恶心呕吐者，加茯苓、半夏、陈皮；伤阴者，加麦冬、玉竹、五味子。

3. 桃仁红花煎加减：桃仁 20 克，当归 10 克，川芎 10 克，赤芍 15 克，生地黄 20 克，红花 10 克。水煎服。畏寒、四肢不温者，加桂枝、檀香、降香；胸满闷痛、苔浊腻者，加瓜蒌、薤白、半夏，宽胸化痰；胸痛较甚者，加乳香、没药、五灵脂。

4. 黄连温胆汤加减：黄连 6 克，竹茹 12 克，枳实 6 克，半夏 6 克，橘红 6 克，甘草 3 克，生姜 6 克，茯苓 10 克。水煎服。热象明显者，加黄芪、栀子；大便秘结者，加瓜蒌、大黄；惊悸不安者，加生龙骨、生牡蛎、珍珠母；火郁伤阴者，加生地黄、麦冬、玉竹。

5. 重镇安神汤：生龙骨（先下）24 克，首乌藤 24 克，鸡血藤 24 克，紫石英（先下）18 克，龙齿（先下）18 克，当归 18 克，炒酸枣仁 12 克，柏子仁 20 克，合欢皮 20 克，炙百合 20 克，丹参 15 克，琥珀末（冲）3 克，朱砂粉（分冲）1 克。水煎服。

【名医指导】

1. 凡自觉心悸之人，均应戒烟、酒，避

免服用浓茶、咖啡等。

2. 避免惊恐刺激，注意调畅情志，防止喜怒悲等七情过极。

3. 适当参加体育锻炼，如散步、太极拳、体操、气功等。

4. 生活作息要有规律，饮食有节，宜进食营养丰富而易消化吸收的食物，宜低脂、低盐饮食；少食含动物脂肪多的饮食。避免乱服滋补之品。

5. 轻证可从事适当体力活动，以不觉劳累、不加重症状为度，避免剧烈活动。重症心悸应卧床休息，并注意观察病情，及早发现变证、坏病先兆症状，随时准备住院治疗。

6. 避寒暑，防感冒及各种感染性疾病。

缓慢性心律失常

缓慢性心律失常是指有效心搏每分钟低于 60 次的各种心律失常。多见于窦性心动过缓、病态窦房结综合征、房室阻滞等，临床表现为心悸、胸闷、头晕、黑矇、晕厥等；严重时可出现心源性意识障碍、阿-斯综合征甚至死亡。其发生多与迷走神经张力过高、心肌病变、某些药物影响、高血钾有关。

本病中医学属于"心悸"、"怔忡"、"眩晕"、"厥证"、"胸痹"等范畴。本病与饮食失宜、七情内伤、劳倦内伤、久病失养、药物影响有关。

【必备名方】

1. 温阳升率汤：麻黄 5 克，细辛 3 克，熟附子（先煎 40 分钟）15～30 克，淫羊藿 10 克，丹参 15 克，黄芪 20 克，生地黄 30 克，桂枝 20 克，太子参 20 克。水煎服。胸闷明显者，加郁金、降香；怔忡明显者，加远志、柏子仁等；胸痛者，加山楂、桃仁、红花、薤白；兼阴虚口干者，加麦冬、玄参。

2. 加味益心复脉汤：黄芪 20 克，党参 15 克，麦冬 15 克，五味子 15 克，丹参 15 克，桔梗 15 克，甘草 15 克，附子 10 克，淫羊藿 10 克。水煎服。气虚甚者，加人参末 15 克；阳虚明显者，加肉桂 10 克，干姜 15 克；阳虚甚者，加细辛 3 克；脾肾阳虚者，加补骨脂 15 克，仙茅 10 克；血虚者，加当归 15

克，芍药 15 克；夹痰瘀者，加川芎 15 克，红花 15 克，瓜蒌 15 克；夹气滞者，加郁金 10 克，沉香 15 克。

3. 豁痰化湿方：茯苓 20 克，枳实 15 克，竹茹 25 克，陈皮 25 克，麻黄 10 克，附子 10 克，干姜 10 克，花椒 15 克，青礞石 30 克，薏苡仁 20 克，川芎 20 克，麦冬 20 克，甘草 10 克，生姜 15 克，大枣 5 枚。水煎服。

4. 血府逐瘀汤加减：桃仁 10 克，红花 10 克，降香 10 克，当归 12 克，川芎 12 克，赤芍 12 克，柴胡 12 克，郁金 12 克，水蛭 6 克。水煎服。畏寒肢冷者，加人参、桂枝、甘草；气滞明显者，加郁金、枳实；胸痛明显者，加延胡索、蒲黄、三七。

5. 参附龙牡汤加味：红参（另兑）15 克（或党参 20 克），制附子（先煎）10 克，炙黄芪 15 克，肉桂 20 克，煅龙骨 20 克，煅牡蛎 20 克。水煎服。反复发作者，加檀香 15 克，苏合香 10 克；突然晕厥者，加服至宝丹。

【名医指导】

1. 积极防治原发病，及时控制、消除原发病因和诱因是预防本病发生的关键。

2. 慢性完全性传导阻滞、病态窦房结综合征患者，如室率过慢，心排血量不足以维持一般体力劳动的需要时，要考虑安置人工心脏起搏器，以防止心脑综合征的发生。

3. 慢性完全性传导阻滞患者，不宜用洋地黄制剂，以免增加阻滞的程度；伴有心脑综合征的患者，应禁用洋地黄制剂。

4. 起居有常，适当散步、练气功、打太极拳，以使筋脉气血流通而利于健康。

5. 保持心情舒畅，情绪平稳，避免忧思恼怒及受惊吓。

6. 戒烟、酒。

7. 宜进食高热量、高维生素而易消化的食物，避免食用过硬及带刺激的食物。

8. 避免肥甘油腻之品，餐后不宜立即坐下，可以适当饮淡茶。

休　克

休克是机体遭受强烈刺激引起的以微循环障碍为主的急性循环功能不全。常由大量出血、严重创伤、外科大手术、失水、烧伤、严重感染、过敏反应及某些药物的毒性作用等原因引起。根据发病原因，休克分为感染性休克、失血和失液性休克、心源性休克、过敏性休克等。

本病中医学无此病名，一般认为其属于"厥脱"。厥脱是临床常见的危重病证之一，是厥证和脱证的总称。临床上由于病因和证候的不同，厥证又可分为寒厥、热厥、阴厥、阳厥、薄厥、煎厥、大厥、蛔厥、痰厥等。脱证是阴阳气血津液严重耗损的综合征。由于各种致病因素急剧影响，导致人体阴阳平衡失调，气血逆乱，阳气衰亡，阴血外脱。但是厥脱并论，并不是两病简单相加，而是厥向脱转，脱必兼厥，虚中夹实，病机复杂。但其病机总的来说不离虚实两端。

【必备名方】

1. 黄连解毒汤加减：黄连9克，黄柏9克，甘草9克，栀子12克，连翘12克，石菖蒲6克，金银花15克，玄参15克，甘草9克。水煎服。高热、神昏者，加服紫雪丹1.5～3克，安宫牛黄丸1丸。

2. 五磨饮子加减：柴胡12克，乌药9克，沉香9克，槟榔9克，枳实9克，木香9克，丁香9克，广藿香10克。水煎服。

3. 导痰汤：半夏15克，陈皮15克，胆南星10克，枳实15克，茯苓10克，甘草5克。水煎服。痰气壅盛者，加紫苏子、白芥子；痰热内蕴者，加栀子、黄芩、竹茹；痰热化火、口干便秘者，可用礞石滚痰丸。

4. 乌梅丸：乌梅10克，细辛3克，干姜10克，附子5克，花椒3克，当归15克，黄连10克，黄柏10克，人参5克。呕吐不止者，去附子，加半夏、生姜；腹痛剧烈者，加白芍、香附；厥回痛止神清后者，加槟榔、雷丸、苦楝皮、君子仁；肝胃热盛、虫积腹痛者，可用连梅安蛔汤。

5. 参附汤加味：红参15克，熟附子12克，炮姜10克，大枣6枚，当归12克，桂枝10克，细辛3克，通草8克。水煎服，每日2剂。面红、身热者，加麦冬18克，五味子10克，生地黄30克，枳实15克。

【名医指导】

1. 积极治疗各种可以引起休克的疾病，如失血、烧伤、创伤、各种感染及心脏相关疾病。

2. 一旦出现休克，在治疗原发疾病的基础上积极扩容等抗休克治疗。

3. 休克时，通常取平卧位，必要时采取头胸抬高20°～30°、下肢抬高15°～20°，以利于呼吸和下肢静脉回流同时保证脑灌注压力，使用抗休克裤。

4. 保持呼吸道通畅，并可用鼻导管法或面罩法吸氧，必要时建立人工呼吸道，呼吸机辅助通气。

5. 维持相对正常的体温，低体温时注意保温，高温时尽量降温。

6. 及早建立静脉通路，并用药维持血压。注意记录出入量。

7. 尽量保持患者安静，避免人为的搬动，可用小剂量镇痛、镇静药，但要防止呼吸和循环抑制。

原发性高血压和高血压急症

原发性高血压是以体循环动脉压增高为主要表现的临床综合征。根据目前采用的国际统一标准，收缩压≥140毫米汞柱，或舒张压≥90毫米汞柱就可以确定为高血压。原发性高血压是危害人们身体健康的最常见的心血管病之一。全世界目前的发病有两个趋势。一是发病年龄降低，中青年患者增多；二是发病率普遍上升，转归严重，最终多死于脑血管病和心、肾衰竭。高血压急症包括恶性高血压、高血压脑病、高血压危象等。

本病与中医学"风眩"相似，根据临床症状亦可归属于"眩晕"、"头痛"、"中风"、"肝阳"等范畴。

【必备名方】

1. 加减龙胆泻肝汤：龙胆12克，黄芩15克，栀子10克，牡丹皮10克，夏枯草30克，钩藤15克，菊花15克，白芍20克，生石决明（先煎）3克，淡竹叶10克，生大黄（后下）10克，麦冬15克，甘草6克。水煎服。

2. 潜阳汤：磁石 30 克，赭石 30 克，寒水石 30 克，龙骨 30 克，生牡蛎 30 克，生石决明 30 克，枳壳 30 克，紫石英 30 克，全蝎 10 克，僵蚕 10 克，蜈蚣 2 条，地龙 10 克，茯苓 30 克，猪苓 30 克，萹蓄 10 克，瞿麦 10 克。水煎服。

3. 镇肝熄风汤加减：牛膝 10 克，当归 10 克，白芍 10 克，玄参 10 克，天冬 10 克，麦冬 10 克，菊花 10 克，钩藤 10 克，赭石（先煎）30 克，龙骨（先煎）30 克，牡蛎（先煎）30 克，甘草 5 克。水煎服。

4. 黄连阿胶汤加减：黄连 10 克，黄芩 10 克，白芍 10 克，鸡子黄 10 克，龙眼肉 10 克，酸枣仁 10 克，柏子仁 10 克，黄精 10 克，知母 10 克，阿胶（烊化，后下）10 克，淡竹叶 10 克。水煎服。

5. 血府逐瘀汤合失笑散及马刘二黄汤加减：桃仁 10 克，红花 10 克，当归 10 克，柴胡 10 克，甘草 10 克，赤芍 10 克，牛膝 12 克，五灵脂 10 克，蒲黄 10 克，马鞭草 12 克，刘寄奴 12 克，茯苓 30 克，猪苓 30 克，萹蓄 15 克，瞿麦 15 克，车前草 10 克。水煎服。

【名医指导】

1. 应坚持持续平稳的控制血压，避免各种应激因素（如精神严重创伤、剧烈情绪变化、过度疲劳、寒冷刺激、气候变化等）及骤然停用抗高血压的药物，以免引起高血压危象。

2. 减少钠盐的摄入，增加食物中钾盐的摄入量，如常吃香蕉等；保持大便的通畅。

3. 饮食以清淡为主，少吃油腻食物及甜食；多食新鲜蔬菜、水果，如芹菜、韭菜、白菜、菠菜、苦瓜；忌暴饮暴食。

4. 控制体重，减少体内脂肪量，可显著降低血压。

5. 戒烟，适当饮酒；避免大量饮酒及饮烈性酒，预防脑出血的发生。

6. 调畅情志：保持轻松愉快的情绪，避免过度紧张。避免看紧张、恐怖、血腥的小说、电影、电视等。

7. 在工作 1 小时后最好能休息 5～10 分钟，可做操、散步等来调节疲劳。

8. 坚持锻炼：应坚持打太极拳、练气功

等，每日早、晚各 1 次；避免负重、长跑、搬运重物等。

9. 洗澡以洗温水为宜，不应过热或过冷。睡前用温水浸泡双脚。

10. 平时应注意对血压进行监测，若出现一种抗高血压药耐药，应在专业医师的指导下进行药物的调整。

心 绞 痛

心绞痛是冠状动脉供血不足，心肌急剧的、暂时的缺血与缺氧所引起的临床综合征。其特点为阵发性前胸压榨性疼痛，主要位于胸骨后部，可放射到心前区与左上肢，或伴有其他症状，常发生于劳动或情绪激动时，持续数分钟，休息或用硝酸酯制剂后消失。

本病中医学属于"心痛"范畴。

【必备名方】

1. 血府逐瘀汤加减：桃仁 12 克，红花 7 克，当归 12 克，川芎 12 克，赤芍 16 克，枳壳 12 克，桔梗 12 克，炙甘草 7 克，生地黄 25 克，檀香 7 克，薤白 12 克，川牛膝 12 克。水煎服。痛甚者，加乳香 12 克，没药 12 克，五灵脂 12 克。水煎服。

2. 瓜蒌薤白汤加减：瓜蒌皮 16 克，枳实 12 克，檀香 7 克，丹参 25 克，附子（先煎）12 克，桂枝 12 克，薤白 12 克。水煎服。痛甚者，加乌头（先煎）12 克。水煎服。

3. 瓜蒌薤白半夏汤加减：瓜蒌 16 克，薤白 12 克，法半夏 12 克，枳实 12 克，竹茹 12 克，陈皮 12 克，干姜 12 克。水煎服。痰浊化热者，加黄芩 12 克，胆南星 12 克，天竺黄 12 克，黄连 7 克。水煎服。

4. 天王补心丹：酸枣仁 9 克，柏子仁（炒）9 克，当归身（酒洗）9 克，天冬（去心）9 克，麦冬（去心）9 克，生地黄（酒洗）12 克，人参（去芦）5 克，丹参（微炒）5 克，玄参（微炒）5 克，白茯苓（去皮）5 克，五味子（烘）5 克，远志（去心）5 克，炒桔梗 5 克。水煎服。

5. 调心饮子：人参 15 克，黄芪 25 克，甘草 20 克，小麦 50 克，大枣 5 枚，附子（先煎）15 克，桂枝 15 克，麦冬 15 克，五味子

15 克，红花 5 克，丹参 20 克，鸡血藤 30 克，赤芍 15 克。水煎服。

【名医指导】

1. 饮食调理：低盐低脂清淡饮食，避免食用动物内脏、肥肉等食物，多食新鲜蔬菜、水果，避免吃刺激性和胀气食物；注意少食多餐，切忌暴饮暴食。

2. 发作时立刻休息，一般在停止活动后症状即可缓解。

3. 保持大便通畅，避免排便时过分用力；排便后起身宜慢。

4. 避免情绪过分激动。发怒、精神高度紧张，过分焦虑可诱发心绞痛发作。

5. 戒烟、酒。

6. 适当进行有氧运动锻炼，如打太极、练气功、慢跑等，每日 1～2 次，每次控制在 50 分钟内，每周 3～5 次，应长期坚持。但应避免过度劳累。

7. 避免汗出当风，预防感冒。避免过重体力劳动及剧烈咳嗽。

8. 应随身携带应急药物，如硝酸甘油片、速效救心丸等。

心肌梗死

心肌梗死是指由于绝对性冠状动脉功能不全，伴有冠状动脉供血区的持续性缺血而导致的较大范围的心肌坏死。绝大多数（95%）的心肌梗死局限于左心室一定范围，并大多累及心壁各层（透壁性梗死），少数病例仅累及心肌的心内膜下层（心内膜下梗死）。

本病中医学称"真心痛"。其证心痛恰在心窝之中，伴手足冰冷，面目青红。

【必备名方】

1. 天王补心丹：酸枣仁 9 克，柏子仁（炒）9 克，当归身（酒洗）9 克，天冬（去心）9 克，麦冬（去心）9 克，生地黄（酒洗）12 克，人参（去芦）5 克，丹参（微炒）5 克，玄参（微炒）5 克，白茯苓（去皮）5 克，五味子（烘）5 克，远志（去心）5 克，炒桔梗 5 克。水煎服。

2. 血府逐瘀汤：桃仁 12 克，红花 10 克，丹参 20 克，赤芍 12 克，川芎 9 克，延胡索 12 克，柴胡 10 克，枳壳 9 克，当归 12 克，生地黄 15 克，牛膝 10 克，龙骨 20 克，牡蛎 20 克，甘草 6 克。水煎服。痰浊者，加法半夏 12 克，薤白 12 克，瓜蒌 10 克。

3. 温胆汤：半夏 10 克，橘红 15 克，茯苓 8 克，炙甘草 5 克，竹茹 10 克，枳实 10 克，生姜 10 克，大枣 2 枚。水煎服。

4. 柴胡疏肝散：柴胡 15 克，黄芩 12 克，川芎 10 克，香附 12 克，芍药 12 克，郁金 12 克，瓜蒌 25 克，浙贝母 12 克，穿山甲（炮）10 克，枳壳 10 克。水煎服。

5. 桂枝甘草龙骨牡蛎汤：桂枝 15 克，龙骨 20 克，牡蛎 20 克，党参 18 克，熟附子 12 克，茯苓 15 克，甘草 6 克。水煎服。

【名医指导】

1. 避免过度劳累，尤其避免搬抬过重物品，因为在老年冠心病患者有可能诱发心肌梗死。

2. 放松心情，对突来之事能处之泰然，避免过度紧张、激动、大怒等。

3. 不要在饱餐或饥饿的情况下洗澡。水温最好与体温相当，洗澡时间不宜过长。冠心病程度较严重的患者洗澡时，应在他人帮助下进行。

4. 在严寒或强冷空气影响下，冠状动脉可发生痉挛而诱发急性心肌梗死。所以每遇气候恶劣时，冠心病患者要注意保暖，进行适当防护。

5. 心肌梗死急性期应严格卧床休息，保持情绪平稳，避免大怒、大悲、情绪激动；避免暴躁。

6. 疼痛严重者，可予以镇痛、镇静药。

7. 保持大便通畅，避免排便时用力。

8. 禁烟、酒。

9. 饮食上需注意：

（1）限制总热量、控制液体量：急性心肌梗死 2～3 日，饮食以流质为主，液体量约 1000 毫升，忌食胀气、刺激性流质食物，如豆浆、牛奶、浓茶、咖啡等。

（2）应选择低脂肪、低胆固醇、高不饱和脂肪酸容易消化的食物，以少食多餐为主，温度适中。病情好转后改为半流质饮食。

（3）补充矿物质，注意钾、钠平衡，适当增加镁的摄入量；根据临床变化，维持水、电解质的平衡。

10. 冠心病患者，定期服用抗血小板聚集、降脂的药物，适当运动；身边及家中应备有硝酸甘油片等扩冠药物。

风湿性心脏瓣膜病

风湿性心脏瓣膜病（简称风心病）是风湿性炎症引起的慢性心脏瓣膜损害，并由此产生不同程度的瓣膜狭窄或关闭不全，或两者同时存在，并导致心脏血流动力学改变，出现一系列临床综合征。

本病中医学相当于"风湿心痹"。以"风湿心痹"命名，一方面其病因与风湿有关，另一方面则有别于另外一种外邪内舍于心的温毒心阉。本病病象为心悸、喘促、咯血、水肿或伴有关节疼痛。病位在心，涉及肺、脾、肾。病性多虚实夹杂。

【必备名方】

1. 大腹皮散：大腹皮 20 克，防己 15 克，桑白皮 20 克，木通 20 克，赤茯苓 30 克，郁李仁（汤浸，去皮尖，微炒）30 克，甜葶苈（隔纸炒令黄或紫色）45 克，泽漆 20 克，桂枝 15 克，百合 15 克，陈皮（汤浸，去白瓤，焙）30 克。上药为散，每次 9 克，加生姜 3 片，大枣 3 枚，水煎送服，不拘时候。

2. 杏参散：桃仁（去皮尖，麸炒），人参（去芦），苦杏仁（去皮尖，麸炒），桑白皮（蜜炒微赤，再泔浸，焙）各等份。上药为细末，每服 6 克，加生姜 3 片，大枣 1 个，水煎温服，不拘时候。

3. 薯蓣纳气汤：生山药 30 克，大熟地黄 15 克，山茱萸（去净核）15 克，柿霜饼（冲服）12 克，生白芍 12 克，牛蒡子（炒，捣）6 克，紫苏子（炒，捣）6 克，甘草（蜜炙）6 克，生龙骨（捣细）15 克。水煎服。

4. 补肾丸：磁石 60 克，菟丝子 60 克，五味子 30 克，熟地黄 30 克，枸杞子 30 克，覆盆子 30 克，肉苁蓉 30 克，车前子 30 克，石斛 30 克，沉香 15 克，青盐 15 克。上药为细末，炼蜜为丸，如梧桐子大。每次 70 丸，空腹盐汤送服。

5. 款气丸：丁香 8 克，木香 8 克，沉香 8 克，白檀香 8 克，肉桂 8 克，肉豆蔻 8 克，槟榔 8 克，荜澄茄 8 克，京大戟（炒）8 克，甘遂（炒）8 克，千金子（去皮）8 克，蛤壳 8 克，郁李仁 8 克，瞿麦 8 克，甜葶苈（炒）8 克，桑白皮 8 克，牵牛子 8 克，巴豆（慢火炮过，出油令尽）8 克，木通 30 克，轻粉 3 克。上药为细末，研白粳米饭为丸，如绿豆大。每服 3～5 丸，煎陈皮汤送服。

【名医指导】

1. 积极治疗链球菌感染，如根治扁桃体炎、龋齿和鼻旁窦炎等慢性病。

2. 平时加强锻炼身体，增强体质，生活规律及不吸烟，天气阴凉时注意穿衣盖被保暖。

3. 患者应住院治疗，若无风湿活动、心衰、亚急性心衰和亚急性细菌性心内膜炎的并发症，可以在医师指导下进行家庭养护，并需注意以下几点：

（1）注意休息：患者不宜参加重体力活动，在身体允许的情况下，宜参加缓和的有氧运动，如散步、打太极等。若伴有心功能不全或风湿活动时应绝对卧床休息，一切生活均应由家人协助。对患者态度要和蔼、避免不良刺激。

（2）保持情绪平稳，不宜大喜、大悲、大怒等。

（3）注意观察体温、呼吸、脉搏等。若有发热，说明有感染或是风湿活动；若呼吸困难（或在夜间发生阵发性呼吸困难），说明有心功能不全，应取半卧位或两腿下垂，以减轻肺水肿；若有水肿，应记录液体出入量，观察体重，并注意皮肤护理、勤翻身，预防褥疮；若发现脉律强弱及快慢不等，应预防房颤的发生。凡有以上情况，应返回医院治疗。

4. 营养和饮食：给予高热量易消化饮食如鱼、肉、蛋、奶等，少量多餐，多食蔬菜和水果。心功能不全者给低盐饮食，并限制水分摄入，最好一次不超过 500 毫升。需要多喝水时，应少量多次服用。

5. 病室要阳光充足、空气新鲜、温度适

宜，预防呼吸道感染。

6. 保持大便通畅。

7. 在医师的指导下服用抗凝血药，如出现黑便、皮下出血等情况，需及时就诊。

感染性心内膜炎

感染性心内膜炎是病原微生物感染引起的心脏内膜和心脏瓣膜的急性、亚急性炎症病变，多伴有赘生物形成。心脏瓣膜最常受累，心脏间隔缺损部位、腱索或心壁内膜也可累及。临床特点是发热、心脏杂音、栓塞现象和血培养阳性等。因抗生素的应用，本病发病率有所下降，临床表现不典型，但心血管各种创伤性检查和治疗措施的开展又成为本病的重要危险因素。

本病与中医学中的"心瘅"相类似，亦可归属于"瘟病"、"心悸"、"胸痹"、"瘀证"等范畴。

【必备名方】

1. 银翘散加减：金银花 15 克，板蓝根 15 克，荆芥 15 克，连翘 12 克，芦根 12 克，淡竹叶 12 克，桔梗 10 克，炒牛蒡子 10 克，甘草 5 克。水煎服。热重者，加栀子、黄芩、石膏，以清热解毒；心悸胸闷者，加枳壳、瓜蒌，以化痰宽胸；头痛者，加桑叶、菊花、白芷，以疏风止痛；四肢关节疼痛者，加羌活、独活，以祛风除湿止痛。

2. 三黄泻心汤合五味消毒饮、白虎汤加减：黄连 12 克，黄芩 18 克，大黄 6 克，知母 15 克，生石膏（先煎）30 克，金银花 15 克，连翘 15 克，蒲公英 25 克，青天葵 15 克，野菊花 15 克，甜地丁 25 克，甘草 6 克。水煎服。

3. 青蒿鳖甲汤加味：青蒿（后下）12 克，鳖甲（先煎）20 克，生地黄 18 克，牡丹皮 15 克，知母 15 克，胡黄连 10 克，黄芩 15 克，秦皮 18 克，蒲公英 25 克，甘草 6 克。水煎服。

4. 淡竹叶石膏汤加减：生石膏 40 克，淡竹叶 10 克，连翘 15 克，黄芩 10 克，生地黄 15 克，人参（单煎）10 克，麦冬 30 克，丹参 20 克，白茅根 30 克。水煎，

每日 1 剂，分 2 次温服。

5. 麻杏石甘汤、白虎汤、清营汤加减：炙麻黄 6 克，生甘草 6 克，苦杏仁 10 克，生石膏 30 克，水牛角 30 克，知母 15 克，生地黄 15 克，丹参 18 克，玄参 12 克，牡丹皮 12 克。水煎服，每日 1 剂。

【名医指导】

1. 患者必须戒烟，注意保暖，预防呼吸道感染。

2. 有心瓣膜病或心血管畸形及人造瓣膜的患者应增强体质，注意卫生，及时清除感染病灶；若行心脏瓣膜病手术治疗者，应注意人造瓣膜、缝合材料、器械的无菌性及手术的无菌性操作，避免引起人造瓣膜心内膜炎。

3. 饮食上应高蛋白、高热量饮食，严格控制患者的食盐量。

4. 做好口腔、皮肤护理工作，给患者勤翻身，活动、按摩肢体，防止褥疮。

5. 根据病情鼓励患者早下床活动，增加机体活动能力，促进血液循环及肠蠕动，防止腹胀。

6. 在做牙科和上呼吸道手术或机械操作，低位胃肠道、胆囊、泌尿生殖道的手术或操作，以及涉及感染性的其他外科手术，都应预防性应用抗生素。

7. 如有难治性心衰、药物不能控制的感染、多发性栓塞、化脓性并发症等情况可以考虑手术治疗。

8. 保持大便通畅。

原发性心肌病

原发性心肌病是指原因未明的以心肌病变为主的心脏病而言。通常将原发性心肌病分为充血型、肥厚型、限制型和闭塞型。充血型心肌病又称扩张型心肌病，病变以心肌变性，萎缩和纤维化为主。肥厚型心肌病可分为梗阻性和非梗阻性。非梗阻性肥厚型心肌病病变在左心室室壁和室间隔，左心室流出道无梗阻和压力差。梗阻性肥厚型心肌病又称特发性肥厚型主动脉瓣狭窄，病变以室间隔为主，其厚度超过左心室游离壁的 1.5

倍，左心室流出道发生梗阻和压力差。限制型心肌病以心肌强直和不肥厚为特征。闭塞型心肌病则以纤维增生和附壁血栓形成以至心室腔变小为特征，两者均可导致心室舒张期充盈受限。

本病中医学属于"心悸"、"喘症"、"胸痹"、"水肿"等范畴。本病症状比较繁杂，但总以心悸、胸闷为主要表现，临证之时重在辨明病位，分清虚实缓急。若属心肺同病，多见咳喘；心肾同病则见水肿、喘促；兼见气促不得卧，四肢厥冷，尿少水肿者属重症急症。

【必备名方】

1. 养心定志汤：太子参10克，茯苓10克，石菖蒲8克，远志8克，炙甘草5克，桂枝8克，小麦10克，大枣5枚，丹参10克，佛手8克，龙骨15克，珍珠母15克。水煎服。

2. 益气养阴通络汤：南沙参20克，北沙参20克，麦冬20克，五味子10克，桂枝10克，生地黄30克，丹参25克，川芎15克，益母草15克。水煎服。

3. 通阳活血汤加味：益母草20克，丹参20克，首乌藤20克，川芎12克，赤芍12克，红花12克，牛膝12克，当归12克，桔梗12克，生地黄15克，黄精15克，补骨脂15克。水煎服。

4. 真武汤加减：茯苓12克，白术12克，白芍12克，太子参10克，枸杞子10克，山茱萸10克，附子3克，肉桂3克。水煎服。恶心呕吐者，加半夏、陈皮、生姜；浮肿明显者，加防己、车前子。

5. 参附龙牡汤加减：人参10克，附子10克，干姜12克，补骨脂12克，炙甘草12克，生龙骨20克，生牡蛎20克。水煎服。大汗淋漓、脉微欲绝者，重用人参、加山茱萸；心悸喘促明显者，加黄芪、防己。

【名医指导】

1. 调饮食，适寒温，畅情志。

2. 戒烟、酒，饮食要易消化、低盐、高维生素为主，少食多餐，并增加粗纤维食物。

3. 有心悸或呼吸困难时，应立即停止活动，应采取半卧位并氧气吸入；密切观察心率、心律、血压、呼吸的变化。

4. 病情平稳时可适当活动，避免过劳，注意休息；心衰者应卧床休息；有感染者应积极控制感染，以免病情恶化。

5. 保持大便通畅，严禁用力大便以避免增加心脏负荷。

6. 避免病毒感染、酒精中毒及其他毒素对心肌的损害。

7. 坚持药物治疗，定期复查，必要时在医师指导下调整药物剂量。

8. 预防并发症的发生，如心衰、心律失常、栓塞、晕厥等。

病毒性心肌炎

病毒性心肌炎是指病毒感染引起的以心肌非特异性炎症为主要病变的心肌疾病，有时可累及心包和心内膜。病情轻重不一，轻者临床表现较少，重者可发生严重心律失常、心力衰竭、心源性休克，甚至猝死。初期临床表现有发热、咽痛、腹泻、全身酸痛等，后则感心悸心慌、胸闷胸痛、倦怠乏力等。随着风湿性心肌炎的减少，本病的发病率有逐年增高的趋势，目前已成为危害人们健康的常见病。本病可发生于任何年龄，儿童更高，男性较女性多见，以秋、冬季节多见。大部分病人预后较好。

本病与中医学"心瘅"相似，亦可归属于中医学的"心悸"、"胸痹"等范畴。

【必备名方】

1. 解毒护心汤：金银花15克，蒲公英15克，板蓝根20克，大青叶15克，黄芩15克，淡竹叶10克，莲子心10克，丹参20克，赤芍15克，桃仁10克，红花15克，川芎15克。水煎服。不眠者，加龙齿、灵磁石、百合；咽喉痛者，加鱼腥草、射干；咳嗽者，加枳壳、前胡；关节痛者，加防己、苍术。此期伴发心律失常的较多：如室上性心动过速、快速性心房颤动者，可选用莲子心、山豆根、黄连、生龙骨、生牡蛎；窦性心动过速伴有期前收缩者，可加苦参；兼有痰热者，加苍术、防己、茵陈、清半夏、石菖蒲；房室传导阻滞及各种缓慢性心律失常者，可选用炙附子、桂枝、细辛。

2. 复脉汤：西洋参5克，生地黄15克，麦冬20克，五味子15克，一枝黄花40克，玉竹15克，苦参15克，炙甘草15克，阿胶15克，炒酸枣仁20克，丹参15克，赤芍15克，川芎15克。水煎服。必要时也可以加连翘、金银花、蒲公英、板蓝根、大青叶、黄芩等清热解毒之品。

3. 金匮肾气丸加减：生地黄30克，山药20克，山茱萸15克，泽泻20克，茯神20克，牡丹皮10克，桂枝10克，细辛3克，附子15克，红参15克，女贞子15克，墨旱莲15克，紫河车15克。水煎服，每日1剂，每日2次，1个月为1个疗程。心悸不宁者，加龙骨30克，牡蛎30克；心律失常者，加苦参15克，炙甘草15克；急性起病、病毒感染症状明显者，加大青叶15克，板蓝根15克，虎杖15克，金银花10克，连翘10克。

4. 瓜蒌薤白合二陈汤加味：瓜蒌15克，薤白10克，制半夏10克，茯苓15克，陈皮10克，桂枝8克，甘松10克，苦参15克，丹参30克，炙甘草6克。水煎服，每日1剂。

5. 养心活血汤：西洋参10克，黄芪30克，麦冬10克，五味子10克，生地黄10克，白术10克，丹参16克，赤芍10克，黄精10克，酸枣仁30克，桂枝10克，茯苓10克，琥珀粉（冲服）6克，炙甘草6克。水煎服。

【名医指导】

1. 加强饮食卫生，注意避寒保暖，积极预防呼吸道及肠道感染。

2. 规律的生活作息制度能有效地防止机体抵抗力降低，避免遭受病毒等致病微生物的侵袭。

3. 加强身体锻炼，提高和增强机体抗病能力。

4. 急性期需完全卧床休息，一般常规全休3个月，半休3个月。重症心肌炎患者卧床休息至体温、心电图及胸片X线变化恢复正常。后逐渐起床活动，病室内应保持空气流通。

5. 保持情绪平稳，心态乐观，积极配合治疗。

6. 饮食上宜高蛋白、高热量、高维生素、易消化为主；宜少量多餐。多食葡萄糖、蔬菜、水果，忌暴饮暴食、辛辣、熏烤、油炸之品。戒烟忌酒。心衰者给予低盐饮食。

急性心包炎

急性心包炎是细菌、病毒、自身免疫、物理、化学等多种因素引起的心包脏层和壁层的急性炎症。临床除原发疾病的表现外，以心前区疼痛、心包摩擦音、呼吸困难和一系列心电图改变为特点。结核性心包炎是国内心包炎首位病因，男性多于女性。

渗出性心包炎中医学称"支饮"。支饮是指水液在体内运化输布失常，停聚某些部位的一系列病症。随着病情的进展，出现厥脱证候时，则属于"心厥"范畴。

【必备名方】

1. 银翘散加减：金银花15克，连翘15克，桔梗10克，薄荷10克，牛蒡子15克，淡竹叶10克，荆芥12克，淡豆豉12克，甘草6克，芦根10克。水煎服。热毒盛者，加黄芩、大青叶、板蓝根，以清热解毒；风热偏盛者，加桑叶、菊花，以疏风清热；湿邪重者，加泽泻、薏苡仁，以利湿；痰热壅盛者，加浙贝母、瓜蒌子，以清热化痰。

2. 月华丸加减：南沙参15克，麦冬15克，天冬10克，生地黄20克，熟地黄20克，阿胶（烊化）15克，山药10克，茯苓10克，桑叶10克，菊花15克，百部12克，三七10克，川贝母6克。水煎服。低热者，加知母、黄柏、银柴胡、地骨皮，以清虚热；痰中带血者，加仙鹤草、侧柏叶、白及，以宁血止血。

3. 仙方活命饮加减：白芷15克，浙贝母10克，防风12克，赤芍10克，当归尾15克，甘草6克，皂角刺15克，穿山甲10克，天花粉15克，乳香10克，没药10克，金银花15克，陈皮10克。水煎服。热盛者，加黄芩、黄连、黄柏，以清热泻火解毒；热伤阴津口干烦热者，加生地黄、玄参、麦冬，以养阴生津。

4. 宣痹汤加味：防己15克，苦杏仁15克，连翘10克，滑石20克，薏苡仁15克，半夏10克，蚕沙15克，赤小豆15克，栀子10克。水煎服。关节疼痛明显者，加桑枝、秦艽、香附，以通痹止痛；气滞血瘀者，加桃仁、红花、丹参，以活血化瘀。

5. 苓桂术甘汤合葶苈大枣泻肺汤加减：茯苓10克，桂枝10克，白术15克，甘草6克，葶苈子15克，大枣5枚。水煎服。气短乏力者，加黄芪、党参，以补气；血瘀明显、胁下有痞、舌质紫暗者，加三七、桃仁、延胡索，以活血祛瘀；腹胀纳呆、口淡无味者，加陈皮、砂仁、莱菔子，以行气健脾消食。

【名医指导】

1. 预防及积极治疗原发病如结核病、风湿热、败血症、HIV、尿毒症等，是预防该病的有效措施。

2. 卧床休息，取半卧位，应给患者提供可趴俯的床尾小桌，并加床挡，以防坠床。

3. 饮食上给予高热量、高蛋白、高维生素、易消化的半流质或软食；如有水肿，应限制钠盐摄入。

4. 高热时可采用物理降温或口服退热药。

5. 疼痛剧烈时可予以镇静药，必要时使用吗啡类药物或左侧星状神经节封闭。

6. 加强锻炼，提高机体抵抗力。慎起居，节饮食、调理情志。

7. 若为结核性引起者，坚持抗结核治疗，了解如何正确服药并观察疗效及副作用。

8. 保持积极乐观的心态，配合治疗，定期复查。

9. 及时彻底治疗，避免发展为缩窄性心包炎或其他严重的并发症。

缩窄性心包炎

缩窄性心包炎是指心包增厚、僵硬、纤维化后包围心脏，使心脏舒张充盈受限而产生一系列循环障碍的病症。临床以呼吸困难、颈静脉充盈、肝大、水肿等为特点。以青壮年居多，男性多于女性。

本病中医学属于"心悸"、"胸痹"、"喘证"、"水肿"等范畴。轻者仅有气紧、乏力、腹胀等，随着病情的进展出现心衰、心房颤动时，则属于"心衰"、"心动悸"等范畴。

【必备名方】

1. 膈下逐瘀汤：五灵脂6克，当归10克，川芎10克，桃仁10克，牡丹皮10克，赤芍15克，延胡索15克，甘草6克，香附12克，红花10克，枳壳15克。水煎服。

2. 血府逐瘀汤：当归15克，生地黄20克，桃仁10克，红花10克，枳壳15克，赤芍10克，柴胡15克，甘草6克，桔梗10克，川芎10克，牛膝9克。水煎服。

3. 瓜蒌薤白半夏汤：瓜蒌15克，薤白10克，半夏10克。水煎服。

4. 实脾饮：厚朴10克，白术10克，木瓜10克，木香10克，草果仁5克，大腹皮5克，附子9克，白茯苓15克，干姜3克，甘草6克。水煎服。

5. 真武汤加味：炮附子9克，白术10克，茯苓15克，芍药15克，生姜10克。水煎服。可酌情加丹参、益母草、车前子、泽泻，以活血利水；心胸痹痛者，加香附、延胡索、三七，以行气活血止痛。

【名医指导】

1. 积极防治急性心包炎可以避免发展至心包缩窄。如化脓性心包炎早期切开引流，结核性心包炎正规抗结核治疗，放射治疗中加强对心脏的防护等。

2. 一旦诊断为本病，则应在积极治疗原发疾病的基础上争取尽早手术。

3. 确诊或怀疑结核性感染而引起本病的患者，出院后应继续抗结核治疗，需遵医嘱服药。切不可随便停药。

4. 指导患者合理膳食，加强营养支持。

5. 注意休息，避免过劳及剧烈运动或情绪激动，以免增加心脏负荷。

心血管神经症

心血管神经症是由于高级神经功能失调，引起心血管一系列症状的功能性疾病，在病理解剖上无心脏血管器质性病变。本病可发生于任何年龄，大多数发生于青壮年，男女均可患本病，常因情绪激动，持续过度兴奋，长期忧虑，导致中枢神经正常活动发生紊乱，

《名医推荐家庭必备名方（珍藏本）》

受自主神经调节的心血管系统继而失调。临床上以心悸、心前区痛、呼吸憋闷、全身乏力、易激动、多汗、颤抖、失眠为特点。

本病中医学属于"郁证"、"虚劳"、"百合"、"脏躁"、"厥证"、"哑风"、"梅核气"、"奔豚"等范畴。多由七情所伤，湿热内蕴等原因，伤及心、肺、脾、肝、肾各个脏腑所致。

【必备名方】

1. 温胆汤：黄连 8 克，陈皮 8 克，茯苓 15 克，竹茹 10 克，炒枳壳 10 克，法半夏 10 克，豆蔻 10 克，石菖蒲 10 克，郁金 10 克，薄荷 6 克，甘草 6 克，大枣 5 枚，吴茱萸 3 克。水煎服。

2. 柴胡疏肝散：柴胡 15 克，白芍 15 克，白术 15 克，枳壳 30 克，香附 10 克，生山楂 30 克，生何首乌 15 克，丹参 15 克，决明子 15 克，荷叶 10 克，泽泻 30 克，红花 15 克。水煎服。

3. 天王补心丹：人参（或党参）15 克，玄参 15 克，丹参 15 克，茯苓 15 克，远志 15 克，桔梗 15 克，当归 30 克，天冬 30 克，麦冬 30 克，柏子仁 30 克，酸枣仁 30 克，五味子 30 克，生地黄 120 克。水煎服。

4. 益气养阴活血汤：黄精 30 克，黄芪 30 克，太子参 15 克，麦冬 12 克，五味子 10 克，生地黄 20 克，玄参 30 克，丹参 30 克，当归 10 克，桃仁 10 克，葛根 15 克，天花粉 30 克，枳实 10 克，生大黄 6～10 克。水煎服。

5. 十全大补汤加减：黄芪 100 克，当归 15 克，潞党参 30 克，粉葛 30 克，茯苓 30 克，白术 15 克，熟地黄 30 克，黄精 20 克，白芍 15 克，川芎 10 克，炒酸枣仁 20 克，龙眼肉 20 克，大枣 10 克，炙甘草 15 克。水煎服。

【名医指导】

1. 要正确认识心血管神经症不是真正的心脏病，消除顾虑，保持良好乐观的心态，树立战胜疾病的信心。

2. 安排好作息时间，适量进行文娱、旅游和体育活动或体力劳动，以增强体质，改善大脑神经功能，同时调整支配心血管系统的神经功能。

3. 正确对待自己，合理安排生活、工作和学习，正确处理人际关系，提高抵御各种精神刺激的能力。

4. 避免过度的体力劳动及脑力劳动。

5. 多种办法不能使症状缓解，或自觉症状很严重时可用一些药物治疗，如镇静药等。

6. 改善患者生活和工作环境，避免容易引起病情加重的因素，如紧张、忧伤等。

第三章 消化系统疾病

急性胃炎

急性胃炎是指各种病因所致的胃黏膜急性炎症。主要表现为胃黏膜充血、水肿、渗出、糜烂和出血，如胃黏膜主要病损为糜烂和出血，则称急性糜烂性胃炎或急性出血性胃炎，又称急性胃黏膜病变。根据病因的不同，还可分为急性单纯性胃炎、急性腐蚀性胃炎和急性化脓性胃炎等。不同病因所致的急性胃炎症状不同，无论何种原因所致，通常有上腹不适或饱胀、上腹疼痛、食欲不振及恶心、呕吐等症状。其中，急性胃黏膜病变是上消化道出血中的常见原因，通常引起呕血和黑便，严重者发生休克和循环衰竭。

本病中医学属于"胃脘痛"、"胃痞"、"呕吐"等范畴。

【必备名方】

1. 保和丸加减：陈皮 10 克，半夏 12 克，茯苓 10 克，焦山楂 10 克，六神曲 10 克，莱菔子 10 克，连翘 10 克，木香 6 克，厚朴 6 克。水煎服。食积化热便秘者，加大黄、枳实；呕吐甚者，加广藿香、紫苏梗。

2. 藿香正气散加减：广藿香 9 克，半夏 9 克，大腹皮 9 克，紫苏 9 克，荷叶 6 克，陈皮 9 克，茯苓 9 克，白术 12 克，厚朴 9 克，大黄 3 克，生姜 6 片，大枣 6 枚。水煎服。发热重者，加黄芩、黄连；口渴者，加葛根。

3. 三仁汤加减：薏苡仁 15 克，豆蔻 6 克，苦杏仁 10 克，半夏 12 克，厚朴 6 克，通草 6 克，茯苓 12 克，淡竹叶 6 克。水煎服。胃脘痛甚者，加延胡索、枳壳；湿热均甚者，加茵陈、蒲公英、黄芩；口黏纳呆者，加广藿香、佩兰、焦山楂。

4. 清胃饮加减：黄连 6 克，黄芩 9 克，栀子 9 克，石膏 30 克，蒲公英 15 克，延胡索 9 克，枳壳 6 克，香附 6 克，甘草 6 克。水煎服。兼见胃阴虚者，加南沙参、麦冬；兼见呕吐者，加半夏。

5. 佛手郁金汤加减：佛手 10 克，郁金 10 克，黄连 6 克，半夏 9 克，木香 6 克，白芷 6 克，白术 9 克，蒲公英 12 克，炒白芍 10 克，海螵蛸 10 克，甘草 6 克。水煎服。疼痛甚者，加五灵脂、炒蒲黄；便秘者，加火麻仁、煨葛根。

【名医指导】

1. 生活有节，起居有常，调畅情志，保持心态乐观、心情愉快。

2. 饮食宜定时定量，避免暴饮暴食，尽量少喝茶；忌食油腻、粗糙及刺激性食物。避免进食生冷食物。

3. 戒烟、酒。

4. 腹痛剧烈时，应禁食；待腹痛减轻时，再酌情饮食，禁生冷、刺激性、兴奋性食品。饮食以清淡为主，少用油脂或是其他调料。

5. 严重呕吐、腹泻者，宜饮糖盐水；必要时静脉补充，以免发生脱水现象。

6. 急性发作时最好用清淡流质饮食，如米汤、杏仁茶、清汤、藕粉、去皮红枣汤等；待病情缓解后，可逐步过渡到少渣半流质饮食。

7. 注意进行胃脘部保暖，尤其是在寒冷的冬季。

8. 剧烈运动或劳动后不宜马上进食，进餐前不要大量喝水（或饮料）。

9. 注意观察呕吐物及大便的次数、形状、颜色、味道及是否伴有血液，有无发热、脱水等情况，必要时及时就诊。

慢性胃炎

慢性胃炎是指不同病因引起的胃黏膜的慢性炎症或萎缩性病变，临床上十分常见，男性多于女性，随年龄增长发病率逐渐增高。慢性胃炎缺乏特异性症状，症状的轻重与胃黏膜的病变程度并非一致。大多数病人常无症状或有程度不同的消化不良症状如上腹隐痛、食欲减退、餐后饱胀、反酸等。浅表性胃炎一般以上腹部隐痛为多见；若有胆汁反流，则有明显持久的上腹部不适、疼痛，尤以食后为甚，可伴有或不伴有恶心和胆汁呕吐。当发展为萎缩性胃窦炎时，则多有上腹部胀满，可伴有或不伴有腹痛。慢性浅表性胃炎，预后良好，但如处理不当或迁延日久，少数可演变为萎缩性胃炎。萎缩性胃炎伴有重度肠腺化生或不典型增生者有癌变可能，慢性萎缩性胃炎的癌变率每年约 1%。

本病中医学属于"胃痛"、"胃脘痛"、"痞满"、"嘈杂"等范畴。现在国家标准的病名定义中，分别有"胃络痛"、"胃胀"和"胃痞"分别与慢性胃炎的浅表性胃炎、萎缩性胃炎和肥厚性胃炎相近或对应。

【必备名方】

1. 柴胡疏肝散加减：柴胡 12 克，白术 15 克，枳壳 12 克，香附 12 克，当归 15 克，黄芩 12 克，茯苓 15 克，延胡索 12 克，木香 15 克，甘草 6 克。水煎服。胁痛明显者，合用金铃子散；嗳气频作者，加沉香、旋覆花、紫苏梗；泛酸明显者，加海螵蛸、煅瓦楞子；肝胃气郁化热或肝热犯胃者，合用左金丸或丹栀逍遥散加减；胃纳不振明显者，加六神曲、炒麦芽、焦山楂等；兼见恶心呕吐者，加竹茹、半夏、陈皮等；兼有纳少、神疲、便溏不爽、舌淡、脉弦缓者，重用白术、茯苓，加人参。

2. 失笑散合丹参饮加减：蒲黄 9 克，五灵脂 6 克，丹参 12 克，檀香 3 克，砂仁 6 克，大黄 3 克，生甘草 6 克。水煎服。有出血者，加白及、三七；兼见气虚者，加黄芪、党参、白术、黄精；气滞明显者，加枳壳、青皮、

木香、砂仁；兼见出血鲜红、舌红苔黄、脉弦数者，合用泻心汤；出血暗红、面色萎黄、四肢不温、舌淡脉弱者，合用黄土汤。

3. 藿朴夏苓汤加减：广藿香 10 克，蒲公英 15 克，败酱草 15 克，厚朴 10 克，半夏 10 克，茯苓 15 克，陈皮 10 克，薏苡仁 15 克，大黄 10 克，黄芩 6 克，黄连 6 克，砂仁 6 克。水煎服。兼见恶心呕吐者，加鸡内金、六神曲、麦芽，以消食导滞；表湿重者，重用广藿香，加佩兰，以解表化湿。

4. 香砂六君子汤加减：木香 10 克，砂仁 5 克，党参 15 克，白术 15 克，茯苓 15 克，陈皮 10 克，半夏 10 克，甘草 6 克。水煎服。气虚明显者，加黄芪；兼有中焦虚寒、四肢不温者，改用黄芪建中汤（白芍、桂枝、黄芪、生姜、大枣、饴糖、炙甘草）加党参、白术；食后脘腹胀甚者，加鸡内金、莱菔子、佛手等；兼见呕吐大量清水者，重用陈皮、半夏、茯苓；脾虚便溏甚者，加山药、莲子、白扁豆、佩兰；兼见便黑者，加干姜炭、伏龙肝、白及、地榆炭。

5. 半夏泻心汤加减：姜半夏 12 克，黄芩 12 克，黄连 6 克，干姜 6 克，甘草 6 克，党参 15 克，海螵蛸 15 克，延胡索 12 克，大枣 3 枚。水煎服。脘腹痛甚、遇寒加重者，加良附丸；口干口苦甚、大便干结、舌红苔黄腻者，加鱼腥草、苍术、白术、薏苡仁、豆蔻；胀甚者，加枳壳、九香虫、木香；兼有瘀血者，加三七。

【名医指导】

1. 保持精神愉快，情绪稳定。

2. 慎用、忌用对胃黏膜有损伤的药物。

3. 戒烟限酒（包括白酒、啤酒）。

4. 积极治疗口咽部的感染灶，勿将痰液、鼻涕等带菌分泌物吞咽入胃导致慢性胃炎。

5. 每日三餐应定时定量，且不宜过饱过饥；饮食以少食多餐为佳。正餐之间可少量加餐，但不宜过多。细嚼慢咽可以减少粗糙食物对胃黏膜的刺激。饮食应有节律，切忌暴饮暴食及食无定时。注意饮食卫生，杜绝外界微生物对胃黏膜的侵害。尽量做到进食较精细、易消化、富有营养的食物。少食

《名医推荐家庭必备名方（珍藏本）》

肥、甘、厚、腻、辛辣等食物，少饮浓茶。宜多食高蛋白、高纤维素性食物，保证体内营养充足，如瘦肉、鸡、蛋、鱼等及新鲜蔬菜如茄子、西红柿等。每餐最好吃2～3个新鲜山楂，以促进胃液分泌。不宜吃花生，特别是新花生。

6. 根据自己的工作性质、时间、生活规律等制定一份作息时间表，并尽可能遵守执行。

7. 劳逸结合，进行适当的体育锻炼。

8. 秋凉之后，应注意胃部及腹部的保暖，适时添加衣服，夜间睡觉盖好被褥。

消化性溃疡

消化性溃疡主要指发生于胃和十二指肠的慢性溃疡，是一种多发病、常见病。溃疡的形成有多种因素，其中酸性胃液对黏膜的消化作用是溃疡形成的基本因素，因此而得名。绝大多数的溃疡发生于十二指肠和胃，故又称胃十二指肠溃疡。本病患者少数可无症状，或以出血、穿孔等并发症的发生作为首次症状，但绝大多数患者是以周期性、节律性上腹部疼痛为最主要症状，并伴有反胃、嗳酸、恶心呕吐等其他胃肠道临床表现。本病可发生于任何年龄，但以青壮年发病者居多，男性多见，胃十二指肠溃疡的发病率比例为1：4。其常见的并发症为穿孔、幽门梗阻、大出血、癌变，如不积极治疗可危及生命。

本病中医学属于"胃痛"或"胃脘痛"范畴，且与"血症"相关。现在国家标准的病名定义中，本病归属于"胃疡"范畴。在疾病的初期有肝郁气滞、肝郁脾虚、阴虚胃热、寒热错杂等多种病理表现，后期则主要表现为痰瘀互结、气滞血瘀、脾胃虚寒、气虚阴虚血瘀等。

【必备名方】

1. 护胃益气汤加减：黄芪12克，党参10克，炒白芍9克，当归9克，白芍9克，桂枝6克，陈皮6克，生姜3片，大枣3枚，炙甘草5克。水煎服。脾阳衰弱较甚者，加附片、炮姜；纳谷欠佳者，加麦芽、谷芽、鸡内金、山楂。

2. 异功散加味：党参12克，白术10克，延胡索15克，煅瓦楞子15克，小茴香6克，茯苓12克，乌药10克，炒六神曲10克，海螵蛸10克，川楝子10克，炙甘草6克，木香6克，陈皮10克。水煎服。脘腹胀闷、痛连及两胁、嗳气较甚者，加青皮、佛手；痛有定处、大便如柏油状者，加蒲黄炭、大黄炭、三七粉；呕吐酸水者，加左金丸。

3. 四逆散加味：柴胡9克，白芍12克，枳实6克，黄芩9克，黄连3克，蒲公英12克，甘草6克。水煎服。郁热明显者，加栀子、牡丹皮；有瘀血者，加丹参、郁金；痛剧者，加五灵脂、乳香、没药；嗳气反酸、嘈杂者，加法半夏、吴茱萸、陈皮、海螵蛸。

4. 膈下逐瘀汤加减：桃仁10克，当归10克，赤芍12克，牡丹皮10克，川芎5克，红花5克，延胡索10克，香附10克，川楝子10克。水煎服。呕血便黑者，去桃仁、红花，加三七粉、白及、炒蒲黄，以化瘀止血；疼痛顽固者，加醋炒五灵脂。

5. 一贯煎加减：生地黄12克，北沙参12克，石斛9克，玉竹9克，麦冬12克，白芍9克，川楝子6克，黄芪12克，麦芽6克，炙甘草6克。水煎服。胃热灼痛、吞酸嘈杂者，加左金丸；兼瘀血者，加丹参、延胡索、桃仁、赤芍，以化瘀止痛；瘀血日久、耗伤正气者，重用黄芪，加白术，以益气健脾。

【名医指导】

1. 劳逸结合，养成良好的生活习惯，早睡早起，保证充足的睡眠；早上定时进食早餐，避免空腹上班；避免熬夜。

2. 戒烟、酒。

3. 饮食合理，少量多餐。进食易消化而富有营养的食品；避免咖啡、浓茶、浓肉汤和辣椒酸醋等刺激性调味品或辛辣的调料；进食要定时定量，不可过饥、过饱，养成良好的饮食卫生习惯，进食时需细嚼慢咽。

4. 餐间避免零食，睡前不宜进食。

5. 情绪平和，精神愉快，避免焦虑、紧张，可以加速溃疡的愈合进程。

6. 平时参加适当的体育锻炼，以改善胃肠道的消化功能，有助于溃疡的愈合。

7. 注意休息，急性发作期一般应休息4～6周；严重者应卧床休息1～2周。

肝硬化

肝硬化是由不同致病因素长期反复损伤肝脏，使肝细胞广泛变性坏死，肝细胞不规则再生，伴结缔组织增生与纤维化，正常肝小叶结构破坏，被不具备正常组织结构与功能的假小叶所取代。临床上早期可无症状，后期可出现肝功能进行性减退、门静脉高压症和继发性多系统功能受累。其并发症有肝性脑病、上消化道大出血、肝肾综合征、原发性肝癌、肝肺综合征，其中肝性脑病是肝硬化最常见的死亡原因。

本病中医学属于"臌胀"、"积聚"等范畴。现在国家标准的病名定义中，本病归属于"肝积"、"臌胀"范畴。因其病因复杂，病势缠绵反复，到后期往往合并有严重的并发症，是目前临床亟待解决、攻克的疑难病之一。从中医学的角度来看，本病功能代偿期可参照积聚论治，失代偿期、有腹水者则按鼓胀论治。

【必备名方】

1. 健脾软肝汤加减：柴胡 15 克，白术 15 克，五灵脂 15 克，茯苓 15 克，地龙 15 克，丹参 15 克，青皮 12 克，枳壳 12 克，蒲黄 12 克，茜草 10 克，炙鳖甲 20 克，鸡内金 8 克，白茅根 30 克，甘草 5 克。水煎服。兼见腹胀少食者，加砂仁、三仙；兼见腹水者，加牵牛子、砂仁、车前子。

2. 三甲复肝丸合逍遥散加减：炙鳖甲 150 克，炮穿山甲 150 克，龟甲 150 克，阿胶 150 克，山药 150 克，当归 150 克，黄芪 150 克，薏苡仁 150 克，鸡内金 100 克，沉香 75 克。上药为末，炼蜜为丸，每丸重 9 克，用逍遥散煎汤送服。每次 1 丸，每日 2 次。

3. 胃苓汤加减：苍术 10 克，厚朴 10 克，茯苓 15 克，泽泻 10 克，车前子 15 克，陈皮 9 克，木香 9 克，柴胡 10 克。水煎服。体实而腹水多者，加牵牛子粉、禹功散、甘遂粉；腹胀以气为主者，加川楝子、莱菔子、沉香；气虚较重者，加黄芪、白术；兼见黄疸者，加金钱草、赤芍；兼见瘀血者，加泽兰、桃仁、丹参、当归。

4. 桂枝茯苓鳖甲汤加减：桂枝 10 克，桃仁 10 克，红花 10 克，柴胡 15 克，茯苓 15 克，当归 10 克，麦芽 10 克，鳖甲 15 克，山楂 10 克，香附 12 克，白术 15 克，大腹皮 15 克，白芍 10 克，丹参 12 克。水煎服。伴有外感发热恶寒者，加青蒿、白薇、知母；血热妄行者，去桂枝，加仙鹤草、三七粉；兼见气滞者，加木香、沉香。

5. 健脾分消汤加减：黄芪 15 克，山药 12 克，丹参 12 克，薏苡仁 15 克，车前子 12 克，大腹皮 15 克，党参 10 克，茯苓 15 克，白术 15 克，淫羊藿 12 克，鳖甲 15 克，泽泻 9 克，郁金 9 克，青皮 12 克，陈皮 12 克，附子 6 克，甘草 6 克。水煎服。

【名医指导】

1. 重视病毒性肝炎的防治，定期复查肝功能、乙肝 DNA 定量等检查。有抗病毒指征者需进行抗病毒治疗。

2. 积极防治酒精性肝硬化及血吸虫性肝硬化。

3. 饮食宜高糖类、高蛋白、高纤维素为宜，应少盐、少渣、易消化，少量多餐。在失代偿期，以少量植物蛋白油为宜。忌辛辣食物。

4. 可食用香蕉等新鲜水果，保持大便通畅，及时清除肠道内所产生的氨。

5. 在食欲下降或者呕吐、腹泻时，要及时补钾，如饮用鲜黄瓜汁、苹果汁等，避免发生低钾低碱中毒而导致肝性脑病。同时适当补充维生素和益生菌，如维生素 C、维生素 B_2、维生素 K 和嗜酸乳杆菌等，稳定机体内环境。除非有明显出血，否则不宜补充铁剂。

6. 已有食管静脉曲张者，平时食物应做得细烂，避免食用过于粗糙的食物，严禁食用坚硬带刺类的食物（如带刺的鱼肉、带骨的鸡肉以及坚果等），以防导致上消化道大出血。

7. 忌烟、酒。

8. 尽量避免使用镇静安眠类药物，避免由此直接引发肝性脑病。

9. 忌劳累，宜卧床休息。慎房事。

10. 保持情绪稳定，心态积极乐观。

11. 避免各种慢性化学中毒；预防和治疗可能出现的并发症。

慢性胰腺炎

慢性胰腺炎是由多种原因引起的胰腺实质局限性、节段性或弥漫性的慢性炎性病变，病程呈反复性发作，最终导致胰腺实质和胰管组织的不可逆性损害，并伴有不同程度的胰腺内、外分泌功能障碍。慢性胰腺炎分慢性复发性胰腺炎和慢性无痛性胰腺炎两种类型。慢性复发性胰腺炎在慢性胰腺损害的基础上常反复发作，无痛性胰腺炎组织损害较少见。慢性胰腺炎也可有急性发作性、持续性左上腹剧痛，特征为反复发生的上腹疼痛伴有不同程度的胰腺外分泌和内分泌功能失调，引起胰腺不同程度的外、内分泌功能不足。主要临床表现为反复发作或持续腹痛、消瘦、腹泻或脂肪泻，后期出现腹部囊性包块、黄疸和糖尿病等。

本病中医学属于"腹痛"、"胁痛"、"胃脘痛"、"腹泻"等范畴。现在国家标准中，本病对应地被纳入脾病类，因其病本在胰，其证多见实热，故以"胰胀"名之。

【必备名方】

1. 复方柴胡汤加减：柴胡10克，黄芩10克，赤芍12克，白芍12克，延胡索10克，紫花地丁15克，蒲公英15克，川楝子12克，枳壳9克，浙贝母9克，姜黄3克，丁香3克，海藻15克，皂角刺15克。水煎服。

2. 化湿清热汤加减：茵陈15克，炒栀子6克，制大黄6克，黄芩6克，金钱草15克，柴胡6克，川楝子6克，半夏6克，竹茹10克，生甘草6克。水煎服。

3. 健脾理肝丸：柴胡10克，枳壳10克，川楝子10克，延胡索10克，丹参15克，白芍20克，党参10克，茯苓10克，郁金10克，木香10克，厚朴10克，苍术10克，三棱10克，莪术10克，鸡内金10克，乳香5克，没药5克，槟榔10克，沉香10克。上药为细末，炼蜜为丸，每丸6克，每次1丸，每日3次。

4. 参苓白术散加减：党参12克，炒白术10克，茯苓12克，山药15克，炒白扁豆12克，陈皮10克，莲子10克，砂仁10克，薏苡仁12克，甘草6克。水煎服。食欲不振者，加山楂、六神曲、麦芽；腹泻较甚者，加禹余粮；久泻脾肾两伤者，合用四神丸。

5. 沉香导气散加减：沉香6克，党参12克，槟榔6克，白术12克，乌药3克，炒麦芽9克，炒六神曲9克，紫苏叶6克，炒大腹皮9克，厚朴6克，炮香附6克，姜黄6克，三棱6克，莪术6克，红花6克，甘草6克。水煎服。

【名医指导】

1. 严禁饮酒，尤其是已经出现慢性酒精中毒者。

2. 应积极治疗胆道相关疾病，避免暴饮暴食。

3. 急性胰腺炎患者急性期应完全禁食；待症状逐渐缓解后可进食无脂蛋白流质饮食，如果汁、稀藕粉、米汤、菜汁、稀汤面等；以后逐渐改为低脂半流质。

4. 宜食低脂清淡且富含营养的食物，如鱼、瘦肉、蛋白、豆腐等，及米、面、新鲜蔬菜等，但不宜吃的过饱。若合并有糖尿病者，则应适当控制糖类的摄入。

5. 宜多吃蒸炖、少吃煎炒食物，可多食菠菜、青花菜和花椰菜、萝卜，但需煮熟。调味品不宜太酸、太辣；水果宜吃没有酸味的桃子、香蕉等。不宜吃易产气致腹胀的食物，如炒黄豆、蚕豆、豌豆、红薯等。

6. 怡情节志、心情舒畅。老年人宜避免忧思郁怒等不良精神刺激。

7. 禁用吗啡、可待因及麻醉止痛药。

慢性胆囊炎

胆囊炎是由于细菌感染，浓缩的胆汁或反流入胆囊的胰液的化学刺激所引起的胆囊炎性疾病。急性者发病急，症状明显，治疗则迅速痊愈，或治疗不及时，或治疗不当，超过3个月则为慢性胆囊炎，病程长，症状

名医推荐家庭必备名方（珍藏本）

时隐时现，反复发作。临床症状主要是上腹部不适，持续性钝痛或右肩胛区疼痛，胃部灼热，嗳气，泛酸，厌食油腻等所谓的"消化不良"症状，但是许多慢性胆囊炎患者可持续多年无临床症状。本病常与胆道结石合并存在，根据有无结石可分为慢性结石性胆囊炎和慢性非结石性胆囊炎，本病女性多于男性，发病年龄以 30～50 岁多见，病史可达 10 余年或更长。

本病中医学属于"胁痛"、"腹痛"、"胃脘痛"、"呕吐"、"黄疸"等范畴。中医学认为，本病是因湿、热、瘀等邪阻滞于胆，或因情志郁怒等刺激，使胆气郁滞不舒而致。现在国家标准的病名定义中，本病归属于"胆胀"范畴。

【必备名方】

1. 疏肝利胆汤加减：柴胡 9 克，郁金 9 克，赤芍 15 克，姜半夏 9 克，青皮 9 克，陈皮 9 克，金钱草 15 克，生山楂 15 克，槟榔 9 克。水煎服。

2. 柴金调和汤加减：柴胡 12 克，川楝子 10 克，郁金 10 克，金钱草 15 克，茵陈 10 克，木香 10 克，白术 10 克，白芍 10 克，香附 10 克，枳壳 10 克，甘草 6 克。水煎服。痛甚者，加延胡索；大便秘结者，加大黄 10 克；伴结石者，加海金沙 30 克，鸡内金 15 克。

3. 龙胆泻肝汤加减：龙胆 15 克，车前子 12 克，生地黄 12 克，当归 10 克，黄芩 12 克，栀子 12 克，泽泻 10 克，柴胡 12 克，大黄 10 克。水煎服。痛甚者，加延胡索、川楝子、郁金，以理气止痛；恶心呕吐者，加竹茹、姜半夏、旋覆花，以和胃降逆；热偏盛者，加金银花、蒲公英，以清热泻火；兼见胆石而黄疸者，加茵陈、金钱草、海金沙，以利胆排石退黄。

4. 金茵汤加减：金钱草 15 克，茵陈 15 克，陈皮 10 克，金银花 15 克，连翘 10 克，川楝子 10 克，郁金 10 克，柴胡 6 克，延胡索 10 克，丹参 10 克，广藿香 10 克，半夏 10 克，甘草 6 克。水煎服。口苦者，加龙胆；发热者，加生石膏；大便秘结者，加大黄；食欲减退者，加焦三仙、鸡内金。

5. 一贯煎加减：南沙参 15 克，麦冬 15 克，当归 12 克，生地黄 15 克，枸杞子 15 克，川楝子 10 克，茵陈 10 克，虎杖 10 克，佛手 12 克。水煎服。头目眩晕者，加熟地黄、桑椹、女贞子，以补益肝肾；脾虚腹胀便溏者，加茯苓、白术、炙甘草，以健脾益气。

【名医指导】

1. 应根据病情低脂肪、低胆固醇半流质饮食或低脂肪、低胆固醇的软食，宜少量多餐。

2. 多食各种新鲜水果、蔬菜，进食低脂肪、低胆固醇食品，如香菇、木耳、芹菜、豆芽、海带、藕、鱼肉、兔肉、鸡肉、鲜豆类等；宜多食干豆类及其制品；宜选用植物油，不用动物油。不宜吃蛋黄、鱼子、动物肝、脑肠等。

3. 少吃辣椒、生蒜等刺激性食物或辛辣食品。

4. 平时喝水时，捏少许山楂、沙棘、银杏、绞股蓝草放入水杯中代茶饮。

5. 大量饮水。保持每日 1500～2000 毫升的摄入，以利于胆汁的稀释，减少胆汁滞积。

6. 适当的参加一些体育锻炼，增强体质，避免过度劳累。

7. 保持平和心态，避免烦躁易怒。避免经常熬夜。

8. 生活规律，争取做到定时定量进餐。

9. 有胆囊炎病史或爱吃高脂肪饮食的中年妇女，在采取避孕措施时最好不选用口服避孕药。更年期不滥用和长期服用雌性激素类药物。

10. 讲究卫生，防止肠道蛔虫的感染。

反流性食管炎

反流性食管炎是一种胃食管反流病，由胃和十二指肠内容物主要是酸性胃液或酸性胃液加胆汁反流至食管所引起的食管黏膜的炎症、糜烂、溃疡和纤维化等病变。本病常与慢性胃炎、消化性溃疡或食管裂孔疝等病并存，但也可单独存在。其临床表现为胸骨后烧灼感或疼痛，胃、食管反流，咽下困难，出血及贫血，除可致食管狭窄、出血、溃疡等并发症外，反流的胃液尚可侵蚀咽部、声带和气管而引起慢性咽炎、慢性声带炎和气管炎。

本病中医学属于"反胃"、"嘈杂"、"吐酸"范畴。现在国家标准的病名定义中，本病归属于"食管瘅"范畴。

【必备名方】

1. 顺气降逆汤加减：赭石15克，炒白术12克，蒲公英12克，白及10克，海螵蛸10克，木香10克，乌药10克，厚朴10克，枳壳10克，炒白芍10克，郁金6克，吴茱萸3克，黄连3克，甘草6克。水煎服。兼见虚寒表现者，去黄连、蒲公英，加干姜、砂仁；胃阴不足者，加麦冬、石斛；气虚者，加党参。

2. 丁香柿蒂散加减：丁香3克，柿蒂20克，党参15克，白术10克，茯苓15克，半夏9克，紫苏梗15克，枳壳12克，延胡索10克，生姜10克。水煎服。胸膈满闷者，加薤白、厚朴，以宽胸理气；脘腹满闷、纳呆便溏者，加苍术、广藿香、豆蔻，以和胃化浊；兼手足不温、脘腹胀闷、喜暖喜按者，为脾胃虚寒，可将生姜易干姜，加吴茱萸、补骨脂，以温肝补肾。

3. 丹栀逍遥散加减：柴胡6克，白芍12克，牡丹皮10克，栀子10克，生地黄15克，瓜蒌15克，薄荷8克，石决明15克，赭石15克，竹茹15克，天花粉12克，大黄10克。水煎服。疼痛较甚者，加延胡索、川楝子，以疏肝止痛；腹胀便结者，加大腹皮、枳壳，以通便消胀；脘胀痞闷、不思饮食者，加赤茯苓、茵陈，以化浊祛湿、醒脾清肝。

4. 启膈散合陈皮竹茹汤加减：太子参20克，茯苓15克，丹参20克，浙贝母15克，郁金12克，砂仁6克，荷叶蒂15克，桃仁10克，当归12克，竹茹10克，陈皮10克，甘草5克，生姜6克，大枣15克。水煎服。津伤较甚者，加麦冬、玄参，以增液润燥；大便不通者，加大黄与甘草合用，以苦降缓下；阴虚内热较重者，加生地黄、南沙参、牡丹皮、知母，以滋阴清热。

5. 养阴益胃汤加减：太子参20克，黄芪15克，麦冬12克，旋覆花10克，莲子10克，天花粉12克，半夏10克，大黄3克，甘草3克。水煎服。

【名医指导】

1. 餐后直立，避免负重和穿紧身衣。

2. 改变体位：睡眠时抬高床头10～15厘米或用楔状海绵垫肩背。

3. 减少进食量，饱食易导致食管下部括约肌松弛。进食应细嚼慢咽，少量多餐。晚餐尤其不宜饱食，睡前4小时不宜进食；避免进餐后立即平卧。

4. 少喝酸性饮料等；忌烟、酒。少吃巧克力，烹调少用香辛料如辣椒、咖喱、胡椒粉、蒜、薄荷等。

5. 减少脂肪摄入，烹调以煮、炖、烩为主，不用油煎炸。增加蛋白质摄入，如瘦肉、牛奶、豆制品、鸡蛋清等。

6. 肥胖者应该减轻体重。因过度肥胖腹腔压力增高，可促进胃液反流，特别是平卧位。

7. 尽量减少增加腹内压的活动，如过度弯腰、穿紧身衣裤、扎紧腰带等。

8. 应在医师指导下用药，避免乱服药物产生副作用。

9. 保持心情舒畅，增加适宜的体育锻炼。

功能性消化不良

功能性消化不良属于功能性胃肠病分类中胃肠功能障碍性疾病，是消化系统常见病。临床上以上腹部不适或疼痛，尤其餐后加重，上腹饱胀、嗳气、胃灼热、恶心、呕吐、反胃等一组无器质性原因的慢性或间歇性上消化道症状为主要表现。

本病中医学属于"胃脘痛"、"痞满"、"嘈杂"、"呕吐"、"纳呆"、"腹胀"、"反胃"范畴。系脾胃运化失常，中焦气机壅滞，胃失通降所致，其病机总属虚实夹杂。

【必备名方】

1. 新加三仁汤加减：苦杏仁6克，薏苡仁15克，豆蔻10克，炒枳壳12克，厚朴10克，半夏10克，淡竹叶10克，黄芩10克，黄连 3 克，陈皮 10 克，茯苓 10 克，焦麦芽 15 克，焦谷芽 15 克，焦鸡内金 15 克，砂仁 6 克，炮姜 4 克。水煎服。湿重者，加苍术；脾虚者，加白术。

2. 枳实消痞汤加减：枳实 15 克，白术 10 克，党参 15 克，茯苓 10 克，厚朴 10 克，法半夏 10 克，麦芽 10 克，干姜 3 克，姜炒黄连 6 克，炙甘草 6 克。水煎服。腹胀便结甚者，去党参、白术，加大黄，痛甚者，加延胡索、川楝子；食积甚者，去党参，加六神曲、莱菔子。

3. 调胃汤加减：柴胡 10 克，白芍 15 克，枳壳 10 克，郁金 15 克，苍术 15 克，白术 15 克，山药 15 克，半夏 15 克，陈皮 10 克，砂仁 10 克，厚朴 10 克，丹参 15 克，甘草 6 克。水煎服。胃脘痛甚者，加延胡索、川楝子；兼呃逆者，加竹茹、旋覆花、赭石；大便不通者，加大黄、火麻仁。

4. 加味七味胃阴汤加减：南沙参 15 克，丹参 15 克，山楂 10 克，山药 15 克，石斛 12 克，麦芽 10 克，冬瓜子 10 克，天花粉 10 克，佛手 6 克，麦冬 10 克，白芍 10 克，姜黄 10 克，郁金 6 克，炙甘草 6 克。水煎服。嗳气频繁者，加甘松、紫苏；便秘者，加决明子、火麻仁。

5. 加味黄芪建中汤加减：黄芪 15 克，党参 15 克，丹参 10 克，白芍 10 克，桂枝 12 克，豆蔻 10 克，生姜 12 克，炙甘草 6 克，大枣 10 枚。水煎服。腹痛明显者，加延胡索、川楝子；便溏者，加白扁豆、木瓜；便秘者，加肉苁蓉；口苦者，合用四逆散。

【名医指导】

1. 养成良好的生活习惯，早睡早起，避免熬夜，保证充足的睡眠。

2. 戒烟、酒。

3. 饮食中应避免油腻及刺激性食物，避免暴饮暴食及睡前进食过量，可采用少食多餐的方法。不宜食用豆类，包括豆浆、豆奶；避免进食产气饮料和食物，如汽水、可乐、萝卜、洋葱、白薯、蜂蜜、蔗糖等；不宜食用香蕉。

4. 减轻精神压力，保持心情愉悦，适当体育锻炼等。

5. 适当的按摩有助于预防或缓解消化不良。方法如下：

（1）推背部脊柱两侧：由上而下，从第七颈椎起，下达腰椎。

（2）捏脊法：两手拇指分推两侧季肋部，再推脐旁两侧。还可用搓热的手掌揉脐部。最后用指掐和拇指平推足三里穴。

6. 需要注意与器质性疾病鉴别，注意随访跟踪。

肠易激综合征

肠易激综合征是指一组包括持续或间歇发作的腹痛、腹胀、排便习惯和大便形状异常而又缺乏生物化学和形态学可解释的综合征。本病好发于 18～45 岁人群，以女性为主。发病与自主神经功能紊乱、精神状态、激素分泌和机体对激素的应激异常等因素有关，是消化内科中常见且难治的一种疾病。临床特点以腹痛、腹胀为主，或伴有腹泻，或伴有便秘，或伴有腹泻与便秘交替发作，症状持续存在或间歇发作。

本病中医学属于"泄泻"、"腹痛"、"郁证"、"阳结"、"阴结"、"脾约"等范畴。中医学认为，脾胃素虚、情志影响、精神紧张，致肝气郁结，横逆乘脾，导致胃运化失常而致功能紊乱。

【必备名方】

1. 痛泻要方加减：炒白术 12 克，生白芍 12 克，防风 9 克，炒陈皮 10 克，柴胡 9 克，木香 6 克，炒枳壳 10 克，制香附 10 克，生甘草 5 克。水煎服。腹痛甚者，加延胡索、川楝子，以加强止痛作用；嗳气频繁者，加沉香、豆蔻，以理气降逆；泄泻甚者，加党参、乌梅、木瓜；腹满胀痛、大便秘结或欲便不得者，加槟榔、枳实、大黄，以顺气导滞、降逆通便；气滞已久、腹痛有定处、舌黯有瘀点者，加五灵脂、丹参、桃仁、延胡索，以化瘀止痛。

2. 乌梅丸加减：乌梅 10 克，细辛 3 克，党参 15 克，炒白术 10 克，炒花椒 6 克，制附子 5 克，黄连 6 克，炒黄柏 10 克，茯苓 10 克，炮姜 10 克，木香 10 克，当归 10 克，炒白芍 12 克，甘草 6 克。水煎服。少腹疼痛、胀满恶寒者，去黄连，加荔枝核、小茴香；胃脘灼热、口苦者，去炒花椒、炮姜、制附子，加栀子、吴茱萸；腹痛甚者，加延胡索、川楝子；湿邪内阻、腹满后重者，去党参，加厚朴、山楂炭、槟榔、广藿香。

3. 麻子仁丸合增液汤加减：生地黄 15 克，玄参 10 克，麦冬 10 克，枳壳 10 克，火麻仁 10 克，白芍 10 克，厚朴 10 克，苦杏仁 6 克，当归 10 克，瓜蒌子 6 克，甘草 6 克。水煎服。

4. 少腹逐瘀汤加减：蒲黄 6 克，五灵脂 6 克，当归 9 克，川芎 9 克，延胡索 9 克，没药 6 克，肉桂 3 克，小茴香 6 克，干姜 6 克，赤芍 6 克，甘草 6 克。水煎服。大便脓血或夹有赤白黏冻者，加白头翁、秦皮、黄连。

5. 四神丸加减：补骨脂 10 克，五味子 10 克，肉豆蔻 6 克，吴茱萸 6 克，生姜 6 克，大枣 3 枚，甘草 6 克。水煎服。腹痛甚者，去五味子、吴茱萸，加小茴香、木香；年老体衰、久泻不止、中气下陷者，加炙黄芪、诃子、赤石脂。

【名医指导】

1. 饮食规律，以清淡、易消化、少油腻的食物为主，一日三餐定时定量。

2. 多食富含植物纤维的食物，如谷子、新鲜的蔬菜和水果等；不宜吃冰冷、油炸食物。

3. 应限制产气食物的摄入，如碳酸饮料、豆类、薯类、甘蓝、苹果和葡萄等。

4. 养成每日按时排便习惯，多做提肛、摩腹运动，劳逸适度。

5. 保持心情愉快，避免情绪过度波动；避免紧张、焦虑、抑郁。

6. 保持大便通畅；如伴有腹泻时，注意多补水。

7. 不饮酒，不喝咖啡。

8. 应对患者耐心解释本病，以消除其心中疑虑，使其积极配合治疗。

慢性腹泻

慢性腹泻是临床常见症状，可见于西医学的慢性结肠炎、慢性痢疾、过敏性结肠炎、非特异性溃疡性结肠炎等各种疾病。主要表现为大便次数增多，排便量增加，粪便溏薄，甚者水样便或含有黏液，多数患者伴有不同程度的腹痛、腹胀等症状。腹泻超过 2 月或间歇期在 2～4 周内的复发性腹泻即为慢性腹泻。

本病中医学属于"泄泻"、"痢疾"范畴，腹泻伴黏液脓血便者属"痢疾"，腹泻不伴黏液脓血便者属"泄泻"。现在国家标准的病名定义中，本病归属于"久泄"、"大瘕泄"范畴。

【必备名方】

1. 破积导饮汤加减：槟榔 9 克，陈皮 9 克，木香 6 克，青皮 6 克，枳壳 9 克，半夏 9 克，炒六神曲 12 克，炒麦芽 9 克，干姜 6 克，茯苓 12 克，泽泻 9 克，甘草 6 克。水煎服。

2. 逍遥散加减：柴胡 10 克，炒白术 10 克，炒白芍 10 克，生姜 10 克，木香 12 克，焦山楂 12 克，焦六神曲 12 克，当归 8 克，炙甘草 6 克。水煎服。兼有脾胃亏虚者，加黄芪、山药；兼有肾阳亏虚者，加补骨脂、肉豆蔻；湿热显著兼见腹痛、肛门灼热者，去当归，加黄芩、黄连、苍术。

3. 清热化湿汤加减：黄芩 9 克，黄连 9 克，地榆 15 克，刘寄奴 15 克，当归 9 克，白芍 15 克，山楂 9 克，木香 6 克，槟榔 10 克，延胡索 9 克，三棱 9 克，莪术 9 克，甘草 6 克。水煎服。以湿为主者，加广藿香、苍术、滑石；以热为主者，加蒲公英、大青叶。

4. 健脾止泻汤加减：太子参 15 克，炒白术 15 克，黄连 6 克，丹参 15 克，郁金 10 克，炒麦芽 15 克，鸡内金 10 克，金银花 15 克，蒲公英 15 克，甘草 5 克。水煎服。大便黏液或带脓血、肛门灼热感、腹痛坠胀者，加地榆、赤芍；大便先干后稀、夹不消化食物、面色淡黄、神疲乏力者，加砂仁、当归、黄芪。

5. 温脾清肠汤加减：党参 15 克，山药 15 克，炒白术 12 克，茯苓 12 克，黄连 6 克，白芍 12 克，地榆 12 克，木香 9 克，干姜 12 克，肉豆蔻 12 克，吴茱萸 9 克，甘草 6 克。水煎服。兼有肾阳虚者，加附子、肉桂、补骨脂；兼有肝脾不调者，加柴胡、枳壳；久泻滑脱不尽者，加赤石脂。

【名医指导】

1. 对于急性腹泻，应彻底治疗，以防转为慢性；饮食避免过于寒凉，使病迁延不愈。

2. 积极治疗引起该病的全身性因素，如糖尿病、甲状腺功能亢进症、尿毒症等；并积极治疗引起腹泻的胆道及胃肠疾病。

3. 养成良好卫生习惯，不食不洁食物。

4. 多选用易消化的谷类食物，不宜食用粗粮。选用含蛋白质较高、脂肪较低的肉类食品，如鱼类、鸡、瘦肉、脱脂奶及豆腐等。宜选用植物油，采用煮、蒸、炖等烹调方法。

5. 限制膳食纤维量，应用质软易消化的菜果类，如嫩叶菜、冬瓜、胡萝卜、山药等含纤维较少的品种。

6. 慢性腹泻患者平时应忌浓茶、酒类、辛辣等食物；对于乳糖酶缺乏或小肠疾病导致乳糖酶障碍者，应低乳糖饮食、控制牛奶；胆石症、消化不良的脂肪泻应低脂饮食，胃切除后出现倾倒综合征者，应给予低糖、干食为宜；克罗恩病和某些肠易激综合征应进食少渣食品。

7. 坚持每日适量运动，消除对自身躯体症状的恐惧。注意保暖，慎起居，护腰腹，避免受寒。

8. 在对症治疗时，尽量避免选择易成瘾性药物。

肝性脑病

肝性脑病是急、慢性严重肝功能失调或障碍，使内源性或外源性代谢产物未经肝脏的生物转化或首次通过作用代谢清除，以致在体内潴积，影响中枢神经系统功能，出现以精神、神经症状为主的肝脑综合征。临床可见程度不同的神志改变，早期见欣快，继则躁动、谵妄，后期转入昏睡及昏迷状态。

本病中医学属于"谵妄"、"昏迷"、"神昏"、"厥逆"等范畴。因肝疏泄功能失常，气机不畅，清气不升，浊气不降，肠胃等腑气不通，湿浊腑实痰瘀内生，上犯神明而发为本病。病位在肝与脑，与肠胃关系密切。

临床上以精神烦躁、神志昏蒙为主症。

【必备名方】

1. 菖蒲郁金汤加减：石菖蒲 12 克，郁金 9 克，茯苓 12 克，胆南星 9 克，半夏 9 克，竹沥 10 克，薏苡仁 15 克，泽泻 9 克，栀子 9 克，炙远志 6 克，陈皮 6 克。水煎服。湿重者，加苍术、厚朴；已昏迷者，可先鼻饲苏合香丸。

2. 黄连解毒汤加减：犀角 10 克，黄连 10 克，黄芩 10 克，黄柏 10 克，栀子 10 克，茵陈 15 克，金银花 20 克，连翘 12 克，生石膏 30 克，党参 15 克，郁金 15 克，丹参 20 克。水煎服，每日 1 剂；或水煎，送服安宫牛黄丸 1 粒，每日 2 次。

3. 羚羊角汤加减：夏枯草 15 克，白芍 15 克，牡丹皮 12 克，炙龟甲 15 克，生地黄 12 克，熟地黄 12 克，煅石决明 15 克，钩藤 12 克，生石膏 15 克，菊花 9 克，山茱萸 9 克。水煎，送服羚羊角粉 1 克。腹部胀大、小便不利者，加木通、泽泻；昏迷不醒者，加至宝丹化服。

4. 参附龙牡汤加减：红参 9 克，生黄芪 15 克，煅龙骨 15 克，煅牡蛎 15 克，熟附子 6 克，五味子 6 克，麦冬 12 克，生地黄 12 克，熟地黄 12 克，石菖蒲 15 克。水煎，送服苏合香丸。

5. 通腑泻热合剂：大黄 30 克，蒲公英 30 克，乌梅 30 克，厚朴 15 克，枳壳 15 克。水煎取汁 250 毫升，在 39～40 摄氏度时高位保留灌肠，尽量保留 10～15 分钟，每日 1 次，7 日为 1 个疗程。

【名医指导】

1. 应坚持积极治疗各种肝病，定期复查肝功能。

2. 预防和控制各种感染：如肠道感染、原发性细菌性腹膜炎、坠积性肺炎、褥疮感染及败血症等，常是肝性脑病的重要诱因，应及时合理地给予抗感染治疗。

3. 限制蛋白质摄入；患者应首选植物蛋白，避免动物蛋白。避免食物过于粗糙、烫热。忌味精、醋等调味品。

4. 忌烟、酒。

5. 保持大便通畅，时刻避免诱发肝性脑

病的因素。

6. 慎用镇静安眠药（如地西泮等）及麻醉药。

7. 注意防寒保暖，避免感冒。

8. 保持情绪平稳，积极乐观心态。

食管癌

食管癌是主要起于食管鳞状上皮和柱状上皮的恶性肿瘤，是我国常见的恶性肿瘤之一。食管癌最典型的临床表现为进行性吞咽困难，但早期症状多不明显，有时仅感吞咽食物时不适、食物停滞感或有噎塞感，随病情的发展而发生进行性吞咽困难，从进干饭到半流质到流质直到全部梗阻滴水不入。我国是食管癌的高发区，也是食管癌发病率最高的国家之一。

本病中医学属于"噎膈"、"膈噎"、"噎塞"等范畴，传统称"噎食症"、"倒食"。因食管癌的病机为痰瘀互结，阻塞管道，引起食管狭窄，甚至梗阻所致，临床以局部症状为实，全身症状为虚。

【必备名方】

1. 通膈汤加减：生天南星6克，生半夏6克，瓜蒌15克，桃仁12克，红花12克，炮穿山甲12克，干蟾皮3克，沉香6克，水蛭6克。水煎服。兼见气阴者，加太子参、麦冬、石斛、玉竹；兼见血虚者，加当归、黄芪；热毒盛者，加白花蛇舌草、半枝莲、蒲公英、山豆根；兼见水肿者，加猪苓、茯苓、薏苡仁；大便干结者，加大黄、枳实。

2. 五汁安中饮加减：韭汁20毫升，牛乳80毫升，生姜汁10毫升，梨汁50毫升，藕汁50毫升，南沙参15克，玄参15克，麦冬10克，生地黄10克，金银花15克，蒲公英15克，紫花地丁15克。前5味按比例频频先服，后7味另煎饮服。兼见血虚者，加四物汤；兼见气虚者，加四君子汤；兼见便秘者，加肉苁蓉、大黄、甘草。

3. 开噎启膈汤加减：芦根20克，炒栀子10克，干姜10克，丹参15克，莪术6克，水蛭6克，半夏10克，白芍20克，大枣3枚，生姜5片，炙甘草6克。水煎服。伴气

短乏力、多汗者，加黄芪、红参、炒白术；恶寒身冷、四肢拘急者，加熟附子、桂枝、党参；口干口苦、舌质嫩红者，加南沙参、玉竹、生地黄、黄芪；腹胀、大便干结难下者，加大黄、芒硝；胸痛彻背者，加王不留行、延胡索、瓜蒌皮；夜寐欠安者，加酸枣仁、煅牡蛎。

4. 丁香透膈汤加减：丁香5克，砂仁3克，生黄芪20克，白花蛇舌草30克，夏枯草15克，制半夏10克，制天南星6克，生瓦楞子15克，蜣螂虫6克，威灵仙12克，蜂房6克，全蝎5克，蜈蚣2条。水煎服。

5. 炙甘草二生汤：生半夏6克，生天南星6克，桂枝10克，炙甘草10克，瓜蒌15克，醋鳖甲10克，半枝莲15克，重楼15克，党参15克，麦冬10克，五味子6克，蜈蚣2条，甘草6克。水煎服。疼痛甚者，加川楝子、延胡索、沉香；呕吐、呃逆甚者，加赭石、柿蒂、生姜、竹茹；咯血者，加仙鹤草、紫珠叶；尿血者，加大蓟、小蓟；便秘者，加郁李仁、火麻仁；腹痛者，加肉桂、猪苓、茯苓。

【名医指导】

1. 减少亚硝胺的摄入，适当摄入钼、铁、锌、氟、硒等微量元素。

2. 长期饮烈性酒、嗜烟、食物过硬、过热、进食过快、口腔不洁、龋齿等均可能与食管癌的发生有关，积极避免上述因素。

3. 缺乏维生素A、维生素B_2、维生素C以及动物蛋白、新鲜蔬菜和水果可导致本病，所以在饮食中应均衡营养。

4. 出现哽噎感时，不要强行吞食，避免刺激局部癌组织出血、扩散、转移和疼痛。在哽噎严重时应进流质或半流质。进食以温食为好，避免进食冷流质。

5. 不能吃辛、辣、臭、腥的刺激性食物；对于完全不能进食者，应采取静脉高营养的方法输入营养素。

6. 治疗期间应给予清淡、营养丰富、易于消化的食物，并应注重食物的色、香、味、形，以增进食欲；治疗间歇期宜给予补血、养血、补气的食品，以提高抗病力。

7. 多食白菜、菜花、西兰花等绿色蔬菜

和水果，能降低食管癌的发病率。

8. 保持适宜的体重，成人期的体重增加限制在 5 千克之内。

9. 坚持体力活动。如果从事轻或中等体力活动的职业，则每日应进行快步走（或类似的运动）1 小时，每周至少安排 1 小时较剧烈的出汗活动。

10. 加强情志锻炼，保持情绪平稳。避免紧张、恐惧、抑郁、颓丧等心理。

胃　癌

胃癌是起于胃上皮的恶性肿瘤，是最常见的恶性肿瘤之一。男性胃癌的发病率和死亡率均高于女性。发病年龄以中老年居多，40～60 岁之间者占 2/3。早期胃癌 70% 以上无症状，或仅有轻度非特异性消化道不良症状，极易被人忽视。进展期胃癌最早出现的症状是上腹痛，常同时伴有纳差、厌食、体重减轻。其常见的并发症有消化道出血、幽门梗阻和穿孔。

根据其不同发展阶段，本病中医学属于"脘痛"、"反胃"、"噎膈"、"积聚"等范畴。当癌瘤引起贲门狭窄，导致进行性吞咽困难时，与噎膈的进食噎食不利，甚至食入即吐的症状非常相似；当癌瘤引起幽门狭窄或完全梗死时，其临床表现似于张仲景所说的"反胃"。

【必备名方】

1. 柴芍六君子汤合痛泻要方加减：党参 12 克，白术 12 克，茯苓 12 克，砂仁 10 克，半夏 10 克，延胡索 12 克，香附 15 克，醋炒柴胡 12 克，预知子 12 克，半枝莲 15 克，枳实 12 克，白芍 12 克，木香 10 克，陈皮 10 克，甘草 6 克。水煎服。兼腑实便结者，加大黄、厚朴、枳实；兼肛门坠胀者，加升麻。

2. 胃癌扶正汤加减：黄芪 15 克，党参 15 克，枸杞子 12 克，女贞子 10 克，鹿角胶 10 克，麦冬 10 克，白术 10 克，附子 6 克，干姜 9 克，补骨脂 10 克，猪苓 10 克，汉桃叶 10 克。水煎服。疼痛甚者，加延胡索、全蝎、土鳖虫、蕲蛇；发热者，加青蒿、鳖甲、秦艽、银柴胡；便血者，加紫珠叶、侧柏叶、三七、仙鹤草；恶心呕吐者，加吴茱萸、柿蒂、姜半夏。

3. 白花蛇仙合剂加减：白花蛇舌草 30 克，生薏苡仁 30 克，蒲公英 30 克，生黄芪 15 克，茯苓 15 克，天仙藤 15 克，党参 15 克，白术 8 克，山豆根 8 克，女贞子 8 克，炙鳖甲 6 克，三棱 6 克，半枝莲 6 克，乌药 6 克，莪术 6 克，大枣 6 克，鸡内金 4 克，生甘草 3 克。水煎至 250 毫升，每日 3 次，每次 20 毫升，1 个月为 1 个疗程，每疗程休息 1 周后再服。

4. 开郁二陈汤加减：陈皮 9 克，法半夏 9 克，茯苓 9 克，白术 12 克，苍术 9 克，夏枯草 9 克，薏苡仁 15 克，紫苏子 9 克，生牡蛎 15 克，海藻 9 克。水煎服。脘痞胀满甚者，加石菖蒲、厚朴；便溏者，加干姜。

5. 益气补血健脾汤加减：黄芪 15 克，党参 12 克，熟地黄 12 克，芡实 12 克，白术 10 克，茯苓 10 克，枸杞子 10 克，何首乌 10 克，黄精 10 克，女贞子 10 克，山药 10 克，南沙参 10 克，鸡血藤 15 克，甘草 6 克。水煎服。

【名医指导】

1. 避免长期食用熏烤、腌制的食品；减少食物中亚硝酸盐、真菌毒素、多环芳烃化合物等致癌物或前致癌物的摄入；应戒烟，吸烟者的胃癌发病危险较不吸烟者高 50%。

2. 宜多吃增强免疫力的食物，如猕猴桃、无花果、沙丁鱼、蜂蜜、牛奶、甲鱼、乌龟、山药、扁豆、米仁、菱、金针菜、香菇、蘑菇、荠菜、莼菜、橘子、藕、白木耳、石耳、卷心菜、芦笋、玫瑰花等；饮茶也可减轻阻塞的症状；宜多吃富含营养食物，防治恶病质。

3. 饮食宜细嚼慢咽，少量多餐；食物宜精细、软滑、容易消化、少纤维素。蛋白、脂肪宜按常规补充。烹调方法应以炖、蒸、煮、烩为主，不宜用煎、炸、熏、腌及生拌凉食等方法。

4. 忌烟、酒；忌暴饮暴食。

5. 忌辛辣刺激性食物，如葱、蒜、姜、花椒、辣椒、桂皮等，忌霉变、污染、坚硬、粗糙、多纤维、油腻、黏滞不易消化食物。

6. 保持积极乐观的心态，增强战胜疾病的信心。

7. 可抗幽门螺旋杆菌治疗。

原发性肝癌

原发性肝癌是指肝细胞或肝内胆管细胞发生的癌，为我国常见的消化系统恶性肿瘤之一，具有起病隐匿，潜伏期长，高度恶性，进展快，侵袭性强，易转移，预后差等特点。其死亡率在消化系统恶性肿瘤中列第三位，仅次于胃癌和食管癌。本病可发生于任何年龄，以40～49岁为最多，男性多于女性。其真正的发病原因目前尚不清楚，可能与感染病毒、遗传、生活习惯不良、环境污染等因素有关。

中医学认为本病多由饮食内伤，情志失调，肝郁脾虚，导致气滞血瘀，湿热火毒蕴结于肝脏，日久渐积而成，故有"积聚"、"癥瘕"、"黄疸"、"臌胀"、"胁痛"等称谓。

【必备名方】

1. 健脾疏肝汤加减：柴胡10克，郁金12克，川楝子10克，白芍15克，茯苓12克，白术10克，陈皮10克，黄芪15克，白花蛇舌草15克，大枣6克，炙甘草6克。水煎服。肝区痛甚者，加延胡索、三七、乳香、没药。

2. 丹参鳖甲汤加减：丹参15克，鳖甲6克，郁金10克，黄芪10克，白芍10克，金钱草15克，白花蛇舌草15克，鸡内金10克，延胡索6克，蜈蚣2条，半枝莲10克，柴胡10克，水蛭4克，甘草6克。水煎服。

3. 黄连温胆汤加减：黄连3克，枳壳10克，竹茹10克，法半夏10克，陈皮5克，茯苓10克，炒白术10克，甘草3克。水煎服。肝郁胁痛甚者，加延胡索、川楝子、郁金；湿热甚者，加茵陈、黄柏；大便干结者，加大黄适量。

4. 五草散结汤加减：白花蛇舌草15克，夏枯草12克，生薏苡仁15克，生牡蛎15克，莪术10克，黄芪15克，当归10克，白术15克，柴胡10克，甘草6克。水煎服。胁痛甚者，加醋延胡索、川楝子、香附、白芍；胁痛甚者，加乳香、没药；纳少腹胀者，加木香、广藿香、砂仁、鸡内金。

5. 滋水清肝饮合兰豆枫楮汤加减：生地黄15克，茯苓12克，白芍15克，山茱萸12克，当归10克，牡丹皮10克，泽泻10克，泽兰10克，路路通10克，楮实子10克，鳖甲15克，龟甲15克，柴胡10克，栀子10克，黑豆10克，半枝莲15克，白花蛇舌草15克。水煎服。

【名医指导】

1. 早诊断，早治疗。凡是中年以上，特别是有肝病史的患者，如有原因不明的肝区疼痛、消瘦、进行性肝大者，应及时作详细检查，以排除本病。

2. 本病与肝硬化、病毒性肝炎以及黄曲霉素等化学致癌物质和环境因素有关，应积极治疗肝脏相关方面疾病并避免接触化学性物质。

3. 患者亲属要正视现实，在思想情绪稳定方面对患者做工作，医护人员应给与患者精神支持。

4. 要合理安排日常生活起居，进行适当的体育锻炼，提高机体的抗癌能力和对各种感染的抵抗力。

5. 患者要胸怀开阔，避免悲伤忧郁，可常听节奏明快之乐曲，亦可通过琴棋书画陶冶情趣。要居处于环境清静、空气清新的居室，有利于病体之恢复。饮食要定时有序，吃高蛋白质和富维生素的食物，严禁饮酒及嗜食带刺激性的饮食。

6. 气功疗法可作为本病的辅助疗法，此疗法可以充分调动患者的主观能动性，进一步增强免疫功能，增强抗病能力。

7. 本病患者多有食欲不振，饮食上应先从调节味口、增进食欲入手，在患者平素喜好的饮食基础上美化食品的色香味。采用少食多餐的进餐方式，适当减少脂肪入量。

8. 术后宜健脾理气，进食牛奶、鸡蛋、猪肝、胡萝卜、蘑菇、鱼类、瘦肉、香蕉、西瓜、梨子等食品。放、化疗后宜选用山药、薏苡仁、鸡蛋、红枣、鲫鱼、甲鱼、动物肝脏等。

9. 肝癌晚期患者的饮食应适合患者本人的口味，增进食欲而又营养较为充足全面为重点，以清淡稀软、易于消化为宜，应忌油腻。禁用一切毒物。忌服酒类饮料、辣椒、狗肉、韭菜、煎烤、坚硬焦脆食品。

第四章　泌尿系统疾病

急性肾小球肾炎

急性肾小球肾炎（简称急性肾炎）是一种常见的严重威胁健康的免疫反应性疾病，多见于儿童和青年，男性多于女性。本病的发生与全身其他部位的感染有密切关系，其中以链球菌引起的上呼吸道感染最为常见，其次是皮肤感染。临床表现为血尿、蛋白尿、水肿、高血压、少尿等，可以造成急性肾衰竭、充血性心力衰竭等危象而威胁生命。

本病中医学属于"水肿"、"肾风"、"血尿"等范畴。人体的水液有赖于肺之通调、脾之传输以及肾之开阖来共同完成，所以，本病主要病变在肺、脾、肾三脏，以肾为根本，同时与三焦、膀胱亦有关系。

【必备名方】

1. 七味治肾汤：白茅根 100 克，土茯苓 100 克，夏枯草 25 克，桑白皮 15 克，大腹皮 12 克，小蓟 12 克，蝉蜕 10 克。水煎服。表证明显者，加连翘、苦杏仁、紫苏叶；恶寒恶心者，加竹茹、广藿香；有水湿浸渍证者，加白术、商陆；腹胀、嗳气、食少者，加枳壳、青皮；有湿热蕴结证者，加木通、车前子、薏苡仁、滑石；口苦、浮肿不减者，加柴胡、泽泻；胸闷纳呆者，加佩兰、厚朴；血尿时间较长、反复不愈者，加丹参、琥珀粉；水肿消退后仍有蛋白尿者，选加黄芪、白术、山药、锁阳；合并高血压者，选加钩藤、珍珠母、石决明、决明子。

2. 麻黄连翘赤小豆汤合五味消毒饮加减：麻黄 6 克，连翘 12 克，赤小豆 30 克，桑白皮 15 克，苦杏仁 9 克，生姜 6 克，金银花 20 克，野菊花 15 克，蒲公英 15 克，紫花地

丁 15 克，天葵子 9 克。水煎服。皮肤糜烂者，加苦参、土茯苓；风盛而瘙痒不已者，加白鲜皮、地肤子；大便不通者，加芒硝、大黄；肿势甚者，加茯苓皮、大腹皮；血热而红肿甚者，加牡丹皮、赤芍、紫草。

3. 疏凿饮子加减：秦艽 12 克，羌活 12 克，大腹皮 12 克，茯苓皮 15 克，生姜 10 克，泽泻 15 克，椒目 6 克，赤小豆 30 克，槟榔 9 克。水煎服。腹部胀满，大便不通者，加大黄 6 克；尿血、尿痛者，加大蓟 15 克，小蓟 15 克，白茅根 15 克。

4. 肾炎方：炙黄芪 30 克，防风 10 克，炒白术 10 克，生地黄 20 克，白茅根 30 克，大蓟 10 克，小蓟 10 克，五花龙骨 30 克，生牡蛎 30 克，莲须 30 克，芡实 10 克，海螵蛸 30 克，生谷芽 5 克，六一散（包）10 克，炙杜仲 10 克。水煎服。

5. 参芪肾气汤加减：党参 15 克，黄芪 18 克，山药 15 克，茯苓 15 克，熟地黄 18 克，山茱萸 12 克，泽泻 10 克，牡丹皮 12 克，肉桂（焗）15 克，炙甘草 6 克，熟附子（先煎）10 克。水煎服。腰酸痛者，加杜仲 15 克，续断 12 克；镜下血尿不止者，加小蓟 15 克，白茅根 20 克；尿蛋白不消者，加芡实 20 克，覆盆子 18 克。

【名医指导】

1. 积极预防上呼吸道感染（多为扁桃体炎）、猩红热、皮肤感染（多为脓疱疮）等链球菌感染性疾病；同时亦应预防各种细菌性感染及寄生虫感染。

2. 急性期应卧床休息，待肉眼血尿消失、水肿消退及血压恢复正常后逐步增加活动量。

3. 合理饮食：若水肿明显，血压升高，

应限制食盐摄入；大量蛋白尿，但肾功能正常，应给予高蛋白饮食；肾功能损害明显、有氮质血症时，根据病情给予适量高生物效价蛋白饮食（如鸡蛋、牛奶、瘦肉等）并保证充足的热量。

4. 水肿明显者，应加强皮肤护理，防止发生褥疮及皮肤损伤。

5. 保持大、小便通畅：大便秘结者，可服用麻仁丸等，以润肠通便。

6. 女性患者，不宜妊娠，以免病情加重、恶化。

7. 注意自我观察：要经常观察心率、心律、呼吸状况，若发现脉快、不规则、呼吸困难、夜间不能平卧、烦躁不安等心衰的征象，应及时就诊；定期监测血压，若出现血压高并伴有剧烈头痛、呕吐、抽搐等，应警惕高血压危象，亦应及时就医。

8. 定期复查：发病最初3个月，每周常规验尿2～3次，病情稳定后每周1次。

9. 保持情绪平稳，积极配合治疗。

急进性肾小球肾炎

急进性肾小球肾炎是一组病情急骤，由蛋白尿、血尿迅速发展为无尿（或少尿）性肾衰竭，预后恶劣的肾小球肾炎的总称。本病发病率不高，临床多见于15～50岁中青年病人，男性居多。春、夏季发病者较多，可呈急剧发病，但多数病例呈隐袭发病，较快地发展为尿毒症。

本病在中医学文献中无系统的记载，根据其发生、发展及主要临床特点，发病早期似属"风水"范畴，随着病情迅速发展，肾功能急骤变化，又可按"关格"、"癃闭"等病进行辨证施治。本病的形成，多因饮食不节、七情内伤、妊娠、劳倦等因素致内伤正虚，外邪乘虚而入，首先犯肺，继而直中脾肾，致肺、脾、肾三脏气化功能失常，水液代谢紊乱，湿浊潴留，浊毒内生，壅塞三焦，升降失司，而发本病。

【必备名方】

1. 银翘散加减：金银花30克，连翘30克，蒲公英30克，板蓝根30克，车前子30克，桔梗10克，薄荷10克，淡竹叶10克，荆芥10克，牛蒡子15克，赤芍15克，生甘草6克。水煎服。便秘者，加生大黄、芒硝；尿血者，加牡丹皮、大蓟、小蓟、白茅根；水毒内闭证见全身浮肿尿少或尿闭、头晕、头痛、恶心、呕吐者，用温胆汤合附子泻心汤化裁，以辛开苦降、辟秽解毒。

2. 知柏地黄丸合二至丸加减：知母12克，黄柏10克，山茱萸10克，女贞子10克，山药20克，生地黄15克，牡丹皮15克，泽泻15克，墨旱莲30克，车前子（包煎）30克，生甘草6克。水煎服。咽红干痛者，加山豆根、连翘；纳呆腹胀者，加厚朴、陈皮或砂仁；血尿重者，重用墨旱莲，加茜草、三七粉、白茅根、蒲黄炭、琥珀粉等，以活瘀止血；恶心欲呕、大便干结者，加枳实、竹茹、生大黄。

3. 温肾解毒汤：紫苏30克，六月雪30克，绿豆30克，丹参30克，党参15克，白术15克，半夏9克，熟附子（先煎）9克，黄连3克，砂仁（后下）3克，生大黄9～15克，生姜6克。水煎服。呕恶甚、苔腻者，加竹茹、旋覆花；皮肤痒者，加地肤子、白鲜皮、苦参；面色苍白、口唇淡者，加黄芪、当归、鸡血藤；神昏者，加石菖蒲、胆南星、天竺黄；抽搐者，加龙骨、牡蛎、白芍、牛膝、夏枯草等。

【名医指导】

1. 积极预防和治疗感冒：在冷暖交替的季节，要适当增减衣服；平时注意治疗咽炎及扁桃体炎。

2. 生活规律，避免过劳，保证充分的睡眠时间。应保持良好的心态，积极配合治疗。

3. 饮食控制：限制蛋白质的摄入量，以减轻肾脏之负担；选用质优生理价值高的动物性蛋白质食物，如鲜奶、蛋类、肉类。植物性蛋白在体内的生物利用度低，代谢后产生较多含氮废物，故不可随意食用。摄取足够的热量，宜多食用热量高而蛋白质极低的食物，如植物油（大豆油、花生油）、低蛋白淀粉（澄粉、藕粉）及糖类（冰糖、蜂蜜、姜糖、水果糖等）。

4. 控制水分与盐分（钠）的摄取，饮水

量为前一日总尿量加上 500～700 毫升，包括开水、稀饭、牛奶、汤及饮料。每日不应超过食用盐 5 克。

5. 保持大便通畅。

6. 肾功能急剧恶化达到透析指征时，应尽早进行透析治疗（包括血液透析或腹膜透析），以维持生命、赢得治疗时间。

慢性肾小球肾炎

慢性肾小球肾炎（简称慢性肾炎）系由多种原发性肾小球疾病所致的一组长病程（1 年至数十年）的，以蛋白尿、水肿、高血压为临床表现的疾病，最终多发展成渐进性慢性肾衰竭。

本病中医学虽无此病名，但可以找到类似慢性肾炎临床表现的一些病证。水肿是本病的主要临床症状，故慢性肾炎的大部分内容可归入"水肿"范畴。当水肿不明显，而以疲乏无力、腰痛、头晕、蛋白尿及血尿等为主要表现时，亦可归入"虚劳"、"腰痛"、"眩晕"、"尿血"等范畴。

【必备名方】

1. 香砂六君子汤合二仙汤加减：木香（后下）9 克，砂仁（后下）6 克，党参 18 克，甘草 5 克，茯苓 15 克，白术 15 克，仙茅 12 克，淫羊藿 12 克。水煎服，每日 1 剂。脾虚湿困、头晕肢重、苔白厚腻者，加广藿香 10 克，佩兰 10 克；脾虚便溏者，加白扁豆 10 克，芡实 10 克；水肿明显者，加泽泻 10 克，车前子 15 克。

2. 玉屏风散加减：黄芪 18 克，白术 15 克，防风 12 克，女贞子 12 克，黄精 12 克，茯苓 15 克，生地黄 15 克。水煎服，每日 1 剂。下肢肿甚、小便量少或腹部胀满者，加大腹皮 12 克，泽泻 15 克，车前草 15 克；服药后小便仍不利或水肿较为严重者，加葶苈子 12 克，牵牛子 10 克；大便稀溏者，加干姜 6 克，熟附子（先煎）12 克；蛋白尿定性为（＋＋）或（＋＋＋）者，加金樱子 15 克，菟丝子 12 克，山茱萸 12 克；尿血或尿中红细胞（＋＋）者，加白茅根 18 克，蒲黄（包煎）10 克，阿胶（烊化）10 克。

3. 六味地黄丸合二至丸加减：生地黄 15 克，山药 12 克，山茱萸 12 克，白芍 15 克，泽泻 12 克，茯苓 15 克，女贞子 12 克，墨旱莲 12 克。水煎服，每日 1 剂。伴肝阳上亢、头痛头晕、视物不清、急躁、夜寐不安者，加天麻 10 克，钩藤 15 克，石决明 18 克；男子遗精或滑精、女子白带多者，加金樱子 15 克，芡实 15 克，石韦 10 克；血尿、小便色红或尿检红细胞（＋＋）以上者，加大蓟 15 克，白茅根 15 克，仙鹤草 15 克，三七粉（冲服）3 克；咽痛者，加玄参 12 克，知母 12 克，黄柏 12 克；大便干结者，加大黄 6 克。

4. 生脉饮加减：太子参 18 克，麦冬 12 克，龟甲（先煎）15 克，女贞子 12 克，生地黄 15 克，山茱萸 12 克，黄芪 18 克。水煎服，每日 1 剂。咽痛日久、咽喉暗红者，加南沙参 15 克，麦冬 12 克，桃仁 10 克，赤芍 12 克；纳呆腹胀者，加砂仁 6 克，木香 12 克，枳壳 12 克；易感冒者，合用玉屏风散加减；五心烦热者，加地骨皮 12 克，鳖甲（先煎）15 克，墨旱莲 12 克。

5. 防己黄芪汤合春泽汤加减：防己 15 克，生黄芪 30 克，白术 15 克，茯苓 15 克，猪苓 12 克，泽泻 12 克，党参 15 克，桂枝 12 克，山药 15 克。水煎服，每日 1 剂。兼怕冷者，加干姜、附子；平素易感冒者，加防风；食少便溏者，加薏苡仁、白扁豆、砂仁。

【名医指导】

1. 注意休息，避免过于劳累，避免受冷、受湿，防止受凉感冒或上呼吸道感染等。

2. 预防感染，应及时治疗扁桃体炎、中耳炎、鼻窦炎、龋齿等。注意个人卫生，保持皮肤清洁，防止皮肤感染。

3. 除非病情严重，一般可以适当活动，以免体力减弱、抵抗力减退。

4. 低蛋白与低磷饮食可以减轻肾小球高压、高灌注与高滤过状态，延缓肾小球硬化。肾功能不全氮质血症患者应限制蛋白质及磷的摄入量，采用优质低蛋白饮食或加用必需氨基酸或 α-酮酸。

5. 蛋白尿和高血压与肾脏功能减退密切相关，可服用血管紧张素转化酶抑制药

（ACEI）或血管紧张素受体拮抗药（ARB）类药物，降低尿蛋白并严格控制血压。

6. 有水肿、高血压和心功能不全者，应低盐饮食，每日摄盐量应少于5克。

7. 避免服用肾毒性或易诱发肾功能损伤的药物，如庆大霉素、磺胺类药及非甾体消炎药及含非那西丁一类的解热镇痛药等。

8. 补充各种维生素及微量元素，如维生素A、B族维生素、维生素C、维生素D、维生素E、维生素P及微量元素铜、锌、铁等；可给予新鲜蔬菜和水果以及仙人掌、牛肉、坚果等。

9. 劳逸结合。选择适当的体育项目，适当活动。

10. 保持良好的心态，积极配合治疗，坚持服用药物，避免随便停用及加减量。

隐匿型肾小球肾炎

隐匿型肾小球肾炎又称无症状性蛋白尿或（和）血尿，一般是指症状隐匿，病情绵长，有持续性蛋白尿或血尿或发作性肉眼血尿的一组肾小球疾病。临床表现可以为无症状性血尿、无症状性蛋白尿，或两者均有，但可以是一种表现更为突出。临床上发病年龄以20~30岁为多，男性多于女性。本病大部分病情稳定，进展缓慢，患者可长期保持良好的肾功能，甚至可以自愈，预后良好。

本病中医学属于"血尿"、"尿浊"、"虚劳"等范畴。本病的病位主要在心、脾、肾三脏，因其临床表现主要关系到气血调和和升清降浊，藏精生血，阴阳平衡等方面的功能失常。由于脏腑之间的相互联系，互为影响，也就造成本病在病变过程中常出现心脾同病、脾肾俱伤，并涉及肺、肝、膀胱、小肠、三焦等脏器受累，脏腑同病，出现脏器功能失调的变化。

【必备名方】

1. 导赤散合小蓟饮子加减：生地黄15克，甘草梢6克，通草15克，大蓟15克，小蓟15克，滑石12克，藕节12克，蒲黄9克，白茅根15克，栀子12克，当归12克，淡竹叶12克，益母草15克。水煎服。心烦失眠者，加合欢皮、酸枣仁、首乌藤、茯神；便秘者，加生大黄；口苦、口渴者，加黄芩、麦冬。

2. 五苓散合程氏萆薢分清饮加减：茯苓12克，泽泻15克，猪苓12克，生地黄12克，白术12克，甘草梢6克，乌药12克，萆薢12克，益智12克。水煎服。便秘不通者，加大黄；尿中有血者，加大蓟、小蓟、藕节；大便黄赤者，加通草、龙胆；湿热伤阴者，加知母、白茅根；舌暗红有瘀象者，加赤芍、桃仁、红花。

3. 知柏地黄丸加减：知母12克，牡丹皮12克，黄柏10克，生地黄20克，茯苓20克，山药15克，泽泻15克，山茱萸9克，白茅根20克，仙鹤草15克，石斛12克，麦冬12克，地骨皮12克。血尿、小便短赤者，加小蓟、藕节；蛋白尿长期不消者，加生牡蛎、金樱子、莲须；五心烦热者，加青蒿、鳖甲；咽干渴者，加石斛、麦冬、天花粉。

4. 补中益气汤加减：党参15克，黄芪15克，白术12克，当归12克，柴胡12克，陈皮12克，茯苓12克，山药12克，茜草12克，地榆炭12克。水煎服。大便溏、腹痛者，合参苓白术散加马齿苋30克，槐花12克，侧柏叶12克，荆芥6克。

5. 杞菊地黄丸合二至丸加减：生地黄15克，山药15克，山茱萸12克，枸杞子12克，菊花12克，牡丹皮15克，泽泻15克，茯苓12克，女贞子12克，墨旱莲15克，大蓟15克，小蓟15克，茜草炭12克。

【名医指导】

1. 急性起病后应卧床休息至肉眼血尿消失、水肿消退、血压恢复正常、血肌酐恢复正常，方可轻微活动。但要密切随诊，若病情变化，仍需继续卧床休息。

2. 保持乐观的心态，进行适当体育锻炼，以增强抗病能力，防止外邪入侵。并随气候变化随时增减衣服，以防受凉、受湿。避免过于疲劳。

3. 予以优质高蛋白饮食如牛奶、鸡蛋、鱼类，肾功能不全时要控制植物蛋白的摄入。在平时膳食时要保证膳食中糖类的摄入，提供足够的热量以减少机体蛋白质的分解。限制钠的摄入，每日膳食中钠应低于 3 克，少尿时应控制钾的摄入，保证全面营养。

4. 坚持治疗，巩固疗效。对病情稳定的患者可用中成药长期治疗，定期复查。

5. 忌用肾毒性药物。

6. 积极治疗并发症，如利尿、降血钾、降压、控制心衰等。

肾病综合征

肾病综合征是用以概括肾小球疾病中的一组综合征，临床表现主要为大量蛋白尿、低蛋白血症、高度水肿、高脂血症等特征。肾病综合征在临床上分为继发性肾病综合征和原发性肾病综合征。

本病中医学属于"水肿"、"虚劳"等范畴，常因外感六淫，或内伤七情，使全身气化功能失常所致。病位多在肺、脾、肾、三焦。若因外邪而致水肿者，病变部位开始多责之肺及上焦。所以古人归纳水肿的基本病机为：其标在肺，其制在脾，其本在肾，其中以脾为制水之脏，实为水肿病机的关键。而肾气亏虚，失于封藏，不能固摄，精微下泄亦可致尿蛋白产生。现代医家也多从肺、脾、肾三脏辨证论治本病。

【必备名方】

1. 程氏萆薢分清饮加减：萆薢 12 克，石菖蒲 12 克，茯苓 12 克，白术 12 克，黄柏 12 克，车前子 12 克，丹参 9 克，滑石 15 克，石韦 15 克，益母草 12 克，甘草 6 克。水煎服。发热、咳嗽者，加瓜蒌、连翘；皮肤溃烂者，加苦参、土茯苓；皮肤瘙痒者，加地肤子、苦参；二便不利者，合己椒地黄丸；发疮疖者，合五味消毒饮。

2. 五皮饮合胃苓散加减：桑白皮 15 克，陈皮 10 克，茯苓皮 18 克，生姜皮 10 克，白术 15 克，泽泻 15 克，猪苓 18 克，桂枝 6 克，石韦 15 克，益母草 15 克，大枣 5 枚。水煎服，每日 1 剂。肿甚而喘者，加麻黄 9 克，葶苈子 15 克。

3. 实脾饮加减：黄芪 30 克，白术 15 克，茯苓 15 克，桂枝 6 克，大腹皮 12 克，木香（后下）12 克，厚朴 12 克，益母草 15 克，

泽泻 15 克，猪苓 18 克，大枣 5 枚。水煎服，每日 1 剂。尿蛋白多者，加桑螵蛸 15 克，金樱子 15 克；血清蛋白低、水肿不退者，加鹿角胶 10 克，菟丝子 12 克。

4. 越婢加术汤加减：麻黄 9 克，生石膏（先煎）30 克，白术 12 克，大枣 5 枚，浮萍 15 克，泽泻 18 克，茯苓 15 克，石韦 15 克，生姜皮 10 克。水煎服，每日 1 剂。偏风热者，加板蓝根 18 克，桔梗 12 克；偏于风寒者，加紫苏 12 克，桂枝 9 克；水肿重者，加白茅根 15 克，车前子 15 克。

5. 参芪麦味地黄汤：党参 15 克，黄芪 20 克，麦冬 15 克，五味子 10 克，生地黄 18 克，山茱萸 12 克，山药 12 克，牡丹皮 9 克，茯苓 9 克，泽泻 9 克。水煎服。水肿甚者，可短期使用牵牛子或加服舟车丸；蛋白尿久不消退者，选加益母草、墨旱莲、芡实；以气虚为主者，合补中益气汤加减；以阴虚为主者，合知柏地黄汤加车前子、牛膝。

【名医指导】

1. 适当的体育运动对疾病的恢复有益。锻炼的时间，以早晨及傍晚为宜，切不可在中午或阳光强烈时锻炼。

2. 居室宜布置得宽敞、明亮、通风、通气，要保持一定的温度。注意保暖，防止因冷热的急骤变化而发生感冒。

3. 积极预防各种并发症，如反复感染、血栓栓塞等，以免影响预后。

4. 肾病综合征病程长，患者一定要有战胜疾病的信心，巧妙地调节情志，如花鸟自娱、书法、阅读、弈棋等均可愉悦心情，促进健康。避免恐惧、烦躁、忧愁、焦虑等。

5. 饮食控制应当注意水与钠的摄入量，水肿未消退，应严格予以控制。由于尿中大量排出蛋白造成低蛋白血症，可以给予适量优质蛋白质饮食如牛奶、鸡蛋、瘦肉，一般以每日 100 克左右为宜。同时，由于存在高脂血症，应限制富含油脂、胆固醇食物的摄取。

6. 适当补充钙、镁、铁、锌等元素，一般可进食富含维生素和微量元素的蔬菜和水果、杂粮和海产品等。

7. 加强口腔卫生的护理，可用淡盐水漱

口，避免口腔溃疡。

8. 在使用激素治疗的过程中，避免突然停药及随便加减量。

9. 养成良好的生活习惯，早睡早起，保证充足的睡眠。每日中午宜安排半个小时或1个小时的午休。

糖尿病肾病

糖尿病肾病指糖尿病性肾小球硬化症，一种以血管损害为主的肾小球病变。早期多无症状，血压可正常或偏高。本病是糖尿病特有的严重的微血管并发症，也是糖尿病患者死亡的主要原因。

本病中医学属于"消渴病"、"腰痛"、"关格"等范畴。中医学认为本病病机主要为消渴日久，缠绵不愈，使脏腑功能失调，阴阳气血虚弱而发病。病变脏腑重在肝、脾、肾三脏，而旁涉痰、瘀、水三者。

【必备名方】

1. 白虎人参汤加味：石膏15克，知母15克，太子参15克，南沙参15克，麦冬12克，生地黄12克，玄参15克，玉竹12克，天花粉15克，桃仁10克，毛冬青15克，大黄6克。水煎服，每日1剂。口苦、大便干结者，大黄加至10克，加黄芩15克，厚朴12克；胃纳差、舌苔厚腻者，加苍术12克，广藿香12克，薏苡仁18克。

2. 白茯苓丸加减：白茯苓15克，天花粉30克，黄连10克，萆薢15克，太子参25克，玄参20克，熟地黄25克，覆盆子20克，石斛20克，蛇床子15克，鸡内金20克，磁石25克。上药除磁石外，捣罗为末，炼蜜为丸，如梧桐子大，每天空腹时煎磁石汤下30丸。兼有瘀血者，加益母草、丹参、川芎；兼有痰湿者，加苍术、佩兰、蛤壳；兼大量蛋白尿者，加金樱子、芡实、山茱萸。

3. 四君子汤合大黄附子汤加减：大黄9克，附子6克，白术15克，党参12克，茯苓9克，紫苏叶9克，佩兰9克，薏苡仁15克，豆蔻9克，砂仁9克，鸡内金9克，车前子15克。水煎服。恶心呕吐、口臭、口苦、大便干结、纳呆腹胀、舌苔黄腻者，证属湿热

内阻、浊毒内攻，当以清热化湿、泻浊降逆为主；方用黄连温胆汤加味，常用药物有黄连、枳实、竹茹、陈皮、胆南星、半夏、茯苓、薏苡仁、豆蔻、大黄。

4. 补阳汤：人参10克，麦冬15克，五味子10克，猪苓30克，茯苓30克，丹参30克，葶苈子30克，桂枝6克，泽泻15克，泽兰15克，桑白皮12克，车前子15克。水煎服。兼有肝郁气滞者，加柴胡10克，枳壳10克，赤芍12克；兼有肺胃燥热、口渴明显者，加生石膏30克，知母10克；兼下焦湿热、尿频、尿急、尿热、尿痛者，加土茯苓30克，石韦30克，生地榆30克；兼血虚、面色苍白、口唇淡白无华者，加生黄芪30克，当归10克，枸杞子10克，熟地黄10克；兼湿热中阻、恶心呕吐、苔厚腻者，加陈皮10克，半夏10克，竹茹10克。

5. 四君子汤合解活血汤加减：太子参25克，白术15克，茯苓20克，葛根20克，丹参20克，桃仁15克，连翘20克，赤药20克，白芍20克，生地黄20克，牡丹皮15克，醋制大黄15克，黄连15克，枇杷叶15克，甘草10克。水煎服。恶心呕吐甚者，加草果仁、法半夏、吴茱萸；兼便秘者，加大黄、枳实；兼血虚者，加当归、白芍、菟丝子。

【名医指导】

1. 积极控制血糖，使血糖在正常的范围之内。

2. 严格控制血压，尽量使血压控制在130/80毫米汞柱以下。

3. 多饮水，保持每日饮水量和尿量在1500～2000毫升左右，以利于代谢废物的排出。

4. 控制血脂，戒烟，禁止高蛋白饮食。

5. 适当运动可增强机体组织对胰岛素的敏感性，改善脂类代谢，增强体质，利于控制血糖。

6. 限制热量的摄入，坚持服用降血糖药，定期检测血糖，保持血糖的平稳。

7. 保持情绪平稳，避免激动、紧张等。

8. 避免受凉，预防感冒及上呼吸道感染等。同时避免皮肤划破、足部等部位的感染。

9. 饮食宜清淡易消化，如进食鱼类、瘦

第
一
篇

内科疾病

《名医推荐家庭必备名方（珍藏本）》

肉；控制钾、钠的摄入；补充足量的维生素和微量元素，特别是 B 族维生素、维生素 C、维生素 E 及锌、钙、铁等。

IgA 肾病

IgA 肾病又称 Berger 病、IgA-IgG 系膜沉积性肾炎和 IgA 系膜性肾炎等，是我国最常见的原发性肾小球疾病，发病率较高，约占原发性肾小球肾炎的 1/3。许多临床资料证明本病并不是一种良性疾病，15%～20% 的病人在 10 年内最终发展成慢性肾衰竭。本病以儿童和青年为主，男性多于女性。

本病中医学属于"尿血"、"尿浊"等范畴。目前多数医家倾向于把 IgA 肾病分为急性发作期与慢性持续期论治。急性发作期的病机以邪实为主，有因肺胃风热毒邪壅盛，下迫肾与膀胱，以致血络受伤，亦有因心火炽盛，移热于小肠与膀胱逐步尿血者，再者肠胃湿热和膀胱湿热均可迫而下行。慢性迁延期的病机以正虚为主，尤以脾肾气阴两虚最为多见，因脾不统血，血随气陷，加之肾虚封藏失职，血从小便而出；亦有因肝肾阴虚，虚热内蕴，血失所藏而致尿血者；偶可见到因脾肾气虚、阳虚，摄血无权的虚寒性尿血证。本病在本虚之中其病机转化多呈现阴虚→气阴两虚→阴阳两虚的过程，而且常因外感、劳累、饮食不当、情志失调等诱因诱发而呈急性发作，使病情进一步加重。

【必备名方】

1. 小蓟饮子加减：生地黄 15 克，大蓟 15 克，小蓟 15 克，滑石 20 克，藕节 10 克，蒲黄 10 克，栀子 10 克，淡竹叶 10 克，甘草 6 克，白茅根 20 克，茯苓 15 克。水煎服。大便秘结、腹胀者，重用生地黄，加枳实；湿热伤阴者，加知母、玄参；小便热涩不爽者，加萹蓄、瞿麦、车前草；脘闷纳呆者，加薏苡仁、山药、白术；舌质黯红者，加丹参、益母草。

2. 导赤散加味：生地黄 20 克，淡竹叶 12 克，通草 10 克，甘草 9 克，栀子 12 克，茜草 10 克，蒲黄 10 克，荆芥炭 10 克。水煎服。心烦失眠者，加炒苦杏仁、合欢皮、首

乌藤；口舌糜烂者，加黄芩。

3. 归脾汤加减：党参 15 克，黄芪 30 克，白术 10 克，当归 20 克，龙眼肉 15 克，远志 12 克，木香 6 克，生姜 5 片，大枣 6 枚。水煎服。尿血较多者，加仙鹤草、生地榆、蒲黄、紫草、棕榈炭；气虚下陷而见少腹坠胀者，加升麻、柴胡；气虚及阳、脾胃虚寒、畏寒、便溏者，加炮姜、艾叶、鹿角霜、桂枝。

4. 滋肾化瘀清利汤：女贞子 10 克，墨旱莲 10 克，白花蛇舌草 10 克，生侧柏叶 15 克，马鞭草 15 克，大蓟 30 克，小蓟 30 克，益母草 30 克，白茅根 30 克，石韦 30 克。水煎服。阴虚较重者，加生地黄 10～15 克，牡丹皮 10 克；阴虚日久出现气虚者，加太子参 15 克；瘀血较重者，加丹参 30 克，赤芍 15 克；下焦湿热明显者，加知母 10 克，滑石 15 克，黄柏 10 克，生甘草 6 克；因外感风热后，咽红咽痛、血尿加重者，合银蒲玄麦甘桔汤（金银花 15 克，蒲公英 15 克，玄参 10 克，麦冬 15 克，生甘草 6 克，桔梗 6 克）加薄荷（后下）6 克。

5. 金匮肾气丸加减：生地黄 12 克，山药 12 克，山茱萸 10 克，牡丹皮 12 克，泽泻 12 克，茯苓 12 克，肉桂 6 克，制附子 12 克，炒白术 10 克，生黄芪 20 克。水煎服。临床上以单纯蛋白尿为主者，加莲子 15 克、金樱子 30 克、芡实 20 克；以单纯血尿为主者，加白茅根 30 克、小蓟 30 克、藕节炭 15 克。

【名医指导】

1. 劳逸结合：应做到起居有节，适度锻炼身体，避免熬夜，不能过于劳累（包括体力劳动和脑力劳动）及剧烈运动，以防加重病情。

2. 积极消除易感和诱发因素，如上呼吸道、皮肤、肠道、尿路感染，根治疮疖、真菌感染。对反复因扁桃体炎而诱发血尿发作者，可行扁桃体切除术；儿童包皮过长者，宜适时环切。一旦出现炎症感染，积极治疗。

3. 尽量保持心情舒畅，避免紧张、焦虑。

4. 慎用有损肾脏的药物。尽量不用庆大霉素等氨基苷类药物及四环素、保泰松、非

那西丁、扑热息痛等药物。

5. 限酒，远房事、减色欲以葆肾精。

6. 给予低盐、低脂、低磷、高钙、优质低蛋白饮食，如牛奶、鱼。不宜食用辛辣、油腻、燥热之品，少食油煎之物。

7. 已服用激素者应根据具体情况在医师指导下递减激素用量与次数，切不可随意停药。

8. 保证充足的睡眠。每日应在8小时以上，卧床休息至肉眼血尿消失。

狼疮肾炎

狼疮肾炎是以肾脏损害为主要表现的系统性红斑狼疮，是一种累及多系统、多器官的具有多种自身抗体并有明显的免疫紊乱的自身免疫性疾病。系统性红斑狼疮患者35%～90%有肾脏累及的临床表现，如蛋白尿、红白细胞尿、管型尿及肾小管和肾小球滤过功能的变化。肾脏受累和进行性肾功能损害为本病主要的死亡原因之一。

本病中医学属于"阴阳毒"、"温毒发斑"、"水肿"、"腰痛"、"热痹"、"虚劳"等范畴。中医学认为，本病的发生，是由内外因综合所致，符合伏气温病的发病特点。强调素体肝肾阴亏，体质薄弱，阴虚内热是发病的内在因素；后天感染湿热毒邪，烈日曝晒，情志激惹，过度疲劳，妇女经产，饮食不节或药物过敏等为诱发或加重因素。

【必备名方】

1. 清热地黄汤合五味消毒饮加减：水牛角30克，生地黄18克，赤芍15克，牡丹皮15克，金银花15克，野菊花12克，紫花地丁12克，天葵子12克，蒲公英15克，甘草8克。水煎服。神昏谵语者，可用安宫牛黄丸、紫雪丹、安脑丸、新雪丹、清开灵、醒脑静；抽搐者，加羚羊粉3克，钩藤15克，全蝎6克，僵蚕12克，地龙12克；关节红肿疼痛者，可用宣痹汤去半夏、赤小豆、金银花，加忍冬藤25克，桑枝25克。

2. 清营汤：犀角（水牛角代）30克，生地黄15克，玄参9克，淡竹叶心3克，麦冬9克，丹参6克，黄连5克，金银花9克，连翘6克。水煎服。寸脉大、舌干较甚者，去黄连，以免苦燥伤阴；热陷心包而窍闭神昏者，与安宫牛黄丸（或至宝丹）合用，以清心开窍；营热动风而见痉厥抽搐者，可配用紫雪丹或酌加羚羊角、钩藤、地龙，以熄风止痉；兼热痰者，加竹沥、天竺黄、川贝母，以清热涤痰；营热多系由气分传入，气分热邪犹盛者，重用金银花、连翘、黄连，或加石膏、知母、大青叶、板蓝根、贯众，以增强清热解毒之力。

3. 左归丸加减：熟地黄15克，枸杞子12克，山药15克，山茱萸12克，牛膝12克，菟丝子15克，鹿角胶（烊化）10克，龟甲胶（烊化）10克，牡丹皮12克。水煎服。阴虚火旺而见尿热、尿血者，改用知柏地黄汤加茜草、白茅根、仙鹤草、侧柏叶、大蓟、小蓟；阴虚阳亢而头晕、耳鸣者，去鹿角胶、菟丝子，加天麻、钩藤；伴水肿者，加泽泻、茯苓、猪苓。

4. 济生肾气丸合四君子汤加减：生地黄15克，泽泻15克，山药12克，淫羊藿12克，肉桂（焗服）2克，牡丹皮12克，川牛膝12克，车前草15克，党参15克，黄芪20克，白术12克，炙甘草6克，茯苓15克。水煎服。水肿明显偏脾虚者，用实脾饮加减；偏肾阳虚者，用真武汤加牛膝、车前子；阳虚不明显者，用补中益气汤去肉桂、附子，加金樱子、菟丝子、补骨脂。

5. 大补元煎加减：炙黄芪30克，太子参20克，丹参20克，生地黄20克，山药20克，山茱萸10克，益智10克，巴戟天10克，淫羊藿10克，白术10克，乌药10克，五味子10克，金樱子10克，诃子10克，仙茅5克，炙甘草5克。水煎服。阴阳两虚者，用地黄饮子或参芪桂附地黄汤加减。

【名医指导】

1. 饮食：低盐、低脂饮食，限制蛋白摄入量，应给予瘦肉、牛奶等优质蛋白，忌食豆类及其他植物性蛋白。血糖升高者给予低糖饮食。水分宜做适度限制，避免烟、酒及刺激性食物；忌鱼、虾、蟹等可能诱发过敏的食物。

2. 适度运动，不要过度劳累。但伴有关

《名医推荐家庭必备名方（珍藏本）》

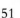

《名医推荐家庭必备名方（珍藏本）》

节炎者不宜活动。

3. 预防呼吸道、泌尿道、肠胃道及伤口的感染。

4. 避免诱发因素，如避免日光曝晒、紫外线照射等；应避免寒冷刺激，预防感冒。气候变化或季节转换时要随时加减衣服，冬季外出应戴帽子、手套，以防受凉。

5. 避免使用肼苯哒嗪、普鲁卡因酰胺、α-甲基多巴、异烟肼、盐酸米诺环素等可诱发狼疮肾炎的药物。

6. 最好采用工具避孕，忌药物避孕。

7. 保持情绪平稳，心情愉快，建立战胜疾病的信心。

尿路感染

尿路感染是由细菌（极少数可由真菌、原虫、病毒）直接侵袭所引起。本病分为上尿路感染和下尿路感染，上尿路感染指的是肾盂肾炎，下尿路感染包括尿道炎和膀胱炎。肾盂肾炎又分为急性肾盂肾炎和慢性肾盂肾炎。本病好发于女性。

本病中医学属于"淋证"范畴。但尿路感染与淋证又不完全相同。尿路感染有的有临床症状，有的则无临床表现。淋证又有热、石、气、血、膏、劳之分，凡有尿路刺激征，除非特异性尿路感染之外，肾结核、泌尿系结石、膀胱癌、前列腺炎、乳糜尿等均属淋证范畴。因此，非特异性尿路感染属于中医学淋证中热淋、血淋及劳淋范畴。

【必备名方】

1. 八正散加减：车前子 12 克，萹蓄 12 克，瞿麦 12 克，滑石 15 克，大黄 6 克，栀子 9 克，甘草 6 克，石韦 10 克，白花蛇舌草 18 克，珍珠草 18 克，荠菜 15 克。水煎服。大便秘结、腹胀者，重用大黄，加枳实、厚朴；寒热、口苦呕恶者，合用小柴胡汤；湿热伤阴者，去大黄，加生地黄、知母；尿血者，选加大蓟、小蓟、白茅根。

2. 清肝利尿汤：柴胡 15 克，黄芩 12 克，车前子 12 克，栀子 12 克，萹蓄 12 克，瞿麦 12 克，滑石 15 克，甘草 6 克。水煎服。血尿者，加白茅根、地榆；高热者，加金银花；尿有脓血者，加败酱草、薏苡仁、蒲公英；腰痛者，加续断、桑寄生；尿痛者，加海金沙、黄芪、蒲公英、金银花、茯苓、泽泻；腹胀者，加木香；口干者，加生地黄。

3. 温阳利水汤：黄芪 30 克，苍术 15 克，茯苓 12 克，黄精 10 克，枸杞子 15 克，陈皮 12 克，车前子 12 克，菟丝子 15 克。每日 1 剂，分 2 次煎服，15 日为 1 个疗程。

4. 无比山药丸加减：山药 15 克，肉苁蓉 12 克，生地黄 15 克，山茱萸 12 克，菟丝子 15 克，黄精 15 克，茯苓 15 克，薏苡仁 15 克，泽泻 12 克，牛膝 15 克，石韦 10 克。水煎服。脾虚气陷、肛门下坠、少气懒言者，加党参、黄芪、白术、升麻、柴胡；面色苍白、手足不温、腰膝无力、舌淡苔白润、脉沉细数者，少佐肉桂、附子、淫羊藿等；夹瘀者，加赤芍、丹参、蒲黄等；湿热明显者，加谷精草、土茯苓、蒲公英等。

5. 沉香散加减：沉香 6 克，陈皮 6 克，当归 12 克，白芍 15 克，石韦 10 克，滑石 18 克，冬葵果 15 克，王不留行 15 克，甘草 6 克。水煎服。胸闷胁胀者，加青皮、乌药、小茴香；日久气滞血瘀者，加红花、赤芍、川牛膝、刘寄奴。

【名医指导】

1. 平时要多喝水，以增加尿量。每日至少喝水 1000 毫升（约 2 大杯），保持每日尿量在 1500~2000 毫升，以加强尿流的冲洗作用。每 3~4 小时须排空膀胱 1 次。勿憋尿，尤其是怀孕妇女。

2. 洗澡应采取淋浴，或每晚坚持清洗会阴部，必要时用高锰酸钾清洗或坐浴（高锰酸钾俗称 PP 粉，其量的多少可根据盆内水的颜色变成粉红色为准）。每日更换内裤。毛巾及内裤最好用沸水蒸煮消毒。同房后应排尿一次，以排出尿道内的细菌。

3. 保持阴部清洁干燥，避免潮湿。男性包皮过长者，必须每日清洗，必要时行手术切除包皮。

4. 加强饮食调养。多食用富含维生素水果，如橘子、柠檬、梅子汁等，它们可增加尿的酸度，并且使膀胱壁保持光滑，造成一个细菌难于生长和繁殖的环境。少食菠菜，以免与钙结合生成结石。忌酒戒烟，不食辛辣刺激之物，如辣椒、蒜、香料等。

5. 生活作息时间规律，保证充足的睡眠，避免熬夜；保持良好的心态，心情愉悦。

6. 平时注意体育锻炼，增强体质，提高预防疾病的能力。

7. 老年患者在睡觉前在床上做抬腿运动（仰卧、双腿同时上抬 90°）和肛门会阴收缩运动（腹部、会阴、肛门同时在吸气时收缩）等，可预防尿失禁，避免尿路感染。

8. 将排尿安排在房事不久后进行。

急性间质性肾炎

急性间质性肾炎又称急性肾小管-间质性肾炎，是一组以肾间质（炎细胞浸润）及小管（退行性变）急性病变为主要表现的疾病，也是急性肾衰竭的重要原因之一。临床表现复杂多样，常表现为不明的肾功能突然下降，肾小管功能损害和尿沉渣异常，甚至出现肾衰竭。根据病因可分为药物过敏性急性间质性肾炎、感染相关性急性间质性肾炎及原因不明的特发性急性间质性肾炎。

本病中医学属于"淋证"、"腰痛"、"癃闭"、"水肿"、"血尿"等范畴。

【必备名方】

1. 知柏地黄汤和小蓟饮子加减：知母 15 克，黄柏 15 克，生地黄 15 克，山茱萸 15 克，山药 15 克，牡丹皮 10 克，茯苓 10 克，泽泻 10 克，藕节 10 克，蒲黄 15 克，滑石 10 克，当归 8 克，栀子 10 克。水煎服。五心烦热者，加麦冬、玄参、地骨皮；大便干结者，加大黄；潮热盗汗者，加龟甲（先煎）、鳖甲（先煎）；失眠多梦者，加炒酸枣仁、柏子仁。

2. 济生肾气丸加减：茯苓 12 克，车前子 15 克，牛膝 15 克，熟地黄 10 克，山药 15 克，山茱萸 10 克，赤芍 10 克，黄精 10 克，附子 3 克。水煎服。厌食腹胀者，加厚朴 15 克，半夏 9 克，枳壳 15 克。

3. 麻黄连翘赤小豆汤加减：麻黄 10 克，连翘 10 克，赤小豆 15 克，苦杏仁 10 克，生梓白皮 10 克，生姜 3 片，甘草 5 克。水煎服。尿蛋白增多者，加黄芪、金樱子、菟丝子；

血尿重者，加仙鹤草、白茅根；尿少者，加茯苓皮、车前子；呕吐者，加广藿香、竹茹、黄连。

4. 清瘟败毒饮加减：生石膏 60 克，生地黄 20 克，玄参 15 克，犀角 5 克，黄连 10 克，栀子 10 克，桔梗 10 克，知母 10 克，连翘 8 克，牡丹皮 10 克，淡竹叶 10 克，甘草 5 克。水煎服。便秘腹痛或黄疸者，加大黄；恶心呕吐、腹部胀满者，加法半夏、陈皮、枳实；皮肤出斑疹者，加紫草、大蓟、小蓟；腰痛者，加杜仲、牛膝；关节痛者，加木瓜、薏苡仁。

5. 菖蒲郁金汤、二陈汤、茯苓皮汤加减：石菖蒲 20 克，郁金 15 克，茯苓皮 15 克，陈皮 10 克，半夏 5 克，栀子 10 克，淡竹叶 10 克，牡丹皮 8 克，连翘 8 克，竹沥 10 克，薏苡仁 10 克，猪苓 10 克，大腹皮 10 克，灯心草 5 克。水煎服。脾虚纳呆者，加党参、白术；兼热象而见烦躁、舌红、口苦者，加黄连、知母。

【名医指导】

1. 对药物过敏性急性间质性肾炎一旦临床诊断确立，应立即停用可疑致病药物。若无法确定致病药物时，应及时停用所有可疑药物。

2. 卧床休息，限制活动量。呼吸困难者，取半坐卧位，吸氧。吞咽能力下降者应防呛咳。

3. 饮食以清淡、易消化、高热量、高蛋白流质或半流质为主；多饮水。限制盐的摄入量。

4. 出汗后及时更换衣被，注意保暖。预防感冒及上呼吸道感染。

5. 注意口腔卫生，多漱口。口唇干燥者可涂护唇油。

6. 体温超过 38.5 ℃时给予物理降温，慎用药物降温。

7. 中老年间质性肾炎患者宜选用红豆、玉米食用，但胡椒、花椒、浓茶、浓咖啡等刺激性食物禁用。

8. 尿量少或水肿时，可配合食用具有利水作用的食物，如冬瓜、丝瓜等。

9. 保持情绪稳定和良好的心态，积极配

合治疗。

慢性间质性肾炎

慢性间质性肾炎是一组以肾小管萎缩和间质细胞浸润与纤维化为突出表现的疾病，相应的肾小球及血管病变轻微。临床上，疾病早期以肾小管功能损害为主；疾病后期表现为慢性进展性肾衰竭。其原因除慢性肾盂肾炎引起的慢性感染性间质性肾炎外，还包括药物引起者。

本病中医学属于"消渴"、"劳淋"、"腰痛"、"关格"等范畴。

【必备名方】

1. 实脾饮合右归丸加减：干姜 15 克，白术 10 克，茯苓 15 克，大腹皮 15 克，木瓜 10 克，厚朴 10 克，熟地黄 20 克，枸杞子 15 克，黄芪 15 克，桂枝 10 克，芍药 15 克，补骨脂 10 克。水煎服。小便清长者，去大腹皮，加肉苁蓉 15 克，益智 10 克；呕恶不欲食者，加半夏 10 克，谷芽 10 克，麦芽 10 克。

2. 三甲复脉汤加减：炙甘草 18 克，生地黄 18 克，白芍 18 克，麦冬 15 克，阿胶 9 克，牡蛎 15 克，鳖甲 24 克，龟甲 30 克，火麻仁 10 克。水煎服。

3. 济生肾气丸：茯苓 10 克，山药 15 克，山茱萸 15 克，黄芪 15 克，白术 15 克，当归 10 克，牡丹皮 10 克，赤芍 8 克，熟地黄 30 克，车前子 10 克，牛膝 10 克。水煎服。偏阳虚者，加淫羊藿 15 克；偏阴虚者，加黄精 15 克。

4. 清心莲子饮加减：黄芩 15 克，麦冬 10 克，地骨皮 15 克，车前子 10 克，炙甘草 5 克，莲子 10 克，黄芪 8 克，人参 5 克，茯苓 10 克。水煎服。药毒伤肾者，加绿豆、土茯苓、防风；伴发热者，加柴胡、薄荷（后下）；气虚甚者，重用黄芪，加太子参；阴虚重者，加生地黄、玄参。

5. 五皮饮合真武汤加减：桑白皮 15 克，陈皮 10 克，生姜皮 10 克，大腹皮 15 克，茯苓皮 15 克，炮附子 5 克，白术 10 克，芍药 10 克。水煎服。肾阳虚者，加菟丝子、巴戟天、淫羊藿、鹿角片；脾阳虚者，加党参、

姜半夏、苍术、炙甘草；小便短少者，加泽泻、薏苡仁、车前子、猪苓。

【名医指导】

1. 首先应当强调早预防、早诊断、早治疗，重视病因治疗与对症治疗相结合，尽量做到控制和去除病因。对感染性或系统性疾病累及肾脏者，应及时积极治疗原发性疾病，防止肾间质病变迁延不愈或发展恶化；严格掌握临床用药指证，避免滥用药物，避免用药过量及用药疗程过长，以防药物性间质性肾炎。

2. 避风寒，防外感。注意休息、避免劳累，注意个人卫生。

3. 积极控制感染，及时解除尿路梗阻及反流，停止肾毒性药物（镇痛药、关木通等）的应用，对累及肾脏的系统性疾病积极进行治疗等。

4. 适当进行太极拳、气功等柔和的健身运动，避免剧烈运动。

5. 肾病患者必须忌盐。选用红豆、玉米等食用，但胡椒、花椒、浓茶、浓咖啡等刺激性食物禁用。尿量少或水肿时，可选用具有利水作用的食物如冬瓜、冬瓜皮、丝瓜、玉米须等。

6. 保持良好的心态，积极配合治疗。

7. 饮食以清淡易消化、高热量、高蛋白流质或半流质饮食为主；多喝水。

8. 可适当运用护肤品及唇膏，保持皮肤及嘴唇的湿润。

药物性肾损害

由各种中西药物引起的肾脏损害称药物性肾损害。本病多有明确的服药史，根据服药的种类、剂量和疗程，可初步分析肾损害与药物毒性之间可能的因果关系。临床主要表现为过敏性急性间质性肾炎，常伴有发热、皮疹、关节痛、嗜酸性细胞增多等全身表现。不同类型的急性肾衰竭和慢性肾衰竭可出现乏力、厌食、恶心、呕吐、皮肤瘙痒、贫血、心慌、气短等症，此外，还有泌尿系统表现。

本病中医学一般参照"血证"、"淋证"、"腰痛"、"癃闭"、"关格"来认识，指导治

疗。本病总属邪实所伤，正气受损，故当明辨药毒初袭或邪毒久入，以明邪实与正伤之主次。疾病初发，当以邪实内侵所致，宜辨火毒内生，瘀血痹阻。药邪久入或素体不足，则应辨证以内伤致虚为主。

【必备名方】

1. 消风散加减：生地黄 20 克，当归 12 克，赤芍 12 克，防风 12 克，蝉蜕 15 克，知母 15 克，石膏 20 克，苍术 12 克，车前子（包煎）20 克，金银花 12 克，连翘 12 克，大黄（后下）6 克，甘草 9 克。水煎服。

2. 血府逐瘀汤合三妙丸加减：当归 12 克，生地黄 20 克，桃仁 10 克，红花 10 克，赤芍 15 克，川芎 12 克，牛膝 12 克，苍术 12 克，黄柏 12 克，大黄 6 克。水煎服。

3. 济生肾气丸加减：肉桂 2 克，制附子 12 克，生地黄 18 克，山药 15 克，山茱萸 12 克，茯苓 15 克，泽泻 12 克，川牛膝 12 克，车前子（包煎）12 克，黄芪 15 克，甘草 6 克。水煎服。

4. 木香流气饮加减：法半夏 12 克，陈皮 6 克，姜厚朴 10 克，青皮 6 克，甘草 6 克，香附 12 克，紫苏叶 12 克，党参 15 克，赤茯苓 15 克，木瓜 15 克，石菖蒲 12 克，白术 12 克，白芷 12 克，麦冬 12 克，草果仁 9 克，肉桂 2 克，莪术 10 克，大腹皮 20 克，丁香皮 6 克，槟榔 15 克，木香 10 克，广藿香 12 克。水煎服。

【名医指导】

1. 一旦疑诊药物性肾损害，应立即停药；积极清除体内药物残余量；同时避免应用其他有肾脏损害的药物。

2. 宜多饮水或使用利尿药；但肾衰竭的患者不宜大量饮水，以免增加容量负荷。

3. 可食用虫草制剂及大剂量的维生素 E，以有利于保护细胞及促进细胞再生。

4. 急性肾衰竭时采用血液净化或腹膜透析治疗，有助于药物清除。

5. 肾上腺皮质激素可治疗青霉素类抗生素、抗肿瘤药和非甾体消炎药（NSAID）引起的急性过敏性间质肾炎，如泼尼松每日 1～2 毫升/千克，疗程 1～2 周，可明显改善肾功能。

6. 宜保持积极乐观的心态，积极配合治疗。

7. 临床医师应熟悉药物的副作用，特别是需要大剂量应用时；并且应根据患者的具体情况（如年龄、体质等）处方，避免机械刻板。

急性肾衰竭

急性肾衰竭是由于各种原因使两肾排泄功能在短期内（数小时或数日）迅速减退，氮质废物堆积，水、电解质代谢和酸碱平衡失常，血肌酐和血尿素氮呈进行性增高的综合征，常伴少尿或无尿。但也有尿量不减少者，称非少尿型急性肾衰竭。

本病中医学属于"癃闭"、"关格"等范畴。

【必备名方】

1. 清瘟败毒饮加减：生石膏 20 克，生地黄 20 克，玄参 10 克，水牛角 10 克，黄连 6 克，栀子 10 克，桔梗 10 克，知母 20 克，连翘 15 克，甘草 6 克，牡丹皮 10 克，淡竹叶 20 克。水煎服。热扰心营，烦躁谵语者，加石菖蒲，以清热开窍，或另服安宫牛黄丸；肺热壅盛、咳嗽气促者，加黄芩、桑白皮、麦冬，以清泄肺热；大便不通者，加大黄、桃仁，以通腑泄热，或用桃仁承气汤加减；热盛动血者，加白茅根、紫珠叶，以清热凉血止血。

2. 黄连温胆汤加减：半夏 10 克，陈皮 10 克，茯苓 10 克，甘草 6 克，枳实 12 克，竹茹 20 克，黄连 3 克，大枣 5 个。水煎服。水湿内蕴、水肿严重者，加泽兰、猪苓，以利水消肿；湿阻中焦、苔黄厚腻者，加佩兰、砂仁、豆蔻、薏苡仁、苍术，以化湿。

3. 益肾利水汤：人参 6 克，黄芪 30 克，熟附子 10 克，白术 12 克，茯苓 30 克，猪苓 15 克，桂枝 12 克，泽泻 15 克，川芎 15 克，丹参 30 克，红花 15 克，大黄 5 克，车前子 15 克。水煎服。伴高血压者，加夏枯草 30 克（有血钾过高者不宜用）；伴心力衰竭、急性肺水肿者，加葶苈子 10～20 克；有感染者，加金银花、连翘、紫花地丁、黄连。

《名医推荐家庭必备名方（珍藏本）》

4. 生脉饮合参附汤加味：麦冬 10 克，五味子 12 克，人参 20 克，熟附子 10 克，生姜 10 克，大枣 5 个。水煎服。瘀血明显、唇黑甲青者，加当归、丹参养血活血；失血血虚者，用当归补血汤加味，重用黄芪，加当归、熟地黄，以补气养血。

5. 参芪地黄汤加减：党参 10 克，黄芪 10 克，熟地黄 20 克，泽泻 10 克，山药 10 克，牡丹皮 12 克，山茱萸 20 克。水煎服。气虚为主者，加人参、白术，以健脾益气；阴虚明显者，加南沙参、枸杞子、知母，以滋阴清热；余邪未尽、湿邪留恋、身热苔腻者，加黄芩、连翘、滑石、薏苡仁、豆蔻、广藿香，以清化湿热。

【名医指导】

1. 积极去除可引发急性肾衰竭的因素，如脱水、失血、休克、肾小球病变、肾小管病变及肾盂、输尿管、膀胱、尿道等梗阻性疾病。

2. 急性肾衰竭少尿期，热量供给应以易消化糖类为主，限制蛋白质和非必需氨基酸的摄入。总之以高能量低蛋白为原则，宜以动物性蛋白为主；并注意高血钾及上消化道出血等并发症。

3. 宜多卧床休息，注意口腔及皮肤卫生。

4. 限制水的摄入量：少尿期时，要严格限制水分的摄入，以免体液过多引起急性肺水肿或稀释性低钠血症。

5. 宜低盐低钠饮食：根据血钠的测定分别采用低盐、无盐饮食。

6. 高血钾时，要减少饮食中钾含量，避免含钾的食物，如香蕉等。含钾高的食物可通过冷冻、加水浸泡或弃去汤汁减少钾含量。

7. 多尿期时，适当增加营养，并应注意补充水和电解质，每日饮水 1000 毫升左右；注意给予维生素制剂。

8. 短期内可以好转者，应给与低蛋白饮食。胃肠道反应剧烈者，短期内可给以静脉补液，应以葡萄糖为主。

9. 恢复期时，膳食中的蛋白质可逐步提高，必要时可给予氨基酸注射液。

10. 急性肾衰竭时忌用刺激性食品，如酒、咖啡、辣椒等。

11. 避免劳累过度及强烈的精神刺激。

慢性肾衰竭

慢性肾衰竭是指发生于各种慢性肾脏疾病后期的一种以代谢产物和毒物潴留，水、电解质代谢和酸碱平衡失常及某些内分泌功能异常为主要表现的临床综合征。它是肾脏疾病和与肾脏有关疾病的最终归宿。

中医学中关于"关格"、"隆闭"的概念与现代医学的急性肾衰竭和慢性肾衰竭的尿毒症期有着很多相似的论述。

【必备名方】

1. 温肾泄浊方：生黄芪 15 克，淫羊藿 10 克，姜黄连 3 克，姜半夏 10 克，茯苓 12 克，丹参 10 克，车前子 10 克，大黄（后下）6～12 克。水煎服。无恶心呕吐者，去姜黄连、姜半夏；夜尿多而无浮肿者，加菟丝子 10 克，煨益智 6 克；尿少而浮肿者，加附子 6 克，白术 10 克。

2. 参芪地黄汤加减：党参 10 克，黄芪 10 克，熟地黄 20 克，泽泻 10 克，山药 10 克，牡丹皮 12 克，山茱萸 20 克。水煎服。心阴不足、心慌气短者，加麦冬、五味子、丹参、炙甘草，以益气养阴；大便干结者，加火麻仁或制大黄，以通腑泄热。

3. 全鹿丸加减：鹿（去皮及头蹄）适量，人参 10 克，白术 12 克，茯苓 10 克，炙甘草 12 克，当归 10 克，川芎 15 克，生地黄 20 克，熟地黄 20 克，黄芪 15 克，天冬 10 克，麦冬 10 克，枸杞子 10 克，杜仲 10 克，牛膝 10 克，山药 10 克，芡实 10 克，菟丝子 10 克，五味子 4 克，锁阳 7 克，肉苁蓉 8 克，补骨脂 4 克，巴戟天 4 克，胡芦巴 4 克，续断 10 克，覆盆子 12 克，陈皮 10 克，花椒 6 克，小茴香 5 克，沉香 10 克，青盐 5 克。

4. 小半夏加茯苓汤加减：半夏 10 克，茯苓 10 克，生姜 10 克。水煎服。湿浊较重、舌苔白腻者，加制苍术、砂仁、豆蔻、薏苡仁，以运脾燥湿；小便量少者，加泽泻、车前子、玉米须，以利水泄浊。

5. 五皮饮：桑白皮 10 克，陈皮 10 克，生姜皮 10 克，大腹皮 10 克，茯苓皮 10 克。水煎服。

【名医指导】

1. 积极治疗原发病：对各种急、慢性肾小球肾炎及狼疮性肾炎、紫癜性肾炎或可能累及肾脏的疾病（如高血压、糖尿病）积极治疗，以防止慢性肾衰竭的发生。

2. 避免感染、药物性肾损害、代谢性酸中毒、脱水、心衰、血压降低过快、过低等促使慢性肾衰竭加重的因素。

3. 适度锻炼。每日坚持散步，但要避免剧烈活动和过度疲劳。预防感冒，避免受凉。

4. 积极控制血压、血脂及血液黏稠状态。

5. 树立信心，坚持治疗，调整情绪，保持乐观心态。

6. 保持大便通畅，每日排便 2～3 次为宜。

7. 慢性肾衰竭的饮食需注意以下几点：

（1）限制蛋白饮食：宜食用富含必需氨基酸的高生物价优质蛋白，如鸡蛋、瘦肉、鱼肉、牛奶，尽可能减少植物蛋白（如花生、黄豆及其制品）的摄入，应以麦淀粉、藕粉为主食。

（2）摄入足量的糖类和脂肪，多食植物油、人造黄油和食糖。

（3）控制水和电解质的摄入：每日尿量超过 1000 毫升而又无水肿的慢性肾衰竭患者，不宜限制水、钾、钠的摄入，但对于尿少、水肿、心衰者应严格控制摄入量。

（4）注意补充水溶性维生素尤其是 B 族维生素、维生素 C 和叶酸等，并按病情补充钙、铁和锌等。

8. 禁用含有关木通、广防己、青木香、马兜铃等药的成药及汤剂，禁用对肾脏有损害的西药如氨基苷类抗生素等。

肾　　癌

肾癌是成人最常见的肾脏肿瘤。男性多于女性，常于 40 岁以后发生。男性吸烟者是肾癌的病因，女性吸烟者与之无关。咖啡可能增加肾癌的危险性，但与咖啡用量无关。肾癌还有家族发病倾向。本病早期主要症状为间歇性无痛性肉眼血尿，肿瘤位于肾下极或体积较大时，上腹可及包块。晚期症状为疼痛，常为腰部钝痛，肾外表现为发热、高血压、高血钙、多血症、精索静脉曲张、恶病质及肿瘤转移症状。

本病中医学属于"肾积"、"溺血"等范畴。中医学认为本病多由肾气不足，水湿不化，湿毒内生结于腰府或由湿热下注，气滞血瘀阻结水道所致。

【必备名方】

1. 四物汤合右归饮加减：白术 10 克，党参 10 克，黄芪 10 克，杜仲 10 克，补骨脂 10 克，当归 12 克，陈皮 12 克，棕榈炭 12 克，赤芍 12 克，马鞭草 30 克，白花蛇舌草 30 克，瞿麦 30 克，重楼 30 克，薏苡仁 30 克，黄精 15 克，山茱萸 15 克。水煎服。

2. 八正散加减：木通 10 克，大黄 10 克，栀子 10 克，白术 10 克，滑石 30 克，萹蓄 30 克，马鞭草 30 克，白花蛇舌草 30 克，瞿麦 30 克，重楼 30 克，薏苡仁 30 克，车前子 15 克，赤芍 15 克，灯心草 5 克。水煎服。热盛者，加黄柏 10 克，龙胆 10 克。

3. 小蓟饮子合导赤散加减：小蓟 30 克，生地黄 30 克，滑石 30 克，淡竹叶 10 克，藤黄 10 克，栀子 10 克，甘草 5 克，木通 5 克，藕节 15 克，大黄（后下）5 克。水煎服。反复发作者，去滑石、木通，加服二至丸；肝失疏泄、肝火盛而尿血者，用加味逍遥散；气滞血瘀、尿血有血块者，加桃仁、丹参。

4. 八珍汤加减：黄芪 25 克，太子参 15 克，女贞子 15 克，天冬 15 克，麦冬 15 克，黄精 15 克，茯苓 15 克，白术 15 克，甘草 5 克，生地黄 10 克，熟地黄 10 克，枸杞子 10 克，金银花 10 克，绞股蓝 15 克，白芍 5 克。水煎服。

5. 肾癌、肾盂癌中晚期或术后复发者方：瞿麦 20 克，蒲公英 30 克，龙葵 30 克，蛇莓 30 克，大蓟 30 克，小蓟 30 克，仙鹤草 30 克，土茯苓 30 克，半枝莲 30 克，黄柏 15 克，延胡索 10 克，竹茹 10 克，淡竹叶 10 克。水煎服。

名医推荐家庭必备名方（珍藏本）

【名医指导】

1. 戒烟，避免放射线侵害，慎用激素。加强对铅化合物接触的防护，减少与化学性致癌物质的接触。

2. 每晚坚持温水泡脚，在泡脚的同时可以按摩双耳、梳头发；做搓腰法、转腰操，以保护肾脏。

3. 肥胖者应注意减肥，并应养成不吸烟的好习惯。

4. 宜低盐饮食；忌食寒凉、冷饮，宜多喝温开水。烹调鱼、肉时温度不要太高，不吃烧焦的食物，不吃烤肉和腌腊的食物。

5. 每日早上醒来后将手臂内侧的肺经来回搓100下，再搓大腿上的胃经和脾经各50下，以及时排出体内毒素。中午的时候搓手臂内侧的心经，慢慢来回上下100次，再在腰部肾俞穴搓100下，补肾强肾。晚上临睡前在手臂外侧中间的三焦经上下来回搓100下，能有效缓解全身的疲劳，提高睡眠质量。

6. 注意保暖。

7. 保持积极乐观的心态，家属应帮助患者营造轻松的气氛，消除患者的紧张、焦虑。

8. 避免使用各种加重肾脏损害的药物。

膀 胱 癌

膀胱癌是泌尿系常见恶性肿瘤。其发病与一些化学物质尤其是芳香类氨染料、内源性色氨酸代谢异常及吸烟、摄入蛋白质过量、寄生虫、慢性炎症、病毒等因素有关。本病发病以50～70岁之间最多，男性多于女性。临床表现主要有无痛性和间歇性血尿，尿频尿急，排尿困难，严重时可出现急性尿潴留，还可出现腹部肿块、腰骶部或会阴部疼痛及贫血等症。

本病中医学大多以本虚标实为特点。本属肾气虚、脾气虚、肺气虚、肝气郁结等，标实为湿热、毒热、痰浊、瘀血为患。

【必备名方】

1. 知柏地黄汤加味：知母10克，山药10克，牡丹皮10克，泽泻10克，墨旱莲10克，生地黄30克，大蓟30克，小蓟30克，侧柏叶30克，黄柏5克，山茱萸5克，血余

炭15克，藕节15克。水煎服。

2. 八正散加减：木通6克，大黄10克，栀子10克，白术10克，滑石30克，萹蓄30克，马鞭草30克，白花蛇舌草30克，瞿麦30克，重楼30克，薏苡仁30克，车前子15克，赤芍15克，灯心草5克。水煎服。热盛者，加黄柏10克，龙胆10克。

3. 桃红四物汤加减：桃仁10克，红花10克，延胡索10克，香附10克，枳壳10克，丹参30克，马鞭草30克，白花蛇舌草30克，瞿麦30克，重楼30克，薏苡仁30克，赤芍15克，川贝母15克，夏枯草15克。水煎服。腰痛尿血者，加三七粉（冲服）3克，大蓟15克，小蓟15克。

4. 三金汤：金钱草60克，海金沙30克，鸡内金20克，石韦12克，冬葵子12克，滑石25克，瞿麦20克，萹蓄20克，赤芍15克，木通6克，泽兰12克，甘草10克。水煎服，每日1剂。

5. 小蓟饮子加减：生地黄30克，小蓟30克，滑石30克，木通6克，蒲黄10克，藕节30克，淡竹叶10克，栀子10克，半枝莲30克，苦参15克，白茅根30克，预知子30克。水煎服，每日1剂。阴虚火旺、小便短赤、口舌生疮者，加知母15克，黄柏10克，灯心草10克；小便不利者，加薏苡仁30克，金钱草30克；小便刺痛者，加龙葵30克，石韦30克；尿血不止者，加小蓟炭15克，仙鹤草30克，三七粉（冲服）6克；发热明显者，加蒲公英30克，白薇30克；小便混浊者，加萆薢30克，土茯苓30克；大便燥结者，加大黄（后下）10克，番泻叶5克等。

【名医指导】

1. 长期接触苯胺、二氨基联苯、2-萘胺、1-萘胺等化学物质，可引起该病，平时应避免；避免长时间从事铝制品、煤焦油、沥青、染料、橡胶、煤炭气化等职业。

2. 必须戒烟。

3. 多饮水。保持会阴区（特别是尿道口）的清洁，预防尿路感染。

4. 保持情绪平稳，心态乐观，解除紧张、恐惧、失望等不良心态。

5. 加强锻炼，增强体质；多在阳光下运动。

6. 劳逸结合，养成良好的生活习惯。早睡早起，保证充足的睡眠。

7. 饮食宜清淡、易消化、富有营养，不吃咸、辣、过热、过冷、过期变质的食物。

8. 增强自我防护意识，有任何异常征象如血尿、尿频、尿急、尿痛等应提高警惕，及时就医。

名医推荐家庭必备名方（珍藏本）

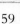

第五章　血液系统疾病

缺铁性贫血

缺铁性贫血是体内储存铁缺乏影响血红素合成所引起的贫血。临床表现除因贫血引起组织器官缺氧导致贫血的一般性表现外，还有因组织缺铁导致的各种临床表现，如精神行为异常、体力耐力下降、易感染、儿童生长发育迟缓等。

本病中医学相当于国家标准的"虚劳"，亦属于"萎黄"、"虚损"、"黄胖"等范畴。因饮食不节，损伤脾胃或失血过多，久病体虚，虫积等因素引起脏腑气血虚损的证候。

【必备名方】

1. 参芪四物汤加减：西洋参9克，黄芪24克，当归10克，白芍9克，川芎5克，熟地黄15克，白术10克，甘草6克，大枣10克，阿胶9克，山药10克，桔梗5克，五味子6克，薏苡仁10克，砂仁9克。水煎服。

2. 人参养荣丸：人参100克，白术100克，茯苓75克，炙甘草100克，当归100克，熟地黄75克，白芍（麸炒）100克，炙黄芪100克，陈皮100克，制远志50克，肉桂100克，五味子（酒蒸）75克。以上12味，粉碎成细粉，过筛，混匀。另取生姜50克，大枣100克，分次加水煎煮至味尽，滤过，滤液浓缩至相对密度为1.25（80℃）。每100克粉末加炼蜜35～50克与生姜、大枣液，泛丸，干燥，制成水蜜丸；或加炼蜜90～100克与生姜、大枣液拌匀，制成大蜜丸。

3. 芎归补中汤加减：当归15克，川芎5克，炒白术10克，炙黄芪30克，人参6克，炒白芍9克，炒杜仲15克，阿胶9克，五味子10克，炙甘草6克。水煎服。肾阳虚者，加淫羊藿9克，巴戟天9克。

4. 加味一贯煎：生地黄15克，枸杞子15克，麦冬15克，当归15克，石斛15克，南沙参20克，川楝子10克，酸枣仁10克，龟甲胶（烊化）10克，首乌藤30克。水煎服。

5. 化虫丸加减：胡椒粉1500克，鹤虱1500克，槟榔1500克，苦楝根1500克，白矾370克。上药为末，面糊为丸，如麻子大，每次服5丸。

【名医指导】

1. 出血是缺铁性贫血最常见的原因，首先应查找出血部位并止血。

2. 补充富含铁的食物，如各种肉类、禽蛋类、动物的肝、肾等；海带、紫菜、黑芝麻、芝麻酱、黑木耳、香菇、豆类及其制品等。每日可进食优质蛋白80克左右。

3. 提倡使用铁锅，铁铲炒菜，不提倡使用铝制品，以免影响钙的吸收。

4. 膳食中应包括维生素丰富的食物，特别是B族维生素和维生素C。

5. 铁剂不宜与牛奶、茶、四环素药物同时服用，以免影响铁剂吸收。饭后不宜饮茶。

6. 铁剂药物宜在两餐之间服用，可减少对胃肠道的刺激。

7. 纠正不良的饮食习惯，如偏食、素食主义等；避免食物过冷、粗糙。

再生障碍性贫血

再生障碍性贫血（简称再障）是由多种原因引起的骨髓造血干细胞、造血微环境损伤以及免疫功能改变，导致骨髓造血功能衰竭，而出现的全血细胞减少为主要表现的疾病。临床表现主要为进行性贫血；皮肤、黏膜出血，严重者有内脏出血；容易感染，引起发热。国外将再障分为重型、轻型两种，我国则分为急性型和慢性型两类。

本病中医学相当于国家标准的"髓劳"，亦属于"虚劳"、"血枯"、"血虚"、"温毒"、"急劳"、"热劳"等范畴。中医学认为本病的病因为六淫、七情、饮食不洁、房劳、邪毒等伤及气血、脏腑。从而影响到肝、心、脾、肾及骨髓。大病久病，失于调理，失治误治，损伤精血，因而出现血虚及虚劳诸症。

【必备名方】

1. 犀角地黄汤合黄连解毒汤合三方封髓丹加减：水牛角（先煎）30 克，生地黄 12 克，墨旱莲 15 克，小蓟 15 克，生槐花 30 克，茜草 15 克，仙鹤草 15 克，黄连 5 克，重楼 30 克，炒黄柏 10 克，砂仁（后下）3 克，熟地黄 15 克，山茱萸 10 克，山药 15 克，麦冬 20 克，炒牡丹皮 12 克，生白芍 20 克，生黄芪 15 克，党参 15 克，炒白术 15 克，陈皮 5 克，生甘草 5 克，炙甘草 5 克。水煎服。热甚、口咽溃烂者，加金银花、蒲公英、白花蛇舌草，以清热解毒；出血甚者，加侧柏叶、十灰散；伴咳嗽者，加黄芩、鱼腥草、桑白皮；心烦、紫斑密集者，加龙胆、紫雪丹；便血甚者，加槐花、生地榆；尿血者，加白茅根、大蓟、小蓟；胸闷、脘痞、水肿者，加薏苡仁、茵陈、广藿香，以利湿消肿。

2. 滋补肝肾方：丹参 12 克，当归 12 克，白芍 12 克，女贞子 12 克，牡丹皮 12 克，玄参 12 克，麦芽 12 克，墨旱莲 30 克，仙鹤草 30 克，桑椹 30 克，龟甲 30 克，龙骨 30 克，牡蛎 30 克，党参 30 克，黄芪 30 克，大枣 30 克，生地黄 30 克，枸杞子 30 克，花生皮 10 克，甘草 10 克，鸡内金 15 克，三七粉（冲服）3 克。水煎服。

3. 附子理中汤：人参（去芦）、白术（锉）、干姜（炮）、炙甘草（锉）、黑附子（炮，去皮脐）各等份。共为细末，炼蜜为丸，每服 12 克，水 1 盏化开，煎及 7 分，稍热服，食前小儿分作三、二服，大小以意加减。

4. 右归饮合二至丸加味：淫羊藿 15 克，仙茅 15 克，何首乌 12 克，桑椹 10 克，山茱萸 12 克，枸杞子 15 克，肉苁蓉 15 克，补骨脂 10 克，熟地黄 15 克，女贞子 10 克，墨旱莲 15 克，山药 15 克，肉桂 10 克，白芍 12 克。水煎服。

5. 补肾助阳活血方：补骨脂 30 克，何首乌 30 克，仙鹤草 30 克，鳖甲 30 克，黄芪 30 克，生牡蛎 30 克，鸡内金 20 克，仙茅 15 克，淫羊藿 15 克，鹿角胶（烊化）15 克，南沙参 15 克，熟地黄 15 克，赤芍 15 克，血余炭 12 克，三七 10 克，六神曲 10 克，制马钱子 5 克。水煎服。

【名医指导】

1. 禁用抑制骨髓的药物及可致再生障碍性贫血的药物，如氯霉素、四环素、甲巯咪唑（他巴唑）、吲哚美辛等。防止与物理及化学毒物接触，避免周围环境中有可能导致骨髓损害的因素。必须接触能致本病的化学、物理因素者，要严格执行劳动防护措施，定期作预防性检查。

2. 应注意观察和预防各种感染，避免外伤。

3. 平时根据天气变化注意加减衣物；避免接触患有感冒、肝炎等传染性疾病的患者；尽量避免去人流量大的公共场所。

4. 日常饮食、起居要规律；保持口腔、阴部、肛门和全身的清洁；每日搞好个人卫生；避免创伤感染。

5. 饮食宜食高热量、高蛋白质、高维生素、易消化的食物。注意饮食清洁，勿过滋腻、辛辣，避免食用发物，如羊肉、鱼等。

6. 定期到医院复查和接受治疗，按医嘱用药。

7. 多饮水，保持大便通畅，必要时使用药物帮助排便。

8. 保持心境平和，积极乐观，积极配合治疗。

9. 劳逸结合。宜保持居室内空气清新流通，多晒太阳。

10. 忌烟、酒，慎房事。避免划破出血；及注意观察有无自发性出血，必要时及时就诊。

11. 按时服用药物，定期复查。

《名医推荐家庭必备名方（珍藏本）》

12. 必要时亦可行造血干细胞移植。

溶血性贫血

溶血性贫血是指由于红细胞过早、过多地破坏而发生的贫血。正常情况下成熟红细胞的平均寿命为120日，自然消亡的红细胞和新生的红细胞数平衡，红细胞总量保持恒定。当红细胞破坏的速度超过骨髓造血的代偿能力时，则出现贫血。溶血性贫血的临床特征如下。①一般的贫血症状：心悸，乏力，呼吸短促，体位性头昏，心绞痛加重；②急性溶血可突然发病，背痛，胸闷，发热，甚至发生周围循环衰竭、少尿、无尿以致急性肾衰竭；③慢性溶血时，常有不同程度的肝脾大和黄疸，病程中可因某种诱因而使病情加剧；④先天性溶血病常从幼年即有贫血、间断的黄疸、脾大、溶血危象、胆石，少数可有小腿溃疡、骨改变，家族史常有贫血、黄疸、脾大、脾切除者。

本病中医学属于"黄疸"、"虚劳"、"虚黄"、"积聚"、"内伤发热"等范畴。

【必备名方】

1. 藿朴夏苓汤合茵陈蒿汤加减：茵陈20克，黄芩10克，广藿香10克，法半夏9克，薏苡仁20克，厚朴10克，茯苓15克，虎杖10克，泽泻10克，黄连6克，豆蔻10克。水煎服。后期兼面色无华、神疲乏力者，加党参、黄芪、当归、白芍；纳差腹胀、湿阻脾胃者，加白术、陈皮、砂仁。

2. 茵陈蒿汤加减：茵陈20克，栀子10克，大黄6克，茯苓15克，猪苓10克，滑石（包煎）30克。水煎服。胁痛较甚者，加柴胡、郁金、川楝子；恶心欲吐者，加陈皮、竹茹；心中懊恼者，加黄连、龙胆。

3. 归脾汤加减：黄芪30克，当归10克，党参15克，白术10克，阿胶10克，鸡血藤25克，白芍10克，茯苓10克，茵陈10克，熟地黄20克。水煎服。偏于气虚而苔厚腻者，去熟地黄、白芍，防滋腻碍脾；脘腹胀痛、纳呆神疲、食少便溏、脉细弱者，为肝郁脾虚证，当以理脾为主，而兼疏肝，可改用六君子汤加当归、芍药。

4. 四君子汤合六味地黄汤加减：党参15克，白术12克，茯苓15克，甘草10克，熟地黄20克，山药15克，山茱萸10克。水煎服。偏阴虚者，加何首乌15克，女贞子12克，玄参10克；偏阳虚者，加附子10克，淫羊藿10克；气血虚者，加黄芪30克，当归10克；黄疸未净者，加茵陈10克，泽泻10克。

5. 川楝子散合失笑散加减：川楝子9克，延胡索9克，蒲黄6克，五灵脂6克。共为细末，每服6克，用黄酒或醋冲服。气滞血阻较甚兼有寒象者，加青皮、陈皮、桔梗、香附、广藿香，以行气散结；加肉桂、三棱、莪术，以温通血络。

【名医指导】

1. 积极寻找病因，针对病因治疗。

2. 慢性溶血宜者补充叶酸；皮质类固醇对减轻自体免疫溶血性贫血有较好的疗效。

3. 避免补充维生素C。

4. 感染、劳累、精神刺激等常常成为该病发生的诱因，应避免。生活调理至关重要，要起居有常，随气候的变化及时增减衣服避免外感。

5. 居室安静整洁，室温以18℃～20℃为宜，湿度为50%～60%；阳光充足，冬季每日通风30～60分钟，每日紫外线空气消毒1～2小时。

6. 保持口腔清洁，勤洗澡及更换内衣，同时保持皮肤及肛周清洁干燥，避免感染。

7. 多饮水。饮食宜清淡、易消化、富有营养，避免进食酸性或过甜食物，禁食肥腻、生冷、辛辣滋补之品。

8. 头晕、心悸、气短者，应卧床休息，起床时动作宜缓慢。

9. 保持情绪平稳，心态乐观。避免精神紧张、焦虑。

10. 适当锻炼，避免重体力劳动；劳逸结合。

过敏性紫癜

过敏性紫癜是血管性紫癜中最常见的出血性疾病，属于一种变态反应性毛细血管炎。

临床主要表现是以皮肤紫斑为主，常伴有关节炎、腹痛及肾炎等症状，少数病人还伴有血管神经性水肿。本病以儿童及青少年为多见，男性多于女性。春秋两季发病者居多。

本病中医学相当于国家标准的"紫斑"，亦属于"肌衄"、"葡萄疫"等范畴。发病多由禀赋薄弱，形气不足，外感风邪所致，以致邪热郁于血脉，风热搏结，热伤脉络，迫血妄行，溢于肌肤则成紫斑。

【必备名方】

1. 犀角地黄汤：水牛角（久煎）30克，生地黄15克，牡丹皮10克，赤芍12克，茜草10克，黄连6克，黄芩10克，生石膏（先煎）30克，大黄（后下）5克，紫草12克，炒荆芥10克，防风10克。水煎服。

2. 紫草汤：紫草10克，生地黄15克，赤芍10克，牡丹皮15克，水牛角（先煎）18克，金银花10克，升麻10克，仙鹤草12克，连翘12克，甘草6克。水煎服。

3. 羌活胜湿汤加减：羌活10克，独活10克，川芎10克，炙甘草6克，防风10克，防己15克，当归10克，鸡血藤30克，桂枝6克，熟地黄15克，炮姜10克，苍术15克，厚朴10克。水煎服。

4. 益气养血方：黄芪15克，白术10克，党参15克，当归10克，茯苓15克，酸枣仁15克，龙眼肉8枚，大枣10枚，木香10克，丹参10克，川芎10克。水煎服。

5. 固冲汤加减：炙黄芪25克，炒白术20克，炒白芍15克，海螵蛸15克，煅龙骨15克，煅牡蛎15克，墨旱莲15克，白茅根15克，生地黄10克，熟地黄10克，牡丹皮10克，五倍子6克，西洋参6克，鲜苎麻根30克，羊蹄根30克。水煎服。

【名医指导】

1. 注意休息，避免劳累；防止昆虫叮咬，去除可能的变应原。

2. 适时增减衣服，防止感冒。

3. 控制和预防感染，在有明确的感染或感染灶时选用敏感的抗生素；应避免盲目的使用预防性抗生素。

4. 主食以大米、玉米面为主，多食瓜果、蔬菜，忌食肥甘厚腻；禁食生葱、生蒜、辣椒、酒类等刺激性食品；对曾产生过敏而发病的食物如鱼、虾、海产品、蛋等绝对禁食。不宜吃蚕豆、菠菜等。

5. 保持皮肤清洁，预防擦伤；溃破时及时处理，预防出血及感染。

6. 过敏体质的儿童不要养宠物，尽量减少与动物皮毛、花粉等过敏原接触，特别是已经明确变应原的患儿更应当注意。

7. 避免情绪波动及精神刺激。

8. 可在医师指导下行脱敏治疗。

9. 在病情未痊愈之前不要接种各种预防疫苗，必须在痊愈3～6个月后才能进行预防接种。否则，可能导致此病的复发。

特发性血小板减少性紫癜

特发性血小板减少性紫癜又称自身免疫性血小板减少性紫癜，是一类较为常见的出血性疾病，临床表现主要为出血倾向，常见症状有皮肤、黏膜出血，甚至血尿、胃肠道出血等内脏出血，以及失血性贫血。根据发病机制、诱发因素和病程，本病分为急性型和慢性型两类。急性型常为自限性，多见于儿童，无性别差异，春冬两季易发病；慢性型多见于成人，青年女性常见，女性发病率为男性的3～4倍。一般将病情迁延半年以上不愈或时而复发的病例称慢性型。

本病中医学相当于国家标准的"紫癜病"，亦属于"阴阳毒"、"发斑"、"肌衄"、"葡萄疫"、"紫斑"等范畴，部分严重病例并发脑出血者可归属于"中风"范畴。因先天禀赋因素，或邪毒壅遏脉络、或因病久脾虚不摄等，使血溢脉外，病理性质有实有虚，急性型以热盛邪实为主，慢性型则以体虚多见。

【必备名方】

1. 石膏清热汤：生地黄30克，金银花30克，生石膏30克，天花粉10克，知母10克，芦根10克，黄芩10克，龙胆10克，荆芥10克，防风10克，枳壳10克，甘草3克。水煎服。

2. 犀角地黄汤合黄连解毒汤加减：水牛角30克，生地黄15克，赤芍10克，牡丹皮

10 克，黄连 6 克，黄芩 10 克，大黄 5 克，金银花 12 克，白茅根 15 克。水煎服。烦渴喜饮者，加生石膏、知母；便秘尿黄者，重用大黄、栀子；鼻衄、齿衄者，加藕节、侧柏炭，黄芩改用黄芩炭；便血者，加生地榆炭、三七粉；尿血者，加小蓟、墨旱莲。

3. 茜根散合大补阴丸加减：生地黄 12 克，知母 15 克，麦冬 15 克，白芍 12 克，阿胶 10 克，女贞子 12 克，墨旱莲 30 克，牛膝 15 克，玄参 15 克，黄芩 12 克，知母 15 克，茜草 30 克，仙鹤草 30 克。水煎服。

4. 紫癜汤：黄芪 20 克，党参 20 克，鸡血藤 20 克，熟地黄 20 克，茜草 20 克，黄精 15 克，制何首乌 15 克，山茱萸 15 克，菟丝子 15 克，当归 15 克，生地黄 25 克，仙鹤草 25 克，赤芍 10 克，玄参 10 克，甘草 6 克，花生皮 3 克。水煎服。

5. 清肝健脾汤：牡丹皮 15 克，栀子 15 克，黄芩 15 克，白芍 15 克，龙骨 15 克，炒白术 15 克，墨旱莲 15 克，枸杞子 15 克，当归 15 克，黄芪 30 克，鲜白茅根 20 克，生地黄炭 20 克，阿胶 10 克，甘草 6 克，大枣 5 枚。水煎服。

【名医指导】

1. 积极锻炼，增强体质，避免感染。

2. 发病较急、出血严重者，需绝对卧床休息；缓解期应注意休息，避免过劳和外伤。

3. 慢性患者，可根据体力情况适当进行锻炼，不宜劳累。

4. 饮食调理需注意以下几点：食宜软而细；如有消化道出血，应给予半流质或流质饮食，宜凉不宜热；不宜食用抗原性较强或被称为"发物"的食物，如虾、蟹、蛋、奶及酒、烟、辛辣之品，忌用头孢菌素、奎宁、对氨柳酸钠、利福平、阿司匹林等药物；饮食要有规律，主副食应以高蛋白、维生素为主（如小麦、玉米、小米、糯米、豆类、瘦肉、蛋类等），多吃新鲜水果和蔬菜（如橘子、大枣、核桃、红皮花生、菠菜、白菜）。忌食辛辣油腻及不易消化的食物。

5. 用药时注意避免使用致敏药物。紫斑多伴皮肤瘙痒者，可用炉甘石洗剂或九华粉洗剂涂擦。

6. 避免情绪波动或精神刺激，消除恐惧心理。

7. 注意清洁卫生；学会自我保护，服药期间不与感染者接触，去公共场所须戴口罩。

8. 病情加快严重者，可采用脾切除治疗。

白细胞减少症和粒细胞缺乏症

正常人的外周血中的白细胞数量虽与年龄的关系有一定波动，但总的来看一般都是在 $(4.0 \sim 10.0) \times 10^9$ /升。如果低于 4.0×10^9 /升称白细胞减少症。而白细胞中主要是中性粒细胞及淋巴细胞，尤以中性粒细胞占主要成分，因此白细胞减少，常是中性粒细胞减少。当粒细胞绝对值低于 2.0×10^9 /升时，称粒细胞减少症。若粒细胞继续下降，当低于 0.5×10^9 /升时，则称粒细胞缺乏症。白细胞减少症一般可无明显表现或有乏力及易感染等。若粒细胞缺乏症，临床常有头晕、乏力，低热及呼吸道、泌尿道等严重感染、高热等表现。

本病中医学属于"气血虚"、"温病"等范畴。本病因劳倦内伤、病后失调或药后伐伤、脾肾亏虚、气血不足、阴阳失调，病位在脾肾，以虚证多见，可见兼有瘀、湿热，虚实夹杂，尤以肾精气亏虚为主。

【必备名方】

1. 升白汤：黄芪 30 克，党参 30 克，白术 10 克，当归 10 克，茯苓 10 克，女贞子 10 克，黄精 10 克，鸡血藤 10 克，菟丝子 10 克，枸杞子 10 克，生地黄 10 克，熟地黄 10 克，陈皮 6 克。水煎服。

2. 健脾益气方：党参 30 克，北沙参 15 克，黄芪 30 克，薏苡仁 15 克，陈皮 10 克，法半夏 10 克，茯苓 15 克，白术 12 克，防风 10 克，砂仁 6 克，巴戟天 15 克，炙甘草 6 克。水煎服。

3. 补血益肾资生汤：白芍 10 克，枸杞子 10 克，淫羊藿 10 克，补骨脂 10 克，熟地黄 10 克，鸡血藤 30 克，黄芪 15 克，益母草 15 克，当归 15 克，虎杖 15 克，炙甘草 6 克，何首乌 15 克，女贞子 15 克，墨旱莲 15 克，山茱萸 15 克。水煎服。

4. 益脾补肾方：黄芪 20 克，女贞子 15 克，淫羊藿 12 克，党参 20 克，益智 15 克，补骨脂 12 克，山茱萸 10 克，肉桂 6 克，白术 15 克，熟地黄 12 克，茯苓 12 克，何首乌 15 克，山药 20 克，甘草 6 克。水煎服。

5. 生血养荣丸：鹿角胶 15 克，紫河车 12 克，熟地黄 12 克，何首乌 15 克，菟丝子 12 克，巴戟天 12 克，狗脊 15 克，山茱萸 10 克，丹参 20 克，当归 10 克，川芎 10 克，人参 10 克，鸡血藤 15 克，白术 12 克，山药 20 克，女贞子 12 克，白花蛇舌草 15 克，花生皮 10 克。水煎服。

【名医指导】

1. 饮食宜清淡而富于营养，忌肥甘厚腻。感染期慎食羊肉、虾、蟹等发物，不宜进食生冷。

2. 注意气候变化，及时增减衣被，防止感受外邪而发病。

3. 避免服用造成骨髓损害或白细胞减少的药物。

4. 避免接触造成骨髓损害的化学物质及放射性物质。有接触放射线的工作人员，注意安全防护，定期检查血常规；如发现白细胞减少，立即调离岗位。对接触苯、二甲苯类有毒化学品的工作人员，要定期查血常规。

5. 对患传染病、血液病、免疫性疾病的患者，应积极治疗原发病。

6. 对营养障碍者，应有针对性检查及纠正。

7. 对曾有药物过敏史或曾发生过用药后粒细胞减少者，应避免服用同类药物。

8. 注意营养，供给足够的维生素 C 和 B 族维生素。

9. 积极预防各种感染，提高机体的免疫力。

弥散性血管内凝血

弥散性血管内凝血又称消耗性凝血病或去纤维蛋白综合征。是多种原因致弥散性微血管内血栓形成，继之因凝血因子及血小板被大量消耗及纤维蛋白溶亢进而发生的出血综合征。早期可见凝血时间缩短而无出血倾向。到后期有凝血障碍时，出现出血症状，轻者皮肤见出血点，重者出现大片瘀斑，并有呕血、咯血、便血、血尿、少尿或无尿，以及寒战、惊厥、昏迷、呼吸困难、发绀、腹痛、黄疸等症状。

中医学认为本病主要因感受外邪，可因热邪温毒，亦可因感受寒邪；或久病体虚，气滞血瘀；或因于外伤，形成瘀血内阻。血瘀后，血运受阻，血不循经，溢于脉外，而为出血、瘀斑。此外，久病脏腑虚损，无力推动血液运行，血运不畅，可形成血瘀；严重外伤直接损伤血络，伤及脏腑，同样可发生血瘀。本病的发生原因虽多，但其基本病理机制主要是血瘀形成，血行瘀滞，相继发生出血，进而导致脏腑功能衰败。

【必备名方】

1. 清瘟败毒饮合桃红四物汤加减：生地黄 12 克，犀角 3 克，石膏 20 克，黄连 5 克，黄芩 10 克，金银花 15 克，连翘 15 克，牡丹皮 15 克，当归 12 克，赤芍 15 克，桃仁 10 克，红花 6 克。水煎服。出血严重者，加仙鹤草、白茅根、三七；便血者，加大黄；神昏谵语者，加服安宫牛黄丸。

2. 当归补血汤合桃红四物汤加减：黄芪 30 克，人参 10 克，当归 15 克，熟地黄 10 克，赤芍 15 克，丹参 15 克，桃仁 10 克，红花 5 克。水煎服。出血严重者，加仙鹤草、三七；贫血严重者，加阿胶、大枣。

3. 生脉散加二至丸合桃红四物汤加减：生地黄 12 克，西洋参 6 克，麦冬 20 克，五味子 10 克，墨旱莲 15 克，女贞子 15 克，当归 15 克，白芍 15 克，桃仁 10 克，红花 5 克，阿胶 10 克，三七 10 克。大便干结者，加火麻仁、黑芝麻；心烦不宁者，加茯神，少佐黄连。

4. 黄芪桂枝五物汤加味：黄芪 20 克，桂枝 10 克，当归 15 克，白芍 10 克，炙甘草 10 克，大枣 3 枚，川芎 10 克，桃仁 10 克，红花 5 克，细辛 3 克。水煎服。肢厥冷者，加附子、人参；出血不止者，加艾叶炭、血余炭。

《名医推荐家庭必备名方（珍藏本）》

【名医指导】

1. 本病危重，重在预防，应及时有效地控制感染、严重创伤、肿瘤等，及时去除原发病因。

2. 予高营养、易消化食品，避免过热、过硬及化学刺激性食物。少食乳制品及豆制品。

3. 清洁口腔时，尽量使用软毛牙刷及非酒精类漱口液（如生理盐水、朵贝液）。

4. 指导患者避免各种可引起出血的活动，如用力擤鼻涕、使用剃须刀、用牙签剔牙、挖鼻孔、屏气及剪指甲等。

5. 保持大便通畅，指导患者多饮水，多食香蕉、蜂蜜。必要时，遵医嘱给予粪便软化剂，避免灌肠及应用栓剂，以防止损伤黏膜出血。

6. 在病情不允许活动时，应绝对卧床休息；病情好转后可适当活动，避免用力、过劳。

7. 保持呼吸道通畅，及时清除分泌物，避免用力咳嗽。

8. 一旦发生本病，应积极治疗，避免皮肤、脑、肾、肺、心、肝等栓塞坏死及功能不全。

骨髓增生异常综合征

骨髓增生异常综合征是一组骨髓克隆异常的恶性疾病，骨髓中造血干细胞增殖分化异常，造血细胞发生形态、结构、功能和细胞遗传学的变化。临床主要症状为贫血、出血、感染。少数患者有淋巴结、肝脾大及胸骨压痛等。本病可原发或继发于化疗、放疗之后。在疾病过程中部分病例可转变为白血病。

本病中医学属于"虚劳"、"血证"、"热劳"、"癥瘕"、"温病"等范畴。病因多为先天禀赋不足，因虚致病，气血亏虚，渐至阴阳。外因为邪毒侵袭，邪毒入里，伤及营阴，累及于骨髓，生血不足，也至血虚，血虚则可至气虚，病程日久，而成虚劳。本病的出血，可由瘀血内阻使血不循经而外溢，热伤血络，迫血妄行，或因气不摄血，血虚不固而引起出血，可用止血、祛瘀、宁血、补虚等方法治疗。

【必备名方】

1. 银翘白虎汤加减：金银花15克，连翘15克，蒲公英20克，板蓝根30克，生石膏30克，白花蛇舌草15克，水牛角30克，生地黄15克，赤芍10克，牡丹皮10克，紫草15克，玄参15克，牡蛎30克，夏枯草15克，水蛭10克，生甘草6克。水煎服。

2. 当归补血汤合二至丸加减：黄芪30克，当归10克，女贞子15克，墨旱莲15克，制何首乌15克，熟地黄15克，鳖甲30克，三棱15克，紫河车20克，阿胶30克，丹参30克，鸡血藤15克，青黛10克，猪苓15克，土茯苓15克。水煎服。

3. 滋阴养血方：生地黄20克，枸杞子20克，白茅根20克，墨旱莲20克，鸡血藤20克，麦冬15克，山茱萸15克，牡丹皮15克，当归15克，侧柏叶15克，阿胶（烊化）10克，甘草10克。水煎服。

4. 温肾填精方：太子参15克，补骨脂15克，天冬15克，知母15克，女贞子15克，墨旱莲15克，龟甲15克，锁阳15克，紫河车3克，黄芪30克，仙鹤草30克，生地黄15克，黄柏10克，地骨皮12克。水煎服。

5. 补气滋阴方：黄芪30克，红参15克，阿胶20克，三七15克，山茱萸10克，丹参15克，玄参15克，黄芩10克，金银花12克，菊花10克，黄连6克，羌活10克，防风10克，茯苓15克，钩藤15克，佛手10克，枳壳10克，远志15克，橘络5克，甘草6克。水煎服。

【名医指导】

1. 生活规律：若无症状，可正常活动，注意避免过劳。当严重发作时，应卧床休息。

2. 预防感染：避免精神创伤及过度劳累，防止诱发本病加剧的因素。

3. 注意营养，合理饮食。宜进食高蛋白、高热量、高维生素易消化的清淡饮食；对肉类、蛋类、新鲜蔬菜的摄取要全面，不偏食。

4. 保持情绪平稳，心情舒畅，心态积极乐观，配合治疗。

5. 保持室内清洁，通风，空气新鲜，避免交叉感染。

6. 注意皮肤、口腔、前后二阴的清洁。

7. 不能自行乱用药物，尤其是抗生素，以避免二重感染。

8. 如有必要可行造血干细胞移植。

脾功能亢进

脾功能亢进（简称脾亢）是一种综合征，临床表现为脾大，一种或多种血细胞减少，而骨髓中却是相应细胞系的幼稚细胞过度增生，脾切除后血常规恢复，症状缓解。脾亢分为原发性和继发性两大类。原发性脾亢由于病因不明，很难确定该组疾病是否为同一病因引起的不同后果，或为相互无关的独立疾病。继发性脾亢一般有较明确的病因。

中医学认为本病多因情志抑郁，寒湿侵袭，病后体虚，或黄疸、疟疾等经久不愈，使脏腑失和，阻滞气机，瘀血内停，或兼痰湿凝滞而成癥积。

【必备名方】

1. 归脾汤合大黄䗪虫丸加减：白术9克，茯神9克，黄芪12克，龙眼肉12克，酸枣仁12克，人参6克，木香6克，炙甘草3克，当归9克，远志6克。水煎，送服大黄䗪虫丸。血虚明显者，加熟地黄、阿胶、丹参、龙眼肉；出血明显者，加仙鹤草、三七；有腹水者，加牵牛子、胡芦巴、冬瓜子。

2. 软肝缩脾丸加减：柴胡6克，黄芩10克，蝉蜕6克，僵蚕10克，片姜黄6克，红花10克，炙鳖甲20克，生牡蛎20克，生大黄6克，焦三仙10克。水煎服。出血者，加小蓟、生地黄、藕节；腹水浮肿者，加牵牛子、茯苓皮。

3. 失笑散：蒲黄6克，五灵脂6克。共为细末，每服6克，用黄酒或醋冲服。气滞血阻较甚兼有寒象者，酌加丹参、桃仁、红花、赤芍，以攻除其积。

4. 膈下逐瘀汤合六君子汤加减：五灵脂6克，当归9克，川芎6克，桃仁9克，牡丹皮6克，赤芍6克，乌药6克，延胡索3克，甘草9克，香附5克，红花9克，枳壳5克，

人参9克，白术9克，茯苓9克，陈皮3克，半夏4.5克。水煎服。

5. 八珍汤合化积丸：当归（酒拌）10克，川芎8克，白芍8克，熟地黄（酒拌）15克，人参3克，白术10克，茯苓8克，炙甘草5克，水煎，送服化积丸。头晕目眩、少气懒言、疲倦乏力者，加黄芪、山药，以健脾益气；面色苍白、头晕眼花、心悸脉细甚者，加何首乌、阿胶，以养血补血；口干咽燥、渴欲饮水者，加石斛、南沙参、天花粉、麦冬，以生津养液；积块坚硬、瘀血尤甚者，加穿山甲、鳖甲、水蛭、虻虫、桃仁、丹参，以软坚活血祛瘀。但应注意掌握分寸，不可过度，以免血脉溃破，血液外溢而致大出血。

【名医指导】

1. 积极治疗引起脾大的各种疾病，如血液系统疾病、自身免疫性疾病、淤血性疾病等。

2. 要慎起居，适寒温，注意预防外感；适当进行户外活动，多呼吸新鲜空气；进行适宜的体育锻炼，如气功、打太极等，增强体质及抗病能力。

3. 注意饮食调养，宜进食营养丰富的食物，忌辛辣、生冷不洁之物。宜食用鲤鱼、牛肉、猪肚、带鱼、黄花菜等；避免食用利气消食、油腻的食物，如鸭肉、螃蟹、牡蛎、海带、绿豆芽、黄豆芽、洋葱等。

4. 补充维生素和微量元素。多食新鲜蔬菜、水果，注意补充维生素 B_1、维生素 B_2、维生素 C、维生素 E、维生素 K 等微量元素（如锌、硒）。

5. 伴有食管胃底静脉曲张者，应禁食硬食、油炸、粗纤维食物。

6. 保持心情舒畅、乐观。

7. 必要时可行脾切除手术。但脾切除后易患血源性感染，故对幼年、老年及长期卧床的患者切脾要特别慎重。

白血病

白血病是造血系统的恶性肿瘤，即造血干细胞及祖细胞的恶性变。根据白血病细胞

《名医推荐家庭必备名方（珍藏本）》

的成熟程度和自然病程，白血病分为急性与慢性两大类，各自有其特点。急性白血病的细胞多为原始细胞及幼稚细胞，起病急，病情发展迅速，自然病程仅几个月。慢性白血病的细胞多较成熟，病情发展缓慢，自然病程为数年。临床以高热、贫血、出血、浸润为特征。

本病中医学属于"温病"、"急劳"、"热劳"、"血证"、"虚劳"等范畴。本病发生与一身元气之盈亏盛衰有关。元气不足则温养一身脏腑无力，故化生新的气血精液不足，致正气虚弱，防御功能下降，抵抗邪毒无力，邪毒容易深入而直达骨髓，耗血伤髓，导致骨髓生血紊乱，白细胞成熟障碍，因而停留在幼稚细胞阶段。

【必备名方】

1. 当归补血汤加味：黄芪 20 克，当归 10 克，熟地黄 15 克，生地黄 15 克，枸杞子 15 克，党参 30 克，阿胶 20 克，何首乌 15 克，墨旱莲 15 克，白花蛇舌草 15 克。水煎服。

2. 蒿芩清胆汤加减：青蒿 12 克，黄芩 30 克，陈皮 9 克，法半夏 10 克，茯苓 15 克，太子参 15 克，生地黄 20 克，砂仁 6 克，生黄芪 30 克，生甘草 10 克，半枝莲 30 克，猪苓 30 克，炒枳壳 10 克，生白术 15 克，木香 5 克，浙贝母 20 克，制天南星 15 克，大枣 15 克。水煎服。

3. 清瘟败毒饮加减：犀牛角粉 2 克，青黛 10 克，生地黄 30 克，赤芍 12 克，牡丹皮 12 克，小蓟 30 克，生石膏 30 克，知母 12 克，太子参 30 克，大黄 6 克，三七粉 3 克，金银花 15 克，连翘 15 克，蒲公英 30 克，柴胡 15 克，黄芩 9 克。水煎服。

4. 益气补肾方：天蓝苜蓿 15～20 克，墓回头 15～20 克，龙葵 10～15 克，黄芪 15～20 克，鸡血藤 15～20 克，党参 10～15 克，当归 10～15 克，熟地黄 10～15 克，补骨脂 10～15 克，山茱萸 5～10 克，菟丝子 5～10 克，土茯苓 5～10 克，阿胶（烊化兑服）5～10 克。水煎服。

5. 活血散结方：黄芪 40 克，炒白术 12 克，茯苓 12 克，党参 20 克，炒桃仁 12 克，红花 12 克，莪术 12 克，丹参 12 克，牡丹皮 20 克，当归尾 12 克，三棱 12 克，金银花 20 克，生栀子 20 克，半枝莲 40 克，黄芩 12 克，地骨皮 40 克。水煎服。

【名医指导】

1. 避免接触有毒和有害的物质，如苯、放射线等。

2. 保持良好情绪，避免焦虑、紧张、急躁。

3. 生活规律。养成良好的生活习惯，增强机体的免疫力，避免病毒感染。

4. 患病期间稳定期，每日应安排一定的时间进行锻炼，应根据体力恢复情况、个人爱好和活动条件自行选择锻炼方法如慢跑、太极拳、体操、气功等，但活动量不宜过大，避免剧烈活动，不要摔倒、碰撞头部和腹部等，以免引起颅内及内脏出血。

5. 白细胞减少患者，饮食要特别注意卫生，所用碗筷等用具在使用前用开水冲烫，饭后要漱口，忌生冷凉菜、剩饭菜，水果不可多吃；不宜吃过硬食物；大便保持通畅，避免排便时用力；可服用润肠通便的药物。

6. 注意饮食起居卫生，避免出入人群密集的公共场所，防止感染，一旦出现感冒、腹泻等症状时及时就医。

7. 保持口腔清洁，进食前后用温开水漱口。宜用软毛牙刷，以免损伤口腔黏膜引起出血和继发感染。

8. 避免使用氯霉素、保泰松以及某些抗病毒药、抗肿瘤药以及免疫抑制药。

9. 骨髓移植及化疗都是目前治疗白血病常用的方法。

恶性淋巴瘤

恶性淋巴瘤是一组原发于淋巴结和淋巴组织的恶性肿瘤，以淋巴网状组织恶性增生为特征的疾病。临床以无痛性、进行性淋巴结肿大为主要表现，其中以颈部淋巴结肿大最多见，其余依次为腹股沟、腋下、锁骨上下窝淋巴结，亦可伴有肝脾大，晚期可出现恶病质。恶性淋巴瘤根据形态不同分为霍奇金病和非霍奇金淋巴瘤两大类。在我国 95%

左右的淋巴瘤为非霍奇金淋巴瘤。

本病中医学属于"石疽"、"失荣"、"恶核"、"癥瘕"等范畴。其病因是多种多样的，如六淫、伤食等邪毒之郁结积聚，脏腑经络失调，阴阳气血等正气亏损，致使机体痰滞、气郁、血瘀、毒蓄等结聚成块，其中痰滞血瘀、痰瘀互结是主要成因之一。

【必备名方】

1. 温痰软坚方：黄芪 18 克，熟地黄 15 克，鹿角胶 5 克，夏枯草 8 克，天南星 10 克，莪术 18 克，桂枝 6 克，茯苓 10 克，甘草 3 克。水煎服。

2. 行气化痰方：夏枯草 15 克，白芍 10 克，青皮 8 克，柴胡 9 克，山慈菇 12 克，当归 8 克，莪术 12 克，白花蛇舌草 30 克，天冬 15 克，生黄芪 10 克，穿山甲 15 克，茯苓 10 克，黄芩 8 克。水煎服。

3. 祛瘀解毒方：金银花 10 克，白花蛇舌草 10 克，天冬 15 克，白毛藤 30 克，丹参 15 克，牡丹皮 10 克，麦冬 10 克，石斛 12 克，黄芩 9 克，葛根 15 克，大黄 9 克，干瓜蒌 25 克，生地黄 10 克，太子参 15 克。水煎服。

4. 滋阴补肾方：天冬 30 克，白花蛇舌草 30 克，南沙参 12 克，生地黄 12 克，麦冬 9 克，茯苓 12 克，天花粉 10 克，白茅根 15 克，黄精 12 克，枸杞子 10 克，太子参 15 克，知母 12 克，白术 10 克，西洋参 6 克，绞股蓝 15 克。水煎服。

5. 益气健脾方：生黄芪 30 克，北沙参 15 克，天冬 15 克，生地黄 24 克，熟地黄 24 克，山茱萸 12 克，夏枯草 12 克，海藻 12 克，石见穿 30 克，炙穿山甲 12 克，鳖甲 12 克，蛇六谷 30 克，酸枣仁 12 克，瓜蒌皮 15 克，生牡蛎 30 克，肉苁蓉 15 克，女贞子 12 克，淫羊藿 15 克，菟丝子 15 克，鸡内金 12 克。水煎服。

【名医指导】

1. 避免接触有毒的化学物质及放射线；避免病原体的感染。

2. 早期患者可适当活动，有发热、明显浸润症状时应卧床休息。

3. 给予高热量、高蛋白、富含纤维素、易消化饮食为主。多食具有抗恶性淋巴瘤作用的食物如穿山甲、蟾蜍、田鸡、芋艿、核桃、荔枝、黄颡鱼（黄鸭叫）、田螺、羊肚、猫肉、牡蛎等。多饮水。适量的补充盐分。

4. 忌咖啡等兴奋性饮料，忌葱、蒜、姜、桂皮等辛辣刺激性食物，忌肥腻、油煎、霉变、腌制等食物。

5. 保持皮肤清洁：每日用温水擦洗，尤其要保护放疗照射区皮肤，避免一切刺激性因素，如日晒、冷热、各种消毒剂、肥皂、胶布等刺激。内衣宜宽大，选用吸水性强的柔棉织品。

6. 保持大便通畅：便秘者可多食用粗纤维食物，如芹菜等。

7. 注意个人清洁卫生，做好保暖，预防各种感染。

8. 保持乐观的心态，积极配合医师治疗；家属亦应安慰患者，帮助其建立战胜疾病的信心。

《名医推荐家庭必备名方（珍藏本）》

《名医推荐家庭必备名方（珍藏本）》

第六章　内分泌系统疾病

尿崩症

尿崩症是指下丘脑和（或）垂体病变引起精氨酸加压素（AVP，又称抗利尿激素，ADH）分泌不足（中枢性尿崩症），或 AVP 基因/AVP 载体蛋白基因，或肾脏病变引起肾远曲小管、集合管上皮细胞 AVP 受体和（或）水通道蛋白（AQP）及受体后信息传递系统缺陷，对 AVP 失去反应（肾性尿崩症）而引起的一组临床综合征。根据病因可以分为原发性（特发性）尿崩症、继发性尿崩症和遗传性尿崩症。其临床特点是多尿、烦渴、低相对密度尿和低渗尿。以青年人多见，男性多于女性。一般起病日期明确，常突发多尿、烦渴与多饮，夜尿显著增多。

本病中医学在国家标准中命名为"尿崩"。素体肾虚、情志失调、瘀血阻滞及他病转归均可导致本病。尿崩的基本病机是水津直趋膀胱而下泄。病变的脏腑主要在肺、脾（胃）、肾，而与肾关系最密切。病性属本虚标实，本虚为主，本虚为津气耗伤或阴阳虚损，标实为燥热。

【必备名方】

1. 清滋补脾方：生地黄 40 克，熟地黄 40 克，枸杞子 40 克，龟甲（先煎）10 克，党参 30 克，甘草 30 克，山药 30 克，红参（另煎兑入药中）10 克，黄连 10 克，黄柏 10 克，大黄 10 克，麦冬 15 克，玄参 15 克，鲜石斛 15 克，五味子 15 克，桑螵蛸 15 克，酸枣仁 20 克，山茱萸 10 克，水牛角（另煎汁兑入药中）30 克。水煎服。

2. 固泉汤：黄芪 60 克，桂枝 10 克，茯苓 10 克，白术 20 克，山茱萸 20 克，山药 30 克，菟丝子 15 克，金樱子 15 克，生地黄 20 克，桑螵蛸 15 克，覆盆子 15 克，苏木 10 克，鸡内金 10 克，乌药 10 克，知母 20 克，升麻 6 克。水煎服，每日 1 剂。苔白腻者，茯苓加至 20 克，加泽兰 15 克；苔黄腻、有湿热者，加泽兰 15 克，黄柏 6 克；便秘者，加火麻仁 20 克；睡眠差者，加五味子 10 克；口干甚者，加玉竹 20 克，麦冬 20 克。

3. 止尿方：黄精 10 克，鸡内金 15 克，天花粉 15 克，白术 15 克，黄芪 20 克，太子参 15 克，升麻 10 克，柴胡 10 克，葛根 10 克，蝉蜕 5 克，僵蚕 6 克，肉桂 6 克，续断 10 克，五倍子 10 克，桑螵蛸 15 克，海螵蛸 10 克，鹿角霜 3 克，益智 15 克，山药 15 克，乌药 10 克，炙甘草 6 克。水煎服，每日 1 剂。

4. 固精缩泉方：熟地黄 15 克，山茱萸 10 克，山药 15 克，桑螵蛸 10 克，龟甲 15 克，枸杞子 10 克，当归 6 克，牡丹皮 6 克，乌药 6 克，五味子 6 克，煅牡蛎 15 克。水煎服。瘀血严重者，加蜈蚣 2 克，桃仁 10 克，红花 6 克。

5. 左归麦门冬汤加减：北沙参 30 克，麦冬 15 克，法半夏 12 克，甘草 6 克，粳米 15 克，熟地黄 15 克，山茱萸 15 克，山药 15 克，茯苓 15 克，枸杞子 15 克，麦芽 15 克，黄连 6 克。水煎服。

【名医指导】

1. 积极寻找病因。若为继发性所致者，及时去除原发病因。

2. 长期精神刺激如恐吓、忧伤、焦虑或精神紧张等，可使本病更加严重，应避免。

3. 合理饮食：以营养丰富、易于消化的食物为主，避免食用高蛋白、高脂肪、辛辣和含盐过高的食品；忌烟、酒，忌饮茶与咖啡。

4. 注意预防感染，尽量休息，适当活动。

5. 患者身边应备足温开水，但注意不要过量，避免水中毒。注意适量补充盐分，避免脱水。

6. 保持皮肤及黏膜的清洁。

7. 特发性尿崩症常属永久性，部分需终身服药；避免突然停药，定期复查。

甲状腺功能亢进症

甲状腺功能亢进症（简称甲亢）又称毒性弥漫性甲状腺肿，是一种自身免疫性疾病，指多种病因导致体内甲状腺激素分泌过多，引起以神经、循环、消化等系统兴奋性增高和代谢亢进为主要表现的一种临床综合征。本病多见于20～40岁女性。临床表现为弥漫性甲状腺肿大（肿大的甲状腺上、下叶外侧可听到血管杂音，并可触及震颤）、高代谢综合征、浸润性突眼、心血管等多系统症状、特征性皮损和甲状腺肢端病。严重时可出现甲状腺危象。

本病中医学属于"瘿病"范畴，现在国家标准中"瘿气"一病与之相似或相关对应。系由情志内伤以及体制因素导致气滞痰凝，痰气互结，化火伤阴，以颈部喉结两旁结块肿大、伴眼球突出、心悸、急躁亢奋、多食消瘦、恶热多汗、舌淡红苔薄白或舌红少苔、脉弦或细数为主要临床特征的一类疾病。本病部位在颈前，与肝有密切关系，亦与心、脾、胃、肾有关。本病初期实证者居多，以肝经火旺证候多见；本病晚期以虚证为主，或虚中夹实，以心肝、心肾阴虚，或肝肾阴虚阳亢证多见。

【必备名方】

1. 平突汤：夏枯草20克，生牡蛎30克，丹参15克，蒺藜12克，白芍15克，决明子12克，菊花10克，浙贝母10克，生甘草5克。水煎服。气滞夹瘀者，赤芍12克，郁金15克，以行气化瘀；夹痰湿症见眼睑肿胀、上睑下垂者，加法半夏9克，茯苓15克，以渗湿化痰；肝肾阴虚症见目涩、视物

模糊者，加枸杞子12克，桑椹10克，女贞子12克，墨旱莲12克，以滋补肝肾。

2. 平甲汤：海藻30克，龙胆3克，生牡蛎30克，珍珠母30克，浙贝母9克，夏枯草30克，黄芩3克，生甘草3克，赤芍9克，黛蛤散15克，车前子12克。水煎服。有结节者，加炮穿三甲、桃仁、红花、忍冬藤；大便溏、乏力者，去龙胆，加白术、茯苓、白扁豆；阴虚、腰痛、耳鸣者，加生地黄、龟甲、天冬、麦冬、女贞子；便秘者，加大黄；手抖者，加全蝎、钩藤；痰多者，加清半夏、陈皮；失眠者，加酸枣仁、远志、茯神；胸闷、胁痛者，加郁金、川楝子。

3. 滋阴降火汤：党参15克，黄芪20克，茯苓12克，五味子10克，生地黄15克，龟甲20克，鳖甲15克，夏枯草10克，白芍10克，玉竹15克，知母12克。水煎服。兼肝郁者，加柴胡10克，郁金10克，栀子12克；兼肝火明显者，加石决明15克，钩藤12克，龙胆12克，黄芩10克；兼有多食易饥、消瘦者，加白术12克，山药15克。

4. 知柏地黄汤加减：熟地黄15克，山药10克，山茱萸15克，茯苓10克，牡丹皮10克，泽泻10克，知母10克，黄柏10克。水煎服。耳鸣、腰酸者，加桑寄生、牛膝；经少或经闭者，加何首乌、益母草；阳痿者，加淫羊藿、仙茅。

5. 三甲复脉汤加减：生地黄15克，阿胶10克，麦冬15克，白芍15克，炙甘草8克，牡蛎10克，火麻仁5克，鳖甲10克，龟甲10克。水煎服。颈前肿大明显者，加玄参、夏枯草、黄药子；双眼突出明显者，加枸杞子、白芥子、泽泻、地骨皮、白蒺藜。

【名医指导】

1. 宜食用高热量、高蛋白、富含维生素的食物；多饮水。

2. 忌食含碘量高的食物，特别是海带、海鱼、海产品等。

3. 戒烟；忌浓茶、咖啡、酒等，不吃辛辣食品，特别是辣椒、葱、姜、蒜等。

4. 患病期间注意休息，不要活动过量，积极配合医师治疗。

5. 患病期间，家属应体贴患者，理解患

者情绪波动及紧张焦虑是由本病所致，并尽量安慰患者。

6. 患病后早日采取正确的治疗方法。避免突然停药、随意加减药量。定期复查肝肾功能。

7. 若甲亢合并妊娠时，应权衡利弊并决定胎儿的去留。

8. 治疗期间，避免感染、手术、精神刺激等不良因素诱发甲状腺危象。

甲状腺功能减退症

甲状腺功能减退症（简称甲减）是指组织的甲状腺激素作用不足或缺如的一种病例状态，即是指甲状腺激素的合成、分泌或生物效应不足所致的一组内分泌疾病。新生儿甲减的患病率约为1∶4000，以后随增龄而逐渐升高，女性明显高于男性。甲减可由多种原因引起，其中绝大多数系由自身免疫性（桥本、慢性淋巴细胞性）甲状腺炎、甲状腺放射性碘治疗或甲状腺手术所致。临床上一般以甲状腺起病时年龄分为3型：功能减退始于胎儿期或新生儿者称呆小病（又称克汀病）；功能减退始于发育前儿童期者称幼年性甲状腺功能减退症，严重时称幼年黏液性水肿；功能减退始于成人期者称甲状腺功能减退症，严重者称黏液性水肿。临床表现一般取决于起病年龄和病情的严重程度。胎儿和婴幼儿患甲减常导致身材矮小和智力低下，且多属不可逆性。成年型甲减多见于女性。

本病中医学属于"虚劳"病之"气虚"、"阳虚"等范畴。现在国家标准列有"瘿劳"病与本病对应，是由于脾肾阳虚、气血亏虚、水湿泛滥所致的虚劳类疾病。本病以本虚为主，主要为气虚、阳虚，可伴阴虚血亏，有时可兼标实。病变部位主要在脾、肾，可涉及心、肝。

【必备名方】

1. 参芪桂附汤：黄芪40～60克，党参20～40克，肉桂粉3～6克，附子6～9克，熟地黄20～30克，炙甘草5～10克。水煎服。腹胀便秘者，加肉苁蓉20克，当归20克；嗜睡懒言者，加升麻10克，以升阳；毛发稀疏脱落者，加何首乌15克，枸杞子20克，以补精血；面浮肢肿者，加茯苓20克，白术10克，生姜10克，以健脾化湿。

2. 助温药方：黄芪30克，党参30克，熟附子12克，肉桂12克，仙茅9克，淫羊藿12克，生薏苡仁30克，枸杞子12克。水煎服。脾胃消化欠佳者，加鸡内金9克，焦山楂12克，焦六神曲12克，陈皮6克，以消食化滞；脾虚贫血者，加当归9克，大枣15克，以健脾补血；脾气虚之便秘者，加瓜蒌30克，火麻仁30克，以润肠通便。

3. 温阳汤：制附子6克，党参15克，熟地黄15克，黄芪20克，茯苓20克，白术12克，甘草5克，淫羊藿10克，丹参10克。水煎服。阳虚甚者，加肉桂、鹿角胶、细辛；阳虚水泛者，加泽泻、薏苡仁；水气凌心者，加葶苈子、泽泻；气虚甚者，加太子参、五味子；瘀血甚者，加莪术、桃仁、红花。

4. 开瘀消胀汤：郁金10克，三棱10克，莪术10克，丹参30克，大黄10克，肉苁蓉10克，淫羊藿10克，巴戟天10克。水煎服。胁肋胀痛、烦躁易怒、腹胀嗳气者，加柴胡、白芍、青皮、枳壳、法半夏，以疏肝理气；脾胃虚寒、大便溏泻者，去大黄或改用大黄炭；瘀肿较重者，加山药、薏苡仁、茯苓，以健脾化湿；心悸怔忡者，加炒酸枣仁、炒麦芽、鸡内金，以养心消滞；头晕目眩者，加夏枯草、珍珠母、黄柏，以平肝潜阳；舌有瘀斑、行经腹痛、经下瘀血者，加泽兰、牛膝、桃仁、红花、香附。

【名医指导】

1. 注意预防：避免由地方性缺碘以及手术、放疗或服用药物不当引起本病。

2. 一旦确诊本病，需甲状腺制剂终身替代治疗。

3. 避免劳累过度，宜调畅情志。预防感冒，注意保暖，避免受凉及创伤感染。

4. 饮食应以富含热量、易消化食物为主，如乳类、鱼类、蛋类及豆制品、瘦肉等，限制脂肪和富含胆固醇饮食。可多食甜食，忌冰冷食物如冰糕、冷饮、凉饭、凉菜，忌生硬、煎炸及过分油腻之品。

5. 阳虚明显者，可用龙眼肉、红枣、莲

子等煮汤。妇女可在冬令配合阿胶、核桃、黑芝麻等以气血双补。

6. 应动、静结合，做适当的锻炼。养成每日大便的习惯，以防发生肠梗阻。

7. 患病期间，患者表情呆滞、情绪低落，家属及周期的朋友应予以理解并尽量安慰患者。

8. 补充适量碘。避免食用卷心菜、白菜、油菜、木薯、核桃等，以免发生甲状腺肿大。

9. 慎用胰岛素、镇静药、麻醉药等。这些药可诱发昏迷。

10. 适当参加各种体育运动。如在寒冷的地方运动，如冷水浴、滑冰等，不宜过劳；适当进行日光浴、温泉浴。

甲状腺炎

甲状腺炎是由于细菌、病毒等侵入机体，引起甲状腺肿大，结节样变。其可分为急性、亚急性、慢性3种类型。本病可能与自身免疫有关，主要表现似甲亢，可有心动过速、不耐热、多汗、疲劳、肌无力、体重下降等表现，但无突眼和胫前黏液性水肿。甲状腺轻度肿大（散发型多无甲状腺肿），无触痛，质地较坚实。典型病人在甲亢期后出现一过性甲减。

本病中医学属于"瘿病"范畴，系由于情志内伤以及饮食和水土失宜导致气、痰、瘀互结于颈前所引起的，以颈部喉结两旁结块肿大为主要临床特征的一类疾病。本病与肝有密切关系，也与心、脾、胃、肾有关。瘿病的基本病机为气、痰、瘀三者壅结颈前，属实证者居多；病久则郁积化火，耗损正气而转为虚实夹杂之证候，虚者以气虚、阴虚多见。

【必备名方】

1. 银翘散合五味消毒饮加减：金银花12克，连翘12克，荆芥12克，牛蒡子12克，桔梗15克，薄荷（后下）6克，野菊花12克，紫花地丁12克，蒲公英30克，大青叶30克，淡竹叶15克，甘草6克。水煎服。咽喉肿痛甚者，加射干15克，山豆根15克，

以清热利咽；热甚者，加牡丹皮12克，栀子15克，黄芩15克，以清热凉血；颈痛较甚者，加制乳香15克，制没药15克，以通行气血。

2. 龙胆泻肝汤加减：龙胆12克，栀子15克，柴胡12克，黄芩15克，车前草30克，泽泻15克，生地黄18克，浙贝母15克，牡蛎（先煎）30克。水煎服。急躁易怒甚、胸胁胀满者，加夏枯草30克，郁金15克，以疏肝解郁；颈部肿痛甚者，加牡丹皮12克，赤芍15克，丹参20克，以凉血消肿；颜面潮红者，加白芍20克，以柔肝养阴。

3. 柴胡疏肝散合温胆汤加减：柴胡12克，赤芍15克，陈皮10克，川芎15克，枳壳15克，香附12克，茯苓15克，法半夏12克，竹茹15克，甘草6克，丹参15克，浙贝母15克。水煎服。颈肿者，加夏枯草30克，牡蛎30克，以散结消结；恶心痞满者，加生姜9克，瓜蒌15克，以降逆消痞；胸胁满甚者，加川楝子15克，郁金15克，以疏肝理气；头晕目眩甚者，加菊花15克，天麻15克，以明目开窍。

4. 滋阴消瘿汤：柴胡12克，夏枯草12克，青蒿12克，鳖甲9克，玄参12克，生牡蛎30克，浮小麦15克，龙胆9克，虎杖12克，板蓝根18克，昆明山海棠9克，山慈菇9克，赤芍12克。水煎服。

5. 八味肾气丸加减：熟地黄15克，山茱萸12克，茯苓15克，山药15克，牡丹皮12克，泽泻18克，桂枝15克，熟附子12克，黄芪30克，杜仲15克，巴戟天15克。水煎服。纳少便溏甚者，加砂仁10克，白术15克，党参20克，以健脾燥湿；浮肿甚者，加猪苓15克，以利水消肿；腰膝酸软者，加桑寄生30克，淫羊藿15克，以温肾壮阳。

【名医指导】

1. 在治疗期间应戒烟，少吃或不吃对病情恢复和药物治疗有不良影响的食物，如含酒精的饮料、烈性酒、辣椒、胡椒、花椒、卤料、动物颈脖等。水肿时，应限制钠盐。

2. 发病初期应卧床休息，饮食宜清淡。高热者，甲状腺区置冰袋；合并甲状腺功能亢进者，应避免精神刺激，进食富含营养的

食物。

3. 预防感冒，保持情绪稳定。

4. 建立战胜疾病的信心，配合医务人员积极进行治疗。

5. 避免日光和紫外线照射。

6. 应节育，活动期不能妊娠。

7. 饮食宜忌：宜进食富含蛋白质、纤维素、含铁及 B 族维生素的食物；多食热性食物如山羊肉、狗肉、鹿肉、姜、韭菜等；饮食宜温热不宜寒凉；宜食含碘较高食物如海带等；多吃含钙食物。

8. 多听激情的音乐，以提高机体的代谢水平。

慢性淋巴细胞性甲状腺炎

慢性淋巴细胞性甲状腺炎又称慢性自身免疫性甲状腺炎，包括两种临床类型，即甲状腺肿大的桥本甲状腺炎和甲状腺萎缩的萎缩性甲状腺炎。本病多见于女性，各年龄均可发病，以 30~50 岁多见。感染和膳食中的碘化物是诱发本病的两个主要环境因素。桥本甲状腺炎典型的临床表现是逐渐增大的甲状腺、逐渐发生的甲减。甲状腺呈弥漫性肿大，两叶可能不对称，质地硬韧，常伴有结节，也可出现轻度压痛及咽部不适感。

本病中医学属于"瘿病"范畴，系由于情志内伤以及饮食和水土失宜导致气、痰、瘀互结于颈前所引起的，以颈部喉结两旁结块肿大为主要临床特征的一类疾病。本病与肝有密切关系，亦与心、脾、胃、肾有关。瘿病的基本病机为气、痰、瘀三者壅结颈前，属实证者居多；病久则郁积化火，耗损正气而转为虚实夹杂之证候，虚者以气虚、阴虚多见。

【必备名方】

1. 四海舒郁丸合消瘰丸加减：青木香 15克，陈皮 15 克，昆布 15 克，牡蛎 30 克，海藻 15 克，海螵蛸 20 克，玄参 15 克，浙贝母15 克，柴胡 12 克。水煎服。胸胁胀满甚者，加佛手 15 克，枳实 15 克，以行气理气；肝郁化火，心烦易怒者，加牡丹皮 12 克，栀子12 克，龙胆 12 克，以清泻肝热；颈瘿肿大明

显者，加川楝子 15 克，夏枯草 20 克，以散结消瘿。

2. 养阴清热汤：生黄芪 30 克，太子参30 克，丹参 30 克，磁石 30 克，白术 15 克，茯苓 15 克，黄精 15 克，何首乌 15 克，白芍15 克，生地黄 18 克，天冬 12 克，枸杞子 12克，玄参 12 克，海藻 12 克，大枣 20 克，夏枯草 9 克，炙甘草 6 克。水煎服。

3. 益气养阴消瘿汤：生黄芪 30 克，太子参 30 克，丹参 30 克，白术 15 克，茯苓 15克，白芍 15 克，黄精 15 克，何首乌 15 克，生地黄 18 克，天冬 12 克，枸杞子 12 克，玄参 12 克，夏枯草 9 克，浙贝母 9 克，大枣 20克，炙甘草 6 克。水煎服。

4. 扶正消瘿汤：党参 15 克或人参 5 克（另炖），茯苓 10 克，丹参 10 克，赤芍 10 克，青皮 6 克，陈皮 6 克，法半夏 6 克，炙甘草 6克。水煎服。甲亢者，加天冬 12 克，麦冬 12克，五味子 10 克，生地黄 15 克；甲减者，加桂枝 6 克，淫羊藿 10 克，鹿角霜 10 克；病程长、甲状腺肿硬、有血瘀征象者，加三棱10 克，莪术 10 克。

5. 海藻玉壶汤：海藻 20 克，昆布 15克，浙贝母 15 克，陈皮 15 克，川芎 15 克，半夏 15 克，连翘 15 克，青皮 10 克，当归 10克，甘草 3 克。水煎服。伴胸胁胀痛、胸闷太息者，加柴胡 12 克，郁金 12 克；体盛痰湿、纳呆泛恶者，加白术 12 克，苍术 12 克，茯苓 30 克，胆南星 9 克；舌暗、口干不欲饮、瘿块质硬者，加鳖甲（先煎）10 克，红花 15 克，水蛭粉（分次冲服）6 克。

【名医指导】

1. 如甲状腺功能正常，无须特殊治疗，需要随诊；甲减患者应行甲状腺激素替代治疗，选用甲状腺片或左旋甲状腺素，直至维持剂量维持治疗。若经手术治疗，术后需终生甲状腺激素替代治疗。

2. 应避免大剂量的碘剂摄入。

3. 生活作息时间规律，避免熬夜。保持情绪平和稳定，不宜发怒。

4. 预防感冒及外伤感染。

5. 戒烟、酒。

6. 慎食生冷、油腻、辛辣及煎炸食品。

若出现甲状腺功能亢进的表现，宜饮食清淡，食用含维生素高的新鲜蔬菜、水果及营养丰富的瘦肉、鸡肉、淡水鱼、香菇、银耳、百合、桑椹等食物，忌食碘、辣椒、羊肉、浓茶、咖啡等湿热或有刺激性食物。若出现甲状腺功能减退的表现，除忌碘外宜吃含维生素高的新鲜的蔬菜、水果及虾、海参、胡桃肉、山药等。

腺垂体功能减退症

成人腺垂体功能减退症又称 Simmond 病，是由不同病因损伤下丘脑、下丘脑-垂体通路、垂体而引起腺垂体全部或大部受损，导致单一（孤立）、多种（部分）或全部垂体激素分泌不足的疾病。生育期妇女因产后腺垂体缺血性坏死所致者，称 Sheehan 综合征。由垂体本身病变引起的腺垂体功能减退症称原发性，由下丘脑以上神经病变或垂体门脉系统障碍引起者称继发性腺垂体功能减退症。本病常见病因有垂体和下丘脑附近肿瘤、产后腺垂体坏死及萎缩、感染和炎症、手术和创伤或放射性疾病等。其中垂体瘤为最常见的原因。

本病中医学属于"虚劳"、"产后痨"等范畴。中医学认为本病的产生多由产后失血过多所致。因先天禀赋不足，后天养护失调，复遭失血、病邪、外力损伤等引起。肾藏精，产后出血，精血耗竭，肾失所藏。肾精亏虚，肾阳不足，导致脾阳虚损，运化乏力，不足以滋养先天；肾水不足，肝失所养，精血亏虚，诸脏失养。

【必备名方】

1. 八珍汤或十全大补汤加减：党参 10 克，白术 10 克，茯苓 10 克，炙甘草 3 克，熟地黄 10 克，川芎 10 克，当归 10 克，白芍 15 克，炙黄芪 15 克，阿胶 10 克，菟丝子 10 克，淫羊藿 10 克。水煎服。闭经者，加益母草；腰膝酸软者，加续断、桑寄生；乏力甚者，重用黄芪。

2. 大营煎加减：熟地黄 30 克，当归 15 克，枸杞子 15 克，杜仲 10 克，制附子 10 克，鹿角胶 10 克，牛膝 15 克，巴戟天 15 克，淫羊藿 12 克，补骨脂 15 克，阿胶 10 克，肉桂 5 克，炙甘草 10 克，何首乌 10 克，白芍 10 克，黄精 15 克。水煎服。

3. 补益肝肾丸：黄芪 150 克，党参 90 克，山药 150 克，黄精 300 克，枸杞子 150 克，淫羊藿 90 克，熟地黄 150 克，白芍 150 克，菟丝子 90 克，肉苁蓉 150 克，钟乳石 90 克，肉桂 60 克，紫河车 2 具。上药共研末，制为蜜丸，分服。

4. 补肾汤：熟地黄 40 克，山茱萸 15 克，牡丹皮 15 克，玄精石 15 克，紫石英 50 克，生牡蛎 50 克，石菖蒲 20 克，龟甲 50 克，当归 15 克，牛膝 15 克，白芍 20 克。水煎服。

5. 参附汤合生脉散加减：人参 10 克，制附子 10 克，干姜 10 克，甘草 5 克，麦冬 15 克，五味子 5 克，黄芪 15 克，当归 10 克，白芍 15 克，熟地黄 15 克。水煎服。

【名医指导】

1. 做好围生期监护，避免发生产后大出血。产后大出血、休克者，应在 2 小时内进行输血。

2. 患者应摄入足够热量、高蛋白、多种维生素以及适量含钠、钾、氯的食物。

3. 注意劳逸结合，避免劳累、感染、情绪激动等应激状态。

4. 慎用或禁用巴比妥类安眠药、氯丙嗪等中枢神经抑制药及胰岛素、降血糖药、吗啡等药物。

5. 患者通常应坚持激素替代治疗，如遇感染等应激情况时应及时遵医嘱调整激素剂量，以有效控制感染。

6. 遇感染、危象、昏迷时及时到医院救治。出现危象的患者，应安排在有良好抢救条件的病房，及时进行抢救，注意保暖，保持安静，密切注意出入液量。

7. 贫血严重者，可予输血或补充白蛋白等。

8. 针对病因治疗后，靶腺激素的替代治疗是长期的，患者应坚持服用。家属应鼓励患者坚持治疗。激素品种的更换及计量的调整均应在专业医师的指导下进行。

名医推荐家庭必备名方（珍藏本）

名医推荐家庭必备名方（珍藏本）

库欣综合征

库欣综合征又称皮质醇增多症，是由多种原因引起肾上腺皮质分泌过多糖皮质激素（主要是皮质醇）所致的临床综合征。本病多见于女性，以20～40岁居多。典型的临床症候群是由皮质醇过多造成代谢紊乱引起，主要表现为满月脸，向心性肥胖，皮肤痤疮、紫纹、多毛，糖尿病倾向，高血压综合征，骨质疏松，对感染抵抗力降低，性功能障碍及女性男性化等。

本病中医学相当于"肾亢"。肾亢是指癌瘤、药物等多种因素侵及肾系，出现以满月脸、面红、肩背腹部肥胖、皮肤紫纹、粉刺、血压高、骨质不坚等为常见症状的肾系疾病。本病因情志失调，致肝失调达，郁而化火，肝火上炎；或先天禀赋不足，肝肾阴虚，阴不敛阳，肝阳上亢，相火妄动而发病。

【必备名方】

1. 龙胆泻肝汤加味：龙胆6克，黄芩9克，栀子9克，泽泻12克，木通5克，车前子9克，柴胡6克，当归3克，生地黄9克，甘草6克，女贞子9克，墨旱莲9克，桑椹9克。水煎服。

2. 朱氏平肝汤：珍珠母30克，石决明20克，黄连6克，黄柏3克，栀子15克，胆南星9克，瓜蒌10克，大黄9克，太子参9克，黄芪3克，葛根15克，罗布麻叶10克。水煎服，每日1剂。

3. 藿朴夏苓汤加减：广藿香6克，厚朴9克，法半夏9克，茯苓9克，薏苡仁15克，豆蔻6克，苍术9克，滑石12克，大腹皮9克，通草9克。水煎服。若中焦湿热从阳化燥，则见身热不扬，汗出而热不减，大便干结，肢体困重，精神委靡，多毛，舌苔黄厚，脉沉实或沉涩。治以荡涤燥结，方用大承气汤加味：大黄12克，芒硝6克，枳实12克，厚朴24克，黄精12克，生何首乌12克，龙胆9克。水煎服。

4. 滋水清肝饮加减：生地黄15克，山茱萸10克，山药10克，茯苓10克，牡丹皮10克，泽泻10克，黄精10克，地骨皮10克，龟甲10克，鳖甲10克，柴胡10克，栀子10克。水煎服。失眠者，加远志、酸枣仁；头痛昏胀者，加石决明、罗布麻叶、生龙牡；口苦咽干者，加黄芩、石斛；紫纹明显者，加桃仁、红花；大便秘结又系相火偏旺，加生大黄、瓜蒌；阴虚甚于相火而大便秘结者，加肉苁蓉、桃仁、郁李仁。

5. 六君子汤合五皮饮加减：党参12克，山药12克，炒薏苡仁12克，白术8克，炙甘草5克，陈皮7克，半夏7克，白芥子7克，紫苏子7克，姜皮6克，茯苓皮10克，当归10克。水煎服。

【名医指导】

1. 积极查找引起本病的病因，针对病因进行治疗，如摘除垂体肿瘤、肾上腺皮质肿瘤等。

2. 不宜过于劳累，重者卧床休息，轻者可适当活动。

3. 宜低盐饮食，每日只可用3～5克食盐，低胆固醇、低糖饮食；多食五谷类、根茎类、新鲜蔬菜及高钾碱性、富含蛋白、高维生素的食物。

4. 避免受寒，尽量保暖，防止感冒。

5. 遵医嘱服药，不擅自减药或停药。

6. 科学减肥，宜根据具体情况决定自己的体重标准，在医师指导下选用减肥药。

7. 要注意预防高血压、低血钾、血糖紊乱的情况。

8. 患病期间患者情绪波动较大，注意力不集中，家属应予以理解并尽量安慰患者。

原发性慢性肾上腺皮质功能减退症

慢性肾上腺皮质功能减退症分为原发性与继发性两类。原发性慢性肾上腺皮质功能减退症又称艾迪生病，是由于双侧肾上腺皮质破坏，肾上腺糖皮质激素（皮质醇）和盐皮质激素（醛固酮）分泌缺乏所引起。主要病因是肾上腺皮质萎缩（与自体免疫有关）和肾上腺结核，其他还有双侧大部或全部肾上腺切除、真菌感染、白血病细胞浸润和肿瘤转移等所致。患者以中年及青年为多，男女患病率几乎相等，原因不明者以女性为多。

本病起病缓慢，早期表现为易倦，乏力，记忆力减退，逐渐出现皮肤色素沉着，全身虚弱，消瘦，低血糖，低血压，直立性晕厥，心脏缩小，女性腋毛和阴毛稀少或脱落。在应激（外伤、感染等）时容易产生肾上腺危象。

本病中医学属于"黑疸"、"虚损"范畴，是因先天肾气羸弱，或后天肾气过损如劳倦过度或痨、癌、瘤等疾病侵害，使脏气亏损，肾气虚衰，血脉瘀阻所致。基本病机为命火衰微、真阳不足，兼有瘀血，以疲乏无力、消瘦、肤色黧黑、血压下降为主要表现。

【必备名方】

1. 十全大补汤加减：党参10克，炙黄芪10克，肉桂3克，熟地黄15克，白术10克，川芎6克，当归15克，白芍10克，茯苓10克，炙甘草6克，丹参10克，陈皮10克。水煎服。脘痞腹胀者，加半夏、厚朴、砂仁；大便稀溏者，去熟地黄，加山药、芡实；心悸失眠者，加酸枣仁、龙齿、黄连；郁郁寡欢者，加香附、合欢皮、郁金。

2. 右归丸加减：熟地黄15克，附子5克，肉桂3克，山药10克，山茱萸10克，菟丝子10克，鹿角胶10克，枸杞子10克，当归10克，杜仲10克，白术10克，党参10克，炙甘草6克。水煎服。纳差腹胀者，加砂仁、木香、陈皮；神疲乏力者，加黄芪，党参改人参；腹中冷痛、下利清谷者，加用附子理中丸；五更泄泻者，加用四神丸；瘀血征象明显者，加红花、丹参、土鳖虫；性欲减退明显者，加鹿茸、锁阳；女子闭经者，加红花、川牛膝、穿山甲。

3. 二仙汤加减：仙茅15克，生地黄15克，枸杞子15克，山茱萸15克，麦芽15克，巴戟天15克，淫羊藿30克，黄芪30克，茯苓30克，甘草30克，知母10克，当归10克，女贞子25克。水煎服。

4. 益肾养肝健脾汤：熟地黄15克，山药25克，枸杞子15克，牡丹皮15克，泽泻15克，茯苓25克，酸枣仁50克，菟丝子15克，补骨脂15克，沙苑子15克，白扁豆15克，续断15克，鹿角霜15克，煅龙骨30克，煅牡蛎30克。水煎服。

5. 四逆肾气汤：附子9克，肉桂3克，生地黄12克，熟地黄12克，山药12克，山茱萸9克，泽泻12克，茯苓12克，牡丹皮9克，干姜3克，甘草5克，龙齿30克，磁石30克。水煎服。

【名医指导】

1. 避免过度疲劳、感染、受伤，或呕吐、腹泻及大汗所引起的失水，或温度剧变等刺激。

2. 由卧位改为坐位或立位时，动作要缓慢；若感觉有头昏、眼前发黑等症状，应立即坐下或平卧。

3. 饮食规律，避免发生低血糖。饮食须富含糖类、蛋白质及维生素类，多钠盐、少钾盐饮食（如豆瓣酱、咸虾米、甜面酱等）；多食用富含维生素C的各种新鲜蔬菜和水果（如大白菜、小白菜、鲜柿子椒、辣椒、番茄、鲜藕、豆芽等）。可多食羊肾或猪肾、黑色食品等补肾食物以及富含硒的动物内脏、肉类及强化硒元素的面粉、大米等。

4. 忌酒、咖啡因、烟草及油煎炸食品、高度加工的食物，如熏肉、火腿等。

5. 进行适当体育锻炼，以增强体质，减少并发症。

6. 在发热、劳动强度增强时，适当增加糖皮质激素用量。

7. 患者皮肤黑是由于病变所致，只要坚持正确的治疗，会随着病情的控制而减退。外出时打伞或戴遮阳帽，科学使用增白的化妆品。

8. 肾上腺结核者，应积极抗结核治疗；肾上腺肿瘤者，可手术治疗。

9. 家人应安慰鼓励患者，帮助患者建立战胜疾病的信心。

甲状腺癌

甲状腺癌是头颈部比较常见的恶性肿瘤，女性多见。由于甲状腺癌的病理类型较多，生物学特性差异很大。低度恶性的甲状腺癌有时可自然生存10年以上，有的甚至有肺部转移还能带病生存5年左右，但高度恶性的甲状腺癌可以在短期内死亡。绝大多数的甲状腺癌都发生在青壮年。本病的病因尚不明确。

本病中医学属于"瘿瘤"范畴，与"石瘿"相似，古人已观察到该病的发生与地区环境密切相关。并提出石瘿、气瘿、劳瘿、肉瘿、血瘿等五瘿的分类。坚硬不移者，称"石瘿"；皮色不变，称"肉瘿"；盘脉露结者，称"劳瘿"；赤脉交替者，称"血瘿"；随忧愁消长者，称"气瘿"。

【必备名方】

1. 平消丹：枳壳 30 克，干漆 6 克，郁金 18 克，芒硝 18 克，仙鹤草 18 克，五灵脂 15 克，制马钱子 12 克。共为细粉，水泛为丸。每次 1.5～6 克，每日 3 次。

2. 消癌汤：夏枯草 140 克，当归 15 克，白芍 15 克，玄参 15 克，乌药 15 克，浙贝母 15 克，僵蚕 15 克，昆布 9 克，桔梗 9 克，陈皮 9 克，川芎 9 克，甘草 9 克，香附 30 克，红花 6 克。共入砂锅内，水煎浓汁，过滤去渣，将汁复入锅内，文火熬浓，加蜂蜜 240 克，再熬成膏备用。每日 1～2 匙，开水冲后温服。

3. 清肝芦荟丸加减：当归 12 克，川芎 12 克，昆布 12 克，生地黄 30 克，白芍 20 克，黄连 10 克，夏枯草 10 克，生甘草 10 克，猪牙皂 3 克，芦荟 1 克。水煎服。口渴明显者，加天花粉 30 克，知母 12 克。

4. 十全大补汤加减：南沙参 30 克，太子参 30 克，生地黄 30 克，黄芪 30 克，当归 12 克，玄参 12 克，赤芍 12 克，白芍 12 克，苍术 12 克，白术 12 克，鹿角霜 15 克，夏枯草 10 克，紫河车 10 克，白芷 10 克。水煎服。颈部疼痛明显者，加延胡索粉 3 克。

5. 通窍活血汤合养阴清肺汤加减：生地黄 30 克，赤芍 15 克，麝香（冲服）0.06 克，川芎 12 克，桃仁 12 克，玄参 12 克，麦冬 12 克，川贝母 12 克，牡丹皮 12 克，薄荷 10 克，生甘草 10 克，木香 10 克，老葱 10 克，生姜 10 克，白芍 20 克。水煎服。自汗、盗汗明显者，加桑叶 10 克，五味子 6 克。

【名医指导】

1. 及早诊断，定期复查。

2. 行甲状腺癌手术后用甲状腺素替代治疗者，要注意补充钙剂。

3. 避免应用雌激素及其类似物。

4. 适当加强体育锻炼，可做一些力所能及的家务劳动。

5. 加强饮食营养，适当摄入高钙、低磷食品，每日宜食用新鲜蔬菜、水果等。而牛奶、瘦肉、鱼类、牛肉、花生米、鸭、虾等含磷较高的食物不宜过量。忌辛辣刺激性食物，忌肥腻、黏滞食物，忌坚硬不易消化食物，忌油炸、烧烤等热性食物。

6. 针对水土因素，注意饮食调摄，经常食用海带、海蛤、紫菜及采用碘化食盐。但过多地摄入碘也是有害的，实际上它也可能是某些类型甲状腺癌的另一种诱发因素。

7. 注意精神调护，保持心情舒畅，积极乐观，建立战胜疾病的信心。

8. 忌烟、酒。

嗜铬细胞瘤

嗜铬细胞瘤是指发生于肾上腺髓质、交感神经节、旁交感神经节或其他部位的嗜铬组织中的肿瘤，肿瘤持续或间接地释放大量儿茶酚胺（去甲肾上腺素、肾上腺素、多巴胺），引起发作性或持续性高血压和代谢紊乱综合征伴交感神经兴奋为主要临床表现的内分泌疾病。本病是一种罕见的继发性高血压，患病率占高血压的 0.1%～1%。可发生于任何年龄，20～40 岁多见，男女无明显差别，可有家族史。临床主要表现为发作性或持续性高血压，伴头痛，多汗，心悸，及代谢紊乱综合征如基础代谢率增高，糖、脂、电解质代谢紊乱，甚至诱发左心衰和脑卒中死亡。

本病中医学属于"头痛"、"眩晕"、"厥证"等范畴。中医学认为其发病乃因脏腑阴阳失调，气血不和，气机升降失常，风火内生，痰瘀交阻所致。其病位在肝、肾，与心、脾有关；其病性以实为主，兼有虚象。

【必备名方】

1. 白虎加人参汤合玉液汤加减：生石膏 30 克，知母 8 克，粳米 15 克，人参 10 克，黄芪 15 克，葛根 30 克，天花粉 15 克，山药 15 克，甘草 5 克。水煎服。燥热内炎、口舌生疮者，加黄连，以清热解毒；大便秘结明显者，加大黄，以通腹泻热。

2. 补中益气汤合四物汤加减：炙黄芪20克，白术15克，陈皮10克，党参15克，当归15克，赤芍10克，白芍10克，生地黄10克，川芎10克，升麻10克，柴胡6克。水煎服。眩晕明显者，加葛根、蒺藜、蔓荆子。

3. 滋阴丸：生地黄300克，熟地黄300克，制何首乌300克，赤芍100克，白芍100克，牡丹皮90克，炮穿山甲60克，浙贝母100克，丹参100克，西红花15克，白茅根150克，石菖蒲90克，杜仲100克，桑椹200克，生山楂20克，三七90克，山茱萸100克，杭菊100克，鸡血藤90克，胆南星60克，薏苡仁300克，车前子100克，龟甲胶100克，石决明300克，橘络60克，焦山楂100克，生甘草60克。上药制为蜜丸，分服。

4. 茯苓桂枝甘草大枣汤加减：茯苓30克，桂枝15克，炙甘草6克，大枣10枚，生龙骨30克，生牡蛎30克。水煎服，每日1剂。

5. 天麻钩藤饮加减：天麻10克，钩藤15克，石决明20克，牛膝15克，益母草20克，黄芩10克，栀子10克，杜仲10克，桑寄生15克，首乌藤15克，茯神12克。水煎服。燥热内炎、口舌生疮者，加黄连，以清热解毒；大便秘结明显者，加大黄，以通腑泻热，头晕痛口苦甚者，加夏枯草、地龙、苦丁茶；烦躁失眠者，加珍珠母、磁石、白芍；肢体麻木者，加豨莶草、丹参。

【名医指导】

1. 健康检查。发现突发的恶性高血压时应首先考虑本病，争取早期发现，及时治疗。

2. 本病一旦确诊，定位明确，首选手术治疗。

3. 注意监测血压，及时调整用药，避免突然停药。术后患者也需注意观察血压，若出现血压异常，及时复查。注意测血压前30分钟不要吸烟，避免饮刺激性饮料如浓茶、可乐、咖啡等；应在安静状态下休息5分钟后再测血压；应连续测2次血压取平均值。

4. 保持室内安静，卧床休息，抬高床头，避免和消除紧张情绪，避免过度的脑力和体力负荷。

5. 坚持体力劳动与脑力劳动相结合和劳逸结合的原则，积极开展体育活动。肥胖者应减肥，加强体育锻炼；但对中、重度高血压患者，应避免竞技性运动，特别是长跑运动。

6. 保持积极乐观精神，保持情绪稳定，积极配合治疗，避免诱发危象。

7. 坚持低盐（＜6克/日）、低脂、低胆固醇饮食，保持脂肪酸的良好比例，以植物油为主，少食刺激性食物，少量多餐，避免过饱，适当控制总热量。多食富含维生素和优质蛋白质的食物，如动物蛋白和豆类蛋白；增加钾的摄入，多食绿叶菜、豆类、根茎类蔬菜、香蕉、杏、梅类水果；增加钙的摄入，多食牛奶、豆类、新鲜蔬菜。

8. 戒烟、限酒，可酌量饮用红葡萄酒。

《名医推荐家庭必备名方（珍藏本）》

第七章　代谢疾病与营养疾病

糖尿病和糖尿病并发症

糖尿病是因胰岛素绝对或相对不足引起的一种代谢性内分泌疾病。其发病率高，并发症多，已成为仅次于肿瘤和心血管疾病之后的第三大疾病。糖尿病早期可无症状，随着病程延长，出现高血糖状态，尿糖阳性和糖耐量减低，症状典型者具有多饮、多食、多尿和体重减轻症候群，并可导致眼、肾、神经、心、脑等组织器官的慢性进行性病变。若得不到及时恰当的控制，则可发生双目失明、下肢坏疽、尿毒症、脑血管意外或心脏病变，少数患者尚可发生糖尿病酮症酸中毒、高渗性昏迷、乳酸性酸中毒等并发症，成为糖尿病致死或致残的重要原因。

本病中医学属于"消渴"范畴，但因其临床表现及并发症不同，亦有部分归属于"虚劳""肌痹"、"尿崩"、"内障"等范畴，因此，不能将糖尿病与消渴视为对等关系，应将两者视为交叉关系。传统的三消分证观点，从阴虚燥热论治。目前的临床研究提出，脾气虚弱、气阴两虚、肝郁气滞、瘀血阻滞等脏腑辨证和阴阳气血辨证方法，更接近临床实际。

【必备名方】

1. 消渴方加减：生石膏 18 克，熟地黄 4.5 克，当归 15 克，菟丝子 30 克，党参 20 克，玄参 12 克，枸杞子 15 克，麦冬 9 克，天冬 9 克，黄连 6 克，乌梅 12 克，泽泻 12 克，天花粉 12 克，红参 9 克。水煎服。口渴甚者，加芦根 12 克，玉竹 15 克。

2. 活血降糖方加减：生黄芪 30 克，玄参 30 克，益母草 30 克，丹参 30 克，山药 15 克，苍术 15 克，葛根 15 克，生地黄 15 克，熟地黄 15 克，当归 10 克，赤芍 10 克，川芎 10 克，木香 10 克。水煎服。烦渴、饥饿感明显者，加天花粉 30 克，玉竹 30 克，石膏 30 克，知母 10 克；怕冷、腰膝酸软者，加肉桂 10 克，附子 10 克；头晕头痛者，加夏枯草 30 克，石决明 30 克，菊花 15 克，槐花 15 克，钩藤 15 克。

3. 二仙汤加减：仙茅 9 克，淫羊藿 9 克，当归 9 克，巴戟天 9 克，黄柏 4.5 克，知母 4.5 克。水煎服。大便干燥者，倍当归 9 克；尿痛者，加龙胆 6 克，菊花 15 克；大便稀溏者，加山药 15 克，莲子 12 克；腹胀者，加川楝子 9 克，地肤子 9 克；口渴甚，加葛根 15 克，生石膏 18 克；胃浊呕逆者，加芦根 15 克，佩兰 9 克。

4. 抑肝消渴饮加减：生白芍 20 克，生龙骨 20 克，生牡蛎 20 克，熟地黄 20 克，玄参 20 克，玉竹 20 克，生山药 20 克，麦冬 15 克。水煎服。消谷善饥者，加生石膏 18 克；肢体乏力者，加黄芪 18 克，墨旱莲 15 克；大便秘结者，加栀子 12 克，芒硝 12 克，郁李仁 12 克；纳呆腹胀者，加鸡内金 12 克；舌有瘀斑者，加丹参 12 克，川芎 12 克；阴阳俱虚者，加山茱萸 15 克，制附子 9 克；阴损及阳者，加附子 9 克，车前子 15 克。

5. 降糖饮加减：黄芪 40 克，山药 15 克，黄精 15 克，人参 12 克，白术 12 克，熟地黄 12 克，山茱萸 9 克，枸杞子 9 克，胡芦巴 15 克，补骨脂 12 克，巴戟天 12 克，天花粉 15 克，五味子 9 克，葛根 12 克。水煎服。尿蛋白高者，加土茯苓、益智、芡实、莲子、紫石英、冬虫夏草、三七。

【名医指导】

1. 一旦确诊为糖尿病，首先应采取运动

疗法和饮食疗法。若血糖控制不理想，配合药物治疗。

2. 患者应定期检测尿糖、血糖，不可自行调整降血糖药及剂量。

3. 有手足麻木者需查肌电图，有视物模糊者，需检察眼底；及时排除糖尿病并发症。

4. 积极开展适量适当的体育活动，肥胖者应减肥。加强体育锻炼，经过 30 分钟的活动，血糖即有明显降低。

5. 如果患者体重减轻明显，应以休息为主，限制运动量。

6. 家属积极引导，帮助患者树立战胜疾病的信心和耐心，使患者保持积极平和的心态。

7. 饮食方面，遵医嘱限制粮食、油脂的摄入，忌食糖类。提倡主食为粗纤维含量较多的食品，宜以糙米、麦、杂粮，配以蔬菜、豆类、瘦肉、鸡蛋等，定时定量进食，一日三餐的热量分配为 1/5、2/5、2/5。特别是肥胖患者需在医师指导下，合理节食，逐步控制体重。饮食成分注意以下几点：

（1）适当控制主食量：在一般情况下，休息的患者每天吃主食 250～300 克，轻体力劳动者每日 350～400 克，重体力劳动者每日 450～550 克，待血糖下降和尿糖阳性减少后，可适当增加主食 25～50 克。主食要轮换食用或混合食用，以提高营养价值，患者要注意总结进餐与血糖、尿糖之间的变化规律，做到病情稳定、主食固定，病情波动时及时调整。

（2）糖尿患者每日进餐的时间、数量应保持稳定性，尽量不吃零食。糖尿病患者适量吃水果。要根据血糖、尿糖的控制情况灵活掌握。如空腹血糖不超过 11 毫摩尔/升，尿糖不超过（＋＋＋），又无酮症酸中毒的情况下，可以吃少量水果，每日不宜超过 150～200 克。忌食甘蔗、葡萄等含糖量高的水果。

（3）糖量：一般每日 200～300 克，折合米面为 250～400 克，可产热 3444～5166 千焦。

（4）蛋白量：通常成人按每日每千克体重 1 克蛋白计算。稍瘦者可适当增加，青少年为 2 克。

（5）脂肪量：每日每千克体重 1 克以下，总量不超过 60 克，且要以植物脂肪为主。

（6）戒烟、酒、浓茶、咖啡。

8. 经常梳头，尤其是女性患者，头部穴位丰富，梳齿经常按压、刺激头部穴位有益健康。

9. 平时注意随身携带糖果。若出现心慌、头昏、出虚汗、四肢无力、面色苍白，可能为低血糖反应，可服用糖果。

10. 每日需检查足部皮肤是否完好，不穿高跟鞋、尖头鞋、拖鞋，防止碰伤脚趾；要穿质地柔软、吸水性、透气性良好的棉、麻袜子；每日宜用 39 ℃～40 ℃温水泡脚，时间 10～15 分钟。注意修剪指甲，及时治疗甲沟炎及皮肤感染。

11. 注意观察小便情况。如有异常，及时到医院检查，避免糖尿病性肾病。

低血糖症

低血糖症是血浆葡萄糖浓度（简称血糖）低于正常，导致交感神经兴奋或中枢神经系统功能障碍的临床状态，可由多种原因引起。低血糖分类较多，按其发生与进食的关系可分为空腹（吸收性）低血糖和餐后（反应性）低血糖。空腹低血糖多为器质性疾病，其病因主要是胰岛素分泌过多，包括胰岛 B 细胞瘤、促胰岛素分泌剂和外源性胰岛素的应用。餐后低血糖多见于功能性疾病。临床上以药物性低血糖多见，尤其以胰岛素、磺脲类药物和饮酒所致低血糖最常见。低血糖临床表现为：①肾上腺素能症状，包括出汗、神经质、颤抖、无力、心悸、饥饿感，归因于交感神经活动增强和肾上腺素释放增多（可发生于肾上腺切除患者）。②中枢神经系统表现，包括意识混乱、行为异常（可误认为酒醉）、视力障碍、木僵、昏迷和癫痫。

本病中医学属于"脱症"、"厥症"等范畴。素禀脾胃薄弱，不耐饥饿及剧烈运动，饿则气馁，劳则气耗，营气耗伤；近期胃肠手术后，进食过早、过多，一则脾气受困，中气下陷，营精不散；二则气血速流胃腑，熟腐水谷，百脉血少，导致营气不足，清阳不升，脑神失养而成。病性多以脾胃气虚为主，亦可为气不化阴，阴虚生热，和气损及阳，甚则阳气虚脱。

【必备名方】

1. 黄芪建中汤加减：黄芪15克，桂枝10克，芍药15克，生姜3片，炙甘草3克，大枣10枚，饴糖6克。水煎服。脾气下陷甚者，加人参、白术、升麻、柴胡；兼阴虚者，加人参、麦冬、五味子；兼阳虚者，加人参、熟附子、干姜。

2. 健脾救心汤加减：生黄芪20克，太子参15克，白术15克，茯苓15克，当归15克，龙眼肉15克，酸枣仁15克，大枣5枚，五味子6克，甘草6克。水煎服。恶心呕吐者，加半夏10克；心慌心悸者，加柏子仁10克；自汗者，加牡蛎30克，浮小麦30克。

3. 益胃汤加减：南沙参10克，麦冬15克，生地黄15克，玉竹10克，冰糖6克。水煎服。口渴、多食善饥者，加黄连、牡丹皮、栀子；兼气虚者，加西洋参、五味子、炙甘草。

4. 回阳救逆方加减：人参（另煎）10克，五味子10克，附子6克，生黄芪20克，生地黄15克。水煎服。嗜睡者，加菖蒲10克，远志12克；心悸者，加柏子仁10克，首乌藤15克。

5. 补涩甘方：熟地黄90克，枸杞子30克，山茱萸30克，盐补骨脂30克，红参（另炖）15克，天冬15克，麦冬15克，肉桂2克，鲜生姜5片，大枣10枚，核桃仁4枚。水煎服。

【名医指导】

1. 随身携带糖块、饼干等含糖食物：若出现低血糖的常见症状如四肢发冷、面色苍白、出冷汗、头晕、心慌、恶心等，需及时服用食物，避免低血糖性昏迷。

2. 低血糖患者最好少量多餐，每日吃6～8餐。睡前可食少量的零食及点心，但要交替食物种类。

3. 饮食力求均衡：最少包含50%～60%的糖类，包括蔬菜、糙米、酪梨、魔芋、种子、核果、谷类、瘦肉、鱼、酸乳、生乳酪等。

4. 多食高纤维食物，有助于稳定血糖浓度；或吃新鲜苹果取代苹果酱，苹果中的纤维能抑制血糖的波动。但须注意严格限制单糖类摄取量，要尽量少吃精制及加工产品，如马铃薯、白面粉等；避免糖分高的水果及果汁，如葡萄汁等。

5. 适当参加体育活动，锻炼身体，保持轻松愉悦的心态。

6. 改掉不良生活习惯，戒烟、酒。

7. 糖尿病以胰岛素、磺脲类药物治疗者（尤其是肝肾功能不全者），在治疗过程中应逐渐加量，并避免加量过快；注射胰岛素或口服降血糖药后应按时进餐，避免过强运动。定期监测血糖。

8. 怀疑B细胞瘤者，应尽早进行饥饿实验和运动实验诱发，测定血浆胰岛素及血浆C肽浓度，并进行B超、CT等影像学检查，以早发现、早诊断、早治疗。

9. 若低血糖反复发生，应及时查找原因，针对病因治疗。

高脂血症和高脂蛋白血症

高脂蛋白血症是指各种原因所致的血液中一种或几种脂蛋白的升高超过正常高限。高脂血症与高脂蛋白血症看上去是两个不同的概念，但是由于血脂在血液中是以脂蛋白的形式进行运转的，因此高脂血症实际上也可认为是高脂蛋白血症，只是两种不同的提法而已。高脂蛋白血症多由于高脂肪饮食、体重增加、增龄、雌激素缺乏、药物、不良生活习惯、基因缺陷及肾病等系统性疾病引起。按病因，高脂血症可分为原发性高脂血症和继发性高脂血症。临床上分为高胆固醇血症、高甘油三酯血症、混合型高脂血症和低高密度脂蛋白血症4类。多数患者临床无明显症状和异常体征，多由其他原因进行血液生化检验时发现。少数家族性的表现为早发性心血管疾病、胰腺炎、黄色瘤及眼底病变等。

高脂蛋白血症中医学属于"痰证"、"湿阻"、"肥胖"等范畴，多因恣食肥甘，或情志不遂、素体肥胖或阴虚、久病或年老体虚等因素致脾胃失调、肾气虚衰、痰浊湿阻、气滞血瘀等。其病机中心环节为脾虚痰湿阻滞。

【必备名方】

1. 三泽汤：泽泻 10 克，泽兰 15 克，泽漆 10 克，莱菔子 10 克，白矾 1 克。水煎服。阴虚者，加南沙参、生地黄、熟地黄、何首乌、玄参；阳虚者，加附子、桂枝；气虚者，加党参、黄芪；痰多者，加白芥子、胆南星；瘀重者，加丹参、桃仁、红花。

2. 保和丸合小承气汤加减：大黄 10 克，枳实 10 克，厚朴 10 克，山楂 10 克，六神曲 10 克，莱菔子 10 克，半夏 10 克，陈皮 10 克，茯苓 10 克，连翘 10 克。脘腹胀满、大便秘结、小便短赤者，加黄芩、黄连、知母；泛酸嘈杂者，加吴茱萸、黄连；腹胀重者，加郁金、木香。

3. 益肝调脂饮：生黄芪 20 克，丹参 15 克，软柴胡 9 克，郁金 15 克，石菖蒲 15 克，茶树根 15 克，泽泻 20 克。水煎服。形体肥胖、脾虚湿阻者，加潞党参 15 克，生白术 15 克，云茯苓 15 克，生薏苡仁 30 克；肝郁气滞者，加夏枯草 15 克，炒枳壳 15 克；肝肾两虚者，加枸杞子 15 克，何首乌 15 克，淫羊藿 15 克；血瘀明显者，加桃仁 15 克，赤芍 15 克；转氨酶升高者，加垂盆草 30 克，地耳草 15 克。

4. 逍遥散加减：柴胡 10 克，白芍 15 克，白术 10 克，茯苓 10 克，当归 10 克，薄荷 10 克，煨姜 3 片，炙甘草 3 克。水煎服。腹胀便溏甚者，加陈皮、莱菔子；气短、乏力者，加黄芪、太子参；大便干燥、口干口苦者，加大黄、黄芩；眩晕者，加菊花、赭石。

5. 化瘀降脂汤加减：桃仁 20 克，红花 10 克，玄参 20 克，牛膝 20 克，泽泻 15 克，何首乌 15 克，山楂 20 克，半夏 10 克，南沙参 10 克，郁金 15 克，大黄 6 克，益母草 30 克。水煎服。气滞血瘀者，加柴胡 10 克，路路通 10 克；肝阳上亢者，加天麻 10 克，钩藤 12 克；阴虚内热者，去大黄，加生地黄 15 克，知母 10 克；痰湿较重者，加陈皮 10 克，砂仁 10 克，豆蔻 10 克。

【名医指导】

1. 节制饮食，降低总热量的摄入，遵循所谓"量出而入"的原则。

2. 低脂饮食，减少饱和脂肪酸如动物脂肪的摄入；适当增加不饱和脂肪酸如植物油、鱼类的摄入。限制高胆固醇食物，如动物内脏、蛋黄、奶油、肥肉等，摄入各种瘦肉、鱼肉、鸡、鸭、豆制品等低胆固醇食物；摄入充足蛋白质，如牛奶、鸡蛋、瘦肉类、大豆、豆制品等。

3. 减少糖分的摄入量，多食富含纤维素的粗粮如小米、燕麦、豆类等；多食用富含维生素的蔬菜、水果（如猕猴桃、西红柿、柠檬等）；多食用含无机盐的食物；做菜少放油，尽量以蒸、煮、凉拌为主。少食甜食。

4. 每日清晨宜喝 1 杯温开水。戒烟限酒：少饮白酒、啤酒，可以适当饮用果酒。

5. 生活作息时间规律，早睡早起，加强体力活动和体育锻炼。

6. 控制影响血脂的其他疾病，如糖尿病、甲减、肾病综合征等。

7. 避免情绪紧张、过度兴奋，保持情绪稳定。

肥胖症

肥胖症是由遗传和环境因素共同作用引起的体重增加、脂肪积聚过多所致的慢性代谢性疾病，是引起高血压、冠心病、2 型糖尿病、血脂异常、睡眠呼吸暂停、胆囊炎、胆石症、骨关节病以及某些癌症的重要诱因和共同的病理基础。按病因及发病机制可分为原发性和继发性肥胖症两类。本节主要叙述原发性肥胖症。原发性肥胖症一般呈体重缓慢增加，短时间内迅速的体重增加应多考虑继发性肥胖症。此组病症可见于任何年龄，幼年型者自幼肥胖；成年型者多起病于 20～25 岁；临床上多以 40～50 岁的中壮年女性多见，60～70 岁的老年人亦不少见。轻度肥胖者常无症状，中重度肥胖者可有肺泡低换气综合征、心血管系综合征、内分泌代谢紊乱、消化系综合征等症状。

本病中医学称"肥胖"，是由于先天禀赋

名医推荐家庭必备名方（珍藏本）

因素、过食肥甘以及久卧久坐、少劳、情志因素等引起的以气虚痰湿偏盛为主，体重超过标准体重的20%以上，并多伴有头晕乏力、神疲懒言、少动气短等症状的一类病证。

【必备名方】

1. 清消饮：干荷叶15克，泽泻12克，茯苓12克，决明子15克，薏苡仁15克，防己10克，白术10克，陈皮10克。水煎服。兼有乏力、气短者，加党参15克；口干烦躁者，加麦冬10克，黄精15克；头晕头痛者，加钩藤15克，葛根15克，菊花10克；小便不利者，加车前草15克，猪苓10克；痰浊者，加枇杷叶6克，竹茹12克，苦杏仁10克；胃满者，加枳壳10克，玫瑰花6克；气滞作痛者，加延胡索10克，降香6克；大便干结者，加番泻叶，代茶饮。

2. 七消丸：地黄20克，乌梅6克，木瓜15克，白芍15克，北沙参20克。胃火炽盛而伴有牙痛者，加石膏15克，牛膝15克，以清泻胃火；口干欲饮者，加太子参15克，麦冬10克，以滋养胃阴；大便干结难出者，加火麻仁15克，肉苁蓉15克，生地黄15克，熟地黄15克，以润肠通便。

3. 消肥汤：当归10克，桃仁10克，红花10克，川芎10克，泽兰10克，泽泻10克，炒白术10克，苍术10克，猪牙皂10克，法半夏10克，益母草15克，茯苓30克，白矾2克。水煎服。

4. "轻身一号"方：黄芪15克，防己15克，白术15克，川芎15克，制何首乌15克，泽泻30克，生山楂30克，丹参30克，茵陈30克，水牛角30克，淫羊藿10克，生大黄9克。水煎服。腹胀肢沉者，加枳壳10克，厚朴10克，威灵仙15克，以行气消胀；燥湿通络、月经紊乱者，加当归10克，赤芍10克，以温经活血；胸闷气促者，加瓜蒌皮15克，法半夏10克，以宽胸理气化痰；心悸多汗者，加桂枝10克，炙甘草6克，以温通心阳、化饮除湿；头晕头痛者，加天麻10克，蔓荆子10克；腰背酸痛者，加杜仲12克，威灵仙15克；下肢浮肿者，重用茯苓、泽泻，加墨旱莲、丹参。

5. 真武汤合苓桂术甘汤加减：炮附子10克，白术10克，茯苓10克，芍药15克，生姜3片，桂枝10克，甘草5克。水煎服。气短自汗者，加人参10克，黄芪15克；尿少肢肿者，加泽泻10克，猪苓10克，茯苓15克，大腹皮10克；腹胀便溏者，加厚朴6克，陈皮6克，苍术10克，莱菔子10克；畏寒肢冷者，加补骨脂10克，仙茅10克，淫羊藿10克，益智10克，重用附子至15克。

【名医指导】

1. 加强运动，坚持运动，最好是有氧运动和无氧运动相结合，每日至少90分钟。如慢跑、快走、自行车、游泳、球类、体操、舞蹈、爬楼梯等。腹型肥胖症者宜爬楼梯减肥。

2. 生活规律，养成良好的作息时间，要保证充足睡眠，但不能贪睡。

3. 保持心情舒畅，忌沉默寡言、情绪抑郁。

4. 饮食清淡，尽量做到定时定量。控制能量摄入总量，限制糖类摄入，尤其是蔗糖、果糖等。少食糖果、点心、麦乳精及甜饮料，多食用高纤维膳食，如小米、燕麦、芹菜、豆芽、小白菜、大白菜、韭菜等；控制食盐摄入量每日保持在1～2克，体重降至正常后可给盐每日3～5克；烹饪采用蒸、煮、炖、熬的方式，忌油炸、油煎。

5. 健康饮水，每日饮水最少8～10杯，白开水、茶水和矿泉水是减肥者理想的饮料。忌用咖啡、浓茶、肉汤；戒酒。

6. 肥胖严重者，可考虑在专业医师指导下进行药物或手术减肥。

营养不良症

营养不良症是一种慢性营养缺乏症，由于蛋白质及（或）总热量长期不足所引起，多见于3岁以下婴幼儿。主要表现为进行性消瘦，体重减轻或水肿，严重者常有内脏器官功能紊乱，影响心脏、肝脏、肾脏等器官功能。营养不良症常继发于一些医学和外科的原因，如慢性腹泻、短肠综合征和吸收不良性疾病。营养不良症的非医学原因是贫穷、食物短缺，缺乏营养知识，家长忽视科学喂养方法。

本病中医学属于"疳积"、"虚劳"等范畴，多因喂养不当，或由多种疾病的影响，使脾胃受损而导致全身虚弱、消瘦面黄、发枯等慢性病证。另外，现代家长们缺乏喂养知识，盲目地加强营养，反而加重了脾运的负荷，伤害了脾胃之气，滞积中焦，使食欲下降，营养缺乏，故现在的疳积多由营养失衡造成。

【必备名方】

1. 消积汤：槟榔炭10克，鸡内金15克，莱菔子15克，党参25克，白术10克，山药20克，木香7.5克，贯众10克，芜荑7.5克，荷叶10克。水煎服。

2. 资生丸加减：人参30克，白术30克，茯苓30克，山药30克，白扁豆20克，薏苡仁20克，芡实20克，莲子20克，甘草20克，砂仁10克，豆蔻10克，陈皮10克，六神曲15克，山楂15克，麦芽15克，桔梗6克，广藿香6克，黄连5克。上药混合，碾为粗末，作煎剂用。大便溏泄者，加炙肉豆蔻15克，苍术15克；时有发热、咳嗽者，加黄芪20克，苦杏仁10克。

3. 启脾丸加减：人参100克，白术（炒）100克，茯苓100克，甘草50克，陈皮50克，山药100克，莲子（炒）100克，山楂（炒）50克，六神曲（炒）80克，麦芽（炒）50克，泽泻50克。以上11味，粉碎成细粉，过筛，混匀。每100克粉末加炼蜜120～140克，制成大蜜丸，每次服1丸。

4. 消疳散：儿茶240克，天花粉120克，青黛120克，黄连120克，硼砂120克，大青叶120克，薄荷120克，甘草120克，冰片60克。以上9味，珍珠粉碎成极细粉；其余儿茶等7味粉，碎成细粉；将冰片研细，与上述粉末配研，过筛，混匀，即得。

5. 健脾消疳汤：茯苓10克，白术10克，山药8克，党参8克，黄精6克，山楂6克，白扁豆6克，乌梅5克，鸡内金4克，槟榔7克。水煎服。

【名医指导】

1. 鼓励母乳喂养，尤其对早产儿和低体重儿更为必要。对母乳不足或无母乳者，要尽量采用牛奶及乳制品（如牛乳或羊乳），以保证摄入足够的热能和优质蛋白质及脂肪。随着年龄的增长，应及时添加各种辅食，如各种维生素及矿物质，尤其是应补充优良蛋白质。断奶一般在1岁左右，炎热夏天、寒冷冬天及患病初愈均不宜断奶。

2. 定期健康检测，家长定期带孩子到医院检查各项生长发育指标，如身高、体重、乳牙数目等，早期发现小儿在生长发育上的不足，尽早加以矫治。

3. 积极防治各种传染病及感染性疾病，特别是肺炎、腹泻，保证胃肠道正常消化吸收功能。腹泻时不应过分禁食或减少进食，腹泻好转即逐渐恢复正常饮食。

4. 矫正先天畸形，对患有先天畸形如唇裂、腭裂及幽门狭窄等患儿，必须到医院及时治疗，以保证正常摄食和消化吸收。

5. 合理安排膳食，实现营养素的平衡摄入。学龄期儿童和青春期少年处在旺盛的生长发育阶段，须供给营养丰富的食物如牛奶、鸡蛋、豆浆、豆腐、鱼、肉类、蔬菜水果等。

6. 重视体格锻炼，培养良好的生活习惯，保证充足的睡眠和休息。

维生素 B₁ 缺乏病

维生素 B_1 缺乏病俗称"脚气病"，主要累及神经系统、心血管系统和水肿及浆液渗出。临床上以消化系统、神经系统及心血管系统的症状为主，常发生在以精白米为主食的地区。婴儿期维生素 B_1 缺乏病大多数为急性，常突然发作，病情危重，早期可有面色苍白、急躁、哭闹不安和水肿，易被忽视；年长儿童的则与成人相似，以水肿为主要表现。水肿初起时只见于胫前区，较严重者才有整个下肢和面部水肿。

脚气是以两腿足酸楚、麻木、软弱无力，或见脚胫肿满为特征的一种疾病。因病从脚起，故称"脚气"，又称"缓风"、"脚弱"、"软脚病"、"壅疾"、"痿证"等，包括西医所称的维生素 B_1 缺乏所致的脚气病。

【必备名方】

1. 麻黄连翘赤小豆汤：麻黄6克，大枣

第七章 代谢疾病与营养疾病

《名医推荐家庭必备名方（珍藏本）》

12 枚，连翘 9 克，桑白皮 10 克，苦杏仁 9克，生姜 6 克，赤小豆 30 克，甘草 6 克。水煎服。

2. 鸡鸣散加减：槟榔 12 克，厚朴 10克，苍术 10 克，木瓜 15 克，吴茱萸 5 克，紫苏叶 6 克，桔梗 9 克，薏苡仁 15 克，生姜 9克。水煎，早晨空腹冷服（冬季可稍加热）。服后大便溏泻 1～2 次，浮肿可逐渐消退。寒湿偏重者，加熟附子 10 克，肉桂 5 克；湿郁化热者，加黄柏 10 克，栀子 12 克。

3. 四物汤合脚气方加减：当归 12 克，白芍 15 克，川芎 6 克，生地黄 18 克，火麻仁10 克，大黄 10 克，黄柏 10 克，木瓜 12 克，桑枝 20 克，薏苡仁 20 克，牛膝 12 克，甘草6 克。水煎服。

4. 半夏汤加减：熟附子 12 克，干姜 10克，肉桂 6 克，细辛 5 克，椒目 10 克，法半夏 9 克，人参 10 克，吴茱萸 10 克，槟榔 12克。水煎服。

5. 温补方：熟附子 5 克，肉桂 3 克，白术 8 克，云苓 10 克，泽泻 6 克，牛膝 6 克，山药 10 克，党参 10 克，生姜 2 片，大枣 5枚。水煎服。心力衰弱者，加丹参 8 克，炙甘草 3 克，桂枝 5 克；气喘促、汗多者，加党参至 15 克，加蛤蚧 15 克，五味子 5 克，山茱萸 8 克，牡蛎 20 克；小便清长量多者，去泽泻，加菟丝子 8 克，补骨脂 6 克。

【名医指导】

1. 口服或注射维生素 B_1。

2. 注意食物的调配，长期吃精白米、面食时最好掺杂粗、杂粮。

3. 大米一般不宜水反复搓擦、淘洗，以免维生素 B_1 损失。

4. 改变不良的烹调习惯，尽量保存食物中原有的维生素 B_1。如去米汤的米饭使大量维生素 B_1 丢失；煮稀饭时加碱，容易使维生素 B_1 破坏；面食、馒头等发酵，最好用酵母或酒酿，避免加碱。

5. 按时给生长发育旺盛的儿童及妊娠、哺乳、高温作业者添加富含维生素 B_1 的辅食，如糙米、蛋黄、瘦肉、豆类、鸡蛋、蔬菜等。

6. 糖尿病、甲亢、结核病等可导致维生素 B_1 缺乏，需积极防治；亦应积极防治胃肠道疾病，避免维生素 B_1 吸收障碍。

7. 母乳中的维生素 B_1 含量与母乳饮食有关，母乳宜吃糙米、豆类、鸡蛋及新鲜蔬菜。

夜盲症

夜盲症俗称"鸡盲眼"，分为后天性与先天性两类。后天性多由维生素 A 缺乏或营养吸收失调引起。先天性者多由遗传所致。本病以视网膜色素变性最为典型，有夜盲、视力狭窄、眼底色素沉着三大主症。

本病中医学称"高风内障"，多因久病虚赢，气血不足；或脾胃虚弱，运化失司，导致肝血虚损，精气不能上承，多见于小儿，伴有腹大、面黄肌瘦、头发稀疏、舌质淡、苔腻、脉细无力。

【必备名方】

1. 八珍汤加减：太子参 15 克，炒白术15 克，茯苓 15 克，当归 15 克，白芍 15 克，熟地黄 10 克，陈皮 10 克，川芎 6 克。水煎服。夜盲较重者，加夜明砂；积滞明显者，加山楂、麦芽。

2. 十全明目汤：熟地黄 15 克，枸杞子10 克，桑椹 10 克，蒺藜 10 克，覆盆子 6 克，楮实子 6 克，菟丝子 15 克，决明子 10 克，车前子 10 克。水煎服。

3. 全真散：党参 15 克，黄芪 20 克，熟地黄 15 克，当归 10 克，枸杞子 10 克，酸枣仁 10 克，龟甲 10 克，五味子 6 克，山药 15克，黄精 10 克，肉苁蓉 10 克。水煎服。

4. 肥儿丸加减：太子参 15 克，茯苓 15克，白术 10 克，黄连 10 克，胡黄连 6 克，芦荟 10 克，使君子 9 克，山楂 10 克，麦芽 10克，龙胆 10 克。水煎服。

5. 附子理中汤加减：熟附子 9 克，干姜9 克，党参 15 克，白术 10 克，茯苓 10 克，白扁豆 10 克，薏苡仁 15 克。水煎服。阳虚甚者，加肉桂；积滞者，加山楂、麦芽；有虫积者，加使君子、鹤虱；心烦者，加胡黄连。

【名医指导】

1. 补充维生素 A，内服鱼肝油或用维生素 A 点眼。

2. 科学安排营养，特别对婴儿和发育时期的青少年，应提倡食品多样化。除主食外，副食方面包括鱼、肉、蛋、豆类、乳品和动物内脏及新鲜蔬菜等，保证营养均衡。

3. 多食新鲜富含维生素 A 的食物，如各种动物的肝脏、蛋类、鱼类、胡萝卜、白菜、豆腐、豆芽、广柑、红枣、紫苏叶、芹菜、芥菜、香菜、菠菜、马兰头、油菜、荠菜、红薯、芒果、南瓜等，都含有大量的胡萝卜素，被人体吸收后即转变为维生素 A，防止夜盲症发生。

4. 适当补充维生素 B_1、维生素 B_2、维生素 C 和微量元素锌；在调配食疗用膳时，应加适量的油脂；烹调过程中，煎煮时间不宜太久，温度不能过高。

5. 对于病情严重的患者，夜间应安静卧床；避免外出摔伤。

6. 要多做户外活动，多接触阳光，注意卫生，预防全身性疾病。

痛　风

痛风是慢性嘌呤代谢障碍所致的一组慢性异质性疾病。临床特点为高尿酸血症，反复发作的痛风性急性关节炎、痛风石、间质性肾炎，严重者呈关节畸形及功能障碍，常伴尿酸性尿路结石。本病可分为原发性和继发性两类，其中以原发性痛风占绝大多数。原发性痛风发病年龄大部分在 40 岁以上，多见于中、老年人，男性占 95％，女性多于绝经期后发病，常有家族遗传史。临床表现过程可分为 4 个阶段：无症状期、急性关节炎期、间歇期和慢性关节炎期。痛风患者多数有一种或多种合并症，常见的合并症包括原发性高血压、高脂血症、糖尿病、肥胖症、动脉硬化、冠心病、脑血管疾病等。

本病中医学亦称"痛风"，又称"白虎历节"，是因饮食失宜、脾肾不足、外邪痹阻、痰瘀沉积所致的肢节、经络、肌肉痹病类疾病。风、寒、湿、热之邪为发病的外在因素，

而正气亏虚或先天不足是发病不可缺少的内在因素。

【必备名方】

1. 宣痹汤加减：羌活 10 克，独活 10 克，肉桂 10 克，秦艽 10，当归 10 克，川芎 10 克，海风藤 15 克，桑枝 10 克，乳香 10 克，没药 10 克，炙甘草 3 克。水煎服。风胜呈游走性疼痛者，加防风、白芷；寒胜疼痛剧烈者，加附子、川乌、细辛；湿胜肌肤关节麻木重着者，加防己、薏苡仁、萆薢。

2. 消痛饮：当归 12 克，牛膝 15 克，防风 12 克，防己 15 克，泽泻 18 克，钩藤 15 克，忍冬藤 25 克，赤芍 18 克，木瓜 15 克，老桑枝 30 克，甘草 5 克。水煎服。关节红肿痛甚者，加黄柏、地龙；大便燥者，加大黄（便软则同煎，便结则后下）；痛甚者，加三七、乳香、没药。同时配用下列药物煎汤熏洗：马钱子 10 克，红花 15 克，生半夏 20 克，王不留行 40 克，大黄 30 克，海桐皮 30 克，葱须 3 根，艾叶 20 克。

3. 泄浊化瘀汤：土茯苓 45 克，萆薢 15 克，威灵仙 30 克，桃仁 10 克，红花 10 克，泽兰 10 克，生薏苡仁 30 克，当归 10 克，车前子 10 克，泽泻 10 克。水煎服。急性期以关节红肿热痛为主证者，加忍冬藤、鸡血藤、半枝莲，以清热通络；慢性间歇期，关节漫肿剧痛、僵硬、畸形、皮下结节，或流脂油，往往以浊邪夹湿、夹瘀、夹痰等虚实夹杂为多见，故宜参用虫蚁搜剔、化痰消瘀之品。痛风性肾结石酌加通淋排石之药，痛风性肾病酌加健脾益肾之药。

4. 痛风定痛汤：金钱草 30 克，泽泻 10 克，车前子 10 克，海藻 15 克，生石膏 30 克，知母 10 克，黄柏 10 克，赤芍 10 克，生地黄 15 克，防己 10 克，地龙 10 克。水煎服。疼痛明显者，加水牛角，以治热痹；局部红肿不明显、疼痛又较剧者，加川乌、草乌、桂枝；局部结节明显、手足关节或耳郭有痛风石形成者，加山慈菇、海藻，以软坚化石；脾虚湿重、关节漫肿者，加苍术、白术、茯苓，以健脾助运。

5. 独活寄生汤加减：熟地黄 15 克，杜仲 10 克，牛膝 10 克，桑寄生 10 克，人参 15

克，茯苓10克，甘草5克，当归10克，川芎10克，芍药15克，独活10克，防风10克，秦艽10克，细辛6克，桂枝10克。水煎服。腰膝酸软无力甚者，加黄芪、续断；关节冷痛明显者，加附子、肉桂；肌肤麻木不仁者，加络石藤、鸡血藤。

【名医指导】

1. 急性发作时可服用秋水仙碱，平时可服用碳酸氢钠片以减轻症状。

2. 合理安排饮食，每餐宜定量、定时。病情较重时应以植物蛋白为主，糖类为能量主要来源。

3. 多饮水，少喝汤。血尿酸偏高者及痛风患者要多喝白开水，少喝肉汤、鱼汤、鸡汤等。

4. 少吃酸性食物，如油炸、煎炸食物等；多吃碱性食物，如蔬菜、水果、坚果、牛奶等；急性发作期每日食用蔬菜1～1.5千克或适量水果，还应增加B族维生素和维生素C的摄入。多食用纤维素，如粗粮、苹果等。

5. 限制嘌呤摄入量，每日应在150毫克以下。急性发作期的2～3日内选用嘌呤含量很少或不含嘌呤的食物，慢性期每周至少2日完全选用嘌呤含量很少或不含嘌呤的食物，其余几日可选用低嘌呤膳食，嘌呤含量高的食物有动物内脏（肝、肠、肾、脑）、海产品（鲍鱼、蟹、龙虾、沙甸鱼、吞拿鱼、鲤鱼、鲈鱼、鳟鱼、鳕鱼）、贝壳食物、肉类（牛、羊、鸭、鹅、鸽）、黄豆食物、扁豆、菠菜、椰菜花、芦笋、蘑菇、浓汤、麦皮等。

6. 忌酒、浓茶、咖啡。

7. 经常洗热水浴（或用热水泡脚），以促进血液循环，增加尿酸排泄。

8. 适当参加体育锻炼，控制体重。

第八章 结缔组织病与风湿病

类风湿关节炎

类风湿关节炎是一种自身免疫性疾病，病因尚不明确，以急、慢性滑膜炎和血管翳为特征性病理改变，主要表现为慢性、对称性多关节炎症。病变常累及四肢小关节，造成关节功能障碍和结构破坏，甚至形成畸形残疾。其他系统也可受累，出现间质性肺炎、肾淀粉样变、浆膜炎等改变，但均较为少见。临床主要表现为关节肿胀、疼痛和压痛、活动不利，病变反复发作，发作期与缓解期相交替，呈慢性、进行性改变，最终可造成关节畸形残疾。

本病中医学属于"痹证"范畴。中医学认为本病是由于素体正气不足，复感风、寒、湿、热之邪，气血不通，经络闭阻所致；病久则更伤正气，出现肝肾亏虚，筋弛骨脆之候；久服温燥除湿之品则耗伤气血，劫损阴津，导致气血瘀滞，津凝成痰，痰瘀互结阻闭经脉；病程日久而邪从经入脏则可见他脏证候。

【必备名方】

1. 通痹止痛汤加减：制川乌（先煎）3克，制草乌（先煎）3克，制乳香3克，独活3克，羌活3克，桂枝3克，川芎12克，当归12克，地龙12克，木瓜12克，乌药12克，海藻12克，全蝎3克。水煎服。疼痛剧烈者，加没药6克，三七粉（冲服）3克，白芷8克；寒凝血滞、关节疼痛、皮色青紫者，重用川芎、当归、羌活、独活，加白芷8克，油松节15克，丹参15克，姜黄10克；病情顽固者，加乌梢蛇9～15克，地龙6～9克，蜈蚣1～3条，并加适量蜂蜜以缓毒调味。

2. 宣痹汤合三妙散加减：苍术10克，牛膝10克，黄柏10克，防己10克，薏苡仁30克，防风10克，土茯苓30克，萆薢30克，蚕沙20～30克。水煎服。疼痛甚者，加忍冬藤15克，络石藤15克，桑枝15克，萆薢30克，木瓜10克，防风10克，延胡索10克；热甚者，加水牛角20克，连翘10克，白花蛇舌草15克；湿甚者，加滑石20克，赤小豆30克。

3. 桂枝芍药知母汤加减：麻黄6克，赤芍12克，白芍12克，知母12克，桂枝6克，制附子（先煎）6克，黑豆12克，制乳香10克，制没药10克，全蝎4.5克，苏木10克。水煎服。热象偏盛者，加忍冬藤15克，老桑枝15克，青风藤15克；寒象偏盛者，加威灵仙10克，细辛3克，羌活10克。

4. 身痛逐瘀汤合指迷茯苓丸加减：当归15～30克，桃仁10克，红花10克，川芎15～30克，地龙30克，牛膝12克，制半夏12克，制天南星10～30克，秦艽10克，枳壳10克，茯苓10克。水煎服。疼痛剧烈者，加土鳖虫10克，全蝎10克（或加马钱子10克），莪术10克（或加白芥子10克）；关节灼痛者，加玄参12克，牡丹皮10克；关节冷痛者，加桂枝9克，制附子（先煎）10克；肿胀明显者，加泽兰10克，水蛭3克，猪苓20克，泽泻15克；兼血虚者，加阿胶12克，鸡血藤10克；兼气虚者，加黄芪12克；兼湿热者，加黄柏10克，苍术10克；血瘀郁热者，加忍冬藤12克，蒲公英15克。

5. 八珍蠲痹汤：黄芪12～18克，党参12～18克，茯苓12～18克，白术12～18克，炙甘草30克，白芍12～18克，当归12～18克，赤芍12～18克，川芎12～18克，炙川

名医推荐家庭必备名方（珍藏本）

乌（先煎）6克，炙草乌（先煎）6克，威灵仙12～18克，海桐皮12～18克，豨莶草12～18克，蕲蛇12克，穿山甲12克。水煎服。气虚甚者，重用黄芪；血虚甚者，加阿胶15克，制何首乌15克。

【名医指导】

1. 正确调护，避风寒湿邪，冬天注意保暖；炎热之日，不可汗出当风，或睡于风口，或卧于地上，或露宿达旦。

2. 出汗后及时擦干，勿用冷水洗物及洗澡。洗漱宜用温水；晚间洗脚，热水应能浸及踝关节以上，时间在15分钟左右，以促使下肢血液流通。

3. 饮食上宜选用富含优良蛋白质、高维生素、易消化的食物，并注意钙剂的摄入；不宜服用对病情不利和刺激性强的食物，如辣椒等。糖类、脂肪、盐类摄入不宜过多。

4. 忌茶叶、咖啡、柑橘、羊肉、狗肉、奶制品等温热食品；禁用油炸食品。

5. 在关节肿痛明显的急性期，应适当限制关节活动。一旦肿痛改善，应在不增加痛苦的前提下进行功能活动。对无明显关节肿痛，但伴有可逆性关节活动受限者，应鼓励其进行正规的功能锻炼。

6. 饮食有节、起居有常，劳逸结合。活动与休息相宜适度，特别是每日要保证充足的睡眠，保持自身免疫力的稳定。

7. 不能擅自停用药物。

8. 保持情绪稳定，积极乐观心态，增强战胜疾病的信心。

系统性红斑狼疮

系统性红斑狼疮（SLE）是一种多系统损害性自身免疫性疾病，患者血清中存在多种、大量自身抗体。本病病因不明，目前认为是由于遗传、激素、环境等多方面的因素共同作用，导致体内自身抗原的出现和自身抗体的形成，引起免疫紊乱而发病。临床上以女性患者多见，尤其是育龄期女性。根据受累系统的不同，临床上有不同的表现。典型皮肤改变为面部蝶形红斑和皮肤盘状红斑，肺脏受累可表现为胸膜炎、间质性肺炎，心

血管系统受累可表现为狼疮性心包炎，关节受累可出现关节疼痛，还可累及精神神经系统和血液系统而出现精神异常和贫血等。肾脏为易受侵袭的器官之一，晚期或者严重者可出现肾衰竭，是SLE患者死亡的主要原因之一。

本病中医学属于"温病"、"温毒发斑"、"阴阳毒"、"痹证"、"周痹"、"心悸"、"悬饮"等范畴，近年来也有人将其命名为"蝶疮流注"。本病病机为素体不足、阴精亏损、情志内伤兼感受外邪。

【必备名方】

1. 清瘟败毒饮加减：水牛角30克，生石膏30克，生茯苓30克，薏苡仁30克，黄芩10克，生地黄10克，赤芍10克，牡丹皮10克，焦栀子10克，黄连3克，忍冬藤10克，白花蛇舌草10克，炒知母6克，桂枝10克，生甘草5克。水煎服。小关节疼痛隐隐者，加秦艽15克；关节疼痛明显者，加忍冬藤15克，桑枝15克；伴衄血、尿血者，加小蓟15克，白茅根15克，藕节炭9克；高热不退者，加羚羊角粉（冲服）0.6克或紫雪丹。

2. 秦艽丸加减：黄芪30克，秦艽15克，漏芦10克，黄连6克，乌梢蛇6克。水煎服。热势不退者，加玳瑁9克，南沙参15克，鲜芦根30克，生地黄15克，水牛角15克；伴持续低热者，加南沙参15克，北沙参15克，地骨皮10克，玄参10克，青蒿15克；关节疼痛甚者，加桑枝15克，松节油10克，伸筋草15克，海桐皮15克，萆薢15克；伴肌肉酸痛者，加乳香9克，没药9克，延胡索15克；伴面部蝶形红斑者，加金银花12克，鸡冠花12克，红花9克，玫瑰花12克，凌霄花12克。

3. 养阴解毒汤加减：生地黄10克，麦冬10克，石斛10克，天花粉10克，玄参10克，牡丹皮10克，知母10克，金银花10克，连翘10克，郁金10克，丹参10克，远志10克，磁石（先煎）30克，甘草10克。水煎服。低热者，加青蒿10克，地骨皮10克，银柴胡9克；皮肤红斑者，加紫草9克，赤芍9克。

4. 生脉散加味：北沙参 30 克，麦冬 12 克，五味子 6 克，生地黄 12 克，枸杞子 12 克，黄芪 10 克，山茱萸 10 克，山药 15 克，玄参 10 克，青蒿 15 克，白薇 18 克，白茅根 30 克，炙甘草 6 克。水煎服。低热不退者，加银柴胡 9 克，地骨皮 9 克，石斛 15 克；关节、肌肉酸胀疼痛者，加伸筋草 12 克，千年健 12 克，老鹳草 12 克；面部蝶形红斑者，加凌霄花 9 克，红花 9 克，鸡冠花 9 克；心悸气短者，加龙眼肉 12 克，紫石英 15 克；咳嗽多痰者，加百合 15 克，川贝母 9 克，陈皮 6 克，竹茹 9 克；皮下瘀斑者，加阿胶（烊化）10 克，仙鹤草 10 克，藕节 9 克。

5. 养阴宁心汤加减：生地黄 30 克，麦冬 12 克，玄参 30 克，茯苓 15 克，薏苡仁 30 克，猪苓 15 克，泽泻 15 克，车前子（包煎）30 克，虎杖 30 克，苦参 30 克，知母 9 克，黄芩 30 克，忍冬藤 30 克，羊蹄根 30 克，葶苈子 30～60 克，桑白皮 30～60 克。水煎服。心悸明显者，加茯神 12 克，酸枣仁 12 克，柏子仁 12 克，青龙齿（先煎）30 克，琥珀 3 克；伴胸痛者，加丹参 30 克，赤芍 12 克，桃仁 12 克。

【名医指导】

1. 平时要避免日晒和紫外线照射。外出活动最好安排在早上或晚上，尽量避免上午 10 点至下午 4 点日光强烈时外出。外出时应使用遮光剂，撑遮阳伞或戴宽边帽，穿浅色长袖上衣和长裤。

2. 在寒冷季节应注意保暖，冬天外出戴好帽子、口罩，避免受凉，尽量减少感冒等感染性疾病。

3. 一次严重的发作往往要休息数月之久才能缓慢恢复正常活动；有工作的患者出院后，也需半休，然后逐渐正式走上工作岗位；平时劳动也要适量，避免过劳。

4. 保证充足的睡眠，应为 8～10 小时，每日应安排早休和午休。

5. 在病情稳定期可进行适当的保健强身活动，如练气功、打太极拳、散步等，要避免进行剧烈运动。

6. 宜清淡、易消化、低盐饮食，不食或少食具有增强光敏感作用的食物，如无花果、紫云英、油菜、黄泥螺以及芹菜等；尽量少食蘑菇、香菇等蕈类和某些食物染料及烟草。必须补充足够的优质蛋白，可多饮牛奶，多吃豆制品、鸡蛋、瘦肉、鱼类等富含蛋白质食物。

7. 有肾脏损害的 SLE 患者须补充足够的优质蛋白；配合低脂、少糖饮食；适当控制饭量；多食富含维生素的蔬菜和水果。

8. 并发结核感染而服用异烟肼（雷米封）的患者，忌食鱼。

9. 面部有明显红斑的患者，可短期局部涂抹含有激素的氢化可的松冷霜，不能用化妆品涂抹；不能染发、纹眉或硅胶隆胸。

10. 避免使用青霉胺、普鲁卡因酰胺、氯丙嗪、肼苯哒嗪等会诱发狼疮或使病情加重的药物。育龄期妇女性患者避免服用避孕药，不使用含有雌激素的药物。

11. 避免计划外怀孕，由于妊娠和流产均可能诱发病情加重，因此 SLE 患者想要生育，须在医师指导下控制好病情，并停用免疫抑制剂 3～6 个月以上才可怀孕。

12. 保持心情愉快，心胸开阔；家人给予精神上的安慰。

干燥综合征

干燥综合征是一种慢性炎症性自身免疫性疾病，常有多系统受累，主要侵犯由柱状上皮细胞构成的外分泌腺体，尤其以泪腺和唾液腺为多见。临床主要表现为因泪腺和唾液腺分泌减少而出现的眼和口腔黏膜干燥的症状，包括干燥性角膜炎、口干燥症和其他系统症状。本病可分为原发性和继发性两类，前者指本病单独存在，后者指发生于其他结缔组织病的干燥综合征。

本病中医学属于"燥证"、"痹证"、"消渴"、"虚劳"等范畴。其病机主要为素体阴虚，外燥侵袭，内外相和，燥毒为病；病久而气阴两虚，阴液亏损则虚火内生，灼津成痰，气虚津亏则血行不畅，痰瘀互结而为病。

【必备名方】

1. 清燥救肺汤加减：桑叶 10 克，麦冬 15 克，参须 10 克，阿胶（烊化）10 克，火麻仁 15 克，苦杏仁 10 克，炙枇杷叶 10 克，南沙参 15 克，北沙参 15 克，生石膏 30 克，甘草 10 克。水煎服。兼风热、恶风汗出、吐痰黄稠者，加金银花 15 克，连翘 12 克，桔梗 6 克，前胡 6 克，牛蒡子 9 克；兼风寒、恶寒鼻塞、流清涕、苔白而干者，加金沸草 9 克，防风 10 克，白前 6 克，紫苏叶 6 克；大便干结难下者，加玄明粉（冲服）3~6 克。

2. 犀角地黄汤合傅氏三紫汤加减：水牛角（代犀角）30 克，生地黄 12 克，赤芍 10 克，牡丹皮 10 克，丹参 12 克，紫草 10 克，玄参 10 克，土茯苓 15 克，紫珠根 10 克，青黛（另冲）6 克，生石膏（先煎）30 克，金银花 10 克，连翘 10 克，知母 10 克，蒲公英 15 克，挂金灯 12 克，亚麻子 10 克，瓜蒌子 10 克。水煎服。

3. 百合固金汤加减：百合 10 克，生地黄 15 克，熟地黄 15 克，山药 15 克，南沙参 10 克，麦冬 12 克，阿胶（烊化）10 克，玄参 12 克，青果 10 克，桔梗 10 克，川贝母 10 克，知母 10 克。水煎服。口咽干燥甚者，加芦根 15 克，乌梅 10 克，柿霜 10 克；阴虚内热者，加地骨皮 10 克，鳖甲 12 克，白薇 10 克。

4. 大补地黄汤加减：熟地黄 12 克，枸杞子 12 克，肉苁蓉 10 克，生地黄 12 克，山茱萸 12 克，天花粉 10 克，麦冬 10 克，天冬 10 克，玄参 10 克，炒白芍 10 克，山药 15 克，当归 10 克，炒黄柏 10 克，炒知母 6 克。水煎服。目涩羞明者，加菊花 15 克，桑叶 15 克；口渴甚者，加乌梅 10 克；视物不清者，加服石斛夜光丸；关节疼痛者，加老鹳草 10 克，鬼箭羽 9 克，续断 10 克；肤燥发痒者，加何首乌 15 克，沙苑子 15 克，钩藤 15 克。

5. 大黄䗪虫丸合增液汤加减：大黄 6 克，桃仁 9 克，红花 9 克，半夏 9 克，天南星 9 克，苦杏仁 9 克，芍药 12 克，麦冬 12 克，生地黄 15 克，水蛭 1 条，土鳖虫 0.5 克，甘草 6 克。水煎服。颈部痰核明显者，加牡蛎 9 克，瓜蒌 9 克，浙贝母 12 克。

【名医指导】

1. 饮食护理：宜进食清淡、多汁、多维生素的新鲜瓜果蔬菜，宜多喝水、粥、豆浆，

多吃萝卜、莲藕、荸荠、梨、蜂蜜等食物；避免进食过咸、过酸、辛辣、刺激性食物。

2. 养成良好的生活习惯：早睡、早起，保证充足的睡眠；尤其在病情较重时，应多休息、多睡觉，保持体力。避免饮酒、吸烟。

3. 口腔护理：注意口腔卫生，可用液体湿润口腔，早晚刷牙（宜选用软毛牙刷），饭后漱口，定期做口腔检查。发生口腔溃疡、口腔继发感染及唾液引流不畅引发的化脓性腮腺炎时及早到医院就诊。

4. 眼睛护理：平时应带防护镜，可用人工泪液滴眼，减轻角膜损伤和不适；可使用加湿器来改善环境湿度，减少眼部不适；一旦出现角膜溃疡，及早到眼科做相应治疗。

5. 皮肤护理：勤换衣裤、被褥，保持皮肤清洁，少用或不用碱性肥皂，可用复方甘油止痒乳、维生素 E 乳等；注意阴部卫生，适当使用洁尔阴洗液或润滑剂。有皮损的患者及早到医院治疗。

6. 呼吸道护理：室内湿度控制在 50%~60%，温度保持在 18 ℃~21 ℃；同时预防肺部感染。经常到空气新鲜的地方散步。

7. 心理护理：保持情绪稳定；家人应多安慰、理解患者，帮助患者树立战胜疾病的信心。

结节性多动脉炎

结节性多动脉炎又称结节性动脉周围炎，是一种坏死性血管炎症病变，可累及全身任何器官的中、小动脉，但很少累及肺、脾动脉。临床上本病可呈局限性病变，出现沿小动脉分布的多形性皮肤结节；也可同时累及多个器官，其中以皮肤、肾脏、关节肌肉和神经系统最易受累，出现皮肤的血管性紫癜、结节，雷诺现象，关节肌肉疼痛及肢体感觉异常、无力等神经炎表现和血尿、蛋白尿、高血压等肾脏受累的表现。

本病中医学属于“脉痹”、“血痹”、“周痹”、“狐惑病”、“眩晕”等范畴。其病因病机主要为正气内虚，复感外邪，邪毒浸淫经脉，入内伤及脏腑；经脉受损，血气不行，瘀血内生；病久则出现气血阴阳脏腑虚损不

足之候。

【必备名方】

1. 四妙散合下瘀血汤加减：栀子 12 克，黄芩 9 克，生大黄 6 克，黄柏 12 克，苍术 12 克，薏苡仁 24 克，滑石 12 克，赤小豆 12 克，防己 9 克，川牛膝 12 克，桃仁 12 克，苦杏仁 9 克，甘草 6 克。水煎服。热重者，加生石膏 30 克，淡竹叶 12 克，知母 12 克；头痛头晕者，加白蒺藜 9 克，川芎 9 克，蔓荆子 9 克；关节疼痛剧烈者，加蜈蚣 3 克，土鳖虫 6 克，羌活 9 克；肢麻者，加丹参 12 克，红花 9 克。

2. 犀角地黄汤合三黄石膏汤加减：水牛角 12 克，石膏 12 克，黄芩 9 克，黄连 6 克，黄柏 9 克，金银花 12 克，生大黄 3 克，生地黄 15 克，赤芍 12 克，牡丹皮 15 克，紫草 12 克，甘草 6 克。水煎服。热势高而不退者，加羚羊角粉 3 克，合紫雪散；神昏抽搐者，加服安宫牛黄丸；头痛者，加白蒺藜 12 克，川芎 9 克；小便赤涩者，加猪苓 15 克，泽泻 15 克；全身疼痛者，加全蝎 3 克，徐长卿 12 克。

3. 玉女煎合四妙勇安汤加减：生地黄 18 克，麦冬 15 克，当归 9 克，川芎 9 克，赤芍 12 克，牛膝 12 克，黄芩 9 克，金银花 24 克，知母 12 克，玄参 12 克，胖大海 9 克，甘草 6 克。水煎服。热毒重者，加黄连 9 克，紫花地丁 15 克；发热齿衄者，加藕节 12 克；周身痛者，加全蝎 3 克，失笑散 9 克。

4. 炙甘草汤加减：炙甘草 15 克，党参 15 克，阿胶（烊化）15 克，生地黄 15 克，麦冬 15 克，当归 10 克，桃仁 10 克，红花 10 克，姜黄 10 克，桂枝 10 克，亚麻子 10 克，大枣 10 克，生姜 6 克。水煎服。热势未退者，加金银花 10 克，连翘 10 克；伴皮下结节疼痛、关节疼痛者，加玄参 15 克，牡蛎 15 克，制乳香 6 克，制没药 6 克，丹参 15 克。

5. 镇肝熄风汤加减：生赭石 30 克，生龙骨 30 克，生牡蛎 30 克，牛膝 30 克，白芍 15 克，生地黄 15 克，生麦芽 15 克，钩藤 15 克，天冬 15 克，青蒿 15 克，远志 6 克，石菖蒲 6 克，三七粉（冲服）1.5 克。水煎服。发热甚者，加羚羊角 6 克，紫花地丁 15 克，蒲公英 30 克，金银花 30 克；病久体虚者，加高丽参（另炖）10 克，山药 15 克；伴口咽干燥者，加石斛 15 克，玉竹 15 克，知母 15 克；结节日久不散者，加浙贝母 15 克，地龙 10 克；神志不清者，加服安宫牛黄丸。

【名医指导】

1. 室内温度适宜，避免过冷或过热。冬季天气寒冷，注意保暖，特别注意腿、脚的保暖。

2. 加强体育锻炼，增强体质，提高自身免疫功能，适应四季变化。如春、夏、秋季天气暖和，宜早起到室外散步、做操、打太极拳等，注意劳逸结合。

3. 生活规律，合理安排睡眠时间，养成早休、午睡的好习惯。睡前用热水泡脚，洗澡时可在热水中加入生姜或甘菊、肉桂、迷迭香等精油。

4. 穿衣要宽松，避免太紧。

5. 饮食上鼓励患者多食新鲜蔬菜、水果；坏死期间应食用蛋白质、维生素丰富的食物。禁食生冷、辛辣等刺激性食物。

6. 积极防治乙型病毒性肝炎。

7. 避免滥用药物，防止药物过敏。

8. 严格戒烟，少量饮酒。

9. 一旦发现本病，及早治疗，可显著延长生存率。

10. 在服用糖皮质激素期间，不能随意停药及增减药物剂量，并注意预防其副作用。

大动脉炎

大动脉炎又称高安病、无脉病，是一种发生在主动脉及其主要分支的慢性进行性炎症病变，常导致动脉狭窄甚至闭塞。由于受累血管的不同，造成缺血部位的不同，从而导致临床表现也不相同，主要有头臂动脉型，表现为头晕头痛，晕厥抽搐，半身不遂，上肢无力，无脉等；胸腹主动脉型，表现为下肢无力，间歇性跛行，肾性高血压等；广泛型，兼具前两型的表现；肺动脉型表现为心悸气短，肺动脉高压等。

本病中医学属于"脉痹"、"无脉证"等范畴。其病因病机主要为先天不足，后天失养，复感外邪，脉道痹阻；脾肾阳虚，寒凝脉络；肝肾阴虚，脉道失养；气血亏虚，无以充养经脉，出现头痛、半身不遂、心悸胸闷等证候。

【必备名方】

1. 黄芪桂枝五物汤加减：黄芪 30 克，白芍 10 克，当归 10 克，川芎 10 克，桂枝 10 克，鸡血藤 30 克，秦艽 10 克，防风 10 克，生姜 10 克，大枣 6 枚。水煎服。下肢无脉者，加牛膝 10 克。

2. 新加四妙四物汤加减：金银花 30 克，连翘 30 克，赤芍 25 克，丹参 10 克，桃仁 15 克，红花 15 克，鸡血藤 25 克，川芎 30 克，黄柏 20 克，苍术 20 克，薏苡仁 30 克，牛膝 30 克。水煎服。

3. 温脉饮加减：熟地黄 10 克，鹿角胶 10 克，骨碎补 10 克，肉桂 10 克，干姜 10 克，黄芪 30 克，丹参 30 克，当归 10 克，地龙 30 克，水蛭 2 克，白芥子 10 克，甘草 5 克。水煎服。上肢无脉者，加桂枝 9 克；下肢无脉者，加牛膝 9 克；胸闷苔厚者，加瓜蒌 9 克，草果 9 克；气虚甚者，加红参 15 克；阳虚甚者，加附子（先煎）9 克；纳食减少者，加砂仁 9 克，山楂 9 克。

4. 益气通脉汤加减：西洋参（炖服）5 克，黄芪 30 克，熟地黄 30 克，当归 30 克，川芎 20 克，桃仁 15 克，红花 15 克。水煎服。病在上肢者，加桑枝 15 克，片姜黄 15 克；病在下肢者，加牛膝 30 克；气虚兼血虚者，加党参 15 克，阿胶（烊化）10 克；低热不退者，加银柴胡 15 克，牡丹皮 15 克，地骨皮 10 克，鳖甲 10 克，生地黄 20 克；伴头晕目眩、面红目赤者，加钩藤 10 克，夏枯草 15 克，石决明 20 克，生磁石 30 克。

5. 加减复脉汤加减：龟甲（先煎）15 克，鳖甲（先煎）15 克，阿胶（烊化）15 克，生地黄 15 克，麦冬 15 克，白芍 15 克，当归尾 15 克，丹参 30 克，磁石（先煎）30 克，珍珠母（先煎）30 克，酸枣仁 10 克，火麻仁 10 克。水煎服。耳鸣甚者，加山茱萸 15 克，知母 9 克，黄柏 9 克；鼻塞不闻香臭者，加辛夷 10 克，白芷 10 克；眩晕甚者，加白蒺藜 9 克，生玳瑁 15 克；下肢浮肿者，加车前子（布包）15 克，泽泻 10 克，茯苓 15 克；四肢麻木者，加桂枝 9 克，络石藤 15 克，地

龙 6 克，鸡血藤 15 克。

【名医指导】

1. 避免室内过冷或过热，温度要适宜。注意保暖，特别是注意腿、脚的保暖，预防感染。天气暖和时，宜到室外做相对缓和的运动，如散步、做操、打太极拳等，避免过劳。

2. 生活作息规律，合理安排睡眠时间。坚持睡前热水泡脚；洗热水澡时可放入精油。穿衣宜宽松。

3. 进食各种新鲜蔬菜和瓜果，多补充维生素 E；多吃富含 B 族维生素的食物；多吃坚果、胡萝卜等温热性食物；适当食用辛辣食物，如辣椒、胡椒、芥末等。

4. 合并高血压者限制钠盐摄入，低脂饮食；忌生冷食物、冰品等。

5. 忌吸烟，少量饮用啤酒、葡萄酒和黄酒等。

6. 坚持做合理的运动：大动脉炎患者不宜剧烈活动，要合理分配体力，在运动过程中要做到从小运动量开始，循序渐进，坚持不懈。运动时间不宜过长，运动过程中要注意休息、调整体力，同时要多喝水补充体内水分。

7. 必要时可选择手术治疗。

风湿性多肌痛

风湿性多肌痛是以颈、肩胛带肌、骨盆带肌持续性疼痛僵硬为主，伴渐进性晨僵及全身症状的一组临床综合征。其病因不明确，认为可能与遗传、病毒感染和免疫异常有关，好发于老年人，女性多见。

本病中医学属于"痹证"、"肌痹"等范畴。其病因病机主要为素体正气不足，复感风寒湿邪，气血运行受阻，筋脉痹阻；日久气血更虚，肝肾不足，经络肌肉失养，"不荣则痛"。

【必备名方】

1. 蠲痹汤加减：羌活 15 克，独活 15 克，秦艽 15 克，桂枝 15 克，当归 12 克，川芎 12 克，乳香 6 克，木香 6 克，甘草 6 克。水煎服。风邪偏盛者，加防风 15 克；湿邪偏

盛者，加防己15克，苍术15克，薏苡仁15克；寒邪偏盛者，加附子（先煎）9克，细辛3克；兼血瘀者，加桃仁6克，红花6克，穿山甲15克。

2. 桂枝芍药知母汤加减：桂枝12克，当归12克，地龙12克，乌梢蛇12克，知母10克，赤芍12克，茯苓10克，白芍12克，生地黄12克，甘草6克。水煎服。热甚者，加黄柏12克，威灵仙15克；兼阴虚内热者，重用生地黄，加青蒿15克，银柴胡10克，白薇10克，鳖甲15克；疼痛剧烈者，加穿山甲20克，全蝎6克，蜈蚣6克。

3. 独活寄生汤加减：独活15克，桂枝15克，牛膝15克，杜仲15克，桑寄生15克，熟地黄15克，白芍15克，党参15克，川芎15克，当归15克，甘草6克。水煎服。肌肉痛甚者，加乳香9克，没药9克，姜黄9克；偏阴虚者，加山茱萸15克，麦冬15克，龟甲15克；偏阳虚者，加附子（先煎）9克，肉桂3克。

【名医指导】

1. 注意保暖，避免受寒、受潮，不用冷水，不洗桑拿浴，以减少潮湿因素对疾病的不良影响。

2. 劳逸结合，动静结合，保持足够的休息和睡眠。在急性期或关节疼痛肿胀严重期，应绝对卧床休息；慢性期或疼痛减轻者可适当活动，进行功能锻炼。可选择医疗体操、关节操、耐力运动、太极拳及气功等。

3. 局部关节病变可行局部按摩、被动活动等。

4. 补充营养，多食富含镁的食物如绿色蔬菜、坚果、种子类食物。补充维生素和矿物质（B族维生素、维生素C、维生素E、钙等）；禁用茶、咖啡、柑橘类水果、羊肉等温热食品以及油炸、油煎食品等。多食富含钙、锌的食物，如葡萄干、芝麻、松子、核桃、排骨、骨髓等。

5. 进行生活活动锻炼：如无明显关节活动障碍，应做活动幅度较大的动作，如上街买菜、做饭、洗衣、打扫卫生等。如已有明显的功能障碍时，要保持洗漱、吃饭、步行、上厕所等活动能力。已有行走困难时，应让患者学会正确地使用拐杖、轮椅和其他工具，同时注意防止跌倒、摔伤。

6. 家属应耐心鼓励患者，帮助其建立战胜疾病的信心，辅助其做功能锻炼。

特发性炎症性肌病

特发性炎症性肌病是骨骼肌的非化脓性炎症，属于自身免疫性疾病，患者体内可检测到高水平的自身抗体并经常伴发其他自身免疫性疾病。本病的病因未明，可能与某些感染及非感染因素有关，临床上，根据患者的年龄及并发疾病的不同可分为多肌炎、皮肌炎、儿童皮肌炎、恶性肿瘤相关性肌炎或皮肌炎、其他结缔组织病伴发多发性肌炎或皮肌炎、包涵体肌炎、无肌病性肌炎。本病的主要表现为四肢近端的对称性肌无力、疼痛，也可累及其他系统而出现关节疼痛、心包炎等症状；皮肌炎患者还可见典型皮疹，称 Gottron 征。

本病中医学可归入"肌痹"、"肌萎"等范畴。其病机主要认为是先天不足，感受外邪，导致肌肉筋膜的气血不和，血脉痹阻，热毒侵袭或脾胃积热，燔扰血分；久病损及脾肾，二脏亏虚，肌肉失养而为病。

【必备名方】

1. 阳和汤加减：炙麻黄3克，肉桂3克，熟地黄30克，党参10克，黄芪10克，茯苓10克，白术10克，威灵仙12克，秦艽10克，鬼箭羽12克，穿山甲10克，路路通6克，丹参12克，鸡血藤12克，甘草6克。水煎服。湿盛者，加木瓜12克，薏苡仁15克；身痛不减者，加桑叶12克，木瓜12克，忍冬藤12克；水肿较甚者，加猪苓12克，泽泻12克。

2. 化毒凉血汤加减：水牛角15克，金银花10克，连翘12克，黄连6克，牡丹皮10克，赤芍10克，生地黄10克，防己6克，薏苡仁30克，白茅根15克，延胡索10克，郁金10克。水煎服。热毒重者，加服安宫牛黄丸；高热不退者，加服紫雪丹，加生石膏30克；关节疼痛甚者，加鸡血藤10克，秦艽10克，乌梢蛇10克，木瓜10克。

3. 柴梗除湿汤加减：柴胡 6 克，香附 12 克，桔梗 6 克，青皮 12 克，陈皮 12 克，茯苓 25 克，木通 9 克，苍术 15 克，海桐皮 15 克，木瓜 15 克，防己 9 克，黄柏 9 克，当归 12 克，丹参 15 克，地龙 6 克。水煎服。热甚者，加知母 12 克，连翘 12 克，薏苡仁 30 克，滑石 15 克；兼见气虚者，加黄芪 30 克，白术 15 克。

4. 归脾汤加减：白术 10 克，党参 10 克，炙黄芪 10 克，茯神 10 克，当归 10 克，远志 6 克，酸枣仁 10 克，木香 6 克，龙眼肉 12 克，熟地黄 10 克，白芍 10 克，丹参 15 克，活血藤 10 克，鸡血藤 15 克，大枣 5 枚，甘草 6 克。水煎服。心神不宁、怔忡者，加生龙骨 12 克，生牡蛎 12 克，五味子 9 克；纳差便溏者，加六神曲 9 克，麦芽 12 克，砂仁 12 克，肉豆蔻 9 克。

5. 虎潜丸加减：熟地黄 15 克，龟甲 15 克，虎骨（以狗骨代）30 克，牛膝 10 克，桑寄生 10 克，白芍 10 克，续断 10 克，锁阳 10 克，当归 10 克，知母 10 克，黄柏 10 克。水煎服。面色萎黄、心悸怔忡失眠者，加黄芪 10 克，党参 10 克，首乌藤 15 克；久病阴损及阳，见畏寒肢冷、阳痿者，去知母、黄柏，加鹿角片 10 克，补骨脂 10 克，肉桂 9 克，淫羊藿 9 克。

【名医指导】

1. 首选糖皮质激素治疗，在服药期间不能随意减量或停药。注意防治糖皮质激素的不良反应。

2. 尽量避免日光直接照射（主要是紫外线），外出时带帽子、手套、穿长袖衣服或打太阳伞等。

3. 不用唇膏、化妆品、染发剂等。

4. 避免接触农药、某些化学装修材料等。

5. 在饮食上宜多吃易消化、清淡、维生素含量丰富的低盐食物，多吃新鲜蔬菜、水果、粗粮、脱脂牛奶、鱼及家禽；少吃富含蛋白质的食物、精制糖、白面、腌制食品、牛、羊、猪肉等；少食油腻性食物；不宜食用海产品等；忌食辛辣刺激食物（葱、姜、蒜）；勿食过饱。

6. 经常洗热水浴并辅以按摩、推拿等，以防止肌肉萎缩。

7. 急性期应卧床休息，可做关节和肌肉的被动活动，每日 2 次，以防止肌肉萎缩。但不鼓励做主动活动。恢复期可适量轻度活动，但动作不宜过快，幅度不宜过大，根据肌力恢复程度逐渐增加活动量，功能锻炼应避免过度疲劳。

8. 要保持精神愉快，坚定战胜疾病的信心。

系统性硬化病

系统性硬化病是一种原因不明的疾病，又称硬化性皮炎、进行性系统性硬化症、硬皮病等。其病因一般认为与机体的遗传易感性和长期接触化工物品等环境因素有关，由于免疫功能的紊乱而导致各种自身抗体的产生，引起损伤。临床主要表现为进行性的皮肤肿胀、增厚变硬如皮革样、"面具脸"及其他系统纤维化的表现如关节疼痛、胃肠动力降低、肺间质纤维化、无症状性心包积液、肾功能障碍、三叉神经痛、周围神经病等。

本病中医学可归入"皮痹"、"周痹"、"五脏痹"等范畴。其病机主要为六淫侵袭，肺气不宣，邪滞肌表；脾肾阳虚，卫外不固，寒湿外侵，经气不宣；寒凝经络，气血不行；气血亏虚，外邪易侵，营血失和；肝肾阴虚，肌肉失养等，病久而邪侵五脏则为"五脏痹"。

【必备名方】

1. 麻黄细辛附子汤加减：川乌（先煎）10 克，麻黄 12 克，桂枝 12 克，羌活 12 克，独活 12 克，威灵仙 15 克，细辛 3 克，红花 10 克，当归尾 12 克，黄芪 20 克，熟地黄 12 克。水煎服。关节疼痛甚者，加桃仁 9 克，延胡索 15 克，秦艽 9 克；肢端青紫者，加丹参 10 克，鸡血藤 15 克，姜黄 9 克。

2. 活络效灵丹加减：丹参 30 克，当归 15 克，鸡血藤 15 克，鬼箭羽 15 克，制乳香 10 克，制没药 10 克，赤芍 6 克，穿山甲 6 克，黄芪 10 克，党参 10 克，青木香 6 克，青皮 6 克。水煎服。皮肤硬化者，加三棱 9 克，莪术 9 克，桃仁 9 克；肢端青冷者，加桑枝 10 克，桂枝 9 克，姜黄 9 克。

3. 益肾通络汤加减：熟地黄 20 克，淫羊藿 15 克，鹿角霜 30 克，当归尾 20 克，川芎 10 克，白芥子 15 克，艾叶 15 克，桂枝 10 克，细辛 3 克，炮姜 5 克，甘草 6 克。水煎服。畏寒甚者，加附子（先煎）9 克，改桂枝为肉桂；气虚明显者，加党参 15 克，黄芪 20 克；气血瘀滞明显者，加柴胡 9 克，漏芦 9 克，鸡血藤 12 克。

4. 三地二甲汤加减：熟地黄 30 克，地龙 10 克，土鳖虫 9 克，穿山甲 15 克，鳖甲 15 克，淫羊藿 30 克，黄芪 30 克，桂枝 9 克，当归 10 克，独活 12 克，防风 10 克，桃仁 9 克，红花 9 克，白花蛇 1 条，牡蛎 30 克，白芥子 10 克。水煎服。

5. 双蛇双参方加减：蝮蛇 9 克，蕲蛇 9 克，党参 15 克，丹参 15 克，黄芪 15 克，当归 15 克，赤芍 9 克，川芎 9 克，红花 6 克，鸡血藤 9 克，桂枝 6 克，肉桂 3 克，淫羊藿 9 克，甘草 6 克。水煎服。伴心悸脉结代者，加酸枣仁 9 克，茯神 9 克，远志 9 克；伴气短者，加南沙参 12 克，麦冬 12 克，桔梗 9 克，川贝母 9 克；肢痛溃烂者，加延胡索 15 克，乳香 9 克，没药 9 克；吞咽困难者，加赭石 15 克，旋覆花 15 克，陈皮 9 克，枳壳 9 克。

【名医指导】

1. 注意防寒保暖，防止感冒、感染和其他疾病，注意保护好肢端和关节突出部位。

2. 患者应建立战胜疾病的信心，保持心胸豁达，避免情绪剧烈波动。

3. 饮食须均衡，营养全面，以低脂、低盐、富含植物蛋白、易消化且营养丰富的食物为主；多食新鲜水果、蔬菜；忌食寒凉、辛辣及刺激性食物。吞咽不畅的患者，宜给予半流食或糊状易消化的食物、进食速度宜慢、且要细嚼慢咽，以免发生呛咳造成窒息。对于吞咽困难者，必要时鼻饲。观察患者有无腹胀、腹痛及腹泻、便秘的现象发生，以预防早期肠梗阻；每周测体重 1 次，以了解患者营养状况。

4. 张口困难者协助其勤漱口，及时做好口腔护理，保持口腔清洁，防止继发感染。

5. 禁烟、酒、浓茶、浓咖啡。

6. 在工作家务方面要量力而行，不能过度劳累。

7. 适当参加太极拳、气功等健身活动，避免剧烈的体育运动。

8. 加强关节自我锻炼，以主动运动为主，在无痛范围内进行。在关节周围进行按摩，有助于解除挛缩。单纯膝关节挛缩，可配合滑车持续牵引。任何运动疗法都会出现轻度疼痛和疲乏感。若 1～2 小时后这些症状不减轻，要减少运动量；若翌晨这些症状未消失或反而加重，则应暂停运动。

雷诺综合征

雷诺综合征是一种血管神经功能紊乱引起的肢端小血管痉挛性疾病，是比较少见的周围血管病，多发于 20～40 岁。受寒或情绪变化诱发手指（或足趾）突发性苍白，继而发绀，从指尖开始波及整个手指甚至手掌，伴有局部冷凉、麻木、针刺样疼痛，数分钟后皮肤转为潮红，伴烧灼感，之后转为正常色泽，每次发作持续 1 小时左右。

本病中医学属于"脉痹"、"寒厥"等范畴，以阴寒、气滞、血瘀为其病机特点。

【必备名方】

1. 阳和汤加减：麻黄 10 克，桂枝 15 克，白芥子 10 克，细辛 5 克，附子 10 克，花椒 10 克，半夏 10 克，红花 10 克，当归 15 克，水蛭 5 克，川芎 15 克，木瓜 15 克。水煎服。

2. 苏龙活血饮加减：苏木 30 克，黄芪 60 克，地龙 30 克，桂枝 20 克，全当归 30 克，炮穿山甲 10 克，鸡血藤 10 克，乳香 6 克，没药 6 克，甘草 10 克。水煎服。指（趾）端苍白、冰凉者，加细辛 3 克，附子 10 克；紫暗严重有灼热感或指（趾）溃烂者，加金银花 30 克，蒲公英 30 克，牡丹皮 10 克，紫花地丁 30 克。

3. 四妙勇安汤加减：金银花 30 克，连翘 15 克，赤芍 15 克，牡丹皮 15 克，生地黄 15 克，川贝母 10 克，丹参 15 克，黄柏 10 克，泽泻 10 克，苦参 10 克，地龙 10 克，当归10克。水煎服。

4. 当归拈痛汤加减：当归10克，茵陈10克，白术10克，黄柏10克，人参10克，猪苓10克，羌活6克，苍术6克，苦参6克，升麻6克，赤芍8克，地龙8克，黄芩5克，甘草5克。水煎服。大便结者，加大黄8克；小便黄者，加泽泻10克。

5. 黄芪桂枝五物汤加减：黄芪50克，丹参30克，桂枝20克，地龙15克，炙附子15克，鹿角霜15克，肉桂10克，干姜10克，赤芍15克，炙甘草10克。水煎服。血瘀明显者，加川芎30克；脾虚明显者，加党参30克。

【名医指导】

1. 患者应保持精神轻松、愉快，避免或消除情绪激动及不必要的精神紧张。

2. 天气转冷或在寒冷季节应积极采取御寒措施，尤其是双手、双足更应注意防寒保暖，外出时在户外应戴手套、穿羊毛厚袜及保暖性能好的鞋子，不要在寒冷的室外过多的停留；日常生活中避免过多地接触冷水，尽可能用温水洗手、洗脸等。

3. 日常生活中可饮少量酒类饮料，但必须戒烟。

4. 观察指（趾）端皮肤状况及血液循环：当出现指（趾）端皮肤苍白、疼痛及麻木等症状时可予温水浸泡，加强按摩，必要时可在指（趾）端局部涂以硝酸甘油软膏，每次保留1小时后擦干。

5. 患者应注意细心保护手指，应注意防止受外伤。

6. 脱离高危环境：使用振动工具或在湿冷环境工作的患者，应及早调换工种，以避免进一步加重病情。

第九章　神经系统疾病与精神病

三叉神经痛

三叉神经痛是三叉神经分布区内反复发作的阵发性短暂剧烈疼痛而不伴三叉神经功能破坏的症状，又称痛性抽搐。常于40岁后起病，女性较多，少数有家族史。三叉神经痛分为原发性与继发性两种，后者有明确的继发因素存在，前者病因不明。临床上常见三叉神经支配区反复发作的短暂性电击、刀割、烧灼、撕裂、针刺样疼痛，每次发作数秒至1～2分钟，突发突止，间歇期完全正常。疼痛多为一侧，也可为双侧，有触发点，又称"扳机点"，严重者伴同侧面肌抽搐。病程呈周期性发作，发作期可持续数日、数周至数月，缓解期长短不一，数天至数年不等。

本病中医学相当于"面风痛"，又称"面痛"。其发生与外感六淫、饮食失常、情志过极、阴阳失调等因素有关，系由内、外之邪侵袭面部经络导致的痛病类疾病。病机要点为络脉闭塞，不通则痛。病位主要在面部经络，与肝、胆、脾、胃等脏腑密切相关。

【必备名方】

1. 川芎茶调散加减：川芎15克，荆芥10克，白芷10克，羌活10克，细辛6克，防风10克，薄荷5克，桑叶15克，蔓荆子15克，甘草6克，以清茶为引。水煎服。恶寒较甚者，加麻黄5克，紫苏叶10克；面部肌肉抽搐者，加蜈蚣3条，地龙10克；头身疼痛甚者，加重羌活、细辛用量；寒凝痛甚者，加藁本10克，生姜10克；鼻塞流涕者，加苍耳子3克，辛夷5克；风寒郁久化热者，加菊花10克，蔓荆子10克。

2. 芎辛导痰汤合牵正散加减：川白芍15克，细辛6克，制天南星10克，陈皮10克，半夏10克，茯苓12克，枳壳10克，生姜6克，甘草6克，白附子（先煎）10克，僵蚕10克，全蝎6克。水煎服。面颊麻木者，加鸡血藤15克，蜈蚣2条；兼畏寒肢冷者，去生姜，加干姜3克，吴茱萸8克；痰浊化热者，去细辛、天南星，加胆南星6克，竹沥10克；胸闷纳呆者，加苍术10克，厚朴10克。

3. 芎芷石膏汤合清胃散加减：生石膏（先煎）30克，川芎9克，白芷10克，菊花15克，羌活3克，薄荷10克，黄连6克，生地黄15克，升麻6克，牡丹皮10克，甘草6克。水煎服。胃热津伤甚者，加知母10克，麦冬20克；大便秘结者，加大黄5克，玄明粉10克；牙龈肿痛、衄血者，加牛膝10克，白茅根15克；心烦不寐者，加栀子10克，莲子心3克，首乌藤15克；面部抽搐者，加僵蚕10克，钩藤15克，全蝎5克；热盛津伤者，去羌活，加麦冬15克，天花粉10克；上焦有热者，加连翘15克，栀子10克，桑叶10克。

4. 当归龙荟丸加减：当归10克，龙胆5克，栀子10克，黄连10克，黄芩10克，黄柏10克，芦荟5克，大黄5克，木香3克。水煎服。头痛眩晕、目赤易怒者，加菊花10克，桑叶10克，夏枯草10克；湿盛热轻者，加滑石20克，薏苡仁30克。

5. 芎胡六虫汤加减：川芎15克，延胡索15克，土鳖虫6克，僵蚕12克，地龙15克，全蝎6克，蜈蚣（焙干研末冲服）2条，蝉蜕15克，菊花15克，皂角刺10克，蔓荆子15克，炙甘草15克。水煎服。伴有头痛、头晕、耳鸣、血压偏高者，加天麻10克；病久不愈者，加穿山甲 6 克；心悸、失眠、多梦者，加炒酸枣仁 20 克；胸膈满闷、食欲不振者，加焦三仙 15 克，鸡内金 15 克。

【名医指导】

1. 本病首选药物治疗，如卡马西平、丙戊酸钠等；若无效，可选封闭治疗或手术治疗。

2. 生活要有规律，宜选择质软、易嚼食物；必要时进食流质食物。饮食要营养丰富，多食富含维生素的新鲜水果、蔬菜及豆制类；少食肥肉，多食瘦肉；切不可吃油炸物；不宜食用刺激性、过酸、过甜以及热性食物等。

3. 尽量避免触及"触发点"，吃饭、漱口、说话、刷牙、洗脸动作宜轻柔。

4. 注意头部、面部保暖，避免局部受冻、受潮。洗脸水不宜太冷、太热。

5. 室内环境应安静，空气新鲜，起居规律，不宜疲劳熬夜、保持充足睡眠。

6. 保持精神愉快，避免精神刺激，常听柔和音乐以使心情平和。

7. 适当参加体育运动，锻炼身体，增强体质。

8. 疼痛剧烈难忍者应有家人陪伴，避免摔伤等意外发生。

特发性面神经麻痹

特发性面神经麻痹又称面神经炎，是因茎乳孔内面神经非特异性炎症所致的周围性面神经麻痹，又称 Bell 麻痹。本病发病多在 20～40 岁，男性略多于女性。本病确切的病因未明，长期以来认为本病与嗜神经病毒感染有关。受凉或上呼吸道感染后发病，可能是茎乳孔内的面神经急性病毒感染和水肿所致神经受压或局部血液循环障碍而产生面神经麻痹。多数人认为，本病亦属一种自身免疫反应。部分患者可由带状疱疹病毒引起膝状神经节炎引起。临床以一侧面部表情肌瘫痪为特点，部分患者可以自行缓解。

本病中医学相当于"口僻"、"面瘫"、"吊线风"、"口眼㖞斜"等病证，是由人体正气不足，络脉空虚，外邪乘虚而入中经络，导致气血痹阻，面部经脉失养，肌肉弛缓不

收，引起口眼㖞斜不能闭合，以虚、风、痰、瘀为其基本病机。

【必备名方】

1. 小续命汤加减：麻黄 10 克，防己 10 克，人参 10 克，芍药 10 克，川芎 6 克，桂枝 6 克，制附子（久煎）6 克，防风 6 克，苦杏仁 6 克，黄芩 6 克，甘草 3 克。水煎服。表虚自汗者，去麻黄，加黄芪 15 克，白术 10 克；兼头痛者，加白芷 10 克，羌活 10 克；面肌抽动者，加天麻 10 克，蜈蚣 2 条，全蝎 3 克；口角流涎者，加僵蚕 10 克。

2. 乌附星香汤加减：制川乌（久煎）3 克，制白附子（久煎）10 克，制天南星 10 克，木香 10 克。水煎服。血虚者，加当归 10 克，川芎 10 克，生地黄 15 克，白芍 10 克；有瘀血阻滞者，加桃仁 10 克，红花 10 克，赤芍 10 克，牡丹皮 10 克；筋脉痉挛抽搐者，加僵蚕 10 克，全蝎 3 克，蝉蜕 5 克，蜈蚣 2 条；有热者，加金银花 10 克，连翘 10 克，黄芩 10 克，黄连 10 克；有气虚者，加黄芪 15 克，党参 15 克，白术 10 克；头昏、眩晕者，加钩藤 15 克，桑叶 10 克，菊花 10 克，决明子 15 克；大便秘结者，加酒大黄 10 克，火麻仁 10 克，郁李仁 10 克，蜂蜜适量。

3. 大秦艽汤加减：秦艽 10 克，川芎 10 克，独活 10 克，当归 10 克，白芍 10 克，生石膏（先煎）15 克，羌活 10 克，细辛 3 克，黄芩 15 克，生地黄 15 克，白术 10 克，僵蚕 10 克，全蝎 5 克，茯苓 15 克，甘草 5 克。水煎服。风热甚者，去细辛、独活，加桑叶 10 克，蝉蜕 5 克；兼痰瘀重者，加白附子 10 克，制天南星 10 克，三七 3 克，红花 6 克。

4. 牵正散合导痰汤加减：白附子 10 克，僵蚕 10 克，全蝎 6 克，半夏 9 克，陈皮 10 克，枳实 6 克，茯苓 10 克，甘草 6 克，制天南星 6 克，生姜 3 克。水煎服。面肌抽搐频繁者，加蜈蚣 2 条，乌梢蛇 1 条；痰浊化热者，加黄芩 10 克，竹茹 10 克；胸膈满闷者，加佛手 10 克，苍术 10 克；久病成瘀甚者，加赤芍 10 克，红花 10 克，郁金 10 克。

5. 补阳还五汤加减：黄芪 30～120 克，当归尾 10 克，桃仁 10 克，地龙 10 克，赤芍 10 克，川芎 6 克，红花 6 克。水煎服。顽固

不愈者，加三七 10 克，穿山甲 10 克，鬼箭羽 10 克；面肌抽搐者，加全蝎 5 克，蜈蚣 2 条；兼血虚者，加熟地黄 15 克，白芍 10 克；兼阴液不足者，加玄参 10 克，麦冬 20 克。

【名医指导】

1. 在急性期需使用肾上腺糖皮质激素，如泼尼松，应预防该药的副作用。急性期过后可适当选用针灸、红外线等康复治疗。

2. 适当参加体育活动，增强体质；注意预防面部受凉风吹。夏天不宜吹电风扇睡觉。

3. 注意精神调养，避免不良精神刺激。

4. 饮食清淡，营养均衡。避免过食辛辣、肥甘厚味，多食高纤维食物，多食鸡蛋、大豆等高蛋白质食品，多食富含维生素的新鲜水果，特别是富含 B 族维生素和钙质的食物（如排骨、深绿色蔬菜、蛋黄、海带、芝麻、水果、胡萝卜、西瓜、奶制品等都富含钙质；香菜、西红柿、冬瓜、黄瓜、木瓜、苹果、菠萝、梨、桃、西瓜、杏、柿子、葡萄等富含维生素）。

5. 戒烟、酒、咖啡。

6. 注意保护眼睛，防止引起眼内感染；入睡后用眼罩遮盖患侧眼睛，点眼药水。

7. 积极治疗中耳炎、风湿性疾病及茎乳突孔内的骨膜炎。

炎症性脱髓鞘性多发性神经病

炎症性脱髓鞘性多发性神经病属于特发性周围神经病变，分为急性和慢性两种。急性者称吉兰-巴雷综合征，其具体病因尚不清楚，可能发生于疫苗接种或者非特异性病毒感染之后，也可能没有什么明确的诱因，目前认为该病是一种自身免疫性疾病。临床上主要表现为四肢的对称性、迟缓性瘫痪，严重者可累及呼吸肌、吞咽肌，患者常出现肢体的感觉异常，如烧灼、麻木感等。慢性者称慢性吉兰-巴雷综合征，是一种慢性进行性疾病，临床表现与前者相似，也可表现为四肢由远及近的对称性无力、感觉障碍，还可出现共济失调的症状。

本病中医学属于"痿证"范畴。其病因病机主要为温邪外袭，肺热津伤，筋脉失濡；湿热浸淫，阻滞经脉；素体阳虚，寒湿阻络，终至宗筋失调，痿软弛纵而为病。

【必备名方】

1. 清燥救肺汤加减：北沙参 12 克，麦冬 12 克，桑叶 10 克，苦杏仁 10 克，桔梗 10 克，芦根 15 克，火麻仁 30 克，生石膏 30 克，甘草 5 克。水煎服。口渴汗多、热势高者，加知母 10 克，金银花 10 克，连翘 10 克；干咳少痰者，加瓜蒌 10 克，川贝母 6 克；咽喉干燥不利者，加天花粉 15 克，玉竹 15 克，百合 12 克，芦根 12 克；下肢瘫者，加牛膝 15 克，木瓜 12 克；上肢瘫者，加秦艽 15 克，威灵仙 12 克；肢体麻木者，加川芎 9 克，赤芍 12 克，鸡血藤 12 克。

2. 七味解毒汤加减：苍术 10 克，黄柏 10 克，板蓝根 30 克，忍冬藤 30 克，虎杖 15 克，络石藤 15 克，鸡血藤 15 克。水煎服。湿重者，加泽泻 10 克，猪苓 10 克，防己 10 克，独活 10 克；伴肌肉疼痛者，加乳香 9 克，没药 9 克。

3. 麻黄细辛附子汤合参术汤加减：制附子（先煎）30 克，麻黄 10 克，细辛 6 克，人参 10 克，白术 15 克。水煎服。苔白厚腻者，加苍术 12 克；肢冷、冷汗多者，去麻黄，加黄芪 30～60 克。

4. 振颓丸加减：人参 60 克，当归 53 克，乳香 30 克，没药 30 克，蜈蚣（大）5 条，穿山甲（蛤粉炒）30 克，炙马钱子 30 克。上药轧细过筛，炼蜜为丸，如梧桐子大，每次服 1 丸，每日 2 次。

5. 健步汤加减：鹿角片 10 克，龟甲 15 克，炒白芍 10 克，枸杞子 12 克，桑寄生 15 克，杜仲 15 克，牛膝 10 克，鸡血藤 15 克，独活 10 克，大枣 6 枚。水煎服。伴肌肉抽搐者，加炙全蝎 1.5 克；心悸失眠多汗者，加煅龙骨 15 克，煅牡蛎 15 克，炙远志 10 克；伴口咽干燥者，加北沙参 10 克，石斛 10 克。

【名医指导】

1. 急性期应尽早就诊，及时治疗。当出现呼吸、吞咽困难、血压波动、心律失常、严重的肺感染时，病情非常严重，随时可危及生命，应立即入院急救。

2. 吸氧，高床头，侧卧，注意保持呼吸

道通畅；定时拍背，稀释痰液，及时排出呼吸道分泌物。

3. 保证每日所需的热量、蛋白质，保证机体足够的营养，维持正氮平衡。

4. 患者家属在医护人员指导下，帮助患者每 2 小时翻身 1 次，以预防褥疮的发生；帮助患者被动运动，保证肢体的轻度伸展，预防肌肉萎缩和关节痉挛。

5. 保持稳定情绪，积极乐观心态，配合治疗。

6. 平时注意加强身体锻炼，预防上呼吸道感染及消化道感染。

7. 后期应配合被动和主动活动肢体，并配合针灸、理疗、按摩等康复治疗。

8. 妊娠期应注意神经系统的症状，避免因妊娠诱发本病。

运动神经元病

运动神经元病是一组病因未明的选择性侵犯脊髓前角细胞、脑干运动神经元、皮质锥体细胞及锥体束的慢性进行性变性疾病。临床特征为上、下运动神经元受损症状和体征并存，表现为肌无力、肌萎缩与锥体束征不同的组合，感觉和括约肌功能一般不受影响。本病发病率有随年龄增大而增高的趋势，80 岁以后发病率又下降；男性高于女性，有家族遗传。临床分为 4 型：肌萎缩侧索硬化、脊肌萎缩症、进行性延髓麻痹、原发性侧索硬化，其中以肌萎缩侧索硬化最常见。目前认为本病的病因可能与遗传、免疫反应、环境毒素、慢性病毒感染和恶性肿瘤有关。

本病中医学属于"痿证"范畴。因各种病因致五脏气血不布或亏虚，四肢筋脉失养，痿弱不用，发为本病。运动神经元病出现上肢肌束颤动、下肢痉挛性瘫痪等症状时，可归入"颤证"或"痉证"范畴。而出现声音嘶哑、吐词不清等延髓麻痹症状时，可归入"失语"范畴。但目前大多数学者支持从"痿"论治。

【必备名方】

1. 清燥汤加减：黄芪 10 克，苍术 10 克，白术 10 克，陈皮 10 克，泽泻 15 克，人参 6 克，茯苓 15 克，升麻 6 克，当归 10 克，生地黄 20 克，麦冬 10 克，五味子 10 克，甘草 3 克。水煎服。呛咳少痰明显者，加川贝母 10 克，瓜蒌 15 克，桑白皮 10 克；咽干口渴重者，加南沙参 15 克，天花粉 15 克，玉竹 10 克，百合 10 克。

2. 补中益气汤加减：人参 10 克，黄芪 15 克，白术 10 克，甘草 5 克，当归 10 克，陈皮 10 克，升麻 6 克，柴胡 6 克。水煎服。兼头痛者，轻者加蔓荆子 10 克，重者加川芎 10 克；兼腹痛者，加白芍 10 克；兼气滞脘腹痞胀者，加枳壳 10 克，木香 10 克，砂仁 10 克；发热心烦者，加黄柏 10 克，生地黄 15 克。

3. 虎潜丸加减：狗骨 30 克，锁阳 10 克，当归 10 克，白芍 10 克，黄柏 12 克，知母 10 克，熟地黄 15 克，龟甲胶 10 克。水煎服。热甚者，去锁阳；兼见面色萎黄不华、心悸、怔忡、舌质淡红、脉细弱者，加黄芪 15 克，党参 15 克，当归 10 克，鸡血藤 15 克；久病阴损及阳，症见怕冷、阳痿、小便清长、舌质淡、脉沉细无力者，去黄柏、知母，加鹿角胶 10 克，补骨脂 10 克，巴戟天 10 克，肉桂 3 克，附子 3 克；肌颤明显者，加羚羊角 10 克，钩藤 15 克；眩晕耳鸣、面红目赤者，加生石决明 20 克，珍珠母 10 克；失眠健忘多梦者，加首乌藤 15 克，合欢皮 10 克，柏子仁 10 克，远志 10 克，琥珀 15 克；五心烦热者，加银柴胡 10 克，胡黄连 10 克，牡丹皮 10 克，地骨皮 10 克；肢体麻木无力者，加天麻 10 克，桂枝 10 克。

4. 加味二妙散加减：苍术 20 克，牛膝 15 克，黄柏 10 克，广藿香（后下）10 克，石菖蒲 15 克，豆蔻（后下）10 克，木通 10 克，滑石（后下）30 克，黄芩 9 克，薏苡仁 30 克，连翘 10 克，当归 12 克。水煎服。见心烦、舌红少津，加南沙参 10 克，天花粉 10 克，淡竹叶 10 克；脘闷纳呆、呕恶者，加茵陈 10 克，佩兰 10 克，黄连 10 克，吴茱萸 10 克；手足麻木者，加鸡血藤 15 克，全蝎 3 克，桂枝 10 克。

5. 圣愈汤合补阳还五汤加减：人参 10 克，黄芪 15 克，当归 10 克，川芎 10 克，熟地黄 15 克，白芍 10 克，川牛膝 10 克，地龙 10 克，桃仁 10 克，红花 5 克，鸡血藤 15 克。水煎服。手足麻木、舌苔厚腻者，加橘络 10 克，木瓜 10 克；下肢痿软无力者，加杜仲 15 克，锁阳 10 克，桑寄生 15 克；见肌肤甲错、形体消瘦、手足痿弱者，可用圣愈汤送服大黄䗪虫丸。

【名医指导】

1. 凡经常接触本病诱发因素如重金属者应定期作健康检查，注意肌力改变，以便早发现、及时治疗。

2. 平时则应注意体质锻炼与情志调节，保持心情愉快，避免忧思等不良的精神刺激。

3. 早期采用高蛋白、富含维生素、磷脂和微量元素的食物，并积极配合药膳，如山药、薏苡仁、莲子心、陈皮、太子参、百合等；中晚期以高蛋白、高营养的半流质和流质为主，并少食多餐；慎用或禁用味精及含有味精、调料、鸡精的食物，如方便面；禁用辛辣、刺激食物如辣椒、桂皮、胡椒等。饮食以清淡的蔬菜为主，以免造成运动神经元病的恶性发展。

4. 戒烟、酒。

5. 患肢按摩，被动活动；吞咽困难者，以鼻饲维持营养和水分的摄入。

6. 衣裤的选择应以柔软、吸汗、保暖宽松为宜，纽扣、拉链可用松紧带取代，或以全罩式衣裤着装。

7. 中年之后，宜淡味独居，减少房事，保存肾精充沛。

短暂性脑缺血发作

短暂性脑缺血发作是指由于脑组织局灶性缺血而导致其功能发生短暂性、可逆性障碍，可反复发作。临床表现为突然发作的局灶性神经功能缺失的症状和体征，如单瘫、轻偏瘫、交叉瘫、眩晕、平衡障碍、短暂性全面性遗忘症、语言障碍等，可持续数分钟，通常在 30 分钟内恢复。其病因尚不完全清楚。

本病中医学属于"眩晕"、"中风先兆"、"中风病"等范畴。其病机主要由于素体阴虚，肝阳偏旺，上扰于头；嗜酒肥甘，湿聚成痰，痰郁化火，蒙蔽清窍；素体气血亏虚，血气不行，瘀血停滞，痰瘀互结，阻滞经络，属于本虚标实之候，本虚为肝、心、脾、肾等功能虚损，标实为风、火、痰、瘀。在治疗上可根据本虚标实之不同来辨证。

【必备名方】

1. 顺气匀风散加减：天麻 10 克，沉香粉（兑服）3 克，白术 10 克，白芍 15 克，紫苏叶 10 克，青皮 6 克，乌药 10 克，木瓜 10 克，白芷 10 克。水煎服。头晕头痛甚者，加菊花 9 克，川芎 9 克，蔓荆子 9 克；肢体麻木者，加桃仁 9 克，红花 9 克。

2. 天麻钩藤饮加减：天麻 12 克，钩藤（后下）30 克，石决明 30 克，栀子 12 克，益母草 15 克，桑寄生 15 克，川牛膝 15 克，黄芩 9 克，杜仲 12 克，首乌藤 30 克，茯神 15 克。水煎服。大便秘结者，加玄参 9 克，生地黄 15 克，火麻仁 12 克；肢体麻木者，加水蛭 3 克，蜈蚣 3 克；头痛者，加菊花 12 克，夏枯草 12 克。

3. 平肝潜阳汤加减：生牡蛎 30 克，赤芍 15 克，生地黄 15 克，麦冬 15 克，白芍 15 克，川牛膝 10 克，槐花 15 克，夏枯草 15 克。水煎服。伴口眼㖞斜者，加僵蚕 9 克，白芥子 9 克，全蝎 5 克；眩晕甚者，加天麻 10 克，钩藤（后下）15 克。

4. 化痰通络汤加减：天麻 10 克，制半夏 10 克，制天南星 10 克，石菖蒲 10 克，生山楂 15 克，制香附 10 克，丹参 30 克，川芎 10 克，地龙 6 克。水煎服。痰浊甚者，加白术 15 克，茯苓 15 克；瘀血明显者，加桃仁 9 克，红花 9 克；兼心胸憋闷者，加厚朴 9 克，瓜蒌 9 克，陈皮 6 克。

5. 防栓汤加减：黄芪 100 克，制何首乌 30 克，当归 30 克，赤芍 20 克，川芎 20 克，丹参 30 克，地龙 20 克，天麻 20 克，决明子 20 克，山楂 30 克。水煎服。气虚甚者，加党参 30 克，白术 15 克，山药 30 克；兼腰酸腿软者，加杜仲 15 克，山茱萸 15 克；兼肢体麻木者，加木瓜 15 克，姜黄 9 克。

【名医指导】

1. 积极控制可增加动脉硬化的病因，如

名医推荐家庭必备名方（珍藏本）

高血压、高脂血症、糖尿病、吸烟、肥胖、胰岛素抵抗等因素。将血压、血脂、血糖控制在正常范围之内，必须戒烟，控制体重。

2. 积极控制心脏的各种疾病，如风湿性心脏病、冠心病、高血压心脏病、先天性心脏病、心房颤动、房室阻滞等，避免形成微血栓。

3. 经常适当地开展一些体育锻炼，但运动量不宜过大，可采取太极拳、散步、慢跑、体操、跳舞等方式。

4. 晚睡前和晨起后喝杯白开水，养成饮水习惯，正常人每日饮水1～2升。

5. 饮食宜清淡，限制脂肪、钠盐的摄入量，控制总热量，不吃油腻食物，限制精制糖和含糖类甜食，如点心、糖果和饮料等；多吃富含维生素的新鲜蔬菜和水果，如苹果、猕猴桃、西红柿、小白菜、西兰花等；适当增加蛋白质，如禽类、鱼类等。

6. 生活规律，养成良好的生活习惯，早睡早起、适当午休。

7. 原有高血压者，应注意观察和调整血压，纠正血压的具体数值要视原来血压而定，设法改善脑部的血液供应，防止血管硬化的加重。

8. 患本病后需口服阿司匹林抑制血小板聚集，平时尽量避免单独活动。

9. 保持思想乐观、心胸开阔，尽量避免焦躁、忧虑、紧张等。

脑血栓形成

脑血栓形成是脑梗死最常见的类型，是脑动脉主干或皮质支动脉粥样硬化导致血管增厚，管腔狭窄闭塞和血栓形成，引起脑局部血流减慢或供血中断，脑组织缺血缺氧导致软化坏死，出现局灶性神经系统症状体征。动脉粥样硬化是本病的基本病因。常在睡眠中或安静休息时发生。脑血栓形成的死亡率较脑出血低得多，但大面积脑梗死由于脑组织损害较重，病死率和致残率较高，常死于上消化道出血和肾衰竭等并发症。有些患者则形成植物人或遗留下肢体偏瘫等严重并发症。

本病中医学相当于现在国家标准"中风"中的"缺血中风"，亦属于"眩晕"、"头痛"等范畴。本病以正虚为发病之本，主要有肝肾阴虚，气血不足；邪实为致病之标，以风火痰浊瘀血为主。病位在脑，脏腑涉及肝、脾、肾。

【必备名方】

1. 侯氏黑散加味汤加减：菊花80克，矾石（研细末冲服）6克，防风6克，白术10克，党参10克，黄芩10克，川芎10克，当归12克，茯苓15克，生牡蛎24克，桂枝9克，桔梗9克，细辛4克，干姜5克。水煎服。面红目赤、舌红或绛、脉弦有力属肝阳暴亢者，加生龙骨24克，钩藤15克，白蒺藜18克；头晕语謇肢麻、苔腻脉弦属风痰扰络者，加胆南星9克，天竺黄9克，远志9克，石菖蒲6克；便秘、午后潮热面红、舌红苔黄腻、脉弦滑大属痰热腑实者，加厚朴10克，枳实10克，大黄10克，芒硝6克；气短、心悸、自汗、苔薄质暗、脉细缓或细涩属气虚血瘀者，加黄芪18克，水蛭9克；眩晕耳鸣、手足瘛疭、舌红苔少脉细属阴虚风动者，加枸杞子15克，生地黄10克，鳖甲胶10克，牡丹皮9克。

2. 五虫四藤汤加减：蜈蚣3条，地龙15克，乌梢蛇9克，土鳖虫9克，全蝎6克，鸡血藤25克，忍冬藤15克，络石藤20克，钩藤15克，黄芪90克，丹参30克。水煎服。神志不清者，加石菖蒲10克，远志10克；偏头痛者，加茺蔚子10克；血压偏高者，加珍珠母10克，磁石15克，牛膝10克；肢麻者，加姜黄10克，桑枝15克；语言不利者，加石菖蒲10克，生蒲黄10克；痰盛者，加天竺黄10克，制天南星6克；小便不利者，加车前子10克，墨旱莲15克；肝火盛者，加龙胆10克，栀子10克；失眠者，加女贞子10克，朱砂5克；腿软无力者，加桑寄生15克，狗脊10克。

3. 星蒌承气汤加减：胆南星10克，瓜蒌15克，大黄（后下）10克，芒硝（冲服）10克。水煎服。午后热甚者，加黄芩10克，石膏（先煎）30克，栀子10克；痰盛者，加竹沥10克，天竺黄10克，川贝母10克；兼见头晕头痛、目眩耳鸣者，加天麻 10 克，钩藤 15 克，菊花 10 克，珍珠母 15 克，石决明 15 克；口干舌燥、苔燥或少苔、便秘者，加生地黄 15 克，玄参 10 克，麦冬 15 克。

4. 通脉舒络汤加减：黄芪 30 克，红花 10 克，川芎 10 克，地龙 15 克，川牛膝 15 克，丹参 30 克，桂枝 10 克，山楂 30 克。水煎服。意识、语言障碍明显，属气郁或痰湿内阻者，加郁金 12 克，石菖蒲 10 克，法半夏 10 克，茯苓 15 克；语言障碍、吞咽困难者，去桂枝，加制胆南星 10 克，郁金 10 克；头痛较甚者，去桂枝、红花，加僵蚕 10 克，菊花 15 克；眩晕明显，若系肝阳上亢者，去桂枝、川芎、黄芪，加珍珠母（先煎）30 克，茺蔚子 10 克；纳呆胸闷、舌苔白腻、湿浊明显者，加白术 10 克，茯苓 10 克，薏苡仁 10 克，或广藿香 10 克，佩兰 10 克；呕吐者，加竹茹 10 克，姜半夏 10 克；便秘、口臭者，加大黄（后下）12 克；抽搐者，去桂枝，加僵蚕 10 克，钩藤 10 克。

5. 大定风珠加减：生白芍 18 克，阿胶 9 克，生龟甲 12 克，生地黄 18 克，火麻仁 6 克，五味子 6 克，生牡蛎 12 克，麦冬 18 克，炙甘草 12 克，鸡子黄（生者）2 个，生鳖甲 12 克。水煎服。气虚而喘者，加人参 10 克；自汗者，加龙骨 15 克，人参 10 克，小麦 10 克；心悸者，加茯神 10 克，人参 10 克，小麦 10 克；有痰者，加天竺黄 10 克，川贝母 10 克；低热者，加白薇 10 克，地骨皮 10 克。

【名医指导】

1. 积极防治基础疾病，对于原有高血压者应注意观察和调整血压；对于糖尿病患者，注意观测和控制血糖。有高脂血症或颈动脉斑块形成者，需降血脂、稳定斑块。肥胖者应减肥，将体重控制在正常范围之内。

2. 若以前有短暂性脑缺血发作者或冠心病病史者，应积极予以抗血小板聚集治疗。

3. 适当进行体育锻炼，如体操、打太极拳、骑自行车、散步、慢跑、游泳、舞剑等，以改善血液循环。

4. 晚睡前和晨起后喝白开水，并养成饮水习惯，正常人每日饮水 1000～2000 毫升，可降低血液黏稠度，对预防血栓有好处。

5. 饮食宜清淡，限制脂肪、钠盐、精制糖和含糖类的甜食的摄入，控制总热量，不吃油腻食物；吃富含维生素的新鲜蔬菜和水果，如苹果、猕猴桃、西红柿、小白菜、西兰花等；适当增加蛋白质，如禽类、鱼类等。

6. 增加高密度脂蛋白的摄入，可常食用洋葱、大蒜、辣椒、四季豆、菠菜、芹菜、黄瓜、胡萝卜、苹果、葡萄、黑木耳等。

7. 生活规律，养成良好的生活习惯，早睡早起、适当午休。

8. 戒烟，限制饮酒。

9. 保持情绪稳定，思想乐观，积极配合治疗及功能锻炼。

腔隙性脑梗死

腔隙性脑梗死是长期高血压所造成的一种特殊类型缺血性梗死，其病变部位在脑深部的白质和脑干的深穿支。本病在临床上主要根据梗死部位的不同而有不同症状和体征，较为典型的表现有纯运动性偏瘫、纯感觉性卒中、构音障碍-手笨拙综合征、共济失调性偏瘫 4 种。

本病中医学属于"中风"、"风痱"等范畴。其主要病因病机是由于正气不足，复感外邪，导致经脉痹阻，气血不行，瘀阻脉络，痰湿内生，痰瘀交阻而为病；病久而至气血亏虚，肝肾不足，经脉失养。

【必备名方】

1. 天麻钩藤饮加减：天麻 10 克，钩藤（后下）10 克，珍珠母 30 克，石决明 30 克，白芍 12 克，牛膝 10 克，桑枝 30 克，全蝎 5 克，地龙 10 克，山楂 10 克。水煎服。伴口咽干燥、大便干结者，加女贞子 10 克，决明子 10 克；兼见面色红赤、口苦者，加黄芩 10 克，夏枯草 10 克；伴偏身舞蹈者，加龟甲 10 克，鳖甲 10 克，木瓜 15 克。

2. 涤痰汤加减：胆南星 6 克，法半夏 10 克，石菖蒲 10 克，远志 6 克，陈皮 10 克，枳壳 10 克，地龙 10 克，僵蚕 10 克，丹参 15 克，茯苓 10 克。水煎服。伴口苦、舌苔黄腻者，加竹茹 10 克，黄连 9 克；偏身舞蹈者，加全蝎 3 克，白芍 15 克，龟甲 10 克。

3. 补阳还五汤加减：生黄芪 30 克，当归 10 克，川芎 10 克，丹参 15 克，红花 5 克，全蝎 5 克，地龙 10 克，牛膝 10 克。水煎服。气虚甚者，加党参 30 克，白术 15 克。

【名医指导】

1. 将血压、血脂、血糖控制在正常范围内，积极治疗冠心病。

2. 保持心胸开阔、乐观，尽量避免焦躁、忧虑、紧张等；生活规律，养成良好的生活习惯。

3. 适当体育锻炼，如体操、打太极拳、骑自行车、散步、慢跑、游泳、舞剑等。

4. 饮食宜清淡，限制脂肪、钠盐、精制糖和含糖类的甜食的摄入，控制总热量，不吃油腻食物；吃富含维生素的新鲜蔬菜和水果，如苹果、猕猴桃、西红柿、小白菜、西兰花等；适当增加蛋白质，如禽类、鱼类等。

5. 若无禁忌证，可长期服用阿司匹林 75～100 毫克/日，注意定期复查凝血功能。

6. 重视防治发热、脱水、腹泻、大汗等，避免血液黏稠。

7. 若出现头痛、眩晕、肢麻及一时性语言不利等中风先兆者，应及时去医院检查、治疗。

8. 病情稳定后宜较早进行康复训练。

脑 出 血

脑出血是指原发性脑实质出血。最常见的病因是高血压和脑动脉硬化，常因用力、情绪激动等因素诱发，故大多在活动中突然发病。大量脑出血发病后，患者很快进入昏迷状态；并有脉搏洪大而缓慢、呼吸深而慢、面部潮红、视盘水肿等颅内压增高表现；多数伴有中枢性高热。

本病中医学相当于现在国家标准"中风"中的"出血性中风"，亦属于"卒中"、"偏枯"等范畴。其病因病机主要是人体正气不足，在某些外因的影响下，导致脏腑气血阴阳失调，肝肾阴虚，肝阳上亢，肝风内动，夹痰横串经络，蒙蔽清窍，或瘀血阻滞脑脉所引起的一种极为严重的疾病。若遇本病重症，阴阳互不维系，致神明散乱，元气外脱

则成危候。本病病位在脑，脏腑涉及心、肝、肾；病性本虚标实，上盛下虚。

【必备名方】

1. 先服安宫牛黄丸或紫雪丹，继服羚角钩藤汤加减：羚羊角 4.5 克，钩藤 9 克，桑叶 6 克，菊花 9 克，生地黄 15 克，白芍 9 克，川贝母 12 克，竹茹 15 克，茯神 9 克，甘草 2.4 克。水煎送服上末。偏瘫口㖞、脉弦数者，加天麻 10 克，僵蚕 10 克，石菖蒲 10 克，远志 10 克，全蝎 3 克，石决明 10 克；大便干结者，加大黄 10 克；小便癃闭者，加车前子 10 克，猪苓 10 克；痰声辘辘者，加竹沥 10 克，天竺黄 10 克；肢体强痉者，加葛根 20 克，僵蚕 10 克，地龙 10 克。

2. 通腑豁痰熄风汤加减：生大黄 10 克，厚朴 10 克，枳实 10 克，制天南星 10 克，天麻 10 克，钩藤 15 克，丹参 15 克，牛膝 15 克，地龙 10 克，石菖蒲 10 克，白芍 10 克。水煎服。肝风偏重者，加生牡蛎 20 克，石决明 20 克；火邪偏重者，加炒栀子 6 克，黄芩 10 克；痰热偏重者，加竹茹 10 克，竹沥 10 克，法半夏 10 克；瘀血明显者，加水蛭 10 克；头痛较甚者，加石决明 20 克，夏枯草 10 克，桑叶 10 克；抽搐强甚者，加水牛角 20 克，珍珠母 10 克，僵蚕 10 克，全蝎 5 克，蜈蚣 1 条；呕血者，去枳实，将生大黄改为大黄炭，加三七粉 3 克，血余炭 10 克。

3. 安脑平冲汤加减：生龙骨 30 克，生牡蛎 30 克，牛膝 15 克，栀子 12 克，生大黄（后下）9 克，黄芩 12 克，钩藤（后下）12 克，青木香 12 克，泽泻 12 克，蝉蜕 6 克，柴胡 6 克，甘草 6 克。水煎服。风胜者，加天麻 12 克，僵蚕 12 克；火胜者，加龙胆 9 克，胡黄连 12 克；痰涌者，加瓜蒌 15 克，浙贝母 15 克；呕甚者，加姜黄 9 克，白术 15 克；颅内压增高或小便少者，加车前子 12 克，葶苈子 12 克；阴伤者，加白芍 15 克，生地黄 15 克；大便虽通者，仍用大黄 6 克。

4. 醒脑通腑汤加减：大黄 15 克，枳实 15 克，厚朴 10 克，半夏 10 克，石菖蒲 6 克，郁金 6 克，胆南星 6 克，黄连 9 克，金银花 30 克。水煎服。热盛者，加水牛角粉（冲服）30 克；痰湿盛者，加竹沥 10 毫升，并去黄

连、金银花。

5. 地黄饮子加减：熟地黄 12 克，巴戟天 9 克，山茱萸 9 克，石斛 9 克，肉苁蓉 9 克，制附子 6 克，五味子 6 克，肉桂 6 克，茯苓 6 克，麦冬 6 克，石菖蒲 6 克，远志 6 克。共为细末，每次 9～15 克，加生姜 5 克，大枣 1 枚，薄荷 3 克，水煎送服上末。偏瘫、语言謇涩、足冷舌淡者，加全蝎 6 克，僵蚕 9 克，鸡血藤 15 克，木蝴蝶 12 克，桔梗 15 克；舌质偏红者，去肉桂、附子，加制何首乌 9 克，桑椹 15 克；痰多者，加法半夏 15 克，制胆南星 15 克，天竺黄 12 克；神疲气少者，加党参 15 克，黄芪 15 克。

【名医指导】

1. 急性期需绝对卧床休息，宜采用头高脚低位；密切观察病情，掌握疾病动态，并采取相应的措施，如及时控制脑水肿、维持电解质平衡等。

2. 勤翻身，保持衣物、床单干燥平整，积极按摩受压的皮肤，防止褥疮发生。

3. 鼓励患者咳痰或勤吸痰，保持呼吸道通畅，防止肺部、口腔感染等；神昏者应鼻饲，进食以流质为主，进食宜慢，以防窒息。

4. 注意会阴部卫生以防感染。

5. 饮食以低盐、低脂、低胆固醇为宜，适当多吃新鲜蔬菜、水果和豆制品。

6. 尽可能早的进行康复护理。早期多以被动运动为主，并进行肢体按摩，之后以自主运动为主；对语謇或失语者，应引导语言训练，可配合针灸、按摩等综合治疗。

7. 鼓励患者积极乐观地面对生活，保持良好的心态，家属应当经常陪伴患者。

8. 戒烟、酒，保持大便通畅。

9. 重视中风先兆症状变化。无诱因的剧烈头痛、头晕、晕厥，突感一侧肢体麻木乏力，或一时性失视、语言交流困难等，及时就医检查。

10. 积极控制血压，使血压维持在正常范围内；避免大怒、过分激动、异常紧张等精神刺激。

11. 积极治疗可以引起出血的全身性疾病，如白血病、再生障碍性贫血等。

蛛网膜下腔出血

蛛网膜下腔出血是指颅内血管破裂后血液流入蛛网膜下腔。蛛网膜下腔出血一般分为颅脑损伤性和非损伤性（自发性）两大类，自发性蛛网膜下腔出血又分为原发性蛛网膜下腔出血和继发性蛛网膜下腔出血。本节主要讨论自发性蛛网膜下腔出血。本病可由多种原因引起。常见的病因是颅内动脉瘤破裂。临床表现为患者在激动、活动用力等情况下急剧起病，剧烈头痛、呕吐、颈项强直（脑膜刺激征）甚至不省人事。发病率仅次于动脉硬化性脑梗死和脑出血，排脑血管疾病的第三位，年龄以 50～60 岁多见。四季均可发病，以秋初、冬季为多。

本病中医学相当于国家标准的"真头痛"，亦属于"中风"、"头痛"、"昏厥"等范畴。本病病位在头，涉及脾、肝、肾等脏腑，风、火、痰、瘀、虚为致病的主要因素，脉络阻闭，神机受累，清窍不利为其病机。

【必备名方】

1. 羚角钩藤汤加减：羚羊角（另煎兑）3 克，钩藤（后下）15 克，白芍 15 克，牡丹皮 10 克，栀子 10 克，黄芩 10 克，牛膝 10 克，生地黄 15 克，石决明 30 克，生甘草 6 克。水煎服。黄痰多者，加制胆南星 6 克，竹沥（兑服）15 克；见口㖞、大便不通者，加生大黄 12 克，枳实 12 克；腹胀者，加枳实 12 克，厚朴 12 克；昏迷、谵语者，先服安宫牛黄丸；恶呕较重者，加竹茹 15 克，姜半夏 12 克；手足蠕动者，加龟甲 15 克，生龙骨 15 克，生牡蛎 15 克。

2. 犀角地黄汤加减：水牛角（代犀角，磨粉冲服）5 克，生地黄 20 克，赤芍 15 克，牡丹皮 15 克，三七粉（冲服）3 克，葛根 15 克，生大黄（后下）10 克。水煎服。发热者，加生石膏（先煎）15 克，连翘 15 克；短暂神昏、抽搐者，加羚羊角粉 3 克，钩藤 12 克或冲服紫雪丹；腹胀便秘者，加芒硝 12 克，枳实 9 克；苔黄腻、恶心呕吐者，加黄连 15 克，竹茹 15 克；谵语、昏迷者，加服安宫牛黄丸。

3. 泻心汤加减：黄芩 10 克，黄连 10 克，生大黄 10 克，枳实 10 克，郁金 10 克，生甘草 10 克，知母 15 克，车前子 15 克，竹茹 15 克，牛膝 15 克，竹沥（后下）15 克，生石膏（先煎）30 克。水煎服。见痰湿、舌苔黄腻者，加天竺黄 10 克，胆南星 6 克；烦躁不安者，加生地黄 15 克，牡丹皮 10 克。

4. 葶苈子二陈汤加减：陈皮 15 克，半夏 10 克，茯苓 15 克，竹茹 10 克，合欢皮 15 克，佩兰 15 克，石菖蒲 15 克，葶苈子 30 克，天竺黄（研面冲服）5 克，甘草 5 克。水煎服。头痛重者，加葶苈子至 50～60 克；痰盛者，加川贝母 15 克；咳痰血者，加龙胆 7.5 克，大黄（后下）15 克，枳实 15 克；伤津者，加天花粉 25 克；风重者，加生石决明 30 克。

5. 中脏腑闭证方加减：丹参 15 克，郁金 10 克，石菖蒲 10 克，苏合香 3 克，安息香 3 克，三七粉（冲服）3 克。水煎服。待病情稳定后，则可停止使用三七粉等止血药。瘀血兼有气虚者，加黄芪 15 克，人参 15 克，白术 15 克；血瘀兼有气滞者，加制香附 12 克，柴胡 12 克，木香 15 克，枳壳 12 克，陈皮 15 克；瘀血与痰饮互结者，加瓜蒌 15 克，半夏 12 克，制天南星 6 克；瘀血兼有肝阳上亢者，加天麻 15 克，钩藤 15 克，生白芍 15 克，生龙齿 15 克；瘀血兼有腹痛、便秘腑实证者，加大黄 12 克，芒硝 15 克，番泻叶 9 克；瘀血兼见神昏者，加麝香（冲兑）0.3 克，苏合香加至 12 克，安息香加至 12 克。

【名医指导】

1. 出血后宜绝对卧床休息。积极治疗，预防脑血管痉挛。

2. 保持积极乐观的生活态度，避免情绪激动、过分焦虑等。

3. 控制血压，避免可引起出血的其他高危因素，如糖尿病、心脏病、肥胖、高血脂等。

4. 戒烟，适度饮酒，杜绝酗酒。

5. 蛛网膜下腔出血后需要积极地进行功能训练，但要避免重体力劳动。

6. 饮食方面一般无禁忌，予以易消化吸收的食物即可；保持大便通畅。

7. 蛛网膜下腔出血无论在手术或是内科治疗后易复发，如有头痛、头昏等症状应积极到医院救治，切勿错过最佳治疗时间。

8. 积极治疗原发病，如先天性颅内动脉瘤和血肿畸形等。

高血压脑病

高血压脑病是血压急骤升高导致的一过性急性全脑功能障碍综合征。成人舒张压＞140 毫米汞柱，儿童、孕妇或产妇血压＞180／120 毫米汞柱可发病。常见于急性型恶性高血压合并肾衰竭的患者，其次是急性或慢性肾小球肾炎、肾盂肾炎、子痫、原发性高血压和嗜铬细胞瘤等。其临床表现是先有严重的弥漫性头痛，清晨较明显。发病初呈兴奋、烦躁不安，继而精神委靡、嗜睡。若病情继续发展，脑水肿加剧，则在数小时或 1～2 日内出现意识模糊，甚至昏迷。

本病中医学相当于"风头旋"、"眩晕"等范畴。病因是先天禀赋不足、肝气亢逆、饮食不节、命火受损等。肾命之真阴亏虚，水火有偏，生化功能不全，是本病的根本。肝、肾、心三脏功能失调，气血循行不畅是本病之源。脑髓元神、神机、神经，三维失统，气滞血瘀逆冲于脑，饮蓄积于髓海是病成之基础。

【必备名方】

1. 育阴平逆汤加减：生地黄 15 克，麦冬 15 克，黄精 20 克，沉香 10 克，羚羊角 5 克，玳瑁 10 克，决明子 20 克，莱菔子 20 克，车前子 20 克，玄参 20 克，白芍 20 克。水煎服。头痛绵绵不休、心悸怔忡失眠者，加熟地黄 15 克，何首乌 15 克，阿胶（烊化）15 克；神疲乏力、气短懒言者，加人参 15 克，黄芪 15 克，白术 15 克；心烦不寐、多梦者，加酸枣仁 15 克，珍珠母 15 克。

2. 熄风敛阳汤加减：熟地黄 20 克，砂仁 15 克，白蒺藜 10 克，羚羊角 5 克，天麻 15 克，钩藤 20 克，牛膝 20 克，龟甲 20 克，麦冬 20 克，白芍 20 克，女贞子 20 克。水煎服。头痛剧烈、口苦目赤、小便短黄、大便秘结、脉弦数者，加龙胆 9 克，大黄 15 克；

头痛而目眩甚、肢体麻痹震颤者，加牡蛎 15 克，珍珠母 15 克，龟甲 15 克，鳖甲 15 克，地龙 9 克。

3. 养血柔肝熄风汤加减：当归 10 克，白芍 10 克，全蝎 5 克，天麻 10 克，僵蚕 10 克，枸杞子 10 克，地龙 10 克，钩藤 15 克，菊花 10 克，牛膝 10 克，龙骨 15 克，牡蛎 15 克，蜈蚣 5 克。水煎服。

4. 化痰通络汤加减：半夏 15 克，茯苓 15 克，白术 10 克，胆南星 5 克，天竺黄 15 克，天麻 10 克，香附 15 克，丹参 15 克，大黄 5 克。水煎服。眩晕甚者，加全蝎 6 克，钩藤 15 克，菊花 15 克；瘀血明显者，加桃仁 9 克，红花 9 克，赤芍 15 克；烦躁不安、舌苔黄腻、脉滑数者，加黄芩 12 克，栀子 15 克。

5. 右归丸加减：熟地黄 20 克，山药 20 克，山茱萸 15 克，杜仲 10 克，枸杞子 20 克，菟丝子 15 克，肉桂 20 克，制附子（先煎）10 克，鹿角胶 20 克，当归 15 克。水煎服。胸脘痞闷、纳呆者，加大枣 15 克，枳壳 9 克；兼见神疲乏力、少气、脉细弱无力者，加黄芪 15 克，党参 15 克；头痛剧烈者，加僵蚕 9 克，蜈蚣 3 克，全蝎 5 克，地龙 6 克。

【名医指导】

1. 高血压患者在生活中应注意监测血压，至少每周测 1 次；平时血压应控制在 140/90 毫米汞柱以下；如有头痛、头晕等症状更应随时测量，一旦发现血压升高立即服用有效的降压药物。

2. 坚持服用降压药物；不能随意停药；必要时在医师指导下调整药物。

3. 凡原发性高血压患者有血压急剧升高伴剧烈头痛，甚至有意识和神志改变者，均应立即到医院急救治疗。

4. 在高血压尤其是顽固性高血压患者中注重继发性高血压的筛查，尽早诊断及治疗。

5. 高血压患者注意合理用脑，避免神经功能失调，在学习或工作 1 小时后应休息 10～15 分钟，以利于预防高血压脑病的发生。

6. 饮食调理：常吃蛋清、瘦肉、鱼类和各种豆类及豆制品，一般每日饮牛奶及酸牛奶各 1 杯；多吃富含维生素 C 和钾、镁的新鲜蔬菜和水果；多吃含碘丰富的食物，如海带、紫菜、虾米等；限制动物脂肪，如猪油、牛油、奶油等，以及含胆固醇较高的食物，如蛋黄、鱼子、动物内脏、肥肉等，可食用植物油，如豆油、茶油、芝麻油、花生油等；少吃鸡汤、肉汤；低盐饮食，每日食盐在 6 克以下为宜；忌暴饮暴食。

7. 戒烟；限酒、浓茶、咖啡等。

8. 控制血糖、血脂、血黏度；减轻体重，达到正常标准。

9. 保持情绪平稳，避免焦虑、紧张，以免影响降压效果；同时应避免来自外界不良的神经刺激。

多发性硬化

多发性硬化属于中枢神经系统炎症性脱髓鞘性疾病，病因和发病机制至今尚不明确。临床上根据病程的不同可将本病分为良性型、复发-缓解型、继发进展型、进展复发型、原发进展型 5 种类型，主要临床特征为体征多于症状，可有下肢无力、不对称性的痉挛性瘫痪、轻偏瘫、反复发作性视力障碍、表情淡漠或抑郁易怒、反应迟钝、失语、眼球震颤、假性球麻痹等表现。

本病中医学属于"痿证"、"眩晕"、"瘖痱"等范畴，其病因病机主要为先天不足，脾肾两亏，肝肾阴虚，复感外邪而致筋脉失养，气血闭阻，痰湿内生，郁久化热，痰、瘀、湿、热、虚相合而为病。

【必备名方】

1. 甘露消毒丹合四妙散加减：黄芩 15 克，连翘 15 克，穿心莲 15 克，黄柏 10 克，广藿香 10 克，草豆蔻 10 克，苍术 15 克，薏苡仁 15 克，川牛膝 15 克，石菖蒲 10 克，丹参 15 克，赤芍 15 克，浙贝母 10 克，射干 10 克。水煎服。舌苔黄燥、热盛于湿者，加葛根 15 克，黄连 5 克，栀子 15 克；兼咳嗽痰黄稠者，加竹茹 15 克，瓜蒌 15 克，知母 15 克；尿赤涩疼痛甚者，加车前子（包煎）15 克，瞿麦 15 克。

2. 血府逐瘀汤合小陷胸汤加减：生地黄 15 克，赤芍 15 克，当归 10 克，川芎 15 克，桃仁 10 克，红花 10 克，瓜蒌 20 克，法半夏 10 克，桔梗 10 克，枳壳 15 克，牛膝 15 克，柴胡 15 克，黄连 5 克。水煎服。伴肌痿不用者，加黄芪 20 克，党参 20 克；舌苔黄腻者，加胆南星 6 克，竹茹 15 克；舌苔白腻者，加制天南星 6 克，陈皮 6 克。

3. 大定风珠加减：龟甲（先煎）30 克，鳖甲（先煎）30 克，牡蛎（先煎）30 克，生地黄 30 克，白芍 30 克，牛膝 10 克，薏苡仁 30 克，僵蚕 10 克，全蝎 5 克，钩藤 15 克，甘草 10 克。水煎服。腰膝酸软明显者，加枸杞子 15 克，杜仲 15 克；伴言语不清者，加石菖蒲 10 克，远志 10 克；痿不能行者，加续断 15 克，木瓜 15 克。

4. 四物汤合天王补心丹加减：熟地黄 15 克，生地黄 15 克，白芍 15 克，党参 15 克，茯苓 15 克，天冬 10 克，麦冬 10 克，五味子 10 克，玄参 15 克，丹参 15 克，当归 10 克，川芎 10 克，酸枣仁 10 克，柏子仁 10 克，远志 5 克。水煎服。伴肢体震颤者，加天麻 15 克，钩藤（后下）30 克，僵蚕 10 克；伴口咽干燥者，加女贞子 15 克，墨旱莲 15 克；血虚甚者，加阿胶（烊化）15 克，制何首乌 15 克；腰膝酸软明显者，加杜仲 15 克，续断 15 克，牛膝 10 克。

5. 右归丸合理中汤加减：制附子 15 克（先煎），肉桂 5 克，干姜 10 克，熟地黄 10 克，山茱萸 15 克，枸杞子 15 克，菟丝子 15 克，鹿角胶（烊化）10 克，党参 15 克，白术 16 克，山药 15 克，丹参 15 克，当归 10 克，牛膝 15 克，炙甘草 5 克。水煎服。伴肢端发凉、痿软无力者，加巴戟天 15 克，锁阳 15 克，狗骨（锉碎）15 克；兼胞睑下垂者，去党参，加人参（炖）6 克，黄芪 10 克，升麻 15 克，柴胡 15 克；兼纳差、恶心呕吐者，加砂仁 5 克，豆蔻 5 克；兼大便稀溏者，去熟地黄、当归，加茯苓 20 克，肉豆蔻（去油）15 克。

【名医指导】

1. 注意节约体能，避免过劳；保持乐观的心态；坚持治疗。

2. 注意平衡膳食，不挑拣，多种类，可食用鱼肝油、植物不饱和脂肪酸等；多食低脂、高纤维食物；忌糖、咖啡、巧克力、盐和过度调味的食物及辛辣、加工罐头、冷冻的食品。

3. 病情反复发作患者需使用大量激素冲击治疗或小剂量激素维持者，应注意控制食量，以避免诱发肥胖，导致高血脂、高血压病、糖尿病等；此外需使用抑酸药物和胃黏膜保护药。

4. 积极防治各种病毒感染；平素应多进行锻炼，增强机体的免疫力。

5. 积极对症治疗，避免出现并发症，如吸入性肺炎、支气管肺炎、肺栓塞等。

6. 一旦患有本病，对生活和工作的影响很大，患者常有抑郁情绪，家人应及时开导、安慰患者，避免其持续焦虑、紧张、抑郁。

帕金森病

帕金森病又称震颤麻痹，是一种中老年人较常见的神经系统变性疾病，好发于 40～70 岁。其病因目前尚不清楚。临床表现为静止性震颤、运动迟缓、肌强直和姿势步态异常四大症状，随着病情进展，晚期则可出现精神症状如抑郁、焦虑、痴呆等，若不积极治疗，将会对家庭和社会造成沉重的负担。

本病中医学相当于现在国家标准的"颤病"，亦属于"颤震"、"颤证"、"震掉"、"脑风"、"摇头风"等范畴。中医学认为本病为脑髓与肝、脾、肾等脏器受损而发生的退行性病变，与心有一定关系，病性多为虚实夹杂。其病因归纳起来不外是肾虚精亏，髓海失充；气血不足，筋脉失荣，肢体失控；脾虚生痰，痰热内盛；阳盛动风，心神失养。病机关键是髓海失充，肢体失控，风、火、痰、瘀、虚单一或复合因素均可导致本病的发生。

【必备名方】

1. 定振汤加减：黄芪 60 克，党参 20 克，当归 12 克，白芍 30 克，熟地黄 20 克，川芎 6 克，白术 10 克，全蝎（冲服）3 克，天麻 10 克，鸡血藤 10 克，丹参 15 克，威灵仙 30 克，羚羊角粉（冲服）6 克。水煎服。兼有失眠心悸者，加酸枣仁 12 克，远志 12

克，首乌藤12克，合欢皮12克；头晕眼花、乏力者，加阿胶（烊化）15克；纳谷不香、脘胀嗳气者，加鸡内金15克，建曲15克，枳壳12克；阴津亏损、体虚显著者，加枸杞子15克，何首乌15克，黄精12克，杜仲15克，牛膝9克，桑寄生15克。

2. 补肾养肝熄风汤加减：何首乌15克，枸杞子15克，天麻12克，钩藤25克，龟甲（先煎）15克，白芍25克，生地黄15克，肉苁蓉15克，五味子10克，丹参18克。水煎服。神呆懒言、面色苍白、头晕眼花、短气乏力、舌质淡、脉细弱者，加党参25克，黄芪30克，当归10克，白术15克；伴肢震颤幅度较大、腰膝酸软、心烦、失眠多梦、舌质红、苔少、脉弦细数者，加生龙骨30克，生牡蛎30克，鳖甲30克，珍珠母（先煎）30克。

3. 导痰汤加减：半夏10克，陈皮10克，枳实6克，茯苓10克，甘草6克，制天南星6克，生姜3克。水煎服。有热象者，加黄柏12克，夏枯草15克；震颤重者，加生龙骨12克，生牡蛎12克，地龙9克；精神呆滞、脘痞者，加郁金15克，制胆南星6克。

4. 地黄饮子加减：生地黄15克，巴戟天10克，山茱萸10克，石斛10克，肉苁蓉10克，五味子6克，肉桂3克，茯苓6克，麦冬10克，炮附子（久煎）6克，石菖蒲10克，远志6克，生姜3克，大枣6克，薄荷6克。水煎服。心烦失眠者，加酸枣仁15克；智力下降者，石菖蒲加至15克，远志15克；震颤重者，加生龙骨15克，生牡蛎15克，珍珠母15克，全蝎6克，天麻15克；动作僵硬、行动迟缓严重者，加白芍15克，续断15克。

5. 温脾定颤汤加减：附子（先煎）10克，鹿角片10克，淫羊藿10克，紫河车（冲服）6克，红参（炖服）6克，白术10克，羚羊角粉（冲服）6克，茯苓10克，干姜6克，桂枝6克，赤芍10克，白芍10克，全蝎（冲服）3克。水煎服。颈项拘强者，加葛根12克，片姜黄9克；上肢颤重者，加桑枝15克，片姜黄9克；下肢颤重者，加川牛

膝15克；肢体僵硬明显者，加僵蚕6克，地龙9克，金钱白花蛇5克，钩藤15克；全身及四肢关节酸痛者，加威灵仙12克，秦艽15克，徐长卿15克。

【名医指导】

1. 消除各种致病因素：由于长期用药引起者，可减少或停止用药；因脑部疾病所致者，应及时治疗脑部疾病或其他并发症。此外，还要减少或避免接触某些生物化学物品。

2. 保持生活环境安静：做到思想放松，心情舒畅，精神愉快，避免紧张、激动、恐惧、忧伤等不良刺激，经常听轻松、优美的音乐，参加适宜的娱乐活动。

3. 戒烟、酒，少饮茶水及咖啡等。

4. 注意饮食营养：常吃八宝粥、龙眼粥、海参粥、山药粥等，多食补精血之品，如猪肉、猪肝、牛肉、鱼肉、蛋类，蔬菜方面则以清淡为宜，如西红柿、白菜、胡萝卜、豆芽、紫菜等；忌咸辣之品；平时常饮用甘泉水、各种水果汁、蜂蜜或牛奶等。

5. 加强体育锻炼：疾病早期，多作主动运动，锻炼四肢，常沐日光浴、空气浴或温泉浴，以增强体质，促使症状缓解，坚持散步和气功锻炼。

6. 防止继发他病：外出时，要防止摔跤骨折。对晚期卧床不起的患者，家人应帮助其勤翻身，做被动运动，以防褥疮和肺炎的发生。

7. 遗传性疾病以基因筛查、产前诊断为主，如有遗传学异常，则需终止妊娠。

8. 在生活上家人应积极予以帮助和理解，使患者对生活拥有信心。

癫痫和癫痫持续状态

癫痫是一组由不同病因引起的慢性脑部疾病，以大脑神经元过度放电所致的短暂中枢神经系统功能失常为特征，具有反复发作的倾向。根据癫痫发作的临床及脑电图可分为部分性发作、全身性发作及不能分类的癫痫发作。引起癫痫的病因既有遗传因素，又有后天因素。

本病中医学相当于现在国家标准的"痫

病"，亦属于"胎病"、"羊羔风"、"巅疾"等范畴。多因先天因素、七情失调、脑部外伤等而致脏腑受损，积痰内伏，遇外因遂致气机逆乱而触动积痰，痰浊上扰，闭塞心窍，壅塞经络，发为痫证。

【必备名方】

1. 定痫丸加减：姜竹茹9克，石菖蒲12克，胆南星6克，姜半夏9克，天麻9克，全蝎（烘脆研粉，调服）1.5克，琥珀粉1克，茯苓15克，远志6克，生铁落（先煎）60克，炙僵蚕9克，丹参30克。水煎服。抽搐不已者，加羚羊粉（冲服）5克，白芍粉（冲服）10克；痰黏难咳者，加瓜蒌15克；腹胀者，加青皮10克，枳壳10克。

2. 痫灵汤加减：重楼10～15克，胆南星6～10克，炒竹茹6～10克，僵蚕10～20克，川贝母10～20克，石菖蒲15～30克，郁金10～20克。水煎服。痰多者，加天竺黄10克，枳壳10克，鲜竹沥10克；热盛者，加黄芩10克，栀子10克，青黛10克；心神不宁者，加琥珀15克，朱砂（冲服）0.5克；发作频繁而抽搐甚者，加地龙10克，全蝎3克；脾虚者，加茯苓15克，陈皮10克。

3. 磁朱丸加味：磁石40克，朱砂30克，胡椒40克，远志60克，酸枣仁60克，六神曲120克。炼蜜为丸，每次服6克，每日2次。亦可酌加首乌藤120克，茯神50克，合欢皮60克，龙骨500克，牡蛎500克。心烦口苦者，加柴胡120克，黄芩200克。

4. 滋阴宁神汤加减：当归10克，川芎10克，白芍15克，熟地黄15克，人参（另炖）10克，白术10克，远志10克，赭石（先煎）15克，天南星6克，酸枣仁15克，甘草6克。水煎服。血虚明显者，加鸡血藤15克，阿胶（烊化）10克；气虚较甚者，加黄芪15克，黄精10克。

5. 柔肝益脑汤加减：浮小麦30克，丹参24克，炙甘草9克，石菖蒲9克，茯神12克，天麻12克，炒酸枣仁15克，白芍15克，当归15克，枸杞子15克，郁金10克。水煎服。心肾不交之虚烦者，加肉桂3克，黄连10克，琥珀3克；痫证目睛上吊者，加决明子15克，珍珠母15克；手足搐搦者，加牡丹皮10克，钩藤15克；神昏厥逆者，加天竺黄10克，制天南星6克；肝阳上亢眩晕者，加夏枯草10克，生石决明20克；心虚胸闷心悸者，加青龙齿15克，甘松15克；气虚者，加黄芪15克，党参15克；阴虚者，加生地黄15克，南沙参15克。

【名医指导】

1. 预防癫痫病的发生，应进行家系调查，了解患者双亲同胞和近亲中是否有癫痫发作及其发作特点，对能引起智力低下和癫痫的一些严重遗传性疾病应进行产前诊断或新生儿期筛查，以决定终止妊娠或早期进行治疗。防止分娩时造成新生儿产伤，可在一定程度上预防癫痫。

2. 对癫痫患者要及时诊断，及早治疗，避免脑部反复的缺氧性损伤。去除或减轻引起癫痫的原发病如颅内占位性疾病、代谢异常、感染等。

3. 癫痫是一种慢性疾病，对患者身体、精神、婚姻以及社会经济地位等造成严重的不良影响。患者宜保持乐观的心态，家人及周边的朋友应予以理解，并安慰患者，帮助其建立战胜疾病的信心。

4. 癫痫患者的自我行为纠正也是一种行为疗法，通过纠正一些不良行为，可避免由此引起的负面效应。现简介几种行为纠正方法：

（1）隐蔽法：让患者在幻想中产生有关焦虑紧张的问题行为，然后在意象中不再接受任何阳性强化刺激，让它逐渐隐蔽消退。这种治疗的目标是针对与癫痫发作有关的焦虑情况，通过减轻或消除焦虑来达到预防发作的目的。

（2）松弛技术：患者坐在椅子或躺在床上，半闭着眼睛，全神贯注身体的各部分肌肉，并且依次指挥自己紧张着的肌肉松弛下来，以便达到全身松弛的状态。

5. 坚持服药，不可骤然停药；亦不可自己随便增减剂量，宜在专业医师的指导下进行。

6. 避免诱发癫痫的类似因素，如相似的气味、环境、情绪等。

偏头痛和紧张性头痛

偏头痛是原发性周期发作性血管性头痛，多在青春期起病，以女性多见，可有家族史。典型偏头痛发作前有视觉先兆症状，数分钟至数十分钟后出现搏动性一侧或双侧头痛，严重者伴有恶心、呕吐。每次发作持续数小时或数日，可自行缓解。普通型偏头痛无先兆症状，头痛发作较轻，持续时间较长，在临床上较为常见。

本病中医学相当于"偏头风"、"首风"、"脑风"等范畴，是指头部经脉细急或失养，清窍不利所引起的以头部疼痛为特征的一种病证。其病因有内伤与外感两端，病位在脑，与气、血、经络、肝、肾、脾诸脏密切相关。

【必备名方】

1. 散偏汤加减：川芎 30 克，白芍 15 克，白芷 3 克，白芥子 10 克，郁李仁 10 克，柴胡 3 克，香附 6 克，菊花 12 克，钩藤 15 克。水煎服。口干、口苦者，加栀子 10 克，龙胆 6 克，生地黄 15 克；痛处不移、痛如锥刺者，加桃仁 10 克，红花 10 克；眩晕、失眠者，加珍珠母 10 克，龟甲 10 克。

2. 芎辛导痰汤加减：川芎 3 克，细辛 3 克，胆南星 3 克，陈皮 10 克，茯苓 12 克，半夏 10 克，枳壳 10 克，白芷 3 克，蔓荆子 6 克，生姜 6 克。水煎服。苔腻者，加苍术 10 克，石菖蒲 10 克；纳呆者，加广藿香 10 克，谷芽 10 克，麦芽 10 克。

3. 祛瘀驱风汤加减：当归尾 10 克，丹参 15 克，延胡索 15 克，钩藤 15 克，川芎 10 克，白芷 10 克，天麻 10 克，防风 10 克，细辛 3 克，羌活 5 克。水煎服。发热者，加薄荷 5 克，菊花 10 克；呕吐者，加吴茱萸 5 克，生姜 5 克；舌苔厚腻者，加广藿香 20 克。

4. 调中益气汤加减：黄芪 15 克，党参 15 克，陈皮 10 克，当归 10 克，白芍 12 克，升麻 6 克，柴胡 3 克，木香 4.5 克，苍术 10 克，川芎 3 克，细辛 3 克，蔓荆子 6 克。水煎服。畏寒肢冷者，加肉桂 3 克；纳差者，加谷芽 15 克，麦芽 15 克，砂仁 10 克；偏气虚者，可选用顺气和中汤加减或补中益气汤加

味；偏血虚、形瘦苍黑、唇淡爪甲无华者，可用养血胜风汤加减。

5. 川芎茶调散加减：川芎 12 克，荆芥 12 克，白芷 6 克，羌活 6 克，防风 6 克，薄荷 24 克，细辛 3 克，葛根 10 克，甘草 6 克，清茶调下。水煎服。恶风明显者，加麻黄 3 克，桂枝 5 克；头痛较剧者，加蜈蚣 2 条，全蝎 3 克。

【名医指导】

1. 放松心情，释放压力。因工作压力致偏头痛者，可常泡温水浴。或尝试一些肌肉放松技巧，如腹式呼吸技巧：慢慢吸气，令腹部充分外鼓，吐气时，感受腹部逐渐内扁。

2. 规律运动：着重呼吸训练、调息的运动（如瑜伽、气功），可帮助患者稳定自律神经系统、减缓焦虑、肌肉紧绷等症状。

3. 维持规律的作息，保证充足的睡眠。

4. 饮食清淡，少食刺激性食物如辣椒、蒜、葱等。

5. 忌烟、酒、咖啡。

血管性痴呆和阿尔茨海默病

痴呆又称老年性痴呆，主要指阿尔茨海默病和血管性痴呆，是一种主要侵犯大脑皮质神经元引起痴呆的神经系统变性疾病，由于脑功能障碍而产生的获得性和持续性智力障碍综合征。包括不同程度的记忆、认知（概括、计算、判断、综合和解决问题）及语言能力下降，人格、行为、情感及视空间功能异常，日常生活、社会交往和工作能力减退。临床上以近记忆障碍为突出和早期表现的进行性全面智力衰退为特征，脑卒中是引起血管性痴呆的主要因素。

本病中医学属于"呆病"、"文痴"、"健忘"、"善忘"、"癫症"、"郁证"、"痴呆"、"不慧"、"神呆"、"愚痴"、"癫疾"、"语言颠倒"等范畴。本病多因年老体虚，精气不足，久病耗损，七情内伤致气、血、痰、瘀诸邪为患。本病病位在脑，与心肝脾肾功能失调有关。肾主髓，通于脑，肾亏则脑空，与肾关系尤为密切，其基本病机为髓减脑消，神机失调，以肾精亏虚为本，痰浊瘀血内阻为

标，虚实夹杂。

【必备名方】

1. 七福饮加减：熟地黄 20 克，当归 15 克，人参 10 克，白术 10 克，炙甘草 10 克，远志 6 克，苦杏仁 6 克。水煎服。肝肾阴虚、年老智力减退、腰膝酸软、头晕耳鸣者，去人参、白术，加牛膝 10 克，生地黄 15 克，枸杞子 10 克，女贞子 10 克，制何首乌 10 克；肾阳亏虚，症见面白无华、形寒肢冷、口中流涎、舌淡者，加熟附子 3 克，巴戟天 10 克，益智 15 克，淫羊藿 10 克，肉苁蓉 10 克；兼言行不经、心烦溲赤、舌红少苔、脉细而弦数者，加丹参 15 克，莲子心 3 克，石菖蒲 10 克，并加服知柏地黄丸。

2. 还少丹加减：熟地黄 15 克，枸杞子 10 克，山茱萸 10 克，肉苁蓉 10 克，巴戟天 10 克，小茴香 6 克，杜仲 10 克，牛膝 10 克，楮实子 10 克，茯苓 6 克，山药 10 克，大枣 10 克，石菖蒲 6 克，远志 6 克，五味子 6 克。水煎服。脾肾阳虚明显者，可用金匮肾气丸、右归丸；畏寒肢冷者，加续断 15 克，巴戟天 15 克；短气乏力甚者，加黄芪 15 克，紫河车（研粉冲兑）2 克。

3. 健脑益智丸加减：制何首乌 10 克，赤芍 10 克，川芎 10 克，槐花 6 克，五味子 6 克，石菖蒲 6 克，远志 6 克。水煎服，或共研细末，水泛为丸如梧桐子大，储瓶备用。每次服 6～10 克，温开水送下。

4. 指迷汤加减：人参 10 克，白术 12 克，半夏 10 克，陈皮 10 克，石菖蒲 15 克，肉豆蔻 8 克，制天南星 6 克，附子（先煎）8 克，茯神 12 克，生酸枣仁 15 克，六神曲 12 克，甘草 10 克。水煎服。肝郁明显者，加柴胡 10 克，白芍 10 克，柏子仁 10 克，丹参 15 克；纳呆腹胀者，加木香 10 克，枳壳 10 克，莱菔子 10 克。

5. 通窍活血汤加减：赤芍 15 克，川芎 10 克，当归 10 克，桃仁 10 克，红花 10 克，麝香（冲兑）0.15 克，老葱 6 克，鲜姜 3 克，大枣 6 克，酒 0.5 升。水煎服。伴有阴血不足者，加制何首乌 15 克，当归 10 克，枸杞子 10 克；兼气虚者，加黄芪 15 克，白术 10 克。

【名医指导】

1. 重视调护，戒烟，限量饮酒；养成良好的饮食习惯及生活方式。

2. 加强患者的功能训练，培养和训练痴呆老人的生活自理能力。

3. 选择营养丰富、清淡宜口的食品，荤素搭配，饮食均衡，食物温度适中，无刺、无骨，易于消化，应以大米、面粉、玉米、小米等为主食，注意必需脂肪酸的摄取；适当摄入富含维生素 B_{12} 和叶酸的食物。

4. 注意安全护理：对中、重度痴呆患者要留意其安全，不要让患者单独外出，以免迷路、走失，衣袋中最好放一张写有患者姓名、地址、联系电话的卡片或布条，如万一走失，便于寻找。

5. 改善家庭环境：家庭设施应便于患者生活、活动和富有生活情趣。家庭和睦温暖，使患者体会到家人对他的关心和支持，鼓励患者树立战胜疾病的信心，避免一切不良刺激。

6. 积极防治导致痴呆的各种危险因素（如积极改善脑缺血的症状、控制好血压、血糖、血脂），可适当服用改善微循环的药物。

重症肌无力

重症肌无力是自身抗体所致的免疫性疾病，病变主要累及神经肌肉接头处突触后膜上乙酰胆碱受体，致神经肌肉接头处传递功能障碍。临床主要表现为晨轻暮重、活动后加重、经休息或服用抗胆碱酯药治疗后症状暂时减轻或消失的骨骼肌无力。本病可发生于任何年龄，但以 10～40 岁最多见，女性为男性的 2 倍。

本病中医学相当于现在国家标准的"痿证"，亦属于"睑废"、"歧视"、"喑痱"、"声痛"、"风痱"、"喘脱"、"大气下陷"、"侵风"、"噎膈"等范畴。中医学认为导致机体痿软的原因十分复杂，内伤情志，外感湿热，劳倦久病都能损伤内脏精气，导致经脉失养，产生痿证。本病病位在筋脉，与肝脾关系密切，多因脏腑虚损，气血阴阳不足，或因虚致实，痰浊、瘀血内生，闭阻经脉，肌肉筋脉失养。

【必备名方】

1. 补中益气汤加减：人参 10 克，黄芪 30 克，白术 10 克，甘草 6 克，当归 10 克，陈皮 6 克，升麻 6 克。水煎服。痰多胸闷、头身困重者，加法半夏 10 克，紫苏叶 15 克；脾虚生湿者，加薏苡仁 15 克，砂仁 9 克；食少纳呆、运化失健者，加麦芽 15 克，谷芽 15 克；卫表不固、汗多者，加防风 12 克，糯稻根 12 克；咽痛咳嗽者，加玄参 15 克，桔梗 15 克，浙贝母 12 克。

2. 右归饮加减：熟地黄 15 克，山药 10 克，山茱萸 10 克，枸杞子 10 克，杜仲 10 克，菟丝子 10 克，川牛膝 6 克，鹿角胶（烊化）10 克，龟甲胶（烊化）10 克。水煎服。头晕眼花、耳鸣者，加龟甲 15 克，鳖甲 15 克，何首乌 15 克；形寒肢冷、阳虚明显者，加鹿胶霜 15 克，淫羊藿 12 克，巴戟天 12 克；下利清谷者，加肉豆蔻 12 克，补骨脂 12 克。

3. 归脾汤加减：白术 20 克，茯神 6 克，黄芪 15 克，龙眼肉 15 克，酸枣仁 10 克，人参 10 克，木香 6 克，甘草 6 克，当归 15 克，远志 6 克，生姜 3 克，大枣 6 克。水煎服。失眠多梦者，加合欢皮 15 克，首乌藤 15 克，丹参 12 克；大便秘结者，加火麻仁 15 克，玄参 15 克。

4. 补阳还五汤加减：黄芪 30～120 克，当归尾 10 克，桃仁 10 克，地龙 10 克，赤芍 10 克，川芎 6 克，红花 6 克。水煎服。气虚明显者，加党参 15 克，白术 15 克；兼阴虚者，加麦冬 15 克，枸杞子 15 克。

5. 加味二妙散加减：黄柏 10 克，当归 10 克，苍术 10 克，牛膝 6 克，防己 6 克，萆薢 10 克，龟甲 15 克。水煎服。热重者，加滑石（包煎）15 克，黄芩 15 克；湿重者，加佩兰 15 克，豆蔻 12 克。

【名医指导】

1. 对本病有正确的认识：本病进展很快，约有 40%的患者在数月至 2 年内转化成全身型肌无力，易造成严重的肌肉无力、肌肉萎缩。若疾病发展至后期阶段会导致瘫痪、吞咽困难、构音障碍、呼吸困难，甚至严重缺氧，危及生命。因此，一定要及早治疗，控制病情，一旦累及延髓肌、脊髓肌、躯干肌、呼吸肌等，则无论中医西医治疗效果都较差。

2. 家人可采取讲故事、说笑话、听相声、看滑稽戏剧表演等，使患者心情愉快，或通过与患者谈心的方法，用关心、体贴或用大量事例开导患者，帮助其建立战胜疾病的信心。

3. 文娱怡神法：家人指导患者或自行运用传统文娱方式，达到畅怡神情，活动关节，舒筋活血，以神形共养为目的。如各种游戏、舞蹈、奕棋、钓鱼、书画、玩具以及音乐等，都为文娱怡神的方法。患者可根据其不同的证情和神情以及各自兴趣爱好，分别选用相应的文娱项目。因小儿具有好奇的心理特点，故宜于选用新奇玩具，同时配合智力游戏活动，如垒积木、开游乐汽车、骑木马、捉小鸡等。

4. 环境爽神法：是指选择环境优美、风物宜人之处，以陶冶性情，爽神养心，促使康复的方法。具体环境可选择幽静的森林、清澈的泉水、壮丽的高山、充足的阳光、清新的空气、宜人的香花，或天然岩洞、人工石窟等。居室宜通风透光、清静宽蔽，色彩布置宜根据心情和病证而定，以爽心悦目为佳。

5. 饮食不能过饥或过饱，营养调配要适当，不能偏食。应避免食用：萝卜、芥菜、绿豆、海带、紫菜、剑花、西洋菜、黄花菜、西瓜、苦瓜、冬瓜、白菜、豆浆、豆奶、冷饮等，特别是萝卜和芥菜最为关键。

6. 避风寒，在冬春季节注意防寒保暖，防感冒。

7. 患者不主张参加体育锻炼。如锻炼不当可使病情加重，甚至诱发危象，故以多休息为佳。

8. 避免感染、手术、精神创伤、全身性疾病、过度疲劳、女性生理期前后受寒感冒、妊娠、分娩、吸烟、饮酒等因素诱发该病，或使该病加重。

9. 慎用庆大霉素、链霉素等氨基苷类抗生素；慎用异丙嗪、地西泮、降脂药、琥珀胆碱、蟾蜍及含有蟾蜍的中成药等。

周期性麻痹

周期性麻痹是以反复发作的骨骼肌弛缓性瘫痪为主要临床表现的一组遗传性通道疾病，肌无力症状一般持续数小时至数周，发作时大都伴有血清钾浓度的改变，发作间期完全正常，按发作时血清钾水平可将本病分为低钾型、高钾型、正常钾型3种类型。

本病中医学属于"痿证"范畴。痿证多属五脏内伤、精血受损、阴虚火旺，一般是热证虚证居多，虚实夹杂者也不少见，而实证、寒证则较少，然而，本病与肺热有关，故应重视清养肺热，脾胃虚弱，肝肾亏损很常见，须分别健脾益气、补益肝肾。

【必备名方】

1. 清燥救肺汤加减：桑叶9克，生石膏（先煎）30克，苦杏仁9克，甘草6克，麦冬15克，党参30克，阿胶（烊化）10克，火麻仁10克，枇杷叶10克，石斛10克，南沙参15克。水煎服。

2. 异功散加减：人参15克，白术15克，茯苓16克，甘草6克，陈皮6克，生姜5片，大枣2枚。水煎服。恶心呕吐者，加半夏6克；胸膈痞满者，加枳壳12克。

3. 健脾丸加减：白术15克，木香6克，黄连（酒炒）6克，甘草6克，茯苓12克，人参9克，六神曲9克，陈皮12克，砂仁6克，麦芽6克，山药12克，肉豆蔻12克。水煎服。

4. 加味二妙散加减：苍术9克，黄柏9克，当归9克，牛膝15克，防己9克，萆薢9克，龟甲9克，薏苡仁30克，茯苓12克，泽泻12克，滑石18克。水煎服。

5. 虎潜丸加减：龟甲10克，黄柏10克，知母9克，熟地黄18克，白芍12克，锁阳9克，陈皮6克，狗骨30克，干姜6克，何首乌30克，鸡血藤30克，牛膝15克。水煎服。

【名医指导】

1. 均衡饮食，避免偏嗜，按时节量，以五谷为养、五菜为充、五果为助、五畜为益，严禁过食五味，尤其是食勿过咸。既要摄入足够的蛋白和脂肪，又要防止恣食膏粱厚味，忌饥饱失常、饮食不洁，恣食生冷。禁饮浓茶、咖啡等刺激性饮料。

2. 针对甲亢同时合并低钾型周期性麻痹的特点，患者除进食低碘、高蛋白、高维生素饮食外还应多吃豆类、水果、红枣、花生、动物内脏等含钾高的食品。此类食物每100克含钾200毫克。

3. 平时要戒烟、限茶，饮酒不可过量。

4. 环境安静、舒适，保持适宜的温度和湿度，通风良好，空气新鲜，避免强光刺激。患者外出时须有人陪同，防止意外事故的发生。

5. 避免过度劳神、患得患失、多愁善感、忧郁寡欢，应使思想经常处在乐观的状态之中。

6. 加强体质锻炼，养成良好的体育习惯，常做体操、打太极拳、练"五禽戏"、八段锦以及跑步、打球等。注意节房事，避免损耗肾精。

7. 避免寒冷、酗酒及应用无钾高糖等诱因。

8. 注意定期复查血钾浓度。低钾者补钾，高钾者补钙，钾浓度正常者补钠，宜在专业医师的指导下进行。

神 经 症

神经症又称神经官能症或精神神经症，是一组精神障碍的总称，其主要表现为癔症症状、广泛性焦虑、惊恐发作、恐怖、强迫、抑郁、疑病和神经衰弱等症状。

本病中医学属于"恐症"、"惊悸"、"怔忡"、"郁症"、"不寐"、"癫狂"、"百合病"、"脏躁"、"虚劳"、"眩晕"等范畴。病因有先天、后天、内因、外因之分；病机多为气滞血瘀、痰迷心窍、火热过盛、心血不足、精髓不足、阴虚阳亢等。

【必备名方】

1. 半夏厚朴汤加减：清半夏10克，厚朴10克，茯苓15克，紫苏梗10克，柴胡10克，郁金15克，枳实6克，生姜6克，醋香附12克，合欢皮15克。水煎服。痰湿者，加淡竹叶 12 克，泽泻 10 克；痰热者，加天竺黄 15 克，黄连 6 克；大便不通者，加大黄 6 克，芒硝（冲兑）6 克。

2. 通窍活血汤加减：赤芍 12 克，川芎 6 克，桃仁 12 克，红花 6 克，葱白 6 克，白芷 15 克，葛根 30 克，山楂 15 克，细辛 3 克，大枣 4 枚。水煎服。血压高者，加牛膝 15 克，泽兰 12 克；血脂高者，加决明子 30 克，蒺藜 15 克；妇女月经不调者，加素馨花 12 克，益母草 12 克。

3. 癫狂梦醒汤合涤痰汤加减：桃仁 12 克，红花 6 克，川芎 6 克，赤芍 12 克，醋柴胡 12 克，醋香附 15 克，半夏 12 克，青皮 12 克，石菖蒲 12 克，竹茹 12 克，白参 10 克，茯苓 15 克。水煎服。暴盲者，加决明子 15 克，密蒙花 12 克；暴哑者，加桔梗 12 克，诃子 12 克；暴聋者，加蝉蜕 6 克，磁石 30 克；暴瘫者，加地龙 12 克，鸡血藤 30 克。

4. 四君子汤合养心汤加减：当归身 6 克，生地黄 6 克，熟地黄 6 克，人参 9 克，麦冬 9 克，五味子 9 克，柏子仁 6 克，酸枣仁 6 克，炙甘草 3 克，白术 15 克，黄芪 15 克，陈皮 12 克，茯苓 15 克。水煎服。

5. 黄连阿胶汤加减：黄连 12 克，黄芩 6 克，芍药 6 克，鸡子黄 2 枚，阿胶 9 克，杜仲 9 克，桑寄生 9 克，熟地黄 15 克，枸杞子 12 克，远志 12 克，茯神 12 克。水煎服。心烦失眠较甚者，加酸枣仁 12 克，柏子仁 12 克；口干咽燥者，加生地黄 12 克，麦冬 12 克。

【名医指导】

1. 经常参加力所能及的体育活动，如打太极拳、跑步等，保持乐观的态度，培养稳定的心态，锻炼顽强的品格。

2. 生活有规律，合理安排生活，尽量做到劳逸结合。

3. 避免过度紧张，不宜从事持续时间过长、注意力高度集中的工作。

4. 严重失眠者可选用地西泮、健脑合剂、谷维素、多种维生素、普萘洛尔等，或者辨证选用中成药归脾汤、朱砂安神丸、黄连阿胶汤、交泰丸等。

5. 患者应及时就诊，并在医师的指导下进行循序渐进的对症治疗，消除病因，预防

不愉快的事情发生。

6. 家人应理解患者，安慰并帮助患者摆脱心理困扰。

精神分裂症

精神分裂症是以思维、情感、行为等多方面障碍和精神活动不协调为主要特征的一组原因未明的精神病。一般无意识障碍和智力障碍。病程多迁延。临床上常区分为以妄想、幻觉及思维被干扰等阳性症状为主的急性精神分裂症，和以淡漠、缺乏驱动力、社会性退缩等阴性症状为主的慢性精神分裂症。发病年龄以 16～35 岁为最多。

本病中医学可归入"癫病"、"狂病"等范畴。可从气郁痰火，阴阳失调，阴癫阳狂来认识。中医学认为，癫病表现为精神抑郁，沉默痴呆，喃喃自语，狂病表现为喧扰打骂，狂躁不宁；两者之间又可相互转化。癫狂病人往往有家族史。临床上以肝失疏泄、痰浊内阻、正气虚弱为根本病机，治疗上当辨明气血痰火之偏盛，邪正之虚实盛衰。

【必备名方】

1. 生铁落饮加减：生铁落（先煎）60 克，制胆南星 6 克，川贝母 12 克，橘红 15 克，石菖蒲 15 克，远志 12 克，茯神 15 克，生大黄 6 克，黄连 6 克，栀子 10 克。水煎服。或可用礞石滚痰丸、安宫牛黄丸、当归芦荟丸等中成药。

2. 二陈汤加减：半夏（汤洗七次）9 克，橘红 15 克，白茯苓 9 克，炙甘草 5 克，苍术 12 克。水煎服。兼有恶风发热者，加紫苏叶 12 克，前胡 9 克，荆芥 9 克；肺热者，加瓜蒌 12 克，黄芩 9 克；头目眩晕者，加制天南星 6 克，天麻 12 克，僵蚕 12 克；脾虚食少便溏者，加白术 12 克，泽泻 9 克。

3. 癫狂梦醒汤加减：桃仁 10 克，红花 6 克，赤芍 10 克，丹参 30 克，醋柴胡 9 克，醋香附 15 克，青皮 9 克，陈皮 12 克，焦山楂 15 克，甘草 6 克。水煎服。或合用云南白药、三七粉等中成药。

4. 二阴煎加减：生地黄 20 克，麦冬 30 克，玄参 30 克，黄连 10 克，淡竹叶 10 克，

《名医推荐家庭必备名方（珍藏本）》

白薇 15 克，地骨皮 30 克，炒酸枣仁 30 克，忍冬藤 15 克，炙龟甲 15 克。水煎服。或合用六味地黄丸、朱砂安神丸、天王补心丹等中成药。

5. 养心汤加减：人参 10 克，黄芪 30 克，川芎 6 克，当归 6 克，茯苓 15 克，远志 6 克，柏子仁 15 克，酸枣仁 20 克，五味子 10 克，肉桂 3 克，浮小麦 30 克，甘草 10 克。水煎服。或合用酸枣仁丸、当归膏等中成药。

【名医指导】

1. 居住环境宜安静舒适，忌喧闹、嘈杂的居住环境。

2. 家属对患者应适当看护，应将药品妥善保存，每次按剂量发给并亲眼看着患者服下。忌单独外出。

3. 忌看惊险、凶杀、悲剧性的小说和画报、连环画、电视、电影等，忌玩弄刀剑棍棒等体育用品，忌练气功。

4. 忌治疗痊愈后再度陷入当初诱发疾病的环境，以免复发。

5. 忌酒、烟。

6. 一旦确诊，即应早期、足量、足疗程的予以抗精神病药物。由于本病服药时间比较长，宜选择副作用较小的药物。

睡眠障碍

睡眠障碍（失眠）通常是指入睡困难或维持睡眠障碍（易醒、早醒和再入睡困难），导致睡眠时间减少或质量下降不能满足个体生理需要，明显影响白天神经功能或生活质量。引起失眠的原因很多，包括躯体、生理、心理、精神及药物性等。

本病中医学称"不寐"、"不得眠"、"不得卧"等。中医学认为，本病为情志所伤、劳逸失度、久病体虚、五志过极、饮食不节等导致阴阳失交、阳不入阴而形成不寐。

【必备名方】

1. 当归龙荟丸加减：当归 30 克，龙胆 6 克，栀子 30 克，黄连 30 克，黄芩 30 克，黄柏 30 克，芦荟 15 克，大黄 15 克，木香 5 克，麝香 1.5 克。水泛为丸，每服 6 克，每日 2 次，温开水送下。头目眩晕、目赤易怒者，

加菊花 15 克，夏枯草 15 克，桑叶 15 克。

2. 黄连温胆汤加减：半夏 10 克，陈皮 10 克，茯苓 15 克，甘草 6 克，枳实 6 克，竹茹 6 克，黄连 3 克，大枣 6 克。水煎服。一般加龙齿、珍珠母、磁石，以镇惊安神。伴胸闷嗳气、脘腹胀满、大便不爽、苔腻脉滑者，合半夏秫米汤；饮食停滞、胃中不和、嗳腐吞酸、脘腹胀痛者，加六神曲 15 克，焦山楂 15 克，莱菔子 15 克。

3. 六味地黄汤合黄连阿胶汤加减：熟地黄 15 克，山药 10 克，茯苓 6 克，牡丹皮 6 克，泽泻 6 克，山茱萸 10 克，黄连 3 克，黄芩 6 克，阿胶（烊化）10 克，白芍 6 克，鸡子黄 1 个。水煎服。心阴不足为主者，可用天王补心丹，以滋阴养血、补心安神；心烦不寐、彻夜不眠者，加磁石 9 克，龙骨 12 克，龙齿 12 克。

4. 安神定志丸合酸枣仁汤加减：人参 10 克，茯苓 6 克，茯神 10 克，石菖蒲 6 克，姜远志 10 克，龙齿 15 克，酸枣仁 10 克，知母 6 克，川芎 6 克，甘草 3 克。水煎服。心悸甚、惊惕不安者，加生龙骨 15 克，生牡蛎 15 克，朱砂（吞服）0.1 克；心肝血虚、惊悸汗出者，重用人参，加白芍 15 克，当归 12 克，黄芪 12 克。

5. 朱砂安神丸加减：朱砂 30 克，黄连 45 克，炙甘草 15 克，生地黄 30 克，当归 30 克。共为细末，炼蜜为丸，每次服 6～9 克。心火亢盛者，加黄连 15 克，栀子 15 克；便秘尿赤，加淡竹叶 15 克，大黄 9 克，莲子心 12 克。

【名医指导】

1. 定时睡觉，定时起床。定时运动，使身心放松而增进睡眠。

2. 避免长期的思想矛盾或精神负担过重；避免过度脑力劳动；养成恰当的劳逸结合习惯。

3. 减少兴奋剂如咖啡、浓茶的摄入。

4. 拥有良好的卧具。

5. 禁止吸烟，饮酒适量。

6. 把睡眠时间严格控制在所需范围内，可加深睡眠。

7. 病后体弱者易引起本病。如因失血导

致贫血者，可适当补充血液、加强营养，待贫血纠正后本病亦可缓解。

8. 保持良好的心态，家人应多理解安慰患者，帮助患者建立战胜疾病的信心。

脑 瘤

脑瘤系指生长于颅内的肿瘤，可划分为原发性和继发性两大类。原发性颅内肿瘤发生于脑组织、脑膜、脑神经、垂体、血管及残余胚胎组织等；继发性肿瘤则是指身体其他部位恶性肿瘤转移或侵入颅内的肿瘤。诱发脑瘤的可能因素有遗传因素、物理因素、化学因素以及生物因素等。本病可发生于任何年龄，以20～50岁年龄组多见。本病临床表现为颅内压增高和局灶性症状和体征。

本病中医学属于"头痛"、"头风"、"眩晕"、"癫痫"、"中风"、"暴盲"等范畴。脑瘤属髓海病变，其成因多由痰湿之邪结聚于脑，脑部气滞血瘀，痰瘀阻滞，毒邪凝结所致。在其病变过程中痰瘀互结，脑络痹阻日久，化热动风，风火相煽，耗伤阴液，可致肝肾不足，肝气郁结，风阳内动，风火相煽，痰瘀凝结，毒邪结聚，肝肾不足是形成脑瘤的主要病机。

【必备名方】

1. 平肝清脑汤加减：土茯苓30克，生石膏30克，石决明24克，牛膝20克，天麻15克，钩藤15克，菊花15克，夏枯草15克，全蝎5克，僵蚕10克，地龙10克。水煎服。肢体麻木、震颤抽搐者，加蜈蚣2条，磁石12克，赭石12克；烦热口渴者，加黄芩12克，知母15克，麦冬15克。

2. 凉血清脑汤加减：土茯苓30克，白茅根30克，生石膏30克，寒水石20克，生地黄15克，金银花15克，板蓝根15克，黄连10克，僵蚕10克，牡丹皮10克，川贝母6克，水牛角粉（冲服）1.5克，羚羊角粉（冲服）1.5克。水煎服。烦热口渴者，加天花粉15克，知母15克，栀子15克，黄芩12克；视物昏花者，加石决明15克，茺蔚子9克；神昏不语者，加远志12克，制胆南星6

克，石菖蒲15克，赤芍12克，重用板蓝根，或配服安宫牛黄丸。

3. 化痰清脑汤加减：土茯苓30克，生石膏30克，钩藤15克，野菊花15克，佩兰15克，茯苓12克，瓦楞子12克，厚朴10克，豆蔻10克，枳实10克。水煎服。恶心呕吐者，加竹茹15克，赭石12克，广藿香12克；食欲不振者，加鸡内金12克，陈皮15克，焦三仙9克；眩晕者，加天麻15克，薄荷5克，川贝母12克；头痛剧烈者，加犀角3克。

4. 菊化丸加减：木贼12克，牡蛎15克，甘菊30克，青黛18克，石决明18克，夜明砂9克，蜂房9克，全蝎5克，蛇蜕9克，山豆根9克。共研细末，水泛为丸，如绿豆大，每次服3～6克，每日3次。

5. 益脑化瘤汤加减：全蝎5克，龙胆6克，半夏10克，菊花10克，白术10克，赭石10克，龟甲胶10克，何首乌10克，龙骨15克，牡蛎15克，女贞子15克，生地黄20克，麦冬20克，枸杞子20克，山茱萸20克，当归20克，黄芪20克。水煎服。

【名医指导】

1. 养成良好的生活习惯，戒烟限酒。

2. 不宜过食咸而辣的食物，不吃过热、过冷、过期及变质食物，不吃被污染的食物，如被污染的水、农作物、家禽、蛋、发霉的食品等；要吃绿色有机食品，要防止病从口入。

3. 劳逸结合，不要过度疲劳，有良好的心态应对压力，避免长期精神紧张、焦虑。

4. 加强体育锻炼，增强体质，多在阳光下运动，多出汗可将体内酸性物质随汗液排出体外，避免形成酸性体质。

5. 生活有规律：早睡早起，避免熬夜，彻夜打麻将、夜不归宿等可加重体质酸化，易患癌症。

6. 年老体弱者酌情吃含碱量高的碱性食品；可多食酸枣、猪脑、香菇、核桃、桑椹、黑芝麻、白木耳等；适当摄入含砷高的食物，或直接补充砷。

第十章　理化因素所致疾病

酒精中毒

酒精中毒包括机体一次性摄入过量的酒精所造成的急性中毒和长期大量酗酒引起多系统损害的慢性中毒。急性酒精中毒主要是由于血液中过高的酒精浓度引起了中枢神经系统的抑制和机体的代谢障碍，其临床表现可分为3期。①兴奋期：主要表现为精力亢奋、易怒易激；②共济失调期：主要表现为步履蹒跚、视物模糊、言语不清；③昏迷期：可出现昏睡、昏迷、瞳孔扩大、血压下降甚至呼吸、循环衰竭。慢性中毒主要是长期饮酒造成的营养供给不足和酒精所引起的细胞代谢障碍而导致的神经、消化、心血管等多系统的损伤。

中医学认为本病病机主要为一次饮酒过量，酒毒上犯脑窍；长期饮酒内伤脾胃，运化不行，湿阻化热，湿热内蕴，日久损及肝肾，筋骨失养，髓窍不充而为病。由于急性中毒严重者可因生命中枢的抑制而死亡，属急重之症，因此在治疗时必须应用催吐、洗胃、补液、促醒等措施来抢救患者生命，在此基础上，可根据情况运用中药方剂辨证论治。

【必备名方】

1. 抽薪饮加减：黄芩9克，黄柏9克，栀子9克，木通6克，泽泻9克，石斛15克，枳壳9克，甘草6克。水煎服。伴神识昏愦者，加石菖蒲9克，郁金9克，葛花15克；呕吐痰涎甚者，加姜半夏9克，竹茹9克；气喘热甚者，加黄连9克，枳椇子15克。

2. 葛花解醒汤加减：砂仁9克，豆蔻9克，六神曲9克，白术9克，茯苓15克，猪苓12克，泽泻12克，葛花30克，枳椇子15克，木香9克，陈皮9克，青皮9克，黄连9克，石菖蒲9克。水煎服。

3. 地黄饮子加减：生地黄15克，山茱萸15克，石斛15克，五味子10克，麦冬15克，巴戟天10克，肉苁蓉10克，肉桂6克，炮附子（先煎）9克，茯苓15克，石菖蒲10克，远志10克，薄荷10克，大枣5枚，生姜6克。水煎服。兼半身肢体麻木震颤者，加川芎9克，丹参9克，郁金9克，全蝎5克。

4. 逍遥散加减：柴胡9克，白芍15克，薄荷15克，白术12克，茯苓15克，当归12克，生姜6克，甘草6克。水煎服。伴乏力少气者，加黄芪15克，党参15克；兼纳呆者，加砂仁9克，麦芽15克；胁胀易怒甚者，加香附9克，郁金9克，木香9克；兼有湿热者，加竹茹12克，龙胆6克。

【名医指导】

1. 开展反对酗酒的宣传教育，教育"喝酒适量"的重要性。

2. 创造替代条件，转移注意力，加强文娱体育活动。

3. 饮酒时做到"饮而不醉"的良好习惯，切勿以酒解烦愁、寂寞和工作压力等。

4. 饮酒时不应打乱饮食规律，切不可"以酒当饭"，以免造成营养不良。

5. 一旦出现酒精中毒者，应立即送往医院进行处理：如可用催吐、洗胃、导泻等方法清除毒物；同时使用纳洛酮等解毒剂，并对症、支持处理。

中　暑

中暑是由于体温调节中枢障碍、汗腺功

能衰竭和水、电解质平衡失调所引起的一种急性病症。环境的高温高湿、劳动或运动的时间过长或强度过大、衣物透气性不佳、汗腺分泌障碍等都可促使本病的发生。在临床上，中暑有热痉挛、热射病和热衰竭3种表现。①热痉挛：主要是指运动后的肌肉痉挛疼痛，休息可缓解，且没有明显体温升高；②热射病：则主要表现为高热无汗，意识障碍，为临床上的急重症；③热衰竭：多发生于老人、儿童等体质衰弱的人群，主要有头晕乏力、恶心呕吐、胸闷而大汗出等表现，严重者也可出现循环衰竭的症状。

本病中医学亦称"中暑"。其病因病机主要为素体正气不足，气阴两虚或有痰湿内盛，兼感暑热之邪，伤津耗气，痰浊上泛而出现身热汗出，烦渴引饮，胸闷呕恶，重者神昏抽搐，甚则厥脱、死亡。

【必备名方】

1. 竹叶石膏汤加减：生石膏（先煎）30克，淡竹叶15克，芦根15克，麦冬15克，天花粉15克，西瓜皮15克，六一散12克，半夏10克，西洋参10克，粳米15克，甘草6克。水煎服。

2. 新加香薷饮加减：金银花10克，连翘10克，香薷15克，佩兰15克，豆蔻10克，白扁豆皮15克，薏苡仁15克，厚朴10克。水煎服。伴尿黄、恶寒轻者，加六一散15克；湿重于热者，加广藿香15克，茯苓15克，半夏10克，通草15克。

3. 清营汤加减：水牛角15克，生地黄15克，麦冬10克，玄参10克，黄连5克，金银花10克，连翘10克，淡竹叶6克，莲子心3克，丹参10克。水煎服。口渴甚者，加西洋参10克，天花粉15克；伴抽搐者，加羚羊角粉（冲服）0.6克，钩藤15克；兼见吐血、衄血、皮肤紫斑者，加牡丹皮10克，赤芍10克，大青叶15克，紫草10克。

4. 菖蒲郁金汤加减：石菖蒲20克，郁金7克，竹沥3匙，姜汁3匙，牛蒡子10克，连翘12克，栀子10克，菊花10克，淡竹叶10克，滑石15克，牡丹皮10克，玉枢丹粉（冲服）2克。水煎服。

5. 东垣清暑益气汤加减：黄芪15克，党参15克，当归10克，白术10克，麦冬15克，五味子15克，苍术10克，陈皮6克，青皮6克，泽泻15克，粉葛15克，升麻10克，炒六神曲10克，黄柏9克，甘草6克。水煎服。兼口干少津者，加天冬15克，西洋参15克，天花粉15克。

【名医指导】

1. 预防中暑：

（1）躲避烈日，夏季时于10：00～16：00不宜在烈日下行走；出门要备防晒用具，如打遮阳伞、戴遮阳帽、戴太阳镜，有条件的最好涂抹防晒霜。

（2）摄入充足的淡盐水和含盐的饮料，最理想的是根据气温的高低，每日喝水1500～2000毫升；保持充足睡眠，最佳就寝时间是22：00～23：00，最佳起床时间是5：30～6：30分。

（3）注意不要躺在空调的出风口和电风扇下，以免患上空调病和热伤风。

（4）避免在高温下、通风不良处强体力劳动；避免穿不透气的衣服劳动。

2. 炎热夏季，防暑降温药品如十滴水、龙虎人丹、风油精等要备身边，以防应急之用。外出时尽量选用棉、麻、丝类的衣服，少穿化纤品类服装。

3. 老年人、孕妇、有慢性疾病的人，在高温季节要尽可能地减少外出活动。

4. 已中暑者应采取少量、多次饮水方法，每次不超过300毫升为宜。忌狂饮不止。

5. 忌大量食用生冷瓜果；忌食大量油腻食物；宜多饮茶、多喝粥，如绿豆粥、金银花粥、薄荷粥、莲子粥、荷叶粥、莲藕粥等。忌纯补。

6. 患者应以清淡饮食为主，可适当佐以鱼、肉、蛋、奶。

7. 一旦中暑，患者应立即转移到阴凉通风处休息，饮凉淡盐水等补充丢失的水分和盐分；迅速脱去患者外衣，可用凉湿床单包裹全身；如不凑效，可使用冰盐水进行胃或直肠灌洗；同时辅以降温药物治疗。

晕动病

晕动病是指在乘坐车、船、飞机时或由

于其他原因导致人体进行摇摆、旋转、加速运动等动作时出现的一种疾病，以头晕、恶心呕吐为主要表现，可伴心动过缓、肢体无力，甚者由于呕吐频繁还可导致水、电解质紊乱，血压下降。其发病的主要原因可能与运动对前庭器的过度刺激有关。

本病中医学属"眩晕"范畴，其病因病机主要为素体气血不足，肾精亏虚，不能充养脑窍；或由于脾肾亏虚，运化不行，水湿内停，酿生痰浊，上扰清窍，出现头晕目眩、恶心呕吐，面色苍白等表现。

【必备名方】

1. 归脾汤加减：黄芪 15 克，党参 15 克，白术 10 克，茯苓 15 克，当归 10 克，天麻 15 克，酸枣仁 10 克，远志 10 克，木香 9 克，砂仁 9 克，生姜 6 克。水煎服。素体虚甚者，重用黄芪、党参；兼纳差腹胀、大便稀溏者，木香改用煨木香，加肉豆蔻 10 克，薏苡仁 15 克。

2. 大补元煎加减：人参（另炖）9 克，炒山药 15 克，熟地黄 15 克，山茱萸 15 克，枸杞子 15 克，阿胶（烊化）10 克，当归 10 克，杜仲 15 克。水煎服。偏阳虚者，加附子（先煎）9 克，肉桂 9 克；偏阴虚者，加龟甲 10 克，鳖甲 10 克，知母 10 克，麦冬 10 克，南沙参 10 克；头晕明显者，加龙骨 15 克，

牡蛎 15 克，珍珠母 20 克。

3. 半夏白术天麻汤加减：半夏 10 克，陈皮 6 克，茯苓 15 克，白术 10 克，天麻 15 克。水煎服。头晕、呕吐频繁者，加赭石 30 克，竹茹 15 克，姜半夏 6 克；兼耳鸣重听者，加生葱 15 克，石菖蒲 10 克；兼脘痞纳差者，加豆蔻 10 克，砂仁 9 克，山楂 10 克。

【名医指导】

1. 加强体育锻炼，平时多做转头、弯腰转身及下蹲等动作，以增加前庭器官的耐受性。

2. 避免吃得过饱、疲劳、睡眠不足、空气污浊、情绪紧张及汽油和油烟特殊气味等不良因素。

3. 可通过康复训练预防。如反复多次乘船、乘车训练，以提高前庭器官对不规则运动的适应能力。可经常参加一些有助于调节人体位置平衡的体育项目，如秋千、滑梯、单双杠等。

4. 乘车、乘船时应尽量限制头部运动，可将头靠在背椅上固定不动，如有可能尽量平卧。

5. 避免不良的视觉刺激。乘车时少往窗外观看，避免看书、看手机。

6. 乘车、船时要注意通风。

7. 乘车前可服用怡含宁含片等。

第二篇 外科疾病

第十一章 全身化脓性感染

全身化脓性感染是指化脓性细菌及毒素由局部感染病灶侵入血液循环并不断繁殖产生毒素，从而引起严重的全身性反应者。它包括败血症和毒血症，而以败血症为常见。凡是致病菌侵入血液循环，持续存在，迅速繁殖，产生大量毒素，引起严重的全身症状者，称败血症。局部化脓性病灶的细菌栓子和脱落的感染血栓，间接性地进入血液循环，并在身体的各处组织和器官内，发生转移性脓肿者，称脓血症。临床上所说的毒血症，是指细菌、损伤或感染后组织破坏分解所产生的毒素，进入血液循环后所引起的剧烈全身反应，它并不是全身性感染，且致病菌留居在感染灶处，并不侵入血液循环。其实败血症本身就已包括毒血症，因细菌在血液中繁殖时即已产生毒素。临床上败血症、毒血症和脓血症多是混合型，难以截然分开，且败血症和脓血症可同时存在，称脓毒败血症。败血症、脓血症和毒血症的临床表现有许多的相同之处，如起病急骤，病情重，发病迅速。

本病中医学属于"疔疮走黄"、"疽毒内陷"等范畴。本病或因疔疮火毒炽盛，走散入营，内攻脏腑；或因疽毒疮疡，正不胜邪，毒不外泄，反陷于里，客于营血，内传脏腑所致。

【必备名方】

1. 白虎汤合清营汤加减：生石膏30克，知母10克，甘草10克，水牛角15克，生地黄20克，金银花30克，连翘15克，黄连6克，玄参15克，麦冬15克。水煎服。高热不退者，加羚羊角粉（冲服）0.2～0.3克；恶心呕吐者，加竹茹10克，陈皮10克。

2. 古方七星剑汤加减：犀角（锉末冲服）3克，野菊花100克，金银花100克，紫花地丁30克，苍耳子9克，半枝莲9克，浙贝母9克，生石膏（先煎）60克。水煎服。神昏谵语者，加服安宫牛黄丸（化服）1～2粒；疮陷无脓者，加生黄芪30克，皂角刺10克，桔梗10克。

3. 神犀丹加减：水牛角30克，石菖蒲10克，黄芩10克，生地黄15克，金银花15克，金汁10克，连翘10克，板蓝根10克，淡豆豉6克，玄参15克，天花粉15克，紫草10克。水煎，送服紫雪丹。

4. 清营汤合黄连解毒汤：水牛角30克，生地黄20克，玄参15克，麦冬15克，金银花20克，连翘15克，黄连6克，黄芩10克，栀子15克，淡竹叶10克。水煎服。神昏谵语者，加服安宫牛黄丸或紫雪丹（冲服）1粒；腹胀满燥结者，加大黄粉（冲服）5克。

5. 托里消毒散加减：生黄芪30克，人参15克，当归15克，川芎10克，白芍20克，白术15克，白芷10克，金银花20克，皂角刺10克，连翘15克，甘草10克。水煎服。肢冷便溏者，加炮附子10克；神昏谵语者，加服安宫牛黄丸（冲服）1粒。

【名医指导】

1. 注意卫生，禁食辛辣、刺激性食物及酒类，少吃甜食。

2. 忌挤捏面部和上唇的疖子。反复发作者，应寻找潜在因素，消除体内感染病灶。

3. 检查有无贫血、糖尿病等可使机体抵抗力降低的疾病，若有应及时治疗。

4. 可进行紫外线、红外线、超短波照射，缓解炎症。

5. 及时正确处理一切创伤和各种原发病源，正确使用抗生素和激素，严格掌握支援疗法的指征，增强身体体质，提高人体对疾病的抵抗力。

6. 已发生全身性感染者：

（1）严密观察病情，注意生命体征（呼吸、脉搏、体温和血压）的变化，注意神志变化及内脏损害表现，警惕感染性休克的发生。

（2）及时应用抗生素，对较长时间大剂量联合应用抗生素者，应经常观察其口腔黏膜是否出现真菌感染的白色斑点，警惕发生二重感染。

（3）局部病灶手术后，应注意观察脓液性质和引流是否通畅，注意有无新的转移性脓肿的出现并及时切开引流。

（4）加强支持疗法，进食高蛋白、高营养食物；对症处理和生活护理，预防并发症。

第十二章　损伤性疾病

烧　伤

烧伤是指由于热力（火焰、灼热气体、液体或固体）电能、化学物质、放射线等所引起的一种急性损伤性疾病。根据三度四分法可将烧伤分为一度、浅二度、深二度和三度。重度烧伤可并发休克、脓毒症、急性肾衰竭、肺部感染和急性呼吸窘迫症、胃扩张、应激性溃疡及心脑肝等器官的病变。临床表现因烧伤的深度和面积不同而表现各异，接触部位皮肤（和皮下组织、黏膜）可出现红肿热痛、水疱、焦痂等，严重者可出现昏迷、休克。

本病中医学属于"汤火伤"、"火烧伤"、"汤泼火伤"、"汤火疮"、"水火烫伤"等范畴。病因病机为强热、火毒侵袭人体，热盛则肉腐，以致皮肉腐烂。

【必备名方】

1. 白虎汤加减：生石膏（打碎）30克，知母9克，甘草6克，金银花12克，生地黄15克，石斛9克，黄芩9克，麦冬9克，连翘9克，玄参9克，栀子9克，北沙参15克。水煎服。发热、谵语者，加灯心炭10克，绿豆皮10克，水牛角30克。

2. 生脉散加味：党参30克，麦冬15克，五味子6克，石斛9克，金银花9克，生地黄15克，知母9克，天花粉12克，北沙参30克，甘草6克，白芍9克。水煎服。呃逆者，加柿蒂9克，竹茹12克，姜半夏9克。

3. 抗休克合剂加减：红花6克，当归10克，赤芍10克，牡丹皮10克，山茱萸12克，五味子10克，远志10克，淡竹叶15克，泽泻10克，党参15克，生地黄12克，石斛

（先煎）12克，麦冬12克，酸枣仁15克，黄芪30克，金银花30克。水煎服。

4. 清营汤合黄连解毒汤加减：水牛角（锉末先煎）30克，鲜地黄30克，丹参12克，牡丹皮9克，玄参9克，麦冬12克，金银花12克，连翘9克，黄连9克，生栀子9克，黄芩9克，甘草6克，赤芍9克。水煎服。尿少尿闭者，加车前子（包煎）9克，白茅根30克，淡竹叶9克，泽泻9克，猪苓9克；血尿者，加大蓟15克，小蓟15克，白茅根30克；腹胀便秘者，加生大黄（后下）9克，玄明粉（冲服）9克，枳实9克，莱菔子15克；便溏黏臭者，加葛根15克，白头翁12克，六神曲9克，木香（后下）9克；呕血便血者，加三七粉（冲服）3克，白及9克，侧柏炭9克，地榆炭9克。

5. 加味透脓散加减：生黄芪25克，当归10克，穿山甲6克，皂角刺10克，川芎10克，白芷10克，牛蒡子10克，金银花10克，党参10克，茯苓10克，甘草4克。水煎取汁，每日1剂，2次分服。纳差者，加六神曲10克，鸡内金10克；面色苍白、乏力者，加白术10克，熟地黄20克，何首乌15克；盗汗、潮热者，加黄柏10克，知母10克，地骨皮10克。

【名医指导】

1. 平时应注意生活和工作环境的安全，避免由高温、化学物质或电引起的组织损伤。

2. 注意烧伤周围皮肤清洁卫生；避免过度摩擦和过度活动，以免加重病情。

3. 下肢烧伤后不宜过早下床活动，一般在3个月左右活动比较适宜，在下床活动前宜使用压力套保护。

4. 饮食方面：

（1）对于严重烧伤患者，饮食应由少量试餐开始逐渐增加，避免发生急性胃扩张和腹泻。烧伤前胃内有残留食物的患者，暂不进食；伤后第2～第3日，胃肠蠕动功能恢复后进食，以清淡易消化饮食为宜；1周后可将流质饮食改为半流质饮食，进食肉末粥、蒸蛋、面条等；若患者消化功能良好，饮食可逐步恢复同一般患者。

（2）烧伤者早期应以清淡、易消化饮食为宜，多食新鲜蔬菜和肉类（包括鸡、肉、鱼等），荤素搭配均匀；后期多食高热量、高蛋白、易消化吸收的食物，如鸡蛋、豆类及其制品、鱼类、肉类等；不宜吃辛辣刺激性食品，如辣椒、姜、蒜等；餐前餐后辅以水果，以刺激食欲，帮助消化。

5. 水疱形成后以络合碘消毒，用无菌剪刀剪开水疱及时引流，避免感染形成溃疡。一般应在水疱消退、溃疡愈合后再行抗瘢痕治疗。

6. 注意补液，维持水、电解质的平衡。

冻　伤

冻伤是指人体遭受低温寒冷侵袭所引起的全身性或局部性的损伤。本病以严寒冬季在户外工作者多见。全身性冻伤为冻僵，一般情况下很少发生；局部性冻伤包括冻疮、战壕足、水浸足等。低温是冻伤的主要原因，此外，还受潮湿、风速、饥饿、疲劳、御寒衣装、个体耐寒差异等因素的影响。临床上以局部肿胀紫红、痛痒溃烂为特征，严重者可导致肢体坏死或死亡。

本病中医学属于"冻伤"、"冻疮"、"冻烂疮"、"冻风疮"、"冻僵"等范畴，由于寒邪侵袭，气血运行不畅，经脉阻碍，阳气失于温通，血流瘀滞所致，多因冬季静止少动，气血不调，或素体衰弱，过度疲劳等因素而诱发。气血经脉得寒则凝，故初起皮肤苍白，继则血瘀红肿，或起水疱，而后转为暗红，甚则皮肉凝滞而坏死，严重时可以引起骨枯干燥，坏死零落，若复染毒邪，则见局部红肿热痛、毒热炽盛等证。

【必备名方】

1. 当归四逆汤加味：当归9克，桂枝12克，赤芍9克，细辛3克，木通6克，炙甘草3克，大枣9克，丹参15克，生姜9克，红花9克。水煎，加黄酒适量温服。伴冻疮斑块、结节或冷性脂膜炎者，加鸡血藤10～15克，何首乌10～15克；有红肿、水疱、溃烂者，加野菊花10～15克，马勃10～15克，生薏苡仁10～15克，白术10～15克；痒剧者，加白鲜皮12克，蒺藜12克；病变部位于下肢者，加牛膝10克，防己10克。

2. 新当归汤加减：当归10克，芍药10克，桂枝6～10克，细辛3克，炙甘草6克，木通6克，大枣15克。水煎服。伴畏寒、手足冰冷和青紫明显者，加吴茱萸6～10克，干姜6～10克，附子6～10克。

3. 四妙勇安汤合五味消毒饮加减：金银花15克，当归15克，玄参10克，蒲公英15克，生黄芪15克，紫花地丁12克，连翘15克，生地黄15克，丹参20克，漏芦4克，防己10克，黄芩10克，红花10克，乳香6克，没药6克。水煎服。痛甚者，加延胡索12克。

4. 阳和汤加减：熟地黄18克，白芥子9克，鹿角胶（烊化）9克，干姜6克，麻黄6克，肉桂6克，羌活12克，独活12克，川芎9克，防风12克。水煎温服。

5. 益脾通阳汤加减：黄芪20克，人参10克，干姜8克，麻黄6克，桂枝12克，大枣15克，木通6克，红花10克，细辛3克，白芍10克，当归15克，炙甘草10克。水煎，空腹服。

【名医指导】

1. 注意锻炼身体，坚持冷水洗脸、洗手。如果身体能耐受，可坚持冷水浴，提高皮肤对寒冷的适应力和耐受力。

2. 注意保暖：保护好易冻部位如手、足、耳朵等，出门要戴好手套、穿厚袜、棉鞋等。

3. 衣服、鞋袜潮湿后应及时更换；平时经常揉搓易冻部位，以加强血液循环。

4. 在洗手、洗脸时，避免使用碱性肥皂以免刺激皮肤；洗后，可适当涂一些润肤脂、雪花膏、甘油等油质护肤品，宜保护皮肤的润滑。

5. 慢性病患者（如贫血、营养不良等），积极治疗原发病同时增加营养，以保证机体足够的热量供应，增强抵抗力。

6. 避免长时间坐立，要适当活动，以促进血液循环。

7. 冻伤急救时，可将冻伤部位或冻伤患儿置于救护者怀中或腋下复温，不可直接用火烤，也不可把浸泡的热水加热，所有冻伤部位尽可能缓慢地使之温暖而恢复正常体温。切忌直接用雪团按摩患部及用毛巾用力按摩。对已复温的患儿，不能再用温热水浸泡，否则会加重组织损伤和坏死。

8. 冻伤后应卧床休息，予以高热量、高蛋白饮食，保护创口。

9. 忌用冰块擦拭冻僵的肢体，对受伤的任何部位都不应进行摩擦。

毒蛇咬伤

毒蛇咬伤是人体被毒蛇咬伤，其毒液由伤口侵入人体内，而引起的一种急性全身性中毒性疾病。本病以我国南方的发病率较高，一般发生在夏、秋季节。被毒蛇咬伤后，伤处常有较粗大而深的牙痕，局部伤口常有不同程度的疼痛，或麻木蚁行感。伤口周围肿胀，并迅速向近心端蔓延。有的还可有出血不止，水疱或血疱。随之，可出现轻重程度不同的全身症状，但由于蛇毒的性质不同，所出现的症状也不同。

本病中医学属于"毒蛇咬伤"、"中蛇毒"等范畴。毒蛇咬伤人体后，毒液经伤口而入，侵蚀肌肤，传播经络或入于营血，内攻脏腑而发生中毒，是本病的基本病因病机。分而言之：神经毒中医学属于"风毒"范畴，具有风的特性，易犯经络，轻则经气运动不利，气血流行不畅；重则经脉瘀阻，传导、联络功能受碍，经气不至而麻痹；重者风毒闭肺至呼吸麻痹或风毒传肝而引起肝风。血循毒属于"火毒"范畴，具有火邪的特性，初始侵扰气分或内结于六腑，表现一派热毒症状；继则内陷营分，引起耗血、动血之变；甚者蛇毒攻心、耗伤心气，致心神蒙蔽，心气欲脱证。混合毒属于"风火毒"范畴，既具火之性，又具风之特征，但有所偏重，或以风毒为主，或以火毒为重，或风火毒并举，随蛇之所含毒性而定。

【必备名方】

1. 小叶三点金草方加减：小叶三点金草50～100克，红背丝绸15～30克，通城虎10～15克。水煎，冲适量蜜糖口服，每日1剂；伤口周围可用上方10～20克，冷开水调敷，每日3～4次。金环蛇、金钱白花蛇咬伤者，加半边莲15～30克；眼镜蛇、眼镜王蛇咬伤者，加石柑子30～60克；竹叶青蛇、烙铁头蛇咬伤者，加东风菜15～30克；危重者，加麝香0.5～1克或安宫牛黄丸1粒；伤处肿胀明显者，用五色茶500克，煎水外洗；伤口溃烂者，加绿矾30克。

2. 清热解毒汤加减：半边莲30克，蒲公英30克，白花蛇舌草30克，重楼15克，黄芩10克，栀子12克，鲜白茅根30克，大黄（后下）10克，赤芍12克，丹参15克。水煎服。呕吐者，加竹茹10克，陈皮6克；便秘者，加枳实15克，厚朴12克；小便短赤者，加灯心草10克，车前子15克，黄连6克；肢体肿胀者，加红花6克，牡丹皮10克，三七10克，生地黄15克。

3. 白芷败毒散加减：桔梗10克，枳壳10克，白芷10克，党参10克，茯苓10克，柴胡10克，前胡10克，川芎6克，羌活6克，独活6克，甘草6克。水煎服。

4. 解毒清肝汤加减：黄连10克，郁金10克，姜黄10克，玄参10克，全蝎5克，黄芩15克，黄柏15克，半边莲30克，钩藤（后下）30克，生地黄15克，麦冬20克，太子参20克，龙胆5克。水煎服。便秘者，加大黄（后下）10克；呕吐者，去龙胆，加生姜片3片；咽痛者，加山豆根10克；见瘀斑者，加阿胶（烊化）6克，仙鹤草15克；血尿者，加白茅根30克，大蓟10克，小蓟10克；尿少者，加车前草30克，泽泻10克；烦躁者，加石菖蒲10克，地龙10克；神昏者，加安宫牛黄丸（磨冲）1粒。

5. 皂角通关散加减：知母10克，黄柏10克，肉桂10克，滑石15克，冬葵子25克，皂角刺6克，小葱30克，路路通7个，车前草 30 克，白茅根 30 克，木通 6 克，小叶三点金草 30 克。水煎服。

【名医指导】

1. 取少量雄黄烧烟，以熏衣服、裤子和鞋袜。将"雄黄蒜泥丸"藏于衣裤口袋中，可驱蛇。

2. 在行进途中可用登山杖、树棍不断打击地面、草丛、树干；穿上高腰鞋、长裤，必要时绷紧裤脚；进入丛林时，头戴斗笠或草帽。

3. 若嗅到特殊的腥臭味，要警惕附近有蛇；遇到毒蛇后，保持静止。

4. 遇到毒蛇紧追时，采取"之"字形路线跑开；或站在原地不动，面向着毒蛇，注视它的来势，向左右躲避，或设法躲到蛇的后面。可用登山杖或木棍向毒蛇头部猛击。

5. 毒蛇见灯（火）光追来，迅速熄灭头灯、电筒，将火把扔掉，可向蛇身喷洒雄黄水。特别注意：五步蛇对红外线特别敏感；眼睛王蛇会主动袭击人，伤后死亡率很高。

6. 咬伤后应及时在伤口近心端 5～10 厘米处用止血带或毛巾等捆扎，但不能太紧，应可通过 1 指，30 分钟左右放松 1 次；然后用生理盐水或清水清洗伤口后，将部分毒液挤出或有吸吮器将部分毒液洗出，注意避免用口洗出毒液；之后再立即送较近医院进一步处理。

7. 预防性注射破伤风梭菌。

毒虫咬蜇伤

毒虫咬蜇伤是指含有毒素的虫类（包括蜂、蚊、蝎、蜈蚣、刺毛虫、蜘蛛等）通过其刺及毒毛刺蜇或口器刺咬人体皮肤，毒液入里而发生局部或全身性病理反应。轻者仅发生局部的中毒症状，严重者可出现全身性的中毒反应。咬蜇伤多见于颜面、手足等暴露部位。人体被咬蜇伤后，伤处可出现剧痛，或伴瘙痒、红肿、水疱、荨麻疹等；也可出现全身中毒反应，如头昏、恶心呕吐、腹泻、恶寒发热，严重者可有惊厥、抽搐，甚至可发生过敏反应。

本病中医学属于"恶虫叮咬"范畴。中医学认为：恶虫咬蜇人体，由其虫毒注入人体内而发病，轻则局限于皮肤，重则走散，循经络而入营血脏腑，从而引起局部的反应或全身的中毒症状。毒虫伤人，毒气侵入肌肤，可致瘙痒刺痛，外起斑疹，甚则溃烂；若毒气流窜经络，可有红丝显现；若邪毒炽盛，则可入营血，侵犯脏腑。

【必备名方】

1. 消风祛毒汤加减：金银花 30 克，连翘 10 克，牛蒡子 10 克，蝉蜕 6 克，徐长卿 10 克，蒲公英 15 克，车前子 30 克，生甘草 15 克，半边莲 15 克，夏枯草 9 克，龙胆 6 克。水煎服。胸闷呼吸困难者，加山梗菜 9 克；气喘痰鸣者，加川贝母（研末冲服）3 克，竹沥（冲服）30 克，法半夏 9 克。

2. 琥珀碧玉散加减：琥珀 6 克，青黛 5 克，野菊花 30 克，滑石 30 克，甘草 30 克，大青叶 15 克，连翘 15 克，黄连 6 克，丝瓜络 10 克，牡丹皮 10 克，黄芩 10 克。水煎服。局部痒者，加地肤子 10 克，白鲜皮 10 克，蒺藜 10 克，苦参 10 克；热盛抽搐者，加钩藤 12 克，白芍 10 克；气虚、大汗淋漓者，加生黄芪 15 克，西洋参 12 克；高热、谵语者，加服安宫牛黄丸或紫雪丹。

3. 蛇伤方加减：威灵仙 15 克，防己 15 克，浙贝母 10 克，五灵脂 15 克，红花 6 克，川贝母 12 克，吴茱萸 10 克，细辛 3 克，黄连 9 克，白芷 15 克，半边莲 30 克。水煎服。

4. 五味消毒饮合清营汤加减：金银花 30 克，菊花 10 克，甜地丁 30 克，重楼 10 克，水牛角 30 克，生地黄 15 克，玄参 10 克，牡丹皮 10 克，连翘 10 克，淡竹叶 10 克，半边莲 30 克。水煎服。

5. 五虎追风散加减：蝉蜕 30 克，天南星 6 克，天麻 6 克，全蝎 5 克，僵蚕 9 克。水煎服。服药时，先用黄酒调服朱砂末 0.75 克。

【名医指导】

1. 保持环境卫生清洁，衣服、被褥常洗晒，消灭害虫；穿衣服之前尤其是给小儿穿的时候，应注意检查。

2. 注意预防，尽量远离草丛和灌木丛。发现蜂巢应绕行，最好穿浅色衣服。

3. 夏季（尤其是农村）不要把婴儿放在室外乘凉，以免被蜈蚣蜇伤。

4. 在水田、池塘时，使用裹脚、穿长筒靴；在林区或树荫下工作或休息时，注意有无毛虫或蜈蚣等。

5. 在野外如果被蜂类蜇伤，要快速转移到安全的地方，以免遭到更多蜂蜇伤，然后用直角边的物体，如卡或刀背，擦掉或刮掉毒刺，再用肥皂和清水清洗被咬的部位，不要试图拔掉毒刺，以免释放更多毒液。可用冰袋或装满冰块的衣服敷在伤口上，用0.5％或1％的氢化可的松乳膏或炉甘石液涂在咬伤、疼痛部位直至症状消退。如果蜇伤后出现恶心反胃、肠痉挛、痢疾、腹泻或较大肿块时，应立即住院治疗。

6. 咬蜇伤期间，忌食鱼腥发物；多食水果蔬菜，保持大便通畅。

《名医推荐家庭必备名方（珍藏本）》

第十三章 急腹症

急性阑尾炎

急性阑尾炎是腹部外科中最为常见的疾病之一，其症状主要表现为腹部疼痛，胃肠道反应和全身反应。典型的急性阑尾炎患者，腹痛开始的部位多在上腹痛、剑突下或脐周围，经6～8小时或10多个小时后，腹痛部位逐渐下移，最后固定于右下腹部。腹痛固定后，原来初发部位的疼痛可明显减轻，甚至完全消失。这种腹痛部位的变化，临床上称转移性右下腹痛，它是急性阑尾炎所独有的特征，也是和其他急腹症鉴别的主要依据之一。

本病中医学属于"肠痈"范畴。中医学将肠痈按疼痛部位的不同，分为大肠痈和小肠痈。痛处接近右下腹天枢穴者称大肠痈；在关元穴附近者称小肠痈。临床以大肠痈为常见。中医学认为本病是由于寒温不适，或饮食不节，或劳累过度，或暴急奔走，跌仆损伤，或情志不畅，暴怒忧思等因素，导致肠胃受损，运化失职，糟粕积滞，生湿生热，气血不和，败瘀留结，蕴于肠道而成。

【必备名方】

1. 大黄赤芍蚤休汤加减：大黄（后下）15克，赤芍20克，重楼15克，蒲公英15克，大血藤15克，甘草6克，丹参15克，桃仁10克。水煎服。腹痛剧烈者，加白芍15克；痛为主者，加川楝子12克，厚朴10克；便结不通者，加芒硝（冲服）6克；有包块形成者，加乳香10克，没药10克。第1煎以冷水500毫升浸泡20分钟，煎取药汁300毫升，第2煎以冷水400毫升，煎取药汁200毫升，两煎混合，每日2剂，每6小时服药汁250毫升，24小时服药4次。

2. 薏苡附子败酱散加减：生大黄12克，大血藤30克，败酱草30克，蒲公英30克，生薏苡仁15克，白花蛇舌草30克，黄柏9克，厚朴6克，冬瓜子30克。水煎服，每日1～2剂，分2～4次服。大便燥结者，加芒硝（冲服）9克，阑尾包块形成者，加桃仁9克，赤芍15克；湿热重者，加黄连6克，黄芩9克；湿重者，加广藿香9克，佩兰9克；瘀滞重者，加当归12克，莪术9克。

3. 清肠饮加减：金银花60克，当归30克，地榆30克，麦冬30克，玄参30克，生甘草15克，薏苡仁15克，黄芩9克。水煎服，每日1剂。热重者，加蒲公英20克；痛甚者，加川楝子9克，炒枳壳9克；腹胀者，加厚朴10克；呕吐不食者，加黄连6克，半夏10克；小便不利者，加车前子（包煎）10克；阑尾周围脓肿者，加皂角刺10克，穿山甲10克。

4. 大黄牡丹汤合大承气汤加减：生大黄10克，玄明粉（冲服）10克，枳实10克，厚朴9克，牡丹皮9克，金银花30克，蒲公英30克，大血藤30克，败酱草30克，生薏苡仁15克，白花蛇舌草30克，赤芍9克，莱菔子30克。水煎服，每日2剂，4次分服。热毒伤阴者，加鲜生地黄60克，玄参15克，天花粉15克；热毒伤阴损阳、下利无度者，去玄明粉，加熟附子9克，炮姜6克，白术9克，将生大黄改为制大黄12克；呕吐不食者，加黄连6克，姜半夏9克；小便不利者，加车前子（包煎）15克。

5. 复方解毒排脓汤加减：金银花60克，连翘60克，败酱草60克，大血藤60克，白花蛇舌草30克，生黄芪50克，牡丹皮30克，赤芍 30 克，白芍 30 克，薏苡仁 30 克，炒穿山甲 10 克，延胡索 10 克，川楝子 8 克，桃仁 8 克，乳香 8 克，没药 8 克。水煎服，2 日 1 剂，每日 3 次。壮热便秘、少腹肿痞者，加大黄 15 克。

【名医指导】

1. 注意饮食卫生，避免饮食不节，预防或及早治疗肠道寄生虫。

2. 多食粗纤维食物，预防便秘。平素注意身体锻炼，避免饭后剧烈活动。

3. 保持情绪平稳、心态乐观，积极配合治疗；消除对疼痛和手术的恐惧。

4. 保守治疗期间，注意卧床休息，暂禁食，给予水、电解质及热量的静脉输入等，保证水、电解质的平衡。

5. 术后 24 小时可起床活动，以促进肠蠕动，防止肠粘连；术后 3 个月内避免重体力劳动、性生活。避免过度疲劳，保证充足睡眠。

6. 术后第 1 日宜吃流质饮食，第 2～第 3 日吃软食，第 4 日可吃普食；食物丰富多样化，多吃鸡、鱼等蛋白含量高的食物；多吃水果和蔬菜，保持大便通畅；忌辛辣食物，忌酒。

7. 年老体弱者，术后注意保暖，每日需拍背助咳，预防坠积性肺炎；保持大便通畅。

8. 术后如感刀口处疼痛、不适，随时去外科复诊。

9. 彻底清除机体感染病灶，预防肠道感染性疾病。

肠 梗 阻

肠内容物不能顺利通过肠道称肠梗阻。其主要临床表现是腹痛、呕吐、腹胀，无大便及肛门排气。这些症状的出现和梗阻发生的急缓、部位的高低、肠腔堵塞的程度有密切关系。早期单纯性肠梗阻患者全身情况无明显变化，后因呕吐，水、电解质紊乱，可出现脉搏细数、血压下降、面色苍白、眼球凹陷、皮肤弹性减退、四肢发凉等中毒和休克征象，尤其绞窄性肠梗阻更为严重。

本病中医学属于"关格"、"腹痛"、"结症"等范畴。常因气血虚弱、阴虚肠燥、寒凝固结、瘀血滞留、食积阻肠、蛔虫聚阻或燥热内结等导致肠道运化传导功能失职，则致本病的发生。

【必备名方】

1. 新加黄龙汤加减：细生地黄 15 克，生甘草 6 克，人参（另煎服）4.5 克，生大黄 9 克，芒硝 3 克，玄参 15 克，麦冬 15 克，当归 4.5 克，海参（洗）2 条，姜汁 6 匙。水煎服。适用于麻痹性肠梗阻及腹外术后肠麻痹者。

2. 桃核承气汤加减：桃核（去皮、尖）50 个，桂枝（去皮）6 克，大黄 12 克，甘草 6 克（炙），芒硝 6 克。以水 700 毫升，煮前 4 味，煎至 300 毫升，去渣，纳芒硝，更上火微沸，下火，空腹温服 100 毫升，每日 3 次。呕吐者，加陈皮 9 克，半夏 9 克；剧痛者，加延胡索 10 克；气胀者，加莱菔子 10～15 克，蟋蟀虫 10 克。适用于粘连性肠梗阻及腹部损伤和术后大便不通者。

3. 大承气汤加减：厚朴 10～15 克，枳实 10 克，桃仁 10 克，莱菔子 30 克，生大黄（后下）15～30 克，芒硝（冲服）10～15 克。水煎服。气胀者，加蟋蟀虫 10 克，九香虫 10 克；肠腔内积液较多、体型壮实者，去芒硝，用甘遂粉 1～1.5 克，装胶囊内容服；出现四肢厥冷有寒实情况者，可用三物备急丸（吞服）1～1.5 克。

4. 乌梅汤加减：乌梅 30 克，细辛 1～3 克，干姜 6～9 克，川楝子 6 克，黑附子 9 克，花椒 6～12 克，桂枝 9 克，枳实 9 克，槟榔 15 克，大黄 6 克，竹茹 10 克。水煎服。呕吐不止者，加赭石 12 克，法半夏 9 克；偏寒者，重干姜、细辛、桂枝，酌加苦寒之品；偏热者，酌减干姜、桂枝用量；疼痛难忍者，加延胡索 15 克，白芍 30～60 克。

5. 清瘟败毒饮合大承气汤加减：厚朴 10～15 克，枳实 10 克，桃仁 10 克，莱菔子 30 克，生大黄（后下）15～30 克，芒硝（冲服）10～15 克，生石膏 30 克，生地黄 30 克，水牛角 12 克，栀子 6 克，桔梗 6 克，黄芩 10 克，知母 10 克，赤芍 10 克，玄参 10 克，连翘 10 克，甘草 6 克，牡丹皮 10 克，鲜淡竹叶

9克。水煎服。

【名医指导】

1. 养成饭前、便后洗手的习惯，减少肠道寄生虫入侵机会；积极治疗肠道蛔虫症。

2. 治疗各种腹外疝，以免因嵌顿、绞窄造成肠梗阻；及早发现和治疗肠道肿瘤。

3. 腹部大手术及腹膜炎患者应进行胃肠减压，手术操作轻柔，尽量避免腹腔感染；鼓励腹部手术后患者，早期起床活动，促进肠蠕动恢复，防止肠粘连。

4. 保持大便通畅。

5. 若有呕吐、腹胀、腹痛、停止排气排便等，应及时就诊。非手术治疗期间，须严密观察腹痛、呕吐及体温、呼吸、脉搏、血压等病情变化。若不见好转或反而加重，应立即手术。

6. 术后须禁食，在手术2～3日肛门排气后，可给予少量流质饮食，如稠米汤、藕粉，清鸡汤等；5～6日后可改为少渣半流质饮食，如米粥、汤面、粉丝汤、瘦肉汤等；忌食带鸡肉、火腿及各种蔬菜的汤类；术后10日可酌情给予肉汤。

7. 饱餐后不宜立即运动或劳动。但卧床多、活动少会增加食物性肠梗阻机会，所以妊娠期一定要注意适当运动（如散步等）。

8. 注意饮食规律，忌暴饮暴食，宜食干净、易消化、富含纤维素的食物（如水果、新鲜蔬菜等）；少吃动物性食物，尤其不宜吃高蛋白且不易消化吸收的食物；肉类食品可煮至熟烂后再吃，对不易嚼烂、易形成团块的食物如糯米、葡萄、香菇、竹笋、动物筋膜、肌腱等，尽量少吃。少吃辛辣之品。

胆道感染和胆石症

胆道感染和胆石症是胆道系统急、慢性炎症与结石病变的总称，包括急性胆囊炎、慢性胆囊炎、慢性结石性胆囊炎、急性胆管炎、慢性胆管炎、原发性胆管结石症、急性梗阻性化脓性胆管炎等，为外科的常见、多发、难治疾病。胆道感染是指胆道内有细菌感染，可单独存在，但多与胆石症同时并存，互为因果。感染的胆道易于形成结石，胆石

如阻塞胆总管则有80%～90%合并感染，感染常见细菌为大肠埃希菌、铜绿假单胞菌、厌氧菌等。胆石症在静止期可无明显症状及体征，或仅有上腹部不适、隐痛、厌油腻饮食等症状；当胆道某一部位发生胆石移动、梗阻或细菌感染时，可出现中右上腹绞痛、发热、黄疸等症状，右上腹可出现压痛、反跳痛或扪及肿大胆囊之底部。重症感染可并发胆囊坏疽穿孔、胆道出血、肝脓肿、中毒性休克等。胆石症包括原发于胆囊和原发于胆管系统的结石，两者在发病机制和临床过程中均有显著差别。

本病中医学属于"黄疸"、"胁痛"等范畴。在中医学里黄疸和胁痛是属于两个不同的病名，故本篇对其分别讨论。

胁 痛

胁痛是指一侧或两侧胁肋部疼痛为主要表现的病证。胁痛的基本病机为肝络失和，其病理变化可归结为"不通则痛"与"不荣则痛"两类。其病理性质有虚实之分，其病理因素不外乎气滞、血瘀、湿热三者，因肝郁气滞、瘀血停着、湿热蕴结所导致的胁痛多属实证，是为"不通则痛"。而因阴气不足，肝络失养所导致的胁痛则为虚证，属"不荣则痛"。胁痛与肝的关系最为密切，这和肝脏的经络循行有关，因肝之经脉布于两胁。

【必备名方】

1. 柴胡舒肝散加减：柴胡6克，枳壳15克，枳实12克，川芎10克，白芍9克，香附15克，金银花20克，郁金10克，延胡索10克，丹参15克，佛手10克，甘草6克。水煎服。痛甚者，加川楝子15克，加大延胡索用量；胀甚者，加甘松10克，木香10克，厚朴10克。

2. 香橘汤加减：香附（炒）9克，制半夏9克，橘红9克，甘草4.5克，煎水100毫升，生姜5片，大枣2枚。水煎八分，饭后1小时服。

3. 大和中饮加减：陈皮10克，枳实6克，砂仁6克，山楂3克，麦芽3克，厚朴10克，泽泻6克。水煎七八分，饭后1小时

服。胀甚者，加白芥子；胃寒无火或恶心者，加炮干姜1～2片。

4. 当归龙荟丸加减：当归（酒炒）100克，龙胆（酒炒）100克，芦荟50克，青黛50克，栀子100克，黄连（酒炒）100克，黄芩（酒炒）100克，黄柏（盐炒）100克，大黄（酒）50克，麝香1克。上药除麝香外，其余均粉碎成细粉，将麝香研细，与上述粉末配研，过筛，混匀，水泛为丸，低温干燥，即得。口服，每次6克，每日2次。

5. 大补元煎加减：人参3～6克，山药（炒）6克，熟地黄6～9克，杜仲6克，当归6～9克（泄泻者去之），山茱萸3克（畏酸、吞酸者去之），枸杞子6～9克，炙甘草3～6克。水煎服。

【名医指导】

1. 保持心情愉快，减少不良情绪刺激。起居劳动注意保暖，避免外邪侵袭。

2. 注意劳逸结合：以安静休息为主、活动锻炼为辅，防止过劳、跌仆等。

3. 饮食应少食肥甘厚腻、辛辣之品，多吃蔬菜、水果、瘦肉、豆制品等清淡而有营养的食物；勿食生冷不洁、不易消化之物，忌暴饮暴食。多补充水分，以稀释胆汁。忌酒及浓烈调味品。

4. 糖尿病、肾炎、溶血性疾病、胆道手术等均能直接或间接引起胆囊炎、胆石症的发生，故应注意对基础疾病的治疗。

5. 积极配合治疗疾病，防止变生他证。

6. 适当参加体育运动，控制体重。

黄　疸

中医学认为，黄疸多因感受外邪，或饮食不节所引起，受病脏腑主要是脾胃和肝胆，发病因素主要是从外感受，或自内而生之湿邪，分湿热和寒湿两种，病机主要为湿邪内阻中焦，阻遏气机，影响胆汁的正常循行，外溢肌肤而发黄疸。

【必备名方】

1. 茵陈蒿汤加减：茵陈30克，栀子12克，大黄10克，鸡骨草30克，车前草20克，茯苓15克，甘草6克。水煎服。砂石阻滞胆道者，加柴胡12克，枳实12克，郁金12克，

金钱草30克；恶心呕吐者，加陈皮、竹茹；热甚、苔黄厚者，加黄柏、黄芩；心烦失眠、衄血者，加赤芍、牡丹皮。

2. 茵陈五苓散合甘露消毒丹加减：茵陈30克，黄芩10克，广藿香10克，佩兰10克，豆蔻10克，桂枝10克，白术10克，猪苓10克，茯苓10克，泽泻10克。湿热交蒸甚者，加栀子、黄柏；食滞不化而大便尚通者，加枳实、六神曲；腹胀甚者，加大腹皮、木香。

3. 犀角散加减：水牛角粉（冲服）3克，生地黄10克，赤芍15克，茵陈30克，栀子10克，黄连6克，连翘10克，玄参10克，大黄10克。水煎服。神昏谵语者，加服安宫牛黄丸或至宝丹；衄血、便血或肌肤瘀斑者，加生地榆炭、柏叶炭；小便短赤不利或出现腹水者，加白茅根、车前子、大腹皮。

4. 茵陈术附汤加减：茵陈30克，白术15克，熟附子12克，干姜10克，茯苓15克，陈皮6克，党参18克，泽泻12克。水煎服。胁下有痞块者，加丹参20克，土鳖虫10克，鳖甲30克。

5. 鳖甲煎丸加减：炙鳖甲90克，射干（烧）22.5克，黄芩22.5克，柴胡45克，鼠妇虫（熬）22.5克，干姜22.5克，大黄22.5克，芍药37.5克，桂枝22.5克，葶苈子（熬）7.5克，石韦（去毛）22.5克，厚朴22.5克，牡丹（去心）37.5克，瞿麦15克，紫菀22.5克，半夏7.5克，人参7.5克，土鳖虫（熬）37.5克，阿胶（炙）37.5克，蜂房（炙）30克，芒硝90克，蜣螂虫（熬）45克，桃仁15克。上药为末，取煅伏龙肝1.5千克，清酒5升，浸灰内过滤取汁，煎鳖甲成胶状，绞取汁，纳诸药煎，炼为丸，如梧桐子大。每次空腹服3～6克，每日2～3次。

【名医指导】

1. 积极寻找病因，针对病因进行彻底性治疗。如及时清除肝胆管结石，控制肝、胆管的感染。

2. 饮食有节，少食多餐。可食营养价值高的牛奶、蛋、果汁等食品；不宜食用辣椒、榨菜、大蒜、肉桂、丁香、茴香、葱、韭菜、生姜等辛辣之品；忌食糯米、大枣、荔枝等

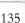

黏糯滋腻之物；忌食马铃薯、豆瓣等易致胀气的食物；忌食辛热肥甘之物，如动物油、肥肉、狗肉、海鱼、虾子等；阴黄之人还应忌食螃蟹、螺蛳、蚌肉、柿子、香蕉、莼菜、生地瓜、生菜瓜、苦瓜等生冷性凉食物。

3. 勿饮酒。

4. 注意休息。生病期间不可过劳，应卧床静养。

5. 保持心情舒畅愉快，不宜生气、郁郁寡欢。

6. 经治疗黄疸消退后不宜马上停药，应遵医嘱，以免复发。

尿石症和尿路梗阻

凡在人体肾盂、输尿管、膀胱、尿道出现的结石统称尿石症。尿石症多发于青壮年，多见于男性。其病因尚不十分清楚，但与异物、梗阻、感染、营养障碍、内分泌及代谢失调和长期卧床等因素有关。尿石症可引起剧烈疼痛、血尿。若继发感染还可引起发热。结石长期梗阻可引起梗阻部位以上尿路积水、功能损害。结石在原发部位静止时，患者常没有任何不适感，或仅觉轻度腰腹部胀坠感，往往引不起重视。结石活动或下移时可引起患者腰腹部绞痛。常伴恶心呕吐、小便发红等症状。结石长期嵌顿，尿液排泄不能畅通，日久可致不可逆性肾功能损害，后果严重。

尿石症中医学称"石淋"，属淋证之一。淋证的病因以湿热为主，湿热蕴结下焦，膀胱气化失司，水道不利遂发于淋。湿热蕴积，煎熬尿液，日久尿中杂质结为砂石，则为石淋。

【必备名方】

1. 石韦汤加减：石韦 30 克，冬葵子 20 克，木通 6 克，瞿麦、滑石各 20 克，车前草 15 克，金钱草 50 克，鸡内金 15 克，海金沙 20 克。水煎服。肾功能不全者，去木通。

2. 沉香散加减：石韦 30 克，滑石 20 克，当归 15 克，陈皮 15 克，白芍 20 克，冬葵子 20 克，王不留行 20 克，甘草 10 克，沉香 10 克，金钱草 50 克，鸡内金 15 克，海金沙 20 克。水煎服。

3. 桂附八味汤加减：附子 10 克，肉桂 10 克，山茱萸 15 克，山药 20 克，牡丹皮 15 克，熟地黄 20 克，茯苓 15 克，泽泻 15 克，金钱草 10 克，鸡内金 15 克，海金沙 20 克，王不留行 20 克。水煎服。

4. 石淋散加减：黄芪 24 克，穿山甲粉（冲服）9 克，琥珀粉（冲服）3 克，石韦 20 克，芒硝（冲服）6 克，滑石 20 克，川牛膝 15 克，苦杏仁 9 克，茯苓 15 克，金钱草 30 克，郁金 20 克，鸡内金 20 克，乌药 6 克，白芍 30 克，甘草 6 克，海金沙 20 克，白茅根 30 克。水煎服，每日 1 剂。湿热重者，加八正散；阴虚有热者，加生地黄、知母；结石大者，加威灵仙、水牛角粉；有瘀者，加桃仁、莪术；肾积水者，加车前子、肉桂、泽泻、柴胡；绞痛者，加白芍至 60 克，另加杜仲、生地黄；阳虚气化不利者，加淫羊藿、益智、核桃仁；结石嵌顿者，加莪术、淫羊藿、三七、王不留行；有前列腺增生者，加肉桂、白芷、升麻、王不留行等。

5. 四金棱莪排石汤：金钱草 80～100 克，车前草 80～100 克，三棱 30 克，莪术 30 克，海金沙 30 克，滑石 30 克，冬葵子 30 克，川牛膝 20 克，石韦 20 克，萹蓄 20 克，鸡内金 20 克，郁金 10 克，甘草 5 克。水煎服。气虚体弱者，加党参 20 克，黄芪 20 克。

【名医指导】

1. 养成多饮水的习惯。保证每日尿量在 2000～2500 毫升，外观无色或淡黄色。

2. 以磷酸盐、碳酸盐为主的结石，应选择糖类、脂肪、肉类的食物；以草酸钙、尿酸钙等盐类为主的结石，应多食蔬菜和水果，如冬瓜、黄瓜、胡萝卜、西葫芦、西瓜、鸭梨、柑橘、苹果等。草酸钙结石患者，应限制菠菜、芹菜等的摄入；尿酸结石患者应避免进食含嘌呤高的食物，如动物内脏、肉类、鱼类、豆类及豆制品、蘑菇等。

3. 及时排尿。加强身体锻炼，增加结石震动，如跳绳、下楼梯。

4. 做碎石的患者碎石后 3 日内应卧床休息，尽可能少下床活动，并采取患侧卧位，使碎石颗粒尽可能减缓排出速度，避免或减少石巷形成的可能。

5. 及时清除下尿路梗死及感染，避免膀胱异物的形成；及时清除上尿路结石可有效防止尿路梗阻。

6. 积极治疗各类感染性疾病。

急性梗阻性化脓性胆管炎

急性梗阻性化脓性胆管炎是指胆管严重的急性梗阻性化脓性感染，常伴胆管内压升高。患者除了有右上腹痛、畏寒发热、黄疸（Charcot 三联症）外，还伴有休克及精神异常症状（Reynolds 五联征）。本病是我国胆道疾病最突出的急症，也是最严重的感染性急腹症。病死率较高。本病多因胆石症、胆道蛔虫或肝脓肿引起。感染的细菌绝大多数是大肠埃希菌、铜绿假单胞菌、变形杆菌等。其特点是发病急骤、病情危重、发展迅速，常伴有中毒性休克，如处理不及时常会出现严重后果。

本病中医学属于"黄疸"的"急黄"范畴，系感受湿热毒邪，阻滞中焦，脾胃疏泄失常，胆汁输送排泄受阻，侵入于血，外溢肌肤所致。它的特点是发黄急骤，身目呈红黄色，高热烦渴，胸满腹胀，神昏谵语，衄血便血，或出斑疹，舌绛，苔黄燥，脉弦滑数。

【必备名方】

1. 清瘟败毒饮加减：水牛角 30 克，黄连 15 克，栀子 15 克，黄芩 15 克，生地黄 20 克，玄参 18 克，石膏 30 克，牡丹皮 12 克，知母 12 克，赤芍 12 克，大黄 15 克，金银花 20 克，人工牛黄（冲服）3 克，甘草 6 克。水煎服。

2. 大黄䗪虫丸加减：大黄（蒸）75 克，黄芩 60 克，甘草 90 克，桃仁 60 克，苦杏仁 60 克，白芍 120 克，生地黄 300 克，干漆 30 克，虻虫 60 克，水蛭 60 克，蛴螬虫 60 克，土鳖虫 30 克。上药为末，炼蜜为丸，每次服 9 克，每日 3 次。

3. 龙威茵陈汤加减：威灵仙 10～30 克，茵陈蒿 30～60 克，大黄（后下）9 克，龙胆 6 克。水煎服。因胆石症所致黄疸者，加芒硝（冲服）9 克，枳实 10 克，生鸡内金 12 克，金钱草 60 克；因胆道蛔虫所致黄疸者，加苦楝皮 10 克，乌梅 30 克，槟榔 10 克，延胡索

10 克；因胆道感染而致黄疸者，加金银花 20 克，蒲公英 20 克，牡丹皮 10 克，黄芪 20 克，白芷 10 克；因肝炎所致黄疸者，加绵马贯众 10 克，平地木 10 克，板蓝根 12 克，虎杖 10 克，荔枝核 12 克。

4. 当归六黄汤加减：黄芪 30 克，当归 12 克，生地黄 12 克，熟地黄 12 克，太子参 39 克，黄芩 12 克，黄连 5 克，黄柏 12 克，龟甲 30 克，银柴胡 12 克，地骨皮 12 克。水煎服。

5. 急黄汤加减：生大黄 20 克，茵陈 30 克，虎杖 30 克，炒栀子 15 克，牡丹皮 15 克，赤芍 15 克，青皮 10 克，郁金 10 克，厚朴 10 克，砂仁 10 克，焦三仙 20 克，甘草 5 克。水煎服，每日 1 剂。伴发热、口苦者，加黄芩 15 克，蒲公英 15 克，金钱草 30 克；出血倾向明显者，加生地黄 20 克，茜草炭 10 克，藕节炭 20 克；腹水多者，加猪苓 20 克，茯苓 20 克，泽泻 15 克，车前子 15 克；有 II 度以上肝性脑病者，加服安宫牛黄丸；大便干者，加生大黄（后下）；大便稀且每日超过 3 次者，大黄同煮或减量，或改用制大黄。

【名医指导】

1. 积极预防、治疗肝胆管结石及胆道蛔虫等。

2. 应做到早期诊断、早期治疗，避免延误病情。

3. 注意及时保暖，温度适宜；有胆石症基础的患者，劳逸结合，不宜过度劳累，以免诱发本病。

4. 不可暴饮暴食，易引发胆绞痛等。低脂饮食，不吃肥肉、油炸和含脂肪多的食品，以植物油代替动物油。少吃含胆固醇多的食物如蛋黄、鱼子及动物的脑、肝、肾等。烹制以炖、烩、蒸、煮为主。进食富含优质蛋白质及糖类食物；多补充水分；吃富含维生素 A 的食物。忌酒及刺激性食物。

5. 既往有胆囊炎、胆结石等基础疾病者，一旦出现高热、寒战、黄疸、腹痛、腹胀等症状应及时就诊。若伴呕吐，应及时清除呕吐物，保持呼吸道通畅。

6. 确诊后卧床休息，暂禁食。

7. 使用足量敏感的抗生素，预防中毒性休克和胆源性败血症。必要时行急诊手术。

第十四章　腹外疝

凡腹腔脏器或组织经腹壁或盆腔壁缺损部位（如腹环、股环、脐环、切口裂隙）突出至腹腔范围以外形成的体表肿物，称腹外疝，包括腹股沟斜疝和直疝、股疝、脐疝、切口疝。临床以患部出现肿物，站立、行走、咳嗽时明显，平卧时可消失，偶有胀痛为主要特点。腹壁抵抗力减弱（先天性、后天性）和由各种原因（长期剧咳、慢性便秘、腹水）引起的腹内压增高，是发生腹外疝的两个主要因素。典型的腹外疝由疝环、疝囊、疝内容物和疝外被盖四部分组成。腹外疝的病理类型可分为易复性疝、难复性疝、嵌顿性疝、绞窄性疝 4 种。

本病中医学属于"狐疝"、"气疝"、"小肠疝"等范畴。本病是因寒湿邪气侵袭厥阴肝经，以致寒凝湿滞，气因寒聚而发本病；或情志抑郁，或暴怒嚎哭，气机失于疏泄，气滞不通，筋脉不利而成；或因强力举重，远行辛苦，以致气虚下陷，窜于少腹而成；或小儿先天不足，妇女生育过多，老年肝肾虚弱，筋脉松弛，失于固摄；或因脾胃虚弱，中气下陷，升提失职而发。本病以老年、体弱者及小儿较常见，临床以中气下陷者居多。

【必备名方】

1. 愈疝汤加减：柴胡 12 克，升麻 8 克，川芎 10 克，香附 12 克，延胡索 10 克，川楝子 10 克，小茴香 10 克，山楂 10 克，橘核 10 克，荔枝核 10 克，白芍 20 克，肉桂 5 克，莱菔子 8 克，蒲公英 15 克。水煎服。左睾丸胀大者，加吴茱萸 5 克；右睾丸胀大者，加枳壳 10 克，木香 3 克；寒盛者，加肉桂 7 克。

2. 天台乌药散加减：乌药 12 克，木香 9 克，小茴香 10 克，高良姜 10 克，槟榔 10 克，柴胡 12 克，青皮 10 克，川楝子 12 克，荔枝核 10 克，路路通 12 克。水煎服。少腹抽痛明显者，加白芍 10 克，炙甘草 6 克，红花 10 克；腰冷痛者，加独活 15 克，狗脊 15 克。

3. 补中益气汤加减：党参 15 克，白术 15 克，黄芪 12 克，陈皮 6 克，升麻 6 克，柴胡 10 克，当归身 10 克，小茴香 10 克，黄皮果核 20 克，炙甘草 8 克。水煎服。脾虚面黄、身倦无力者，加党参 15 克，山药 15 克；肾阴虚、腰膝酸软者，加熟地黄 15 克，黄精 12 克。

4. 暖肝煎加减：当归 12 克，枸杞子 15 克，茯苓 10 克，肉桂 3 克，小茴香 10 克，乌药 10 克，沉香粉 2 克，生姜 10 克。水煎服。寒甚者，加吴茱萸 15 克。

5. 疝灵汤加减：炒白术 10 克，橘核 20 克，荔枝核 15 克，木香 12 克，附子 10 克，生姜 10 克，柴胡 10 克，茯苓 10 克，菟丝子 10 克。水煎服。寒甚者，加吴茱萸 15 克；下坠处偏硬者，加夏枯草 15 克，莪术 10 克。

【名医指导】

1. 积极防治引起腹内压增高的疾病，如慢性咳嗽、尿潴留、肺气肿、前列腺肥大、慢性便秘及晚期妊娠等。

2. 增加腹壁强度：若为先天性腹壁强度减弱者应积极就诊医院治疗；后天获得者则应注意避免炎症、感染、外伤、手术切断腹壁神经等；肥胖者宜将体重控制在正常范围之内。

3. 戒烟，改变不良的卫生习惯。

4. 多食蔬菜、水果，定量饮水，可多食有补气作用的食物，如山药、扁豆、鸡、鱼、肉、蛋等；食物宜温、热、软，忌生、冷、硬，保持大便通畅。

5. 小儿应尽量避免和减少哭闹、咳嗽和

便秘，并注意休息。坠下时，可用手按摩，推至腹腔。

6. 尽量减少奔跑与站立过久，坚持适宜、适量、适时的锻炼，忌蹦、跳、拉、持重等剧烈运动；并注意腹部肌肉的锻炼。

7. 保持乐观、愉悦的心情，建立战胜疾病的信心。

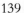

名医推荐家庭必备名方（珍藏本）

第十五章 周围血管疾病

血栓闭塞性脉管炎

血栓闭塞性脉管炎是一种累及血管的炎症性、节段性和周期发作的慢性闭塞性疾病。主要侵袭四肢中、小动、静脉，尤其是下肢血管。好发于男性青壮年。血栓原因有感染坏死的组织、心内膜炎赘生物、肿瘤细胞的堵塞、原发性血管内膜炎性改变、动脉粥样硬化、血管痉挛病、大动脉炎、静脉炎、动脉栓塞等。其临床表现是患肢怕冷，间歇性跛行，严重者并发溃疡、坏疽。

本病中医学属于"脱疽"范畴。

【必备名方】

1. 二乌通脉饮加减：制川乌 3 克，制草乌 3 克，熟附子 10 克，肉桂 6 克，当归 10 克，川芎 15 克，桃仁 15 克，红花 6 克，丹参 20 克，木香 10 克。水煎服。

2. 四妙勇安汤加减：金银花 30 克，玄参 20 克，当归 15 克，野菊花 10 克，蒲公英 10 克，赤芍 10 克，牡丹皮 10 克，甘草 10 克。水煎服。

3. 黄芪桂枝五物汤加减：炙黄芪 30 克，桂枝 10 克，白芍 10 克，当归 30 克，川芎 10 克，红花 10 克，川牛膝 10 克，鸡血藤 30 克，炙乳香 10 克，炙没药 10 克，炙甘草 6 克，水蛭粉（冲服）3 克，三七粉（冲服）3 克。水煎服。肢凉明显者，加制附子（先煎）10 克，细辛 3 克；下肢酸胀沉重者，加木瓜 20 克，薏苡仁 30 克；患肢局部有紫红色斑点、压久褪色者，加丹参 30 克，牡丹皮 10 克，赤芍 15 克。

4. 当归活血汤加减：当归 20 克，桃仁 10 克，红花 6 克，川芎 10 克，丹参 30 克，牛膝 15 克，苏木 15 克，赤芍 12 克，乳香 10 克，没药 10 克，延胡索 10 克，鸡血藤 30 克，地龙 10 克。水煎服。

5. 顾步汤加减：黄芪 30 克，当归 10 克，牛膝 15 克，甜地丁 30 克，金银花 20 克，蒲公英 30 克，野菊花 30 克，黄柏 15 克，天花粉 10 克，赤芍 10 克，地龙 10 克。水煎服。

【名医指导】

1. 必须戒烟。

2. 避免寒冷刺激，避免外伤致皮肤破损。冬季宜穿长筒棉套，穿着宽大舒适的鞋袜。

3. 进行足部运动以增加侧支循环；避免患肢受压，宜将患肢适当的抬高。

4. 注意卫生，患肢常用温水或肥皂清洗。经常修剪趾（指）甲，清理污垢。

5. 加强肢体功能锻炼，以不感疲劳为宜；节制性生活。

6. 腿部已并发溃疡者，注意无菌换药，预防感染。

7. 饮食宜清淡而富有营养：多进瘦肉、豆制品、新鲜蔬菜、水果等；可选用温性食物，如牛肉、羊肉、鸡肉等；可选食山楂、马兰头、柿、油菜、芹菜、绿豆、海带、荞麦面等食品；忌食生冷、辛辣刺激性食物，如辣椒、大蒜等。

8. 保持心情愉快，情绪乐观；家人应理解、安慰患者，帮助患者建立战胜疾病的信心。

动脉硬化性闭塞症

动脉硬化性闭塞症是动脉粥样硬化病变累及周围动脉并致慢性闭塞的一种常见周围

血管疾病，是全身动脉粥样硬化的一部分，是因动脉血管退行性改变所发生的病理变化。其典型症状为间歇性跛行，早期伴有肢体发凉怕冷、麻木、酸困乏力、轻微疼痛，足背动脉搏动减弱，可并发高血压、高血糖、高血脂等，随着缺血加重，可出现皮肤苍白、苍黄或紫暗，皮肤干燥、脱屑、汗毛脱落，趾（指）甲变形等营养障碍性改变，严重者出现肢端坏疽，剧烈疼痛，晚期多继发血栓形成，迅速出现高位肢体广泛性坏疽而危及生命。目前认为其与高血压、高血糖、高血脂、肥胖、吸烟等因素有关。

本病中医学属于"脉痹"范畴。

【必备名方】

1. 阳和汤合桃红四物汤：熟地黄 20 克，鹿角胶 20 克，肉桂 6 克，麻黄 10 克，姜炭 10 克，白芥子 15 克，甘草 10 克，桃仁 10 克，红花 6 克，赤芍 10 克，川芎 10 克，当归 10 克。水煎服。血瘀较甚者，加乳香 10 克，没药 10 克，莪术 10 克；体质较弱或病程较久而见消瘦乏力、舌质淡嫩、脉细无力者，加黄芪 20 克，党参 20 克，白术 10 克，鸡血藤 20 克，丹参 20 克。

2. 四圣散合双合汤加减：羌活 10 克，黄芪 20 克，炮附子 6 克，桃仁 10 克，红花 6 克，赤芍 15 克，川芎 10 克，当归 10 克，陈皮 10 克，法半夏 9 克，茯苓 15 克，炙甘草 10 克。水煎服。偏痰者，合二陈汤加苍术 10 克，白术 10 克；治瘀者，合四物汤加陈皮 10 克，茯苓 10 克，羌活 10 克，红花 6 克，苏木 10 克。

3. 五味消毒饮或黄连解毒汤合活血化瘀方：金银花 30 克，野菊花 15 克，蒲公英 20 克，紫花地丁 20 克，天葵子 15 克，黄连 6 克，黄芩 10 克，黄柏 10 克，栀子 10 克，牡丹皮 10 克，赤芍 15 克，延胡索 10 克，当归 15 克，桃仁 10 克，红花 6 克。水煎服。疼痛明显者，加没药 10 克，延胡索 15 克，皂角刺 10 克，穿山甲 10 克。

4. 茵陈赤小豆汤加减：茵陈 18 克，赤小豆 18 克，滑石 18 克，生薏苡仁 18～30 克，金银花 18～30 克，苍术 10 克，黄柏 10 克，苦参 10 克，泽泻 10 克，防己 10 克，豆蔻 10

克，赤芍 15 克，牛膝 15 克。水煎服。

5. 活血降脂方：山楂 60 克，银杏叶 15 克，当归 20 克，丹参 30 克，延胡索 20 克，牛膝 15 克，桃仁 15 克，红花 15 克，水蛭 3 克，地龙 30 克，土鳖虫 5 克，全蝎 5 克，壁虎 6 克，三棱 15 克。水煎服。久病气虚者，加党参 20 克，黄芪 20 克，白术 10 克，茯苓 20 克；畏寒肢冷者，加附子 10 克，桂枝 6 克，细辛 3 克；疼痛剧烈、彻夜难眠者，加制乳香 10 克，制没药 10 克；热毒炽盛、肢端溃烂者，加溶栓丸 3 号（组成：大黄 12 克，壁虎 20 克，地龙 20 克，土鳖虫 20 克，水蛭 3 克，乳香 10 克，没药 10 克，全蝎 5 克，穿山甲 10 克，蜈蚣 3 条，延胡索 30 克，黄芪 30 克）。

【名医指导】

1. 戒烟。

2. 积极治疗高血压病、高脂血症、糖尿病等原发疾病，严密监测病情。肥胖者应减肥。

3. 适当进行患侧肢体运动煅炼，可促进侧支循环。方法如下：患者仰卧，抬高下肢 20～30 分钟，然后两足下垂床沿 4～5 分钟，同时两足及足趾向下、上、内、外等方向运动 10 次；再将下肢平放 4～5 分钟，每日运动 3 次，注意坏疽感染时禁用。

4. 走路步伐不宜过快，避免引起缺血症状发作；避免搬重物等过劳活动。

5. 患肢注意保温，脚部保持干燥清洁，剪趾甲，穿合适的鞋袜，避免损伤。避免较长时间待在寒冷、潮湿的环境中。

6. 积极预防及治疗慢性损伤与感染，避免外伤。

7. 饮食清淡，多食水果蔬菜、豆类食品；增加营养素如蛋白质、糖分、维生素、无机盐和水等的摄入；多食纤维素丰富、胆固醇量低、低脂肪的饮食；多喝水或淡茶水；少食刺激性食物如辣椒、胡椒等。

8. 积极锻炼身体，保持心情愉快，避免自身免疫功能紊乱。

9. 肢体活动功能训练可采用主动、被动练功两种，有传统体育训练、生活作业训练等。若肢体瘦削枯萎、运动无力、不能步履，

名医推荐家庭必备名方（珍藏本）

卧床阶段可采用卧位被动练功，随时变换姿势，防止"畸型"发生。继则采取主动练功训练，如坐位、立位和步行练功。根据病情，可选用相应的导引、按摩、气功以及五禽戏、八段锦等传统体育锻炼方法。生活作业方法更为实用易学。若上肢活动障碍者，采用写字、投掷、接球、弹琴、编织、拨算盘等；若下肢活动受限者，采用踏三轮车、踏缝纫机等作业训练方法。

下肢深静脉血栓形成

下肢深静脉血栓形成是临床常见病、多发病，多与手术、挤压、外伤和长时间固定体位有关，发病后严重影响患者正常生活和工作，甚至危及生命。

本病中医学属于"肿胀"、"瘀证"、"血瘤"、"筋瘤"、"恶脉"、"瘀血流注"、"脉痹"等范畴。现在国家标准将本病明确命名为"股肿"。其形成多由筋脉受损，或过食膏粱，或气机郁滞，或荣卫不和，或外邪入侵，致使气血正常运行受阻，局部筋脉络道凝滞，痰瘀内蕴而成。

【必备名方】

1. 清利通络汤加减：金银花 30 克，蒲公英 30 克，紫花地丁 30 克，丹参 15 克，穿山甲 6 克，车前子 10 克，茯苓 10 克，白花蛇舌草 30 克，玄参 20 克，赤芍 30 克，栀子 10 克，苍术 10 克，黄柏 10 克，紫草 10 克，泽泻 15 克，生甘草 10 克。水煎服。

2. 化瘀消栓汤：桃仁 10 克，红花 10 克，赤芍 10 克，丹参 30 克，当归 10 克，地龙 10 克，白术 10 克，茯苓 12 克，厚朴 10 克，苍术 10 克，木通 6 克，薏苡仁 12 克，木瓜 30 克，黄芩 12 克。水煎服。

3. 温阳健脾汤：黄芪 15 克，党参 15 克，白术 15 克，当归 15 克，山药 15 克，川牛膝 15 克，鸡血藤 15 克，丹参 15 克，熟附子 10 克，干姜 10 克，陈皮 10 克，木瓜 10 克，薏苡仁 30 克，茯苓 30 克。水煎服。

4. 祛湿化瘀汤加减：当归 20 克，赤芍 12 克，香附 20 克，陈皮 20 克，党参 20 克，茯苓 20 克，山药 20 克，白术 15 克，茜草 20

克，泽兰 20 克，牛膝 20 克，甘草 3 克。水煎服。湿重者，加桂皮 10 克，防己 15 克；气虚者，加黄芪 20 克。

5. 丹参活血汤加减：丹参 30 克，赤芍 12 克，当归 30 克，金银花 30 克，川牛膝 12 克，漏芦 12 克，泽泻 12 克，木瓜 12 克，川芎 12 克，红花 10 克，黄柏 10 克，地龙 10 克，防己 10 克。水煎服。

【名医指导】

1. 坚持服用抗血小板聚集的药物，切不可自行中断。

2. 挑选适合自己的弹力袜，最好终身穿。

3. 适当活动，但运动时也要穿弹力袜。如跑步、跳健身操、游泳、爬山等活动。

4. 多食富含 B 族维生素、维生素 C、维生素 E、高蛋白食物；低盐饮食。

5. 多饮水，喝适量热牛奶，避免咖啡、浓茶等。

6. 注意休息，生活规律，保证较好的睡眠质量。

7. 在做邻近四肢及盆腔静脉周围的手术时，应轻巧以避免内膜损伤；避免术后小腿下垫枕，以免影响小腿静脉回流；鼓励患者的足和趾经常主动运动，并嘱多做深呼吸及咳嗽动作。

8. 年老、癌症或心脏病患者在胸腔、腹腔或盆腔大手术后，股骨骨折后以及产后妇女更应注意预防这一疾病的发生。

下肢静脉曲张

下肢静脉曲张是一种常见多发疾病，尤以中年男性为多。临床常并发局部溃疡。患者常感下肢沉重、肿胀，容易疲倦，小腿有隐痛，踝部和足背多有水肿，晚期小腿常出现萎缩、色素沉着、脱屑、瘙痒，甚则破溃感染。反复发作，不易愈合。

本病中医学称"筋瘤"。

【必备名方】

1. 柴胡疏肝散加减：柴胡 10 克，枳壳 10 克，白芍 15 克，川芎 15 克，香附 10 克，丹参 15 克，鸡血藤 15 克，乳香 10 克，没药

10 克，牛膝 15 克，地龙 10 克，甘草 6 克。

2. 补阳还五汤：黄芪 20～50 克，赤芍 8 克，川芎 15 克，当归 10 克，地龙 15 克，桃仁 10 克，红花 10 克。水煎服。

3. 四妙勇安汤加减：金银花 30 克，玄参 30 克，当归 15 克，赤芍 15 克，牛膝 15 克，黄芩 10 克，黄柏 10 克，栀子 10 克，连翘 10 克，苍术 10 克，防己 10 克，紫草 10 克，红花 6 克，木通 6 克，生甘草 10 克。水煎服。

4. 十全大补汤加味：党参 10 克，黄芪 10 克，白术 10 克，茯苓 12 克，甘草 6 克，熟地黄 12 克，当归 10 克，白芍 10 克，川芎 10 克，牛膝 12 克，肉桂 3 克，薏苡仁 12 克，鸡血藤 12 克。水煎服。

5. 驱风活血汤加味：乌梢蛇 20 克，全蝎 5 克，水蛭 3 克，木瓜 20 克，桃仁 15 克，红花 15 克，黄芪 60 克，当归 20 克，川芎 30 克，炮附子 12 克，川牛膝 20 克。水煎服。

【名医指导】

1. 在儿童和青少年时期应勤于运动，增强体质，以防止发病。

2. 避免久站、久坐，患肢应常做抬高、放下运动，忌下肢活动过少或长时间下垂不动。适量运动，每日做数次躺下将腿抬高（高过心脏）的姿势。每日穿弹力袜运动 1 小时，如散步、快走、骑脚踏车、跑步等。

3. 坚持穿循序减压弹力袜。因腿部肿胀，每日早起下床前即穿上弹力袜；保持弹力袜清洁，当弹力袜失去弹性时应立即更换。

4. 保持正常体重。避免肥胖加重下肢负担，使腿部静脉回流受阻。

5. 每晚自我检查小腿是否肿胀；不可使用 40 ℃以上的水长时间泡脚；保持脚及腿部清洁，避免受外伤造成皮肤破溃。

6. 腿部皮肤干燥者，遵医嘱涂药；每晚睡时，将腿垫高约 20 厘米，并保持最舒适姿势。

7. 妇女经期和妊娠期等特殊时期要特别关注腿部，要多休息，经常进行腿部按摩以促进血液循环。

8. 快速步行：静脉曲张患者，坚持每日快速步行 4 次，每次 15 分钟。快速步行后，躺下休息（脚高于身体平面）约 15 分钟。

9. 爬行活动：距离由短到长，速度由快到慢，不宜在饭前饭后运动。

10. 忌用收缩血管的药物，如麻黄碱等。

11. 避免提重物。

小腿慢性溃疡

小腿慢性溃疡是发生于小腿下 1/3 胫骨嵴两旁，踝部皮肤和肌肉间的慢性溃疡，多见于中年男性。患者多伴有下肢静脉曲张病史，因发病部位在裙边、裤口，病后长年不愈，俗称"裙边疮"、"裤口毒"、"老烂脚"，好发于长期站立劳作且伴有下肢静脉曲张的病人。溃疡形成后疮口凹陷，边缘形如缸口，疮面肉色灰白，流溢灰黑色或草绿色秽臭脓水。如疮面碰伤或损伤血管极易出血。溃疡周围皮肤色素沉着，可并发皮炎、湿疹。病情重者可烂至胫骨，常反复发作，发作时先痒后痛，嫩红漫肿，多并发细菌感染，继则溃疡蔓延很快，少数溃疡多年不愈，形如菜花状，易发生癌变。

本病中医学称"臁疮"，因劳损耗伤气血，中气下陷，络脉失畅，局部气血瘀滞，肌肤失养，复因湿热下注，或皮肤破损、虫咬、湿癌染毒而诱发。

【必备名方】

1. 萆薢化毒汤合三妙丸加减：萆薢 15 克，茯苓 15 克，生薏苡仁 30 克，鸡血藤 30 克，川牛膝 15 克，滑石 10 克，泽泻 12 克，苍术 12 克，黄柏 10 克，木瓜 10 克，蒲公英 30 克。水煎服。热重者，加金银花 20 克，连翘 15 克；湿重者，加猪苓 10 克，车前子 15 克；瘀滞者，加桃仁 10 克，红花 10 克。

2. 补中益气汤合二妙丸加减：人参 12 克，白术 12 克，黄柏 10 克，苍术 12 克，当归 12 克，黄芪 15 克，茯苓 15 克，丹参 15 克，地龙 12 克，川牛膝 15 克，赤芍 12 克，升麻 6 克，鸡血藤 30 克。热重者，加金银花 20 克，蒲公英 15 克，紫花地丁 15 克；湿重者，加猪苓 10 克，瞿麦 15 克；瘀滞重者，加炮穿山甲 10 克，大黄 10 克，桃仁 10 克。

3. 当归拈痛汤：当归 15 克，羌活 15

克，黄芩 15 克，茵陈 30 克，人参 15 克，苦参 15 克，升麻 12 克，葛根 12 克，苍术 15 克，白术 15 克，泽泻 15 克，猪苓 15 克，防风 12 克，知母 16 克，甘草 10 克。水煎服。肢重着、疮面肉色灰白、舌苔白厚、质淡脉滑者，白术加至 20 克，猪苓加至 20 克，加干姜 15 克；局部红肿、疮口浸淫瘙痒、舌苔黄质红者，加金银花 15 克，连翘 15 克，蒲公英 20 克，贯众 20 克，土茯苓 15 克；红肿热痛者，加黄连 15 克，石膏 30 克；脓水淋漓清稀，肢体倦怠、面色少华脉弱者，人参加至 20 克，加黄芪 30 克；疮口周围肤色紫暗、痛剧，脉搏弦滞者，加乳香 15 克，没药 15 克。

4. 阳和汤合八珍汤加减：桂枝 10 克，麻黄 10 克，皂角刺 10 克，夏枯草 15 克，三棱 10 克，莪术 10 克，地龙 10 克，鸡血藤 30 克，牛膝 20 克，生黄芪 20 克，党参 20 克，炒白术 15 克，茯苓 15 克，当归 15 克，赤芍 15 克，生地黄 20 克，瓜蒌 20 克，白花蛇舌草 20 克，刘寄奴 15 克，蒲公英 15 克，柴胡 10 克。水煎服。

5. 五味消毒饮合萆薢渗湿汤：金银花 30 克，连翘 15 克，蒲公英 15 克，紫花地丁 15 克，黄芩 15 克，龙胆 6 克，萆薢 15 克，薏苡仁 30 克，车前草 20 克，茯苓 15 克，陈皮 10 克，法半夏 15 克，赤芍 15 克，牡丹皮 15 克，柴胡 15 克，丹参 20 克，苍术 10 克，黄柏 10 克。水煎服。

【名医指导】

1. 患病期间需卧床休息，抬高患肢，减少走动，加速疮口愈合。

2. 可进行局部湿敷，控制感染。

3. 治疗期间应积极寻找病因，针对病因治疗，以免治愈后复发。

4. 疮口愈合后宜常用绷带缠缚或穿"医用弹力袜"保护，避免外来损伤引起复发。

5. 进食富含维生素、蛋白质的食物。

6. 宜食具有活血的食品，如生姜、鸡、鸭、山楂、藕、栗子、荔枝等，宜热服；宜食清热解毒易消化食物，如绿豆、梨、西瓜、百合、苦瓜等，可饮用菊花茶、金银花露，或用荷叶、竹叶煎汤代饮；宜食营养丰富的滋补之品，如瘦肉、海参、牛奶、鸡蛋等，可用党参、黄芪、当归炖鸡，或用党参、当归、熟地、白术、大枣等炖牛肉食用；忌生冷、收敛之品；忌辛辣、烧烤、肥甘厚味及鱼腥发物等。

7. 避免过度负重、久站、远途跋涉、外伤等，治疗静脉曲张或静脉瘤。

第十六章　皮肤疾病

单纯疱疹

单纯疱疹是发热后或发热过程中发生的一种急性疱疹性皮肤病。本病好发于皮肤黏膜交界处，以口唇、鼻孔周围多见，皮损初起为红晕，继则出现簇集性小水疱，疱壁薄，易破，破后渗液结痂，愈后不留瘢痕，常自觉灼热刺痛。本病成年人多发，病程1～2周，有自限性但易复发。

本病中医学相当于国家标准的"热疮"。中医学认为本病病机为内有蕴热，加上外感风热邪毒，热毒结聚于肺胃二经，上蒸头面或肝胆湿热下注二阴所致。

【必备名方】

1. 辛夷清肺饮加减：辛夷6克，黄芩9克，栀子9克，麦冬9克，生地黄10克，生石膏10克，知母9克，升麻6克，川牛膝9克，大青叶12克，金银花12克，生甘草6克。水煎服。瘙痒较甚者，加苦参；咳嗽较甚者，加桔梗、款冬花。

2. 土茯苓金银花汤加减：土茯苓20克，金银花15克，茵陈15克，莱菔子15克，连翘12克，白花蛇舌草20克，山楂15克，淡竹叶10克，枳实10克，甘草5克。水煎服。兼发热者，加生石膏15克；兼口干口苦者，加生栀子10克，生地黄15克；兼痛痒者，加延胡索10克，苦参15克。

3. 知柏地黄丸加减：熟地黄10克，山药15克，山茱萸15克，灵芝15克，知母10克，黄柏10克，茯苓15克，泽泻15克，牡丹皮10克，黄芪15克，麦冬10克，石斛15克，甘草6克。水煎服。

4. 玉露膏：芙蓉叶1000克，凡士林5000克。将芙蓉叶放在熔开的凡士林中，小火煎至焦黑为度，去渣，加蜂蜡适量，冷凝成膏状，外敷患处。本方能清热解毒，适用于热疮。

5. 湿疡雄冰膏：雄黄解毒散30克，冰片粉9克，当归10克，紫草6克，大黄6克，香油150克，蜂蜡40克。先将当归、紫草、大黄研成细末，再加入香油、蜂蜡、冰片粉、雄黄解毒散，调匀成膏，外敷患处。本方能清热解毒、止痒定痛，适用于热疮。

【名医指导】

1. 避免食用含精氨酸的食物，如坚果、巧克力及种子等；宜多食用富含赖氨酸的食物，如肾脏、豆类、豌豆及谷物。若每年发作3次以上，宜每日食用500毫克赖氨酸作为补充。

2. 起疱疹处，使用冰块冷敷15分钟减轻疼痛。用凡士林涂抹疱疹，使用维生素E油促进溃疡愈合。

3. 安全套可减少生殖器疱疹的传播，尤其在无症状排毒期。一旦出现疱疹皮损，应禁止性生活。

4. 定期及时更换牙刷。与患有单纯疱疹者接吻或共用器皿、毛巾及剃须刀，可相互传染，应避免。触摸单纯性疱疹后应洗手，不揉眼，勿触摸生殖器。

5. 新生儿及免疫功能低下者、烫伤和湿疹患者，尽量避免接触单纯疱疹病毒（HSV）感染者。

6. 对患有生殖器疱疹的产妇，宜行剖宫产，避免胎儿分娩时感染。严禁口对口喂饲婴儿。

7. 可选用HSV疫苗进行预防接种。

《名医推荐家庭必备名方（珍藏本）》

带状疱疹

带状疱疹是一种由水痘-带状疱疹病毒所引起的，累及神经和皮肤的急性疱疹性病毒性皮肤病。多发于春秋季节，年龄越大，发病率越高，愈后极少复发。初起有轻度发热、倦怠、全身不适、食欲减退，并感觉患部皮肤有烧灼感和神经痛，亦可不经前驱症状而直接出现皮损，皮损多发生在身体一侧，沿神经走行呈带状分布，以胸腹、腰背、颜面多见，皮损为簇集性水疱或丘疱疹，疱壁厚不易破，疱液初期澄清，后变混浊或呈血性，数日后水疱干瘪结痂，愈后不复发，常伴有明显的神经痛。

本病中医学相当于国家标准的"火带疮"，亦属于"蛇串疮"、"缠腰火丹"等范畴。中医学认为，本病的病因病机为感受毒邪，湿、热、风、火郁于心、肝、肺、脾，致经络阻隔，气血凝滞而成。

【必备名方】

1. 龙胆泻肝汤加减：龙胆 6 克，柴胡 10 克，栀子 10 克，黄芩 10 克，生地黄 10 克，车前子 12 克，赤芍 12 克，板蓝根 30 克，牡丹皮 9 克，延胡索 12 克，甘草 6 克。水煎服。壮热者，加生石膏 15 克，青天葵 10 克，以清热泻火；兼见便秘者，加生大黄 5 克，芒硝 3 克，以泻热解毒；疼痛甚者，加延胡索 10 克，没药 10 克，以活血止痛。

2. 蛇丹汤加减：大青叶 15 克，板蓝根 15 克，紫草 10 克，黄芩 15 克，连翘 15 克，金银花 30 克。水煎服。疼痛甚者，加制乳香 10 克，制没药 10 克；痒甚者，加白鲜皮 10 克，地肤子 10 克；大便干结者，加大黄 6 克；疼痛不止者，去紫草、黄芩、金银花，加延胡索 12 克，丹参 12 克。

3. 生地黄四物汤加减：生地黄 12 克，当归 10 克，川芎 10 克，赤芍 10 克，红花 10 克，延胡索 12 克，生薏苡仁 12 克，白鲜皮 12 克，土茯苓 12 克。水煎服。血瘀重者，加桃仁 10 克，全蝎 5 克，以活血通络止痛；兼见口干口苦者，加栀子 10 克，蒲公英 15 克，茯苓 15 克，以清热解毒。

4. 冰芩乳膏：黄芩、大黄、甘草、冰片，黄芩经酒浸后分作 12 份，大黄经酒制后取做 8 份，甘草分 3 份，共研细末过 120 目筛，加冰片 1 份，加水包油型乳化剂基 76 份制成乳膏，涂敷患处。

5. 大黄五倍子膏：生大黄 2 份，黄柏 2 份，五倍子 1 份，芒硝 1 份。上药共为细末，加凡士林调成 30% 的软膏备用。临用时常规消毒破损处，将药膏平摊于纱布或麻纸上约 0.2 厘米厚，贴敷患处，隔日换药 1 次。本方适用于带状疱疹水疱溃破、糜烂渗液者。

【名医指导】

1. 预防感染，尤其在春秋季节，寒暖交替，适时增减衣服，避免受寒致上呼吸道感染。

2. 积极治疗口腔、鼻腔的炎症，增强体质，提高抗病能力。

3. 坚持适当的户外活动或参加体育运动，避免感染、劳累、感冒等降低机体抵抗力的疾病。

4. 防止外伤，避免接触毒性物质。

5. 发病时积极治疗，避免出现角膜炎、脑炎、脑膜炎等并发症。

6. 注意饮食营养，多食豆制品、鱼、蛋、瘦肉等富含蛋白质的食物及新鲜的瓜果蔬菜。患病后禁吃油腻食物、海鲜及蛋类、家禽；忌食辛辣刺激性食物；宜食富含维生素的清淡食物。

7. 保持情绪平稳、乐观心态，积极配合治疗。

8. 老年重症患者，尤其发生在头面部的带状疱疹，宜入院治疗，以防变生他证。

9. 神经性疼痛严重时，可予以镇痛药；必要时行神经阻滞剂及神经损毁术。

疣

疣是指发生于皮肤浅表的一种良性赘生物，是由人乳头瘤病毒引起的一组以细胞增生反应为主的皮肤病，因其发生的部位、皮损差异而有不同的名称。如发生于手、足背侧、头皮等处者，称"千日疮"、"枯筋箭"；发生于前臂、颜面者，称"扁瘊"；发生于足跖部者，称"跖疣"；发于眼睑、颈部者，称"线瘊"，分别相当于西医所说的寻常疣、扁平疣、跖疣、丝状疣。另有发生于外阴部者，称"瘙瘊"，相当于西医的尖锐湿疣；好发于儿童的传染性软疣病毒所引起的发于胸背中有脐窝状的丘疹性皮损，称"鼠乳"，即西医之传染性软疣。本节重点介绍寻常疣和扁平疣。

寻 常 疣

寻常疣是一种较常见的病毒性皮肤病。多见于儿童及青年，好发于手背、手指及足缘等处，也可发生于全身任何部位。病程多迁延日久，有的可自愈，有的可自行消退或脱落，愈后不留痕迹。皮损初起为针尖大小的丘疹，逐步扩大到黄豆、豌豆大小，呈圆形或多角形，表面突出，质硬，多为灰褐色、黄色或正常皮色，表面粗糙，角化过度，坚硬，呈乳头状。大多数患者并无自觉症状。

本病中医学相当于"千日疮"、"枯筋箭"、"瘊子"、"疣目"等范畴。中医学认为本病系因风毒搏于肌肤，或肝失疏泄，气血失和所致，治宜调和气血、活血解毒、软坚消疣。

【必备名方】

1. 治瘊汤加减：生地黄 15 克，何首乌 15 克，杜仲 9 克，白芍 15 克，赤芍 12 克，赤小豆 10 克，桃仁 10 克，红花 10 克，牡丹皮 10 克，牛膝 10 克，穿山甲 12 克，板蓝根 15 克，甘草 6 克。水煎服。疣硬甚者，加浙贝母 9 克，生牡蛎 10 克，以软坚散结；皮疹发红、口干咽痛者，去杜仲、赤小豆、白术，加大青叶 15 克，板蓝根 9 克，马齿苋 15 克，薏苡仁 20 克，以清热解毒；烦躁易怒者，加珍珠母 9 克，赭石 10 克，磁石 10 克，以镇静安神。

2. 平疣汤加减：马齿苋 15 克，败酱草 15 克，板蓝根 15 克，紫草 12 克，丹参 15 克，桃仁 12 克，金银花 15 克，茜草 12 克。水煎服。发于头面者，加白蒺藜 9 克；发于足部者，加牛膝 15 克；发于上肢者，加防风 9 克；痒甚者，加白鲜皮 9 克；病程日久，皮疹呈深褐色者，加金钱白花蛇 10 克。

3. 解毒消疣汤加减：板蓝根 15 克，紫花地丁 12 克，皂角刺 12 克，白头翁 15 克，青皮 6 克，柴胡 9 克，白芍 12 克，磁石 15 克，赭石 15 克，甘草 6 克。水煎服。局部痛痒者，加白鲜皮 9 克，延胡索 10 克，全蝎 3 克。

4. 冰片玄明粉方：冰片 10 克，玄明粉 10 克，苦参 3 克，板蓝根 3 克，大青叶 3 克，鱼腥草 3 克，桃仁 10 克，红花 10 克，先将冰片、玄明粉用冷开水调成糊状备用，然后将余药用水煎煮取液外洗皮损，最后用药糊反复涂擦患处 15～20 分钟。本方能清热解毒、活血散瘀，主治寻常疣。

5. 大蒜方：大蒜适量，将大蒜捣成糊状备用，加胶布将寻常疣根基部皮肤遮盖，75％乙醇消毒疣体后，用无菌剪剪破疣的头部，以见血为度，随即用适量蒜泥敷贴患处，然后用胶布包扎。4～5 日后疣体即可脱落。本方能消疣解毒，主治寻常疣。

【名医指导】

1. 经常锻炼身体，养成良好的睡眠习惯，保证充足的睡眠，提高机体免疫力。

2. 饮食宜干净，不食霉变的花生及没有腌制好的酸菜；注意限制或禁食鱼、虾、蟹等"发物"；多吃蔬菜、水果，补充多种维生素，特别是维生素 B_6 等，避免吃葱、蒜、辣椒等辛辣的食物。

3. 戒酒、烟。

4. 保持平稳的情绪、乐观的心态，积极配合治疗。

5. 不使用激素类药物如地塞米松等。不宜搔抓、抠剥、过度搓洗疣体。

6. 注意个人卫生，忌与他人共用清洁用具，以免发生传播。

扁 平 疣

扁平疣是由人乳头瘤病毒感染引起，好发于青年男女之颜面、手背及前臂，为米粒至黄豆大小扁平皮疹，表面光滑，皮色正常或为淡红色或浅褐色，皮疹散在或密集，可相互融合，也可因搔抓而自体接种，沿抓痕呈串珠状排列，患者多无自觉症状或微痒。病程较漫长，可自然消退，也可持续数年

《名医推荐家庭必备名方（珍藏本）》

不愈。

本病中医学称"扁瘊"，多因脾失健运，湿浊内生，复感外邪，凝聚肌肤，或风邪侵袭，热客于肌表，风毒久留，郁久化热，气血凝滞，或肝火妄动，气血不和，阻于腠理而致病。

【必备名方】

1. 平疣方1号方加减：芦根15克，板蓝根15克，蒲公英15克，连翘12克，马齿苋15克，牛蒡子10克，苦杏仁6克，桑白皮10克，桔梗6克，赤芍10克，甘草6克。水煎服。

2. 平疣汤2号加减：麻黄6克，苦杏仁10克，豨莶草10克，薏苡仁20克，苍术10克，苍耳子10克，茵陈10克，茯苓10克，龙骨15克，牡蛎15克，珍珠母15克，龙葵15克，夏枯草10克，浙贝母6克，甘草6克。水煎服。

3. 解毒活血汤加减：马齿苋15克，紫草15克，败酱草15克，夏枯草15克，板蓝根12克，薏苡仁15克，生地黄12克，桃仁10克，红花6克，当归10克，川芎8克。水煎服。

4. 扁平疣擦剂：百部10克，苍术10克，蛇床子10克，细辛5克，苦参20克，板蓝根20克，蒸馏水适量。共制成100毫升，加10毫升擦洗患处，每日3次，至皮肤发红或局部有灼热感为度。

5. 醋药液：食醋1500毫升，食盐30克，白矾60克，阿司匹林10克，苯酚20毫升，黄柏30克，苦参30克。先将黄柏、苦参加水适量煎2次，浓缩药液至300毫升备用，把其他药物加入醋中烧开，再加入黄柏、苦参浓缩液即可，每日泡洗1次，每次加温至适温后，复用至脱皮2～3次者，效果更好，每次时间30～40分钟，12～14日为1个疗程，一般1个疗程即愈。

【名医指导】

1. 对本病应有正确的认识，避免焦虑、紧张。

2. 保持愉悦的心情，加强身体锻炼。

3. 忌烟、酒及辛辣刺激性饮食。多食新鲜蔬菜、水果，补充多种维生素，特别是维生素 B_6 等。

4. 患者应采用联合治疗及免疫调节治疗；谨慎对待创伤性治疗及自身疣体种植治疗。

5. 忌用激素类药物；忌搔抓或抠剥疣体，避免过度搓洗。

6. 注意个人卫生，不与他人公用清洁用具。

7. 若有轻微不适或影响美观时，可采用冷冻或激光治疗。避免接触毒性物质。

脓疱疮

脓疱疮是一种由金黄色葡萄球菌或乙型溶血性链球菌感染引起的急性化脓性皮肤病。本病为常见多发病，多见于夏秋季节，好发于儿童及幼儿面部、四肢、臀部及暴露部位。皮疹为黄豆大或者更大、周边红晕、疱壁薄的脓疱，下部呈半月形沉积，破后形成糜烂面，干燥后结黄色脓痂，痂脱落后遗留褐色色素沉着，不留瘢痕。按照临床表现又可分为寻常性脓疱疮、大疱性脓疱疮、新生儿脓疱疮、深脓疱疮。

本病中医学称"黄水疮"、"滴脓疮"、"浸淫疮"，多因暑夏炎热，湿热邪毒侵及皮肤，导致气机失畅，疏泄障碍，熏蒸皮肤形成，或小儿肢体娇嫩，汗出腠疏，暑湿侵袭，更易发病，且可互相传染。若反复发作或邪毒久羁，以致脾虚失运，病程迁延或损及脏腑，发生病变。

【必备名方】

1. 芩连平胃汤加减：金银花15克，地肤子15克，野菊花15克，佩兰10克，泽泻10克，栀子12克，蒲公英10克，黄芩6克，白茅根6克，木通6克。水煎服。胸闷食少者，加白扁豆10克，砂仁10克。

2. 解毒清热汤加减：金银花10克，连翘6克，蒲公英10克，野菊花10克，大青叶10克，黄芩6克，赤芍6克，六一散（包）10克。水煎服。大便燥结伴食滞者，加焦槟榔9克，枳壳9克或焦三仙15克；心烦、口舌生疮者，加黄连3克，栀子9克；小便短赤者，加灯心草10克，淡竹叶9克。

3. 二妙散加减：苍术 6 克，黄柏 6 克，薏苡仁 15 克，蒲公英 6 克，野菊花 12 克，金银花 12 克，连翘 9 克，苦参 9 克，土茯苓 12 克，黄连 6 克，生甘草 3 克。水煎服。偏热者，加黄芩 6 克，生栀子 9 克；湿盛者，加白鲜皮 9 克，地肤子 10 克，广藿香 10 克；痒盛者，加蛇床子 9 克；痛久者，加丹参 10 克，蛇蜕 6 克，菊花 10 克。

4. 二黄青黛散：黄连 30 克，黄柏 30 克，青黛 20 克，冰片 5 克，枯矾 10 克，绿豆粉 12 克。上药研末外用。湿性者用消毒棉球擦去脓液，再将干药粉撒于患处；干性者用植物油调敷局部，每日 2 次。若为小儿患者，可用双层纱布包盖。

5. 野菊二石散：野菊花 30 克，生大黄 30 克，枯矾 15 克，青黛 15 克，煅石膏 100 克，煅炉甘石 100 克，玄明粉 20 克。共为细末，过细箩筛后加入冰片和匀，储瓶备用。用时先用淡盐水或生理盐水洗净疮面脓痂，擦干，撒上药粉，暴露。无黄水者，用植物油涂擦患处；局部渗出液多者，可直接撒药，每日上药 1～2 次。

【名医指导】

1. 注意个人卫生，保持皮肤清洁，及时治疗瘙痒性皮肤病。

2. 流行期间可服清凉饮料预防，体虚患儿常服绿豆米仁汤等。

3. 幼托机构应定期检查，一旦发现患儿应及时隔离，防止接触传染，已污染的衣服、用具消毒处理。成人患病时亦应隔离，患者接触过的衣服、毛巾、用具等均应消毒。

4. 忌食辛辣等刺激性食物；不食鱼、虾、海鲜等过敏性发物。

5. 小儿可适当补充维生素 A、B 族维生素、维生素 C，多食蔬菜水果，饮食清淡。

6. 避免皮肤的完整性受到损伤。

癣

癣是发生在皮肤、毛发、指（趾）甲的浅部真菌性皮肤病。本病根据发病部位，有不同的名称，发于头部毛发的称白秃疮、肥疮，相当于西医的头癣；发于手部的称鹅掌风，相当于西医的手癣；发于足部的称脚湿气，相当于西医的足癣；好发于青年面颈及躯干的称圆癣、紫白癜风，分别属于西医的体癣、花斑癣范畴等。癣的种类不同，却都具有遗传的特点。本节重点介绍头癣、手足癣、体癣和股癣。

头　癣

头癣是由小孢子菌或毛癣菌引起的头皮和头发浅部的感染，分黄癣、白癣、黑点癣 3 种。本病在我国曾流行较广，主要在农村和边远山区，目前发病已明显减少。黄癣以毛干周围互相融合的蜡黄、松脆、蝶状，具有特殊鼠脓臭味的黄癣痂，易形成瘢痕，永久脱发，剧烈瘙痒为其特征；白癣以头皮灰白色鳞屑斑片，毛发折断，发根松动，病发基底部有白色外套为特征；黑点癣以头部大小不等的鳞屑斑片，毛发一出头皮即折落，残留发根显露，表现为黑色小点为特征。

黄癣中医学属于"肥疮"范畴，白癣中医学属于"白秃疮"范畴，黑点癣中医学属于"蛀发癣"范畴。中医学认为，本病发病内因为脾虚胃热，湿热蕴蒸于头部，复感外风挟邪毒侵入，以致气血郁滞，血不荣发，则皮肉、毛发干枯脱落而致。

【必备名方】

1. 双解通圣散加减：防风 9 克，荆芥 12 克，当归 12 克，白芍 12 克，连翘 9 克，白术 12 克，川芎 9 克，薄荷 6 克，石膏 15 克，熟地黄 15 克，麦冬 12 克，黄芩 9 克，甘草 6 克。水煎服。口渴甚者，加天花粉 10 克，石斛 10 克；热甚者，加金银花 10 克，桑叶 10 克。

2. 龙胆泻肝汤加减：龙胆 6 克，黄芩 12 克，柴胡 10 克，栀子 10 克，当归 9 克，生地黄 10 克，泽泻 12 克，车前子 10 克，百部 8 克，土茯苓 15 克，甘草 6 克。水煎服。头部瘙痒明显者，加苦参 6 克，白鲜皮 10 克，地肤子 10 克；白屑多、毛发脱落明显者，加熟地黄 10 克，何首乌 10 克，女贞子 10 克，川芎 10 克；脓血多者，加蒲公英 15 克，甜地丁 10 克，白花蛇舌草 10 克；口渴喜饮者，加天花粉 10 克，天冬 10 克，麦冬 10 克。

名医推荐家庭必备名方（珍藏本）

3. 除湿丸：威灵仙 30 克，猪苓 30 克，栀子 30 克，黄芩 30 克，黄芪 30 克，连翘 30 克，当归尾 30 克，泽泻 30 克，牡丹皮 30 克，白鲜皮 60 克，生地黄 60 克。上药共研制成丸，如绿豆大，每次服 6 克，每日 2 次。口渴甚者，加天花粉 10 克，石斛 10 克。

4. 苦柏洗方：苦参 45 克，百部 45 克，白矾 45 克，雄黄 10 克，艾叶 15 克，花椒 15 克，硫黄 15 克，黄芩 15 克，黄柏 15 克，黄连 15 克。每剂加水 2000 毫升，浸泡 15 分钟后，煮沸 5～20 分钟，取液待温外洗，每日 2 次，每次 30 分钟，每剂药可洗 2～3 次。同时可剃光头，或剪去皮损周围头发，枕巾、手帕、帽子等用具定期煮沸，10 日为 1 个疗程。本方适用于小儿头癣。

5. 复方土荆皮洗剂：土荆皮 30 克，苦参 30 克，野菊花 30 克，生百部 30 克，蛇床子 30 克，白矾 20 克，苍术 20 克，雄黄 10 克。用时每剂加水 2000 毫升，浸泡 15 分钟，后煮沸 5～10 分钟，取液待温外洗，每日 2 次，每次 30 分钟，每剂药可洗 2～3 次。

【名医指导】

1. 对患者污染的衣、帽、枕、被等应采取晒、烫、煮、蒸等预防措施；污染的理发工具应采取刷、洗、泡等措施，对带菌者的毛发、鳞屑、痂皮等应进行焚烧。

2. 学校、理发店、浴室、旅店等公共场合应加强教育和卫生管理。

3. 对癣病传染途径做好消毒灭菌工作。对患癣动物及时处理，杜绝传染源。

4. 注意个人卫生，不与他人共用毛巾、脸盆等。同住者或家人应同时治疗。

5. 忌辛辣刺激性食物，如辣椒、大蒜、姜等；忌过食肥甘；多吃清热利湿食物，如薏苡仁、山药、白扁豆、豆蔻、绿豆、芹菜、金针菜、香椿、冬瓜、黄瓜、苦瓜、西瓜、鲫鱼、黑鱼等。

6. 忌烟及兴奋性饮料如酒、浓茶。

7. 锻炼身体，增强体质及免疫力。

8. 理发员应做好理发工具的隔离消毒工作，尽量在理发时不损伤头皮。

9. 应经常检查儿童头部，发现新患者立即治疗，以防传播蔓延。

手足癣

手癣和足癣是由致病性皮肤浅部真菌感染手部和足部引起的皮肤病。手癣和足癣常可彼此传染，相继发病，也可仅侵犯一处。发于手部的称手癣，发于足部的称足癣，其中以足癣更为常见，是真菌病中发病率最高的一种。以手部、足部皮肤起丘疹、丘疱疹、水疱、脱皮、皲裂、自觉瘙痒，反复发作为特征。常因搔抓引起感染，或用药不当易发生湿疹样变或过敏性癣菌疹。根据临床特点，可分为水疱型、鳞屑角化型和浸渍型。

本病中医学相当于国家标准的"鹅掌风"、"脚湿气"。中医学认为，本病多因久居潮湿之处或冒雨涉水，肌肤失于疏泄，毒邪挟湿冷之气浸入肌肤；或由于脾胃湿热流于下焦，邪毒乘虚而入所致。湿热蕴积肌肤则发水疱，湿水、虫邪行于内则痒，湿邪为患，缠绵难愈。日久则脉络瘀阻，气血不能荣于肌肤，而致皮肤枯槁。

【必备名方】

1. 清脾除湿饮加减：冬瓜皮 10 克，车前子 10 克，苦参 10 克，萆薢 10 克，防己 10 克，茯苓 10 克，泽泻 10 克，苍术 10 克，黄芩 10 克，黄连 6 克，生甘草 6 克，薏苡仁 12 克，六一散 12 克。水煎服。热盛者，加栀子 9 克，黄柏 9 克。

2. 祛风地黄汤加减：生地黄 18 克，熟地黄 18 克，白蒺藜 12 克，枸杞子 12 克，菟丝子 12 克，川牛膝 10 克，知母 10 克，黄柏 10 克，独活 10 克，地肤子 15 克。水煎服。风热偏盛而身热、口渴者，加金银花 10 克，连翘 10 克；湿热偏盛、舌苔黄厚而腻者，加车前子 10 克，土茯苓 10 克。

3. 养血润肤饮加减：丹参 10 克，地肤子 10 克，白鲜皮 10 克，当归 15 克，白芍 10 克，酸枣仁 10 克，皂角刺 10 克，桃仁 10 克，防风 10 克，熟地黄 12 克，何首乌 12 克，天花粉 12 克，甘草 6 克。水煎服。兼见血热者，加生地黄 15 克，紫草 10 克。

4. 四皮汤：苦楝皮 60 克，白鲜皮 60 克，石榴皮 50 克，土荆皮 60 克，苦参 60 克，黄精 30 克，雄黄 30 克，黄柏 50 克，广藿香

30克。水煎去渣后加醋 500 毫升，每日洗净脚后，加药液浸泡 30 分钟，每日 1～2 次。本方适用于脱屑型或角化型手足癣。

5. 紫地榆方：取 100 克干紫地榆切碎，置于蒸馏水 700 毫升中浸泡 30 分钟，过滤出煎液，再加蒸馏水 300 毫升入煎过之药渣中，重煎 30 分钟后过滤，将两滤液混合加热，浓缩至 100 毫升，作为浓度为 100% 的原液，使用时稀释成 20% 的紫地榆液，一般外涂患处，早、晚各 1 次，15 日为 1 个疗程。

【名医指导】

1. 注意个人卫生，忌公用拖鞋、脚盆、擦布等，鞋袜、脚布要定期灭菌，保持足部清洁干燥。

2. 浴室、游泳池等公共场所应严格执行消毒管理制度。

3. 针对癣病不同传染途径做好消毒灭菌工作。对患癣动物应及时处理，杜绝传染源。

4. 忌辛辣刺激性食物；忌过食肥甘；少饮刺激性饮料，如浓茶、咖啡、酒类等。

5. 减少化学性、物理性、生物性物质对手足皮肤的不良刺激；手足易出汗者应尽量保持其干燥；避免手足外伤。

6. 足癣瘙痒者忌用热水烫脚，避免因为毛细血管的扩张，导致继发性细菌感染。

7. 晚上洗脚或洗澡后，要擦干趾缝间的水分，保持各趾间干燥，防止表皮真菌的再感染。

8. 锻炼身体，增强体质及免疫力。

体癣和股癣

体癣和股癣是指发生于除头皮、毛发、掌趾、指（趾）甲以外皮肤的浅部真菌病。多发于夏季及炎热潮湿地区，冬季可减轻或消退。体癣好发于皮肤暴露部位，如颜面、颈、前臂、小腿等。股癣常见于大腿内侧、尾骶部、阴囊等处。皮肤损害多为红斑、丘疹、水疱，常融合成片，且皮损中央逐渐消退，不断向周边扩展，形成圆形或不规则形的环状损害，边界清楚，边缘多处于活动期，患者自觉瘙痒难忍。

本病中医学相当于国家标准的"圆癣"。中医学认为，本病多由湿热外邪侵袭皮肤或由传染所致。体癣和股癣的辨证论治，当辨明风湿、湿热、气血不足。以风湿热蕴为主者，着重清热除湿祛风止痒；以湿热下注为主者，着重清热利湿；以气血不足为主者，着重补血养气润燥。

【必备名方】

1. 消风散加减：荆芥 10 克，防风 10 克，金银花 10 克，连翘 10 克，赤芍 10 克，白鲜皮 10 克，苦参 10 克，牡丹皮 10 克，百部 10 克。水煎服。痒甚者，加地肤子 10 克；水疱明显者，加茯苓 10 克，薏苡仁 15 克；轻度红肿者，加龙胆 6 克，大黄 6 克。

2. 除湿祛斑汤加减：黄柏 6 克，苍术 6 克，槟榔 6 克，青皮 6 克，忍冬藤 15 克，薏苡仁 15 克，赤小豆 15 克，防己 10 克，牛膝 10 克，木瓜 10 克，赤芍 10 克，甘草 6 克。水煎服。

3. 当归饮子加减：当归 20 克，白芍 10 克，川芎 10 克，白蒺藜 10 克，生黄芪 10 克，天冬 10 克，麦冬 10 克，苦参 10 克，党参 15 克，天花粉 10 克，甘草 6 克。水煎服。皮疹肥厚、瘙痒剧烈者，加全蝎 3 克，秦艽 10 克，地肤子 10 克，桃仁 10 克；皮疹抓后有渗出者，加茵陈 6 克，薏苡仁 15 克，车前子 10 克，泽泻 10 克；色素沉着明显者，加三棱 9 克，莪术 9 克，桂枝 9 克，白芷 10 克；急躁易怒、心绪烦乱者，加淡竹叶 9 克，黄连 3 克，知母 10 克，珍珠母 10 克。

4. 马钱方：马钱子 7 克，铜绿 4 克，儿茶 4 克，冰片 6 克，三仙丹 4 克，硫黄 4 克，五倍子 9 克，蛇床子 9 克，轻粉 12 克，炉甘石 12 克。将上药共研细末，加凡士林（按药末 60 克，凡士林 500 克比例）搅拌均匀，制膏备用。根据皮损范围大小，用手指涂抹本膏适量，在皮损部位摩擦至有烧灼感为度，每日擦 3～4 次，7 日为 1 个疗程。

5. 巴豆蜂蜡膏：当归、巴豆仁、蜂蜡、轻粉、香油。先把香油置锅内，将当归片和巴豆仁放入其中，渐加温至沸，待上二味药煎炸成炭，过滤，趁热在滤液中先放入蜂蜡溶解，再将轻粉加入，充分搅匀，冷后装瓶备用。将患处用清水洗净，取药膏适量，均匀涂于局部，然后用艾条熏，使皮肤感觉发热，每日1～3次，每涂擦3～4日后清洗癣面，再继续涂擦。

【名医指导】

1. 对患者患有的手足癣、甲癣和头癣等应积极治疗；尽量避免与其他患者、有癣的动物密切接触。

2. 注意个人卫生，不与他人公用卫生洁具，切断传播途径。

3. 积极治疗全身性疾病，提高自身免疫力。

4. 坚持正确用药，忌用皮质类固醇软膏；必要时配合内服药物治疗，治疗期间定期检测肝功能。

5. 积极参加体育锻炼，提高机体抵抗力。

7. 股癣者应穿宽松衣物，洗澡后充分擦干；肥胖者应减肥。烫洗被污染的衣物和床单。

荨麻疹

荨麻疹是一种较常见的皮肤、黏膜过敏性疾病，是由于皮肤、黏膜小血管扩张及渗透性增加而出现的一种局限性水肿反应。15%～20%的人一生中至少发生一次。临床多表现为皮肤上突然出现风团，大小形态不一，呈鲜红、苍白或正常肤色，少数患者仅有水肿性红斑。可因搔抓刺激，风团逐渐蔓延，并互相融合成片，有时风团表面可出现水疱，自觉灼热，剧烈瘙痒，消退迅速，不留痕迹，皮肤划痕试验阳性。本病病因复杂，可由内源性或外源性的病因引起，发病机制主要有变态反应和非变态反应两种。

本病中医学属于"隐疹"范畴，俗称"风疹块"。中医学认为本病由禀赋不足，卫外不固，风邪乘虚侵袭所致；或表虚不固，风寒、风热之邪外袭，客于肌表，致使营卫失和而发；或饮食失节，过食辛辣肥厚，或肠道寄生虫，使肠胃积热，复感风邪，内不得疏泄，外不得透达，郁于肌肤而发。

【必备名方】

1. 胡麻消风饮加减：亚麻子12克，何首乌10克，防风10克，白蒺藜9克，威灵仙9克，牛蒡子9克，石菖蒲10克，苦参3克，浮萍6克，甘草6克。水煎服。偏于风热者，加生地黄10克，金银花10克；偏于风寒者，加麻黄9克，桂枝9克，生姜3片，大枣5枚；兼有肠胃湿热者，加大黄6克，栀子9克，厚朴9克，枳壳10克；年老体弱及慢性病者，去牛蒡子、苦参，加当归10克，川芎10克，白芍10克，熟地黄10克，黄芪15克；瘙痒难忍者，加乌梅6克，使君子9克。

2. 温卫散寒汤加减：麻黄5克，炮姜5克，白芥子10克，红花6克，熟地黄12克，桂枝12克，鹿角霜12克，荆芥12克，防风10克，黄芪15克，炙甘草6克。水煎服。腰酸冷痛、形寒肢冷者，加制附子6克，狗脊10克；四肢末节青紫者，加桑枝9克，丹参10克；瘙痒较重者，加乌梢蛇10克，全蝎3克。

3. 龟地乌别汤加减：当归10克，生地黄15克，生何首乌15克，乌梢蛇15克，木鳖子5克，甘草10克。水煎服。湿毒偏重者，加苦参6克，黄柏10克，土茯苓10克，薏苡仁15克，白芷10克；热毒偏重者，加野菊花15克，蒲公英15克，金银花15克，连翘15克，紫草10克；皮肤疼痛剧烈者，加全蝎3克，蜈蚣2条，乳香10克，没药10克；瘀滞明显者，加红花6克，桃仁10克，赤芍10克，川芎10克；皮肤溃烂久不敛者，加党参10克，黄芪15克。

4. 健脾除湿汤加减：苦参15克，白术9克，茯苓15克，当归9克，赤芍12克，川芎9克，生地黄15克，栀子12克，黄芩9克，地肤子12克，白鲜皮15克，大黄6克，木通6克。水煎服。肝经郁热、湿热较重者，加龙胆6克；血虚生风者，加玄参10克，麦冬10克；气滞血瘀者，加川楝子9克，延胡索10克。

5. 风草卿藤散：防风25克，苍耳子25克，钩藤20克，徐长卿25克。将上药按比例共碾成细粉末。用时取麝香壮骨膏2张，将药末适量置于膏药中央，敷贴于膈俞穴上，4日换药1次，10日为1个疗程。

【名医指导】

1. 预防措施：

（1）少接触含有香料的肥皂、橡胶、染发剂等致敏物品。

（2）忌酒，包括葡萄酒、啤酒；戒烟。

（3）保持居室清洁，家中少养猫、狗等宠物。

2. 避免强烈抓搔患部；不滥用刺激强的外用药物；不要热敷。

3. 避免吃含有人工添加物如防腐剂、调味品、色素添加剂的食品；忌食辛辣鱼腥发物；忌食油炸肥腻食物，如各种油炸、煎烤、熏腌肉制品、动物内脏、奶油蛋糕、巧克力等；宜清淡饮食，多吃富含维他命的新鲜蔬果或是服用维生素 C 与 B 族维生素；多吃碱性食物，如葡萄、绿茶、海带、西红柿、芝麻、黄瓜、胡萝卜等。

4. 不熬夜，多休息，勿疲累。

5. 适度运动，提高免疫力。

6. 保持情绪的平稳，忌烦躁、焦虑、紧张；积极治疗内分泌失调引起的疾病。

7. 发病后应积极寻找诱因，避免再次接触而发病。

接触性皮炎

接触性皮炎是由于皮肤、黏膜接触刺激物或致敏物后，在接触部位所发生的急性或慢性皮炎。本病为多发病，常见病。可引起接触性皮炎的物质有很多，主要可分为动物性、植物性和化学性 3 类，其中化学性物质是引起接触性皮炎的最主要原因。皮炎表现一般无特异性，由于接触的性质、浓度、接触方法、方式及个体反应不同，发生的皮炎形态、范围及严重程度也不相同，轻症局部出现红斑、淡红或鲜红色、稍有水肿，或有针尖大小丘疹密集，重症时红斑肿胀明显，在此基础上有多数丘疹、水疱、糜烂、渗液和结痂。自觉症状大多有瘙痒和烧灼感或胀痛感，少数严重病例可有全身反应，如发热、畏寒、恶心及头痛等。皮损常发于身体暴露部位，如两手臂及面部等，有时因搔抓等将接触带到其他部位。

本病中医学没有明确的命名，而是根据接触物质的不同及其引起的症状特点而有不同的名称，如因漆刺激引起的称"漆疮"，因贴膏药引起的称"膏药风"，接触马桶引起的称"马桶癣"。本病多因禀赋不足，肌肤腠理不密，接触某种物质后，湿热毒邪蕴积肌肤，与气血搏结而成。

【必备名方】

1. 乌蛇皮炎汤加减：乌梢蛇 10 克，蒺藜 10 克，蝉蜕 10 克，连翘 10 克，生地黄 20 克，地肤子 10 克，蛇床子 10 克，甘草 6 克。水煎服。局部红肿明显者，加牡丹皮 10 克，赤芍 10 克，紫草 10 克；瘙痒明显者，加防风 10 克，荆芥 10 克，羌活 10 克；兼有水疱或渗出较多者，加泽泻 10 克，土茯苓 15 克，薏苡仁 15 克；热毒甚者，加蒲公英 15 克，黄芩 6 克，白花蛇舌草 10 克；因长期接触而反复发作、皮损肥厚干燥、成苔藓样变者，加当归 10 克，亚麻子 10 克，玄参 10 克，以养阴润燥。

2. 大青叶汤加减：大青叶 15 克，紫花地丁 12 克，金银花 12 克，苦参 15 克，蛇床子 15 克，地肤子 15 克。水煎服。有水肿性红斑、丘疹、水疱者，加黄柏 9 克，苍术 10 克；水肿性红斑、水疱，伴有渗出、糜烂者，加白矾适量。

3. 当归饮子加减：当归 12 克，川芎 10 克，白芍 10 克，生地黄 12 克，防风 10 克，白蒺藜 10 克，荆芥 10 克，制何首乌 12 克，黄芪 15 克，赤芍 15 克，鸡血藤 15 克，甘草 6 克。水煎服。局部皮肤红肿热痛、轻度糜烂渗出者，去荆芥、制何首乌、黄芪，加生石膏 10 克，苦参 6 克，牡丹皮 10 克，以清热凉血祛湿。

4. 参柏收湿汤加减：苦参 90 克，黄柏 45 克，地榆 45 克，五倍子 35 克，白鲜皮 30 克，白矾 10 克。上药加水 3000 毫升后，煎取汁 1000 毫升，后加入白醋 10 毫升，反复浸洗皮损处，每日 3～4 次，至渗出停止，患处干燥结痂为止。本方适用于接触性皮炎以湿热为主者。

5. 马齿苋洗剂：马齿苋 60 克，大青叶 15 克，蒲公英 15 克。上药共为细末。取细末 10～15 克，加入蒸馏水 100 毫升、苯酚 1 毫升，摇匀，以棉签蘸搽患处，每日多次。

《名医推荐家庭必备名方（珍藏本）》

【名医指导】

1. 去除病因，积极寻找变应原，远离过敏原。

2. 禁止使用碱性肥皂及刺激性较强的碱性溶剂，宜使用中性对皮肤刺激小的肥皂。

3. 禁止用热水烫洗；忌在热水内长期浸泡或用力搓擦，可以选择淋浴洗澡。

4. 禁用刺激性强的止痒药物，避免抓挠患处。

5. 禁食刺激性的食物，如辣椒、葱、蒜等；忌食易引起过敏的食物，如海鲜等；忌食油炸食物；宜饮食清淡，多吃新鲜蔬菜或水果。戒烟，少饮酒和咖啡。

6. 精神愉快，生活规律，不要过度劳累。

7. 适当锻炼，如爬山、散步、跳舞等，提高机体的免疫力；亦可选择适当的保健品。

8. 宜选择正规医院在专科医师的指导下治疗。

药物性皮炎

药物性皮炎又称药疹，是指药物通过口服、注射或皮肤黏膜直接用药等途径，进入人体内所引起的皮肤或黏膜的急性炎症反应。其特点是发病前有用药史，并有一定的潜伏期，第1次发病多在用药后4～20日内，重复用药常在24小时内发生，短者甚至在用药后瞬间或数分钟内发生。皮损形态多样，可泛发或仅限于局部，一个人对一种药物过敏，在不同时期可发生相同或不同类型的皮疹。

本病中医学相当于国家标准的"中药毒"。中医学认为，本病病机为机体禀赋不足，感受外邪而发病。

【必备名方】

1. 加味消风散加减：当归15克，生地黄15克，防风12克，蝉蜕10克，知母15克，苦参20克，黑芝麻10克，荆芥12克，苍术15克，牛蒡子15克，石膏30克，木通6克，乌梢蛇15克，全蝎5克，秦艽12克，徐长卿12克，甘草6克。水煎服。兼有胸闷纳呆者，加陈皮10克，苍术10克；兼有夜寐不安者，加远志10克，酸枣仁9克，首乌

藤9克。

2. 加味扁鹊三豆饮加减：绿豆30克，黑豆30克，赤小豆30克，荆芥9克，苦参9克，赤芍12克，连翘12克，金银花15克，甘草6克。水煎服。皮损明显潮红者，加丹参10克，大黄6克；痒甚者，加蝉蜕6克，威灵仙10克；渗出液多、糜烂严重者，加薏苡仁15克，黄柏9克，苍术10克；兼有发热口干、便秘者，加生地黄10克，栀子9克，大黄6克，天花粉9克。

3. 犀角地黄汤合黄连解毒汤加减：生地黄12克，赤芍10克，牡丹皮10克，紫草10克，生槐花10克，金银花15克，蒲公英15克，土茯苓12克，黄柏10克，车前草10克，生甘草6克。水煎服。水疱多、渗液明显者，加萆薢10克，薏苡仁15克；大便干结者，加生大黄6克；口干明显者，加天花粉9克，芦根10克；小便黄赤者，加淡竹叶9克。

4. 消斑润肤饮加减：生地黄15克，牡丹皮15克，茜草20克，连翘10克，菊花10克，桑白皮20克，赤芍15克，防风15克，荆芥15克，蝉蜕15克，牛蒡子15克，南沙参10克，麦冬10克，生地黄20克，玄参20克，牡丹皮15克，连翘15克，苦杏仁15克，桑叶15克，菊花15克，蝉蜕6克，甘草6克。水煎服。瘀斑重者，重用牡丹皮、赤芍，加紫草10克，槐花10克；灼痛重者，重用生地黄，加水牛角15克，黄芩9克；丘疹重者，重用连翘、牛蒡子，加夏枯草10克；痒重者，重用防风、荆芥、菊花、蝉蜕；伴浮肿者，加木通6克，淡竹叶9克，防己10克。

5. 活血化瘀中药流浸膏：按川芎、当归、乳香、没药、毛冬青各2份，水蛭1份的比例称取上药，经水浴煎制成流浸膏后，置冰箱内备用。将中药流浸膏直接涂抹在出现炎症部位的皮肤表面上。

【名医指导】

1. 在治疗疾病时，医师应积极询问药物过敏史或容易引起药疹的药物，避免应用该类药物。

2. 在医师指导下，将过敏药物记录下来，避免再用类似药物。

3. 轻症药物性皮炎一般治疗即可，重症

药疹一定要及时专科救治，否则会危及生命。

4.注射青霉素、破伤风抗毒素、普鲁卡因前应做皮试，并准备好急救的药物及措施。

5.注意药疹的前驱症状，如发热、瘙痒、轻度红斑、胸闷、气喘、全身不适等症状，及早发现，及时停药，避免严重反应的发生。

湿　疹

湿疹是一种常见的过敏性炎症性皮肤病，任何年龄男女均可发病，小儿尤为多见。湿疹的病因很复杂，由内在因素与外在因素相互作用而诱发本病。湿疹皮损多样，形态各异，病因复杂，表现不一，可发生于任何部位，甚则泛发全身，但大多发生于人体的屈侧、折缝，如耳后、肘弯、腘窝、乳房下、阴囊、肛门周围等处。根据病程和皮损特点，一般分为急性、亚急性和慢性，在急性阶段以丘疱疹为主，在慢性阶段以表皮肥厚和苔藓样变为主。患者自觉瘙痒，或轻或重，呈阵发性，夜间或精神紧张、饮酒、食辛辣发物时瘙痒加剧，重者影响睡眠。发于关节处者因皮肤失去正常弹性加上活动较多，可产生皲裂而致皮损部有疼痛感。

本病中医学相当于国家标准的"湿疮"、"浸淫疮"、"血风疮"等范畴。因其发病部位不同，又有不同的名称，发于小腿部的称"下注疮"、"湿毒疮"、"湿臁疮"；发于手部的皲裂性湿疹称"掌心风"；发于耳部的称"旋耳疮"；发于乳头的称"乳头风"；发于脐部称"脐疮"；发于阴囊部称"肾囊风"。中医学认为本病总由禀赋不足，风、湿、热邪客于肌肤而成。

【必备名方】

1.参黄汤加减：苦参10克，黄芩10克，白鲜皮15克，甘草6克。水煎服。发于头部及上肢者，加荆芥10克，川芎10克；发于下肢者，加防己、苍术；兼发热感染者，加金银花、蒲公英、大青叶；兼口渴者，加天花粉；兼面赤者，加牡丹皮、白茅根；渗出物多者，加薏苡仁、滑石、车前子；瘙痒甚者，加蝉蜕；兼局部发红灼热者，加龙胆、

白薇；兼便秘者，加大黄；兼脱屑裂纹者，加当归、何首乌。

2.消湿汤加减：生地黄15克，玄参12克，当归15克，丹参12克，茯苓12克，泽泻10克，黄柏10克，苦参10克，土茯苓10克，白鲜皮12克，蛇床子10克，甘草6克。水煎服。热盛者，苦参加至20克；兼有血热者，加紫草10克。

3.养血止痒润肤方加减：地肤子15克，苍耳子12克，苍术皮12克，桑白皮15克，茯苓皮12克，生姜皮10克，白鲜皮20克，当归10克，川芎15克，赤芍12克，生地黄20克，苦参20克，蝉蜕12克，皂角刺12克，防风10克，羌活10克，牡丹皮12克，甘草10克。水煎服。

4.苦参蛇床汤加减：苦参30克，蛇床子30克，地肤子30克，白芷20克，金银花20克，黄柏20克，防风20克，干姜20克，甘草20克，野菊花15克，大黄10克。上药加水3000毫升，煮沸20分钟后，过滤，加凉水至水温30摄氏度左右，给病儿洗浴，每次30～50分钟，每日或隔日1次。治疗中应防止水温过热，以及药液灌入耳内。本方主治婴幼儿湿疹。

5.消风导赤散：生地黄15克，赤茯苓15克，牛蒡子10克，白鲜皮10克，金银花10克，薄荷10克，木通10克，黄连30克，甘草30克，荆芥6克，肉桂6克。上药混合粉碎，过80目筛后，装瓶备用。用时取药末2～4克填脐（脐部先用生理盐水棉球擦净），外用纱布，绷带固定，2日换药1次。患处用黄连粉适量干撒，待皮损渗液减少后，加香油调适量黄连粉外涂，每日换药1次。本方主治婴儿湿疹。

【名医指导】

1.治疗该病时，应在专业医师的指导下用药，切勿乱用药物。

2.过敏性体质或有过敏性家族史者，要避免各种外界刺激，如热水烫洗、搔抓、日晒等；避免可能敏感的物质，如皮毛制剂等；少接触化学成分用品，如肥皂、洗衣粉、洗涤剂等。

3.生活规律，注意劳逸结合。保持大便

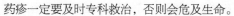

名医推荐家庭必备名方（珍藏本）

通畅，睡眠充足，冬季注意皮肤清洁及润泽。

4. 衣着宜宽松，以减少摩擦刺激，勿使化纤及毛织品直接接触皮肤。

5. 患者应该与医师合作，建立治愈信心，尽可能避免各种可疑致病因素。生活上注意避免精神紧张，过度劳累。

6. 避免可能致敏和刺激性的食物，如辣椒、鱼、虾、蟹或浓茶、咖啡、酒类等。

7. 加强锻炼，提高机体免疫力。

神经性皮炎

神经性皮炎又称慢性单纯性苔藓，是一种常见的神经功能障碍性皮肤病，以阵发性剧痒和苔藓样变为特征。本病病因尚未明了，发病多与神经系统功能障碍、大脑皮质兴奋和抑制平衡失调有关，消化系统疾病、内分泌障碍、生活环境变化、衣领摩擦和其他局部刺激均可诱发本病。临床分为局限性和泛发性两种。局限性好发于小腿、腕、踝、颈后侧、肘部、腰骶、眼睑、外耳、会阴等部位。初发为有聚集倾向的扁平丘疹，干燥而结实，皮色正常或淡褐色，表面光亮，反复摩擦、搔抓后，丘疹融合成斑块，逐渐扩大，皮肤增厚，干燥，发展成为苔藓样变。泛发性皮损形态与局限性相似，不同的是分布广泛，呈对称性，以成人及老年人多见，自觉阵发性剧痒，夜间尤甚，严重影响睡眠和工作。

本病中医学属于国家标准的"牛皮癣"范畴。中医学认为，本病的病因病机为风湿热邪阻滞肌肤，或颈项衣着硬领摩擦刺激所引起；或因久病耗伤阴液，营血不足，血虚生风生燥，皮肤失于濡养而成；或因情志不遂，郁闷不舒，致暗耗阴血，血虚肝旺，反复发作。

【必备名方】

1. 九味止痒汤加减：白蒺藜 15 克，白芍 20 克，乌梢蛇 6 克，当归 10 克，羌活 10 克，茯苓 10 克，蝉蜕 10 克，柴胡 10 克，合欢皮 15 克，甘草 6 克。水煎服。挟湿邪者，去茯苓，加土茯苓 15 克，茵陈 9 克，赤小豆 10 克，黄柏 9 克；热甚者，加大黄 6 克，栀子 9 克，黄芩 9 克；兼有血瘀者，加红花 6 克，丹参 10 克，桃仁 10 克。

2. 全虫方加减：全蝎 6 克，皂角刺 12 克，蒺藜 15 克，炒槐花 15 克，威灵仙 12 克，苦参 9 克，白鲜皮 15 克，黄柏 15 克，甘草 6 克。水煎服。瘙痒剧烈、皮损肥厚、色素沉着明显或伴大便干燥者，加大黄 6 克；兼有心烦失眠者，加莲子心 10 克；皮损泛发于全身者，加土荆皮 10 克，海桐皮 10 克。

3. 二仙汤加减：仙茅 9 克，淫羊藿 9 克，巴戟天 9 克，当归 12 克，黄柏 12 克，知母 12 克，全蝎 6 克，白鲜皮 12 克，皂角刺 12 克，防风 10 克，熟地黄 20 克，甘草 9 克。水煎服。瘙痒甚者，加乌梢蛇 10 克，白蒺藜 10 克，秦艽 10 克；皮损浸润明显者，加生大黄 6 克，土茯苓 15 克，浙贝母 10 克，鸡血藤 25 克；不寐较重者，加龙骨 15 克，牡蛎 15 克，首乌藤 15 克，酸枣仁 10 克。

4. 消风化瘀汤加减：荆芥 10 克，防风 10 克，三棱 10 克，莪术 10 克，蝉蜕 5 克，蜂房 3 克，生地黄 15 克，紫河车 15 克，紫草 20 克，甘草 6 克。水煎服。并用药渣煎汤洗浴或将药渣倒入纱布袋内局部热敷，每日 1 次，每次 10～15 分钟，妇女经期及孕妇不用。皮肤苔藓化严重者，加桃仁 10 克，王不留行 9 克；痒甚者，加乌梢蛇 10 克；干燥脱屑较多者，加当归 10 克；糜烂渗出者，加地肤子 10 克；夜寐不安者，加首乌藤 15 克；急躁易怒者，加五味子 6 克，白芍 10 克。

5. 皮癣膏：黄柏 25 克，白芷 25 克，轻粉 25 克，煅石膏 30 克，蛤壳粉 30 克，五倍子 30 克，硫黄 15 克，雄黄 15 克，铜绿 15 克，白矾 6 克，胆矾 6 克，凡士林 5000 克。将黄柏、白芷、轻粉、煅石膏、蛤壳粉、五倍子、硫黄、雄黄、铜绿、白矾、胆矾共研极细粉末，互调匀成膏，外涂患处，每日 1～2 次。

【名医指导】

1. 保持乐观的心态，防止感情过敏，特别是注意避免情绪紧张、焦虑、激动；生活要有规律，注意劳逸结合。

2. 避免用力搔抓、摩擦及热水烫洗。

3. 清洁局部皮肤，勤洗手、剪指甲。

4. 饮食清淡，多吃水果蔬菜，不宜食用鱼、虾、浓茶、咖啡、酒类、麻辣食物等。

5. 内衣应宽松，勿穿丝毛及化纤内衣。不宜穿过硬的内衣以免刺激皮肤。

6. 加强锻炼，提高机体免疫力。

7. 保持大便通畅，积极治疗胃肠道病变。

皮肤瘙痒症

皮肤瘙痒症是一种无原发性皮肤损害，而以瘙痒为主要症状的皮肤病。常表现为皮肤阵发性剧烈瘙痒，搔抓后常出现抓痕、血痂、色素沉着、苔藓样变以及皮损肥厚等。本病发病时无原发性皮损，仅有瘙痒等症状，根据临床表现易于诊断。临床上常将本病分为全身性和局限性两种。全身性瘙痒症以全身各处阵发性瘙痒为主要表现，剧烈搔抓后出现抓痕、血痂、湿疹样变、苔藓样变以及色素沉着等继发皮损。局限性瘙痒症则好发于肛周、阴囊、女阴、小腿等部位，病程较长，易转变为慢性，瘙痒剧烈，局部皮肤肥厚粗糙，色素沉着，继发皮炎。老年人因皮肤腺体功能减退所致全身性瘙痒称老年瘙痒症；发病与季节有明显关系者均称季节性瘙痒症。

本病中医学相当于国家标准的"痒风"范畴。中医学认为，本病的病机为先天不足，禀赋不耐；或外感风毒湿热之邪；或饮食不洁，过食辛辣厚腻、鱼腥发物，损伤脾胃，湿热内生，熏蒸肌肤；或因情志不舒，五志化火，热而生风，淫于肌肤；或因年老体虚，阴血不足，生风化燥，肌肤失养而致。

【必备名方】

1. 除湿丸加减：威灵仙 10 克，猪苓 10 克，栀子 10 克，黄芩 10 克，黄连 10 克，连翘 10 克，当归尾 10 克，泽泻 10 克，紫草 12 克，茜草 12 克，茯苓皮 12 克，白鲜皮 15 克，牡丹皮 10 克，生地黄 15 克。水煎服。湿盛水肿者，加车前草 10 克，防己 10 克，薏苡仁 15 克，黄柏 9 克，以健脾利湿消肿。

2. 紫银汤加减：紫草 15 克，金银花 15 克，土茯苓 15 克，赤小豆 15 克，连翘 12 克，

防风 9 克，紫苏叶 9 克，白芷 9 克，白蒺藜 9 克，白鲜皮 9 克，赤芍 9 克，荆芥 7 克，蝉蜕 5 克，甘草 3 克。水煎服。刺痒不适者，加苦参 9 克，钩藤 15 克；口干多饮、伴夜尿多者，加玄参 10 克，石斛 10 克，金樱子 10 克。

3. 活血散瘀汤加减：当归 15 克，赤芍 12 克，丹参 15 克，延胡索 10 克，黄芪 15 克，生地黄 12 克，乳香 6 克，没药 6 克，川芎 10 克，白鲜皮 15 克，地肤子 15 克，白术 10 克，甘草 6 克。水煎服。

4. 首乌归地汤加减：制何首乌 15 克，当归 12 克，生地黄 12 克，盐黄柏 6 克，女贞子 12 克，菟丝子 15 克，沙苑子 15 克，五味子 6 克，山药 12 克，茯苓 15 克，蝉蜕 15 克，僵蚕 15 克，龙骨 15 克，牡蛎 15 克，炙甘草 6 克。水煎服。便秘者，加苦杏仁 10 克，火麻仁 10 克；头昏目涩者，加桑叶 10 克，菊花 10 克，枸杞子 10 克；口干多饮者，加玄参 10 克；失眠者，加合欢皮 10 克，百合 10 克。

5. 苍艾止痒洗剂：苍耳子 50 克，艾叶 50 克，蜂房 30 克，白鲜皮 30 克，苦参 30 克，地肤子 30 克，土荆皮 30 克，花椒 20 克，白矾 20 克。将上药放入沙锅加水 3000 毫升，煎熬 30 分钟，弃渣取汤备用，趁热先熏后浴，每次 20 分钟，每日早、晚各 1 次，7 日为 1 个疗程。

【名医指导】

1. 生活规律，早睡早起，适当锻炼。及时增减衣服，避免冷热刺激。

2. 全身性瘙痒患者应注意减少洗澡次数，洗澡时不要过度搓洗皮肤，不用碱性肥皂。

3. 内衣以棉织品为宜，应宽松舒适，避免摩擦。

4. 精神放松，避免恼怒忧虑，树立信心。积极寻找病因，去除诱发因素。

5. 戒烟、酒及浓茶、咖啡和一切辛辣刺激食物，如辣椒、胡椒等，饮食中适度补充脂肪。

6. 不宜用手搔抓，选择适当的皮肤护肤品。

7. 必要时到医院就诊，遵医嘱使用药物

《名医推荐家庭必备名方（珍藏本）》

治疗。

8. 积极治疗全身性疾病，如糖尿病、肝病、肾病等。

9. 改变不良的生活环境。

玫瑰糠疹

玫瑰糠疹是一种较为常见的炎症性自限性皮肤病，多发于春、秋季节，发病年龄大多在10～40岁，女性略多于男性，无明显种族差异。本病具有自限性，极少复发，少数迁延至半年以上甚至数年之久。玫瑰糠疹的发病原因不明，有人认为与病毒、细菌或寄生虫的感染有关。皮损特征为淡红色或黄红色、淡黄褐色斑片，呈圆形或椭圆形，上覆糠状鳞屑，其分布长轴与皮纹方向一致，皮损的分布以躯干部和四肢近端为主，呈对称性，可伴有不同程度的瘙痒。

本病中医学相当于国家标准的"风热疮"，属于"风癣"、"血疳疮"、"母子疮"等范畴。中医学认为，本病的病因病机为外感风热之邪，客于肌肤，致使腠理闭塞，营血失和，或因风热之邪，郁于肌肤，日久化燥，肌肤失养而发病。

【必备名方】

1. 九味祛风饮加减：生地黄30克，金银花15克，荆芥10克，防风10克，炒牛蒡子10克，升麻5克，白茅根30克，牡丹皮12克，甘草9克。水煎服。皮疹至下腹及大腿内侧者，加炒杜仲15克，桑寄生15克；皮疹至腋窝及胁肋区者，加柴胡9克，青蒿10克；瘙痒感重者，加钩藤10克，苦参9克。

2. 凉血疏风饮加减：生地黄12克，当归12克，赤芍12克，紫草10克，荆芥10克，蝉蜕6克，防风10克，桃仁10克，红花10克，大青叶15克，苦参10克，甘草6克。水煎服。风热甚、有恶寒发热及明确的感染病史者，加连翘10克；痒甚者，加白鲜皮10克，白蒺藜10克；病程迁延者，加丹参10克，鸡血藤20克。

3. 四物消风饮加减：生地黄20克，当归15克，赤芍15克，川芎10克，防风10克，荆芥10克，地肤子10克，白鲜皮10克，紫草10克，土茯苓20克，苦参20克，薄荷10克，蝉蜕10克，栀子10克。水煎服。胃肠积热者，加生大黄6克，枳壳10克，厚朴10克；伴有发热者，加金银花15克，连翘10克，大青叶10克；湿浊较重者，加苍术10克，黄柏9克。

4. 凉血散风汤加减：茜草15克，紫草15克，生地黄15克，生槐花10克，墨旱莲10克，大青叶15克，牡丹皮10克，玄参10克，赤芍10克，防风10克，蝉蜕6克，荆芥10克，蜂房10克，生甘草6克。水煎服。瘙痒甚者，加全蝎3克，乌梢蛇10克；鳞屑较多者，加何首乌15克，黑芝麻10克，枸杞子15克，女贞子10克；疹色呈淡紫色者，加红花6克，当归10克；发热、头痛、咽喉干痛者，加生石膏10克，知母10克。

5. 苦参酒：苦参310克，百部90克，野菊花90克，白鲜皮90克，樟脑125克。先将前四味药装入大口瓶内，加入75%的乙醇5000毫升，浸泡7日后去渣，再加入樟脑溶化后备用，取适量外涂患处，每日1～2次。

【名医指导】

1. 本病春秋季节好发，多见于青壮年，一般4～8周可自行痊愈，故不宜过分担心、焦虑。但也不能太大意，避免迁延日久，遗留色素沉着。

2. 小儿应减少出入公共场所，增加抵抗力，避免受到感染。

3. 高热时，注意幼儿精神状况，并服用医师开的退热药。

4. 多喝开水、多休息。保持良好心态，积极锻炼。

5. 急性期忌用热水洗烫和肥皂搓洗。禁用强烈刺激的外用药物。可外用炉甘石洗剂。

银 屑 病

银屑病又称牛皮癣，是一种常见并易复发的慢性红斑鳞屑性皮肤病，在自然人群中发病率为0.1%～3%。皮损好发于头皮、四肢两侧、膝肘，常对称发生，皮疹呈针尖至扁豆大小炎性红斑，表面覆盖银白色鳞屑、薄膜现象及点状出血，基底浸润，进行期有同形反应。脓疱型可在寻常型基础上出现多数无菌性小脓疱；关节病型伴发于寻常型或脓疱型，关节炎症轻重与皮损平行；红皮病型全身皮肤弥漫潮红干燥，大量脱屑，常因用药不当引起。本病病程较长，多在冬季加重，反复发作。

本病中医学相当于国家标准的"白疕"，亦属于"干癣"、"松皮癣"、"风癣"等范畴。中医学认为其病因病机不外乎内外因，外因以风邪为主，兼与寒、湿、燥、毒等相兼致病；内因则重在血分、血燥、血热、血虚及血瘀。此外，饮食不节，肝肾亏损或冲任不调等均可使营血不和，脏腑失调而发病。

【必备名方】

1. 银虎汤加减：金银花15克，虎杖15克，丹参15克，鸡血藤15克，生地黄10克，赤芍10克，当归尾12克，槐花12克，大青叶9克，桔梗6克。水煎服。咽痛明显者，加山豆根10克，麦冬10克，玄参10克；情志不畅者，加郁金10克，柴胡9克，枳壳10克；皮疹以背为甚者，加山茱萸10克，菟丝子15克，肉苁蓉10克，知母10克；痒甚者，加白鲜皮10克，蒺藜10克，地肤子10克。

2. 愈癣汤加减：板蓝根15克，生地黄15克，丹参15克，地肤子15克，白鲜皮15克，鸡血藤15克，制何首乌15克，紫草10克，生槐花10克，当归10克，山茱萸10克，赤芍10克，荆芥10克，防风10克，白茅根15克。水煎服。热郁血分、血燥者，加牡丹皮10克，地骨皮9克，桑白皮10克；耗伤阴血、血燥者，加麦冬10克，天冬10克，石斛10克；气血凝结、血瘀者，加桃仁10克，红花6克，益母草15克；风湿热虫瘙痒者，加土茯苓15克，百部10克，枸杞子15克，蝉蜕6克，全蝎3克，蒺藜10克，乌梢蛇10克；气虚者，加黄芪15克，党参10克。

3. 消银除屑饮加减：土茯苓15克，白花蛇舌草15克，金银花15克，生地黄15克，鸡血藤15克，墨旱莲15克，黄精15克，蜂房10克，当归10克，凌霄花10克，僵蚕10克，重楼10克，乌梢蛇10克，三棱10克，丝瓜络10克，甘草6克。水煎服。皮损基底

潮红或暗红、痒甚、便秘、苔黄厚者，加牡丹皮10克，紫草10克，白鲜皮10克，大黄6克；病程较长、皮肤干燥、皮疹色淡、面色苍白者，加何首乌15克，丹参10克；皮损呈斑块状或肥厚、鳞屑附着较紧、舌质紫暗者，加红花6克，鸡血藤20克。

4. 凉血解毒汤加减：槐花10克，白茅根10克，土茯苓12克，连翘10克，板蓝根15克，北豆根10克，生地黄12克，玄参10克，赤芍12克，牡丹皮12克，栀子10克，丹参15克，红花10克，当归12克，川芎10克，苦参10克，白鲜皮15克。水煎服。血热者，加金银花15克，生地黄10克，以凉血解毒；风盛、湿盛痒剧者，加蒺藜10克，地肤子10克，以熄风除湿止痒；血瘀者，加莪术10克，鸡血藤20克，以增活血之力；大便燥结者，加肉苁蓉10克，火麻仁10克，以泻火凉血；血热风燥之鳞屑较厚者，加黄芩10克，紫草10克，茜草10克，以清热凉血；皮疹由点滴状扩大为斑块、表面鳞屑多且以上肢（或躯干上部为甚）、头皮分布多者，加荆芥10克，防风10克，薄荷10克；皮疹以下肢为多、胸脘满闷、四肢沉重、舌苔白腻、有湿浊不化证候者，加茯苓10克，薏苡仁15克，防己10克。

5. 紫色膏：紫草15克，党参15克，荆芥15克，红花15克，丹参30克，赤芍30克，当归30克，蜂蜡120克，香油320克。将香油放于锅内加温，开后离火，然后将前7种药粉加入油内，混匀再入蜂蜡使其完全溶化，待将冷却时搅匀成膏备用，外涂患处。7日为1个疗程，共治疗3个疗程。

【名医指导】

1. 根据气温变化增减衣服，避免感冒、扁桃腺炎、咽炎的发生。

2. 饮食清淡，忌酒、海鲜、辛辣之物。多食富含维生素类食品，如新鲜水果、蔬菜等。

3. 消除精神紧张因素，避免过于疲劳，注意休息。

4. 居住条件要干爽、通风，便于洗浴。

5. 患者尽量避免使用抗疟药、β受体阻滞药等物。

6. 清洗患处时，动作要轻揉，不要强行剥离皮屑，以免造成局部感染，延长病程。

7. 临床痊愈后，应再继续服用2～3个疗程药物进行巩固，使病毒清理更彻底，以免复发。

8. 本病是一种慢性复发性疾病，应做好长期治疗的心理准备。长期用药亦有副作用，应采用联合疗法、交替疗法、序贯和间歇疗法等。

白癜风

白癜风是一种后天性局限性色素脱失皮肤病。95％的病人在40岁以前发病。本病可累及所有种族，一般肤色浅的人发病率较肤色深者低。本病男女发病率大致相等，从初生婴儿到老年均可发病，但以青少年为最多。临床表现以皮肤颜色减退、变白，境界鲜明，无自觉症状为特点。全身任何部位的皮肤均可发生，但好发于颜面部、颈部、前臂和手背等暴露部位，亦可沿神经分布。一般无自觉症状，病程长短不一，可缓慢进展或长期稳定不变。

本病中医学相当于国家标准的"白驳风"，亦属于"白癜"等范畴。中医学认为，本病的病机为感受风邪，跌仆损伤；情志内伤，亡血失精等，使气血失和，瘀血阻络而成。

【必备名方】

1. 白癜风消饮加减：柴胡9克，白芍9克，川芎12克，桔梗9克，当归12克，郁金6克，桃仁6克，红花6克，荆芥9克，陈皮9克，丹参12克，何首乌12克，生地黄9克，甘草6克。水煎服。夹湿者，加茯苓15克，薏苡仁15克，车前草10克，泽泻10克；气虚者，加黄芪15克，党参10克。

2. 化白祛湿汤加减：墨旱莲10克，白芷10克，蒺藜10克，紫草10克，丹参15克，何首乌15克，苦参10克，苍术10克，党参15克，重楼10克，黑豆15克，防风6克，白附子6克，甘草6克。水煎服。

3. 白蚀方加减：补骨脂20克，党参15克，杜仲10克，牛膝10克，茯苓10克，白芍15克，白芷8克，山药15克。水煎服。兼见心情急躁、易怒、面赤、大便干结、舌边红、脉弦数等热象者，加牡丹皮10克，栀子10克，重楼10克，以清肝泻火；发于头面部者，加白芷10克，羌活10克，升麻10克，桔梗9克，藁本10克；发于胸部者，加瓜蒌皮10克，薤白9克；发于下肢者，加牛膝15克，木瓜10克，蚕沙3克；发于上肢者，加桑枝9克，姜黄10克，鸡血藤20克；泛发性病人，加桔梗10克，牛膝15克。

4. 桃仁散合柴胡疏风汤加减：柴胡9克，蝉蜕6克，枳壳9克，防风9克，荆芥9克，香附9克，白芍12克，桃仁6克，红花6克，丹参12克，蒲黄6克，甘草6克。水煎服。皮损以头面部为主者，加川芎10克，蔓荆子10克，白附子6克，浮萍6克。

5. 白癜风液：核桃皮30克，胡萝卜叶30克，75％乙醇100毫升。密封浸泡1周，过滤去渣，取滤液备用，每日外擦2～3次。第1个月配合紫外线照射，3日1次，每次2～3分钟。

【名医指导】

1. 多食富含铜的食物，如田螺、河蚌等。尽量避免服用维生素C，少吃或不吃富含维生素C的蔬菜和水果，如青椒、西红柿、柑橘、柚子等。

2. 减少污染食品的摄入，纠正偏食，制定科学的膳食食谱。

3. 常食黑木耳、海带、海参、芹菜、茄子、香椿芽、胡桃仁、甲鱼、苋菜、韭菜、发菜、黑米饭、榆树叶；忌食草莓、杨梅、酸辣食物及鸡、羊等发物；多食含有酪氨酸及矿物质的食物，如肉（牛、兔、猪瘦肉）、动物肝脏、蛋（鸡蛋、鸭蛋、鹌鹑蛋）、奶（牛奶、酸奶）、新鲜蔬菜（萝卜、茄子、海带等）、豆（黄豆、豌豆、绿豆、豆制品）、花生、黑芝麻、核桃、葡萄干、螺、蛤等贝壳类食物。

4. 以补气、健肾中药辅以免疫调节剂一同治疗，治愈率较高。

5. 积极配合治疗，加强体育锻炼。

6. 使工作、居住的地方空气清新，减少有害气体的吸入；避免房屋装修造成的污染。

7. 注意劳动保护。

8. 保持愉快的心情。

丹 毒

丹毒是一种由溶血性链球菌侵入皮肤或黏膜内的网状淋巴管所引起的一种急性感染性疾病。临床表现以局限性水肿性红斑，边界明显，好发于颜面及下肢为特征。发病前常有畏寒、发热、头痛、呕恶不适等全身症状。本病好发于小腿及面部，呈局限性，起病多急骤，发展迅速。可伴淋巴管炎及淋巴结炎，婴儿及年老体弱者可继发肾炎及败血症。

本病中医学称"丹毒"，属于"抱头火丹"、"内发丹毒"、"流火"、"腿游风"、"赤游风"等范畴。中医学认为，本病的病因病机为素体血分有热，肌肤不固，外受火热毒邪，相互搏结所致。丹毒的中医治疗总以凉血清热，解毒化瘀为原则。

【必备名方】

1. 普济消毒饮加减：牛蒡子 10 克，黄芩 15 克，黄连 6 克，玄参 12 克，连翘 10 克，板蓝根 15 克，马勃 10 克，僵蚕 10 克，升麻 6 克，柴胡 10 克，桔梗 10 克，陈皮 6 克，甘草 6 克。水煎服。大便干结者，加生大黄 6 克，芒硝 10 克，以泻热通腑；咽痛者，加生地黄 10 克，以清热养阴。

2. 四妙勇安汤加减：玄参 15 克，金银花 20 克，当归 10 克，甘草 6 克。水煎服。颜面部者，加牛蒡子 10 克，桑叶 10 克，菊花 10 克；胸胁部者，加柴胡 10 克，龙胆 6 克，郁金 10 克，黄芩 9 克；发于下肢者，加黄柏 9 克，猪苓 10 克，赤小豆 10 克，牛膝 15 克；高热者，加生石膏 10 克，知母 10 克，天花粉 10 克；血热者，加牡丹皮 10 克，赤芍 10 克，紫草 10 克；便秘者，加大黄 6 克；反复发作者，加路路通 10 克，鸡血藤 20 克，防己 10 克，冬瓜子 10 克；肿胀者，加泽泻 10 克，薏苡仁 15 克，木瓜 10 克，乳香 10 克，没药 10 克。

3. 五神汤加减：金银花 15 克，泽兰 15 克，薏苡仁 15 克，车前子（包煎）15 克，紫花地丁 12 克，茯苓 12 克，丹参 15 克，川牛膝 10 克，牡丹皮 10 克，泽泻 10 克，黄柏 10 克，生甘草 6 克。水煎服。慢性反复发作已形成大脚风者，加苍术 10 克，水蛭 3 克，升麻 10 克；瘀症明显者，加桃仁 10 克，赤芍 10 克；出现毒邪内攻者，加服紫雪丹或安宫牛黄丸。

4. 犀角地黄汤合黄连解毒汤加减：水牛角 10 克，生地黄 10 克，牡丹皮 10 克，赤芍 10 克，黄连 2 克，黄柏 5 克，黄芩 8 克，栀子 10 克，知母 8 克，甘草 5 克。水煎服。壮热烦躁、甚则神昏谵语者，加服安宫牛黄丸或紫雪丹；舌绛苔光者，加玄参 10 克，麦冬 10 克，石斛 10 克。

5. 大黄甘草外敷方：大黄 32 克，甘草 32 克，当归 32 克，川芎 32 克，白芷 32 克，青木香 32 克，独活 32 克，黄芩 32 克，白芍 32 克，升麻 32 克，沉香 32 克，芒硝 96 克。上药以水 2400 毫升，煮取 600 毫升，去渣，贴敷患处，干则换之。本方能清热解毒，适用于丹毒。

【名医指导】

1. 平时积极预防和治疗足癣，避免和纠正挖鼻的习惯，对皮肤黏膜的小伤口及时消毒处理，注意保持皮肤清洁卫生。

2. 婴幼儿皮肤柔嫩，要精心护理；糖尿病患者一旦出现小的感染灶应积极处理，防止病灶扩散发生丹毒。

3. 饮食清淡，戒烟、酒，忌辛辣、油腻、海鲜等食品。

4. 加强身体锻炼，提高机体抵抗力，减少发病。

5. 避免对皮肤用力搔抓；避免皮肤的破损或外伤；若有皮肤皲裂伤亦应积极治疗。

脂溢性皮炎

脂溢性皮炎是一种发生在皮脂溢出基础上的慢性炎症性皮肤病。多发于青壮年和婴幼儿，男性多于女性。其发病可能与免疫、遗传、激素、神经和环境因素等有关，此外精神因素、饮食习惯、嗜酒等对本病的发生、发展均有一定的影响。临床特征为皮肤鲜红

名医推荐家庭必备名方（珍藏本）

或黄色斑片，表面覆以油腻性鳞屑或痂皮，常有不同程度的瘙痒，皮损可由头部开始向下蔓延至其他部位，常自觉有不同程度的瘙痒。本病病程较长，易反复发生，易并发脂溢性脱发。

本病中医学相当于国家标准的"面游风"。中医学认为，本病多因肌热当风，郁久血燥，肌肤失养；或过食辛辣厚味及油腻食品，湿热内蕴，外受风侵，阳明胃经湿热挟风；或风邪郁久，耗血伤阴，血虚风燥，肌肤失养所致。

【必备名方】

1. 清肺汤加减：党参30克，黄连3克，黄柏10克，桑白皮15克，枇杷叶15克，金银花30克，紫花地丁30克，蒲公英30克，菊花10克，生何首乌30克，丹参15克，生山楂10克，炙甘草5克。水煎服。发病较急、皮损潮红明显，有渗出、糜烂者，加栀子9克，泽泻10克，生地黄10克。

2. 除湿胃苓汤加减：苍术15克，厚朴15克，陈皮15克，猪苓15克，泽泻15克，赤茯苓15克，白术15克，滑石10克，防风10克，栀子10克，木通5克，肉桂5克，灯心草5克，甘草5克。水煎服。伴有皮肤油腻者，加侧柏叶10克，五味子6克，山楂10克；伴有脱发者，加何首乌15克，黄精15克；渗出较多、流黄水者，加龙胆6克，苦参6克。

3. 玉女煎加味加减：熟地黄30克，生石膏30克，牛膝15克，麦冬15克，地骨皮15克，牡丹皮15克，山茱萸10克，枸杞子10克，知母10克，泽泻6克，白蒺藜18克，甘草4克。水煎服。痒甚者，加蝉蜕6克，乌梢蛇10克，徐长卿9克，防风10克；脱屑多者，加何首乌15克，当归10克，赤芍10克，白芍10克；伴有痤疮者，加野菊花15克，黄连3克，大黄6克；囊性者，加浙贝母10克，夏枯草10克；溢脂甚者，加五味子6克，五倍子10克，乌梅6克；伴有脱发者，加何首乌15克，侧柏叶10克，地榆10克；皮肤湿糜者，加生薏苡仁15克，龙胆6克，黄连3克，苦参6克。

4. 土大黄洗剂：选用土大黄根，春夏季采摘者汁水较多，故以其鲜根250克左右，加凉水洗净，捣汁以布包外擦；秋冬季采摘者较为干洁，故以其鲜根500克左右凉水洗净后，加醋或酒少许浸泡1周左右过滤渣加硫黄少许外擦。外擦每日次数不等，每次5分钟左右。

5. 益母草洗剂：益母草100克，加水煎煮半小时后，取汁400毫升，取200毫升口服，另外200毫升中加入1小匙醋，用消毒纱布蘸湿后，温敷患部，如为头皮部皮炎，应洗净头发后，用上述药剂均匀淋于头皮部，加手轻轻按摩，保留10～20分钟后，再用水洗净，每日3次，每次10～20分钟。

【名医指导】

1. 保持生活规律和充足睡眠。

2. 勤洗头，一般3日1次，宜用硫黄软皂，禁烫洗和搔抓。

3. 调节胃肠功能，保持大便通畅，可适量番泻叶泡水代茶饮。

4. 急性期要避免风吹日晒，不要用强刺激性药物。

5. 宜食人富含维生素A、维生素B_2、维生素B_6、维生素E的食物，如动物肝、胡萝卜、南瓜、土豆、卷心菜、芝麻油、菜子油等。

6. 忌食辛辣刺激性食物，如辣椒、胡椒面、芥末、生葱、生蒜等；忌食油腻食物，少吃甜食和咸食。

7. 嗜酒者必须戒除。

8. 避免使用滋腻的化妆品。

9. 保持心情舒畅，避免精神紧张。

痤 疮

痤疮是一种毛囊皮脂腺的慢性炎症性皮肤病。以皮肤散在性粉刺、丘疹、脓疱、结节及囊肿等皮损，伴有皮脂溢出为临床特点，易反复发作。痤疮是常见多发病，好发于青春期的年轻人。本病的发生与雄激素、皮脂分泌增多等因素有关，另外饮食、胃肠功能障碍、精神因素、月经、化学物质刺激等亦可诱发本病。本病好发面部、前胸及背部等皮脂腺发达的部位，皮损为散在性粉刺、丘疹、脓疱、结节等，对称分布，一般无自觉症状，有时可有疼痛及触痛。病程较长，一般在青春期后可缓解或痊愈。

本病中医学相当于国家标准的"肺风粉刺"，属于疮类皮肤病范畴。中医学认为，本病的病因病机主要是由于素体肾之阴阳平衡失调，肾阴不足，相火天癸过旺，加之后天饮食生活失理，肺胃火热上蒸头面，血热郁滞而成。

【必备名方】

1. 枇杷清肺饮加减：枇杷叶 12 克，桑白皮 12 克，地骨皮 12 克，金银花 12 克，黄芩 9 克，黄连 6 克，栀子 9 克，白花蛇舌草 30 克，丹参 15 克，生山楂 12 克，生甘草 6 克。水煎服。热象明显者，加蒲公英 15 克，紫花地丁 15 克；兼有口干唇燥者，加玄参 10 克，麦冬 10 克；兼有大便秘结者，加瓜蒌 15 克；兼见月经不调者，加香附 6 克，益母草 15 克；皮肤油腻者，加茶树根 10 克，生侧柏叶 10 克。

2. 清痤汤加减：金银花 15 克，野菊花 15 克，赤芍 15 克，生薏苡仁 30 克，当归 15 克，紫草 10 克，苦参 10 克，夏枯草 10 克，马齿苋 15 克，丹参 15 克，白花蛇舌草 15 克。水煎服。兼有肺热者，加桑白皮 10 克，凌霄花 9 克，黄芩 6 克；兼有湿热者，加茵陈 9 克，茯苓 15 克，泽泻 10 克；兼有血瘀痰凝者，加浙贝母 15 克，穿山甲 10 克，三棱 15 克，牡蛎 15 克；冲任失调者，加香附 6 克，泽兰 10 克。

3. 海藻玉壶汤合参苓白术散加减：党参 20 克，茯苓 15 克，白术 15 克，山药 15 克，半夏 10 克，白扁豆 10 克，莲子 10 克，薏苡仁 20 克，桔梗 5 克，海藻 15 克，川贝母 15 克，陈皮 15 克，连翘 10 克。水煎服。丘疹、脓疱多者，加千里光 9 克，紫花地丁 15 克，天花粉 9 克。

4. 复方芩柏合剂：黄芩 40 克，苦参 40 克，丹参 40 克，升麻 30 克，绿茶 40 克，栀子 40 克，土茯苓 40 克，白鲜皮 40 克，黄柏 50 克，加入 75％乙醇 2000 毫升浸泡 2 周，滤液后加入氯霉素注射液 100 毫升，甲硝唑 20 克混匀。用硫黄香皂洗患部，再将药液搽于患处，10 日为 1 个疗程，可用 2～3 个疗程。本方适用于寻常型痤疮。

5. 大黄淀粉膏：大黄粉 150 克，淀粉适量。上药用温水调成糊状，洗净面部，将糊涂于面部，半小时后去之洗净，10 日为 1 个疗程。

【名医指导】

1. 日常生活中应注意少吃辛辣食物及刺激性食物；多喝水，多吃新鲜蔬菜和水果。

2. 保持皮肤清洁。每日 1～2 次温水洗脸，最好使用洗面奶洗脸，然后涂保湿水。

3. 忌用油脂类、粉类化妆品和含有糖皮质激素的软膏剂、霜剂。

4. 保持心情愉快，学会自我调节。

5. 戒掉不良习惯，如抽烟、喝酒、熬夜等。

6. 忌用手挤压或搔抓。

7. 养成按时排便的习惯，保持大便通畅。

黄 褐 斑

黄褐斑是由于皮肤黑色素的增加，而形成的一种颜面部呈褐色或黑色色素沉着性、损容性改变的皮肤病。本病男女均可发生，以中青年女性多发，有家族史。本病病因尚不完全明了，主要与女性激素、内分泌、紫外线、化妆品、药物等有关。临床表现以面部褐色斑片，无自觉症状为特点。皮损为淡褐黑色，形状不规则，常对称分布于额、眉、颊、鼻、上唇等颜面皮肤。亦可于颜面一侧发病，一般无自觉症状及全身不适。

本病中医学相当于国家标准"黧黑斑"，亦属于"肝斑"、"黑斑"、"面尘"等范畴。中医学认为，本病的病机主要由于肝郁、脾虚或肾亏，气血失和不能上荣于面而成。

【必备名方】

1. 疏肝活血消斑汤加减：当归 15 克，赤芍 10 克，川芎 10 克，丹参 12 克，制香附 9 克，柴胡 9 克。水煎服。脾虚气弱、面色㿠白、神疲气短者，加党参 10 克，白术 10 克，黄芪 15 克；头晕耳鸣、腰膝酸软、五心烦热、肝肾阴虚者，加生地黄 15 克，山茱萸 15 克，女贞子10克，墨旱莲10克；肢冷便溏、脘腹冷胀、舌质胖嫩、脉沉迟等脾肾阳虚者，去柴胡、当归，加党参10克，仙茅9克，淫羊藿9克，炮姜3克；面色黧黑、唇暗、痛经、舌紫有瘀斑者，加红花6克，桃仁10克。

2. 补血祛斑汤加减：柴胡9克，当归9克，赤芍9克，川芎9克，丹参9克，泽兰9克，香附9克，桃仁9克，红花9克，生姜9克，党参12克，白术12克，茯苓12克，大枣3枚，葱白3寸。水煎服。胸中烦闷、痰多、口苦者，加黄连3克，黄芩6克，以泻中焦之火；瘀热未除者，加鳖甲15克，鸡血藤20克，以清解余热。

3. 补肾消斑汤加减：熟地黄9克，山药9克，山茱萸9克，枸杞子12克，莲子12克，牡丹皮9克，覆盆子9克，泽泻6克，茯苓6克，苍耳子9克。水煎服。盗汗甚者，加煅牡蛎15克，浮小麦9克，以固表止汗；少寐者，加酸枣仁9克，柏子仁9克，以养心安神；胸胁疼痛者，加郁金10克，川楝子9克，以理气止痛。

4. 麒麟消斑散：血竭12克，三七12克，乳香10克，没药10克，葛根12克，白芍12克，川芎12克，香附12克，白芷10克，冰片6克，甘草6克。先将上药（血竭、冰片除外）焙干研粉，血竭、冰片分别研极细末后与上述药物混合均匀备用。用药前先将肚脐用温开水洗净擦干，每次取药粉3～4克用米醋调成糊状敷于脐中，外加油纸或塑料薄膜隔湿，纱布覆盖，胶布或绷带固定。每5～7日换药1次，3次为1个疗程。

5. 五白膏：白及6克，白芷6克，白附子6克，白蔹6克，丁香5克，当归6克，鸡子白适量，先将白及、白芷、白附子、白蔹、丁香、当归研极细末，调拌均匀，再用鸡蛋白调匀成膏备用，每晚临睡前用温水洗脸后，外涂患处，次晨用温水洗去。

【名医指导】

1. 注意防晒。尤其在夏季，应尽量避免长时间日晒；外出时可涂抹含避光剂的膏、霜类或撑遮阳伞。

2. 防止各种电离辐射，包括各种玻壳显示屏、各种荧光灯、X光机、紫外线照射仪等。

3. 慎用各种有创伤性的治疗，包括冷冻、激光、电离子、强酸强碱等腐蚀性物质。

4. 忌使用含有激素、铅、汞等有害物质的"速效祛斑霜"。

5. 戒掉不良习惯，如抽烟、喝酒、熬夜等。

6. 多喝水、多吃蔬菜和水果，如西红柿、黄瓜、草莓、桃等；避免刺激性的食物，如咖啡、可乐、浓茶、香烟、酒等。

7. 注意休息和保证充足的睡眠，保持良好的情绪。

8. 可食用维生素C高的食物和蔬菜，或直接补充维生素C片剂。

9. 避免长期口服避孕药。

第十七章 肛门直肠和结肠疾病

痔

　　痔是直肠末端黏膜下和肛管皮肤下静脉丛淤血、扩张和屈曲而形成的柔软静脉团块，并因此而引起出血、栓塞或团块脱出。临床常表现为便血（严重者贫血）、疼痛、脱肛、坠胀、瘙痒等。因发生的部位不同可分为内痔、外痔和混合痔。痔是多发病、常见病。自20岁以后发病率随年龄增长而逐渐增高，影响健康和生活。

　　中医学认为，本病的病机为脏腑本虚、气血亏损，加之湿、热、风、燥四邪侵袭，饮食不节、起居失常、劳力负重、久坐、便秘等所致，据此分为气血失调、经络阻滞、瘀血浊气下注等证型。

【必备名方】

　　1. 凉血地黄汤加减：川芎6克，当归6克，白芍9克，甘草3克，生地黄6克，白术12克，茯苓9克，黄连3克，地榆6克，人参3克，栀子9克，天花粉9克。水煎服。出血多者，加牡丹皮9克，侧柏炭9克，大蓟12克，小蓟12克；热甚者，加栀子9克，大黄9克。

　　2. 脏连丸加减：黄连240克，公猪大肠36厘米，黄芩750克，生槐角500克，地榆375克，生地黄375克，阿胶250克，赤芍250克，荆芥250克。炼蜜为大丸，每次服10克。湿甚者，加车前子10克，泽泻6克；便干者，加大黄9克，当归10克；便血多者，加荆芥6克，地榆12克，槐角12克。

　　3. 五仁丸加减：桃仁15克，苦杏仁15克，柏子仁9克，松子仁5克，郁李仁5克，陈皮20克。炼蜜为丸，如梧桐子大，每服50丸。口干舌燥者，加麦冬10克，玄参10克；大便燥结者，加瓜蒌子12克，火麻仁9克；血虚舌淡者，加当归10克，生地黄10克。

　　4. 神效方：苦参60克，花椒60克，苦葫芦60克，胡荽60克，槐花60克，白芷60克，金银花60克，连翘60克，枳壳60克，荆芥60克，独活60克，小茴香60克，麻黄60克，牡蛎60克，威灵仙60克，椿皮60克，芒硝15克，葱白3茎。水5碗，煎五七沸，去渣熏洗局部。本方适用于痔核。

　　5. 熊冰膏：以熊胆3克，冰片1克研匀，加白雄鸡胆汁调匀涂于患处。本方适用于痔脱出引起肛缘肿痛者。

【名医指导】

　　1. 加强锻炼，参加多种体育活动如广播体操、太极拳、气功、踢毽子等。

　　2. 养成定时排便的习惯。习惯性大便干燥者，可在每日晚饭后（隔1小时）生吃白菜心150～250克。预防便秘。

　　3. 合理调配饮食，日常饮食中可多选用蔬菜、水果、豆类等含维生素和纤维素较多的食物，少食辛辣刺激性的食物，如辣椒、芥末、姜及酒等。

　　4. 注意妊娠期保健：妊娠期应定时去医院复查，遇到胎位不正时应及时纠正。

　　5. 保持肛门周围清洁，避免诱发痔疮。

　　7. 司机、孕妇和坐班人员在每日上午和下午各做10次提肛动作。

　　8. 避免久坐久立；注意下身保暖。

　　9. 可定期进行自我按摩。

肛隐窝炎

　　肛隐窝炎又称肛窦炎，是肛窦、肛门瓣

发生的急、慢性炎症。其特点是肛门部疼痛，坠胀不适和肛门潮湿，常并发肛乳头炎，肛乳头肥大。临床上症状比较轻微，常被忽视，然本病是诱发肛门、直肠疾病的重要因素，故肛窦素有肛门直肠疾病的"发源地"之称。

中医学认为，本病多因饮食不节，过食膏粱厚味及辛辣刺激食物所致；或因肠燥热结，便秘蕴热肛门；或因湿毒热结，湿热下注肛门所致。

【必备名方】

1. 萆薢渗湿汤加减：萆薢 12 克，薏苡仁 15 克，牡丹皮 9 克，黄柏 6 克，茯苓 9 克，泽泻 9 克，通草 3 克，滑石 12 克。水煎服。痒甚者，加地肤子 12 克，白鲜皮 9 克。

2. 黄连解毒汤加减：黄连 9 克，黄芩 10 克，金银花 30 克，栀子 10 克，连翘 15 克，当归尾 10 克，白芍 10 克，地榆 10 克，瓜蒌 10 克。水煎服。便秘者，加大黄 6 克，玄明粉 6 克；腹泻者，加茯苓 30 克，薏苡仁 30 克；疼痛重者，加延胡索 10 克，乳香 10 克，没药 10 克；便血者，加白芷 10 克，皂角刺 10 克。

3. 内疏黄连汤加减：黄连 6 克，白芍 6 克，当归 6 克，槟榔 6 克，木香 6 克，黄芩 6 克，栀子 9 克，薄荷 3 克，桔梗 3 克，甘草 3 克，连翘 9 克，大黄 6 克。水煎服。

4. 清肺抑火丸加减：黄芩 10 克，栀子 10 克，桔梗 10 克，苦参 10 克，大黄 6 克，黄柏 10 克，天花粉 30 克，赤芍 10 克，当归尾 10 克。水煎服。便秘者，加玄明粉（冲服）6 克；口干渴者，合增液汤（玄参 30 克，生地黄 30 克，麦冬 30 克）；心烦失眠者，加炒酸枣仁 15 克，合欢皮 10 克，石菖蒲 30 克；肛门坠痛者，加乌药 6 克，延胡索 10 克。

5. 补中益气汤加减：黄芪 18 克，炙甘草 9 克，人参 6 克，升麻 6 克，柴胡 6 克，陈皮 6 克，当归身 6 克，白术 6 克，黄连 6 克，枳壳 6 克，地榆 6 克。水煎服。

【名医指导】

1. 保持大便通畅，定时排便，及时治疗急慢性肠道炎症。

2. 饮食清淡，多吃瓜果蔬菜；少食辛辣、刺激、炙博之品。

3. 保持肛门周围清洁干燥。

4. 及时医院就诊。

5. 可进行热水坐浴，每日 1～2 次。便后及每晚用 1∶5000 高锰酸钾溶液坐浴，局部用消炎止痛栓如甲硝唑栓、复方玉红栓等。

直肠肛管周围脓肿

直肠肛管周围脓肿是指肛门直肠周围间隙发生急、慢性感染而形成的脓肿。主要是由于肛门腺感染、化脓蔓延到肛管直肠周围所致。发病特点是多数发病急骤，疼痛剧烈，肛门部肿胀，伴有发热，破溃后流出脓液而形成肛瘘。

本病中医学称"肛痈"。因发病部位不同名称各异，有"穿裆发"，"坐马痈"，"脏毒"等。发病原因是湿热下注肛门，郁久化火，肉腐成脓而发为肛痈。

【必备名方】

1. 仙方活命饮加减：白芷 3 克，川贝母 6 克，防风 6 克，赤芍 6 克，当归尾 6 克，甘草 6 克，炒皂角刺 6 克，炙穿山甲 6 克，天花粉 6 克，乳香 6 克，没药 6 克，金银花 9 克，陈皮 9 克。水煎服。恶寒者，加荆芥 6 克，薄荷 6 克；便秘者，加生大黄 9 克，玄明粉 3 克。

2. 清营汤合安宫牛黄丸：水牛角 30 克，生地黄 15 克，玄参 9 克，淡竹叶 3 克，麦冬 9 克，丹参 6 克，黄连 5 克，金银花 9 克，连翘 6 克。水煎，送服安宫牛黄丸。

3. 透脓散加减：生黄芪 12 克，炒穿山甲 6 克，川芎 9 克，当归 9 克，皂角刺 6 克，白芷 6 克，金银花 6 克。水煎服。气血虚甚不易溃脓外出者，加党参 10 克，白术 10 克；阳虚寒甚而脓出清稀者，加肉桂 3 克，鹿角片 5 克。

4. 青蒿鳖甲汤合二妙散加减：青蒿 6 克，鳖甲 15 克，生地黄 12 克，知母 6 克，牡丹皮 9 克，黄柏 15 克，苍术 15 克。水煎服。气虚者，加黄芪 12 克；大便干结者，加火麻仁 6 克，大黄 9 克；肺虚者，加南沙参 9 克，麦冬 9 克，马兜铃 6 克；脾虚者，加白术 10 克，山药 15 克，白扁豆 10 克；肾虚者，将生地黄改为熟地黄，加玄参 10 克，龟甲 10 克。

5. 滋阴除湿汤加减：当归 12 克，白芍 9 克，生地黄 12 克，黄芩 9 克，知母 9 克，黄柏 12 克，泽泻 9 克，地骨皮 9 克，甘草 3 克。水煎服。咳嗽咯血、骨蒸潮热者，去知母、黄柏，加白术 12 克，山药 12 克，白扁豆 12 克，党参 15 克；神疲纳差、大便溏薄者，加白术 12 克，山药 12 克；腰痛遗精带黄、耳鸣失眠者，加龟甲 15 克，鳖甲 15 克。

【名医指导】

1. 卧床休息，避免久坐湿地。

2. 合理调配饮食，多选用蔬菜、水果、豆类等含维生素和纤维素较多的饮食，少食用辛辣刺激性的食物，如辣椒、芥末、姜等。

3. 养成定时排便的习惯。晨起喝 1 杯凉开水，或晨起参加体育活动，如跑步、做操、打太极拳等可预防便秘。

4. 忌有便意时忍着不去大便，以免引起习惯性便秘；应纠正排便时蹲厕时间过长、看报纸、过分用力等不良习惯。

5. 正确治疗便秘：对于一般的便秘患者，可以采用合理调配饮食，养成定时排便的习惯加以纠正。对于顽固性或由某种疾病引起的便秘，应尽早到医院诊治，切不可长期服用泻药或长期灌肠。同时需积极治疗长期腹泻。

6. 保持肛门清洁：勤换内裤，便后清洁肛门。

7. 积极锻炼身体，增强体质，增进血液循环，预防感染。

8. 积极防治其他肛门疾病，如肛隐窝炎和肛乳头炎。

9. 一旦发生直肠肛管周围脓肿，应早期治疗，应防其蔓延、扩散。

直肠脱垂

直肠脱垂是直肠黏膜、肛管、直肠全层和部分乙状结肠向下移位，脱出或不脱出肛门外的一种疾病。其特点是患者身体瘦弱，直肠黏膜及直肠反复脱出肛门外伴肛门松弛，反复发作。直肠黏膜脱垂多见于小儿，直肠全层脱垂多见于成人。

本病中医学属于"脱肛"、"脱肛痔"、"重叠痔"、"截肠"、"盘肠痔"等范畴。小儿气血未旺，老年人气血衰退，中气不足，或妇女分娩用力耗气，气血亏损，以及慢性泻痢，习惯性便秘，长期咳嗽均易导致气虚下陷，固摄失司而发为本病。临床一般认为脱肛虽属虚证，但病因很多，有气虚下陷、气血两虚、肾虚不固、小儿气血未壮等之分，临床上应审证求因施治。

【必备名方】

1. 补中益气汤加减：黄芪 18 克，炙甘草 9 克，人参 6 克，升麻 6 克，柴胡 6 克，当归身 6 克，白术 6 克，白芍 15 克，陈皮 6 克，桔梗 6 克，芡实 12 克，大枣 5 枚。水煎服。腹泻者，加白扁豆 9 克，山药 12 克，诃子 9 克，罂粟壳 9 克；便秘者，加火麻仁 12 克，郁李仁 12 克，瓜蒌子 18 克；里急后重有脓血者，加白头翁 12 克，黄连 6 克，秦皮 9 克；腹胀纳呆者，加鸡内金 10 克，六神曲 8 克，炒麦芽 10 克；中气虚寒者，加炮姜 8 克，茯苓 10 克，五味子 8 克；气滞者，加木香 10 克，香附 9 克；气虚夹热者，加黄芩 10 克，红花 10 克，槐花 15 克；久脱不收者，加五倍子 10 克，乌梅 9 克，金樱子 9 克；产后中气下陷、直肠子宫并脱者，加醋炒升麻 15 克。

2. 升阳除湿汤：苍术 6 克，柴胡 3 克，羌活 3 克，防风 3 克，升麻 3 克，六神曲 3 克，泽泻 3 克，猪苓 3 克，炙甘草 2 克，陈皮 2 克，麦芽 2 克。水煎服。肿痛出血者，加紫花地丁 15 克，金银花 6 克，蒲公英 9 克，地榆 10 克，大蓟 10 克；分泌物多者，加萆薢 9 克，苦参 5 克，车前子 9 克。

3. 凉膈清肠散加减：生地黄 15 克，黄芩 10 克，黄连 7 克，香附 10 克，川芎 10 克，白芷 10 克，当归 10 克，荆芥 10 克，防风 10 克，升麻 7 克。水煎服。肛门肿痛、灼热刺痒者，加金银花 15 克，黄柏 10 克，栀子 10 克；大便秘结不通者，加决明子 15 克，大黄 6 克；尿黄者，加滑石 20 克，车前草 10 克；嗜酒湿热下注者，加葛花 10 克，枳椇子 10 克，柞木枝 15 克。

4. 真人养脏汤加减：人参9克，当归6克，白术9克，肉豆蔻6克，肉桂3克，甘草6克，白芍15克，木香5克，诃子12克，罂粟壳15克。水煎服。脱肛不能回纳者，加黄芪12克，升麻9克，柴胡9克；洞泄无度、完谷不化者，加炮附子3克，干姜3克，补骨脂6克。

5. 五倍子散：用五倍子大者1个，凿1孔，加阴干车前草揉碎，填入五倍子内，加纸塞孔，湿纸包，煨片时，取出待冷，研为细末。每3克药末加轻粉0.9克，冰片0.15克，共研极细，涂于患处。

【名医指导】

1. 积极去除各种诱发因素，如咳嗽、久坐久站、腹泻、肠炎等疾病，婴幼儿尤要注意。

2. 注意增加营养，生活规律化，切勿长时间蹲坐便盆，养成定时排便的习惯；便后和睡前可用热水坐浴，刺激肛门括约肌的收缩，预防直肠脱垂。

3. 习惯性便秘或排便困难者，除了要多食含纤维素的食物外，排便时不要用力过猛。

4. 妇女分娩和产后要充分休息，以保护肛门括约肌的正常功能。如有子宫下垂和内脏下垂者应及时治疗。

5. 经常做肛门体操，促进肛提肌群运动。

6. 饮食宜清淡、易消化、少渣。不宜吃刺激性食物，如辣油、芥末、辣椒等；不宜过食油腻；不宜食用带鱼、螃蟹等发物。

7. 保持肛门周围干燥。避免湿疹、瘙痒加重病情。

8. 必要时手术治疗。

溃疡性结肠炎

溃疡性结肠炎又称慢性非特异性溃疡性结肠炎，是一种主要侵及直肠、结肠黏膜层，常形成糜烂、溃疡，原因不明的弥漫性非特异性大肠炎症性疾病。临床上以腹泻、黏液血便、腹痛为主要症状。病情轻重悬殊，多数病程缓慢，容易反复发作，亦有急性暴发者，可产生严重的局部或全身的并发症，如中毒性结肠扩张、肠穿孔、结肠大出血、直肠脱垂、结肠脓肿以及皮肤的各种病变、关节炎、眼、肝、肾等其他脏器的病变，重症患者癌变率高。本病被认为是一种难治的下消化道疾病。

本病中医学可归入"肠澼"、"痢疾"、"泄泻"、"便血"等范畴。本病的形成多因脾虚不能胜湿，外感暑湿之邪或邪从内生，内蕴大肠，或情志失调，损伤肝脾，肝脾不和，气滞血瘀而发。病程迁延日久则脾肾亏虚，阴阳俱损。本病总属本虚标实，初起以邪实正盛为特点，多为湿热壅滞大肠和肝郁气滞，病久不愈则转化为脾肾阳虚、下关不固之证。

【必备名方】

1. 芍药汤加减：白芍20克，当归9克，黄连9克，槟榔5克，木香5克，甘草5克，大黄6克，黄芩9克，肉桂5克。水煎服。泻痢后重明显、积滞较重者，加大大黄用量；兼食滞者，去甘草，加焦山楂10克；苔黄而干、热盛伤津者，去肉桂，加生地黄9克；泻下赤多白少者，加牡丹皮9克，地榆9克。本方适用于湿热并重者。

2. 藿香正气散加减：大腹皮30克，白芷30克，紫苏叶30克，茯苓30克，半夏60克，白术60克，陈皮60克，厚朴60克，桔梗60克，广藿香90克，甘草75克。上药共为细末，每次6克，以姜、大枣煎汤送服。表寒重、寒热无汗者，重用紫苏叶、白芷；里湿重、舌苔厚腻者，苍术易白术；内湿化热、舌苔兼黄者，加黄连3克，栀子6克；湿注大肠、腹泻尿少者，加薏苡仁9克，车前子9克。

3. 痛泻要方加减：炒白术9克，炒白芍6克，炒陈皮4.5克，防风3克。水煎服。水湿下注、泄泻呈水样者，加茯苓10克，车前子9克；脾虚较甚、神疲乏力者，加党参15克，山药20克；中焦虚寒、脘腹寒痛者，加干姜6克，吴茱萸3克；脾胃气滞、脘腹胀满者，加厚朴6克，木香3克；气虚下陷、久泻不止者，加炒升麻6克；舌苔黄腻、湿久郁热者，加黄连3克。

4. 驻车丸加减：生地黄12克，当归9克，白芍9克，阿胶（烊化）9克，地骨皮

12 克，白薇 9 克，黄芩 9 克，黄连 3 克，炮姜 6 克，甘草 6 克。水煎服。腹痛隐隐者，加香附 12 克，延胡索 9 克，以理气止痛；便血鲜红者，加槐花 9 克，侧柏叶 12 克，地榆炭 12 克，以凉血止血。

5. 四神丸合附子理中丸加减：肉豆蔻 6 克，五味子 6 克，补骨脂 10 克，吴茱萸 6 克，炮姜 6 克，制附子 3 克，党参 18 克，苍术 10 克，白术 10 克，炙甘草 10 克。水煎服。年老体弱久泻不止者，加黄芪 10 克，升麻 6 克，葛根 10 克；大便滑泄者，加罂粟壳 5 克，赤石脂 12 克，禹余粮 12 克；大便夹有黏液、里急后重者，加苦参 5 克，丹参 10 克。

【名医指导】

1. 注意劳逸结合，不可太过劳累；暴发型、急性发作和严重慢性型患者，应卧床休息。

2. 根据气候变化，及时增减衣服，保持冷暖相宜；适当进行体育锻炼，以增强体质。

3. 应进食柔软、易消化、富有营养和足够热量的食物；宜少量多餐，补充多种维生素。勿食生、冷、油腻及多纤维素的食物。

4. 注意食品卫生，不吃不干净、变质、过期的食物，避免肠道感染诱发或加重本病。忌烟酒、辛辣食品、牛奶和乳制品及鱼、虾、蟹、鳖等。

5. 保持心情舒畅，避免精神刺激，解除各种精神压力。

6. 腹泻时不宜吃多油食品，蒸煮方式应以蒸、煮、焖、水滑等方式为主。

7. 治疗期间，不能蹲位排便，要立位、侧卧位或仰卧位排便，应坚持 1~2 个月。

8. 可行手法复位：用纱布折成厚垫，压住肛门，用粘膏将两臀拉紧粘牢，令小儿卧床 1~2 周，坚持卧位排便，多可痊愈。

克罗恩病

克罗恩病是一种慢性非特异性胃肠道炎症性疾病，又称局限性肠炎、节段性肠炎、肉芽肿性肠炎。其病变可累及胃肠道的任何部位，以远端小肠和结肠最多见，尤其好发于末端回肠和右半结肠。临床表现取决于病变的部位和病变的范围，主要症状有腹痛、腹泻、肠梗阻等。全身并发症可有发热、营养不良、贫血、关节炎、虹膜炎、肝病等；局部可有消化道出血，急性消化道穿孔，内、外瘘等。据临床报道，本病患者肠癌发病率明显高于正常人。

本病中医学属于"泄泻"、"腹痛"、"肠结"等范畴。本病病位在脾，多因湿热内蕴，下迫大肠而发病，病久损伤正气，脾肾俱亏。

【必备名方】

1. 葛根芩连汤加减：葛根 15 克，甘草 6 克，黄芩 9 克，黄连 9 克，薏苡仁 12 克，厚朴 9 克，金银花 6 克，连翘 6 克，炒白芍 6 克，陈皮 6 克，木香 3 克。水煎服。夹食滞者，加焦山楂 12 克，焦六神曲 10 克。

2. 参苓白术散加减：莲子 10 克，薏苡仁 15 克，砂仁 10 克，桔梗 6 克，白扁豆 15 克，白茯苓 15 克，人参 10 克，甘草 10 克，白术 10 克，山药 10 克。水煎服。纳差食少者，加炒麦芽 12 克，焦山楂 15 克，炒六神曲 10 克；脘腹胀满者，加苍术 6 克，厚朴 9 克，广藿香 6 克；形寒肢冷、泻下如水状者，加炮姜 6 克，炮附子 3 克。

3. 白头翁汤加减：白头翁 15 克，黄柏 12 克，黄连 6 克，秦皮 12 克。水煎服。腹痛里急明显者，加木香 5 克，槟榔 9 克，白芍 10 克；腹痛拒按、苔厚腻、夹食滞者，加枳实 10 克，山楂 12 克；血分热甚、纯下赤痢者，加牡丹皮 9 克，赤芍 9 克，地榆 12 克。

4. 膈下逐瘀汤加减：五灵脂 6 克，红花 6 克，炙甘草 6 克，当归 10 克，川芎 10 克，桃仁 10 克，赤芍 10 克，乌药 10 克，延胡索 10 克，制香附 10 克。水煎服。久泻不止者，加石榴皮 10 克，诃子 10 克；胃纳不佳、神疲乏力者，加党参 15 克，茯苓 15 克，山药 10 克，白术 10 克。

5. 柴胡疏肝散加减：柴胡 10 克，枳壳 10 克，甘草 6 克，香附 10 克，川芎 10 克，白芍 15 克。水煎服。气郁化火者，加牡丹皮 9 克，栀子 6 克，龙胆 5 克；腹痛攻窜两胁者，加川楝子 5 克，延胡索 9 克，青皮 6 克；兼纳差便溏者，加白术 10 克，茯苓 10 克，薏苡仁 15 克；腹部胀痛、刺痛兼舌有瘀点或瘀斑者，加桃仁 6 克，红花 6 克。

【名医指导】

1. 病情较重者应卧床休息；较轻者应劳逸结合，增加休息时间。

2. 腹痛、腹泻时，除注意食用少纤维食物外，可适当给予抗胆碱药（如在饭前给予阿托品或颠茄等）；也可给予苯乙哌胺，每日 2～4 毫克，根据大便次数调整剂量。

3. 饮食宜高营养、少渣、无刺激性；酒、茶、咖啡、冷食和调味剂等不宜食用。

4. 适当补充维生素。维持水、电解质、酸碱平衡。

5. 低蛋白血症或贫血明显者可适量输血；必要时可用静脉高营养。

6. 有精神症状，精神紧张或抑郁时，家人及医护人员应及时对其进行心理疏导，保持其情绪平稳，心态乐观。

第十八章　男性生殖系统疾病

睾丸炎和附睾炎

睾丸炎和附睾炎系各种致病因素引起的炎性病变，可分为急性非特异性和特异性。其典型的临床症状是突然发作的一侧或两侧肿大、疼痛。疼痛程度不一，轻者仅有不舒，重者痛如刀割，行动或站立时加重，阴囊红肿灼热，皮肤紧绷光亮，疼痛可沿输精管放射至下腹及腰背部。伴有恶寒发热或寒热往来，食欲缺乏、恶心呕吐、口苦、口渴欲饮、尿短赤、便秘等全身症状。触摸睾丸肿大，质地硬，痛而拒按，化脓溃脓后疼痛程度减轻，脓肿自溃或切开引流后，症状消退迅速，创口容易愈合。

本病中医学属于"子痈"范畴。

【必备名方】

1. 僵蚕饮加减：僵蚕 10 克，蝉蜕 10 克，防风 10 克，荆芥 12 克，姜黄 6 克，大黄 9 克，蒲公英 10 克，橘核 10 克。水煎服，每日 1 剂，2 次分服，每次 150 毫升。药渣煎汤 500 毫升局部敷洗。舌红苔黄腻、脉滑或数者，加滑石块 10 克，瞿麦 10 克，金银花 10 克；肾阴不足者，加熟地黄 20 克，石斛 10 克，续断 10 克。

2. 消疮败毒散加减：柴胡 10 克，黄柏 10 克，赤芍 10 克，赤茯苓 10 克，龙胆 6 克，木通 3 克，连翘 10 克，荆芥 10 克，黄连 10 克，知母 10 克，苍术 10 克，防风 10 克，独活 10 克，甘草 6 克，灯心草 5 根。水煎服。

3. 枸橘汤加减：全枸橘 10 克，赤芍 10 克，白芍 10 克，牡丹皮 10 克，桑寄生 10 克，忍冬藤 10 克，滑石 10 克，白蒺藜 10 克，绿豆皮 9 克，赤茯苓 12 克，生薏苡仁 15 克，通草 5 克。水煎服。

4. 橘核丸加减：川楝子 10 克，橘核 10 克，荔枝核 10 克，金银花 10 克，黄柏 10 克，蒲公英 12 克，乳香 10 克，没药 10 克，小茴香 6 克。水煎服。

5. 归芪消痛汤加减：黄芪 10 克，当归 10 克，赤芍 10 克，苍术 10 克，茯苓 10 克，柴胡 10 克，橘核 10 克，荔枝核 10 克，川楝子 9 克，黄柏 10 克，延胡索 10 克，小茴香 10 克，甘草 6 克，姜 3 片。水煎服。

【名医指导】

1. 避免早恋及性生活过早；避免性生活过频及手淫；注意日常生活及性生活的卫生。

2. 要经常清洗外生殖器，尤其是包皮过长者要及时清理污垢。

3. 避免常穿牛仔裤，宜穿宽松的衣裤。

4. 急性期应卧床休息，多饮水，用布带将阴囊托起，以减轻阴囊坠胀感。急性期可作冷敷，慢性期可作热敷。

4. 治愈前及治疗期间，避免性交。

5. 注意生活规律，劳逸结合；避免久坐，保持大便通畅。

6. 饮食上宜多吃新鲜蔬菜与瓜果，增加维生素 C 等的摄入，以提高身体抗炎能力。少吃猪蹄、鱼汤、羊肉等"发物"，以免引起炎症进一步浸润扩散。忌辛辣刺激性食物；忌烟、酒。

7. 附睾炎会影响男性的性功能，并影响精子的产生，为此，一旦发现该病应及时彻底治疗；配偶应予以理解，并尽量安慰患者，使情绪平稳。

前列腺炎

前列腺因某些致病菌感染或其他因素所致的急性和慢性炎症的一种病变，称前列腺炎。多发于20～40岁男性。临床上分为急性前列腺炎和慢性前列腺炎两种，其中以慢性前列腺炎最为多见。临床上急性前列腺炎以肛门、会阴胀痛，尿频、尿急、尿痛、恶寒、发热等为主症；慢性前列腺炎以会阴、睾丸、腰骶部胀痛不适，尿道分泌少量米泔样分泌物，尿频、尿意不尽等为基本特征，具有病程冗长、病情顽固、反复发作、缠绵难愈等特点。急性前列腺炎治疗不彻底可转变成慢性前列腺炎。

中医学一般将急性前列腺炎归属于"热淋"范畴，由于湿热蕴于精室，以至经络阻塞，气血瘀滞而发病；慢性前列腺炎归属于"淋浊"、"精浊"、"劳淋"、"膏淋"等范畴，而肾虚精关不固为发病之本，湿热蕴结、气血瘀滞为致病之标。

急性前列腺炎

【必备名方】

1. 五味消毒饮加减：金银花15克，野菊花9克，蒲公英15克，紫花地丁15克，天葵子9克，黄柏12克，牛膝12克，败酱草15克，天花粉12克，赤芍6克，甘草梢6克，王不留行9克。水煎服。热毒盛者，加夏枯草12克，连翘12克；会阴部疼痛者，加川楝子12克，延胡索12克；尿血者，加槐花12克，小蓟12克；小便痛甚者，加石韦12克，滑石30克，木通6克；大便干结者，加大黄9克，厚朴9克；口咽干燥者，加石膏15克，南沙参9克，石斛9克；发热重者，加石膏30克，知母15克；有酿脓之势者，加穿山甲9克，皂角刺12克，白芷12克，制乳香12克。

2. 八正散加减：瞿麦12克，萹蓄12克，车前子15克，木通6克，滑石20克，甘草梢6克，栀子9克，制大黄6克。水煎服。伴腰膝酸痛者，加川楝子9克，续断12克，延胡索12克，杜仲15克；会阴部痛甚者，

加川楝子12克，制乳香6克，制没药6克；尿血者，加白茅根15克，仙鹤草12克，生茜草12克。

3. 黄连解毒汤合小蓟饮子加减：黄连6克，黄芩9克，黄柏9克，栀子9克，小蓟12克，生蒲黄9克，滑石12克，生地黄20克，当归9克。水煎服。

【名医指导】

1. 保持乐观情绪，消除不必要的思想顾虑。

2. 注意劳逸结合、充足睡眠，避免过度体力活动。

3. 适当参加体育锻炼，避免久坐不动和长时间骑自行车、摩托车等。

4. 注意饮食，多吃蔬菜、水果，禁酒、烟；忌辛辣刺激性食物；适当饮水。

5. 注意讲究卫生，保持会阴部卫生干爽。不要憋尿，做到有尿就排。

6. 适度性生活。

7. 排除诱发因素，预防感冒及其他皮肤感染。

8. 热敷下腹及会阴部或热水坐浴，避免会阴部潮湿阴冷。

9. 在专业医师的指导下选用敏感抗生素，积极治疗，预防转为慢性。

慢性前列腺炎

【必备名方】

1. 程氏萆薢分清饮加减：萆薢10克，黄柏9克，莲子心9克，茯苓12克，白术9克，石菖蒲9克，木通6克，萹蓄12克，瞿麦9克，丹参15克，车前子9克。水煎服。

2. 龙胆泻肝汤加减：龙胆6克，栀子10克，当归12克，生地黄15克，黄芩10克，柴胡10克，车前子10克，木通6克，泽泻10克，甘草6克。水煎服。尿急、尿痛甚者，去黄芩，加黄柏10克，半枝莲10克。

3. 前列腺汤加减：丹参10克，赤芍10克，红花10克，泽兰10克，王不留行10克，败酱草15克，蒲公英15克，白芷15克，制乳香9克，制没药9克，青皮9克，川楝子9克，小茴香6克，水蛭6克，茺蔚子20克。水煎服。尿频、尿急、尿道灼痛者，加萹蓄

12 克，车前子 12 克，石韦 12 克；尿末滴白量多者，加萆薢 20 克，土茯苓 15 克，白花蛇舌草 15 克；会阴部刺痛较甚者，加穿山甲 10 克，三棱 10 克，莪术 10 克。

4. 右归丸合金锁固精丸：熟地黄 12 克，山药 12 克，山茱萸 10 克，菟丝子 10 克，杜仲 10 克，制附子 6 克，肉桂 6 克，当归 12 克，鹿角胶 10 克，沙苑子 10 克，芡实 12 克，龙骨 12 克，牡蛎 12 克，桂枝 10 克。水煎服。

5. 知柏地黄汤加减：知母 10 克，黄柏 10 克，泽泻 10 克，牡丹皮 10 克，茯苓 10 克，山茱萸 10 克，山药 10 克，枸杞子 12 克，生地黄 12 克，菟丝子 12 克，萆薢 20 克，车前草 20 克。水煎服。腰骶痛甚者，加杜仲 10 克，续断 10 克，桑寄生 10 克；失眠多梦者，加酸枣仁 10 克，柏子仁 10 克；遗精早泄者，加金樱子 30 克，芡实 30 克，煅龙牡 30 克。

【名医指导】

1. 每日按摩尿道两侧 15～20 分钟，强度以自己能承受为准。站立做缩肛运动，每日早起和晚睡前做 50～100 次，以肛门感觉酸热为准。

2. 保持情绪平稳，心态积极乐观，忌紧张、焦虑，使身心处于放松状态。

3. 夏天用湿毛巾冷敷睾丸，每晚 2～3 次，以睾丸收缩到位为准。

4. 每日早晨晨练，慢跑 10～15 分钟，以微出汗为准；或是做操、游泳等。同时每日早晨宜用双手扣腰，刺激肾脏血液循环，应扣 100～150 次最好。

5. 饮食清淡，忌辛辣油腻之品，戒烟、酒。

6. 多饮水、不憋尿；注意性生理卫生，禁止手淫，减少房事。

7. 生活规律，早睡早起，保证充足的睡眠，提高机体的免疫力。

8. 对于急性的泌尿生殖性感染应积极治疗，如急性前列腺炎、急性附睾炎、急性精囊炎等。

9. 避免久坐、憋尿；避免长时间骑自行车及骑马。

10. 天气寒冷时注意保暖；加强体育锻炼。

前列腺增生

由于前列腺组织良性增生压迫后尿道所产生的一系列症状，称前列腺增生，又称前列腺肥大。本病多发生于 50 岁以上年龄的男子。临床上以尿频、排尿困难、甚至发生尿潴留等为基本特征。近年来，随着对本病症认识的逐步提高和诊断技术不断改进，发病率有明显上升趋势，目前已成为老年男性的常见疾病之一。

本病中医学属于"精癃"、"癃闭"范畴。本病的病位在前列腺，但与肺、脾、肝、肾及三焦的功能密切相关，肺、脾、肾功能不全及三焦气化功能失调，可以导致津液输布失常，生湿生痰，或肝郁气滞血瘀，阻塞尿道。本病以肾虚为本，湿、热、气滞、血瘀、痰浊为标实。因久病入络，腺体增生，气血运行不畅，故标实又以血瘀、湿邪为主。

【必备名方】

1. 八正散加减：木通 6 克，瞿麦 20 克，车前子 20 克，萹蓄 20 克，滑石 20 克，栀子 15 克，泽泻 15 克，大黄 10 克，白花蛇舌草 30 克，蒲公英 30 克，肉桂 3 克。水煎服。小腹胀满、大便秘结甚者，加槟榔 12 克，枳实 12 克；少腹挛急、尿急尿痛者，加木香 9 克，琥珀粉（冲服）3 克，乌药 15 克；少腹、会阴部疼痛者，加乌药 10 克，延胡索 10 克，川楝子 10 克。

2. 沉香散加减：沉香 10 克，石韦 10 克，当归 10 克，陈皮 10 克，柴胡 10 克，白芍 10 克，滑石 12 克，冬葵子 12 克，王不留行 12 克，川楝子 15 克，牛膝 20 克，乌药 20 克，延胡索 20 克。水煎服。肝郁化火兼口苦咽痛、心烦易怒、舌苔黄者，加栀子 15 克，夏枯草 15 克，龙胆 6 克；胁腹胀痛甚者，加郁金 12 克，香附 9 克，木香 10 克。

3. 补中益气汤合春泽汤加减：党参 15 克，白术 12 克，茯苓 15 克，黄芪 20 克，升麻 6 克，柴胡 9 克，猪苓 15 克，泽泻 12 克，桂枝 10 克，当归 10 克，王不留行 15 克。水煎服。兼见腹胀、嗳气或呕吐腹泻、舌苔白腻者，加法半夏 9 克，木香 6 克，砂仁 12 克；

尿涩痛者，加车前子 10 克，琥珀粉（冲服）3 克。

4. 济生肾气丸加减：熟地黄 20 克，山药 20 克，山茱萸 20 克，茯苓 12 克，泽泻 12 克，赤芍 12 克，皂角刺 12 克，车前子 10 克，川牛膝 10 克，益智 15 克，王不留行 15 克，淫羊藿 15 克，肉桂 3 克。水煎服。肾阳虚畏寒肢冷、腰膝酸软冷痛甚者，加制附子 9 克，仙茅 10 克；脾虚失运、纳少倦怠者，加党参 20 克，黄芪 20 克，白术 15 克；大便不通者，加肉苁蓉 20 克，菟丝子 20 克；腰膝酸软者，加续断 15 克，杜仲 15 克；尿频明显者，加金樱子 15 克，覆盆子 15 克；会阴部疼痛、前列腺体质硬者，加桃仁 10 克，当归 10 克，红花 10 克。

5. 抵当汤合消瘰丸加减：大黄 6 克，水蛭 6 克，乳香 6 克，没药 6 克，当归 10 克，赤芍 10 克，川芎 10 克，牡丹皮 10 克，红花 10 克，桃仁 10 克，穿山甲 10 克，枳壳 10 克，青皮 10 克，乌药 10 克，浙贝母 15 克，生牡蛎 20 克。水煎服。

【名医指导】

1. 防止受寒。秋末至初春，天气变化无常，应注意防寒，预防感冒和上呼吸道感染等。

2. 绝对忌酒。辛辣食物最好不吃。

3. 不可憋尿：一定要做到有尿就排。

4. 劳逸结合。性生活不宜频繁。保持大便通畅。

5. 避免久坐及长时间骑自行车及骑马，宜经常参加文体活动及气功锻炼等。

6. 适量饮水：夜间适当减少饮水，白天应多饮水。

7. 慎用药物主要有阿托品、颠茄片及麻黄碱、异丙肾上腺素等。慎用或最好不用钙阻滞药和维拉帕米等药物。

8. 及时治疗前列腺炎、膀胱炎与尿道结石症等。

9. 按摩小腹：点压脐下气海、关元等穴，有利于膀胱功能恢复。

10. 饮食宜清淡：多食菠菜、空心菜、芹菜、黄花菜、黄瓜、苦瓜、梨、藕、冬瓜、西瓜等。

11. 本病多见于老年人，部分患者症状严重者，应在配合医师治疗的基础上，保持情绪平稳，乐观心态，避免焦虑、紧张。家人应多安慰、理解患者，帮助患者建立战胜疾病的信心。

勃起功能障碍

勃起功能障碍是指阴茎持续不能达到和（或）维持充分的勃起以获得满意的性生活。据其病因可以分为心理性勃起功能障碍、器质性勃起功能障碍、混合性勃起功能障碍。

本病中医学属于"阳痿"范畴。中医学认为，本病是由于外感六淫、劳累、忧虑、惊恐、损伤等因素，导致宗筋失养而弛纵、痿弱不用，以致临房不举或不坚，不能完成正常房事的一种病症。临床上病人多见于中老年人，多因年老体弱，或劳倦内伤，或房劳过度，久病伤肾，肾气受损而致肾阳亏虚，使阴茎举而不坚、坚而不久。失治误治，可使命门火衰，病情加重。

【必备名方】

1. 龟龄集加减：鹿茸 750 克，人参 600 克，海马 300 克，石燕 300 克，附子 540 克，生地黄 240 克，穿山甲 240 克，青盐 240 克，肉苁蓉 270 克，熟地黄 180 克，天冬 120 克，川牛膝 120 克，砂仁 120 克，地骨皮 120 克，补骨脂 90 克，锁阳 90 克，菟丝子 90 克，枸杞子 90 克，急性子 75 克，丁香 75 克，杜仲 60 克，蜻蜓 60 克，淫羊藿 60 克，细辛 45 克，甘草 30 克，原蚕蛾 27 克，硫黄 9 克，家雀脑 100 个，朱砂 75 克。上药共为细末，混合调匀为散，每次 0.3 克，每日 2 次。

2. 黄芪丸加减：黄芪 30 克，人参 30 克，石斛 30 克，肉桂 30 克，肉苁蓉 30 克，鹿茸 30 克，地黄 30 克，菟丝子 30 克，阳起石 30 克，杜仲 30 克，钟乳石粉 30 克，白茯苓 30 克，狗脊 30 克，赤石脂 30 克，山茱萸 30 克，山药 30 克，附子 30 克，五味子 30 克，蛇床子 30 克，萆薢 30 克，巴戟天 30 克，白术 30 克，续断 30 克，泽泻 30 克。上药为末，炼蜜丸如梧桐子大。每日空腹以温酒送服 30 丸。晚饭前再服，渐加至 50 丸。

3. 熟地黄羊肾方加减：熟地黄 15 克，雄羊肾 30 克，枸杞子 15 克，补骨脂 15 克，黄芪 15 克，远志 12 克，茯苓 12 克，核桃仁 12 克，青盐 6 克，鹿筋 12 克。水煎服。尿短涩疼痛者，加黄连 6 克，灯心草 9 克，猪苓 12 克；滑精者，加牡蛎 12 克，龙骨 12 克。

4. 沉香如意丸加减：沉香 3 克，檀香 3 克，丁香 3 克，木香 3 克，全蝎 3 克，小茴香 3 克，青盐 3 克，木通 6 克，山药 15 克，穿山甲（炙）15 克，韭菜子 15 克，莲子心 15 克，五味子 6 克，白茯苓 15 克，陈皮 15 克，鹿茸 15 克，山茱萸 15 克，川楝子 10 克，胡芦巴 10 克，补骨脂 15 克，巨胜子（炮）10 克，菟丝子 15 克，肉苁蓉 15 克，知母 10 克，远志 10 克。上药共为细末以酒糊丸，如梧桐子大，每次 20 丸，每日 2 次，空腹以温酒送服。

5. 龙虎济阴丹加减：黄柏（盐酒炒）120 克，知母（盐酒炒）120 克，熟地黄 120 克，酥炙狗胫骨 40 克，酥炙龟甲 160 克，锁阳 80 克，当归 60 克，牛膝 80 克，白芍 80 克，陈皮 80 克，龙骨 80 克。上药共为细末，加羊肉以酒煮烂，冬季加干姜 40 克，捣烂为丸，每次 9 克，每日 2 次，淡盐汤送服。

【名医指导】

1. 勿恋情纵欲，贪色无度。

2. 应多了解性知识，男方不能思想负担过重，女方不应埋怨、指责，应相互谅解，持正确态度。男女双方初步进入性生活时，男方紧张、激动；女方恐惧、害羞，一般配合较差，可出现勃起不坚的情况，这种情况随着时间的推移，多有改善，切勿认为是病态而焦急、烦躁。

3. 避免或停止服用可能引起（或经查证确能引起）勃起功能障碍的药物。

4. 避免各种类型的性刺激，停止性生活一段时间，以保证性中枢和性器官得以调节和休息。

5. 患者应向医师介绍全部疾病及其发展变化的情况，切忌隐瞒病情。

6. 多食狗肉、羊肉、麻雀、核桃、牛鞭、羊肾等，及含锌食物如牡蛎、牛肉、鸡肝、蛋、花生米、猪肉、鸡肉等，多食含精

氨酸食物如山药、银杏、冻豆腐、鳝鱼、海参、墨鱼、章鱼等。

7. 加强体育锻炼，提高身体素质，避免身体虚弱、过度劳累、睡眠不足及紧张持久的脑力劳动。

8. 防治各种会导致男性出现勃起功能障碍的疾病，如前列腺炎、尿道炎或有包皮包茎等。

男性不育症

男性不育症系指夫妇婚后同居两年以上未采用任何避孕措施，由于男性原因造成女方不孕者。本病可分为性功能正常性男性不育症和性功能障碍性男性不育症两大类。前者可根据精液分析的结果，进一步分为无精子症和少精子症、畸形精子过多症、精子不液化症以及死精子症等；后者包括性欲减退、勃起功能障碍、早泄和阴茎插入困难等，部分内容在前面已有提及，故本节主要论述性功能正常性男性不育症。

中医学认为肾主藏精，主发育与生殖。肾精充盛，则人体生长发育健壮，性功能及生殖功能正常。肝主藏血，肝血充养，则生殖器官得以滋养，婚后房事得以持久。脾主运化，水谷精微得以布散，精室得以补养，才能使精液充足。凡肾、肝、脾、心等脏腑功能失调均可影响生殖功能，出现精少、精弱、精寒、精薄、精热、精稠、阳痿、早泄、不射精等症，终至男性不育。

少精子症

精液中精子数量过少，能降低生育能力，或导致不育的病症称少精子症。一般，患者无明显临床症状，只是因为不孕育就医时检查精液常规提示精子数量低于正常值而被诊断，是引致男性不育较常见的一种病症。

本病中医学属于"虚劳"、"精少"范畴。

【必备名方】

1. 生髓育麟丹：人参 180 克，山茱萸 210 克，熟地黄 500 克，桑椹（干者）500 克，鹿茸 1 对，龟甲胶 240 克，鱼鳔 120 克，菟丝子 120 克，山药 300 克，当归 150 克，麦

冬 180 克，北五味 90 克，肉苁蓉 180 克，紫河车 15 克，柏子仁 60 克，枸杞子 240 克。共为细末，蜜捣成丸。每日早、晚用白滚水送服 150 克。偏肾阳虚者，加巴戟天 10 克，淫羊藿 15 克；偏肾阴虚者，加知母 12 克，黄柏 12 克。

2. 少腹逐瘀汤加减：小茴香 12 克，干姜 9 克，延胡索 12 克，没药 9 克，当归 15 克，川芎 9 克，肉桂 9 克，赤芍 12 克，蒲黄 9 克，五灵脂 9 克。水煎服。气滞较重、胸闷胁痛、急躁易怒者，加柴胡 9 克，郁金 9 克，香附 9 克；血瘀较重、会阴部、小腹胀痛或刺痛明显者，加桃仁 6 克，红花 9 克，地龙 6 克；有痰浊者，加半夏 9 克，川贝母 9 克，桔梗 9 克。

3. 四君子汤合五子衍宗丸加减：人参 9 克，茯苓 12 克，白术 9 克，枸杞子 15 克，菟丝子 12 克，五味子 9 克，覆盆子 9 克，补骨脂 15 克，淫羊藿 15 克。水煎服。

4. 归脾汤加减：黄芪 15 克，人参 12 克，茯神 12 克，白术 12 克，木香 9 克，当归 15 克，远志 9 克，龙眼肉 12 克，炒酸枣仁 15 克，甘草 6 克，生姜 6 克，大枣 5 枚。水煎服。兼肾虚、头晕耳鸣腰酸者，加枸杞子 9 克，山茱萸 12 克，菟丝子 12 克。

5. 程氏萆薢分清饮加减：萆薢 20 克，薏苡仁 12 克，车前子 12 克，茯苓 12 克，泽泻 12 克，木通 6 克，黄柏 10 克，丹参 10 克，川牛膝 10 克，莲子心 10 克。水煎服。热甚者，加栀子 10 克，黄芩 10 克；阴虚肾精不足者，加女贞子 12 克，枸杞子 12 克，桑椹 12 克。

【名医指导】

1. 节性欲：要控制情欲，贵在节、少、和。

2. 宁心神：要神态安定，心情淡泊。

3. 适劳逸：劳逸要适当，勿过劳。

4. 和七情：要使七情调和，太过则伤精。

5. 勤运动：经常性的体育运动可延缓人的衰老，同时又可增强人的青春活力。

6. 洁外阴：搞好个人卫生，内裤不宜过紧。

7. 慎药石：不可随意滥服补肾壮阳药，可在医师指导下服用药物，以补益肾精。

8. 早睡早起，保证充足的睡眠。

9. 疗疾病：有病早治，久病重病容易伤肾。

10. 饮食上平时可食用绿色的蔬菜；适量食用牛肉、鸡蛋、南瓜子、葵花子、枸杞子、核桃仁；多吃含有精氨酸的食物，如大豆及其制品、山药、银杏、墨鱼等；多食用含黑色素高的食物，如黑豆、黑米、黑芝麻、核桃、黑木耳等。忌食芹菜、牡蛎及生冷辛辣的食物。

11. 戒烟、酒。

畸形精子过多症

畸形精子过多症是指异常形态的精子比例过多的一种病症。在精液常规中，若畸形精子为 30% 或超过 30%，即可确诊。本病是造成男性不育的原因之一，也是造成畸胎的原因之一。本病患者通常无明显的临床症状，往往因婚后不孕育就医而被发现。

本病中医学可归入"无子"、"精少"、"精冷"等范畴。

【必备名方】

1. 回春汤：生地黄 12 克，山茱萸 10 克，山药 10 克，枸杞子 10 克，桑椹 10 克，菟丝子 10 克，远志 10 克。水煎服。阴虚火旺者，加知母 6 克，黄柏 6 克，天冬 10 克，麦冬 10 克。

2. 赞育丹加减：淫羊藿 15 克，巴戟天 15 克，肉苁蓉 15 克，韭菜子 15 克，蛇床子 15 克，熟地黄 12 克，枸杞子 12 克，山茱萸 12 克，仙茅 12 克，当归 10 克，附子 6 克，肉桂 6 克，人参 3 克，鹿茸 3 克。水煎服。夜尿频多、早泄者，加金樱子 15 克，益智 10 克，芡实 10 克。

3. 五子补肾丸：菟丝子 10 克，枸杞子 10 克，覆盆子 10 克，车前子 10 克，当归 10 克，续断 10 克，淫羊藿 10 克，熟地黄 10 克，紫河车 10 克，肉苁蓉 10 克，补骨脂 10 克，鹿衔草 10 克，五味子 6 克。水煎服。

4. 利湿益肾汤加减：土茯苓 15 克，薏苡仁 15 克，萆薢 15 克，车前子 15 克，山药

10 克，白术 10 克，肉苁蓉 10 克，川牛膝 10 克，淫羊藿 10 克，黄柏 10 克，木通 6 克，甘草梢 9 克。水煎服。睾丸、会阴等处疼痛者，加川楝子 10 克，青皮 10 克，枳壳 10 克，延胡索 10 克；单纯睾丸红肿热痛者，加野菊花 15 克，连翘 15 克，蒲公英 15 克；兼阴囊湿痒者，加地龙 15 克，苦参 15 克，蛇床子 15 克。

5. 芩连平胃散：黄芩 6 克，制半夏 6 克，厚朴 6 克，陈皮 6 克，苍术 6 克，车前子 10 克，泽泻 10 克，紫河车 10 克，薏苡仁 12 克，土茯苓 15 克，黄连 3 克。水煎服。

【名医指导】

1. 注重养生，调整饮食结构，力保营养均衡；节房事，不要频繁的性生活或自慰以保持肾精充足。

2. 调整起居，规律生活，不嗜酒、辛辣之品；不穿或少穿牛仔裤，不洗或少洗桑拿浴。避免久坐。

3. 减少感染，特别是生殖道的感染对精子的活力有很大杀伤力，应及时治疗急、慢性生殖道感染。

4. 慎用补品：过度使用温阳药耗损阴精过多，可导致精子减少或畸形。

5. 避免长时间骑自行车、泡热水澡。

6. 如果经常接触放射性物质、高温及毒物，一定要严格按照操作规定和防护章程作业；如果近期想要孩子，最好能够脱离此类工作半年后再生育。

7. 多吃黑色素含量高的食物，如黑豆、黑米、黑芝麻、核桃、黑木耳等。

精液不液化症

男子的精液射出后，在适宜的温度下，时间超过 30 分钟以上，仍呈胶冻状凝块而不液化者，称精液不液化症。发病年龄以 20～40 岁为多。本病无明显临床症状，通常是已婚夫妇婚后不孕育就医，经精液常规检查而被发现，亦是引起男性不育的重要原因之一。

本病中医学可归入"精寒"、"精热"范畴。

【必备名方】

1. 知柏地黄丸加减：知母 10 克，黄柏 10 克，茯苓 10 克，牡丹皮 10 克，泽泻 10 克，生地黄 12 克，熟地黄 12 克，山药 12 克，枸杞子 12 克，山茱萸 12 克，白芍 12 克，黄精 15 克，制何首乌 15 克。水煎服。腰膝酸软者，加续断 10 克，桑寄生 10 克；头晕耳鸣、目涩者，加女贞子 10 克，墨旱莲 10 克，菊花 9 克；失眠多梦、烦热甚者，加酸枣仁 15 克，柏子仁 10 克，麦冬 10 克，天冬 10 克；遗精甚者，加金樱子 30 克，煅龙骨 20 克，煅牡蛎 20 克，芡实 10 克，莲须 10 克。

2. 升化液精汤：莲子 15 克，黄芪 15 克，党参 10 克，茯苓 10 克，车前子 10 克，麦冬 10 克，地骨皮 10 克，黄柏 10 克，萆薢 10 克，石菖蒲 10 克，甘草 3 克。水煎服。

3. 四君子汤合四逆汤加减：人参 9 克，茯苓 15 克，白术 12 克，干姜 9 克，附子 3 克，炙甘草 9 克。水煎服。腰酸重者，加杜仲 9 克，续断 9 克，牛膝 9 克；脾阳虚、湿浊较重者，加苍术 9 克，川贝母 9 克，法半夏 9 克。

4. 右归饮加减：淫羊藿 15 克，菟丝子 15 克，党参 15 克，续断 15 克，熟地黄 12 克，山药 12 克，枸杞子 12 克，覆盆子 12 克，山茱萸 12 克，巴戟天 10 克，制附子 6 克，当归 10 克，肉桂 6 克，五味子 6 克。水煎服。阳痿、早泄、夜尿多者，加韭菜子 10 克，益智 15 克，乌药 9 克；腰膝酸软者，加五加皮 10 克，桑寄生 10 克。

5. 导痰汤加减：法半夏 9 克，制天南星 6 克，枳实 9 克，茯苓 9 克，橘红 9 克，甘草 6 克，生姜 9 克。水煎服。

【名医指导】

1. 中药调理，滋补肝肾。同时避免使用可以引起精子染色体损害和断裂的药物。

2. 如果精液黏稠度过高，可用分段射精方法，将头三下射出的精液留在阴道内，立即抽出阴茎，将其余精液射在外面。

3. 注意居室装修材料要合格，因为油漆、涂料、黏胶剂也是重要的污染源，所以在房子装修好以后打开窗户过 1 个夏季再搬进居住为宜。

4. 补锌、镁等微量元素能改善精子不液化症状；多吃绿色蔬菜。

5. 远离污染、辐射等危险地方。戒烟、酒。

6. 夫妻间保持外阴清洁。夫妻沟通，必要时可人工授精。

7. 加强锻炼，控制体重，避免肥胖。

8. 化妆品中含有邻苯二甲酸酯等有害物质，宜减少使用。

9. 保持心态放松，避免精神压力过大。

无精子症

男子性交时能射精，精量亦可正常，但是连续3次以上的精液常规化验，或精液离心沉渣涂片镜检，均未能发现精子者，称无精子症，通常病人无明显临床症状，往往因夫妇双方婚后不孕育就医而被发现。目前是导致男性不育的常见原因之一。

本病中医学可归入"绝育"、"无子"、"精冷无产"等范畴，属男科难治病证。

【必备名方】

1. 右归丸合五子衍宗丸加减：熟地黄15克，枸杞子15克，菟丝子15克，覆盆子12克，山茱萸12克，杜仲12克，当归12克，鹿角胶12克，山药12克，沙苑子10克，淫羊藿10克，巴戟天10克，肉桂8克，附子8克。水煎服。腰膝酸软甚者，加续断10克，桑寄生10克；阳痿、早泄者，加仙茅12克，韭菜子12克。

2. 补肾温阳固精方：生地黄15克，熟地黄15克，山药15克，枸杞子15克，炒党参12克，杜仲12克，当归12克，菟丝子12克，金樱子12克，龟鹿二仙膏12克，炒白术6克，炒白芍6克，蛇床子9克，生酸枣仁6克。水煎服。

3. 左归丸合五子衍宗丸加减：熟地黄15克，枸杞子15克，龟甲胶15克，黄精15克，制何首乌15克，山药12克，山茱萸12克，菟丝子12克，桑椹12克，沙苑子9克，覆盆子9克，五味子9克。水煎服。头晕耳鸣甚者，加女贞子15克，墨旱莲10克；失眠心烦者，加酸枣仁15克，柏子仁10克。

4. 复精子汤：柴胡9克，牛膝9克，炒橘核9克，荔枝核10克，穿山甲12克，路路通12克，炒桃仁12克，红花12克，生黄芪

15克，菟丝子15克，赤芍6克，橘红6克。水煎服。睾丸痛者，加延胡索6克，青皮6克；精索静脉重度曲张者，加丹参9克，莪术9克。

5. 橘核丸加减：橘核15克，荔枝核15克，海藻15克，昆布15克，浙贝母15克，牡蛎15克，川楝子10克，枳壳10克，青皮10克，柴胡10克，赤芍10克，姜半夏10克。水煎服。睾丸疼痛有灼热感、小便黄赤或混浊或尿后白浊、苔黄腻、脉滑数者，加萆薢20克，黄柏12克，苍术12克，川牛膝12克，泽泻12克。

【名医指导】

1. 经常锻炼，增强体质。男性体重控制在标准范围内，可以提高精子的质量。

2. 少去桑拿房、蒸汽浴室：高温蒸浴直接伤害精子，还抑制精子生成。

3. 戒烟、酒。

4. 放松心情，保持积极乐观的心态。

5. 多吃绿色食品，绿色蔬菜中含有维生素C、维生素E、锌、硒等利于精子成长的成分。注意营养均衡，不挑食、偏食。

6. 定期检查：病菌感染也是男性不育的重要因素，应该后期接受衣原体、前列腺的相关检查。

7. 避免长时间和家用电器、电脑、微波炉等电子产品接触，以免遭受电磁波及荧光屏射线之害。

死精子症

排出的精子死亡数量在40%以上或者全部死亡，称死精子症。正常情况下，精液内含有一定数量的死精子是允许的，如果死精子过多，则可影响生育。

本病中医学可归入"无子"、"虚劳"等范畴。

【必备名方】

1. 五子衍宗丸加减：枸杞子15克，菟丝子15克，覆盆子15克，肉苁蓉15克，紫河车15克，续断12克，桑寄生12克，淫羊藿12克，龟甲胶12克，鹿角胶12克，附子6克，肉桂6克，五味子6克。水煎服。阳痿、早泄者，加仙茅10克，韭菜子10克，

阳起石 15 克；夜尿频者，加益智 12 克，乌药 10 克。

2. 还少丹加减：熟地黄 15 克，山药 15 克，菟丝子 15 克，肉苁蓉 15 克，枸杞子 12 克，山茱萸 12 克，杜仲 12 克，楮实子 12 克，巴戟天 12 克，淫羊藿 12 克，黄精 12 克，五味子 6 克，龟甲胶 10 克，鹿角胶 10 克。水煎服。

3. 知柏地黄汤加减：知母 10 克，黄柏 10 克，牡丹皮 10 克，山药 10 克，山茱萸 10 克，泽泻 10 克，生地黄 15 克，熟地黄 15 克，制何首乌 15 克，黄精 15 克，龟甲 15 克，玄参 15 克，石斛 15 克。水煎服。头晕目眩甚者，加女贞子 12 克，枸杞子 12 克，煅龙骨 15 克，煅牡蛎 15 克，白芍 15 克，川牛膝 15 克；心烦失眠甚者，加酸枣仁 15 克，茯神 12 克，柏子仁 10 克；遗精、血精者，加金樱子 30 克，白茅根 30 克，大蓟 15 克，小蓟 15 克。

4. 圣愈汤加减：党参 12 克，黄芪 12 克，生地黄 12 克，熟地黄 12 克，黄精 12 克，当归 10 克，白芍 10 克，白术 10 克，茯苓 10 克，补骨脂 10 克，龟甲胶 10 克，鹿角胶 10 克，麦冬 10 克，五味子 6 克，紫河车 15 克，肉苁蓉 15 克，炙甘草 6 克。水煎服。

5. 萆薢渗湿汤加减：萆薢 20 克，薏苡仁 20 克，土茯苓 20 克，赤茯苓 15 克，滑石 15 克，黄柏 10 克，泽泻 10 克，牡丹皮 10 克，通草 10 克，木通 6 克，瞿麦 15 克，萹蓄 15 克。水煎服。少腹睾丸痛者，加青皮 10 克，川楝子 10 克；血精、脓精者，加大蓟 15 克，小蓟 15 克，败酱草 15 克，白茅根 30 克；尿道口灼热疼痛者，加石韦 20 克，甘草梢 10 克。

【名医指导】

1. 戒烟、酒。

2. 不宜进行桑拿、熏蒸；避免长时间在高温环境下工作。

3. 减少不良的性生活，不宜过不洁的性生活，注意安全防范措施；同时注意预防泌尿系统疾病。

4. 不可随便吃补品。

5. 尽量不要穿紧身裤，处于青春期的男孩子更不能穿。

6. 洗澡水温最好控制在 30 ℃左右，最好每日用冷水清洗阴部；注意不要用香皂等洗阴部，最好用清水或男性专用洗液等。

7. 尽量不要长时间坐在软绵沙发或者老板椅上。

8. 尽量减少使用化妆品：化妆品中含有邻苯二甲酸酯，可导致少精子症和死精子症。

9. 从干洗店拿回来的衣服要放置几日再穿，因为干洗剂会影响男性的性功能。

10. 内裤以纯棉质、宽松为宜。

11. 饮食宜丰富，营养宜均衡。注意维生素 A、维生素 E 的摄取。

前列腺癌

前列腺癌是男性泌尿生殖系统中最常见的肿瘤，也是人类特有的疾病。大量临床资料提示病因与性激素尤其是雄激素有关，与前列腺淋病奈瑟菌、病毒、衣原体感染，化学物质，饮食习惯有关。前列腺早期无明显症状，一般到晚期才出现症状。表现为进行性的尿急、尿频，或尿流变细或缓慢，尿流分叉或偏斜，尿流中断，淋漓不尽，尿道涩痛，严重时可以引起排尿滴沥及急、慢性尿潴留。当肿瘤侵犯到包膜及其附近的神经周围淋巴管时，可出现会阴部疼痛和坐骨神经痛；直肠受累时可表现为排便困难或结肠梗阻；当侵犯尿道膜部时可出现尿失禁；其他转移症状有下肢水肿、肾积水、皮下转移结节、病理性骨折等。

本病中医学属于"淋证"、"癃闭"、"尿血"等范畴。中医学认为，本病的发生多与饮食不节，以致脾湿内盛，湿热内蕴；或情绪不畅，以致肝郁气滞；或房劳过度，久病体虚，以致脾肾亏虚。

【必备名方】

1. 甘露消毒丹加减：滑石 18 克，茵陈 12 克，黄芩 9 克，石菖蒲 9 克，木通 6 克，川贝母 12 克，射干 12 克，连翘 9 克，薄荷 6 克，豆蔻 12 克，广藿香 9 克。水煎服。恶风寒者，去川贝母、木通，广藿香加至 15 克，薄荷加至 12 克，加佩兰 15 克；大便溏泄者，加葛根 12 克，黄连 6 克。

2. 攻坚散加减：夏枯草 30 克，玄参 30 克，生牡蛎 30 克，昆布 15 克，姜半夏 9 克，海藻 12 克，青皮 9 克，陈皮 9 克，三棱 6 克，莪术 6 克。水煎服（或研末，以开水送服，每次 12 克）。咳逆有痰者，加百部 12 克，紫菀 9 克，川贝母 9 克；肿块较大者，加莪术至 12 克，三棱至 12 克。

3. 桂枝茯苓丸加减：桂枝 9 克，茯苓 9 克，牡丹皮 9 克，桃仁 9 克，白芍 9 克，香附 8 克，陈皮 10 克。水煎服。瘀血阻滞较甚者，加丹参 9 克，川芎 6 克；疼痛剧烈者，加延胡索 8 克，乳香 6 克，没药 6 克；出血多者，加茜草 9 克，蒲黄 6 克。

4. 橘核丸加减：橘核 30 克，海藻 30 克，昆布 30 克，川楝子 30 克，桃仁 30 克，厚朴 15 克，木通 15 克，枳实 15 克，延胡索 15 克，肉桂 15 克，木香 15 克。共为细末，酒糊为丸，如梧桐子大，每次 9 克，空腹以温酒盐汤送服。阴囊寒冷者，加小茴香 15 克，吴茱萸 15 克；瘀肿重无尿血者，加三棱 15 克，莪术 15 克；阴囊红肿痒痛者，去肉桂，加黄柏 15 克，土茯苓 15 克，车前子 15 克。

5. 藿朴夏苓汤加减：广藿香 10 克，厚朴 10 克，法半夏 10 克，茯苓 15 克，砂仁 6 克，豆蔻 6 克，薏苡仁 15 克，陈皮 10 克，木香 6 克。水煎服。腹胀甚伴浮肿者，加大腹皮 15 克，车前子 15 克；纳差者，加鸡内金 15 克，炒麦芽 30 克；便溏者，加白扁豆 10 克，马齿苋 30 克，莲子 15 克。

【名医指导】

1. 老年人在定期健康体检时，应特别注意前列腺的检查。

2. 食物中保证摄入足量的硒，宜多食鸡蛋和青花鱼、绿色蔬菜、蒜、嫩茎花椰菜和陀螺蘑菇等。

3. 日常饮食注意选择富含番茄红素的食物，如西红柿、杏、番石榴、西瓜、番木瓜和红葡萄等。

4. 饮食宜清淡、低脂肪，避免辛辣食物和烟、酒。

5. 生活规律，起居有常，保证充足的睡眠，提高机体的免疫力。多饮水，及时排尿，忌憋尿。

6. 适当运动，避免过度劳累。保持良好的心态，积极配合治疗。

7. 对不能确诊者，应定期随访，必要时早期切除。

8. 服用治疗前列腺增生的药物，如非那雄胺或度他雄胺等，可在一定程度上减少该病的发生。

睾丸癌

睾丸癌是男性年轻成人中常见的生殖系统的恶性肿瘤。好发于青壮年，主要发生于生殖细胞，少部分发生于间质细胞，肿瘤位于体表，易于早期发现。常见的症状是无痛、硬、不透光的睾丸肿大。

本病中医学属于"子岩"范畴。中医学认为，本病多因肝气郁结，经络气滞血瘀，壅塞经络所致。

【必备名方】

1. 人参荆芥散加减：人参 3 克，荆芥穗 3 克，熟地黄 3 克，柴胡 3 克，枳壳 3 克，酸枣仁 3 克，炙鳖甲 3 克，羚羊角 3 克，白术 3 克，防风 2 克，川芎 2 克，当归 2 克，肉桂 2 克，炙甘草 2 克，生姜 3 片。水煎服（或为散，2 次分服）。睾丸疼痛者，加延胡索 3 克，川楝子 3 克。

2. 宣湿化热汤加减：青蒿 6 克，黄芩 6 克，佩兰 6 克，栀子 6 克，苦杏仁 9 克，瓜蒌子 9 克，大豆卷 12 克，赤茯苓 12 克，鲜竹茹 12 克，六神曲 12 克，芦根 12 克，郁金 5 克，益元散 12 克。水煎服。热重者，青蒿加至 12 克，黄芩加至 12 克；疼痛者，加延胡索 6 克，川楝子 6 克。

3. 复元活血汤加减：酒大黄 10 克，当归 15 克，桃仁 12 克，红花 15 克，穿山甲 10 克，瓜蒌根 15 克，柴胡 15 克，橘核 15 克，甘草 10 克。水煎服。气滞甚者，加木香 10 克，青皮 6 克，陈皮 6 克；疼痛甚者，加乳香 3 克，没药 3 克，三七 3 克。

4. 保真汤加减：当归 9 克，人参 9 克，生地黄 9 克，熟地黄 9 克，白术 9 克，黄芪 9

克，赤茯苓 4.5 克，白茯苓 4.5 克，天冬 6 克，麦冬 6 克，赤芍 6 克，白芍 6 克，知母 6 克，黄柏 6 克，五味子 6 克，柴胡 6 克，地骨皮 6 克，甘草 4.5 克，陈皮 4.5 克，厚朴 4.5 克。水煎服。肿块坚硬者，加莪术 9 克，桃仁 9 克。

5. 滋水清肝饮加减：熟地黄 24 克，茯苓 12 克，牡丹皮 9 克，泽泻 9 克，山茱萸 12 克，山药 15 克，柴胡 9 克，白芍 9 克，酸枣仁 12 克，炒栀子 9 克，当归身 9 克。水煎服。胁痛明显者，加郁金 9 克，延胡索 9 克；大便干结者，加瓜蒌子 12 克，火麻仁 9 克；低热者，加银柴胡 12 克，地骨皮 12 克，知母 9 克。

【名医指导】

1. 多吃根茎类食物，如红薯、芋头等；宜多吃玉米、板栗等，避免食用激素类养殖、种植的食物，避免食用烧烤、煎炒、炸、过于油腻等食物。肉类以白肉为主，红肉次之（如鱼肉为白、猪肉为红）。

2. 作息要规律。

3. 保持心情舒畅，积极配合治疗。

4. 有辐射的机器要适当远离，如电脑、电磁炉、微波炉、手机等要远离睡眠区。

5. 保持生殖器的卫生、干燥，积极预防生殖道的感染。

《名医推荐家庭必备名方（珍藏本）》

第十九章　性传播疾病

淋　病

淋病是由淋病奈瑟菌（又称淋球菌）引起的泌尿生殖系统化脓性感染。本病主要是通过性交直接传染，也可通过污染的衣裤、被褥、毛巾、浴盆和手等间接传染。本病与梅毒、软下疳、生殖器疱疹等均属性传播疾病（STD）。其临床表现主要为尿道炎和宫颈炎，也可累及直肠、咽部及眼睛，重者可播散全身，引起淋球菌性败血症，可能还并发关节炎、脑膜炎、肺炎、盆腔炎、附件炎、腹膜炎和心内膜炎等，孕妇患淋病者还可引起羊膜腔内和胎儿感染。

本病中医学属于国家标准病名"淋证"范畴。中医学认为，本病多因贪恋女色，房事不洁，感染湿浊疫疠之气，由溺窍或阴户而入，阻滞下焦，蕴结膀胱，化热化火，导致膀胱气化不利，肝经气机不畅，甚或气血瘀阻，而生诸症。湿热秽毒久恋不解，化火伤阴；或素体阴虚，复感湿热秽毒，致阴虚湿热，虚实夹杂，病情反复，迁延难愈。病位在下焦。

【必备名方】

1. 清热通淋汤加减：土茯苓30克，苦参15克，黄柏12克，黄芩9克，栀子6克，龙胆6克，鱼腥草12克，白芷10克，败酱草15克，白茅根20克，赤芍15克，丹参15克，柴胡9克，车前子12克，炒白术12克。水煎服。脾虚者，加黄芪10克，人参15克，茯苓10克；阴虚内热者，加知母10克，熟地黄10克。

2. 清热解毒饮加减：金银花30克，白花蛇舌草30克，蒲公英30克，鱼腥草30克，败酱草30克，海金沙藤30克，土茯苓30克，栀子15克，龙胆6克，黄柏12克，赤芍9克，甘草6克。水煎服。发热者，加柴胡10克；头痛者，加菊花10克；纳呆者，加山楂10克；便秘者，加大黄10克；腰痛者，加牛膝10克，桑寄生10克；会阴红肿者，加苍术10克，薏苡仁10克；阴囊肿胀者，加川楝子10克，丝瓜络10克；阴茎肿大者，加半枝莲10克，丹参10克；小腹刺痛者，加白芍10克，王不留行10克；白带多者，加马齿苋10克，车前子10克，芡实10克；局部瘙痒者，加苦参10克，白鲜皮10克；尿道灼热者，加瞿麦10克，滑石10克；小便短赤者，加淡竹叶10克，车前草10克；尿浊者，加粉萆薢10克，萹蓄10克；尿血者，加白茅根10克，小蓟10克；小便流脓者，加穿心莲10克，黄芩10克；小便涩痛者，加石韦10克，金钱草10克；病程长、日久不愈者，加生地黄10克，牡丹皮10克，桃仁10克，地龙10克。

3. 丹栀逍遥散加减：牡丹皮12克，栀子9克，当归9克，芍药6克，柴胡6克，白术9克，茯苓6克，炙甘草6克，薄荷6克，生姜3片。水煎服。尿痛明显者，加白花蛇舌草30克，淡竹叶10克；尿痛引少腹或睾丸者，加橘核15克，荔枝核15克，冬葵子15克；小腹刺痛者，加王不留行15克，川楝子10克。

4. 益肾通淋汤加减：白花蛇舌草30克，土茯苓30克，金钱草30克，苦参20克，丹参20克，金银花15克，生地黄15克，赤芍15克，地肤子15克，沙苑子12克，桑寄生12克，苍术10克，牛膝10克，生甘草10克。水煎服。尿道刺痒严重者，加蛇床子10

克；尿道口红肿者，加牡丹皮 6 克，栀子 10 克；睾丸胀痛者，加荔枝核 10 克，橘核 10 克，乌药 10 克，延胡索 10 克；便秘者，加大黄 6 克；伴有前列腺肥大者，加王不留行 30 克。

5. 复方六草汤加减：金钱草 30 克，车前草 30 克，墨旱莲 30 克，益母草 30 克，黄精 30 克，山药 30 克，灯心草 10 根，甘草 10 克。水煎服。气阴两虚者，加黄芪 30 克，当归 15 克，地骨皮 15 克；脾肾两虚者，加党参 30 克，山药 15 克。

【名医指导】

1. 宣传性传播疾病知识，提倡洁身自好，严禁嫖娼卖淫及婚外性行为；提倡安全性行为，推广使用安全套。

2. 注意个人卫生与隔离：不与家人、小孩（尤其女孩）同床或同浴，防止交叉感染。

3. 性交前后服用氟哌酸或阿莫西林，可有效预防。

4. 认真做好患者性伴的随访工作，及时进行检查和治疗。

5. 执行对孕妇的性病检查和新生儿预防性滴眼制度，即新生儿出生时，要用 1% 硝酸银一滴滴眼预防新生儿淋菌性眼炎。

6. 在公共浴池提倡淋浴。

7. 患病后要及时治疗；未治愈前应避免性生活。

8. 经常用肥皂洗手，并注意阴部局部卫生，不要用手揉擦眼睛。

9. 按时、足量、规则服药，避免自行停药或随意增减剂量。

10. 保持良好的心态；适当进行锻炼。

11. 在症状发作期间或确诊 2 个月内与患者有过性接触的性伴，均应做淋病奈瑟菌和沙眼衣原体感染的检查和治疗。

梅　毒

梅毒是苍白密螺旋体苍白亚种（又称梅毒螺旋体）所引起的一种慢性、系统性传染病。主要通过性接触传染。本病的特点是病程的长期性和隐匿性，病原体可侵犯任何器官，临床表现出各种不同的症状，早期主要侵犯皮肤和黏膜，晚期可使多个系统器官受累，如心脏、中枢神经系统。也可隐匿多年而毫无临床表现。

本病中医学称"徽疮"、"霉疮"、"杨梅疮"、"广疮"等。中医学认为，本病的传染有精化传染、气化传染及胎传染毒。精化传染是与患者性接触精泄时毒气乘肝肾之虚入里；气化传染是通过接吻、哺乳、接触污染物品等染触秽毒，毒气循脾肺二经传入；胎传染毒是禀受于母体之毒而发。一旦受邪，则毒邪聚累于五脏。毒气外发于皮毛、阴茎，内伤于骨髓、关窍、脏腑，变化多端，证候复杂。

【必备名方】

1. 清营汤合清血搜毒丸：水牛角 30 克，生地黄 15 克，玄参 9 克，淡竹叶心 3 克，麦冬 9 克，丹参 6 克，黄连 5 克，金银花 9 克，连翘 6 克，血竭花 10 克，木香 10 克，青木香 10 克，丁香 6 克，儿茶 10 克，巴豆霜 0.2 克，薏苡仁 30 克。水煎服。

2. 五虎汤加减：全蝎 5 克，僵蚕 9 克，穿山甲（先煎）15 克，蜈蚣 2 条，斑蝥 3 克，生大黄 10 克，虎杖 10 克。水煎服。关节酸痛者，加土茯苓 15 克，薏苡仁 15 克，伸筋草 15 克；头疼头晕者，加升麻 9 克，葛根 9 克，川芎 9 克；瘀阻盛者，加乳香 9 克，没药 9 克，桂枝 9 克；兼有热象者，加土茯苓 30 克；病甚者，加羌活 10 克，独活 10 克，三七 10 克，川牛膝 6 克。

3. 升麻解毒汤加减：升麻 12 克，鲜皂角刺 12 克，土茯苓 500 克。以水 1000 毫升，煎至 500 毫升，4 次分服，每次炳热加麻油 15 毫升和匀，量病上下，饭前、饭后服。发于颈项以上者，加白芷 3 克；发于胸腹者，加白芍 3 克；发于背部者，加羌活 3 克；发于下部者，加牛膝 3 克。

4. 枯草慈姑化毒丸：夏枯草 150 克，川贝母 60 克，山慈菇 60 克，蒲公英 60 克，陈皮 60 克，全蝎 60 克，枳壳 60 克，桔梗 60 克，栀子 60 克，白芷 60 克，半夏 60 克，柴胡 60 克，金银花 60 克，沉香 30 克，胆南星 30 克。上药为末，米糊为丸，如绿豆大，每次 9 克，淡盐汤送服。

5. 托毒汤加减：金银花45克，土茯苓45克，蒲公英30克，黄芪20克，薏苡仁20克，赤小豆20克，龙胆6克，马齿苋10克，苍耳子10克，皂角刺10克，大风子仁3克，车前子15克。水煎服。疮疱溃烂者，加儿茶3克；脾虚血亏者，加党参12克，白术12克，当归12克；肾虚者，加淫羊藿10克，菟丝子10克；毒在胸上者，加桔梗12克；毒在腹下者，加牛膝9克。

【名医指导】

1. 追踪患者性伴侣，包括患者自报及医务人员访问的，查找患者所有性接触者，进行预防检查，追踪观察并进行必要的治疗，未治愈前绝对禁止性生活。如有发生则必须使用安全套。

2. 对可疑患者均应进行预防检查，做梅毒血清试验，以便早期发现新患者并及时治疗。

3. 如需献血要去正规采血点，在献血前需做全面的血液检查。如需输血，需要输血单位出示所输血液的检查证明。

4. 对可疑患梅毒的孕妇，应及时给予预防性治疗，以防止将梅毒感染给胎儿；未婚男女患者，未经治愈前不能结婚。

5. 对已接受治疗的患者，应给予定期追踪治疗。

6. 加强梅毒危害及其防治常识的宣传教育。

7. 严禁卖淫、嫖娼，对旅馆、浴池、游泳池等公共场所加强卫生管理和性病监测。

8. 夫妇双方共同治疗。注意生活细节，防止传染给他人：患者的内裤、毛巾及时单独清洗，消毒煮沸，不与他人同盆而浴。

9. 保持良好的心态，积极配合治疗疾病。

非淋菌性尿道炎

非淋菌性尿道炎又称非淋菌性泌尿生殖道炎，是指由淋病奈瑟菌以外的其他病原体，主要是沙眼衣原体、解脲支原体所引起的尿道炎，少数由阴道毛滴虫、蓝氏鞭毛虫、疱疹病毒等引起。临床以尿频、尿急、尿道内轻微灼痒、疼痛，尿道口有稀薄分泌物为主要症状。

本病中医学属于"淋证"范畴。中医学认为，本病多因贪恋女色，房室不洁，感染湿浊疫疬之气，由溺窍或阴户而入，阻滞下焦，蕴结膀胱，化热化火，导致膀胱气化不利，肝经气机不畅，甚或气血瘀阻，而生诸症。湿热秽毒久恋不解，化火伤阴；或素体阴虚，复感湿热秽毒，致阴虚湿热，虚实夹杂，病情反复，迁延难愈。病位在下焦。

【必备名方】

1. 八正散加减：石菖蒲20克，车前子10克，黄柏10克，白术10克，丹参30克，莲子心10克，败酱草30克，忍冬藤30克，土茯苓30克，生甘草10克。水煎服。疼痛明显者，加白花蛇舌草30克，马鞭草30克；分泌物多者，加木通6克，泽泻10克。

2. 清热通淋汤加减：土茯苓30克，苦参15克，黄柏12克，黄芩9克，栀子6克，龙胆6克，鱼腥草12克，白芷10克，败酱草15克，白茅根20克，赤芍15克，丹参15克，柴胡9克，车前子12克，炒白术12克。水煎服。脾虚者，加黄芪10克，人参15克，茯苓10克；阴虚内热者，加知母10克，熟地黄10克。

3. 膈下逐瘀汤加减：当归10克，川芎10克，赤芍10克，桃仁10克，枳实10克，延胡索10克，五灵脂10克，乌药10克，香附10克，牛膝10克，土茯苓30克，滑石20克，生甘草10克。水煎服。尿痛明显者，加白花蛇舌草30克，淡竹叶10克。

4. 四君子汤合六味地黄丸加减：党参10克，黄芪30克，白术10克，茯苓30克，山药30克，山茱萸10克，熟地黄10克，泽泻10克，牡丹皮10克，牛膝10克，忍冬藤30克。水煎服。

5. 益肾通淋汤加减：白花蛇舌草30克，土茯苓30克，金钱草30克，苦参20克，丹参20克，金银花15克，生地黄15克，赤芍15克，地肤子15克，沙苑子12克，桑寄生12克，苍术10克，牛膝10克，生甘草10克。水煎服。尿道刺痒严重者，加蛇床子10克；尿道口红肿者，加牡丹皮6克，栀子10

克；睾丸胀痛者，加荔枝核 10 克，橘核 10 克，乌药 10 克，延胡索 10 克；便秘者，加大黄 10 克；伴有前列腺肥大者，加王不留行 30 克。

【名医指导】

1. 洁身自爱，根除性混乱现象。未治愈前不得与任何人发生性关系。

2. 遵医嘱按时、按量治疗。避免突然停药，或随意增减剂量及换其他药物。

3. 性伴侣如有感染，应同时治疗。孕妇可用红霉素或阿莫西林治疗。

4. 治疗期间忌饮酒。

5. 平时用专用浴盆、浴巾，连同内裤都要经常煮沸消毒。

6. 治疗结束 1 周应随访复查。

7. 保持良好的心态，积极配合治疗。

8. 积极治疗男、女方的合并症，如睾丸炎、前列腺炎、盆腔炎、前庭大腺炎等。

尖锐湿疣

尖锐湿疣是由人乳头瘤病毒感染所引起的一种良性表皮肿瘤。多发生于男女生殖器及肛门周围，绝大多数通过性接触传染。

本病中医学属于"千日疮"、"疣目"、"枯筋箭"等范畴，现在国家标准属于"臊疣"范畴，发生于外阴部者称"外阴臊疣"，发生于肛门部者称"肛门臊疣"。中医学认为，本病多因房事不节，寻花问柳，房劳伤精，精气亏损，湿热秽浊之邪乘虚侵入，下注阴器，浊毒湿热蕴结，气血郁阻，经络不畅，浊邪凝聚肌肤而生疣目；常因酗酒，或过食辛辣、肥厚之品等，损伤脾胃，湿热内生，而诱发或加重病情。或因复感热毒之邪，湿热毒互结，热甚肉腐，而见皮烂、流脓恶臭等症，甚至状如"翻花疮"。病位以外阴、肛门常见。

【必备名方】

1. 消疣汤：龙胆 5 克，黄柏 10 克，黄芩 10 克，生地黄 15 克，板蓝根 15 克，当归 10 克，茵陈 10 克，土茯苓 15 克，白头翁 15 克，车前子 15 克，柴胡 10 克，甘草 10 克。水煎服。伴有心烦、急躁者，加柴胡 10 克，

郁金 10 克，枳壳 6 克，百合 10 克，淡竹叶 15 克。

2. 清疣洗剂：白鲜皮 30 克，蛇床子 30 克，大青叶 30 克，马齿苋 30 克，土茯苓 30 克，三棱 30 克，莪术 30 克，白矾 40 克，苦参 40 克，鸦胆子（打碎）20 克。每剂加冷水 1500 毫升，浸泡 30 分钟，加武火煮沸后，再用文火煎 15 分钟，药液滤渣后倒入盆内，再加冷水 1000 毫升，按上法煎 15 分钟，2 次药液混合为 1 剂，每日早、晚 2 次熏洗，每次取药液一半，兑热水 500 毫升，先熏 10~20 分钟，待药液不烫时，坐浴 20 分钟。痒重者，加防风 10 克，白芷 6 克；湿重者，加五倍子 10 克；潮红者，加蒲公英 20 克，黄柏 20 克。

3. 黄连解毒汤合五神汤加减：黄连 10 克，黄芩 10 克，黄柏 15 克，栀子 10 克，茯苓 10 克，金银花 10 克，牛膝 6 克，车前子 10 克，紫花地丁 10 克。水煎服。皮损灰暗、气滞血瘀者，加蜂房 6 克，丹参 15 克，红花 10 克。

4. 退疣汤：金银花 15 克，板蓝根 20 克，土茯苓 15 克，薏苡仁 10 克，丹参 12 克，穿山甲 10 克，皂角刺 10 克，红花 6 克。水煎服。尿赤者，加龙胆 10 克；尿浊者，加粉萆薢 15 克；尿血者，加白茅根 15 克；尿痛者，加车前子 10 克；小腹刺痛者，加川楝子 10 克；奇痒者，加苦参 10 克；皮下出血者，加紫草 6 克；体虚者，加当归 15 克；反复发作者，加生地黄 10 克，玄参 10 克。

5. 扶正祛疣汤：黄芪 30 克，夏枯草 30 克，板蓝根 30 克，薏苡仁 30 克，白术 12 克，刺五加 12 克，赤芍 12 克，桃仁 10 克，红花 10 克，炙甘草 10 克。水煎服。气虚懒言、自汗者，加生黄芪 15 克，西洋参 15 克，五味子 6 克，麦冬 10 克。

【名医指导】

1. 坚决杜绝多性伴侣。

2. 防止接触传染：不共用内衣、泳装及浴盆；在公共浴池提倡淋浴，沐浴后勿直接坐在浴池坐椅上；在公共厕所尽量不使用马桶；上厕所前用肥皂洗手；不在密度大、消毒不严格的游泳池游泳。

3. 讲究个人卫生：每日清洗外阴、换洗内裤，内裤宜单独清洗；应做到一人一盆，毛巾分用。

4. 配偶患病后要禁止性生活。进行物理治疗时，应接受口服药及外洗药综合治疗，治疗后复查。在此期间发生性行为，可使用避孕套。

5. 为避免分娩时感染胎儿，可选择剖宫产；产后不要与婴儿同盆而浴。

6. 多吃蔬菜水果、多喝白开水，少吃淀粉类、糖类以及刺激性的食物，如辣椒、海鲜等，戒烟、酒。

7. 穿棉质内裤，保持患部通风和透气，少穿牛仔裤。内裤的洗涤应以温和的肥皂手洗，不要用强效的洗衣粉或洗衣机洗。

8. 保持良好的心态。

9. 积极治疗诱因如包皮过长、阴道炎、包皮龟头炎等；避免降低抵抗力的疾病。

生殖器疱疹

生殖器疱疹是由单纯疱疹病毒感染所引起的一种性传播疾病。主要损害男、女生殖器的皮肤黏膜处，临床以局部出现群集小疱、糜烂、自觉灼痛为特点。本病多为性行为传播，一旦染病，周期发生，缠绵不愈，而且可引起不孕、不育、死胎、畸胎。原发感染后经过一定的静止期后常复发。

本病中医学属于"阴部热疮"、"阴疮"、"疳疮"等范畴。中医学认为，本病多因寻花问柳，不洁性交，感受温热秽浊之邪；或素日嗜酒，多食肥甘厚味、辛辣之品，损伤脾胃，脾失健运，湿浊内蕴，郁而化热，湿热侵入肝经，下注阴部，热炽湿盛，湿热郁蒸而外发疱疹。肾开窍于前后二阴，或由于房劳过度，或由于湿热、淫毒久稽，耗伤肾阴；日久阴损及阳，也可造成肾阳不足。

【必备名方】

1. 龙胆泻肝汤加减：龙胆 6 克，泽泻 12 克，炒栀子 10 克，黄芩 10 克，牡丹皮 10 克，土茯苓 30 克，板蓝根 20 克，车前子（包煎）15 克，生地黄 15 克，甘草 10 克。水煎服。疱疹痛甚者，加延胡索 15 克，川楝子 10 克；

全身症状明显者，加连翘 18 克，蒲公英 20 克；小便黄赤、排尿疼痛及困难者，加马鞭草 6 克，天葵子 6 克，淡竹叶 15 克；淋巴结肿大疼痛者，加紫花地丁 10 克，夏枯草 10 克；溃疡愈合迟缓者，车前子加至 20 克，加黄芪 15 克，茯苓 10 克，泽泻 10 克。

2. 龙虎疱疹汤：龙胆 6 克，虎杖 12 克，白花蛇舌草 30 克，青木香 10 克，生地黄 12 克，赤芍 10 克，蒲公英 12 克，金银花 15 克，乌药 6 克。水煎服。红斑重者，加生栀子 10 克，绵马贯众 12 克，以凉血解毒；水疱多者，加白茅根 30 克，以清热利湿；糜烂甚者，加黄柏 10 克，苍术 10 克。

3. 除湿胃苓汤加减：苍术 10 克，厚朴 10 克，陈皮 10 克，猪苓 12 克，泽泻 12 克，赤茯苓 10 克，白术 10 克，滑石 10 克，防风 12 克，栀子 10 克，木通 6 克，肉桂 6 克，甘草 6 克，灯心草 6 克。水煎服。水疱大、糜烂渗液者，加生薏苡仁 15 克，茵陈 10 克；大便秘结者，加生大黄 6 克。

4. 补气清毒汤：红参 6～10 克，炙黄芪 30 克，当归 12 克，川牛膝 30 克，龙胆 6 克，黄芩 9 克，黄柏 9 克，金银花 12 克，白鲜皮 12 克，苍术 9 克，陈皮 9 克。水煎服。发作间歇期，去龙胆、苦参，加薏苡仁 12 克，白扁豆 9 克；阴虚内热者，去龙胆、苦参、苍术，加北沙参 12 克，麦冬 9 克，鳖甲（先煎）9 克。

5. 知柏地黄丸加减：知母 20 克，黄柏 15 克，熟地黄 20 克，山药 15 克，山茱萸 15 克，泽泻 10 克，牡丹皮 9 克，茯苓 15 克，菟丝子 15 克，莲须 15 克，芡实 15 克，龙骨 15 克，牡蛎 15 克。水煎服。阴虚火旺者，加女贞子 15 克，知母 10 克；肾阳不足者，加制附片 6 克，肉桂 6 克，淫羊藿 6 克；失眠者，加合欢皮 10 克，玫瑰花 10 克，白蒺藜 10 克。

【名医指导】

1. 洁身自好，避免婚外性行为。

2. 提倡安全套等屏障式避孕措施，安全套可减少生殖器疱疹传播的危险性。但皮损出现时性交，即使使用安全套也可能发生单纯疱疹病毒性传播。

3. 患生殖器疱疹的产妇，在分娩过程

中，经过产道可将病毒直接传染给新生儿；或怀孕过程中患病，病毒可通过胎盘传给胎儿。所以孕妇有过单纯疱疹病毒2型感染史或可疑感染史者，不要隐瞒病情，如果确认应该积极治疗；根据孕妇的意见决定是否继续妊娠。

4. 讲究卫生：每日清洗外阴，换洗内裤；不共用盆具、泳衣；上厕所前一定要洗手。

5. 患者的内衣、床单以及被患者分泌物污染的用具可用煮沸或消毒液浸泡法消毒。在疱疹活动期，禁止性生活。另外，一方患病时，夫妻另一方也应该一同前往医院检查、治疗。

6. 初次发病时应积极彻底的治疗，避免复发。

7. 饮食宜清淡，戒烟、酒，避免辛辣刺激性食物。

8. 每日用清水清洗生殖器部位，避免高温、汗多、搔抓。

9. 加强体育锻炼，增强体质，避免感冒、胃肠道紊乱、创伤等可导致抵抗力下降的疾病。

10. 保持心情平和，避免心理紧张、抑郁或焦虑等不良情绪。

第二十章 骨 折

骨折是指骨与骨小梁的连续性发生中断，骨骼的完整性遭到破坏的一种体征。造成骨折的外因系损伤外力，一般可分为直接暴力、间接暴力、肌肉牵拉力和累积性力4种。骨折的发生，外因是很重要的，但它与年龄、健康状况、骨的解剖部位和结构、骨骼是否原有病变等内在因素关系十分密切。骨折移位方式有成角移位、侧方移位、缩短移位、分离移位和旋转移位5种，临床上常合并存在。西医学将骨折分类很细，根据解剖部位的不同而有不同名称，如桡骨下端骨折、肱骨内上髁骨折、股骨颈骨折等。

中医学对骨折很早就有认识，马王堆出土的汉代《帛书医经》中记载了"折骨绝筋"、"折骨裂肤"。骨折的治疗方法必须在继承中医丰富的传统理论和经验的基础上，结合现代自然科学的知识，辨证地处理好骨折治疗中复位，固定，功能锻炼，内外用药的关系。而骨折一经整复固定，内外辨证用药尤为重要。传统的内外辨证用药，内服药以四诊八纲为依据，根据损伤的发展过程，一般分为初、中、后3期。

【必备名方】

1. 活血祛瘀汤加减：当归15克，红花6克，桃仁9克，土鳖虫9克，煅自然铜9克，狗脊9克，骨碎补15克，没药6克，乳香6克，三七6克，路路通6克，甘草3克。水煎服。便秘者，去骨碎补、乳香、没药，加郁李仁15克，火麻仁15克；食欲不振者，加砂仁9克；心神不宁者，加龙齿15克，磁石15克，酸枣仁9克，远志9克。

2. 弃杖散：当归尾20克，细辛10克，姜黄20克，紫荆皮20克，大黄10克，生川乌6克，猪牙皂10克，肉桂10克，透骨草10克，丁香10克，白芷10克，红花10克。上药共为细末，用饴糖或凡士林调成膏。用时将此软膏在纱布或油纸上摊2～3毫米厚，敷贴于患处，3～5日换药1次。

3. 续断紫金丹：酒炒当归40克，熟地黄80克，酒炒菟丝子30克，骨碎补30克，续断40克，制何首乌40克，茯苓40克，白术20克，牡丹皮20克，血竭20克，牛膝50克，红花10克，乳香10克，没药10克，虎胫骨10克，儿茶20克，鹿角霜40克，煅自然铜20克。上药共为细末，每次3～5克，每日2～3次。

4. 接骨续筋药膏：自然铜3份，荆芥3份，防风3份，五加皮3份，猪牙皂3份，茜草3份，续断3份，羌活3份，乳香2份，没药2份，骨碎补2份，肿节风2份，红花2份，赤芍2份，白及4份，血竭4份，螃蟹角4份，硼砂4份。上药共为细末，加蜂蜜或白酒调成厚糊外敷。

5. 养营丸：枸杞子240克，杜仲240克，山药180克，党参240克，黄芪180克，茯苓240克，白术90克，当归240克，白芍240克，熟地黄240克，龙眼肉150克，三七60克，牡丹皮90克，何首乌240克，酸枣仁90克。上药共为细末，炼蜜为丸，每丸9克，每次1丸，每日3次。

【名医指导】

1. 骨折后应到正规医院进行手法复位，或手术治疗。

2. 注意休息，尽量使患者保持相对固定的状态。

3. 在家或医院可做适当功能锻炼，以防止肌肉萎缩、关节粘连、关节囊挛缩等。

4. 情绪保持平稳，积极配合治疗；保持

大便通畅。

5. 避免直接及间接的暴力损伤，避免积累性损伤，即长期、反复、轻微的直接或间接损伤致肢体某一部位骨折。

6. 若需卧床休息，应注意定时翻身，按摩受压皮肤。

7. 室内应经常通气，保持空气清新，经常到户外活动，多晒太阳，讲究个人卫生，防止感冒。

8. 骨折早期饮食宜清淡，如食用蔬菜、豆类、豆制品、水果、鱼汤、瘦肉等，忌食酸菜、燥热、油腻之品。中期宜高营养饮食，如骨头汤、三七煲鸡、动物肝脏之类，以补充维生素 A、维生素 D、钙及蛋白质。后期则宜补，如老母鸡汤、猪骨汤、羊骨汤、鹿筋汤等，若能饮酒者，则可选用杜仲骨碎补酒、鸡血藤酒、虎骨木瓜酒。

9. 忌偏食、盲目补钙、不消化的食物、肉骨头、过食白糖；忌常服三七。宜多喝水。

第二十一章　脱　位

凡骨端关节面相互间的关系越出正常范围，引起功能障碍者，称脱位。关节脱位多由直接暴力或间接暴力所致，其中以间接暴力所致者为多见，先天性发育不良、体质虚弱或关节囊及周围的韧带松弛者较易发生脱位。西医学将脱位分类很细，根据解剖部位的不同而有不同名称，如腕掌关节脱位、下尺桡关节脱位、桡骨头脱位等。一般临床表现为疼痛与压痛、肿胀、功能障碍，并有其特有的体征，如畸形、关节盂空虚、弹性固定。

本病中医学称"脱臼"、"出臼"、"脱骱"、"脱窌"、"骨错"。在脱位关节整复固定后，配合药物治疗和功能锻炼，对恢复患肢功能极为重要。传统的关节脱位的药物治疗，分内服药和外用药两种。两者的应用，以损伤的病理变化为依据，按早、中、后3期进行辨证论治。

【必备名方】

1. 顺气活血汤加减：紫苏梗9克，厚朴9克，枳壳9克，砂仁6克，当归尾12克，红花9克，木香9克，赤芍12克，桃仁9克，赤小豆15克，香附9克。水煎服。便秘者，加大黄6克，芒硝6克。

2. 消肿散：制乳香1份，制没药1份，吉祥草1份，四块瓦1份，洞青叶1份，虎杖1份，五香血藤1份，天花粉2份，生甘草2份，叶下花2份，叶上花2份，虫蒌粉2份，大黄粉2份，黄芩2份，五爪龙2份，白及粉2份，红花1份，苏木粉2份，龙胆1份，黄

连1份，飞龙掌血2份，绿葡萄根1份，大红袍1份，凡士林适量。上药共为末，加适量凡士林调煮成膏，外敷患处。

3. 补筋丸加减：当归30克，熟地黄60克，白芍60克，红花30克，乳香30克，茯苓30克，骨碎补30克，陈皮60克，没药9克，丁香15克。上药共为细末，炼蜜为丸，如弹子大，每丸重9克，每次服1丸，每日1次。

4. 金不换膏（成药）：川乌18克，草乌18克，苦参15克，大皂角5克，大黄3克，当归24克，白芷24克，赤芍24克，连翘24克，白及24克，白蔹42克，木鳖子24克，乌药24克，肉桂24克，羌活24克，五灵脂24克，穿山甲24克，两头尖24克，透骨草24克，槐枝13厘米，桃枝13厘米，桑枝13厘米，柳枝13厘米，香油1250克，炒黄丹625克，乳香30克，没药30克，麝香0.6克，苏合香油6克。上药共为细末，加香油制成膏药，贴患处。

5. 虎骨木瓜酒（成药）：虎骨（酥炙）30克，川芎30克，当归30克，玉竹60克，五加皮30克，续断30克，天麻30克，红花30克，牛膝30克，秦艽15克，桑枝120克，防风15克，木瓜90克。将上药浸酒10000克，浸7日，加冰糖1000克，每日饮1小杯。

【名医指导】

1. 习惯性关节脱位的患者，可在医师指导下长期服用中成药左归丸或右归丸。

2. 宜在病变后早期进行手法复位。复位

固定后肿胀、疼痛明显者，可予以冷敷。复位后将关节固定于稳定位置2～3周。

3. 注意恰当的活动，避免引起经常脱位的姿势。要穿舒适的衣服和鞋子。

4. 注意功能锻炼，6周内禁止做强力外旋和被动牵拉活动。避免外伤、摔伤。

5. 青少年患者，当原始脱位复位后，必须严格制动3～4周，并按康复要求进行功能锻炼。

6. 积极锻炼易脱位关节周期的组织，增强韧带的任性和肌肉的力量，可减少脱位。

第二十二章　筋　伤

肩部扭挫伤

肩部受到外力的打击或扭捩致伤者为肩部扭挫伤。本病可发生于任何年龄，损伤的部位多见于肩部的上方或外上方，以闭合伤为常见，多因跌挫、扭转、打击等因素造成。伤后肩部疼痛、肿胀、压痛，肩关节活动受限，其受限多为暂时性。

本病中医学属于"筋伤"范畴。

【必备名方】

1. 理气散瘀汤加减：当归尾15克，川芎15克，生地黄10克，红花10克，制陈皮10克，泽兰10克，槟榔6克，续断12克，甘草6克。水煎服。胀痛甚者，加郁金12克，枳壳12克。

2. 三棱和伤汤加减：三棱10克，莪术6克，青皮12克，陈皮10克，白术12克，枳壳10克，当归15克，白芍12克，党参15克，乳香10克，没药10克，甘草6克。水煎服。疼痛较甚、活动不利者，加延胡索15克，姜黄10克。

3. 蠲痹汤加减：羌活9克，防风9克，片姜黄6克，当归9克，赤芍9克，黄芪9克，炙甘草3克，生姜3片，大枣3枚。水煎服。肩部冷痛者，加肉桂12克，干姜12克。

4. 三痹汤加减：独活6克，秦艽12克，防风6克，细辛3克，川芎6克，当归12克，生地黄15克，赤芍10克，茯苓12克，肉桂（冲服）1克，杜仲12克，牛膝6克，党参12克，甘草3克，黄芪12克，续断12克。水煎服。

5. 防风归芎汤加减：川芎15克，当归12克，防风12克，荆芥10克，羌活10克，白芷10克，细辛6克，蔓荆子10克，丹参15克，乳香10克，没药10克，桃仁10克，苏木12克，泽兰10克。水煎服。痛处游走者，加天麻15克，地龙9克。

【名医指导】

1. 手法治疗：

（1）多采用肩部点按、拿捏等手法以活血、舒筋、通络。

（2）在痛点部位可采用拨筋、弹筋手法3～5次，并应与拿捏手法相间操作以缓解痉挛、消瘀定痛。

（3）在适当牵引下用直臂摇肩法、屈臂摇肩法旋转摇肩，幅度可由小到大，反复5～7次。

（4）最后以抖法、捋顺手法收功。可配合中药内调、针灸、理疗、局部封闭等。

2. 固定方法：损伤较重者，用颈腕关节吊带悬挂于胸前3～7日，以利于损伤修复。

3. 功能锻炼：

（1）耸肩，动作由小到大，由慢到快，在悬吊期内即可开始。

（2）耸肩环绕，两臂侧平举，屈肘，以指松散接触肩部按顺逆时针方向环绕。

（3）展旋，单侧或双侧，手心始终向上，自腰侧旋向后方伸直，移向侧方，屈肘，手心仍向上，手背从前方过头、伸肘，顺滑至侧方，沿前方降下，手心仍向上，回复原势。重复进行，双臂同时做亦可，展旋时配合左右弓步及上身前俯后仰。

4. 避免外伤，避免过度牵拉、扭曲等。

肩关节周围炎

肩关节周围炎（简称肩周炎）是一种以

肩痛、肩关节活动障碍为主要特征的多因素病变的筋伤。多见于 50 岁以上的中老年人，多数患者呈慢性发病，少数有外伤史。初时肩周围有疼痛，常不引起注意。1～2 周后，疼痛逐渐加重，肩部酸痛，夜间尤甚，肩关节外展、外旋活动局部受限，逐步发展成肩关节活动广泛受限。

本病中医学称"肩痹"、"漏肩风"、"五十肩"、"肩凝症"、"冻结肩"等。

【必备名方】

1. 肩痹汤加减：羌活 12 克，防风 10 克，片姜黄 6 克，当归 15 克，赤芍 10 克，黄芪 15 克，乳香 10 克，没药 10 克，炙甘草 3 克，生姜 3 片，大枣 3 枚。水煎服。肩部冷痛重着者，加干姜 10 克，木瓜 12 克。

2. 程氏蠲痹汤：肉桂 2.5 克，甘草 2.5 克，羌活 5 克，独活 5 克，秦艽 5 克，乳香 4 克，木香 4 克，桑枝 15 克，当归 15 克，川芎 3.5 克，海风藤 10 克。水煎服。疼痛剧烈者，加姜黄 10 克，没药 10 克；血虚者，加鸡血藤 30 克；气虚者，加党参 25 克，黄芪 30 克；肩部酸重者，加威灵仙 15 克；肩部畏寒者，去肉桂，加桂枝 10 克，制川乌 10 克；病程日久不愈者，加防己 10 克，薏苡仁 30 克。

3. 羌活灵仙汤加减：羌活 12 克，威灵仙 12 克，香附 10 克，牛膝 12 克，木通 6 克，赤芍 12 克，薏苡仁 12 克，乳香 10 克，没药 10 克，地龙 6 克，鸡血藤 9 克，牡丹皮 9 克，千年健 9 克，土鳖虫 6 克，生姜 6 克，甘草 6 克，五加皮 9 克。水煎服。有外伤史者，加西红花 6 克。

4. 活血舒筋汤加减：当归尾 15 克，赤芍 12 克，片姜黄 10 克，伸筋草 12 克，松节油 9 克，海桐皮 10 克，落得打 10 克，路路通 12 克，羌活 12 克，独活 10 克，防风 12 克，续断 12 克，甘草 6 克，川芎 12 克，桂枝 9 克。水煎服。痛甚者，加乳香 10 克，没药 10 克。

5. 芪葛桂枝汤加减：黄芪 20 克，桂枝 10 克，白芍 10 克，葛根 25 克，片姜黄 10 克，羌活 10 克，桑枝 10 克，威灵仙 12 克，当归 10 克。水煎服。头晕甚者，加天麻 15 克，川芎 12 克。

【名医指导】

1. 注意防寒保暖，避免肩部受凉、受潮。避免外伤后肩部固定过久，肩周组织继发萎缩、粘连。

2. 加强功能锻炼，特别要注重关节的运动，可经常打太极拳、太极剑、门球；或在家里进行双臂悬吊，使用拉力器、哑铃以及双手摆动等运动，但要注意适量运动。

3. 纠正不良姿势及长期过度活动，避免造成慢性劳损和积累性损伤。

4. 注意容易引起继发性肩周炎的相关疾病，如糖尿病、颈椎病、肩部和上肢损伤、胸部外科手术以及神经系统疾病，并开展肩关节的主动运动和被动运动。

5. 对已发生肩周炎的患者，还应对健侧进行预防。

6. 功能锻炼：

(1) 爬墙运动：面对墙壁，用双手或患手沿墙壁徐缓的向上爬动，使上肢尽量高举，然后缓慢向下回到原处，反复进行。

(2) 体后拉手：双手向后反背，用健手拉住患肢腕部，渐渐向上拉动抬起，反复进行。

(3) 外旋锻炼：背靠墙而立，双手握拳曲肘，做上臂外旋动作，尽量使脊背靠近墙壁，反复进行。

(4) 摇膀子：弓箭步，一手叉腰，另一手握空拳靠近腰部，做前后环转摇动，幅度由小到大，动作由快到慢。

7. 侧卧时注意患肩在上。睡眠的姿势避免固定一侧侧卧，一侧肩部受压。

8. 可配合针灸、推拿等理疗。

肘部扭挫伤

肘关节扭挫伤是常见的肘关节闭合性损伤，凡使肘关节发生超过正常活动范围的运动，均可引起关节内、外软组织损伤。直接暴力打击可造成肘关节挫伤；间接暴力如跌仆滑倒、手掌撑地时，肘关节处于过度外展、伸直或半屈位，也可致肘关节扭伤。伤后肘关节处于半屈曲位，呈弥漫性肿胀、疼痛、肘关节活动受限，有的可出现瘀斑。压痛点往往在肘关节的内后方和内侧副韧带附着部。

本病中医学属于"筋伤"范畴。

【必备名方】

1. 定痛活血汤加减：桃仁 10 克，红花 10 克，乳香 12 克，没药 10 克，当归 12 克，秦艽 15 克，续断 12 克，蒲黄 10 克，五灵脂 12 克，甘草 6 克。水煎服。疼痛较甚、活动不利者，加延胡索 15 克，姜黄 10 克。

2. 活血止痛汤加减：赤芍 15 克，当归 15 克，威灵仙 15 克，川芎 20 克，桃仁 9 克，红花 9 克，乳香 10 克，没药 10 克，鸡血藤 12 克，萆薢 10 克，茯苓 10 克，泽泻 10 克，苍术 10 克，细辛 6 克，甘草 6 克。水煎服。肿胀明显者，加青皮 12 克，木香 10 克。

3. 泽兰汤加减：泽兰 12 克，当归尾 12 克，赤芍 10 克，苏木 10 克，桃仁 10 克，牡丹皮 10 克，红花 10 克，三七 6 克，青木香 10 克，牛膝 12 克。水煎服。胀痛甚者，加郁金 12 克，枳壳 12 克。

4. 人参养荣汤加减：人参 12 克，白术 12 克，炙黄芪 10 克，炙甘草 10 克，陈皮 10 克，肉桂 6 克，当归 15 克，熟地黄 10 克，茯苓 10 克，五味子 10 克，茯苓 10 克，远志 10 克，大枣 10 克，生姜 10 克。水煎服。前臂有麻木感者，加木瓜 12 克，桑枝 12 克。

5. 加味术附汤加减：白术 15 克，制附子 10 克，赤茯苓 12 克，当归 12 克，川芎 12 克，生姜 7 片，甘草 6 克，大枣 2 枚。水煎服。后期前臂活动不利者，加乳香 10 克，蒲黄 12 克，延胡索 12 克。

【名医指导】

1. 一旦受伤后应选择恰当的固定方式，以免反复摩擦。

2. 固定和练功活动：早期肘关节置于功能位，肘关节屈曲 90°位时以三角巾悬吊；或用曲肘石膏托外固定 2 周，限制肘关节的伸屈活动；7~10 日肿痛减轻后，可逐步练习肘关节的伸屈功能。做被动伸屈活动必须是轻柔的（尤其在恢复期），运动时应加强手臂、手腕的力量练习，运动强度要合理，不可过度劳累。

3. 早期锻炼可做握拳动作，中、后期做肘关节屈伸活动。

4. 避免跌仆滑倒，手掌撑地。

5. 理筋手法在触摸到压痛点后，以两手掌环握肘部，轻轻按压 1~2 分钟，有减轻疼痛的作用，然后用轻按摩拿捏手法（以患者有舒适感为度）。

腕管综合征

腕管综合征是由于正中神经在腕管中受压而引起以手指痛乏力为主的综合征。腕部的创伤，如桡骨下端骨折、腕骨骨折脱位、腕部扭挫伤、腕部慢性损伤，或腕管内有腱鞘囊肿、脂肪瘤，或内分泌紊乱等原因而引起腕管内容物增多、腕横韧带增厚，导致腕管内容积减少，引起肌腱、肌腱周围组织、滑膜水肿、肿胀、增厚，使管腔内压力增高，压迫正中神经，发生腕管综合征。腕管综合征主要表现为正中神经受压后，引起腕以下正中神经支配区域内的感觉、运动功能障碍。患者桡侧 3 个半手指麻木、刺痛或烧灼样痛，肿胀感。患手握力减弱，拇指外展、对掌无力，握物端物时，偶有突然失手的情况。夜间、晨起或劳累后症状加重，活动或甩手后症状可减轻。寒冷季节患指可有发冷、发绀等改变。病程长者大鱼际萎缩，患指感觉减退，出汗减少，皮肤干燥脱屑。

本病中医学属于"筋伤"范畴。

【必备名方】

1. 活血化瘀汤加减：桃仁 10 克，香附 10 克，枳壳 12 克，苏木 12 克，红花 10 克，血竭 6 克，没药 6 克，赤芍 12 克，泽兰 10 克，当归尾 12 克。水煎服。疼痛剧烈者，加延胡索 15 克，当归尾加至 15 克。

2. 活血通络方加减：羌活 12 克，片姜黄 12 克，桂枝 6 克，川芎 15 克，当归 15 克，鸡血藤 15 克，威灵仙 15 克，赤芍 12 克，丹参 25 克。水煎服。有外伤者，加桃仁 10 克，红花 10 克。

3. 活络效灵丹加减：当归 15 克，丹参 15 克，乳香 15 克，没药 15 克，威灵仙 12 克，赤芍 12 克，延胡索 10 克，甘草 6 克。水煎服（或为散，1 剂分作 4 次，温酒送服）。

4. 加味破故纸汤加减：补骨脂 15 克，

制大黄 10 克，肉桂 15 克，杜仲 12 克，菟丝子 12 克，桃仁 10 克，红花 6 克，土鳖虫 6 克，枳壳 10 克，槟榔 10 克，制乳香 10 克，制没药 10 克，三七粉 6 克。水煎服。兼有腕、腰、髋部冷痛甚者，加白术 12 克，茯苓 12 克，木香 10 克。

5. 扶正定痛汤加减：熟地黄 15 克，鸡血藤 15 克，白芍 12 克，牛膝 12 克，黄芪 12 克，肉苁蓉 10 克，杜仲 10 克，当归 12 克，淫羊藿 10 克，红花 10 克，桃仁 10 克，狗脊 10 克，木香 6 克。水煎服。兼有脘痞纳差者，加半夏 12 克，陈皮 10 克。

【名医指导】

1. 纠正不良生活习惯，保持良好的姿势，避免长时间用鼠标或打字，加强功能锻炼。

2. 调整心态，注意劳逸结合。避免长期重复一个动作，如做针线活、驾车、长时间手持电话等。

3. 防止用电脑引发腕管综合征，保持正确的使用电脑姿势。间歇期应注意伸展和松弛操作手，每小时反复做 10 秒或持续做 10 秒的握拳活动。

4. 可用支具制动，晚上将腕关节控制在背伸 30°位，以增加腕管内压力。

5. 如果保守治疗方案不能缓解患者症状，可考虑手术治疗。

髋关节扭挫伤

髋关节扭挫伤是指髋关节在过度外展、外旋、屈伸姿势下扭挫，致使髋部周围的肌肉、韧带和关节囊发生撕裂、水肿等现象，而出现一系列症状。间接暴力扭伤多见，直接暴力挫伤少见。青壮年多因摔跤或高处坠下时，髋关节姿势不正受到扭挫损伤，其肌肉、韧带和关节囊或有撕裂、断裂伤，或有嵌顿现象。损伤后患侧髋关节疼痛、肿胀、功能障碍。活动时加重，休息静止时疼痛减轻。患肢不敢着地负重行走，呈保护性姿态，如跛行、拖拉步态、骨盆倾斜等。

本病中医学属于"筋伤"范畴。

【必备名方】

1. 地鳖紫金汤加减：土鳖虫 6 克，血竭 10 克，自然铜 15 克，乌药 10 克，延胡索 12 克，当归 15 克，桃仁 10 克，威灵仙 12 克，川牛膝 15 克，制香附 12 克，木香 12 克，续断 12 克，五加皮 10 克，苏木 12 克，川贝母 10 克，陈皮 12 克，泽兰 12 克，五灵脂 10 克，甘草 6 克。水煎服。

2. 二灵草乌青盐汤加减：威灵仙 30 克，五灵脂 20 克，制川乌（先煎 30 分钟）10 克，青盐 10 克，当归 12 克，乳香 10 克，没药 10 克。水煎服。外伤所致者，加三七 10 克，苏木 12 克。

3. 活络通痹汤加减：羌活 10 克，独活 10 克，秦艽 10 克，防风 10 克，当归 10 克，红花 10 克，丹参 30 克，桂枝 10 克，威灵仙 10 克，延胡索 10 克，香附 10 克，全蝎 10 克，蜈蚣 3 条，乌梢蛇 10 克，三七（冲服）3 克，伸筋草 30 克，透骨草 30 克。水煎服。病程长、身体虚弱、周身倦怠者，加黄芪 12 克，党参 10 克。

4. 舒经活络汤加减：制乳香 12 克，制没药 12 克，当归 20 克，川芎 15 克，丹参 30 克，延胡索 15 克，杜仲 15 克，续断 15 克，鸡血藤 30 克，独活 12 克，威灵仙 15 克，川牛膝 15 克，地龙 15 克，甘草 6 克。水煎服。脾虚厌食、服药后腹中隐隐作痛者，加陈皮 12 克，白术 10 克，鸡内金 10 克。

5. 独活汤加减：独活 12 克，羌活 12 克，防风 15 克，人参 12 克，白薇 12 克，当归 15 克，茯神 10 克，远志 10 克，细辛 3 克，肉桂 10 克，石菖蒲 12 克，半夏 10 克，炙甘草 6 克。水煎服。髋部沉重疼痛者，加薏苡仁 12 克，威灵仙 12 克。

【名医指导】

1. 平时应注意避免跌仆损伤，避免髋关节过度外旋、屈伸姿势下扭挫；避免从高处跳跃。

2. 损伤后应注意休息，必要时卧床休息；避免患者负重。

3. 严格要求自己进行功能锻炼：术后第 1～第 2 日，做患肢股四头肌等长收缩运动及踝、趾关节主动伸屈运动，以促进血液循环，

《名医推荐家庭必备名方（珍藏本）》

减轻肿胀及疼痛，使切口早期愈。术后第 3～第 5 日，鼓励患者自动活动双上肢，握拳、屈伸肘腕关节、前屈后伸、外展内收肩关节等活动，保持上肢肌力同时有助于保持呼吸功能正常。术后第 2～第 3 日做髋、膝关节屈伸练习，从小角度开始逐日增加角度（但不超过 90°），同时增加外展肌的锻炼。术后第 6～第 7 日，患者在床上进行直腿抬高训练，允许患者翻身，翻身时两腿之间放一软枕，患肢不可向上，鼓励患者可以扶拐行走。

4. 注意劳逸结合，加强饮食调理。肥胖患者要减肥。

膝部韧带损伤

膝关节的关节囊松弛薄弱，关节的稳定性主要依靠韧带和肌肉。以内侧副韧带最为重要，其次为外侧副韧带及前、后交叉韧带。内侧副韧带损伤为膝外翻暴力所致。外侧副韧带损伤主要为膝内翻暴力所致。膝关节伸直位下内翻损伤和膝关节屈曲位下外翻损伤都可以使前交叉韧带断裂。无论膝关节属于屈曲位或伸直位，来自前方的使胫骨上端后移的暴力都可以使后交叉韧带断裂。本病一般都有明显外伤史，受伤时可听到韧带断裂的响声，很快便因剧烈疼痛而不能继续运动或工作，膝部伤侧局部剧痛、肿胀，有时有瘀斑，膝关节不能完全伸直。

本病中医学属于"筋痹"范畴。膝部韧带损伤是指肢体关节间接遭受外力后，经脉、筋膜、肌肉等的一种外伤疾病。

【必备名方】

1. 七厘散加减：血竭 30 克，麝香 0.36 克，冰片 0.36 克，乳香 4.5 克，红花 4.5 克，朱砂 0.3 克，儿茶 7.2 克。水煎服。瘀血较甚者，加丹参 10 克，延胡索 10 克，桃仁 6 克，以化瘀止痛；瘀血日久、耗伤正气者，加黄芪 15 克，白术 10 克，以益气健脾。

2. 新伤续断汤：当归尾 12 克，土鳖虫 6 克，乳香 3 克，没药 3 克，丹参 6 克，骨碎补 12 克，自然铜（醋煅）12 克，泽兰 6 克，延胡索 6 克，苏木 10 克，续断 10 克，桑枝 12 克，桃仁 6 克。水煎服。阳虚者，加附子 6

克，肉桂 6 克；疼痛较重者，加白芍 6 克，地龙 10 克；阴虚者，加玄参 9 克，知母 9 克；气虚者，加黄芪 15 克，炒白术 10 克。

3. 薏苡仁汤：薏苡仁 15 克，川芎 10 克，当归 10 克，麻黄 6 克，桂枝 6 克，羌活 10 克，独活 10 克，防风 10 克，川乌 10 克，苍术 6 克，生姜 6 克，甘草 6 克。水煎服。

4. 醋膏外敷：乳香、血竭、白芷、红花、天南星、骨碎补、自然铜、血余炭、牛膝、桂枝、杜仲各等份，粉碎备用。根据患处面积取适量药粉，按体积比为 3∶1 加入面粉，共放沙锅内调匀，加优质米醋适量，熬至较稠且冒出大泡时取出平摊于棉布上稍冷即贴。急性期将冰片 10 克研末撒于膏药表面，隔日换药 1 次，根据病情共 1～3 贴。醋膏中醋为酸性，具有收敛固涩作用，可减少渗出；冰片，味苦寒，清热止痛；乳香，活血行气止痛；血竭、血余炭，活血化瘀，止血疗伤；骨碎补、自然铜、红花，散瘀止痛，疗伤；牛膝，活血，引药直达病所；桂枝，性辛温，温通经脉。中医学认为，气滞则血瘀，不通则痛，损伤后气滞血瘀，经脉受阻，故疼痛较重。诸药合用，共奏止血活血、通络止痛之功效；醋膏热敷起到开腠理，通经络，使药效深入的作用。

5. 消肿止痛散：大黄 30 克，桃仁 15 克，红花 15 克，赤芍 15 克，白芷 15 克，乳香 15 克，没药 15 克。上药共为细末，加酒（白酒或乙醇均可）调成糊状，外敷患处。为防止药物脱落，减慢蒸发干燥，外用塑料纸包扎；干燥后取下，再加酒调敷，反复 3～4 次后去除之。未愈者，可另取上药调敷，每日 2～3 次，多数在 2～4 日内痊愈。

【名医指导】

1. 急性损伤发生后，应立即停止活动，不要让受伤的关节再负重。

2. 用冷水冲或用冷冰冷敷患处。每次冷敷 15～20 分钟，每日 3～4 次。

3. 用绷带加压包扎，并抬高患肢、制动；注意动静结合，在没有疼痛感觉的前提下进行早期活动。

4. 后期加强功能锻炼：

（1）继续练习抗阻和主动膝关节屈伸

运动。

（2）继续练习行走和上下楼，从扶单拐部分负重行走，逐渐过渡到术后 7 周的完全弃拐行走。

（3）逐步进行日常生活活动，提倡步行、游泳、骑固定的自行车等，避免剧烈运动。

5. 基本痊愈后应加强关节周围肌肉的练习。

6. 保持情绪稳定，积极配合锻炼和治疗，确保关节的稳定和功能的恢复。

半月板损伤

在胫骨关节面上有内侧和外侧半月形状骨称半月板，其边缘部较厚，与关节囊紧密连接，中心部薄，呈游离状态。一般情况下，半月板紧密黏合在胫骨平台的关节面上，在膝关节运动的过程中是不移动的，只有在膝关节屈曲 135° 时，关节作内旋或外旋运动，半月板才有轻微的移动，故在此体位时容易造成半月板的损伤。大部分患者有外伤史，伤后逐渐肿胀，伤侧较显著。疼痛往往发生在运动中的某种体位，体位改变后疼痛即可消失。疼痛部位在两侧关节间隙。行走可，但乏力，上下楼梯时尤为明显，且伴有疼痛或不适。病程长者，股四头肌会逐渐萎缩。当运动中股骨髁突入半月板之破裂处而又不能解除时，可突然造成膝关节的伸屈障碍，形成交锁。放松肌肉、改变体位、自主或被动地旋转伸屈之后，交锁多可解除。

本病中医学无此病名。但是半月板破裂又属常见病，具有数千年疗伤经验的中医有些疗法应予重视。

【必备名方】

1. 活血丸：土鳖虫 5 份，血竭 3 份，西红花 1 份，乳香 3 份，没药 3 份，牛膝 2 份，白芷 2 份，儿茶 2 份，骨碎补 2 份，杜仲 3 份，续断 3 份，苏木 3 份，当归 5 份，生地黄 3 份，川芎 2 份，自然铜 2 份，桃仁 2 份，大黄 2 份，马钱子 2 份，朱砂 1 份，冰片 2 份，蜜糖适量。上药共为细末，炼蜜为丸，每丸 5 克，每次服 1 丸，每日 2～3 次。

2. 壮筋养血汤：当归 9 克，川芎 6 克，白芷 9 克，续断 12 克，红花 5 克，生地黄 12 克，牛膝 9 克，牡丹皮 9 克，杜仲 9 克。水煎服。

3. 健步虎潜丸：龟甲胶 2 份，鹿角胶 2 份，狗胫骨 2 份，何首乌 2 份，川牛膝 2 份，杜仲 2 份，锁阳 2 份，当归 2 份，熟地黄 2 份，威灵仙 2 份，黄柏 1 份，人参 1 份，羌活 1 份，白芍 1 份，白术 1 份，附子 1 份半，蜜糖适量。上药共为细末，炼蜜丸如绿豆大，每次服 1 丸，每日 2～3 次。

4. 三色敷药：紫荆皮 8 份，当归 2 份，木瓜 2 份，丹参 2 份，羌活 2 份，赤芍 2 份，白芷 2 份，片姜黄 2 份，独活 2 份，甘草半份，秦艽 2 份，天花粉 2 份，牛膝 2 份，川芎 1 份，连翘 1 份，威灵仙 2 份，防己 2 份，马钱子 2 份。上药共为细末，加蜜糖或饴糖调拌如厚糊状，敷于患处，隔日换药 1 次。

5. 药酒：洋金花 15 克，红花 10 克，当归 20 克，制川乌 10 克，制草乌 10 克，川芎 15 克，三棱 15 克，莪术 15 克，小茴香 15 克，续断 20 克，羌活 15 克，独活 15 克，白芷 15 克，姜黄 15 克，桂枝 15 克，儿茶 15 克，血竭 10 克，鹿茸 10 克。上药加白酒 500 毫升浸泡 1 个月以上。将纱块浸本酒搭于患膝关节偏外前侧处，再将 TDP 治疗器于膝关节前侧处进行辐射，每次 45 分钟，其间每 15 分钟用本酒将纱块浸湿 1 次。治完后再对膝部及周围按摩 1 次，每次 10～20 分钟。每日 1 次，15 日为 1 个疗程，可治疗 4 个疗程。

【名医指导】

1. 损伤早期，伤肢应注意休息，少活动。

2. 用油布棉枕放在患肢下，抬高患肢。在抬高期间，可根据患者的需要和要求，将患肢下的枕头暂时拿开，放平肢体然后再垫起来。患肢冷敷、制动，对症治疗；若效果不佳，可采用手术治疗。

3. 如有明显的关节腔积液，应严格在无菌操作下抽出积液；可自大腿上 1/3 下至踝上的管型石膏固定膝关节于伸直位 4 周，固定期间应注意股四头肌的锻炼。

4. 加强后期功能锻炼，防止肌肉萎缩。患者症状减轻后，应刻苦进行股四头肌功能锻炼；术后 2 周，下地负重，逐渐增大关节活动范围。

5. 饮食上少食油腻、高脂肪性食物，多食新鲜蔬菜、水果；少食细粮，多食粗粮。忌牛肉、鸡肉、姜和燥热食物，忌服激素类药物。

6. 上下楼梯时，必须踏稳之后再动第二步，避免外伤。

髌韧带断裂

髌韧带断裂是临床中较少而又严重的膝关节运动性损伤，主要由于股四头肌强力收缩所致，多见于 40 岁以下的患者。髌腱断裂可由直接暴力所致，也可由间接暴力所致。正常情况下伸直位髌腱最松弛，而随屈膝角度增大，其所受的牵拉力也相应增大，因而髌腱断裂多发生于屈膝情况下和伸膝装置突然收缩时，而这种动作比较多地出现在跳高、篮球等项目突然起跳或踏跳时以及屈膝落地股四头肌突然收缩时，同样可见于跑步中突然跌倒的情况。

本病中医学属于"筋伤痹症"范畴。

【必备名方】

1. 跌打丸：当归 1 份，土鳖虫 1 份，川芎 1 份，血竭 1 份，没药 1 份，麻黄 2 份，自然铜 2 份，乳香 2 份。上药共为细末，炼蜜为丸，每丸 5 克，每次 1～2 丸，每日 1～2 次。

2. 大成汤合三妙丸：大黄 20 克，芒硝（冲服）10 克，当归 10 克，木通 10 克，枳壳 20 克，厚朴 10 克，苏木 10 克，红花 10 克，陈皮 10 克，黄柏 10 克，苍术 10 克，牛膝 10 克，甘草 10 克。水煎服。气滞较甚者，加木香 6 克，沉香 6 克；疼痛较剧者，加五灵脂 6 克，乳香 9 克，没药 10 克。

3. 固本康骨饮加减：生地黄 15 克，熟地黄 15 克，鸡血藤 10 克，骨碎补 10 克，淫羊藿 10 克，炒莱菔子 10 克，牛膝 15 克，牡丹皮 15 克，黄柏 10 克，炙乳香 15 克，炙没药 15 克，甘草 3 克。水煎服。有湿热者，加苍术 10 克，薏苡仁 12 克；有阴虚者，加玄参 9 克，知母 9 克；有气虚者，加黄芪 15 克，

炒白术 10 克；有阳虚者，加附子 6 克，肉桂 6 克；疼痛较重者，加土鳖虫 9 克，地龙 6 克。

4. 补肾壮筋汤加减：熟地黄 12 克，当归 12 克，牛膝 10 克，山茱萸 12 克，茯苓 12 克，续断 12 克，杜仲 10 克，白芍 10 克，青皮 5 克，五加皮 10 克。水煎服。有阴虚者，加玄参 9 克，知母 6 克；有气虚者，加黄芪 15 克，炒白术 10 克；有阳虚者，加附子 6 克，肉桂 6 克。

5. 舒筋活络外洗方：炒艾叶 15 克，苍术 15 克，防风 15 克，五加皮 12 克，白芷 15 克，独活 15 克，羌活 15 克，桂枝 12 克，红花 12 克，川芎 9 克，伸筋草 15 克，透骨草 12 克。水煎，熏洗患处。

【名医指导】

1. 急性损伤发生后，应立即停止活动，以减少出血。

2. 受伤 24 小时之内立刻用冷水冲损伤部位或用冰块冷敷局部以达到止血的目的。然后覆盖绷带加压包扎防止肿胀。经过 24～48 小时后，可用温热毛巾热敷或按摩以消肿。热敷，温度不要太高，时间不宜太长，按摩时也不宜太重。

3. 抬高患肢，促进血液回流。如怀疑有骨折的情况，在初步处理后应及时就诊。

4. 注意动静结合，在疼痛允许的情况下进行早期活动。基本痊愈后，应加强关节周围肌肉的力量练习，提高关节的相对稳定性。

5. 髌腱断裂后仅靠缝合与休养是不可能完全恢复到伤前运动强度的，目前国际上比较先进的手法是进行重建手术，即对受损髌腱进行置换。理论上，单纯髌腱断裂患者术后 6～12 个月才能恢复到伤前运动强度。

6. 积极配合治疗和坚持功能锻炼。饮食宜清淡，多食蔬菜、水果、粗粮。忌牛肉、鸡肉、姜和燥热食物。

踝部扭挫伤

踝部扭挫伤是指距小腿关节（踝关节）遭受内、外翻和扭转牵拉外力而引起踝部筋肉的损伤，是常见的软组织损伤之一。可发

生于任何年龄，但以青壮年较多见，临床一般分为内翻扭伤和外翻扭伤两大类。伤后踝部即出现肿胀、瘀斑、疼痛、跛行或不能行走。内翻扭伤时，在外踝前下方肿胀、压痛明显，将足部内翻时疼痛加剧。外翻损伤时，在内踝前下方肿胀、压痛明显，将足部外翻时疼痛加剧。

本病中医学属于"筋伤"范畴。

【必备名方】

1. 扶正定疼汤：熟地黄 15 克，鸡血藤 15 克，白芍 10 克，牛膝 10 克，黄芪 10 克，杜仲 12 克，当归 12 克，淫羊藿 6 克，红花 6 克，狗脊 6 克，木香 3 克。水煎服。疼痛较重者，加地龙 6 克。

2. 四物止痛汤：当归 9 克，川芎 6 克，白芍 9 克，生地黄 12 克，乳香 6 克，没药 6 克。水煎服。痛甚者，加三七 6 克。

3. 肢伤二方：当归 12 克，赤芍 12 克，续断 12 克，威灵仙 12 克，生薏苡仁 30 克，桑寄生 30 克，骨碎补 12 克，五加皮 12 克。水煎服，每日 1 剂。

4. 五行膏：炒紫荆皮 4 份，炒独活 2 份，炒赤芍 2 份，白芷 2 份，石菖蒲 1 份，细辛 1 份，香附 1 份，炒乳香 1 份，炒没药 1 份。上药为细末，低温烘干备用。配制时医用凡士林将其熔化，凉至 20 ℃左右，加入药末（1500 克凡士林入药末 500 克），边加边搅拌调匀，待其完全冷却凝固即可。使用时将五行膏摊于药棉上（面积略宽于肿胀范围 1 厘米，厚度约 0.5 厘米），敷贴患处，绷带固定，隔日换药 1 次。并嘱病人减少患踝活动，肿胀严重时抬平患肢。敷药后若有局部瘙痒、丘疹等过敏现象，应立即停止敷药，并外擦尿素软膏；局部红肿、热象明显者，也不宜使用该药。

5. 栀黄酒：栀子 60 克，大黄 30 克，乳香 30 克，没药 30 克，雪上一枝蒿 30 克，樟脑饼 1 个（约 7 克）。将上药装入瓶内，加白酒适量（以淹没药物为度），密闭浸泡 2 周可使用。根据软组织损伤的范围和疼痛面积的大小，剪相应大的敷料块浸入药酒中，拧成半干，敷于患处，再盖以敷料，用胶布固定，24 小时换药 1 次。用 4 次无效者停用。

【名医指导】

1. 发生踝关节损伤后应立即停止活动，坐下休息；24 小时内用冷水冲洗患处或冰块冷敷；24 小时后宜用热水热敷；并将患肢抬高，可调敷消炎散及如意金黄散。

2. 损伤的局部注意防寒保暖。

3. 恢复期，针灸按摩很有效。

4. 踝关节扭伤严重者应到医院拍 X 线片检查以排除骨折和脱位。如发现骨折，应立即请医师处理。

5. 在进行体育运动以前应先做准备活动，如活动手腕、脚腕等易扭伤的关节。

6. 下坡、下楼要注意；走不平坦的路或运动时，应穿高帮鞋以加强防护。

7. 平时宜穿舒适的鞋子；走路时挑平路走；跳跃跑跳时不要踩在球上。

8. 对反复损伤、副韧带松弛、踝关节不稳定者，宜长期穿高帮鞋，保护踝关节；长期慢性不稳定，易致踝关节脱位，此时可采用关节成形术治疗。

跟痛症

跟痛症是指患者因长期站立工作或长期从事奔跑、跳跃等；或因扁平足、足弓塌陷致足跟部疼痛，行走困难的症候。患者站立或行走时，足跟下面疼痛，疼痛可沿跟骨内侧向前扩展至足底，尤其是早晨起床以后或休息后开始，行走时疼痛更明显，活动一段时间后疼痛反而减轻。临床一般可分 3 类。①跟后痛：主要有跟腱滑膜囊炎、跟腱止点撕裂伤、痹证性跟痛症；②跟下痛：主要有足底腱膜炎、跟骨下滑膜囊炎、跟骨下脂肪垫炎、跟骨骨髓炎；③跟骨骨痛：如跟骨骨骺炎、跟骨骨髓炎、骨结核，偶见良性肿瘤或恶性肿瘤。

本病中医学称"脚跟颓"、"足跟痛"。中医学认为足居下，而多受湿，肾虚正气不足，寒湿之邪乘虚外侵，凝滞于下，湿郁成热，湿热相搏，致经脉瘀滞，瘀血内阻，其痛作矣；或足部有所损伤，亦可致瘀血内阻。故跟痛症以肾虚为本，瘀滞为标，外邪多为寒湿凝聚。

《名医推荐家庭必备名方（珍藏本）》

【必备名方】

1. 固本康骨饮加减：生地黄 15 克，熟地黄 15 克，鸡血藤 10 克，骨碎补 10 克，淫羊藿 10 克，炒莱菔子 10 克，牛膝 15 克，牡丹皮 15 克，黄柏 10 克，炙乳香 15 克，炙没药 15 克，甘草 3 克。水煎服。湿热者，加苍术 10 克，薏苡仁 10 克；有阴虚者，加玄参 10 克，知母 10 克；气虚者，加黄芪 15 克，炒白术 12 克；阳虚者，加附子 6 克，肉桂 6 克；疼痛较重者，加土鳖虫 6 克，地龙 6 克。

2. 熨风散加减：羌活 15 克，白芷 15 克，当归 10 克，细辛 10 克，芫花 10 克，白芍 10 克，吴茱萸 10 克，肉桂 10 克，连须赤皮葱 5 克。水煎服。

3. 全效增生汤加减：熟地黄 15 克，木瓜 12 克，薏苡仁 10 克，牛膝 10 克，当归 9 克，川芎 9 克，木通 6 克，五加皮 9 克，穿山甲 6 克，甘草 6 克。水煎服。肾虚者，加生地黄 10 克，龟甲 15 克；阳虚者，加山茱萸 10 克，肉桂 6 克；血虚者，加阿胶 10 克，丹参 10 克；兼有风湿者，加威灵仙 10 克，防风 10 克；痛甚者，加白芍 12 克；湿热较甚者，加茵陈 10 克，栀子 12 克。

4. 舒筋活络洗剂：桂枝 12 克，桑枝 12 克，木瓜 12 克，艾叶 12 克，刘寄奴 12 克，透骨草 12 克，伸筋草 12 克，当归 6 克，川乌 6 克，草乌 6 克，红花 9 克，花椒 6 克。将上药加适量冷水浸泡 30 分钟，接着用大火煮沸后再用小火熬 20 分钟，然后将药液连同药渣一起倒入盆中熏洗患足。开始时盆内药液温度较高，不宜下脚，可以将脚悬在盆上方，让蒸汽熏足跟部（注意脚抬的高度，不要被烫伤），待药液温度适宜后再将脚放入盆内，足跟部浸入药液中泡洗。每次泡洗 30 分钟，如药液温度变凉，可以加热后再泡。

5. 中药熏洗方：透骨草 15 克，伸筋草 15 克，红花 15 克，牛膝 15 克，防风 15 克，独活 15 克，续断 15 克，制川乌 10 克，制草乌 10 克。足跟冷痛者，加桂枝 15 克；瘀血者，加当归 15 克，川芎 15 克。上药煮开 15 分钟后，先熏后泡患足，每次 30 分钟，每日 1 次，20 日为 1 个疗程，停 5 日后再进行第 2 个疗程的治疗。治疗期间嘱患者穿软底鞋。

【名医指导】

1. 减少局部压迫，可采用海绵跟垫、矫形鞋、石膏外固定。

2. 可行局部理疗、热敷或进行推拿治疗。或痛点行封闭治疗。

3. 急性期宜休息，症状缓解后亦应减少站立和步行。

4. 体重超标者，应注意减肥，减轻跟骨的承重。

5. 治愈之后应加强预防与调摄，避免疾病的再度复发。

6. 年老因肾虚导致足跟痛的患者可辨证服用补肾之品巩固疗效。

颈部扭挫伤

颈部扭挫伤是常见的颈部筋伤，各种暴力引起的颈部扭挫伤，除了筋伤外，还可能兼有骨折、脱位，或伤及颈髓，危及生命。在日常工作与生活中，颈部可因突然扭转或前屈、后伸而受伤。扭伤者可出现颈部单侧疼痛，在痛处可摸到肌肉痉挛，头常偏向患侧，颈项部功能活动受限。挫伤者局部常见轻度肿胀、压痛。

中医学没有颈部扭挫伤的提法，其症状散见于"颈部伤"、"脖颈伤筋"、"项背痛"等。

【必备名方】

1. 羌活灵仙汤加减：羌活 9 克，威灵仙 9 克，香附 9 克，牛膝 9 克，赤芍 9 克，薏苡仁 12 克，乳香 6 克，没药 6 克，地龙 6 克，鸡血藤 9 克，牡丹皮 6 克，千年健 4.5 克，土鳖虫 4.5 克，生姜 3 克，甘草 6 克，五加皮 9 克。水煎服。肿甚者，去土鳖虫、地龙，加川芎 12 克，枳壳 12 克；痛甚者，加三七粉 3 克。

2. 八珍汤加减：茯苓 12 克，党参 12 克，白术 9 克，当归 10 克，川芎 6 克，白芍 12 克，熟地黄 12 克，羌活 9 克，香附 9 克，鸡血藤 12 克，伸筋草 12 克。水煎服。本方适用于气滞血瘀兼气血虚弱者。

3. 桃红四物汤加减：熟地黄 12 克，川芎 9 克，白芍 10 克，当归 12 克，桃仁 6 克，红花 6 克, 桂枝 9 克, 防风 9 克, 羌活 9 克, 牛膝 4.5 克。水煎服。湿重者, 去熟地黄, 加薏苡仁 20 克, 桑寄生 15 克, 杜仲 12 克, 木瓜 15 克, 威灵仙 12 克; 寒邪偏重者, 加制附子 6 克, 制川乌 3 克, 杜仲 12 克。本方适用于气血虚弱、复感风寒湿邪者。

【名医指导】

1. 激烈运动或乘车时要注意自我保护, 以防颈部扭挫伤。

2. 急性期应注意休息, 减少颈部的活动。伤后应尽量保持头部于正常位置, 以松弛颈部肌肉; 必要时用颈部围领固定, 减少颈部的活动。

3. 恢复期加强颈部功能锻炼: 两脚开立 (与肩同宽), 双手叉腰: 分别做抬头望月、低头看地、向后观瞧、颈项侧弯、前伸探海、回头望月、颈部环转等动作。眼看右方、头颈向左后转, 眼看左后方、头颈向左侧弯、头颈向左后转, 眼看左后方、头颈向左侧弯、头颈向右侧弯、头颈前伸并侧转向左前下方、头颈前伸并侧转向左前下方、头颈转向右后方上方、头颈转向左后上方、头颈各左右各环绕 1 周。以上动作宜缓慢, 并尽力做到所能达到的范围。不要长期盯着电脑显示屏, 10～30 分钟锻炼 1 次。

4. 注意改善不良的睡眠习惯: 正常人仰卧位枕高应在 12 厘米左右, 侧卧与肩等高、枕头的高低因人而异, 约与个人拳头等高为好。颈椎病患者与正常人大致相同, 椎体后缘增生明显者, 枕头可相应偏高些; 黄韧带肥厚、钙化者应偏低些。枕芯要求细碎、柔软; 常用谷皮、芥麦皮、绿豆壳、草屑等充填, 而海绵、棉絮、木棉等均不适应。枕头的形状以中间低, 两端高的元宝形为佳。

5. 固定姿势工作习惯的改善: 对于低头工作或头颈部固定在同一姿势下的人, 首先要使案台与座椅高度相称, 避免过度低头屈颈; 桌台可适当高些, 勿过低, 半坡式的斜面办公桌较平面桌更为有利。同时应注意做颈椎保健操。在长时间工作中, 做短暂的颈部前屈、后伸、左右旋转及回环运动。

6. 对于专业化程度高的工作, 应适当改变工种或定期轮换工作。

7. 平时应增加颈部功能锻炼, 增强颈部肌力, 维持颈稳定, 增强抗损伤的耐受力。

落 枕

落枕多因睡眠姿势不良, 睡起后颈部疼痛, 活动受限, 似身虽起而颈尚留落于枕, 故名落枕。好发于青壮年, 冬、春两季多发。颈背部遭受风寒侵袭是其常见病因。其往往起病较快, 病程较短, 二三日内即能缓解, 1 周内多能痊愈。如痊愈不彻底, 易于复发。久延不愈, 应注意与其他疾病引起之颈背痛相鉴别。

本病中医学称"失枕"。

【必备名方】

1. 葛根汤加减: 葛根 15 克, 麻黄 8 克, 桂枝 15 克, 白芍 15 克, 甘草 5 克, 生姜 3 片, 大枣 3 枚。水煎服。本方适用于颈部扭伤兼有风寒乘袭者。

2. 羌活胜湿汤加减: 羌活 15 克, 独活 15 克, 藁本 15 克, 防风 15 克, 甘草 6 克, 川芎 10 克, 蔓荆子 10 克。水煎服。本方适用于伤后风湿邪客者。

3. 独活寄生汤化裁: 独活 15 克, 桑寄生 15 克, 杜仲 10 克, 牛膝 9 克, 细辛 3 克, 秦艽 9 克, 茯苓 12 克, 肉桂 9 克, 防风 10 克, 川芎 10 克, 人参 3～6 克, 甘草 6 克, 当归 15 克, 白芍 12 克, 生地黄 15 克。水煎服。本方适用于肝肾两亏、气血不足的风寒湿痹痛者。

4. 和营止痛汤加减: 赤芍 9 克, 当归尾 9 克, 川芎 6 克, 苏木 6 克, 陈皮 6 克, 桃仁 6 克, 乌药 9 克, 乳香 6 克, 没药 6 克, 木通 6 克, 甘草 6 克。水煎服。疼痛剧烈者, 加三七粉 (冲服) 6 克。本方适用于颈筋受挫者。

5. 疏风定痛丸加减: 麻黄 3 克, 桂枝 9 克, 防风 9 克, 羌活 9 克, 独活 9 克, 当归 12 克, 赤芍 9 克, 川芎 9 克, 木瓜 9 克, 乳香 6 克, 没药 9 克, 葛根 9 克, 瓜蒌 12 克。水煎服。本方适用于风寒偏盛者。

【名医指导】

1. 可行针灸治疗, 疗效肯定。配合按摩、热敷:

（1）按摩：立落枕者身后，用拇指轻按颈部，找出最痛点，然后用一拇指从该侧颈上方开始，直到肩背部为止，依次按摩，对最痛点用力按摩，直至感明显酸胀即表示力量已够；如此反复按摩2～3遍，再以空心拳轻叩按摩过的部位，重复2～3遍。

（2）热敷：采用热水袋、电热手炉、热毛巾及红外线灯泡照射均可起到止痛作用。必须注意防止烫伤。

（3）选用正红花油、甘村山风湿油、云香精等，痛处擦揉，每日2～3次，有一定效果。

2. 避免在车上打瞌睡，坐在座位时可适当扭转身体，侧面向前，避免因急刹车导致的损伤。

3. 调整情绪，一般落枕经1～2次治疗即可治愈。

4 劳逸结合，多做颈部运动，并进行颈部的按摩。

5. 做到有病早治，治疗力求彻底，尤其是有反复落枕病史者。

6. 注意睡姿，不宜睡高枕，枕头要富有弹性，高度以侧卧位时头部与身体能平直为佳。还应注意避免颈部受凉，睡眠时切勿让风直吹颈部。

7. 矫正不良的看书姿势，桌椅高度要适当。伏案工作时颈部宜保持正直，微微前倾，不要扭转、倾斜。

颈 椎 病

颈椎病是指颈椎骨质增生、颈项韧带钙化、颈椎间盘萎缩退化等改变，刺激或压迫颈部神经、脊髓、血管而产生的一系列症状和体征的综合征。本病多见于40岁以上中老年病人，本病常见的类型有神经根型、脊髓型、椎动脉型和交感神经型，其中最为多见的是神经根型以及同神经根型相关的混合型。

中医学中没有颈椎病的提法，其相关症状散见于"颈肩痛"、"颈背痛"、"痹证"、"痿证"、"项强"、"眩晕"等。

【必备名方】

1. 葛根汤合四物汤加减：葛根6克，麻黄9克，桂枝9克，白芍9克，当归9克，川芎9克，炙甘草6克，大枣3枚，生姜3片。水煎服。本方适用于风寒侵袭、不利者。

2. 防风汤加减：防风9克，葛根15克，麻黄3克，肉桂3克，秦艽9克，当归9克，苦杏仁9克，黄芩6克，川芎9克，羌活9克，威灵仙15～30克，生姜3片，甘草6克，大枣3枚。水煎服。头痛甚者，加白芷6～9克，藁本9克；项背痛甚者，加狗脊12克，杜仲9克，倍葛根用量；上肢疼痛明显者，去肉桂，加桂枝9克。本方适用于外邪侵袭、风邪偏盛者。

3. 补肾壮筋汤：当归9克，赤芍9克，川芎6克，血竭1.5克，青皮4.5克，五加皮12克，杜仲12克，续断12克，狗脊12克，葛根15克，桂枝9克。水煎服。本方适用于瘀血日久者，症见痛势变缓，但反复发作，经久不愈，时发时止。

4. 加味二妙散化裁：黄柏9克，苍术9克，萆薢12克，防己12克，木瓜12克，薏苡仁24克，牛膝12克，蚕沙12克，木通6克。水煎服。本方适用于瘀湿久郁化热、湿热郁结、湿热下注而下肢痿软或痿废不用者。

5. 鹿角胶丸化裁：鹿角胶（烊化）9克，鹿角霜12克，熟地黄24克，川牛膝12克，菟丝子12克，人参3～6克，白术9克，茯苓9克，当归9克，杜仲12克，虎胫骨3克（制酥研冲），龟甲12克。水煎服。本方适用于久病阴损及阳而见肾阳虚者。

【名医指导】

1. 避免颈部突然旋转、长时间一个姿势工作及肩负、手提重物。平时低头体位工作或学习1～2小时后，应注意休息或活动颈部，可选择做10分钟的广播体操以消除颈部疲劳。

2. 坚持颈部锻炼，长期做前伸后仰、左右旋转、左右侧屈、耸肩挺背、转动双肩等动作，可有效预防。

3. 颈后垫枕：对颈椎生理弧度消失，变直或反张者，可自制直径8～10厘米的结实小圆枕，置于颈部，取仰卧位躺20～30分钟，每日2～3次。而对颈椎生理弧度加深者，则可用高一点的枕头，为正常的1.5～2倍，置于颈部，取仰卧位躺20～30分钟，每日 2～3 次。

4. 睡觉时用较低而松软的枕头垫在枕项部。对枕头要求如下：长度至少是侧睡时 3 个头的宽度；软硬要适中，透气良好。

5. 晚上睡姿最好采取侧卧或仰卧，不可俯卧。

6. 避免颈肩部受凉。夏季尤其注意避免风扇或空调冷风直吹颈肩部。天气变化及时添衣御寒。

7. 注意劳逸结合，保持乐观的心态。

8. 注意预防上呼吸道感染，保持口腔清洁。

9. 积极矫正颈椎先天性疾病。

腰部劳损

腰部劳损是指腰部肌肉、筋膜、韧带软组织的慢性损伤。通常为腰肌劳损、腰骶关节炎、棘上或棘间韧带劳损、腰背筋膜炎、骶髂关节炎、第三腰椎横突综合征的统称。本病主要表现为腰痛，疼痛的部位多在腰两侧部或腰骶关节周围。少数患者感到臀部和大腿后上部胀痛。

本病中医学属于"腰痛"范畴。中医学认为，本病主要是肾气亏虚或气滞血瘀、腰失荣养所致。

【必备名方】

1. 局方青娥丸加减：补骨脂 15 克，杜仲 15 克，核桃仁 30 克，续断 15 克，当归 9 克，赤芍 9 克，红花 9 克，炙穿山甲 9 克。水煎服。腰膝冷痛、偏肾阳虚者，加鹿角霜 9 克或鹿茸（研末冲服）1 克；畏寒肢冷、脉沉迟无力者，加肉桂 3～6 克；五心烦热、偏肾阴虚者，加服知柏地黄丸。

2. 调荣活络汤加减：当归 12 克，川牛膝 12 克，赤芍 12 克，红花 12 克，生大黄 12 克，桂枝 12 克，羌活 12 克，川芎 12 克，生地黄 12 克，青皮 12 克，血竭 12 克，杜仲 12 克，续断 12 克，鸡血藤 12 克，伸筋草 12 克。水煎服。本方适用于跌扑闪挫、气滞血瘀者。

3. 独活寄生汤加减：独活 9 克，桑寄生 15 克，秦艽 9 克，当归 9 克，赤芍 9 克，防风 9 克，杜仲 9 克，牛膝 9 克，熟地黄 18

克，党参 9 克，茯苓 9 克，白术 9 克，细辛 3 克，桂枝 9 克，伸筋草 15 克，地龙 10 克，鸡血藤 15 克，炙甘草 6 克。水煎服。本方适用于劳伤肾气、感受外邪者。

4. 当归拈痛汤加减：当归 9 克，生黄柏 9 克，知母 9 克，茵陈 9 克，薏苡仁 24 克，木瓜 12 克，苍术 6 克，防己 9 克，赤芍 9 克，牡丹皮 9 克，忍冬藤 15 克，姜黄 9 克，杜仲 12 克，牛膝 12 克。水煎服。本方适用于兼有湿邪者。

【名医指导】

1. 避免过劳、矫正不良体位，如弯腰过久或伏案过低等。在保持一个姿势 1 小时之后要及时更换姿势。背重物时，胸腰稍向前弯，髋膝稍屈，迈步要稳，不宜大。

2. 适当功能锻炼，如腰背肌锻炼，防止肌肉张力失调。

3. 家人可帮助其局部按摩、热敷等，促使局部血液循环加强。

4. 避免引起"闪腰"的动作，如弯腰持重物，反复弯腰等。一旦扭伤，必须休息。

5. 根据气候的变化，随时增添衣服，出汗及雨淋之后，要及时更换湿衣或擦干身体。

6. 体育运动或剧烈活动之前，需做热身运动。

7. 肥胖者，需减肥控制体重。

8. 平日可行以下几种简单的康复锻炼方法：

（1）腰部前屈后伸运动：两足分开与肩同宽站立，两手叉腰，做好预备姿势。然后做腰部充分前屈和后伸各 4 次，运动时要尽量使腰部肌肉放松。

（2）腰部回旋运动：姿势同（1）。腰部作顺时针及逆时针方向旋转各 1 次，然后由慢到快，由大到小，顺、逆交替回旋各 8 次。

（3）"拱桥式"：仰卧床上，双腿屈曲，以双足、双肘和后头部为支点（五点支撑）用力将臀部抬高，如拱桥状，随着锻炼的进展，可将双臂放于胸前，仅以双足和头后部为支点进行练习。反复锻炼 20～40 次。

（4）"飞燕式"：俯卧床上，双臂放于身体两侧，双腿伸直，然后将头、上肢和下肢用力向上抬起，不要使肘和膝关节屈曲，要

名医推荐家庭必备名方（珍藏本）

始终保持伸直，如飞燕状。反复锻炼 20～40 次。

腰椎间盘突出症

腰椎间盘突出症又称腰椎间盘纤维环破裂髓核突出症，是在腰椎间盘发生退行性变，在外力的作用下，使纤维环破裂、髓核突出，刺激或压迫神经根而引起腰痛及下肢坐骨神经放射痛等症状为特征的腰腿间疾病。本病易发年龄为 20～40 岁。其临床症状主要以腰痛和坐骨神经痛为主，主要以腰 4/腰 5、腰 5/骶 1 椎间盘突出最多见。

本病中医学属于"腰腿痛"、"痹证"等范畴。中医学认为"腰为肾之府"，故本病与肾关系最为密切，提出肾气虚损，筋骨失养而退变是造成腰椎间盘突出症的根本原因。

【必备名方】

1. 右归丸化裁：熟地黄 12 克，山药 12 克，山茱萸 12 克，枸杞子 12 克，杜仲 12 克，附子 6～9 克，桂枝 9 克，鹿角胶（烊化）9 克，当归 9 克，川芎 9 克，狗脊 12 克，续断 12 克，桑寄生 12 克，牛膝 12 克，菟丝子 12 克。水煎服。

2. 肾着汤加减：茯苓 24 克，生白术 24 克，薏苡仁 24 克，桂枝 9 克，苍术 15 克，杜仲 12 克，桑寄生 15 克，木瓜 15 克，当归 9 克，海桐皮 12 克，防风 9 克，羌活 9 克，制川乌（先煎）3～6 克。水煎服。本方适用于湿邪偏盛者。

3. 当归拈痛汤加减：当归 9 克，生黄柏 9 克，知母 9 克，茵陈 9 克，薏苡仁 24 克，木瓜 12 克，苍术 6 克，防己 9 克，赤芍 9 克，牡丹皮 9 克，忍冬藤 15 克，姜黄 9 克，杜仲 12 克，牛膝 12 克。水煎服。湿热伤津、烦热口渴、疼痛剧烈、入夜尤甚、舌红少津者，加生地黄 15 克，玄参 9 克，麦冬 15 克，黄连 6 克，秦艽 9 克。本方适用于寒邪郁久化热，湿热壅润经脉者。

4. 血府逐瘀汤化裁：柴胡 9 克，枳壳 6 克，桃仁 6 克，红花 6 克，当归 9 克，赤芍 9 克，川芎 9 克，牛膝 9 克，杜仲 12 克，续断 12 克，狗脊 12 克，炙甘草 6 克。水煎服。

5. 虎潜丸化裁：黄柏 9 克，知母 9 克，龟甲 12～18 克，熟地黄 24 克，白芍 9～12 克，锁阳 12 克，虎骨（可用狗骨代）12～18 克，陈皮 6 克，牛膝 12 克，当归 9 克。水煎服。热盛者，去锁阳；兼气血不足者，加黄芪 12～30 克，党参 12 克，鸡血藤 12～18 克，以补益气血。

【名医指导】

1. 注意保暖，防止受凉，可给予腰部热敷和频谱仪照射。

2. 多饮水；饮食宜清淡，宜多食含纤维丰富的蔬菜和水果，防止便秘；忌食生冷油腻食物；多食滋补肝肾的食物，如动物肝肾、羊内、大枣等；多食含钙量高的食物，如牛奶、奶制品、虾皮、海带、芝麻酱、骨头汤、豆制品等。

3. 初次发作时要严格卧床休息，大小便亦应在床上。3 周后佩戴腰围保护下床活动；3 个月内不做弯腰持物动作。

4. 减轻腰部负荷，避免过度劳累，尽量不要弯腰提重物，如捡拾地上的物品宜双腿下蹲腰部挺直，动作要缓。

5. 加强腰背肌功能锻炼，但应避免盲目运动；白天腰部戴护腰带，以利于腰椎的恢复。

6. 建立良好的生活方式，生活要有规律，多卧床休息。禁烟、酒。

7. 睡硬板床，以减少椎间盘承受的压力。

8. 不要做弯腰用力的动作（如拖地板），注意姿势，避免长久弯腰和过度负重。

9. 养成良好的生活工作姿势，注重平时的站姿、坐姿、劳动工作姿势及睡姿的合理性；下床时也不要直接从床上坐起，最好能将身体挪到床缘，向外侧卧，将脚弯曲踩到地后，再用手支撑慢慢侧身坐起。

10. 女性应避免长时间穿着高跟鞋，防止腰部过度受力。

梨状肌综合征

梨状肌综合征又称坐骨神经盆腔出口综合征，主要是由于梨状肌的肥大或变异，刺激或压迫坐骨神经而引起的以臀腿部疼痛为主的临床综合征。它主要以臀部酸胀疼痛为特点，并常出现沿坐骨神经放射样疼痛，严重者可致不能走路或跛行，导致人体的运动功能障碍。

本病中医学属于"痹证"范畴，亦称"臀痛"、"腿痛"。伴有腰痛时称"腰腿痛"。中医学认为，本病主要因外伤致气滞血瘀、脉络受阻为主，即有"不通则痛"之意。

【必备名方】

1. 舒筋活血汤加减：川芎 10 克，当归（酒洗）12 克，白芍（酒洗）10 克，生地黄（酒洗）15 克，羌活 10 克，白茯苓（去皮）12 克，苍术（米泔浸，炒）12 克，桃仁（炒）6 克，牛膝（酒炒）10 克，防己 9 克，陈皮 10 克，威灵仙（酒洗）9 克，防风 9 克，僵蚕 10 克，地龙 10 克，甘草（炙）6 克。水煎服。

2. 身痛逐瘀汤合桃红四物汤化裁：秦艽 9 克，川芎 6 克，桃仁 9 克，红花 9 克，羌活 3 克，没药 6 克，当归 12 克，五灵脂 6 克，香附 3 克，牛膝 9 克，地龙 6 克，熟地黄 15 克，白芍 10 克，甘草 6 克。水煎服。

3. 肾着汤化裁：茯苓 24 克，生白术 24 克，薏苡仁 24 克，桂枝 9 克，苍术 15 克，杜仲 12 克，桑寄生 15 克，木瓜 15 克，当归 9 克，海桐皮 12 克，防风 9 克，羌活 9 克，制川乌 3 克，桃仁 6 克，红花 6 克。水煎服。本方适用于寒湿邪重着者。

4. 麻桂温经汤加减：麻黄 6 克，桂枝 9 克，细辛 3 克，白芷 9 克，桃仁 9 克，红花 9 克，赤芍 9 克，制川乌 6 克，制草乌 6 克，当归尾 12 克，没药 9 克，甘草 6 克。水煎服。本方适用于寒邪重者。

5. 金匮肾气丸化裁：熟地黄 24 克，山药 12 克，山茱萸 12 克，泽泻 9 克，茯苓 9 克，牡丹皮 9 克，桂枝 5 克，附子 5 克，乳香 6 克，没药 6 克。水煎服。本方适用于肝肾亏虚偏阳虚者。

【名医指导】

1. 大腿内旋、下蹲突然站立、腰部前屈过伸及髋关节急剧外旋等均可引起该肌肉的损伤，引发本病，故应避免上述动作。

2. 急性损伤者，经医师手法治疗后，在 3～5 日内勿参加体力劳动，隔日复诊 1 次。慢性损伤，每日治疗 1 次，治疗期间勿参加重体力劳动。

3. 伤侧臀部及下肢发凉、天气变化痛著者，应在腰、骶部加揉搓手法数分钟，臀部及下肢加捏拿、叩打手法数分钟，使肢体温热为度。疼痛发作时，可用冰敷患处 30～60 分钟，每日数次，连续 2～3 日，然后以同样的间隔用热水袋敷患处。每日睡前用热毛巾或布包的热盐热敷腰部或臀部，温度不可太高，以舒适为宜。

4. 损伤超过 1 周者，在手法治疗期间，配合食醋加白酒热敷，20 分钟 1 次，每日 1～2 次，1 周为 1 个疗程。亦可配合适当的理疗，以提高疗效。

5. 个别陈旧性损伤性的病例，如果保守治疗无效，可考虑采用梨状肌松解术或切断术。

第二十三章 骨疾病

急性化脓性骨髓炎

急性化脓性骨髓炎又称血源性骨髓炎，是指骨质各组成部分受到金黄色葡萄球菌或溶血性链球菌感染而引起的急性感染。本病多发生于儿童，男性多于女性。本病起病突然，进展迅速，可出现不同程度的感染中毒症状（高热、寒战、头痛、恶心、呕吐甚至昏迷等）及局部炎性表现（红、肿、热、痛），患肢功能障碍，易发生病理性骨折。如不及时正确地治疗，可以危及生命，或者演变成慢性骨髓炎，形成窦道，经久不愈。

本病中医学称"附骨痈"。因其发病部位不同命名各异：大腿外侧的称"附疽症"，内侧称"咬骨疽"。本病的形成主要与热毒注骨、外伤感染和正气不足有关；病机特点以邪实为主，其邪气主要与热毒有关。

【必备名方】

1. 黄连解毒汤合仙方活命饮加减：黄连9克，黄芩6克，黄柏6克，栀子9克，白芷3克，川贝母3克，防风3克，赤芍3克，当归尾3克，甘草节3克，皂角刺（炒）3克，穿山甲（炙）3克，天花粉3克，乳香3克，没药3克，金银花25克，陈皮9克。水煎服。有外伤者，加桃仁6克，红花6克；神昏谵语者，加水牛角6克，生地黄10克，紫雪丹2克，牛黄2克，金黄散10克，双柏散10克，水调外敷，每日换药1次。

2. 黄芪解毒汤：生黄芪30克，紫花地丁30克，黄连10克，全蝎10克，生甘草10克，连翘15克，乳香5克，没药5克，白芷9克，生大黄6克。水煎服。

3. 八珍桔芷皂刺汤：党参15克，熟地黄12克，茯苓15克，白术15克，当归15克，川芎10克，白芷12克，皂角刺10克，甘草6克，桔梗6克，白芍15克。水煎服。

4. 生肌收口散：儿茶9克，血竭9克，三七9克，制乳香9克，制没药9克，冰片3克，麝香3克，象皮炭15克。上药为末，敷于患处，以促进伤口愈合，保护肢体，防止骨折发生。本方适用于已进行冲洗排脓或术中骨质破坏严重、开窗范围大者。

5. 十全大补汤：人参8克，肉桂（去粗皮，不见火）8克，川芎5克，地黄（酒洗，蒸焙）15克，茯苓（焙）8克，白术（焙）10克，炙甘草5克，黄芪（去芦）15克，当归（洗，去芦）10克，白芍8克。水煎服。

【名医指导】

1. 早诊断、早治疗，预防形成慢性疾病或变生他病；及时治疗疖、痈、急性扁桃体炎等，阻断细菌进入血液循环。

2. 养成良好的个人卫生习惯，早睡早起，保证充足的睡眠；加强营养，增加机体抵抗力。

3. 保持呼吸道通畅，防治肺部感染。

4. 保持皮肤清洁，避免局部受压。按时翻身、拍背，对易受压部位经常按摩，可加用气垫或软垫以防发生压疮。

5. 卧床休息，宜进食高营养、高维生素、高纤维素、易消化的食物以加强营养。

6. 积极主张早期足量、足疗程联合使用敏感抗生素；用石膏、夹板、皮牵引等行患肢抬高和制动。

7. 多吃含粗纤维的食物，保持大便通畅。

慢性化脓性骨髓炎

慢性化脓性骨髓炎是急性化脓性骨髓炎的延续，一般症状限于局部，由于骨质破坏、死骨形成、窦道经久不愈、反复发作，往往顽固难治，甚至数年或十几年仍不能痊愈。临床上由于炎症反复发作，多处窦道，对肢体功能影响较大，有肌肉萎缩；如发生病理骨折，可有肢体短缩或成角畸形；如发病接近关节，多有关节挛缩或僵硬。

本病中医学属于"附骨疽"范畴。本病的发病原因多由于病后体虚，余毒残留，兼之湿热内感，邪毒窜泛筋骨，以致气血壅滞，经络闭阻不通；或是内热炽盛，火毒深窜入骨，壅滞不行，热胜则肉腐，肉腐则为脓，蕴脓腐骨；或肾中精气不足，阴寒之邪深袭，凝滞内郁；或寒湿之邪因人之虚，深袭伏结，郁久化热，湿热之邪凝滞经脉气血，化腐成脓而得。

【必备名方】

1. 地黄双花汤加减：生地黄 30 克，金银花 30 克，连翘 30 克，当归 20 克，赤芍 15 克，透骨草 15 克，陈皮 6 克，甘草 6 克。水煎服。热甚者，加石膏 30 克，大青叶 15 克，知母 9 克；口渴者，加天花粉 15 克；便秘者，加生大黄 9 克；痛甚者，加乳香 9 克，没药 9 克；化脓者，加穿山甲 10 克，皂角刺 9 克；阴虚者，加黄芪 30 克，乌梅 10 克；血虚者，加党参 15 克，黄精 15 克；脾虚者，加白术 9 克，山药 15 克；肾虚者，加杜仲 15 克，续断 9 克。

2. 解毒公英汤加减：金银花 15 克，蒲公英 30 克，生地黄 12 克，川芎 10 克，牡丹皮 10 克，牛膝 12 克，当归 12 克，白芍 12 克，白术 12 克，天花粉 15 克，紫花地丁 15 克，丹参 15 克，制大黄 10 克。水煎服。急性发作期者，加白花蛇舌草 30 克，生石膏 30 克；慢性期者，加黄芪 15 克，党参 15 克，鹿角胶（烊化）12 克。

3. 托里消毒散加减：太子参 120 克，金银花 80 克，白芍 80 克，熟地黄 80 克，当归 60 克，茯苓 60 克，白芷 60 克，甘草 40 克。

上药研末制成胶囊，每次 10 克，每日 3 次。气血两虚者，加黄芪 80 克，鸡血藤 60 克，益气养血通络；肾虚久不敛者，加菟丝子 60 克，肉苁蓉 60 克；脓液清稀、畏寒者，加肉桂 60 克，干姜 60 克；疮周紫滞疼痛、舌光红、脉弦细数者，加知母 80 克，黄柏 60 克。

4. 神功内托散加减：当归 12 克，川芎 10 克，白术 15 克，黄芪 20 克，白芍 15 克，大枣 3 枚，茯苓 15 克，炙甘草 6 克，炮穿山甲 10 克，陈皮 10 克，木香 10 克，附子 6 克，煨姜 10 克，蒲公英 20 克，制没药 10 克。水煎，空腹服。

5. 补益方：生黄芪 30 克，太子参 30 克，丹参 30 克，白术 12 克，杜仲 12 克，淫羊藿 12 克，牛膝 12 克，续断 12 克，狗脊 12 克，龟甲 12 克，忍冬藤 12 克，赤小豆 12 克，生甘草 6 克。水煎服。

【名医指导】

1. 正确认识本病：一旦患上本病，除了要长时间使用抗生素治疗外，可能还要接受多次手术治疗。患者和家人均要有积极的心理准备，保持情绪的平稳，心态的乐观，配合治疗。

2. 适应四时变化，及时增减衣服，注意保暖，避免外邪侵袭致病。

3. 注意饮食调节，多食高蛋白、高维生素、易消化饮食，忌鸡、羊、鱼肉及辛辣刺激性食物，及时纠正水、电解质及酸碱平衡失调。

4. 注意情志调畅，忌大悲、大忧。注意劳逸结合；节制房事。

5. 及时纠正贫血、低蛋白血症等全身性疾病，提高机体免疫力。

6. 长期卧床患者应注意预防呼吸道、泌尿道感染；保持呼吸道通畅，预防褥疮。

7. 加强康复训练。

8. 以预防为主，在急性期时及时、恰当的治疗，可减少死骨、弹片等异物及无效腔、窦道存在。

9. 注意多卧床休息，限制活动。

化脓性关节炎

化脓性关节炎为化脓性细菌引起的关节

急性炎症。血源性者在儿童中发生较多，受累的多为单一的肢体大关节，如髋关节、膝关节及肘关节等。如为火器损伤，则根据受伤部位而定，一般膝、肘关节发生率较高。当关节受累后，病变逐渐侵入软骨及骨质，最后发生关节僵硬。关节化脓后，可穿破关节囊及皮肤流出，形成窦道，或蔓延至邻近骨质，引起化脓性骨髓炎。此外，由于关节囊的松弛及肌肉痉挛，亦可引起病理性脱臼，关节呈畸形，丧失功能。化脓性关节炎急性期主要症状为中毒的表现，患者突有寒战高热，全身症状严重，患儿则因高热可引起抽搐。局部有红肿疼痛及明显压痛等急性炎症表现。患者常将膝关节置于半弯曲位，使关节囊松弛，以减轻张力。

本病中医学相当于现在国家标准的"关节流注"、"流注病"等范畴。中医学认为，本病病机为外感六淫之邪，或因疔疮痈毒湿热内盛，或因跌打损伤瘀血停留，阻于关节，以致营卫不和，气血凝滞，郁而化热生毒，腐肉蚀骨，而发生本病。

【必备名方】

1. 五味消毒饮合五神汤加减：金银花15克，牛膝10克，车前子10克，紫花地丁10克，茯苓10克，野菊花10克，天葵子6克，蒲公英10克，大豆卷10克，豆蔻10克，牛蒡子10克，鲜佩兰10克，栀子9克，薏苡仁10克。水煎服。热毒偏盛者，加黄连6克，黄芩6克；湿邪偏盛者，加滑石10克，苍术10克；热轻者，加羌活15克，防风10克；热重者，用黄连解毒汤合五神汤加减；大便干结者，加生大黄10克；热毒内陷，症见高热烦躁、神昏谵语者，加黄连10克，鲜地黄20克，牡丹皮15克，水牛角30克，知母15克，同时加服紫雪丹；有外伤史者，加西红花5克，桃仁10克，生三七10克。由于疮疡所发部位和经络的不同，治法也有区别，需结合经络之所主选用一些引经药物，使药力直达病所，而收到更显著的效果。例如，手太阴经用黄柏、藁本；足太阳经用羌活；手阳明经用升麻、石膏、葛根，足阳明经用白芷、升麻、石膏；手少阳经用柴胡、连翘、地骨皮、青皮、附子；足少阳经用柴胡、青皮；手太阴经用桂枝、升麻、白芷、葱白；足太阴经用升麻、苍术、白芍；手厥阴经用柴胡、牡丹皮；足厥阴经用柴胡、青皮、川芎、吴茱萸；手少阴经用黄连、细辛；足少阴经用独活、知母、细辛。

2. 大防风汤加减：人参10克，防风10克，白术15克，黄芪15克，牛膝15克，杜仲15克，当归尾10克，熟地黄15克，白芍10克，赤芍10克，羌活10克，桂枝10克，甘草5克。水煎服。寒重见形寒怕冷、患肢皮肤色白不红者，加附子10克，肉桂5克；患肢痛甚者，加细辛5克。

3. 银翘解毒丸合清热散痹汤加减：连翘18克，金银花18克，桂枝15克，芦根10克，桑枝30克，木瓜15克，透骨草15克，丹参12克，伸筋草25克，荆芥9克，羌活10克，独活10克。水煎服。湿热郁蒸者，去透骨草、荆芥、丹参，加滑石6克，生薏苡仁15克；病重者，加姜黄10克，海桐皮10克。

4. 温阳益肾汤：制附子6克，肉桂3克，菟丝子10克，鹿角胶9克，熟地黄10克，山药10克，山茱萸9克，杜仲9克，当归10克，枸杞子9克。水煎服。兼有气滞、不思饮食、汗出不止者，加党参15克，白术10克；阳衰中寒、腹痛泄泻者，加红参10克，肉豆蔻10克。

5. 托里消毒散加减：人参（另炖服）10克，黄芪15克，当归10克，白芍15克，白术15克，忍冬藤10克，茯苓15克，白芷15克，皂角刺15克，桔梗10克，地龙10克，陈皮5克，甘草5克。水煎服。热毒盛者，去人参；正虚者，倍人参；热毒阴伤、创面干红、久不收敛、口干咽燥、舌红苔少、脉细数者，合六味地黄汤加减；阳变为阴、热化为寒者，合阳和汤加减（去麻黄）。

【名医指导】

1. 及时处理疔、疖及皮肤破损等，限制患肢活动并防止病理性骨折和关节畸形；宜用含有敏感抗生素的冲洗液或生理盐水冲洗关节腔直至脓液变为澄清色。

2. 保持皮肤清洁，防止感染。

3. 根据气温变化，及时增减衣服，预防

感冒；注意休息，适量锻炼，劳逸结合。

4. 减少酸性食物的摄入，如米、麦、糖、酒、鱼、肉、禽、蛋及动植物油脂及含蛋氨酸和胱氨酸的蛋白质及磷脂等。宜多食碱性蔬菜、水果、薯类和海藻（紫菜、海带和海菜等）。多饮水。

5. 保持良好心态，积极配合治疗。

6. 若进行关节腔穿刺、手术时应严格无菌操作；关节损伤及关节周围邻近组织的感染应积极治疗，避免细菌进入关节腔发生本病。

7. 疾病初期，出现功能障碍者应做肢体屈伸功能锻炼或早期进行牵引；长期卧床者预防肺部感染、褥疮、泌尿系感染等。

脊柱结核

脊柱结核占全身骨与关节结核首位，其中绝大多数为椎体结核，多发生于儿童和青少年。脊柱结核中以腰椎发病率最高，其次是胸椎，颈椎和骶尾椎则比较少见。椎体结核可分为中心型和边缘型两种，以中心型较多。脊柱结核是继发性病变，致病因子为结核分枝杆菌。椎体病灶所产生的脓液先汇集在椎体一侧的骨膜下，形成局限性椎旁脓肿，位于颈椎或胸椎椎体后方的局限性脓肿可压迫脊髓造成截瘫。脓肿继续增加时其出路有两条：或者继续剥离病椎和相邻椎体的骨膜形成一个广泛的椎旁脓肿；或者突破椎体骨膜，沿组织间隙向远处流注，形成流注脓肿。最后脓肿可向体表处穿破，形成窦道，或向咽腔、食管、胸腔、肺、支气管、腹腔或肠管穿破，形成内瘘。

本病中医学属于"龟背痰"、"肾俞虚炎"、"流痰"、"骨痨"等范畴。本病的病因多为先天不足，骨骼柔嫩，或有所损伤、感染疗虫致使气血失和，风、寒、痰浊、瘀血凝聚留于骨骼，流注于筋骨关节而成。

【必备名方】

1. 续断黄连汤：续断12克，菟丝子12克，黄连12克，骨碎补12克，补骨脂30克，泽漆30克，甘草9克，蜈蚣3条。水煎服。

2. 参芪川连汤：党参20克，黄芪20克，炒白术2克，龙眼肉2克，黄连2克，泽泻30克，甘草9克，蜈蚣3条。水煎服。

3. 阳和汤加减：熟地黄30克，肉桂6克，麻黄10克，鹿角胶（烊化）15克，白芥子10克，炮姜10克，生甘草3克。水煎服。肾气亏虚、寒痰凝聚者，加赤芍12克，当归12克，以活血通络；寒痰化热酿脓者，加穿山甲6克，皂角刺6克，以托里透脓；气血两亏者，加党参12克，当归15克，白术5克，以补益气血；阴虚火旺者，加知母12克，鳖甲6克，地骨皮10克，黄芩10克，以滋阴降火；行植骨术后，加续断15克，自然铜15克，土鳖虫15克。

4. 扶羸秦艽汤：红参9克，当归6克，银柴胡9克，秦艽6克，炒鳖甲9克，紫菀6克，地骨皮6克，法半夏5克，炙甘草6克，黄柏6克，钩藤6克。水煎服。病变初期者，去地骨皮、黄柏、钩藤，加炮姜6克，肉桂6克，鹿角胶10克；病变中期者，加黄芪24克，白芷6克，黄芩9克；病变后期者，加熟地黄10克，白术12克；阴虚火旺者，加白及6克，与六味地黄汤兑服。

5. 新骨痨丸：当归15克，熟地黄15克，牛膝9克，威灵仙9克，木瓜9克，杜仲9克，茯苓9克，乳香9克，没药9克，续断12克，补骨脂15克，茜草15克，羌活15克，黑木耳250克。上药共为细末，炼蜜为丸，丸重6克。

【名医指导】

1. 按时服用抗结核药，不可随意停药、加减剂量，必须在专业医师的指导下调整药物。

2. 保持良好心态，积极配合治疗。

3. 患病期间，少到公共场合，不与他人公用物品。

4. 注意休息，劳逸结合，避风寒。

5. 宜进食高热量、高蛋白、高脂肪饮食，保持大便通畅。

6. 应有意训练自己在床上进行大、小便，以适应术后需要；发热者，及时告知医师并予以物理降温。

7. 保持床铺的整洁以及皮肤干燥清洁；术后宜勤翻身、拍背；鼓励患者床上活动，

《名医推荐家庭必备名方（珍藏本）》

防止关节僵直。

8. 若伴有脓肿时，应制动，可睡特制的石膏床；必要时切开引流排脓。

强直性脊柱炎

强直性脊柱炎是一种慢性、进行性的炎症疾病，主要累及骶髂关节、脊柱、脊柱骨软组织及四肢关节，表现为椎间盘纤维环和纤维环附近结缔组织的骨化，椎间可动关节和四肢关节滑膜的炎症和增生。部分患者还可累及眼睛、心血管、肺和神经系统，分别表现为虹膜炎或葡萄膜炎、上行性主动脉瓣下纤维化、主动脉瓣关闭不全、心脏传导障碍、肺上叶纤维化、肺大疱、肾淀粉样变、马尾综合征等。本病具有明显的家族集聚发病趋势。本病多见于年轻男性，以 15～20 岁多见。

本病中医学相当于现在国家标准的"脊痹"，亦属于"顽痹"、"肾痹"范畴。因肾虚于先，寒邪深入骨髓，使气血凝滞，肾失温煦所致。

【必备名方】

1. 三痹汤加减：独活 10 克，秦艽 12 克，当归 12 克，细辛 4 克，川芎 10 克，熟地黄 15 克，白芍 10 克，桂枝 10 克，杜仲 12 克，牛膝 10 克，黄芪 12 克，续断 12 克，防风 10 克，路路通 10 克，甘草 6 克。水煎服。脚膝肿甚者，加防己 9 克，木瓜 9 克；身痛甚者，加片姜黄 12 克，海桐皮 9 克。

2. 补肾清热治尪汤加减：生地黄 18 克，续断 15 克，地骨皮 12 克，骨碎补 18 克，秦艽 20 克，赤芍 12 克，知母 12 克，炒黄柏 12 克，忍冬藤 30 克，威灵仙 15 克，羌活 9 克，独活 9 克，土鳖虫 9 克，蚕沙 10 克，络石藤 30 克，透骨草 20 克，红花 10 克，制乳香 6 克，没药 6 克。水煎服。腰痛明显者，加杜仲 15 克，桑寄生 15 克；脊柱僵直、弯曲变形者，加僵蚕 10 克，狗脊 15 克，鹿角霜 10 克；湿热重者，加薏苡仁 30 克，并加大炒黄柏用量。本方适用于督脉邪壅、日久化热者。

3. 宣痹汤加减：防己 15 克，苦杏仁 15 克，滑石 15 克，连翘 9 克，栀子 9 克，忍冬藤 15 克，薏苡仁 20 克，半夏（醋炒）9 克，羌活 15 克，蚕沙 9 克，赤小豆皮 9 克，知母 6 克。水煎服。痛偏腰背者，加白芷 9 克，续断 15 克；痛偏上肢者，加威灵仙 10 克，姜黄 6 克；痛偏下肢者，加牛膝 12 克，木瓜 9 克。

4. 桃红饮子合半夏术苓汤加减：桃仁 10 克，当归 15 克，川芎 10 克，红花 10 克，威灵仙 15 克，半夏 10 克，白术 10 克，茯苓 15 克，天南星 10 克，陈皮 10 克，炙甘草 6 克。水煎服，每日 1 剂，分早、晚温服。腰痛较剧者，加杜仲 15 克，桑寄生 15 克；腰痛畏凉者，加干姜 10 克，鹿角片 10 克；脊柱僵直、弯曲变形者，加僵蚕 10 克，乌梢蛇 10 克，穿山甲 10 克。

5. 补血荣筋丸：肉苁蓉 12 克，牛膝 12 克，天麻 9 克，木瓜 15 克，鹿茸 10 克，熟地黄 12 克，五味子 6 克，菟丝子 9 克，当归 12 克，党参 10 克，茯苓 12 克，白术 9 克，五加皮 6 克。上药共为细末，炼蜜为丸，如子弹大，每丸 9 克，每次服 1 丸。

【名医指导】

1. 避免强力负重；避免长时间维持一个姿势不动。若要长时间坐着，至少要每小时起来活动 10 分钟；忌用腰背束缚器，以免减少活动。

2. 使用合理、符合健康要求的寝具，最好不睡枕头和软床；应平躺保持背部直立。

3. 注意休息，防止过度疲劳；避免憋尿和便秘。

4. 防止风寒、潮湿的侵袭。注意保暖，防止雨淋，保持居室内的干燥。

5. 加强锻炼，特别是颈部和腰部的活动。提倡温水洗手、洗脚。戒烟、酒。

6. 注意饮食宜忌：忌生冷饮食，宜食姜、酒等温热性食物；应多吃营养丰富的食物，如牛肉、羊肉、鸡肉等；也可将黄芪、熟地黄、当归、枸杞子等药与肉等食物同煮食用（吃肉喝汤）等。

7. 清晨起床背部僵硬时，可洗热水浴或热敷来改善。

8. 患者可在床上进行自我锻炼：

（1）床上伸展运动：早晨醒来时，采用

仰卧位，双臂上伸过头，向手指、脚趾两个方向伸展，伸展满意后，放松；伸展双腿，足跟下伸，足背向膝方向屈，至满意后放松。可反复做几回。

（2）膝胸运动：仰卧位，双足着床板，屈膝，抬起一侧膝慢慢向胸部方向屈曲，双手抱膝拉向胸前，到满意为止，回原双足位置，接着另膝做上述运动。双膝各重复2～3次。做双手抱双膝运动2～3次，至僵硬消失为止。

（3）猫背运动：趴跪如猫状，低头尽量放松，同时拱背如弓形，直至拉伸满意为止；回复原位后，塌背仰头抬臀，尽量拉伸至满意为止。如此重复5次。

（4）腹部运动：目的在于伸张腹部肌肉，改善肌力并保持躯干平直姿势。仰卧位，屈膝，双足着地，双臂置身旁，头及双肩一起慢慢抬高，以至双手触膝，坚持5秒钟，回复至原位，以上动作重复5次。

原发性骨质疏松症

原发性骨质疏松症病因未明，可能与妊娠和哺乳、雌激素、活性维生素D、甲状旁腺激素、某些细胞因子、钙的摄入量、生活方式和生活环境及遗传因素相关。它是一种以骨量降低、骨结构失常，骨骼脆性增加，易于发生骨折的全身骨骼疾病。患者大多数为中、老年人，尤以绝经后妇女为常见。患者轻则腰酸背痛、四肢乏力，重则可出现驼背、弯腰、骨骼疼痛、身高下降甚至骨折，还可使患者全身免疫功能下降。

本病中医学属于"骨痿"、"骨枯"、"骨痹"、"骨极"等范畴。肾为先天之本，肾主骨生髓，肾虚是骨质疏松症的主要病机。老年人的骨质脆弱，易于骨折，与肾中精气不足、骨髓空虚骨失充养有关，故辨证从肾论治的理论根据即源于此。脾为后天之本，主运化，为气血生化之源。脾气健运，则四肢得以充养，活动强劲有力；脾失健运，清阳不升，精微不布，四肢失养，则痿弱不用。另外，肾精亏虚，脾失健运，必致脉络受阻，经络不通，则产生疼痛症状，甚至使骨失所

养，脆性增加，发生骨质疏松，容易骨折。

【必备名方】

1. 起痿丹加减：菟丝子12克，肉苁蓉12克，菝葜12克，补骨脂12克，胡芦巴9克，沙苑子9克，牛膝9克，防风6克，枸杞子9克，杜仲9克，木瓜9克。上为末，酒煮猪腰子，捣烂为丸，如梧桐子大，空心酒送下。偏阳虚者，加淫羊藿10克，巴戟天10克，仙茅10克，桂枝6克，附子6克；偏阴虚者，加枸杞子15克，山茱萸15克，黄精10克，女贞子10克。

2. 滋阴益肾方：菟丝子15克，补骨脂12克，麦冬9克，五味子9克，枸杞子12克，黄精12克，女贞子9克。水煎服。

3. 无比山药丸：山药20克，菟丝子20克，五味子10克，肉苁蓉20克，杜仲20克，泽泻15克，熟地黄10克，牛膝15克，巴戟天15克，山茱萸15克，茯苓15克，赤石脂15克，补骨脂20克。水煎服。畏寒冷痛者，加制附子6克，肉桂10克，细辛5克；便溏者，加白术15克，党参15克；腰背痛者，加续断15克，桑寄生15克。

4. 健脾养胃汤加减：党参15克，黄芪15克，山药15克，山茱萸12克，五味子7克，当归身12克，白术10克，白芍10克，茯苓15克，泽泻10克，枸杞子9克，小茴香6克，陈皮5克。水煎服。四肢活动不利、佝偻较甚者，加千年健12克，牛膝12克。

5. 人参养营汤加减：白芍12克，白术9克，熟地黄6克，五味子6克，茯苓12克，远志3克，当归6克，黄芪12克，党参9克，红花9克，牛膝9克，木香3克。水煎服。气虚甚者，加大黄芪用量；血瘀明显者，加自然铜10克，红花6克，片姜黄10克。

【名医指导】

1. 进行足够时间的户外活动，多晒太阳，促进食物中的钙质吸收。

2. 加强体育锻炼，增加骨质的量和硬度。走路要稳，防止摔跤、碰撞等，以免发生骨折。

3. 增加钙的摄入，多食牛奶、骨头汤、海产品和绿叶蔬菜；注意锌、铜的补充，含铜高的食物有虾蟹、贝类、蘑菇、坚果；并

适当补充维生素 C。

4. 充足的蛋白质摄入。如鸡蛋、瘦肉、牛奶、豆类、鱼虾等，应当合理搭配，保证供给；食用豆类、牛奶时避免与菠菜同食。

5. 戒烟、酒。

痛风性关节炎

痛风性关节炎是一种嘌呤代谢紊乱的遗传性疾病，多因尿酸沉积在关节囊、滑膜、软骨、肾脏、皮下及其他组织而引起的病损及炎性反应。本病多发于 40 岁以上的肥胖男性，以关节剧痛反复发作、局部红肿压痛为主要特征。多在夜间时因为下肢关节的剧烈疼痛而惊醒，发病的关节有明显的发热、发红与肿胀。

本病中医学属于"痹证"、"痛风"、"热毒痹"、"历节病"、"白虎历节"等范畴。本病表现为关节处疼痛，日轻夜重，局部红肿，表皮干燥发亮，伴有发热、头痛、心悸等症状，晚期可出现关节变形、僵直等临床特征。多因机体感受风寒湿热之邪而引起肢体、关节疼痛、酸楚、麻木以及活动障碍等症。发病有急性期和慢性期之分，急性期多由风湿热痹阻经络，慢性期多由风寒湿邪内侵，病久导致经络阻塞、气血凝滞出现瘀血症。病位在蹠跖、跖趾等关节，可涉及肝、肾等脏腑。

【必备名方】

1. 消痛饮：当归 12 克，牛膝 15 克，防风 12 克，防己 15 克，泽泻 18 克，钩藤 15 克，忍冬藤 25 克，赤芍 18 克，木瓜 15 克，桑枝 30 克，甘草 5 克。水煎服。关节红肿痛甚者，加黄柏 10 克，地龙 6 克；大便燥者，加大黄 6 克（便软则同煎，便结则后下）；痛甚者，加三七 6 克，乳香 6 克，没药 6 克。同时配用下列药物煎汤熏洗：马钱子 10 克，红花 15 克，生半夏 20 克，王不留行 40 克，大黄 30 克，海桐皮 30 克，葱须 3 根，艾叶 20 克。本方适用于关节肿痛急性期。

2. 蠲痹汤加减：羌活 10 克，独活 10 克，肉桂 10 克，秦艽 10 克，当归 10 克，川芎 10 克，海风藤 15 克，桑枝 10 克，乳香 10 克，没药 10 克，炙甘草 3 克。水煎服。风盛呈游走性疼痛者，加防风 10 克，白芷 6 克；寒盛疼痛剧烈者，加附子 6 克，川乌 3 克，细辛 3 克；湿盛肌肤关节麻木重者，加防己 10 克，薏苡仁 15 克，萆薢 10 克。

3. 活络丹加减：制川乌 10 克，制草乌 10 克，地龙 15 克，制天南星 9 克，乳香 10 克，没药 10 克。上为细末，入研药和匀酒面糊为丸，如梧桐子大。每服 20 丸，空心冷酒送下。麻木沉重者，加当归 15 克，菝葜 9 克；有块瘰硬结者，加鳖甲 15 克，三棱 10 克，莪术 15 克；脘痞纳呆者，加陈皮 10 克，法半夏 9 克。本方适用于痰瘀互结者。

4. 泄浊化瘀汤：土茯苓 45 克，萆薢 15 克，威灵仙 30 克，桃仁 10 克，红花 10 克，泽兰 10 克，生薏苡仁 30 克，当归 10 克，车前子 10 克，泽泻 10 克。水煎服。急性期以关节红肿热痛为主者，酌加清热通络之药，如忍冬藤、鸡血藤、半枝莲之类；慢性间歇期以关节漫肿剧痛、僵硬、畸形、皮下结节或流脂浊，往往以浊邪夹湿、夹瘀、夹痰等虚实夹杂为多见，故宜合用虫蚁搜剔、化痰消瘀之品。痛风性肾结石酌加通淋排石之药，痛风性肾病酌加健脾益肾之药。本方适用于急、慢性痛风性关节炎和痛风性肾病。

5. 独活寄生汤加减：熟地黄 15 克，杜仲 10 克，牛膝 10 克，桑寄生 10 克，人参 15 克，茯苓 10 克，甘草 5 克，当归 10 克，川芎 10 克，白芍 15 克，独活 10 克，防风 10 克，秦艽 10 克，细辛 10 克，桂枝 10 克。水煎服。腰膝酸软无力甚者，加黄芪 30 克，续断 15 克；关节冷痛明显者，加附子 6 克，肉桂 6 克；肌肤麻木不仁者，加络石藤 15 克，鸡血藤 10 克。

【名医指导】

1. 不进食高嘌呤饮食，如动物的心、肝、肾和脑。避免肥甘厚腻之味，体重超重者适当限制热量摄入；必须限制饮酒。

2. 适当锻炼身体，增强抗病能力，避免劳累保持心情舒畅，及时消除紧张情绪。避免潮湿、寒冷，防止诱发本病。

3. 急性期患者应卧床休息，抬高患肢，局部固定冷敷 24 小时后可热敷；注意避寒保暖，宜大量饮水迅速中止急性发作，每日饮水需 2000 毫升以上。

4. 应穿宽松的鞋袜，避免过小或过紧，以免足部损伤。

5. 为了防止复发，可长期服用小剂量秋水仙碱，也可服用小剂量丙磺舒。

6. 有高血压、肾炎、肾结石等合并症者，均应予适当治疗。

7. 有皮肤溃破者，应注意保护创面，以防感染。

骨　瘤

骨组织发生异常的局限性肿大，形成质地坚硬的肿块，称骨瘤。它是一种较常见的良性肿瘤，好发于颅骨和下颌骨，一般不引起全身症状，仅见局部隆起，可出现压迫症状，如眩晕、头痛、癫痫发作等，一般不发生远处转移。本病发病年龄多在10～25岁。

本病中医学属于"骨疽"范畴。多为恣欲损耗肾阴，虚火内亢，肾火长期郁遏，肾所主之骨气血阻滞而不畅，伤积而成；或先天禀赋不足，骨骼空虚，痰、湿、浊、毒易于乘虚而留，结成骨瘤；亦有因外伤后，局部骨骼气滞血瘀，正常血供不足，六淫或特殊邪毒易于内侵，凝结致病成瘤。

【必备名方】

1. 阳和汤加减：熟地黄30克，肉桂10克，麻黄5克，鹿角胶9克，白芥子6克，姜炭2克，生甘草3克。水煎服。

2. 琥珀黑龙丹：琥珀30克，血竭60克，京墨15克，五灵脂（炒）15克，海藻15克，昆布15克，天南星（姜汁拌，炒）15克，木香9克，麝香0.3克。上药为细末，和匀再研，炼蜜为丸，每丸重15克，晒干密收。每次1丸，以热酒适量送服。

3. 调元肾气丸：生地黄（酒煮，捣膏）120克，山茱萸60克，山药60克，牡丹皮60克，白茯苓60克，人参30克，当归身30克，泽泻30克，麦冬30克，龙骨30克，地骨皮30克，木香9克，砂仁9克，黄柏（盐水炒）15克，知母15克。炼蜜为丸，每次服9克。

【名医指导】

1. 消除忧虑，保持乐观。

2. 饮食营养要均衡、丰富，保证高热量、高蛋白。每日喝牛奶2杯，吃1个鸡蛋和150克瘦肉，也可用鱼或豆制品代替。每日至少吃富含维生素C的水果1～3个。可食用新鲜蔬菜，如胡萝卜、苋菜、油菜、菠菜、韭菜、芹菜、菜花、南瓜、西红柿等。

3. 适当锻炼，但需预防病理性骨折。

4. 如发病在颅骨部位，需警惕颅内压增高及脑压迫症状。

骨肉瘤

骨肉瘤是指肿瘤细胞能直接形成肿瘤性类骨组织或骨组织的恶性肿瘤。本病在原发性骨恶性肿瘤中最常见，多发生在骨骼生长发育的旺盛时期，其恶性程度又较高，发展快，转移早，预后差，因此是严重影响劳动生产力并危及生命的主要肿瘤之一。疼痛和肿胀为常见的临床表现。局部疼痛时，最初为间歇性隐痛，很快转为持续性剧痛，夜间尤甚，压痛明显。晚期骨破坏严重者可发生病理性骨折。全身症状出现较早，常为低热、疲乏、消瘦、贫血和进行性衰弱，最后出现恶病质。常伴有肺部转移。

本病中医学属于"石疽"、"石痈"等范畴。外因是以寒湿为主的六淫，内因是七情失调，脏腑功能紊乱，阴阳失衡。当机体正气亏损时，外邪乘虚而入，客于肌肉，留滞络脉，造成气滞血瘀、痰凝等病理变化，蕴结日久，凝结成块，发为肿瘤；或因外伤，伤及骨与髓，在肾虚之体长期不愈而诱发本病。

【必备名方】

1. 术黄牡蝎汤：党参15克，黄芪20克，狗脊15克，桑寄生15克，夏枯草10克，海藻10克，白术15克，当归15克，王不留行6克，地龙粉（吞服）10克，木香10克，续断15克，丹参15克，全蝎粉（吞服）6克，牡蛎15克。水煎服。

2. 逐血破瘀汤合散结灵化裁：水蛭10克，虻虫6克，土鳖虫6克，牵牛子10克，地龙15克，路路通10克，紫草10克，莪术10克，刘寄奴10克，血竭6克，透骨草15克，徐长卿10克，威灵仙15克。水煎服。

3. 小金丹合三骨汤化裁：草乌3克，川

乌10克，五灵脂6克，地龙15克，木瓜15克，防己10克，干蟾皮6克，制马钱子0.3克，没药10克，骨碎补15克，牛膝15克，蚂蚁6克，透骨草15克，白屈莱10克。水煎服。

4. 寄生肾气丸合三骨汤化裁：桑寄生15克，女贞子15克，生地黄12克，山茱萸15克，丹参15克，茯苓15克，薏苡仁30克，土茯苓15克，猪苓10克，骨碎补15克，透骨草15克，补骨脂15克，牛膝15克，全蝎6克，蛇蜕6克，车前子15克。水煎服。

5. 芪参海昆汤：当归15克，党参15克，海藻15克，昆布15克，郁金9克，陈皮9克，半夏9克，川楝子5克，黄芪30克，金银花30克，连翘30克，蒲公英30克，白术12克，赤芍12克。水煎服。

【名医指导】

1. 保持良好的心态，乐观的情绪，并积极治疗。

2. 加强体育锻炼，增强体质，预防病毒感染。避免外伤，特别是青少年发育期的长骨骺部。

3. 减少和避免放射性辐射，尤其在青少年骨骼发育时期。

4. 改变不良生活习惯，少食或不食亚硝酸盐浓度高的酸菜、咸鱼等。少食苯并芘含量高的烘烤熏制及油炸食品，少食带有较多黄曲霉毒素、发霉、发酵的食物。

5. 饮食以高蛋白、高热量、高维生素为主，如奶、蛋、面、瘦肉、猪肝、豆制品、胡萝卜、南瓜、西红柿等，以蒸、炒、炖汤的方法为好。

6. 宜多吃具有抗骨肿瘤作用的食物，如山羊血、鲨、蟹、羊脑、海参、牡蛎、鳖、龟、沙虫、鹿血、大叶菜、麦片、小苋菜、油菜籽、沙枣、香芋、栗、野葡萄等；宜吃具有止痛消肿作用的食物，如芦笋、藕、山慈菇、山楂、獭肉、鹭肉、蟹、鲨、海龟、海蛇等；宜吃预防放疗、化疗副作用的食物，如蜂乳、核桃、猕猴桃、银耳、香菇、大头菜、花粉等。

7. 节制烟、酒。

8. 青少年及儿童出现疼痛、肢体局部肿块、跛行时，家长应及时带小孩到医院检查，避免拖延。

骨囊肿

骨囊肿为骨的瘤样病变，又称孤立性骨囊肿、单纯性骨囊肿，预后良好。本病可能是在胚胎时期少许具有分泌功能的滑膜细胞陷入骨内，结果引起滑液聚集而形成骨囊肿。本病在其发展过程中很少出现症状，大部分患者是由于外伤造成病理性骨折后产生局部肿痛、肿胀、压痛、不能活动等骨折表现而发现。少数病例表现为局部包块或骨增粗，关节活动多正常，肌肉可轻度萎缩。发生在下肢的患者，偶有跛行。

中医学认为，骨髓为肾精所化，肾中精气是骨骼生长发育之本，若肾受损伤或病变后的修复，必然依赖肾精濡养。故本病特以补肾益髓、填精生骨为主治之。囊肿之形成亦可因外邪侵袭，留滞骨干，气血津液运行受阻，骨骼组织失养，瘀积日久，化水停留，渐成肿瘤。

【必备名方】

1. 补肾化瘀生骨汤加减：当归15克，枸杞子20克，赤芍15克，生地黄12克，续断15克，鹿角霜6克，茯苓15克，鳖甲10克，桑枝15克，牛膝15克，丹参15克，法半夏6克，夏枯草10克。水煎服。瘀甚疼痛剧烈者，加延胡索9克，血竭6克；体弱气血亏虚者，加党参15克，黄芪15克，何首乌15克；肾虚腰痛者，加杜仲10克，狗脊6克；脾虚纳少者，加白术10克，山药15克。

2. 生血补髓汤加减：生地黄10克，川芎10克，黄芪15克，杜仲10克，五加皮10克，牛膝10克，当归10克，续断10克，骨碎补10克，防己15克，豨莶草15克，独活15克。水煎服。偏气虚者，加白术10克，党参15克；偏血虚者，加熟地黄10克，白芍10克。

【名医指导】

1. 消除疑虑，保持乐观，积极配合治疗。

2. 保持健康的生活习惯，保证充足的睡

眠时间，合理膳食。

3. 加强体育锻炼，增强机体抗病能力。

4. 平时注意避免患处受力，不可盲目补钙。

5. 以手术治疗为主；合并病理性骨折者，若骨折愈合后仍残留囊肿，亦应手术。

《名医推荐家庭必备名方（珍藏本）》

第二十四章 内 伤

头皮损伤

头皮损伤是指直接损伤头皮所致，常因暴力的性质、方向及强度不同所致损伤各异，可分头皮开放性头皮擦伤、挫伤、裂伤及撕脱伤等，多为直接暴力损伤所致。头皮损伤是颅脑损伤中最常见的组成部分。它能提供头部受力的部位，冲击力的大体方向和大小及可能伴有的其他颅内病变的信息。头皮损伤分闭合和开放两类，前者包括有各类头皮血肿，后者则分擦伤、挫裂伤（包括刺戳伤、裂伤及伴有周围组织呈不同程度失活性的挫裂伤）、头皮撕脱伤。

本病中医学相当于"头痛"、"眩晕"。多因外伤跌仆引起，以头痛剧烈，如针刺状，舌质暗，苔薄白，脉弦涩等为主要表现。

【必备名方】

1. 八厘散：苏木面 3 克，半边钱 3 克，自然铜（醋淬 7 次）9 克，乳香 9 克，没药 9 克，血竭 9 克，麝香 0.3 克，红花 3 克，丁香 1.5 克，马钱子（去毛）3 克。共为细末，用黄油调，温服。

2. 川芎汤：川芎 6 克，白芷 10 克，防风 10 克，当归 10 克，赤芍 12 克，生地黄 10 克，羌活 6 克，陈皮 6 克，蔓荆子 10 克，天花粉 10 克，茄皮 6 克。水煎服。

3. 泽兰汤：泽兰 9 克，牡丹皮 6 克，牛膝 6 克，桃仁（去皮、尖，研）10 粒，红花 1.5 克，当归尾 15 克，三七 3 克，赤芍 4.5 克。水煎，热酒冲服。

4. 大活络丹：金钱白花蛇 60 克，乌梢蛇 60 克，威灵仙 60 克，两头尖（酒浸）60 克，草乌 60 克，天麻（煨）60 克，全蝎（去毒）60 克，何首乌（黑豆水浸）60 克，龟甲（炙）60 克，麻黄 60 克，贯众 60 克，炙甘草 60 克，羌活 60 克，肉桂 60 克，广藿香 60 克，乌药 60 克，黄连 60 克，熟地黄 60 克，大黄（蒸）60 克，木香 60 克，沉香 60 克，细辛 30 克，赤芍 30 克，没药（去油，另研）30 克，丁香 30 克，乳香（去油，另研）30 克，僵蚕 30 克，天南星（姜制）30 克，青皮 30 克，骨碎补 30 克，豆蔻 30 克，安息香（酒熬）30 克，附子（制）30 克，黄芩（蒸）30 克，茯苓 30 克，香附（酒浸，焙）30 克，玄参 30 克，白术 30 克，防风 75 克，葛根 45 克，狗胫骨（炙）45 克，当归 45 克，血竭（另研）21 克，地龙（炙）15 克，犀角 15 克，麝香（另研）15 克，松脂 15 克，牛黄（另研）4.5 克，冰片（另研）4.5 克，人参 90 克。上药共为末，制成蜜丸，如龙眼核大，金箔为衣。陈酒送服。

5. 消瘀止痛药膏：木瓜 60 克，栀子 30 克，大黄 150 克，蒲公英 60 克，土鳖虫 30 克，乳香 30 克，没药 30 克。上药共为细末，饴糖或凡士林调敷。

【名医指导】

1. 保持情绪稳定，缓解精神压力。

2. 头皮撕脱者，小心取回被撕脱的头皮，轻轻折叠撕脱内面，外面用清洁布单包裹，要保持绝对干燥，禁止置于任何药液中，随同患者一起送医院处理。同时要用无菌辅料覆盖头部创口，并加压包扎。

3. 护送途中，可给与开水（或盐开水，或有静脉补液）；应力争在 12 小时之内送入医院作清创等妥善处理。伤后超过 24 小时、没有明显感染迹象者，仍可进行彻底清创缝合，并予以抗菌药物及 TAT 注射。

4. 卧床休息，饮食清淡，加强营养。头痛剧烈者，可给与镇痛药。

5. 平时应注意安全，避免头部外伤、钝挫伤、牵拉伤等。

颅骨损伤

颅骨损伤即颅骨骨折，系外力直接或间接作用于颅骨所致。其形成取决于外力性质、大小和颅骨结构两方面的因素。颅骨骨折分为颅盖骨折和颅底骨折。颅骨骨折的临床意义主要在于并发脑膜、血管、脑和脑神经损伤。其按骨折形式分为线性骨折和凹陷骨折。

本病中医学属于"头痛"范畴。多因外伤跌仆引起，以头痛剧烈，如针刺状，舌质暗，苔薄白，脉弦涩等为主要表现。

【必备名方】

1. 补损接骨仙丹：当归15克，川芎15克，白芍15克，生地黄15克，补骨脂15克，木香15克，五灵脂15克，地骨皮15克，防风15克，乳香3克，没药3克，血竭3克。上药锉碎。加合欢皮15克，同入大酒壶内，加烧酒适量，重汤煮半小时后服。

2. 定痛和血醒脑汤：乳香6克，没药6克，红花5克，当归10克，秦艽10克，续断10克，蒲黄5克，五灵脂5克，桃仁10克，石菖蒲15克，远志10克，麝香0.3克。水、酒各半，煎服。

3. 泽兰丸：泽兰60克，赤芍30克，当归（锉，微炒）30克，白芷30克，蒲黄60克，川芎30克，细辛30克，延胡索30克，牛膝（去苗）30克，附子（炮裂，去皮、脐）30克，桃仁（汤浸，去皮、尖、双仁，麸炒微黄）30克，肉桂30克，大黄（锉碎，微炒）15克，生地黄30克，续断30克，猪牙皂（去皮，涂酥炙令焦黄，去子，另捣烂为末）30克。上药捣烂为末，加酒60毫升，醋60毫升，先将猪牙皂末煎成膏，入余药末和丸，如梧桐子大。不计时候，以温酒送服30丸。

4. 新伤续断汤：当归尾12克，土鳖虫6克，乳香3克，没药3克，丹参6克，自然铜（醋煅）12克，骨碎补12克，泽兰叶6克，延胡索6克，苏木10克，续断10克，桑枝12克，桃仁6克。水煎服。

5. 清肝活瘀汤：郁金10克，青皮6克，赤芍15克，桃仁10克，旋覆花6克，泽兰10克，当归10克，枳壳10克，紫苏梗10克，瓦楞子6克，三七5克。水煎服。

【名医指导】

1. 矿业、建筑业等行业的从业人员，应佩戴安全头盔，严格遵守从业规范；在遭遇暴力时，应注意保护头部，特别是颞部。

2. 颅底骨折患者要保持耳、鼻的局部清洁，每日用过氧化氢溶液、盐水棉球清洁局部。合并脑脊液漏者，枕下应垫无菌小巾，一切操作均应按无菌伤口处理，防止感染。

3. 重症脑挫伤合并鼻漏，禁止从鼻腔吸痰，鼻漏未停止，不能从鼻腔插各种管道，禁用手掏、堵塞，不能用力咳嗽、打喷嚏，防污染的脑脊液逆流入颅内，造成颅内感染积气。颅中窝底骨折损伤下丘脑而产生尿崩症时，除给予药物控制外，还要供给充足的饮水。

4. 颅底骨折患者禁止做腰椎穿刺，已有颅内感染者例外。

5. 与伤口接触的物品，均要用无菌物品。

6. 消除紧张的情绪，保持良好的心态。

7. 术后一般要加强功能锻炼，可采用体育疗法（如保持正确的卧床姿势、按摩、肌肉运动、被动运动等）及语言疗法（如发音训练、口语训练等）。

8. 若伴有听力丧失，家属更应关心、体贴患者，加强生活护理。

脑震荡

脑震荡系头部受外力打击后大脑发生的一时性功能障碍。常见的症状是头部受伤后，即刻发生一时性的神志恍惚或意识丧失，时间持续数秒至20～30分钟不等，清醒后恢复正常，但对受伤时的情况及经过记忆不清。此外，还出现头痛、头晕及恶心、呕吐等。清醒后头痛剧烈，性质多为胀痛、钝痛，常伴眩晕、耳鸣、怕光、呕吐等症状，而且头痛在伤后数日内明显，1～2周内逐渐好转。脑震荡是最轻的颅脑损伤，一般经卧床休息和对症治疗多可自愈。

本病中医学属于"头痛"、"眩晕"、"厥证"等范畴。多因外伤跌仆引起，以醒后头痛剧烈，性质多为胀痛、钝痛，常伴眩晕、耳鸣、怕光、呕吐等症状，舌质暗，苔薄白，脉弦涩等为主要表现。

【必备名方】

1. 柴胡细辛汤：柴胡9克，细辛6克，薄荷4.5克，当归尾9克，土鳖虫6克，丹参9克，制半夏9克，川芎6克，泽兰9克，黄连6克。水煎服，每日1剂。

2. 天麻决明汤：天麻10克，石决明15克，钩藤12克，桑寄生15克，僵蚕12克，焦栀子10克，生地黄15克，川牛膝6克，牡蛎30克，生甘草6克。水煎服。头痛剧烈者，加蔓荆子10克，白芷6克，藁本10克；头晕明显者，加山羊角片12克，生白芍10克；夜寐不安者，加酸枣仁10克，首乌藤12克，合欢花10克；烦躁不宁者，加秫米15克，磁石20克；伴有恶心者，加姜半夏10克，姜汁黄连15克，淡竹叶10克。

3. 涤痰祛瘀汤：青礞石15克，天竺黄10克，石菖蒲15克，僵蚕10克，川芎30克，白芷10克，细辛3克，赤芍20克，丹参30克。水煎服。头痛严重者，加全蝎6克，地龙6克，蜈蚣2条（共研细末，分2次冲服）；步履艰难者，加牛膝10克，木瓜10克，以补肝肾壮筋骨；惊恐失眠者，加远志10克，胆南星10克，琥珀粉（冲服）1.5克；兴奋烦躁不安者，加瓜蒌15克，槟榔15克，大黄6克。

4. 活血除热汤：柴胡10克，石菖蒲10克，黄连9克，薄荷（后下）10克，川芎12克，丹参15克，陈皮6克，当归尾10克，泽兰12克，土鳖虫10克，法半夏10克，蔓荆子10克，水牛角30克。水煎服。

5. 补肾活血汤加减：党参20～30克，黄芪20～30克，制何首乌20～30克，枸杞子15克，山茱萸10克，钩藤15克，麦冬12克，远志10克，石菖蒲6克，巴戟天12克，肉苁蓉12克，女贞子12克，桑椹12克，益智10克，黄精20～30克，当归15克。水煎服。头痛者，加蔓荆子15克，菊花12克，天麻10克，白芷10克；偏瘫者，加全蝎5克，蜈蚣2～3条（或两药交替用）。

【名医指导】

1. 脑部受伤后应及时就诊。若确诊为本病，需短暂留院观察2～3日，定时观察意识、瞳孔和生命体征的变化，以便及时发现可能并发的颅内血肿。

2. 适当卧床休息，减少脑力和体力劳动。

3. 食用含有磷和卵磷脂的食物，如鱼、蛋类等。

4. 忌兴奋性饮食，如酒、咖啡、浓茶等；忌生冷、寒凉、油腻、辛辣食物等。

5. 早期以化瘀通络为主，少佐补肾荣脑之品；后期调养，补肾荣脑为主，少佐活血荣络之品。

6. 宜清淡、低脂、低胆固醇、富含纤维素、维生素食物为主，保持大便通畅。

7. 家属及医护人员应对患者进行精神鼓励，以帮助其消除顾虑。

8. 头痛者可予以镇痛药；失眠者可予以安眠药处理。

脑挫裂伤

脑挫裂伤是脑挫伤和脑裂伤的统称。通常脑表面的挫裂伤多在暴力打击的部位和对称的部位，尤其是后者，总是较为严重并常以额、颞前端和底部为多，这是由于脑组织在颅腔内的滑动及碰撞所引起的。脑实质内的挫裂伤，则常因脑组织的变形和剪性应力引起损伤，往往见于不同介质的结构之间，并以挫伤及点状出血为主。脑挫裂伤的临床表现因致伤因素和损伤部位的不同而各异，悬殊甚大，轻者可没有原发性意识障碍，如单纯的闭合性凹陷性骨折、头颅挤压伤即有可能属此情况；而重者可致深度昏迷，严重废损，甚至死亡。

本病中医学属于"头痛"、"眩晕"、"厥证"等范畴。多因外伤跌仆引起，以醒后头痛剧烈，性质多为胀痛、钝痛，常伴眩晕、耳鸣、怕光、呕吐等症状，甚至昏迷，舌质暗，苔薄白，脉弦涩等为主要表现。

【必备名方】

1. 活血散瘀汤：川芎3克，当归尾3克，赤芍3克，苏木3克，牡丹皮3克，枳壳3克，瓜蒌子（去壳）3克，桃仁（去皮、尖）3克，槟榔2克，大黄（酒炒）6克。水煎服。

2. 破血散疼汤：羌活3克，防风3克，肉桂3克，苏木4.5克，连翘6克，当归尾6克，柴胡6克，水蛭（炒去烟尽，另研）9克，麝香少许。上药2次分服，每服加酒400毫升、水200毫升，除水蛭、麝香另研如泥，煎余药至200毫升，去渣，上火令稍热，调2味，空腹服。

3. 醒脑汤：珍珠母30克，龙骨30克，龙齿（先煎）30克，当归15克，桃仁12克，红花（或藏红花1克，泡服）10克，紫苏梗10克，竹茹12克，炙甘草6克。水煎服。颅内血肿较大者，加血竭粉（冲服）1.5克或三七粉（吞服）3克，每日2次。

4. 羚羊角汤：羚羊角粉0.6克，玳瑁（先煎）15克，石决明（先煎）30克，天竺黄6克，青龙齿（先煎）30克，玄参9克，鲜石斛（先煎）30克，白菊15克，连翘9克，黄连粉（冲）2克，生石膏（先煎）9克，金银花15克，苍耳子9克。水煎，鼻饲灌服。

5. 海桐皮汤：海桐皮6克，铁线透骨草6克，乳香6克，没药6克，当归4.5克（酒洗），花椒9克，川芎3克，红花3克，威灵仙2.4克，白芷2.4克，甘草2.4克，防风2.4克。上药共为粗末，装白布袋内扎口。水煎，熏洗患处。

【名医指导】

1. 脑部受伤后应及时就诊，排除进行性的颅内血肿，控制颅内压，预防脑疝的形成；若病情进行性发展，症状逐渐加重，则应考虑外科手术治疗。

2. 保持情绪的稳定，避免焦虑、大怒。

3. 卧床休息，减少活动。保持呼吸道通畅；保持大便通畅。

4. 神志昏迷者，要定时翻身、拍背，换

床单、清洁干燥皮肤等防止褥疮；若有尿湿、汗湿的衣服，应及时更换，避免着凉，预防感冒及上呼吸道感染。

5. 忌生冷、油腻、辛辣食物，多吃富含磷和卵磷脂的食物如鱼、蛋类等；补充足够的水分，多食纤维素丰富的食物。

6. 保持舒适的体位。勿取患侧卧位，应采用平卧与健侧位交替，可将枕头稍垫高，忌单纯抬高头部导致前屈位。

7. 保持肢体功能位置，按摩偏瘫肢体，做被动运动及理疗等。

8. 积极避免头部受到外界的暴力损伤。

颅内血肿

脑损伤后颅内出血聚集在颅腔的一定部位，造成颅内压增高，脑组织受压而引起相应的临床症状，称颅内血肿。在正常状态下，颅腔容积等于颅内血容量、颅内脑脊液量和脑组织体积三者的总和。由于颅骨缺乏伸缩性和脑组织缺乏压缩性，只有颅内血容量和脑脊液量能起到代偿作用。当颅内血肿超过代偿限度，即引起颅内压增高，当颅内压增高到一定程度可形成脑疝。根据血肿在脑内的不同位置可将其分为硬脑膜外血肿、硬脑膜下血肿、脑内血肿。

中医药治疗慢性颅内血肿较有影响的是20世纪70年代用颅内消瘀汤治疗颅内血肿，加补阳还五汤加味治慢性硬脑膜下血肿，此外也有个案及少量中西医结合综合治疗的临床报告。以中医学为主治疗这一病证难度大，但能体现中医药的长处。

【必备名方】

1. 逐瘀至神丹：当归15克，大黄6克，生地黄9克，赤芍9克，桃仁3克，红花3克，牡丹皮3克，龟甲3克。上药加水250毫升、酒250毫升，煎服。

2. 通灵黄金膏：木香30克，当归（洗，焙）30克，狗脊（去毛）30克，防风（去芦头）30克，白及30克，白蔹30克，白芷30克，白术30克，乳香（另研）30克，松脂（另研）30克，枫香（另研）30克，苦杏仁（去皮、尖，另研）30克。上药除乳香、枫

《名医推荐家庭必备名方（珍藏本）》

香、松脂外，各焙干细锉，加清油 1500 克，炼熟放冷，浸药于银石器内，文、武火养 3 日，勿令大沸，恐损药力，常似鱼眼，候白芷黄为度。滤过，另入净锅内，入蜂蜡 250 克，黄丹 60 克，次入已研之枫香、乳香，加槐、柳枝子不断搅拌，再上慢火熬少时，候凝膏成。每次先用膏药 3.7 克，蛤蚧粉为衣，温酒送服，次用药涂患处。损折者，以竹夹夹直，加药涂之。

3. 乌头通脉汤：制川乌（先煎 1 小时）10 克，当归 10 克，川芎 10 克，赤芍 10 克，牡丹皮 10 克，鸡血藤 30 克，土鳖虫 3 克，桃仁 10 克，吴茱萸 10 克，藁本 10 克，延胡索 10 克。水煎服，每日 1 剂。头痛明显者，加全蝎 9 克，蜈蚣 2 条，土鳖虫 6 克，并根据不同的头痛部位加用引经药：巅顶头痛选用吴茱萸、藁本，前额部及眉棱头痛选用葛根、白芷，两侧头痛选用柴胡、黄芩，头后部疼痛选用蔓荆子、羌活、独活；头晕、失眠、遗忘、记忆力减退明显者，加枸杞子、熟地黄、酸枣仁、天麻；久病气血不足者，加黄芪、党参、阿胶；脾胃虚弱、纳差、便溏者，加炒白术、茯苓。

4. 活血除热汤：柴胡 10 克，石菖蒲 10 克，黄连 9 克，薄荷（后下）10 克，川芎 12 克，丹参 15 克，陈皮 6 克，当归尾 10 克，泽兰 12 克，土鳖虫 10 克，法半夏 10 克，蔓荆子 10 克，水牛角 30 克。水煎服。

5. 补肾活血汤加减：党参 20～30 克，黄芪 20～30 克，制何首乌 20～30 克，枸杞子 15 克，山茱萸 10 克，钩藤 15 克，麦冬 12 克，远志 10 克，石菖蒲 6 克，巴戟天 12 克，肉苁蓉 12 克，女贞子 12 克，桑椹 12 克，益智 10 克，黄精 20～30 克，当归 15 克。水煎服。头痛者，加蔓荆子 15 克，菊花 12 克，天麻 10 克，白芷 10 克；偏瘫者，加全蝎 5 克，蜈蚣 2～3 条（或两药交替用）。

【名医指导】

1. 脑部受伤后应及时就诊，并行相关检查，排除进行性的血肿增大，预防脑疝的发生。

2. 绝对卧床休息，避免过度活动和情绪激动；烦躁者可遵医嘱适当给予镇静药。

3. 搬动患者时动作应轻柔，避免颈部扭曲及头部剧烈震动。

4. 吸痰时动作要轻快，吸痰时间不宜过长，吸痰管粗细适中，防止患者剧烈咳嗽影响呼吸。

5. 病情稳定者抬高床头 15°～30°，以增加静脉回流、降低颅内压。高热时物理降温或药物降温。

6. 保持大便通畅，必要时应用缓泻药。

7. 注意输液速度及输液量，防止颅内压骤然波动。

8. 忌生冷油腻辛辣食物；多食富含磷和卵磷脂的食物，如鱼、蛋类等，伴有脑水肿时可多供给此类食物。

9. 对于神志昏迷者，要定时翻身、拍背、换床单、清洁干燥皮肤等，以防止褥疮、坠积性肺炎的发生。

10. 恢复期时，加强功能锻炼，如行走、语言训练等。

11. 避免头部外伤，积极治疗可引起颅内出血的疾病。

脑外伤后综合征

脑外伤综合征俗称"脑震荡后遗症"，是指颅脑外伤后 3 个月仍有头痛头晕、目眩耳鸣、心烦心悸、失眠健忘等症状表现，而神经系统检查又无器质性损伤体征的一种疾病。主要临床表现为自主神经功能失调和癔症样发作，诸如头痛、头晕、精神不振、乏力、耳鸣、多汗、失眠、心悸、情绪不稳、记忆力减退等。损伤早期由于有心理损害和损伤所致的颅脑及有关组织损害，从而导致某些结构功能失调。

中医学认为，颅脑外伤受损后，气机逆乱，脉络闭塞，气滞血瘀，不通则痛；病程迁延日久，耗气伤血，气血亏损，心脾失养，终致心脾两虚；肾藏精生髓，脑为髓之海，因病久必及于肾，肾阴阳俱虚，髓海不足则脑转耳鸣，故常有眩晕、耳鸣、记忆力下降等症状；头脑损伤，病久心、肝、肾阴血不足，虚火上炎，心火不下交于肾，肾水不上济于心，心肾功能失调，故出现失眠等症状。

【必备名方】

1. 活血化瘀汤：钩藤 15 克，菊花 12 克，白芍 15 克，川芎 8 克，香附 9 克，党参 18 克，黄芪 18 克，法半夏 10 克，羌活 9 克，防风 12 克，山茱萸 15 克，山药 18 克，牡丹皮 12 克。水煎服。头剧痛者，加红花 10 克，丹参 15 克，赤芍 12 克；眩晕者，加天麻 15 克，珍珠母 20 克；失眠者，加酸枣仁 15 克，茯神 15 克，合欢皮 12 克；血气虚者，加太子参 25 克，熟地黄 25 克。

2. 桃苓汤：桃仁 9 克，红花 6 克，当归 9 克，生地黄 9 克，川芎 9 克，赤芍 9 克，茯苓 9 克，猪苓 9 克，泽泻 9 克，甘草 3 克。水煎服。头痛明显者，加细辛 6 克；头晕者，加白菊 10 克；呕吐严重者，加旋覆花 9 克，赭石 15 克。

3. 安脑合剂：莲座蓟 30 克，首乌藤 30 克，珍珠母 30 克，延胡索 12 克，党参 10 克，徐长卿 10 克，生地黄 10 克，熟地黄 10 克。将上药煎煮 2 次，再将 2 次药液合并浓缩至 50 毫升。

4. 四子定晕汤：女贞子 12 克，枸杞子 12 克，桑椹 12 克，菟丝子 12 克，党参 15 克，黄芪 15 克，酸枣仁 15 克，当归 10 克，蒺藜 10 克，川芎 6 克，远志 6 克，牡蛎 18 克，甘草 3 克。水煎服。

5. 散偏地黄汤：川芎 15～30 克，白芷 6～10 克，香附 6～12 克，白芥子 6～10 克，牡丹皮 6～12 克，白芍 15～30 克，熟地黄 15～30 克，山茱萸 10～30 克，山药 10～15 克，甘草 3～10 克。水煎服。头痛甚者，加红花 8 克，丹参 10 克，赤芍 10 克；眩晕者，加天麻 10 克，钩藤 10 克，菊花 10 克，珍珠母粉 15 克；不寐者，加酸枣仁 20 克，合欢皮 10 克，茯神 10 克，琥珀粉（冲服）10 克，龙骨粉 10 克；呕恶者，加陈皮 9 克，半夏 9 克；气血虚者，加太子参 10 克，炙黄芪 10 克，当归 10 克，并加重熟地黄、白芍用量；肝肾虚损重者，加枸杞子 20 克，杜仲 10 克，核桃仁 10 克，鹿角胶 15 克，龟甲胶 15 克；根据头痛的部位，选用不同的引经药效果更佳；症状基本消失后，停服本方，可继续服

用适量的杞菊地黄丸，以巩固疗效。

【名医指导】

1. 注意居室宜安静、光线宜较暗，减少对患者的一切干扰，耐心细致地帮患者消除思想顾虑。

2. 患者记忆和智能受损时，使其表述症状困难，需要全面仔细观察病情变化。

3. 慢性期患者不要改变原有生活习惯。如早起、洗漱、进食、物品放置等均可顺其自然。

4. 生活自理和做自己喜欢的事；增强责任心，如负责自己居室的门窗开关、清洁床头桌、扫地等，使其对生活保持信心。

5. 保持生活起居、饮食、睡眠的规律性，逐渐培养良好生活习惯。

6. 有精神症状的患者应注意避免激发精神症状的各种因素。

7. 按病情需要给予充足营养和水分，必要时鼻饲或静脉高营养。

8. 多食新鲜水果、蔬菜、豆类食品，增加人体必需的营养素如蛋白质、脂肪、糖类、维生素、无机盐和水等，多食含纤维素丰富、低胆固醇、低热量、低脂的饮食，多喝水或淡茶水；宜常食红辣椒、牛奶和鱼，多吃水产海味食物。

9. 鼓励患者适当进行体育锻炼，逐渐恢复日常生活和工作。

胸部屏挫伤

胸部屏挫伤多因负重屏气或受暴力撞击等所致，临床表现为胸胁胀痛或刺痛，痛无定处或压痛固定，胸闷气急，翻转困难等。

本病中医学属于"胸痛"范畴。胸部屏伤多以伤气为主，导致气机阻滞，运化失职，经络受阻，不通则痛；胸部挫伤则以伤血为主，多因脉络受损，血溢于经络之外，瘀血停滞而为肿。气血是相辅相成，相互联系，相互影响的，故胸部受伤时气血往往俱伤。但有时气先伤而后及于血，或血先伤而后及于气。分为伤气型、伤血型、气血两伤型、胸胁陈伤型。

【必备名方】

1. 柴胡疏肝散加减：柴胡 15 克，黄芩 12 克，川芎 10 克，香附 12 克，白芍 12 克，郁金 12 克，瓜蒌 25 克，浙贝母 12 克，穿山甲（炮）10 克，枳壳 10 克。水煎 2 次，早、晚分服。兼肾阴虚者，加枸杞子 15 克，女贞子 10 克；肾阳虚者，加巴戟天 10 克，肉苁蓉 10 克；脾虚者，加党参 10 克，黄芪 15 克，白术 12 克；血瘀者，加丹参 15 克，赤芍 10 克，红花 6 克；痛甚者，加延胡索 10 克，川楝子 12 克；气闷咳嗽不顺者，加瓜蒌 15 克，苦杏仁 6 克，桔梗 6 克等。

2. 复元活血汤加减：柴胡 15 克，天花粉 9 克，当归 9 克，红花 6 克，甘草 6 克，穿山甲（炮）6 克，大黄（酒浸）30 克，桃仁（酒浸，去皮、尖、研如泥）50 个。水煎服。痛甚者，加延胡索 9 克，郁金 9 克，赤芍 12 克。

3. 活血止痛汤加减：当归 9 克，桃仁 9 克，牛膝 9 克，络石藤 9 克，丹参 9 克，苏木 9 克，土鳖虫 9 克，红花 4.5 克，川芎 4.5 克，乳香 4.5 克，没药 4.5 克，陈皮 4.5 克，枳壳 4.5 克。水煎服。

4. 柴胡疏肝散合活血止痛汤加减：柴胡 15 克，黄芩 12 克，川芎 10 克，香附 12 克，白芍 12 克，郁金 12 克，瓜蒌 25 克，浙贝母 12 克，穿山甲（炮）10 克，枳壳 10 克。水煎服。痛甚者，加桃仁 9 克，红花 4.5 克，乳香 4.5 克，没药 4.5 克；经久不愈者，加络石藤 9 克，丹参 9 克，苏木 9 克，土鳖虫 9 克。

5. 三棱和伤汤加减：三棱 6 克，乳香 6 克，没药 6 克，青皮 10 克，陈皮 10 克，白术 10 克，当归 10 克，白芍 15 克，党参 10 克，莪术 6 克，枳壳 10 克，甘草 5 克，黄芪 15 克。水煎服。

【名医指导】

1. 胸部受伤后应及时就诊，并行必要的检查。

2. 多与家人及患者沟通，缓解精神压力，避免焦虑、紧张。

3. 适当卧床休息，减少劳动；避免胸部外伤、负重（或骤然闪挫）。

4. 发病后鼓励患者做深呼吸、咳嗽、咳痰，在不引起剧烈疼痛的情况下多做上肢活动及扩胸动作。预防并发症，如感染、肺部感染、褥疮、深静脉血栓等。

5. 保持大便通畅；对于神志昏迷者，要定时翻身、拍背、换床单、清洁干燥皮肤，预防褥疮。

肋骨骨折

肋骨骨折是指肋骨的完整性破坏或连续性中断。不同的外界暴力作用方式所造成的肋骨骨折病变可具有不同的特点。作用于胸部局限部位的直接暴力所引起的肋骨骨折，断端向内移位，可刺破肋间血管、胸膜和肺，产生血胸或（和）气胸。间接暴力如胸部受到前后挤压时，骨折多在肋骨中段，断端向外移位，刺伤胸壁软组织，产生胸壁血肿。枪弹伤或弹片伤所致肋骨骨折常为粉碎性骨折。

本病中医学属于“胸痛”、“气促”等范畴。临床表现为胸胁胀痛或刺痛，痛无定处或压痛点固定，胸闷气急，呼吸困难，翻转困难等。

【必备名方】

1. 胸伤一方：柴胡 9 克，枳壳 9 克，苦杏仁 9 克，延胡索 9 克，赤芍 12 克，当归 12 克，郁金 12 克，丹参 15 克，瓜蒌皮 15 克，甘草 6 克。水煎服，每日 1 剂。痛甚者，加三七粉（冲服）3 克，佛手 12 克；气逆喘咳者，加沉香 1.5 克，紫苏子 12 克；咯血者，加仙鹤草 12 克，白及 12 克，藕节 15 克。

2. 逍遥散加减：柴胡 12 克，当归 12 克，白芍 12 克，白术 10 克，茯苓 15 克，甘草 3 克，杜仲 12 克，续断 12 克。水煎服，每日 1 剂。胸肋隐隐作痛者，加三棱 9 克，莪术 9 克，乳香 5 克。

3. 接骨散：骨碎补、血竭、硼砂、当归、乳香、没药、续断、自然铜、大黄、土鳖虫各等份。上药共为细末，饴糖或蜂蜜调敷患处。

4. 血府逐瘀汤加减：当归 15 克，生地黄 15 克，柏子仁 15 克，赤芍 12 克，牛膝 12 克，川芎 10 克，柴胡 10 克，牡丹皮 10 克，枳壳 10 克，香附 10 克，桃仁 10 克，红花 10 克，牡蛎 30 克。水煎服。

5. 活血止痛汤加减：当归 9 克，桃仁 9 克，牛膝 9 克，络石藤 9 克，丹参 9 克，苏木 9 克，土鳖虫 9 克，红花 4.5 克，川芎 4.5 克，乳香 4.5 克，没药 4.5 克，陈皮 4.5 克，枳壳 4.5 克。水煎服。

【名医指导】

1. 咳嗽时用手稍用力按住骨折的地方，可以减轻疼痛。保持大便通畅，避免过度用力。

2. 早期饮食宜清淡，多食蔬菜、蛋白质和富含纤维素的食物。晚期可稍偏味重，忌食辛辣油腻之物。

3. 急性期，卧床休息；急性期过后（1 周），可量力而行，多出门晒太阳。

4. 可以酌情使用促进骨折愈合的药品，如伤科接骨片等。

5. 外出时注意安全，避免胸部的钝挫伤；预防骨折后产生的血胸、气胸、湿肺等。

6. 合并并发症需绝对卧床休息者，保持皮肤干燥清洁，避免皮肤破损、感染。

7. 保持良好的心态，建立战胜疾病的信心。

8. 及时移动下滑身体，翻身时应健侧在下，必要时起床时请人扶。

9. 老年人应多食含钙高的食物，如豆制品或补充钙剂，预防骨质疏松；避免剧烈咳嗽、喷嚏等诱发该病。

10. 及时清理呼吸道分泌物，减少呼吸系统并发症。

气 胸

胸膜腔是两层胸膜间的一个潜在的空隙，胸膜腔内的压力低于大气压，称负压。胸部受伤后，如刀、子弹、弹片等刺伤胸壁及胸膜，或肋骨断端刺破肺组织，或气管、食管破裂等，均可使空气进入胸膜腔而形成气胸。胸膜腔内积气，称气胸。气胸多由于肺组织或支气管破裂，空气逸入胸膜腔，或因胸壁伤口穿破胸膜，使胸膜腔与外界沟通所致，一般分为闭合性、开放性和张力性三大类。

本病中医学属于"胸痛"、"气促"等范畴。临床表现为胸胁胀痛或刺痛，痛无定处或压痛点固定，呼吸困难，胸闷、气促不适等症。

【必备名方】

1. 胸伤一方：柴胡 9 克，枳壳 9 克，苦杏仁 9 克，延胡索 9 克，赤芍 12 克，当归 12 克，郁金 12 克，丹参 15 克，瓜蒌皮 15 克，甘草 6 克。水煎服，每日 1 剂。痛甚者，加三七粉（冲服）3 克，佛手 12 克；气逆喘咳者，加沉香 1.5 克，紫苏子 12 克；咯血者，加仙鹤草 12 克，白及 12 克，藕节 15 克。

2. 柴胡疏肝散：柴胡 15 克，黄芩 12 克，川芎 10 克，香附 12 克，白芍 12 克，郁金 12 克，瓜蒌 25 克，浙贝母 12 克，穿山甲（炮）10 克，枳壳 10 克。水煎服。

3. 胸伤二方：党参 12 克，当归 12 克，桔梗 9 克，白术 9 克，香附 9 克，白芍 9 克，郁金 9 克，茯苓 15 克，炙甘草 6 克。水煎服，每日 1 剂。

4. 夺命丹：当归尾 12 克，桃仁 10 克，乳香 10 克，没药 10 克，大黄 10 克，自然铜 10 克，骨碎补 15 克，儿茶 15 克，土鳖虫 6 克，红花 6 克，血竭 3 克，朱砂 0.5 克，麝香 0.5 克。水煎服。

5. 活血止痛汤加减：当归 9 克，桃仁 9 克，牛膝 9 克，络石藤 9 克，丹参 9 克，苏木 9 克，土鳖虫 9 克，红花 4.5 克，川芎 4.5 克，乳香 4.5 克，没药 4.5 克，陈皮 4.5 克，枳壳 4.5 克。水煎服。

【名医指导】

1. 绝对卧床休息，尽量少讲话，适用于不伴有呼吸困难者；若伴有呼吸困难，在上述基础上进行胸腔穿刺及胸膜腔闭式引流，必要时进行外科手术治疗。

2. 积极治疗原发疾病，尽量避免屏气用力、提取重物、剧烈咳嗽、打喷嚏或大笑。

3. 避免剧烈运动、咳嗽、提重物、上臂高举、举重运动、用力大便等可诱发本病的因素。

4. 剧烈咳嗽时，应服用止咳药物；剧烈疼痛者，应给与镇痛药。

5. 多进高蛋白、粗纤维饮食，多吃蔬菜

瓜果；戒烟、酒；忌辛辣油腻之品。

6. 避风寒，防止感冒，以免加重肺部病变。

7. 出院后在 3～6 个月内不宜做牵拉动作、扩胸运动，防止气胸复发。

8. 积极预防治疗全身性疾病，如肺癌、结节病、艾滋病等。

血　胸

胸部受伤后，引起胸膜腔积血，称血胸。血胸的症状根据出血量、出血速度和患者的体质而有所不同。小量血胸（＜500 毫升）可无明显症状。中等量血胸（500～1000 毫升）和大量血胸（＞1000 毫升），尤其是急性失血者，常常出现脉搏快弱、血压下降、呼吸短促等休克症状。血胸并发感染时，出现高热、寒战、疲乏、出汗等症状。

本病中医学属于"胸痛"、"气促"、"咯血"等范畴。临床表现为胸胁胀痛或刺痛，痛无定处或压痛点固定，呼吸困难，胸闷、气息微弱，甚则咯血不止等症。

【必备名方】

1. 胸伤方：党参 12 克，当归 12 克，桔梗 9 克，白术 9 克，香附 9 克，白芍 9 克，郁金 9 克，茯苓 15 克，炙甘草 6 克。水煎服，每日 1 剂。

2. 血府逐瘀汤加味：当归 15 克，生地黄 15 克，柏子仁 15 克，赤芍 12 克，牛膝 12 克，川芎 10 克，柴胡 10 克，牡丹皮 10 克，枳壳 10 克，香附 10 克，桃仁 10 克，红花 10 克，牡蛎 30 克。水煎服。

3. 夺命丹：当归尾 12 克，桃仁 10 克，乳香 10 克，没药 10 克，大黄 10 克，自然铜 10 克，骨碎补 15 克，儿茶 15 克，土鳖虫 6

克，红花 6 克，血竭 3 克，朱砂 0.5 克，麝香 0.5 克。水煎服。

4. 活血除热汤：柴胡 10 克，石菖蒲 10 克，黄连 9 克，薄荷（后下）10 克，川芎 12 克，丹参 15 克，陈皮 6 克，当归尾 10 克，泽兰 12 克，土鳖虫 10 克，法半夏 10 克，蔓荆子 10 克，水牛角 30 克。水煎服。

5. 当归补血汤加减：当归 15 克，黄芪 30 克，三七 6 克，白及 10 克，炒蒲黄 10 克。水煎服。

【名医指导】

1. 在医护人员的指导下密切观察生命体征的变化，排除胸腔进行性出血。若无继续出血，小量血胸可自行吸收；较多积血者可行胸腔穿刺或胸膜腔闭式引流术，但引流瓶不可高于胸部，保持引流通畅。

2. 绝对卧床休息，尽量少讲话，使肺活动减少；保持情绪平稳，避免焦虑、急躁。

3. 取半卧位，鼓励患者深呼吸及有效的咳嗽。

5. 保持大便通畅，多吃蔬菜、瓜果。戒酒及辛辣油腻之品。

6. 避风寒，防止感冒，以防加重肺部病症。

7. 如有必要手术时，应低脂至无脂饮食，术前应禁食。

8. 症状缓解后，在几个月内不宜做剧烈运动，以减少胸部运动。

9. 如由肋骨骨折引起者，宜 3 个月后复查骨折愈合情况。

10. 戒烟，减少吸入刺激性气体。

11. 注意安全，防止胸部钝挫伤的发生；积极治疗结核、胸膜及肺内肿瘤等疾病，避免剧烈咳嗽、负重、疲劳及突然变换体位等诱因。

第三篇 妇科疾病

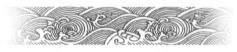

第二十五章　妊娠疾病

妊娠呕吐

妊娠早期孕妇出现食欲不振、择食、轻度恶心呕吐、头晕、倦怠乏力等症状，称早孕反应，多不需要特殊治疗，于妊娠12周前后逐渐减轻并消失。少数孕妇反应严重，恶心呕吐频繁，不能进食，导致体液、电解质代谢紊乱，营养受到严重影响，甚至威胁孕妇生命，称妊娠剧吐。多与激素的作用、胃肠道的输入冲动、肾上腺皮质功能低下、维生素缺乏等因素有关。

本病中医学称"妊娠恶阻"，亦称"阻病"、"子病"、"病儿"等。中医学认为，妇女在怀孕之初，月经停闭，血海藏而不泻，阴血聚以养胎，冲脉气血旺盛。阴血既用以养胎，故相对不足，冲气偏盛。冲脉隶属于阳明，今冲气盛，上逆循经犯胃，胃失和降，则生恶心、呕吐诸症。妊娠剧吐又与孕妇素体脾胃虚弱，肝胃不和及痰湿有关，不及时治疗，可发展成气阴两虚重症。

【必备名方】

1. 半夏洋参汤加减：伏龙肝15克，姜柿蒂15克，姜半夏9克，茯苓9克，大枣9克，西洋参9克，陈皮4.5克，生姜3克。水煎服。脾胃虚甚者，加人参6克；中脘痞塞者，加枳壳6克；饮食停滞者，加木香9克，佩兰9克，砂仁4.5克；食少纳呆者，加紫苏梗9克，厚朴9克。

2. 橘皮竹茹汤加减：陈皮12克，竹茹12克，大枣5枚，人参3克，生姜9克，甘草6克，石斛9克，麦冬12克，乌梅6克。水煎服。乳房胀痛者，加郁金9克；便秘者，加亚麻子12克。

3. 赭半汤加减：赭石30克，半夏30克，蜂蜜30克。每日1剂，先煎赭石半夏至300毫升，再加蜂蜜煮沸，嘱患者频服代茶饮。胃脘灼热、喜冷饮、口苦便干者，加生石膏（先煎）30～50克；呕吐清水、胸脘窒闷、舌淡苔白腻者，加茯苓10克；头晕体倦、语声低怯者，加西洋参10克；呕吐伴腰痛者，加白芍15克，续断10克。

4. 小半夏加茯苓汤加减：半夏15克，生姜1片，茯苓9克，党参3克，白术9克。水煎服。痰湿较重者，加陈皮9克，砂仁3克；胸胁满闷者，加紫苏梗6克，枳壳6克；心烦口苦、苔黄腻、脉滑略数者，加竹茹12克，黄芩6克。

5. 增液定呕汤加减：生地黄15克，麦冬15克，南沙参15克，芦根12克，竹茹12克，姜半夏12克，太子参30克。水煎服。呕吐带血样物者，加藕节12克，乌梅炭12克；腰酸、下腹痛者，加菟丝子12克，续断12克；阴道少量流血者，加苎麻根15克。

【名医指导】

1. 对妊娠及妊娠后的早孕反应有正确的认识。消除疑虑，保持情志的安定与舒畅。

2. 早孕期间应采用少食多餐，可服用维生素 B_6、维生素 B_1 及维生素 C。若呕吐剧烈严重，不能进食、进水者，应及时到医院行补液治疗，以避免脱液及电解质紊乱。

3. 减少诱发因素，如烟、酒、厨房油烟的刺激；居室尽量布置得清洁、安静、舒适。避免油漆、涂料、杀虫剂等化学品的异味；呕吐后应立即清除呕吐物，以避免恶性刺激，并用温开水漱口，保持口腔清洁。

4. 注意饮食卫生。饮食除注意营养及易消化外，还应避免进食不洁、腐败、过期的食物；适当进食酸食或是咸食。

5. 保持大便通畅，多饮水或用凉开水冲调蜂蜜，还可多食新鲜的蔬菜、水果，如橘子、香蕉、西瓜、生梨、甘蔗等。

5. 避免在呕吐时进餐，呕吐后注意休息。

6. 作息规律，保证充足睡眠。

流　产

流产是指妊娠不足 28 周，胎儿体重不足1000 克而终止者。其中发生于妊娠 12 周前者，称早期流产；发生于妊娠 12～28 周者，称晚期流产。自然流产发生率占全部妊娠的10%～15%，多数为早期流产。流产的临床类型实际上是流产发展过程中的各个阶段。本病以阴道流血、腰酸、腹痛及小腹下坠为主症。根据流产发病时的主要症状及发展过程分为先兆流产、不全流产、完全流产、稽留流产、习惯性流产、流产感染等类型。

中医学根据发病的不同时间有不同的病名。妊娠在 12 周以内，胚胎自然殒堕者，称堕胎；妊娠 12～28 周内，胎儿已成形而自然殒堕者，称小产；妊娠 1 个月，不知其已受孕而伤堕者，称暗产。根据临床表现的不同，又称"妊娠腹痛"、"胎漏"、"胎动不安"、"胎堕难留"、"胎死不下"、"滑胎"等。中医学认为，冲任损伤、胎元不固是本病的主要病机，多从肾虚、气血虚弱、阴虚血热、血瘀、血虚气脱、外伤等方面论治。

先兆流产

【必备名方】

1. 补肾调理冲任汤加减：菟丝子 30 克，熟地黄 15 克，桑寄生 15 克，炙黄芪 15 克，续断 12 克，白术 10 克，酒炒白芍 10 克，盐炒杜仲 10 克，紫苏梗 9 克，补骨脂 15 克。水煎服。恶心、纳差者，加砂仁 6 克；阴道出血者，加地榆炭 12 克；出血较多者，加艾叶炭 6 克，炒阿胶 9 克。

2. 保胎汤加减：黄芪 24 克，党参 24克，白芍 15 克，山药 15 克，地黄 15 克，桑寄生 15 克，杜仲 12 克，白术 12 克，砂仁 6

克，大枣 6 枚。水煎服。阴虚内热重者，加太子参 15 克，黄芩 12 克，牡丹皮 12 克（白术、白芍、地黄，生用）；出血较多者，加地榆炭 12 克，黄芩炭 15 克，苎麻根 15 克，仙鹤草 9 克，艾叶炭 6 克。

3. 生麦安胎饮加减：生地黄 12 克，苎麻根 12 克，麦冬 6 克，黄芩 6 克，甘草 3 克，续断 9 克，桑寄生 9 克。水煎服。纳差呕恶者，加白术 9 克，姜半夏 6 克，紫苏梗 6 克，陈皮 7 克，姜竹茹 7 克；便秘者，加瓜蒌子12 克；屡孕屡堕者，加菟丝子 9 克，黄芪 12克，粳米 15 克。

4. 圣愈汤加减：人参 15 克，黄芪 15克，熟地黄 15 克，当归 12 克，菟丝子 15 克，川芎 12 克，白芍 12 克，桑寄生 12 克，续断12 克。水煎服。阴道流血多者，去当归、川芎，加阿胶（烊化）12 克，苎麻根 15 克；外伤致小腹刺痛者，加三七粉（冲服）6 克；腰腹坠痛甚者，加乌药 12 克，炒杜仲 15 克。

5. 生载丸加减：白术 15 克，杜仲 15克，党参 20 克，茯苓 10 克，桑寄生 30 克，大枣 10 克。水煎服。气虚者，加黄芪 30 克；血虚者，加阿胶（烊化）12 克；血热者，加生地黄 15 克，黄芩 9 克；腹痛者，加白芍 12克；阴道出血者，加苎麻根 12 克，仙鹤草 12克；腰痛者，加熟地黄 20 克，续断 15 克，菟丝子 15 克；恶心呕吐者，加竹茹 9 克，砂仁 3 克。

【名医指导】

1. 发现有先兆流产的迹象，应尽快到医院检查；但应减少不必要的阴道检查。检查结果显示适合保胎时，应在医师的指导下保胎；不适合保胎或胎儿已死宫内，应及时终止妊娠。

2. 卧床休息，居室应舒适、安静；严禁性生活。

3. 做好心理准备，减少不必要的精神压力；避免受到惊吓及过度恐惧、忧伤、愤怒等。

4. 保持大便通畅，防止便秘以减轻腹压；减少下蹲动作，避免颠簸和振动。

5. 禁服妊娠禁忌药物，妊娠 3 个月内勿抬重物、攀高、远游，避免疲劳。防寒保暖，预防感冒。

6. 纠正孕妇的全身状况，如严重贫血、高血压、糖尿病、甲减等。怀孕前应注意检查排除先天性子宫畸形、子宫黏膜下肌瘤、宫腔粘连等。

7. 注意饮食卫生，宜食用易消化富有营养的食物，如鱼、肉、蛋等，多食蔬菜及水果；忌油腻辛辣之品。戒烟、酒，禁服活血化瘀之药。

8. 避免接触甲醛、苯、铅等有害的化学物质；避免吸烟、酗酒、过量饮用咖啡等。

难免流产、不全流产和稽留流产

【必备名方】

1. 脱花煎加减：当归 18 克，川芎 15 克，肉桂 9 克，牛膝 9 克，红花 6 克，车前子 6 克，益母草 12 克。水煎服。气短神疲者，加党参 15 克，黄芪 12 克；经活血化瘀未见殒胎或残留组织外排而阴道出血量多不止者，应尽早行清宫术，以防后患。

2. 生化汤加减：当归 24 克，川芎 9 克，桃仁 6 克，炮姜 2 克，炙甘草 2 克，党参 12 克，黄芪 12 克。水煎服。腹痛者，加益母草 9 克，炒蒲黄 9 克；发热、腹痛、阴道溢液臭秽者，加益母草 9 克，败酱草 6 克，大血藤 6 克，蒲公英 9 克，牡丹皮 9 克。

3. 人参黄芪汤加减：人参 15 克，黄芪 15 克，当归 15 克，白芍 15 克，白术 12 克，艾叶 9 克，阿胶（烊化）12 克。水煎服。阴道出血暴下不止、突然晕厥、不省人事、病情危急者，应速用独参汤或参附汤，以益气固脱，回阳救逆，同时予以补液、输血、抗休克治疗，尽早清宫。

【名医指导】

1. 流产者应卧床休息，禁止性生活；并配合治疗，尽量减少不必要的妇科检查。

2. 患者术后应用无菌纸垫，保持外阴清洁；2 周内禁止坐浴，最好淋浴。

3. 宜用当归、山药、枸杞子、大枣、党参等煲乌鸡汤，每周服 3～4 次。多食牛奶、豆浆、瘦肉、鸡蛋等，少吃燥热食物，戒酒、烟；避免过量饮用咖啡；忌毒品。

4. 女方阴道与子宫颈排出物、男方精液

细菌培养阳性者，应根据药敏实验予以相应治疗，直至痊愈。治疗期间采用阴茎套避孕。

5. 平时注意休息，适度运动，以温和运动为主（如太极、瑜伽等）。

6. 患者应注意出血情况，及时清宫处理。

7. 消除心理紧张、焦虑，保持情绪平稳。

8. 及时治疗可引起流产的原因，如子宫肌瘤、宫颈口松弛等疾病。

9. 避免经常接触砷、铅、甲醛、苯、氯丁二烯等化学物质。

习惯性流产

【必备名方】

1. 苎麻汤加减：苎麻根 15 克，桑寄生 15 克，生地黄 15 克，熟地黄 15 克，人参 9 克，黄芩 10 克，白术 10 克，续断 10 克，绞股蓝 10 克，紫苏梗 12 克，阿胶（烊化）15 克，大枣 5 枚，甘草 6 克。水煎服。肾虚重者，苎麻根加至 30 克，桑寄生加至 30 克；恶心纳差者，紫苏梗加至 18 克，加砂仁 9 克，莲子 12 克，糯米适量，煮粥服；肥胖多痰者，加天南星 9 克，海浮石 12 克，生山楂 15 克；阴道流血多者，阿胶加至 30 克，加艾叶（共炒）9 克；大便干结者，加黄精 15 克，黑芝麻 15 克。

2. 泰山磐石散加减：人参 3 克，黄芪 3 克，炒当归 3 克，续断 3 克，黄芩 3 克，川芎 2.4 克，白芍 2.4 克，熟地黄 2.4 克，白术 1.5 克，炙甘草 1.5 克，砂仁 1.5 克，糯米 1 撮。水煎服。小腹空坠不适者，人参加至 9 克，黄芪加至 15 克，加升麻 3 克；小腹冷痛、形寒肢冷者，加巴戟天 3 克，乌药 3 克；烦热、咽干者，去砂仁，加酸枣仁 3 克，柏子仁 3 克，首乌藤 2 克。

3. 一阴煎加减：生地黄 15 克，熟地黄 15 克，白芍 15 克，麦冬 15 克，知母 15 克，地骨皮 12 克，炙甘草 6 克，女贞子 15 克，墨旱莲 9 克。水煎服。头晕耳鸣、心悸少寐者，加何首乌 9 克，山茱萸 12 克，枸杞子 15 克，首乌藤 12 克；咽干口渴重者，加石斛 12 克，南沙参 15 克；大便干结者，加玄参 12 克。

《名医推荐家庭必备名方（珍藏本）》

4. 活血化瘀汤加减：益母草 30 克，当归 30 克，赤芍 20 克，白芍 20 克，川芎 20 克，炒桃仁 15 克，蒲黄（布包）10 克，五灵脂（布包）10 克，炮姜 6 克，木香 6 克，肉桂（后下）3 克，生甘草 3 克。水煎服。下血块多、少腹痛甚、无宿疾、禀赋强壮者，加生大黄 6 克，牛膝 6 克，红花 6 克；脾胃虚弱者，加山药 12 克，白术 12 克，陈皮 12 克；出血日久、阴虚发热者，加生地黄 12 克，牡丹皮 9 克，地骨皮 12 克，黄芩 9 克；腰腿痛者，加桑寄生 12 克，熟地黄 15 克，杜仲 12 克。

5. 祛痰安胎汤：白术 30 克，山药 30 克，枳壳 10 克，半夏 10 克，黄芩 10 克，陈皮 10 克，苎麻根 10 克，茯苓 10 克。水煎服。

【名医指导】

1. 再次怀孕时要禁止重体力劳动，避免屏气、提举重物、用力大便，忌大温大补；妊娠早期禁止接触 X 线、超声波、放射性核素。避免到人群拥挤的公共场所，不要主动或被动吸烟，不接触宠物，不吸入煤气。

2. 生活规律，劳逸结合，养成良好的生活习惯。早睡早起，每日保证睡足 8 小时，并适当的做运动。孕妇衣着应宽大，腰带不宜束紧，应穿平底鞋。养成定时排便的习惯，避免吃泻药。

3. 注意个人卫生。勤洗澡、勤换内衣，不宜盆浴、游泳，注意不要着凉。每日用温水清洗外阴。

4. 合理饮食，宜进食富含各种维生素、纤维素及微量元素、易于消化的食物，如各种新鲜蔬菜和水果、豆类、蛋类、肉类等。

5. 保持心情舒畅，避免各种不良刺激。家属应予以理解，并尽量安慰患者，帮助其消除紧张、烦闷、恐惧心理。

6. 妊娠 3 个月以内、7 个月以后应避免房事。若受孕后出现流产先兆（如阴道出血、下腹疼痛等），应及时就医。

7. 定期做产前检查，从妊娠中期开始定期进行产前检查。如每次流产都在固定月份，则应在该月份前及时寻求医师的帮助。

8. 妊娠早期阴道反复少量出血，伴腹痛或无腹痛，均应排除宫外孕。

9. 妊娠期需对胎儿进行检查，排除畸形胎、病胎，切勿盲目保胎。

10. 受孕前男女双方均应到医院检查，包括生殖器检查和必要的化验。有条件者可做染色体检查，如能找到原因，针对病因积极治疗。

流产感染

【必备名方】

五味消毒饮合大黄牡丹皮汤加减：野菊花 12 克，金银花 30 克，蒲公英 12 克，天葵子 12 克，紫花地丁 12 克，大黄 18 克，牡丹皮 9 克，桃仁 12 克，冬瓜 30 克，芒硝 9 克。水煎服。口燥咽干者，加生地黄 12 克，麦冬 12 克，栀子 12 克。

【名医指导】

1. 注意外阴卫生：所用卫生巾、卫生纸应选用合格产品，卫生巾要勤换；内裤应每日清洗。

2. 术前 1 周及术后恢复期间不宜有性生活。术中应严格无菌操作。

3. 注意休息，避风。术后不宜过劳，不宜接触冷水。

4. 注意饮食：维生素 A 可维护组织的健康，促进修复。蛋白质在感染的预防中不可缺少，大豆、各种肉食、蛋、奶乃至五谷都能提供蛋白质。

5. 对存在宫腔感染诱因者，给予预防感染措施。

6. 取半卧位，可使炎症渗出液局限于直肠子宫陷凹，防止感染扩散。

7. 注意监测体温，必要时在医师的指导下使用抗生素抗感染治疗。

8. 一旦发生应及早、足量、联合使用抗生素，以避免炎症波及子宫内膜、输卵管、盆腔组织和腹膜。

异位妊娠

受精卵在宫腔以外的部位着床称异位妊娠，俗称宫外孕。本病是妇产科常见的急腹症之一，根据受精卵在宫腔外种植部位的不同，可分为输卵管妊娠、卵巢妊娠、腹腔妊娠、阔韧带内妊娠、宫颈妊娠、残角子宫妊娠。其中以输卵管妊娠最多见，可出现输卵管妊娠流产、输卵管妊娠破裂、陈旧性宫外孕、继发性腹腔妊娠。其临床典型的症状是腹痛与阴道流血。

本病中医学无此病名，"妊娠腹痛"、"癥瘕"、"少腹血瘀"等病证与本病相关。本病的发生与孕妇宿有少腹瘀滞，冲任不畅，使孕卵运行受阻；或因先天肾气不足，运送孕卵乏力、迟缓，而使孕卵滞留子宫腔外等有关。孕卵在子宫腔外发育，日久则胀破脉络，血溢于内，蓄积少腹，而形成少腹血瘀之实证；脉络大伤，则血崩于内，阴血暴亡，气随血脱，变生厥脱之危急重证；或瘀血日久不散，发为少腹血瘀包块，遂成癥瘕积聚之症。

【必备名方】

1. 宫外孕汤加减：三棱 8 克，莪术 8 克，连翘 10 克，贯众炭 10 克，延胡索 10 克，大血藤 10 克，天花粉 10 克，苏木 12 克，金银花 12 克，血余炭 6 克，仙鹤草 25 克，三七粉 5 克，蜈蚣 3 条。水煎服。出血多者，加侧柏炭 9 克，棕榈炭 9 克；腹痛甚者，加蒲黄炭 12 克，五灵脂 12 克（或加制乳香 9 克，制没药 9 克）；发热者，加炒栀子 12 克，炒黄芩 9 克；腹胀肠鸣或大便不畅者，加炒枳壳 6 克，炒莱菔子 9 克，瓜蒌子 9 克或生大黄 9 克。

2. 消癥止血方加减：丹参 15 克，炒莱菔子 15 克，益母草 15 克，赤芍 12 克，当归 12 克，川芎 10 克，延胡索 10 克，桃仁 10 克，泽兰 10 克，香附 10 克，川牛膝 10 克，红花 6 克，小茴香 6 克，天花粉 24 克，薏苡仁 20 克，生蒲黄 17 克，甘草 5 克。水煎服。出血多者，将生蒲黄改为炒蒲黄，加阿胶（烊化）15 克；陈旧性宫外孕者，加三棱 10 克，莪术 10 克。

3. 生脉散合宫外孕 I 号方加减：人参 9 克，麦冬 9 克，五味子 6 克，赤芍 15 克，丹参 15 克，桃仁 9 克。水煎服。对休克者应立即给予输液、输血等治疗，配合中药积极抢救，宜重用人参，以大补元气固脱；四肢厥逆者，加附子（炮，久煎）15 克，生姜 12

克；待纠正休克后再加服宫外孕 I 号方活血祛瘀。大便秘结、腹满腹胀、胃脘不适者，加大黄 6 克，芒硝 3 克，中病即止。

4. 郁结消散饮加减：丹参 20 克，红花 10 克，赤芍 10 克，木香 10 克，川芎 10 克，桃仁 10 克，延胡索 10 克，五灵脂 10 克，蒲黄 10 克，桂枝 5 克。水煎服。腹痛甚者，加乌药 10 克，沉香 10 克；气虚甚者，加黄芪 15 克，党参 12 克；大便秘结者，加大黄 10 克，肉苁蓉 10 克；汗多、脉沉伏者，加红参 15 克，山茱萸 15 克，龙骨 20 克，牡蛎 20 克。

5. 宫外孕 II 号方加减：丹参 15 克，赤芍 15 克，桃仁 9 克，三棱 6 克，莪术 6 克，牡丹皮 15 克，香附 12 克，夏枯草 12 克，陈皮 12 克，延胡索 10 克，龙骨 15 克，牡蛎 15 克。水煎服。包块较硬者，加穿山甲 9 克，牛膝 12 克；身体虚弱者，加黄芪 15 克，党参 15 克；瘀血化热出现低热者，加龟甲 9 克，地骨皮 12 克。

【名医指导】

1. 曾有盆腔炎病史、不孕史、放置宫内节育器而停经者，应注意异位妊娠的发生。

2. 遵医嘱适当使用活血化瘀药物，中病即止。

3. 平时休息时可平卧或者低头位，保持室内空气流通、新鲜。

4. 注意小腹部保暖，根据气温变化适时增减衣物，出血已止时可适当热敷。

5. 平时多食营养丰富、多纤维素、易消化的食物；保持大便通畅；避免腹部过度用力。

6. 及时观察病情变化。病情危重者，不可拘泥保守治疗，严重时及时输血、输液及手术治疗。

7. 服装应保持宽松，避免重体力劳动；注意全身保暖，避风寒。

8. 1 个月内禁止性生活，以防止生殖器官感染。

9. 若想再次怀孕，必须要在 1 年以后。

10. 如有发热、腹痛或阴道分泌物有异常气味等，及时就医，以排除生殖系统的感染。

《名医推荐家庭必备名方（珍藏本）》

名医推荐家庭必备名方（珍藏本）

早　产

早产是指妊娠满 28 周至不满 37 足周（即 196～258 日）间分娩者。此时娩出的新生儿，各器官发育尚未成熟，出生体重为 1000～2499 克，称早产儿。早产儿中约 15% 在新生儿期死亡；有 8% 的早产儿能存活但可能留有智力障碍或神经系统的后遗症。早产的主要临床表现是子宫收缩，最初为不规则宫缩，并常伴有少许阴道流血或血性分泌物，以后可发展为规则宫缩，与足月临产相似。

本病中医学称"早产"，属于"小产"范畴。中医学认为，本病的病因主要为肾气虚弱，胎失所系；气血不足，胎失载养；热伏冲任，损伤胎元；跌仆劳损，伤及胎气而致。在分娩前可按"胎动不安"辨治。

【必备名方】

1. 补肾安胎饮加减：人参 15 克，白术 12 克，杜仲 12 克，续断 15 克，益智 12 克，阿胶（烊化）15 克，艾叶 6 克，菟丝子 15 克，补骨脂 15 克，狗脊 9 克，白芍 20 克，炙甘草 6 克。水煎服。小腹坠痛明显者，加黄芪 12 克，升麻 12 克；畏寒肢冷、腰腹冷痛者，加巴戟天 10 克。

2. 补中安胎饮加减：党参 15 克，黄芪 15 克，熟地黄 15 克，白芍 20 克，黄芩 12 克，菟丝子 12 克，紫苏梗 6 克，甘草 6 克。水煎服。出血者，加阿胶（烊化）15 克；纳少、便溏者，加山药 20 克；腰酸、肢软者，加桑寄生 12 克，续断 12 克。

3. 寿胎丸加减：菟丝子 15 克，桑寄生 15 克，阿胶（烊化）15 克，黄芪 15 克，续断 12 克，苎麻根 12 克，党参 10 克，白术 10 克。水煎服。出血较甚者，加艾叶炭 6 克；因伤而兼有瘀滞者，加砂仁 4.5 克，香附 6 克；胎损难留（或已有胎块排出，或下血较多）者，合生化汤加减。

4. 圣愈汤加减：人参 15 克，黄芪 12 克，熟地黄 20 克，白芍 15 克，当归 12 克，川芎 9 克，续断 12 克，砂仁 9 克，杜仲 15 克。水煎服。小腹痛重者，加甘草 15 克，白芍加至 25 克；阴道出血多者，去当归，加海

螵蛸 9 克，阿胶（烊化）15 克，艾叶炭 6 克。

5. 解毒安胎饮加减：金银花 15 克，土茯苓 15 克，败酱草 15 克，生地黄 15 克，白芍 15 克，蒲公英 10 克，续断 10 克，生甘草 10 克，苎麻根 10 克，桑寄生 30 克。水煎服。口干、大便秘结者，加天花粉 12 克，大黄 6 克。

【名医指导】

1. 应做婚前、孕前检查，在夫妇最佳的状态下妊娠。

2. 孕后应调节情志，避免七情过极；早睡早起，保证充足的睡眠，生活起居规律。

3. 既往有屡次堕胎、小产病史者，孕后应及时就医；发现落红或破水现象，应及时去医院检查；并严格禁止性生活。

4. 保持贴身衣物清洁卫生，定期清洗会阴部。贴身衣物宜纯棉制品。

5. 告诫患者少运动，多休息，避免拿持重物，行走及上下楼梯应谨慎，防止跌仆损伤。

6. 医师应针对患者可能的致病因素，积极采取预防措施，积极治疗妊娠合并症。子宫颈内口松弛者，应于妊娠 14～16 周或更早些的时间做子宫颈内口缝合术。

7. 饮食应营养丰富、细软易消化，可适当选用蛋糕、小米粥、挂面和各种点心等；应多吃蛋类、鱼、瘦肉、鸡、鸭、排骨等；可多吃青菜和各种果汁。避免吃刺激性太强的辛辣食物。

8. 夏天应注意防暑降温，按时通风（但应避免风直接吹在身上），冬季应注意保暖，挂好窗帘、门帘，防止冷空气进入。如果室内温度不够，可根据情况采取增添火炉，使用热水袋或多盖被褥等。

9. 出现大量出血不止、腹痛剧烈、面色苍白、呼吸短促甚或神志昏迷、四肢厥冷等危急症候，应尽快抗休克治疗，或手术治疗。

妊娠期高血压疾病

妊娠期高血压疾病又称妊娠高血压综合征（简称妊高征），是妊娠期特有的疾病。本病多发生在妊娠 20 周以后，临床表现为高血

压、水肿、蛋白尿，严重时可出现抽搐、昏迷及心、肾功能衰竭。全身小动脉痉挛是妊娠期高血压疾病的基本病变。对母儿危害较大，甚至导致母儿死亡。

本病中医学属于"子肿"、"子晕"、"子痫"等范畴。中医学认为，本病责之于肝、脾、肾三脏功能失调。脾为后天之本，若素体脾虚，运化无权，水湿内停发为肿满；肾为先天之本，胞脉所系，若素体虚弱，加之孕后母体阴血下聚冲任养胎，因孕更虚，以致肝肾阴虚，精血不足，肝阳偏亢，或气血虚弱，清窍失养，则出现头目眩晕、头痛、视物昏花，此即为子晕；若阴血虚甚，肝阳上亢，肝风内动，或挟痰火上扰，蒙蔽清窍，而有动风、抽搐发为子痫。子肿、子晕、子痫虽为不同病证，但其病因、病理及病情发展趋势上有相互内在联系。本病以脏腑虚损，阴血不足为本；风、火、痰、瘀为标。

【必备名方】

1. 黄芪腹皮汤加减：黄芪 30 克，山药 30 克，茯苓 20 克，白术 20 克，当归 15 克，党参 15 克，车前草 15 克，泽泻 10 克。水煎服。兼血虚者，加熟地黄 30 克，阿胶（烊化）20 克；食欲不振者，加山楂 15 克，六神曲 15 克。

2. 正气天香散加减：香附 12 克，陈皮 12 克，甘草 6 克，乌药 12 克，紫苏叶 6 克，干姜 6 克。水煎服。口干、口苦者，加黄芩 9 克；肿势重、腹胀纳呆者，加茯苓 15 克，白术 12 克，大腹皮 12 克；气喘面肿者，加桑白皮 12 克，苦杏仁 9 克，桔梗 9 克；胸胁胀痛、情志不舒者，加柴胡 12 克，佛手 9 克。

3. 镇肝熄风汤加减：牛膝 30 克，生赭石 30 克，生龙骨 15 克，生牡蛎 15 克，生龟甲 15 克，生白芍 15 克，玄参 15 克，天冬 15 克，川楝子 6 克，生麦芽 6 克，茵陈 6 克，甘草 4.5 克。水煎服。兼夹痰热、胸闷有痰者，加制胆南星 9 克，川贝母 15 克；肝热上冲、头痛脑热重者，加夏枯草 12 克，菊花 18 克；兼夹胃热、心中热甚者，加生石膏（先煎）15 克；肾水亏虚较甚、尺脉重按虚者，加熟地黄 15 克，山茱萸 15 克。

4. 调理肝脾汤加减：钩藤 15 克，石决明 15 克，天麻 24 克，白术 15 克，茯苓 15 克，泽泻 12 克，秦艽 12 克，白蒺藜 12 克，山药 18 克，党参 15 克，半夏 15 克。水煎服。头痛较甚者，加羚羊角 24 克，牡蛎 15 克；浮肿甚者，加带叶紫苏梗 15 克，地骷髅 9 克。

5. 羚角钩藤汤加减：羚羊角（先煎）4.5 克，钩藤 9 克，桑叶 6 克，川贝母 12 克，菊花 9 克，竹茹 15 克，生地黄 15 克，白芍 9 克，茯神 9 克，甘草 3 克。水煎服。喉中痰鸣者，加竹沥 12 克，天竺黄 9 克，石菖蒲 9 克；昏迷不醒、病情危重者，加服安宫牛黄丸。

【名医指导】

1. 本着治病与安胎并举的原则，适当服用养血安胎之品，治病而不伤胎。

2. 定期产前检查，注意体重、水肿、血压、血糖的变化，早期发现，早期治疗，控制病情发展。若起病急骤、病情严重，突发眩晕昏迷，不省人事，牙关紧闭，四肢抽搐，全身僵直等危急症候，须及时急诊治疗。

3. 宜食用高蛋白、高维生素类及富含钙、铁的营养食物，低盐低脂，每日盐量控制在 6～8 克；控制饮水量，禁食生冷油腻之品。

4. 水肿严重者加强休息，抬高双下肢，改善回心血量。

5. 养成良好的生活习惯，保证充足的睡眠，休息每日不少于 10 小时；休息时宜取左侧卧位，可减轻子宫对腹主动脉、下腔静脉的压迫。

6. 保持情绪平稳，心态乐观，避免焦虑、紧张；若精神过度紧张，睡眠严重欠佳，可给予镇静药，如地西泮 2.5～5 毫克，睡前口服。

7. 注意保暖，避免受寒感冒。

胎儿生长受限

胎儿生长受限又称胎儿宫内生长迟缓，是指妊娠 37 周后，新生儿出生体重＜2500 克，或低于同孕龄平均体重的 2 个标准差，或低于同孕龄正常体重的第 10 百分位数。影响胎儿发育的因素很多，由于涉及面广，且母体、胎盘、胎儿及自身因素相互交织，因而很难用单一因素来解释其发病原因。本病不仅影响胎儿的发育，还可影响儿童期和青春期的体格与智力发育。

本病中医学称"胎萎不长"，亦称"妊娠胎萎燥"、"胎弱症"、"胎不长"。父母禀赋虚弱，生殖之精不健，或孕后调养失宜，如房事不节，劳倦过度等致肾气亏虚，气血不足，以致胎失所养而生长受限。气血不足，胎失所养是本病的主要病机。

【必备名方】

1. 寿胎丸合温土毓麟汤加减：菟丝子 15克，桑寄生 15 克，续断 12 克，阿胶 15 克，人参 10 克，白术 12 克，山药 15 克，巴戟天 15 克，覆盆子 15 克，六神曲 12 克。水煎服。头晕耳鸣者，加沙苑子 12 克，五味子 9 克；形寒肢冷者，加淫羊藿 12 克，鹿角胶 12 克。

2. 加味当归汤：当归 10 克，白术 10克，黄芩 10 克，白芍 15 克，川芎 12 克。水煎服。腰酸肢软、有流产史者，加桑寄生 12克，续断 12 克；纳差、便溏伴语音低、脉弱者，加党参 15 克，黄芪 12 克；面色㿠白呈贫血貌者，重用当归、白术；阴虚火旺者，加生地黄 12 克，地骨皮 12 克。

3. 凉胎饮加减：生地黄 15 克，白芍 15克，茯苓 15 克，枸杞子 15 克，黄芩 6 克，枳壳 6 克，甘草 6 克。水煎服。热甚而阴亏津伤甚者，加玄参 15 克，麦冬 15 克，石斛 12克；肠燥便秘者，加玄参 15 克，火麻仁 15克，生何首乌 12 克；虚火甚者，加牡丹皮 10克，地骨皮 10 克，知母 12 克；肝郁化火、烦怒胁痛者，加醋炒柴胡 6 克，合欢皮 9 克。

4. 长胎白术散加减：炙白术 15 克，川芎 15 克，花椒 12 克，生地黄 15 克，炒阿胶 15 克，黄芪 15 克，当归 15 克，牡蛎 15 克，茯苓 15 克，巴戟天 15 克，艾叶 9 克。水煎服。肾阳虚、腰腹冷痛明显者，加杜仲 15克，鹿角 12 克。

5. 艾附暖宫丸加减：当归 15 克，熟地黄 15 克，白芍 15 克，黄芪 15 克，续断 15克，香附 10 克，艾叶 6 克，甘草 6 克，肉桂 3 克。水煎服。兼气虚不足者，加党参 15 克，

黄芪 12 克；腰腹冷痛甚者，加杜仲 12 克，乌药 6 克。

【名医指导】

1. 定期做产前检查，及早诊断和治疗，如发现胎儿畸形及早终止妊娠。

2. 禁止吸烟、喝酒、吸毒等；避免接触有毒致畸的化学物品、放射线、电磁辐射、污染的环境等；避免喂养及接触宠物。

3. 积极治疗妊娠并发症和合并症，预防感冒、上呼吸道感染等各种感染。

4. 生活规律，保证充足的睡眠；宜左侧卧位休息，增加子宫内血流量，改善胎盘灌注，定期可间断性吸氧。

5. 加强营养，进食高热量、高蛋白的食物，如鸡蛋、瘦肉、鱼类、羊牛奶等；多食富含维生素、叶酸、钙剂等营养丰富的食物。

6. 注意多休息，少活动，避免重体力劳动、拿持重物；保持心情愉快。

羊水过多

妊娠期羊水量超过 2000 毫升称羊水过多。多数孕妇羊水量增加缓慢，在长时期内形成，称慢性羊水过多；少数孕妇羊水在数日内迅速增加，称急性羊水过多。羊水过多时子宫张力大，孕妇易并发妊娠期高血压疾病、早产，破膜后因子宫骤然缩小，可引起胎盘早剥。产后易发生子宫收缩乏力而导致产后出血。胎儿易发生胎位异常、脐带脱垂、胎儿窘迫等。

本病中医学属于"子满"、"胎水肿满"等范畴。本病多与脾肾二脏亏虚有关。素体脾虚，孕后则气血下聚养胎，脾气更虚，不能运化水湿，水渍胞中；或喜多抑郁，孕后胎儿渐大，阻塞气机，气机不畅，水滞胞中，致使胎水肿满。

【必备名方】

1. 白术散加减：茯苓皮 15 克，大腹皮 15 克，白术 10 克，生姜皮 5 克，陈皮 5 克。水煎服。下肢浮肿而不温者，加桂枝 5 克，生黄芪 15 克，猪苓 9 克；胃脘胀闷、食欲不振、舌苔厚腻者，加木瓜 9 克，苍术 5 克，枳壳 5 克；胸胁胀痛者，去生姜皮，加紫苏

叶5克，枳壳5克，木香3克；面色不荣、疲乏、舌质淡、脉弦无力者，加党参15克，生黄芪15克。

2. 益气利水方加减：生黄芪30克，茯苓20克，白术10克，猪苓10克，泽泻10克，大腹皮12克，紫苏叶6克，砂仁6克，木香6克，陈皮6克。气滞者，紫苏叶易紫苏梗，加莱菔子9克；水气过盛、大便不通者，加槟榔12克；胸闷者，加桑白皮12克，紫苏子12克。

3. 实脾饮加减：茯苓皮30克，土炒白术15克，炮附子（先煎）15克，生姜皮15克，木瓜12克，紫苏梗12克，木香12克，大腹皮（包煎）25克，草豆蔻9克，泽泻20克，猪苓20克，砂仁5克，炮干姜10克，厚朴10克，大枣6枚。水煎服。腹胀甚者，加炒枳壳6克，陈皮9克；水肿甚者，加防己12克；口唇发绀者，加当归12克，赤芍12克，丹参9克；喘甚者，加葶苈子12克，桑白皮15克。

4. 消肿安胎方加减：木香9克，猪苓9克，泽泻9克，桑白皮9克，川芎9克，木瓜6克，槟榔6克，紫苏梗6克，陈皮6克，白术12克，大腹皮12克，茯苓15克，当归15克，砂仁4.5克。水煎服。腹胀甚者，加枳壳6克；腿足肿甚者，加防己12克；喘者，加葶苈子12克。

5. 真武汤加减：熟附子（先煎）4.5克，茯苓皮30克，白术15克，白芍15克，生姜9克。水煎服。阳虚不甚者，去附子，加桂枝9克；腰酸痛甚者，加杜仲15克，续断12克；心悸气促者，加柏子仁12克，制远志10克。

【名医指导】

1. 妊娠6～7个月以后，如子宫增大比较快，应及时到医院检查，以明确子宫增大原因。每周测1次体重。

2. 注意休息，宜左侧卧位。有呼吸困难者，多取半卧位。妊娠期不宜体力劳动，家人应在生活上给予患者照顾。并应安慰、陪伴产妇，使其保持情绪平稳，心情舒畅。

3. 抬高下肢，以增加静脉回流，减轻压迫。下肢有静脉曲张者，可涂润滑剂或包扎下肢，防止血管破裂。注意避免因内裤摩擦而导致外阴静脉破裂。

4. 胎儿畸形者，尽快终止妊娠。胎儿无畸形者，注意休息，可经腹壁羊膜腔穿刺放羊水。

5. 如羊水过多不严重，孕妇无不适感或略感不适，需密切观察病情，暂不予以治疗；定期监测体重。一旦有加重倾向，应及时治疗。

6. 低盐饮食，忌食辛辣、生冷；忌暴饮暴食。

羊水过少

妊娠晚期羊水量<300毫升者，称羊水过少。临床比较少见，多发生于妊娠28周以后，且多发生于年轻初孕与合并妊娠期高血压疾病的病人。本病与胎儿畸形、胎盘功能不良、羊膜病变、孕妇因素关系密切。羊水过少易发生胎儿畸形、胎儿窘迫及新生儿窒息，围生儿死亡率增高。妊娠早中期羊水过少，多以流产告终。

本病中医学无此病名，其症状散见于"胎萎不长"等病中。中医学认为，本病多因夫妇双方禀赋不足，胞脏虚损，或因孕后调养失宜，以致脏腑气血不足、胎失所养。

【必备名方】

1. 十全大补汤加减：人参6克，白术9克，白芍9克，白茯苓9克，黄芪12克，川芎6克，熟地黄12克，当归9克，肉桂3克，甘草（炒）3克，生姜3片，大枣2枚。水煎服。脘腹胀满、食欲不振者，加紫苏梗9克，枳壳6克，山楂12克。

2. 人参养荣汤加减：黄芪30克，当归30克，肉桂30克，炙甘草30克，陈皮30克，白术30克，人参30克，白芍90克，熟地黄22克，五味子22克，茯苓22克，远志15克。上药共为末，每服12克，生姜3片，大枣2枚，煎汤送服。咽干唇燥者，加天花粉24克，鲜竹沥30克。

3. 泰山磐石散加减：人参3克，黄芪3克，白术1.5克，炙甘草1.5克，当归3克，川芎2.4克，白芍2.4克，熟地黄2.4克，续断 3 克，糯米 1 撮，黄芩 3 克，砂仁 1.5 克。水煎服。口干舌燥、手足心热者，倍黄芩，去砂仁；恶心呕吐者，加生姜 2 克，竹茹 3 克；食少脘痞者，砂仁加至 3 克，去黄芩。

4. 六味地黄丸加减：熟地黄 24 克，山茱萸 12 克，山药 12 克，泽泻 9 克，牡丹皮 9 克，茯苓 9 克，白术 15 克，肉豆蔻 12 克，砂仁 6 克，鸡内金 6 克，人参 15 克，麦冬 15 克，六神曲 12 克。水煎服。

5. 当归补血汤加减：黄芪 30 克，当归 6 克，麦冬 15 克，生地黄 15 克，地骨皮 15 克，白芍 12 克，黄芩 5 克，栀子 12 克。水煎服。阳浮较甚、肌热脉数者，加白薇 12 克，桑叶 9 克，银柴胡 12 克；血虚而无阳浮发热征象者，黄芪减量，加熟地黄 15 克。

【名医指导】

1. 积极治疗孕妇的原发疾病。嘱其左侧位休息，多喝水，以改善胎盘血液供应。

2. 保持心情愉快，注意保暖。根据天气变化及时增减衣物，避免上呼吸道感染增加氧耗。

3. 嘱孕妇平时自数胎动，并定期到医院测量子宫底高度、腹围及体重，胎盘功能检查及胎儿储备功能检查。可定期吸氧，增加孕妇及胎儿的氧供。

4. 经评估发现胎儿有感染之像或胎儿状况不佳、不再适合在子宫内，均应立即生产。

5. 妊娠 28～35 周发现羊水过少、B 超未发现胎儿畸形，可给羊膜腔内注液以增加宫内羊水量。妊娠 35 周以上发现羊水过少，经处理羊水量未见增多，在排除胎儿畸形后，应终止妊娠。产程中严密观察，遇有宫内窘迫者，应予给氧；如短期内经阴道不能结束分娩者，则以剖宫产结束分娩。

过期妊娠

凡平时月经周期规则，妊娠达到或超过 42 周尚未分娩者，称过期妊娠。因导致胎盘循环中供氧量减少，易发生胎儿窘迫。且临产后受宫缩的影响，过期妊娠时可有羊膜分泌功能降低，羊水量减少，脐带受压可能增大，胎儿更易宫内缺氧。

本病中医学称"过期不产"。孕妇素体虚弱，形体消瘦，加之妊娠期间气血荫养胎元，损伤肝肾阴精，致使妊娠过期不产；或素体虚弱，或久病体虚，或内伤脾气，致使气亏血虚，胞脉瘀阻，胎元足月而不下；素体虚寒，或感受寒邪，寒凝血瘀，胞脉阻滞，致使过期不产。

【必备名方】

1. 参芪启宫汤：黄芪 12 克，党参 15 克，当归 15 克，牛膝 12 克，血余炭 9 克，川芎 12 克，炙龟甲 9 克，王不留行 9 克，玄参 12 克，麦冬 12 克，甘草 6 克。水煎服。

2. 白氏难产方加减：菟丝子 15 克，当归 15 克，生地黄 10 克，川芎 10 克，人参 12 克，黄芪 15 克，陈皮 6 克，炙甘草 10 克。水煎服。兼血虚者，加白芍 12 克，熟地黄 15 克。

3. 益气催生汤：黄芪 30 克，党参 10 克，白术 10 克，当归 10 克，川芎 10 克，生地黄 10 克，枳壳 9 克，牛膝 6 克，木通 6 克，甘草 6 克。水煎服。

4. 张氏助产汤加减：太子参 30 克，炙甘草 15 克，熟地黄 15 克，菟丝子 15 克，牛膝 15 克，当归 10 克，川芎 10 克，红花 10 克，白术 10 克，枸杞子 10 克，枳壳 10 克，车前子（布包煎）10 克。水煎服。畏寒肢凉、尿清者，加肉桂 12 克，吴茱萸 12 克；情志抑郁、胸闷不舒者，加制香附 12 克，郁金 15 克；心烦易怒、面赤畏热者，加栀子 15 克，白芍 15 克；形体肥胖、痰湿壅盛、舌淡苔白腻者，加茯苓 12 克，陈皮 12 克，半夏 9 克。

5. 保产无忧散：当归 12 克，川芎 12 克，荆芥穗 6 克，黄芪 9 克，白芍 18 克，菟丝子 9 克，川贝母 9 克，枳壳 20 克，厚朴 6 克，羌活 6 克，艾叶 6 克，生姜 9 克，甘草 6 克。水煎服。

【名医指导】

1. 定期到医院进行产前检查、B 超检查，监测羊水变化等，以便尽早发现异常。

2. 一定要记清末次月经来潮日期及月经周期，准确计算预产期。然后根据周龄合理安排好工作及休息时间；适当参加体育活动，以增加孕妇抵抗力。

3. 经常注意胎儿情况，如妊娠超过41周仍无分娩征兆要及时到医院请医师帮助结束分娩。

4. 有过期妊娠预兆者可做以下运动辅助生产：

（1）散步：散步时应边走动，边按摩，边和宝宝交谈；可分早、晚两次安排，每次30分钟左右，也可早、中、晚3次，每次20分钟；应选择环境清幽的地方，周围不要有污染物。

（2）体操：手扶桌沿，双脚平稳站立，慢慢弯曲膝盖，骨盆下移，两腿膝盖自然分开直到完全曲屈。再慢慢站起，用脚力往上蹬，直到双腿及骨盆皆直立为止，重复数次。

（3）划腿运动：手扶椅背，右腿固定，左腿划圈，做毕还原，换腿继续做，早晚各做5～6次。

（4）腰部运动：手扶椅背，缓缓吸气，同时手臂用力，脚尖踮起，腰部挺直，使下腹部紧靠椅背，然后慢慢呼气，手臂放松，脚还原，早晚各做5～6次。

（5）骨盆运动：双手双膝着地，吸气弓背，吐气，同时抬头，上半身尽量往上抬，反复10次。

（6）阴道肌肉运动：仰卧，慢慢收缩阴道肌肉，同时往上收臀部，数到5后慢慢地落下，反复10次。

（7）爬楼梯：平时可在住处爬单元楼内的楼梯，午后可爬小山包；但应注意劳逸结合，不宜太累，下楼梯时要留心脚下，注意安全。

母儿血型不合

母儿血型不合系孕妇与胎儿之间因血型不合而发生的同族血型免疫疾病，可使胎儿红细胞凝集破坏，引起胎儿或新生儿溶血症。本病胎儿死亡率高，即使幸存也会影响患儿智力发育。在妊娠期亦可导致流产、胎死腹中。但本病对孕妇无影响。母儿血型不合主要有ABO血型不合和Rh血型不合两类，其中以ABO血型不合较多见。临床上，孕妇往往有原因不明性流产、死胎或新生儿溶血病史。

本病中医学属于"湿热"、"湿毒"等范畴。中医学认为，本病的发生多因孕妇素体脾肾虚寒，或饮食不节，或劳倦内伤，或湿热之邪乘虚外袭，致使湿热、热毒内蕴，瘀阻气血，胞胎失养而成。

【必备名方】

1. 清湿安胎汤加减：绵茵陈30克，制大黄10克，生栀子12克，黄芩9克，苎麻根15克。水煎服。肾虚、腰酸明显者，加续断12克，桑寄生15克，杜仲12克；食少纳差者，加白术12克，山药15克，木香9克；腹痛者，加当归12克，白芍15克；阴道出血者，加藕节12克，仙鹤草12克。

2. 黄连解毒汤加减：黄连9克，黄芩6克，黄柏6克，栀子9克，茵陈15克，当归12克，金银花15克。水煎服。便秘者，加大黄9克；吐血、发斑者，加玄参15克，生地黄15克，牡丹皮12克。

3. 二丹茜草汤加减：当归10克，牡丹皮10克，青皮10克，栀子10克，茜草10克，丹参12克，茵陈12克，益母草15克，蒲公英15克，生地黄12克，桑寄生9克，杜仲9克，甘草5克。水煎服。气虚明显者，加党参12克，黄芪12克；阴虚明显者，加北沙参12克，石斛12克，茯苓9克；浮肿者，加赤小豆12克，猪苓12克，茯苓12克。

4. 当归芍药散加减：当归12克，茯苓12克，白术12克，白芍15克，菟丝子15克，牡丹皮15克，党参15克，黄芩6克，香附6克，砂仁6克。水煎服。口渴明显者，加生地黄9克。

5. 胎元饮加减：茵陈10克，熟地黄10克，当归10克，白术10克，白芍10克，党参15克，杜仲15克，茯苓12克，陈皮6克，甘草6克。水煎服。腰腹酸痛、阴道出血者，去当归，加桑寄生30克，续断10克，阿胶（烊化）10克，焦艾叶6克；食少便溏者，加砂仁3克，山药10克。

【名医指导】

1. 既往有流产、不明原因的死胎、输血史或有新生儿重症黄疸史者，均应排除母儿血型不合。

2. 夫妇双方均需行血型检查，必要时行Rh血型检查。若女方为Rh阴性，男方为Rh阳性，应进一步行孕妇血清学检查。使母婴血型不合的概率降至最低。

3. 定期B超检查，观察胎儿发育情况及有无水肿。如疑为溶血病或水肿胎儿，应强化B超检查，必要时在B超监护下行羊膜腔穿刺，进行诊断与治疗。

4. 定期到医院测定血清中抗体的浓度，以作为终止妊娠的客观指标。

前置胎盘

妊娠28周后胎盘附着于子宫下段，甚至胎盘下缘达到或覆盖宫颈内口，其位置低于胎先露部，称前置胎盘。根据胎盘下缘与宫颈内口的关系，本病分为完全性前置胎盘、部分性前置胎盘和边缘性前置胎盘。妊娠28周后发生无痛性反复阴道出血是前置胎盘的主要临床特征，前置胎盘为妊娠晚期出血主要原因之一，是妊娠期严重并发症。如处理不当，可危及母儿生命安全。

本病中医学与"胎动不安"、"胎漏"等病证相关。中医学认为，本病的病因主要为肾虚、气血虚弱、血热、血瘀等。肾虚冲任不固，血海不藏，胎失所系；气血虚弱，胎失所养，胎元不固；热伤冲任，迫血妄行，离经而至，热扰胎元，胎动不安；宿有癥瘕瘀血，或孕后跌仆闪挫，以致气血瘀阻子宫、冲任，使胎元失养而不固，发为本病。

【必备名方】

1. 安宫寿胎饮加减：菟丝子20克，黄芪20克，熟地黄20克，炒山药20克，桑寄生15克，党参15克，续断15克，当归12克，黄芩12克，阿胶（烊化）10克，仙鹤草10克。水煎服。阴道出血较多者，加侧柏叶12克，海螵蛸12克，艾叶炭6克；阴虚者，加生地黄15克，女贞子12克，墨旱莲15克；偏阳虚者，加鹿角霜12克，肉苁蓉10克；偏血虚者，加白芍10克。

2. 安胎饮加减：熟地黄15克，白芍15克，黄芪12克，阿胶（烊化）15克，白术15克，茯苓12克，地榆15克，半夏9克，

生姜9克，甘草6克，枸杞子15克，山茱萸15克，艾叶炭6克。水煎服。小腹冷痛者，加鹿角胶9克，补骨脂12克；纳少便溏者，加山药15克，山楂9克。

3. 补中益气汤加减：黄芪30克，炒白术30克，菟丝子30克，党参15克，山药15克，杜仲15克，柴胡10克，当归10克，陈皮10克，炙甘草6克，升麻6克，砂仁6克。水煎服。肾虚明显者，加桑寄生12克，山茱萸12克；热象明显者，加黄芩12克；有出血倾向者，加藕节12克。

4. 糯米黄芪饮：糯米30克，黄芪15克，川芎5克。上药加水1000克，煎至500克，去渣温服，每日2次。

5. 清热安胎饮加减：山药15克，莲子10克，黄芩12克，椿皮10克，侧柏炭9克，阿胶（烊化）15克，甘草6克，仙鹤草12克，地榆炭12克。水煎服。兼有肝郁者，加柴胡12克，白芍15克；阴虚内热者，加女贞子15克，墨旱莲15克。

【名医指导】

1. 注意经期卫生，做好计划生育，防止多产，避免多次刮宫及感染，以防发生子宫内膜损伤或子宫内膜炎。

2. 减少活动，卧床休息，以左侧卧位为宜；避免进行增加腹压的活动，如用力排便、频繁咳嗽、下蹲等，避免用手刺激腹部，变换体位时动作要轻缓。保持外阴清洁，会阴部垫卫生清洁垫，勤换内裤，预防感染。

3. 定期B超检查。妊娠中期B超检查发现胎盘位置低置者，不要过早作诊断，应定期随访。若无阴道流血症状，妊娠34周前一般不作前置胎盘的诊断。

4. 饮食应营养丰富，多食含铁较高食物，如枣、瘦肉、动物肝脏等，以预防贫血；多食蔬菜、水果，养成定时排便的习惯，预防便秘。

5. 控制出血、纠正贫血、预防感染，正确选择结束分娩的时间和方式。以产妇安全为主，在母亲安全的前提下尽量避免胎儿早产，以减少其死亡率。

6. 加强产前检查，对妊娠期出血无论出血量多少均应及时就医。

7. 若有出血需住院治疗，程度较轻的边缘性前置胎盘，仍可能自然生产，其他则需剖宫产。

8. 长期卧床者应适当肢体活动，家属可协助行下肢按摩，防止血栓形成。同时每日进行深呼吸练习，锻炼肺部功能，预防肺炎的发生。

9. 患者阴道大量流血而当地无条件处理时，先输液、输血后，在消毒下进行阴道填塞纱布，腹部加压包扎，并迅速转院治疗。

《名医推荐家庭必备名方（珍藏本）》

第二十六章　产时疾病与产后疾病

产力异常

在分娩过程中，子宫收缩的节律性、对称性及极性不正常或强度、频率有改变，称子宫收缩力异常（简称产力异常）。临床上又分为子宫收缩乏力和子宫收缩过强两类，每类又分为协调性子宫收缩和不协调性子宫收缩。本节主要介绍协调性子宫收缩乏力和不协调性子宫收缩乏力。

协调性子宫收缩乏力

协调性子宫收缩乏力又称低张性宫缩乏力，表现为子宫收缩的节律性、对称性、极性正常，但收缩功能低下，收缩强度弱，宫腔内压力低，小于15毫米汞柱，宫缩持续时间短，间歇时间长且无规律。与产妇精神紧张、头盆不称或胎位异常、产妇内分泌失调、近临产或临产后使用大量或多次使用镇静药、镇痛药及麻醉药等有关。另外，子宫肌纤维过度伸展，子宫发育畸形（双子宫、双角子宫、纵隔子宫），子宫肌瘤，多次妊娠、分娩、刮宫，子宫肌纤维变性，产程中体力消耗也可导致协调性子宫收缩乏力。

本病中医学属于"难产"、"产难"等范畴。本病的病机为孕妇素体虚弱，元气不足；或因临产后用力过早耗气伤力，不能迫胎外出；或临产胞衣早破，水干液竭，致血虚气弱、滞涩难产。

【必备名方】

1. 蔡松汀难产方：黄芪（蜜炙）15克，当归12克，茯神10克，党参15克，龟甲（醋炙）15克，川芎12克，白芍（酒炒）15克，枸杞子15克。水煎服。

2. 白氏难产方加减：菟丝子15克，当归15克，生地黄10克，川芎10克，人参12克，黄芪15克，陈皮6克，炙甘草10克。水煎服。兼有血瘀者，加丹参15克，枳壳10克，赤芍12克。

3. 周氏催生汤加减：当归12克，白芍15克，熟地黄18克，党参15克，黄芪15克，牛膝12克，益母草10克，紫苏6克，红花3克，香附5克，赭石3克，甘草6克。水煎服。合并子痫、血压偏高、抽搐症状明显者，加钩藤30克，石决明30克，牡蛎20克，僵蚕10克；下肢水肿明显者，加大腹皮10克，附子（先煎）10克，茯苓皮30克；合并妊娠咳嗽者，加炙紫菀15克，地龙10克，软蒺藜15克。

4. 张氏助产方加减：太子参30克，炙甘草15克，熟地黄15克，菟丝子15克，川牛膝15克，当归10克，川芎10克，红花5克，白术10克，枸杞子10克，枳壳10克，车前子（布包煎）10克。水煎服。畏寒肢凉尿清者，加肉桂12克，吴茱萸12克；情志抑郁、胸闷不舒者，加制香附9克，郁金12克；形体肥胖、痰湿壅盛、舌质淡、苔白腻者，加茯苓15克，陈皮12克，制半夏12克。

【名医指导】

1. 孕妇应进行产前学习，了解妊娠和分娩是生理过程，消除思想顾虑和恐惧心理。

2. 分娩过程中丈夫进行陪伴分娩，会提高自信心；同时家庭式的病房，亦有助于消除紧张情绪，防止精神紧张所致的宫缩乏力。

3. 分娩前鼓励多进食，如大枣、龙眼肉、猪肝、猪心、羊肝、牛肝、鸡肝（动物肝脏）、蛋类等补气益血的食物，必要时可从静脉补充营养。

4. 根据宫缩的规律，在助产师的指导下正确用力，不要过早屏气用力，以保存体力。

5. 妊娠期积极治疗并发症及合并症，保持内分泌功能的正常，有助于子宫收缩。

6. 产前避免使用大剂量的镇静药、镇痛药及麻醉药。

不协调性子宫收缩乏力

不协调性子宫收缩乏力又称高张性宫缩乏力，表现为子宫收缩的极性倒置，宫缩的兴奋点不来源于两侧子宫角部，而是来自子宫下段一处或多处，子宫收缩波由下向上扩散，失去了正常的对称性、节律性和极性；宫内压力虽高，但呈无效宫缩，宫缩时宫体收缩不强，间歇时子宫不能完全放松。与产妇精神紧张、头盆不称或胎位异常、子宫异常、子宫收缩剂用量不当密切相关。

本病中医学属于"难产"、"产难"等范畴。本病的病机为临产过度紧张，忧惧惊恐，或产前过度安逸，气血运行不畅，气滞血瘀，碍胎外出，以致子宫不协调收缩，产程延长。

【必备名方】

1. 催生饮加减：当归 15 克，川芎 12 克，大腹皮 12 克，枳壳 12 克，白芷 10 克，益母草 15 克。水煎服。舌黯边有瘀斑者，加赤芍 9 克；郁闷不舒者，加郁金 12 克。

2. 李氏催生汤加减：当归（另包，先煎）40 克，益母草 40 克，川芎 15 克，川牛膝 15 克，红花 15 克。水煎服。脘腹胀满者，加枳壳 12 克，厚朴 9 克。

3. 刘氏引产方：当归 15 克，枳壳 15 克，川芎 15 克，红花 9 克，川牛膝 9 克，生大黄（后下）9 克，熟地黄 12 克，生蒲黄 12 克，冬葵果 30 克，龟甲（先下）30 克，黄芪 20 克，甘草 6 克。水煎服。

【名医指导】

1. 做好产前检查：一方面检查母体是否有有关疾病，另一方面检查胎儿是否发育正常，能有效对整个妊娠期进行监测，做到早期发现，及时治疗。

2. 注意营养均衡，避免进食太多，以免造成婴儿肥胖，造成难产。妊娠期体重增加宜控制在 10～14 千克的合理范围内。

3. 如有胎位不正，应及时纠正。

4. 对孕妇做好产前教育，解除思想顾虑和恐惧心理。

5. 分娩前宜多进食，做到"睡，忍痛，慢临盆"，排空大小便，适当运用宫缩剂。

6. 注意营养及休息，必要时给镇静药，并注意水及电解质平衡。

7. 注重锻炼，增加体力，加强心肺功能，为顺利生产打好基础。

8. 保守治疗无效，应考虑手术助产。无论从阴道分娩或剖宫取胎，均应注意预防产后宫缩乏力性出血。

9. 正确合理使用宫缩剂，以免适得其反。

胎位异常

胎位异常是造成难产的常见原因之一。其中以臀先露最为常见，肩先露较少见。胎头位置异常居多。孕妇腹壁过度松弛，或羊水过多，使胎儿在宫腔内自由活动，则易发生胎位不正；子宫畸形、胎儿畸形多呈肩先露或臀先露；前置胎盘、盆腔肿瘤、骨盆狭窄影响胎头入盆，初产妇腹壁过紧、羊水过少，影响胎儿自然回转也易发生胎位异常。

本病中医学属于"难产"范畴。中医学认为，本病的病因为气滞、气虚、肾亏，三者之间互有联系，不可分割。

【必备名方】

1. 当归芍药散加减：当归 10 克，枳壳 10 克，厚朴 10 克，白术 10 克，白芍 15 克，茯苓 15 克，泽泻 15 克，太子参 15 克，川芎 8 克，砂仁（后下）5 克。水煎服。气虚体弱者，加黄芪 15 克；口苦者，加黄芩 10 克；羊水过多者，加槟榔 10 克，大腹皮 10 克；羊水过少者，加枸杞子 15 克。

2. 保产无忧散加减：当归 10 克，白芍 10 克，荆芥 10 克，黄芪 10 克，菟丝子 10 克，川芎 6 克，羌活 6 克，厚朴 6 克，枳壳 6 克，川贝母 6 克，艾叶 6 克，甘草 3 克。水煎服。臀先露者，加白术 8 克，黄芩 8 克；肩先露者，加续断 10 克，紫苏 10 克。

3. 倒顺汤加减：益母草 10 克，当归 10

克，党参 15 克，白术 15 克，熟地黄 12 克，黄芪 15 克，续断 9 克，白芍 9 克，枳壳 5 克，川芎 6 克，甘草 9 克。水煎服。气血不足、面色苍白少华者，黄芪加至 30 克，加龙眼肉 15 克；腰膝酸软困痛者，加焦杜仲 15 克，桑寄生 15 克，菟丝子 15 克；羊水过多者，加大腹皮 12 克，猪苓 12 克，茯苓 12 克，车前子 15 克；心悸怔忡者，加生龙骨 15 克，生牡蛎 15 克，酸枣仁 15 克；脾虚纳差者，加砂仁 6 克，焦麦芽 9 克，焦谷芽 9 克，炒鸡内金 9 克。

4. 妊娠正位汤：当归 6 克，白术 9 克，川芎 1.5 克，白芍 9 克，泽泻 6 克，茯苓 9 克，黄芪 9 克，人参 3 克，黄芩 6 克。水煎服。

5. 达生饮：紫苏梗 9 克，人参 9 克，白芍 9 克，续断 9 克，杜仲 9 克，菟丝子 9 克，白术 10 克，熟地黄 10 克，炙甘草 3 克，川芎 6 克，陈皮 6 克，黄芪 15 克，青葱茎 5 根。水煎服。

【名医指导】

1. 宜定期去医院行妊娠期检查，纠正胎位不正最合适的时间为妊娠 30～32 周之间。

2. 孕妇要调畅情志，忌焦虑、紧张。同时注意不要久坐久卧，过度安逸，要经常活动，如散步、揉腹、转腰等轻柔的活动。

3. 加强营养，提高身体素质，保持大便通畅。

4. 忌食寒凉性及一些胀气性食物，如西瓜、山芋、豆类、奶类等。

5. 做好产前检查，预先诊断出胎位不正，及时治疗；如未转为头位，则先作好分娩方式选择，提前住院待产，避免因胎位不正造成严重后果。

6. 积极查找胎位异常的病因，如胎盘前置、盆腔肿瘤、胎儿畸形等，针对病因进行治疗。

7. 适当做操，可以纠正胎位。

(1) 胸膝位纠正法：宜穿上宽松的衣服，排空膀胱，双膝着地，胸部轻轻地贴在地上，尽量抬高臀部。双手伸直或折叠置于脸下均可。每日 2 次，每次保持 15 分钟，连做 1 周后请医师复查。

(2) 仰卧位纠正法：仰卧，臀部抬高 30 厘米，臀部下方可垫个靠垫。每次保持 10～15 分钟。

(3) 做完纠正操后，可躺下休息 30 分钟。休息时采用侧卧，上面的腿向前，膝盖轻轻弯曲，有助于宝宝背部朝上。

胎膜早破

胎膜破裂发生于产程正式开始前称胎膜早破。如果发生在 37 周后，称足月胎膜早破；而发生在妊娠不满 37 周者，称足月前胎膜早破。胎膜早破易导致宫内感染，危及胎儿及产妇，尚可伴发羊水过少而发生胎儿宫内窘迫。临床表现为妊娠晚期或临产未进入产程或刚进入产程时，孕妇自觉阴道有一阵水样液流出，开始为持续性，随后为阵发或间断少量阴道流液，腹压增加时，如咳嗽、打喷嚏、负重等，流液即增多。无腹痛及其他产兆。本病是围生儿死亡及孕产妇感染的重要原因之一。

本病中医学称"胎衣早破"。本病的发生有内、外因之别：内因是母体气血不足，气虚下陷，或胎衣单薄；外因多系妊娠后期外力损伤或房室损伤或接生检查不慎损伤胞衣而致。

【必备名方】

1. 蔡松汀难产方：黄芪（蜜炙）15 克，当归 12 克，茯神 10 克，党参 15 克，桑寄生 15 克，川芎 12 克，白芍（酒炒）15 克，枸杞子 15 克。水煎服。

2. 济生汤加减：枳壳 12 克，香附 9 克，甘草 6 克，当归 12 克，紫苏子 9 克，川芎 9 克，大腹皮 9 克。水煎服。腹痛甚者，加厚朴 9 克，牡丹皮 9 克，白芍 12 克。

3. 五味消毒饮合蔡松汀难产方：金银花 18 克，野菊花 12 克，蒲公英 12 克，紫花地丁 12 克，天葵子 12 克，黄芪（蜜炙）15 克，当归 12 克，党参 15 克，桑寄生 15 克，川芎 12 克，白芍（酒炒）15 克，椿白皮 9 克，苎麻根 9 克。水煎服。

【名医指导】

1. 注意腹压骤然增加时有无不适。若站

立时流水增多，平卧时减少或者停止外流，应高度警惕胎膜早破可能。

2. 重视产前检查。一旦发现"尿床"要立即就医，以防不测。

3. 重视妊娠期营养，多食富含营养、易于消化的食物，多吃蔬菜、水果，增加维生素C的摄入。

4. 积极预防和治疗下生殖道感染，重视妊娠期卫生；保持大便通畅。

5. 妊娠后期禁止性交。妊娠期避免预防性使用抗生素。

6. 避免负重及腹部受撞击；子宫颈内口松弛者，应卧床休息；并于妊娠14周左右施行宫颈环扎术，环扎部位应尽量靠近宫颈内口水平。

7. 胎膜早破后，孕妇应立即采取卧位，并抬高臀部，以防羊水流出过多而将脐带冲出宫颈口，发生脐带脱垂，使胎儿在子宫内因缺氧而窒息，甚至死亡。同时要保持外阴清洁，用消毒纸垫垫好，立即送医院处理。

产后出血

胎儿娩出后阴道出血量≥500毫升称产后出血。产后出血占孕产妇死亡第一位，为产科严重并发症之一。产后出血多发生在产后2小时以内，如在短时间内大量失血，可迅速出现失血性休克。由于失血使产妇抵抗力降低，故常成为产褥感染的诱因。休克未及时抢救，可危及产妇的生命。休克时间过长，即使生命得到抢救，也可因垂体缺血坏死，垂体功能减退而发生希恩综合征。

本病中医学称"产后血晕"。本病病机为产后瘀阻胞络，血不归经，失血过多，而致血不上荣，致产妇恶心呕吐、头晕眼花、目眩、手足厥冷，甚至神昏口噤、不省人事。

【必备名方】

1. 补气解晕汤加减：人参30克，生黄芪30克，当归20克，荆芥穗15克，姜炭15克。水煎服。汗出肢冷者，加制附子（先煎）9克；阴道出血不止者，加附子炭（先煎）15克，鹿角胶20克；阴道出血量多而见面赤、自汗、眩晕耳鸣、口渴频饮者，用生脉散加

煅龙骨15克，煅牡蛎15克，龟甲20克，阿胶（烊化）15克。

2. 生脉散加减：红参18克，麦冬18克，五味子12克，熟地黄15克，川芎15克，黄芪15克，白术15克，苎麻根12克，艾叶炭9克。水煎服。四肢逆冷者，加制附子（先煎）9克，鹿角胶12克。

3. 扶阳救脱汤加减：高丽参15克，熟附子（先煎）15克，黄芪30克，浮小麦15克，海螵蛸15克，麦冬20克，白芍12克，阿胶（烊化）15克。水煎服。

4. 夺命散合佛手散加减：当归15克，川芎15克，没药9克，血竭粉15克。水煎服。便秘者，加大黄9克，枳实12克；胸满、呕哕、有痰涎者，加姜半夏12克，陈皮9克；寒凝血瘀、腹冷痛者，加炮姜12克，片姜黄12克；兼胁腹胀满者，加郁金12克，川楝子9克。

【名医指导】

1. 注意做好妊娠期保健，积极治疗引起产后出血的病因，如贫血、肝脏疾病等。

2. 对双胎、多胎、羊水过多、妊娠期高血压疾病等有可能发生产后出血的孕妇，或有产后出血史、剖宫产者，严格产前检查，择期住院待产。

3. 要调畅情志，放松心情，孕妇多休息，保证足够的营养，防止出现滞产和产妇体力衰竭；平时宜做温和运动，如太极、瑜伽等，增加体力。

4. 在产妇分娩过程中，注意保暖，避免风寒，注意外阴清洁卫生，避免感染。

5. 产后注意子宫收缩及阴道出血情况，严密观察血压、脉搏及全身情况，做到及时发现，及早处理。产后宜及时母乳喂养，婴儿吮吸奶水会刺激子宫收缩，减少出血。

6. 产后出血后，饮食上可用当归、山药、枸杞子、大枣、党参等煲乌鸡，每周服用3～4次。

7. 在产后42日至3个月之内禁止性生活，具体视子宫恢复情况而定，以免引起子宫内膜炎及盆腔炎等。

《名医推荐家庭必备名方（珍藏本）》

晚期产后出血

分娩 24 小时后，产妇在产褥期内发生的子宫大量出血，称晚期产后出血。一般多发病在产后 1～2 周，亦有产后 6 周发病者。临床以少量或中等量阴道出血，持续或间断，或突然大量出血为特征，出血多时常导致严重贫血、休克，甚至危及生命。

本病中医学属于"产后恶露不绝"、"产后血崩"等范畴。本病的病机为冲任不固，气血运行失常。而冲任劳伤、暴怒伤肝亦为临床上产后血崩的常见病因。

【必备名方】

1. 补中益气汤加减：人参 6 克，黄芪 18 克，白术 6 克，陈皮 6 克，升麻 6 克，柴胡 6 克，甘草 9 克，艾叶炭 9 克，补骨脂 9 克，鹿角胶 10 克。水煎服。心悸气短者，加五味子 9 克，龙眼肉 10 克；夹有血块、气虚兼瘀者，加益母草 12 克，炒蒲黄 9 克，三七粉 9 克；头晕耳鸣、腰膝酸软者，加何首乌 12 克，桑寄生 15 克，续断 12 克，炒杜仲 12 克。

2. 生化汤合失笑散加减：川芎 9 克，炮姜 2 克，桃仁 6 克，当归 24 克，炙甘草 2 克，蒲黄 6 克，五灵脂 6 克，益母草 9 克，茜草 6 克，三七粉 6 克。水煎服。小腹冷痛、寒凝血瘀者，加炒艾叶 6 克，乌药 9 克，补骨脂 9 克；胸胁、少腹胀痛、气滞明显者，加荔枝核 12 克，川楝子 9 克，郁金 12 克；瘀久化热、恶露臭秽兼口燥咽干者，加黄柏 9 克，败酱草 9 克，蒲公英 12 克，马齿苋 9 克。

3. 清热固经汤加减：龟甲 15 克，牡蛎 15 克，生地黄 15 克，白茅根 15 克，仙鹤草 15 克，炒黄芩 20 克，地骨皮 20 克，酒炒黄柏 10 克，金银花炭 30 克，阿胶（烊化）12 克，焦栀子 6 克。水煎服。

4. 安冲汤加减：白术 20 克，黄芪 20 克，龙骨 20 克，牡蛎 20 克，海螵蛸 12 克，续断 12 克，生地黄 15 克，白芍 10 克，茜草 10 克，阿胶（烊化）10 克。水煎服。腰痛者，加焦杜仲 10 克；纳呆者，加焦山楂 12 克，六神曲 12 克；恶心者，加半夏 10 克；心悸者，加炒酸枣仁 10 克。

5. 丹栀逍遥散加减：牡丹皮 10 克，栀子 10 克，柴胡 6 克，薄荷 6 克，甘草 6 克，白芍 15 克，白术 15 克，茯苓 15 克，生地黄炭 30 克，墨旱莲 24 克。水煎服。口渴者，加麦冬 12 克，五味子 9 克；血虚者，加熟地黄 15 克，制何首乌 12 克；大便不通者，加火麻仁 9 克。

【名医指导】

1. 注意做好妊娠期保健、营养调护，加强早期妊娠检查，提倡住院分娩。

2. 分娩后绝对卧床休息。恶露多者要注意阴道卫生，每日用温开水或 1：5000 高锰酸钾溶液清洗外阴部。选用柔软消毒卫生纸，经常换月经垫和内裤。

3. 保持情绪平稳，心情舒畅，避免精神刺激。保持室内空气流通，产妇注意保暖。

4. 恶露减少、身体趋向恢复时，可鼓励产妇适当起床活动，有助于气血运行和胞宫余浊的排出。

5. 产后宜母乳喂养；在未满 50 日绝对禁止房事。

6. 饮食宜清淡，忌生冷、辛辣、油腻、不易消化食物；可多吃新鲜蔬菜。可予鸡汤、桂圆汤、藕汁、梨汁、橘子汁、西瓜汁、羊肉、狗肉、甲鱼、龟肉等。

7. 注意观察血压、脉搏及全身情况，做到及时发现，及早处理，并立即送医院进行抢救。

产褥感染

分娩及产褥期生殖道受病原体侵袭而引起局部或全身的感染，称产褥感染。产褥感染后常发生各种妇科炎症（急性外阴、阴道、宫颈炎、急性子宫内膜炎、子宫肌炎、急性盆腔结缔组织炎、急性附件炎）以及急性盆腔腹膜炎及弥漫性腹膜炎。严重者发生血栓静脉炎，甚至脓毒血症及败血症。本病是产褥期最常见的严重并发症，也是导致孕产妇死亡的四大原因（产褥感染、产科出血、妊娠合并心脏病、子痫）之一。本病以产褥期内出现发热、下腹疼痛、恶露异常为主要临床表现。

本病中医学属于"产后发热"范畴。本病病机为产后体虚，感染邪毒，正邪交争，或败血停滞，营卫不通。热毒不解，则易传入营血或内陷心包。

【必备名方】

1. 五味消毒饮合失笑散加减：金银花30克，野菊花12克，蒲公英12克，紫花地丁12克，天葵子12克，五灵脂6克，蒲黄6克，牡丹皮12克，赤芍12克，鱼腥草12克，益母草9克。水煎服。高热不退、大汗出、烦渴引饮、脉虚大而数者，加生石膏（先煎）10克，知母12克，天花粉12克，芦根12克，南沙参15克；下肢肿胀、疼痛者，加路路通12克，鸡血藤9克，丹参10克。

2. 清营汤加减：犀角3克（用水牛角30克代），生地黄15克，玄参10克，淡竹叶3克，麦冬10克，丹参6克，黄连4.5克，金银花10克，连翘6克，紫花地丁10克，蒲公英12克，栀子12克，牡丹皮9克。水煎服。兼见惊厥者，加羚羊角2克，钩藤12克，地龙9克。

3. 芩连半夏枳实汤加减：半夏9克，黄芩9克，枳实9克，厚朴9克，陈皮9克，苦杏仁9克，郁金9克，荆芥9克，黄连6克，当归15克，赤芍15克，益母草15克，丹参12克。水煎服。唇干渴甚者，加天花粉12克，栀子12克。

4. 人参当归汤加减：人参6克，肉桂6克，当归9克，生地黄9克，麦冬12克，白芍10克，粳米30克，淡竹叶3克，大枣3枚。水煎服。兼见恶寒头痛、脉浮或浮数者，加防风12克，荆芥9克，紫苏叶10克；口干咽燥、四肢乏力、午后热甚者，加南沙参15克，玄参15克，女贞子12克；高热持续、恶露黏稠臭秽者，加金银花30克，连翘30克，败酱草30克；下腹疼痛拒按、脉沉弦、舌红苔黄者，加牡丹皮15克，炒桃仁10克，炮姜炭10克。

5. 当归补血汤合一阴煎加减：太子参12克，生黄芪24克，全当归6克，大麦冬15克，地骨皮15克，白薇15克，细生地黄15克，青蒿12克，炙鳖甲12克，龟甲12克。水煎服。

【名医指导】

1. 产前应加强营养，纠正贫血，积极治疗妊娠期高血压疾病及其他并发症；预防和治疗滴虫阴道炎或真菌性阴道炎；妊娠末期，禁止性交和盆浴，禁止一切阴道治疗和检查。

2. 有产道感染、胎膜早破、产后出血等有可能感染者，可给予抗生素或清热解毒之品。

3. 临产时要加强营养，注意休息，避免过度疲劳；接生器械要严格消毒；尽量减少出血及撕、裂伤。

4. 产后产妇要采取半卧位；注意全身及会阴部清洁；尽量早期起床，以促使恶露早排出。注意保暖、避风寒、慎起居；洗脸、刷牙及接触水的时候，均宜使用温水。

5. 注意营养，多喝水，增强身体抵抗力；产褥期要禁止性生活。

6. 产后宜调畅情志，放松心情，保持良好的心态。

7. 一旦确诊患有产褥感染，应及时住院治疗；必要时应先暂停给婴儿喂奶。

产褥中暑

产褥期间产妇在高温闷热环境中，因体内余热不能及时散发而引起中枢性体温调节功能障碍的急性热病，称产褥中暑。临床主要表现为高热、水和电解质代谢紊乱、呼吸循环衰竭、肺水肿或脑水肿、神经系统功能损害等。本病起病急骤，病情发展迅速，如处理不当常遗留严重的中枢神经系统障碍后遗症，甚至死亡。

本病中医学属于"产后发热"范畴。中医学认为，本病的病因多为暑入阳明、暑伤津气、暑犯心包；出现昏仆，汗出肢冷，脉微欲绝等阴阳离决之危证。

【必备名方】

1. 白虎汤加减：生石膏（先煎）30克，知母12克，粳米9克，甘草6克，金银花12克，西瓜皮12克，鲜淡竹叶10克。水煎服。兼少气乏力者，加人参3克；身重、脘痞呕恶、苔腻者，加苍术9克，半夏6克，佩兰12克；下利稀水、小便短赤、渴饮不解、舌红、苔黄滑者，加滑石（包）10 克，黄芩 6 克，猪苓 12 克。

2. 沙参母膏汤加减：生石膏（先煎）30 克，金银花 12 克，佩兰 12 克，知母 12 克，南沙参 12 克，益元散 12 克。水煎服。口渴者，加麦冬 10 克；无汗者，加薄荷 6 克。

3. 柴胡白虎煎加减：柴胡 6 克，石膏（先煎）15 克，黄芩 15 克，淡竹叶 15 克，麦冬 15 克，连翘 9 克，甘草 5 克。水煎服。恶露未尽者，加益母草 15 克，山楂 15 克；毒火炽盛者，加板蓝根 15 克；肌热甚者，加青蒿 9 克；兼恶寒者，加荆芥 6 克，佩兰 10 克。

4. 清暑益气汤加减：西洋参 6 克，石斛 15 克，麦冬 9 克，黄连 3 克，淡竹叶 6 克，荷梗 15 克，知母 6 克，甘草 3 克，粳米 15 克，西瓜皮 30 克。水煎服。兼有湿邪、见苔腻者，加石斛 12 克，麦冬 15 克，知母 12 克。

5. 生脉保元汤加减：太子参 15 克，黄芪 15 克，炒白术 15 克，麦冬 10 克，五味子 10 克，甘草 10 克，肉桂 3 克。水煎服。下红逾半月不尽者，加茜草炭 15 克；失眠者，加柏子仁 10 克，酸枣仁 10 克；心悸、筋脉拘挛者，加煅龙骨 15 克；便秘者，加瓜蒌 15 克；纳差、苔白腻者，加炒白术 10 克；病程较长、贫血重者，加黄精 15 克，当归 10 克。

【名医指导】

1. 在产后 1～2 日，产妇最好吃清淡、易消化的食物，以后逐渐增加含有蛋白质、糖类及适量脂肪的食物，宜多喝水，注意补充维生素及矿物质，可多食新鲜水果和蔬菜等。但需注意，应温服，不能太凉。

2. 保持居室通风，避免室温过高。产妇衣着应宽大透气，以舒适为度，吹风不宜直接吹在产妇身上。在夏天分娩者，产妇忌包额头，应穿厚实的长衣、长裤和袜子。

3. 如有中暑先兆，立即将产妇移至凉爽通风处并解开衣服，多喝凉开水或盐开水，使其安静休息。

4. 产后发生中暑，应迅速将患者移至通风处，并立即给予冷水、乙醇擦浴，涂擦清凉油快速降温；若体温上升，可采用物理降温如置冰袋、电扇或给予解热药物退热，用冰水或冰水加乙醇全身擦浴，在头、颈、腋

下、腹股沟浅表大血管分布区放置冰袋，并同时电扇吹风。在初步处理后应尽早尽快送往医院妇产科，避免出现危急重症。

5. 产后皮肤排泄功能较旺盛，出汗较多，宜经常用温水擦浴，勤换衣服，可避免产后中暑。

产后缺乳

产后哺乳期内，乳腺无乳汁分泌，或泌乳量少，不能满足喂养婴儿者，称产后缺乳。多发生在产后 2～3 日或半个月内，也可发生在整个哺乳期。哺乳期间，若发生贫血、营养不良、恐惧、抑郁、焦虑、劳累或疼痛，以及年龄过大等，均可引起缺乳或乳汁过少。此外，若产后婴儿对乳头刺激不够，或因婴儿含接乳头姿势不正确造成乳头皲裂，由于乳头的疼痛，产妇减少泌乳次数亦可引起缺乳。

本病中医学称"产后缺乳"、"产后乳汁不足"、"产后乳汁不行"、"产后乳无汁"。中医学认为，乳房属阳明胃经，乳头属厥阴肝经。乳汁由气血所化生，来源于中焦脾胃，赖肝气疏泄与调节。只有脾胃健旺，气血充足，肝气条达，疏泄有常，乳汁才能正常分泌。缺乳的主要病机包括气血化源不足之虚证和肝气郁结、乳汁运行受阻之实证。

【必备名方】

1. 益气通乳散加减：太子参 15 克，通草 15 克，皂角刺 15 克，黄芪 25 克，天花粉 25 克，山楂 15 克，鹿角霜 30 克，漏芦 30 克，王不留行 30 克，枸杞子 9 克，茯苓 9 克，当归 9 克，穿山甲 12 克，川芎 6 克，红花 6 克，桃仁 6 克，赤芍 6 克，生姜 3 片，大枣 5 枚。水煎服。兼汗多乏力者，黄芪加倍；乳房红肿有硬块者，加陈皮 10 克。

2. 疏肝通乳汤加减：柴胡 12 克，当归 12 克，棉花籽 12 克，通草 15 克，王不留行 15 克，木通 18 克，穿山甲 10 克，桔梗 10 克，路路通 10 克，漏芦 10 克，川芎 6 克。水煎服。乳房不胀、点滴无乳者，去柴胡、川芎、漏芦，加党参 12 克，黄芪 15 克，麦冬 15 克，熟地黄 15 克；乳房胀硬有包块者，加

青皮 15 克，橘核 12 克，皂角刺 10 克，白芷 12 克；乳房胀痛灼热者，加蒲公英 15 克，连翘 12 克，拳参 10 克。

3. 养肝益肾汤加减：生地黄 15 克，枸杞子 12 克，桑椹 12 克，麦芽 12 克，山茱萸 9 克，当归 9 克，丹参 9 克，山药 9 克，益智 9 克，金樱子 10 克，穿山甲 10 克，王不留行 10 克。水煎服。

4. 缺乳方加减：人参 10 克，黄芪 25 克，王不留行 25 克，漏芦 25 克，丝瓜络 25 克，穿山甲 15 克，丹参 15 克，通草 5 克，川芎 5 克，柴胡 5 克，青皮 5 克，桃仁 15 克，白芷 5 克，红花 6 克。水煎服。乳房块痛者，丝瓜络加至 45 克。

5. 通乳饮：防风 4.5 克，海桐皮 12 克，炒青皮 4.5 克，豨莶草 9 克，威灵仙 9 克，续断 12 克，当归 12 克，白芍 9 克，白薇 9 克，刘寄奴 12 克，王不留行 12 克，漏芦 12 克，穿山甲 4.5 克，北细辛 1.5 克。水煎服。

【名医指导】

1. 产后缺乳应遵循"三分治疗，七分调理"原则，正确、合理地调摄生活、饮食、精神等方面，可有效预防缺乳。保持乐观、舒畅的心情，避免恐惧、抑郁、焦虑、紧张等不良情绪。

2. 妊娠期做好乳头护理：产检时发现乳头凹陷者，孕妇应把乳头向外拉，常用肥皂擦洗乳头，防止乳头皲裂而造成哺乳困难。

3. 提倡早期哺乳，以促进乳汁的分泌；母婴同室，早接触、早吮吸，于产后 30 分钟内开始哺乳；并做到按需哺乳，定时哺乳，一侧乳房吸空后再吸另一侧。若乳儿未吸空乳汁，应将多余的挤出。

4. 积极纠正产妇贫血、营养不良等全身状况。

5. 注意营养和休息：保证产妇充足的睡眠，避免劳累；同时加强营养，但不要太过滋腻，应鼓励产妇少食多餐，多食新鲜蔬菜、水果，多饮汤水，多食催乳食品如花生米、黄花菜、木耳、香菇等。

6. 发现乳汁较少，要及早治疗，一般在产后 15 日内治疗效果较好。

7. 注意纠正婴儿不正确的含乳头姿势，

避免刺激不够或引起疼痛，导致泌乳异常。

8. 妇女应选择在适合生育的年龄生产，避免年龄太大。

产后尿潴留

产后尿潴留即产后尿潴留于膀胱不能排出。妊娠期为适应妊娠的需要，肾集合系统、输尿管均有生理性扩张。生产后体内潴留的大量水分均在产后数日经肾脏排出，故尿量明显增加。但分娩过程中胎先露压迫膀胱，特别是膀胱三角区的黏膜充血水肿，膀胱张力降低，加上产后疲劳，会阴伤口局部剧痛等原因，易致产后尿潴留。

本病中医学属于"癃闭"范畴。本病主要见于生产过程延长，气血耗损较大，真元受伤者。病机主要为膀胱气化失常，与肺肾关系密切。肾司二便，主开阖，与膀胱相表里；肺主一身之气，通调水道，下达膀胱。故气血亏损，膀胱气化无力，水液循环失控，则留潴膀胱，同时膀胱开阖失常则小便不通。

【必备名方】

1. 益气利水方加减：黄芪 15 克，升麻 5 克，通草 5 克，桂枝 5 克，党参 12 克，车前子 12 克，益母草 12 克，当归 12 克，乌药 10 克，泽泻 10 克，白术 10 克，生谷芽 15 克，焦谷芽 15 克。水煎服。消化不良者，加鸡内金 12 克；大便燥结者，加火麻仁 15 克；热象重者，加白茅根 15 克。

2. 桂车汤加减：肉桂粉（吞服）1.2 克，车前子（另包）15 克，生黄芪 12 克，冬葵子 9 克。水煎服。产后恶露未尽者，加当归 15 克，川芎 12 克；肾虚较重者，加杜仲 12 克，牛膝 10 克，桑寄生 12 克；膀胱郁热者，加淡竹叶 15 克，木通 10 克，忍冬藤 12 克，益元散 9 克。

3. 木通散加减：枳壳 9 克，槟榔 9 克，木通 9 克，滑石（包煎）15 克，冬葵子 15 克，甘草 6 克，香附 10 克，郁金 10 克。水煎服。心烦易怒、舌红苔薄黄者，加黄芩 12 克，栀子 12 克，夏枯草 10 克；食少便溏者，加白术 15 克，茯苓 12 克，薏苡仁 12 克；神疲气短、小腹空坠者，加党参 15 克，黄芪 15

克，白术12克。

4. 益气活血通窿汤加减：黄芪30克，党参30克，当归10克，赤芍10克，桔梗10克，乌药10克，桃仁10克，牛膝10克，车前子（包煎）10克，川芎6克，枳壳15克，路路通12克，肉桂2克。水煎服。阴虚者，加生地黄10克，玄参10克；腹胀甚者，加香附10克，延胡索10克；恶露不下者，加益母草30克，生山楂10克。

5. 八正散加减：萹蓄15克，瞿麦15克，木通15克，车前子15克，滑石（包煎）30克，栀子15克，甘草15克，黄柏15克，大黄15克。水煎服。热伤膀胱血络、小便出血者，加小蓟15克，白茅根15克，墨旱莲12克；小便混浊较甚者，加粉萆薢12克，石菖蒲15克。

【名医指导】

1. 保持情绪平稳，消除焦虑和紧张情绪，以免情绪紧张加重平滑肌痉挛使排尿困难。

2. 孕妇在妊娠期多运动，加强腹肌锻炼，可避免妊娠时腹壁持久扩张、产后松弛、腹压下降、无力排尿。

3. 在排尿前即可采用按摩法协助排尿。即将手置于下腹部膀胱处向左右轻轻按摩，排尿后还可再用手掌自膀胱底部向下推移按压以减少膀胱余尿。

4. 调整体位和姿势：酌情协助卧床患者取适当体位，多坐少睡，不要总躺在床上。顺产产妇，可于产后6～8小时坐起来；剖宫产的产妇术后24小时可以坐起。尽可能以习惯姿势排尿；需绝对卧床休息或剖宫产的产妇，应有计划的训练床上排尿，以免因不适应排尿姿势的改变而导致尿潴留。

5. 产后会阴侧切或会阴撕裂造成外阴创伤疼痛，可反射性引起膀胱括约肌痉挛而发生产后尿潴留。此时可寻求医师的帮助。

6. 小腹部膀胱处疼痛难忍，触之即有尿意却排不出，应立即就医；出现尿频、尿急、发热、有异常恶露，应及时就医。

7. 产前或产程中应用大剂量的解痉镇静药，如妊娠期高血压疾病应用硫酸镁、莨菪类等药物，降低膀胱张力而引起尿潴留，只要适量用药完全可以让产妇避免患尿潴留。

第二十七章 月经疾病与乳腺疾病

功能失调性子宫出血

功能失调性子宫出血（简称功血）为妇科常见病，是指由调节生殖的神经内分泌机制失常引起的异常子宫出血。通常分为排卵性和无排卵性两类，其中以无排卵性功血多见，多发生于青春期及绝经过渡期妇女。常表现为月经周期紊乱，经期长短不一，出血量不定，甚或大量出血。有时表现有数周或数月停经，然后阴道流血，出血量通常较多；也可开始阴道不规则流血，量少淋漓不净；也有一开始表现类似正常月经的周期性出血。出血期间一般无腹痛或其他不适，出血量多或时间长时可继发贫血，大量出血可导致休克。排卵性功血多发生于生育年龄的妇女。常分为排卵型月经过多、黄体功能不全、子宫内膜脱落不全、排卵期出血4种。

本病包括了中医学"月经先期"、"月经后期"、"月经先后无定期"、"月经过多"、"月经过少"、"经期延长"、"经间期出血"、"崩漏"等病症。无排卵性功血可归入"崩漏"范畴，有排卵性功血可归入"月经失调"范畴。故无排卵性功血参照"崩漏"的病机主要是冲任损伤，不能约制经血，胞宫蓄溢失常，经血非时而下，常见的病因有血热、肾虚、脾虚、血瘀等。排卵性功血则归因于气虚、虚热、湿热蕴结、血瘀、脾气虚弱、肾气不固、阳盛血热、肝郁血热、阴虚血热、肾阴虚等。

无排卵性功血

【必备名方】

1. 保阴煎合生脉散加减：生地黄15克，熟地黄15克，白芍15克，黄芩10克，黄柏10克，续断10克，山药20克，甘草6克，人参18克，麦冬18克，五味子6克，阿胶（烊化）15克。水煎服。下血如崩者，加血余炭12克，棕榈炭10克；淋漓不断者，加蒲黄12克，三七10克；心烦少寐者，加酸枣仁12克，首乌藤12克。

2. 清热固经汤加减：黄芩10克，焦栀子10克，生地黄12克，地骨皮9克，地榆12克，阿胶（烊化）15克，生藕节15克，棕榈炭10克，炙龟甲20克，牡蛎粉15克，生甘草6克，南沙参15克，麦冬15克。水煎服。心烦易怒、脉弦者，加柴胡15克，夏枯草12克（亦可选用清经散）。

3. 肉苁蓉丸加减：肉苁蓉30克，菟丝子30克，熟地黄30克，女贞子30克，墨旱莲30克，补骨脂30克，黄精30克，仙茅20克，淫羊藿20克，五味子15克。水煎服。血热者，加黄连12克，栀子15克；气血亏虚者，加党参15克，阿胶（烊化）15克；肝郁气滞者，加柴胡15克，佛手9克。

4. 健脾固冲汤加减：黄芩9克，白芍9克，白术9克，甘草3克，生地黄9克，地黄炭9克，阿胶12克，姜炭6克，赤石脂30克。水煎服。舌苔黄腻、热甚者，加黄柏9克；下血量多或心悸者，加棕榈炭9克，龙骨18克，牡蛎18克；舌质红、手足心热者，加女贞子15克，墨旱莲15克；腰痛者，加杜仲9克，续断9克；气虚者，加党参15克。

5. 祛瘀止崩汤加减：柴胡10克，赤芍

《名医推荐家庭必备名方（珍藏本）》

12克，当归10克，生地黄15克，红花10克，桔梗10克，牛膝12克，香附12克，阿胶（烊化）10克，栀子12克，牡丹皮10克，黄芩15克，甘草8克，鲜藕节3块。水煎服。出血量多者，加地榆炭12克，棕榈炭12克；出血日久、量多者，阿胶加至30克，加黄芪20克；出血量多、热象明显者，加重生地黄、黄芩用量；夹有瘀块、小腹痛者，加蒲黄炭12克，五灵脂9克，泽兰12克。

【名医指导】

1. 注重经期的调养：重视经期卫生，勤换内裤及月经垫等月经用品，用温开水或外阴清洁剂清洗外阴的血污，避免盆浴；月经期间禁止性生活；月经期间多休息，避免重体力劳动、剧烈活动及拿持重物；月经期间注意保暖，尤其是腹部和脚部，避免寒湿邪侵袭。

2. 饮食宜营养丰富，多吃补血之品如大枣等。经期禁忌的食物有雪梨、马蹄、石耳、石花、地耳、肉桂、花椒、丁香、胡椒、辣椒、菱角、茭笋、冬瓜、芥兰、蕨菜、黑木耳、兔肉等。

3. 及早治疗月经过多、经期延长、月经先期等出血倾向的月经病。

4. 保持心情舒畅，避免紧张、焦虑；家人应多安慰患者，并帮助其消除思想顾虑。

5. 养成良好的睡眠习惯，注意早睡早起，以提高机体的免疫力；注意避风寒、防感冒。

6. 忌酒。

排卵性月经失调

【必备名方】

1. 宁宫汤加减：黄芪45克，白术15克，墨旱莲30克，仙鹤草30克，三棱9克，莪术9克，阿胶10克，血余炭12克，鲜胡萝卜缨100克。水煎服。暴崩者，加人参20克，制附子（先煎）12克；热甚者，加黄芩炭15克，大黄炭12克，生地黄15克；血虚者，加熟地黄15克，龙眼肉15克；感染者，加土茯苓12克，蒲公英18克。

2. 两地汤加减：生地黄12克，地骨皮12克，玄参10克，麦冬12克，阿胶（烊化

兑服）12克，白芍12克。水煎服。潮热甚者，加南沙参15克，青蒿12克；气短乏力者，加太子参15克，山药12克；出血量多者，加女贞子12克，墨旱莲12克，地榆炭9克，仙鹤草9克。

3. 益气固冲止崩汤加减：黄芪30克，白术10克，醋柴胡10克，陈皮炭10克，仙鹤草10克，甘草10克，党参15克，荆芥炭15克，当归15克，炒续断15克，升麻4克。水煎服。兼血虚者，加生地黄炭15克，阿胶（烊化）15克；血热者，加牡丹皮12克，炒黄芩12克，焦栀子12克；气郁者，加制香附12克；心悸者，加远志12克，酸枣仁15克，龙眼肉12克。

4. 扶正止崩汤加减：黄芪30克，党参15克，当归9克，白芍9克，仙鹤草30克，侧柏炭12克。水煎服。阴血虚者，倍当归、白芍，加阿胶（烊化）15克，熟地黄15克；血止后，服归脾汤巩固；气阴不足者，加白芷15克，山药15克；兼气滞者，加栀子12克，香附12克；血热者，加藕节12克，大蓟12克，小蓟12克。

5. 育阴止崩汤加减：地黄15克，山药15克，白芍15克，续断12克，阿胶（烊化）15克，杜仲12克，山茱萸15克，桑寄生9克，海螵蛸9克，龟甲18克，牡蛎15克，炒地榆15克，蒲黄12克。水煎服。血热者，加牡丹皮12克，地骨皮15克，知母15克；气虚者，加黄芪15克，升麻12克；气滞者，加栀子12克，制香附9克，枳壳12克；出血量多者，加白茅根30克。

【名医指导】

1. 注重个人卫生，保持外阴局部清洁；月经期间严禁性生活，防感染。

2. 进食营养丰富、清淡的食品，如富含维生素C的新鲜瓜果、蔬菜；避免辛辣刺激温燥之品、过于寒凉之品。经前期的保健食品有大米、包心菜、韭菜、芹菜、橘子等；经后期的保健食品有牛奶、猪胰、胡萝卜、红花等；经前、经后均可食用的食品有海带、干枣、豆腐皮、高粱、薏苡仁、羊肉、苹果等。不宜饮酒。

3. 保持心情舒畅，情绪平稳，避免七情

过极；平时可加强体质锻炼，但经期避免重体力劳动和剧烈运动。

4. 出血期间适当休息，避免过度劳累，防止感染。反复出血、病情绵延不愈者，应当积极治疗。

5. 出血时要注意外阴清洁，勤换内裤及月经垫等；行经期一定要每日清洗以去除血污，可用外阴清洁剂或温开水清洗，但应避免盆浴。

6. 若流血不止、较快出现贫血症状者，应及时到医院就诊，进行补液、输血、清宫等处理；必要时将子宫摘除。

闭　经

闭经通常分为原发性闭经和继发性闭经两类。前者系指 16 岁第二性征已发育，但月经还未来潮者，或 14 岁尚无第二性征发育者；后者则指以往曾已建立月经周期，因某种病理性原因而月经停止持续时间相当于既往 3 个月经周期以上的总时间或月经停止 6 个月者。青春期前、妊娠期、哺乳期以及绝经后期出现的无月经均属生理性闭经，故本节不予讨论。闭经按病变部位分为子宫性、卵巢性、垂体性、下丘脑性闭经。正常月经周期的建立有赖于下丘脑-垂体-卵巢轴的神经内分泌调节以及靶器官子宫内膜对性激素的周期性反应，其中任何一个环节发生障碍都有导致闭经的可能。除此之外，全身性疾病如营养不良、慢性消耗性疾病如贫血、结核、糖尿病等可导致闭经。肾上腺皮质功能失调、甲状腺功能失调以及生活环境的骤然改变、精神因素刺激等亦可引发闭经。闭经不是一个独立疾病，而是许多疾病的临床表现。

本病中医学称"女子不月"、"月事不来"、"血枯"。本病的病因为虚、实两类。虚者多因冲任空虚无血可下所致；实者多因冲任阻隔，经血不得下行所致。

【必备名方】

1. 人参养营汤加减：人参 12 克，黄芪 12 克，白术 12 克，茯苓 9 克，远志 6 克，陈皮 12 克，五味子 9 克，当归 12 克，白芍 25 克，熟地黄 9 克，肉桂 12 克，炙甘草 12 克。

水煎服。因产后大出血所致的闭经（即席汉综合征）除见上述症状外，尚有神情淡漠、阴道干涩、毛发脱落、性欲减退、生殖器官萎缩减退，此乃精血亏败，肾气虚惫，加仙茅 9 克，淫羊藿 12 克，鹿角霜 15 克，紫河车 6 克。长期服用。

2. 益母草乌豆煎：益母草 30 克，乌豆 60 克，红糖适量。益母草与乌豆加水 3 碗，煎至 1 碗，加红糖调服，以黄酒 20 毫升冲服，每日 1 次，连服 7 日。

3. 温经汤加减：吴茱萸 9 克，当归 6 克，白芍 6 克，川芎 6 克，人参 6 克，桂枝 6 克，阿胶（烊化）6 克，生姜 6 克，甘草 6 克，半夏 6 克，牡丹皮 6 克，麦冬 9 克。水煎服。腹痛甚者，加乳香 9 克，没药 9 克；小腹冷痛甚者，加小茴香 12 克，艾叶 9 克；因肾阳不足引起闭经或四肢不温、白带清冷、腰膝酸软者，加右归丸［熟地黄 24 克，山药 12 克，山茱萸 9 克，枸杞子 12 克，菟丝子 12 克，鹿角霜 12 克，杜仲 12 克，当归 9 克，肉桂 6 克，制附子（先煎）6 克］。

4. 益气补肾活血方加减：党参 15 克，黄芪 15 克，当归 15 克，鹿角胶 15 克，淫羊藿 15 克，补骨脂 15 克，山药 15 克，鸡血藤 15 克，丹参 15 克，茺蔚子 15 克，制香附 15 克。水煎服。形寒肢冷者，加制附片（先煎）15 克；腰膝酸软者，加杜仲 10 克，续断 15 克，牛膝 15 克；脾虚纳差者，加白术 15 克，茯苓 15 克，砂仁 10 克；烦躁易怒者，加柴胡 10 克，白芍 10 克。

5. 益肾导痰汤：党参 12 克，巴戟天 12 克，海藻 12 克，鹿角片 12 克，苍术 9 克，白术 9 克，制香附 9 克，石菖蒲 4.5 克，黄芪 15 克，制胆南星 15 克，生山楂 15 克，益母草 15 克，菟丝子 15 克，淫羊藿 15 克，山药 15 克。水煎服。

【名医指导】

1. 如果出现月经持续不来潮，应及时去医院查明病因并对症对因治疗。如生殖道下段闭锁，通过手术即可治愈；否则时间越久，子宫萎缩越明显，治疗效果越差。

2. 若因消耗性疾病如重度肺结核、严重贫血、营养不良等，及特有的内分泌疾病

《名医推荐家庭必备名方（珍藏本）》

（如"肥胖生殖无能性营养不良病"等），应当积极治疗原发病。

3. 避免精神刺激、悲伤忧虑、恐惧不安、紧张、劳累，以及环境改变、寒冷刺激等，以预防下丘脑引起的闭经。

4. 避免压力过大，应学会自我调节；避免过度减肥。保持规律的性生活。

5. 若为服用某些药物如长期口服避孕药引起的闭经，应停药观察或改用他法积极治疗。

6. 饮食上多吃高蛋白、高维生素性食物，如蛋类、牛奶、瘦肉、鱼类、甲鱼、牡蛎、虾等以及蔬菜、水果，以保证足够营养物质的摄入。避免挑食、偏食。

7. 制定合理的作息时间，早睡早起，保证充足的睡眠，避免生物钟紊乱。

8. 结核分枝杆菌侵入子宫内膜，可引起结核性子宫内膜炎，使子宫内膜受到不同程度的破坏，最后可因出现瘢痕组织，导致闭经，故应及时治疗，不可延误。

9. 闭经危害大，会引起卵巢早衰，出现生殖器萎缩、提前衰老、性生活失调，同时有可能患上骨质疏松症、高血压、心脑血管疾病、子宫癌、卵巢癌等疾病。所以应重视本病，避免置之不理、毫不在乎的心态；但亦不能过分紧张，即使是闭经不能治愈的女性，将来可结婚只是不能生育，在找对象的时候应向对方说清楚。

痛　经

经期及行经前后出现明显下腹部痉挛性疼痛、坠胀或腰酸痛等不适，影响生活和工作者，称痛经。痛经仅发生在有排卵的月经周期，分为原发性和继发性两种，原发性痛经无盆腔器质性病变，常见于初潮后6个月至1年内或排卵周期建立初期，多为功能性痛经。继发性痛经是盆腔器质性疾病的结果。如子宫内膜异位症、盆腔炎或宫颈狭窄、宫内异物等所致的痛经。本节仅讨论原发性痛经。原发性痛经的产生与行经时子宫内膜释放前列腺素（PG）水平较高有关。内在或外来的精神刺激可使痛阈降低。焦虑、恐惧以

及生化代谢物质均可通过中枢神经系统刺激盆腔神经纤维而引起疼痛。下腹部疼痛是痛经的主要症状，多发生在经前或经期1～2日，呈阵发性绞痛、刺痛、灼痛、掣痛、隐痛、坠痛等，拒按或喜按，疼痛时间数小时至2～3日，随后逐渐减轻至消失。

本病中医学称"经行腹痛"、"经期腹痛"、"经痛"。中医学认为，本病主要由情志所伤、起居不慎或六淫等引起，并与体质因素、经期及其前后特殊的体内环境有一定关系。其病机主要因经期受到上述致病因素的影响，导致冲任气血运行不畅，子宫经血受阻，以致"不通则痛"；或冲任子宫失于濡养而"不荣而痛"。本病之所以随月经周期发作，是与经期前后特殊的生理环境变化有关。因为平时子宫藏精气而不泻，血海由空虚到满盈，变化缓慢，致病因素对冲任、子宫影响表现不明显。而经前、经期血海由满盈到溢泻，应以通为顺。受致病因素影响，冲任子宫阻滞，则不通则痛；经血下泻必耗气伤血，冲任子宫失养则不荣而痛。痛经病位在冲任、子宫，变化在气血，表现为痛证。

【必备名方】

1. 温经散寒汤加减：当归10克，川芎10克，赤芍12克，白术12克，紫石英20克，胡芦巴6克，五灵脂12克，川楝子10克，延胡索10克，制香附12克，小茴香6克，艾叶6克，茯苓15克。水煎服。受寒重者，加吴茱萸9克，桂枝9克；血瘀重者，加桃仁6克，红花6克。

2. 清热调血汤加减：牡丹皮10克，黄连6克，生地黄15克，白芍12克，当归12克，川芎12克，红花12克，桃仁12克，延胡索10克，莪术6克，制香附10克。水煎服。痛甚连及腰骶部者，加续断10克，狗脊6克，秦艽9克；经血量多或经期延长者，加地榆10克，马齿苋10克，黄芩9克；带下异常者，加黄柏12克，土茯苓10克，椿皮9克。

3. 养血和血汤加减：当归10克，白芍20克，枸杞子15克，川芎10克，制香附12克，甘草6克，黄芪15克，党参15克。水煎服。经行量少，血色紫黯有块者，加柴胡12

克，丹参 15 克，益母草 12 克；小腹冷痛、得热则舒者，加泽兰 12 克，鸡血藤 15 克，巴戟天 9 克；头晕耳鸣、五心烦热、口干不欲饮者，去制香附，加生地黄 15 克，牡丹皮 9 克，麦冬 15 克，川楝子 12 克；便溏者，加土炒白术 15 克，茯苓 15 克；呕吐、畏寒肢冷者，加吴茱萸 12 克；口苦、心烦者，加竹茹 15 克。

4. 乌沉定经汤加减：乌药 10 克，砂仁 10 克，香附 10 克，延胡索 10 克，当归 10 克，柴胡 10 克，熟地黄 10 克，菟丝子 10 克，白芍 15 克，茯苓 15 克，山药 15 克，甘草 6 克，荆芥 6 克，木香 3 克。水煎服。经行烦热者，加牡丹皮 10 克，栀子 10 克，地骨皮 10 克；白带量多者，加白扁豆 15 克，车前子 10 克，生牡蛎 10 克，生龙骨 10 克；经行胸闷乳胀者，加牡丹皮 10 克，栀子 19 克，枳壳 10 克；腰背酸痛者，加杜仲 10 克，续断 10 克；失眠心悸者，加柏子仁 10 克，远志 10 克。

5. 痛经汤加减：当归 10 克，川芎 10 克，牛膝 10 克，香附 10 克，荔枝核 10 克，赤芍 10 克，五灵脂 10 克，延胡索 10 克，肉桂 6 克，吴茱萸 6 克，红花 6 克，甘草 6 克。水煎服。小腹冷痛、经色淡褐者，加炮姜 6 克，乌药 12 克；小腹两侧刺痛、血色鲜红者，去肉桂，加牡丹皮 10 克，焦山楂 10 克；血量多者，去红花，加艾叶炭 10 克；有紫块者，加莪术 9 克；经色淡者，加制附子（先煎）6 克；经后隐痛、量少质淡者，加炙黄芪 12 克，补骨脂 12 克；腰酸空痛，加巴戟天 10 克，菟丝子 10 克；经血淋漓不畅者，加桃仁 12 克；胁痛乳胀者，加郁金 10 克，柴胡 8 克，路路通 12 克。

【名医指导】

1. 及时检查，查找原因。若为功能性痛经，经及时、有效治疗常能痊愈；器质性病变引起者，经治疗亦可获得一定疗效。

2. 注重经期产后卫生；注意经期保暖，避免受寒、淋雨、下水，可有效避免痛经发生。同时注意经期避免重体力劳动、剧烈运动等，宜多休息。

3. 不食寒凉滋腻之品；忌刺激性食物，如辣椒、生葱、生蒜、胡椒、烈性酒等。

4. 痛经者无论在经前或经后，都应保持大便通畅；尽可能多吃蜂蜜、香蕉、芹菜、白薯等。

5. 饮食上宜营养丰富、均衡，如常吃荠菜、洋兰根、香菜、胡萝卜、橘子、佛手、生姜等。气血不足者，宜常吃补气、补血之物，如鸡、鸭、鱼、鸡蛋、牛奶、鱼类、豆类等。

6. 保持精神愉快，气机畅达；注意调摄，慎勿为外邪所伤。

7. 生活规律，劳逸结合，保证睡眠。平时可适当参加体育运动。

经前期综合征

经前期综合征是指妇女反复在黄体期周期性出现影响日常生活和工作的躯体、精神以及行为方面改变的综合征，如烦躁易怒、精神紧张、神经过敏、头晕、头痛、失眠、乳房胀痛、水肿、泄泻、身痛、发热、口舌糜烂、大便下血等症状，严重者影响生活质量。经前期综合征目前尚无确切的病因，可能与卵巢激素、中枢神经和自主神经系统失调综合作用有关。多见于 25～45 岁妇女，伴随月经周期性发作，症状出现在月经前 7～14 日，经前 2～3 日症状明显加重，月经来潮后症状明显减轻或消失。常因家庭不和睦或工作紧张诱发。

本病中医学属于"经行头痛"、"经行乳房胀痛"、"经行发热"、"经行身痛"、"经行泄泻"、"经行浮肿"等范畴。中医学认为，妇女行经之前，阴血下注冲任，血海充盈，而全身阴血相对不足，脏腑功能失调，气血失和，则出现一系列证候。月经以血为本，肝藏血，肾藏精，精化血，脾统血，主运化，是气血生化之源，因此月经的产生与肾、肝、脾的关系尤为密切。故肝、脾、肾功能失调，气血、经络受阻是导致月经前期紧张综合征的重要因素。

【必备名方】

1. 经前乳房胀痛方加减：柴胡 10 克，牡丹皮 10 克，香附 10 克，王不留行 10 克，

《名医推荐家庭必备名方（珍藏本）》

郁金10克，栀子10克，当归12克，白芍15克，山楂15克，茯苓15克，薄荷3克，路路通6克，青皮9克，陈皮9克。水煎服。心烦口渴者，加石斛12克，百合12克，太子参15克；乳房有肿块者，加海藻10克，昆布10克，炮穿山甲10克，败酱草15克；浮肿便溏者，加党参15克，白术15克，山药15克。

2. 一贯煎加减：生地黄15克，枸杞子15克，北沙参10克，麦冬10克，当归10克，白芍10克，丹参10克，菊花10克，茯神10克，川楝子6克。水煎服。有虚热、手足心汗出者，加地骨皮10克，白薇10克；胸胁胀痛者，加鳖甲15克，青皮10克；烦热而渴者，加生石膏（先煎）15克，知母10克；腰膝酸软明显者，加杜仲12克，川牛膝12克；失眠难以入睡者，加酸枣仁10克，柏子仁10克；巅顶掣痛者，加夏枯草15克，白蒺藜15克。

3. 解郁活血汤加减：柴胡12克，川芎12克，赤芍12克，郁金12克，山药12克，制香附15克，瓜蒌15克，丹参15克，枳壳9克，红花9克，橘叶9克，桃仁10克，青皮10克，甘草6克。水煎服。兼脾虚者，加党参12克，黄芪12克，砂仁12克；兼血虚者，加当归15克，熟地黄12克，白芍12克；肾阴虚者，加知母12克，生地黄15克，山茱萸12克，墨旱莲12克。

4. 经前癫狂汤加减：三棱12克，莪术12克，红花9克，桃仁9克，丹参10克，生大黄15克，大枣7枚，牛膝15克，甘草6克。水煎服。精神症状明显者，三棱、莪术加量；精神症状不明显者，三棱、莪术减量，加当归12克，白芍15克，生地黄15克；瘀热明显者，大黄加至30克；腹痛难忍者，桃仁加至24克；便溏者，生大黄改为炙大黄；精神恍惚者，加白芥子10克，半夏10克；心悸失眠者，加酸枣仁12克，茯神24克；神情低落寡欢者，加佛手10克，合欢皮10克；烦躁不安者，加黄连6克；惊悸有幻觉者，加龙骨30克，牡蛎30克，芒硝30克。

5. 茯苓皮薏苡仁汤加减：柴胡12克，枳壳12克，陈皮12克，白芍15克，泽泻15克，白术18克，茯苓皮20克，香薷6克，薏苡仁30克，桔梗10克，甘草5克。水煎服。胁痛者，加郁金12克，延胡索12克；腹胀满者，加大腹皮12克，猪苓12克；口苦、烦躁者，加牡丹皮10克，栀子15克；腹泻者，加砂仁9克，葛根12克；动则汗出者，加防己15克，黄芪12克；腰痛者，加杜仲15克；月经量少、色黑有块、小腹胀痛者，加桃仁9克，红花9克，当归15克；月经量多者，加侧柏炭12克，仙鹤草12克；白带多者，加苍术12克，芡实12克；带黄者，加苍术12克，黄柏12克，车前子9克。

【名医指导】

1. 适当参加体育锻炼，尤其在月经来之前的1～2周增加运动量，但应注意劳逸结合。业余时间多做自己喜欢的事情，以分散注意力。

2. 积极查找病因，针对病因、主症治疗。

3. 多喝水、多吃新鲜水果及富含纤维素食品，少吃动物脂肪及甜食；少喝酒。注意B族维生素、维生素C及钙、镁的补充。

4. 学会自我调节，避免压力过大。保持情志舒畅，避免紧张、焦虑、大怒、悲伤、忧思；家人应多理解、安慰患者，建立家庭和谐氛围。

5. 月经前期及月经期注意保暖，避免受凉、受潮、吹风、淋雨、下水等。

围绝经期综合征

围绝经期又称更年期，是妇女由生育期过渡到老年期的一个过渡阶段，它包括绝经前期、绝经期和绝经后期。围绝经期综合征是指妇女在绝经前后由于性激素减少所致的一系列躯体及精神心理症状，如月经紊乱、情志异常、潮热汗出、眩晕耳鸣、心悸失眠、水肿便溏等，又称更年期综合征。

本病中医学无此病名，其症状于"年老血崩"、"老年经断复来"、"脏躁"、"百合病"等病证中可见散在记载。中医学认为，妇女进入围绝经期，肾气渐衰，天癸将竭，冲任二脉虚损，精血不足，气血失调，脏腑功能素乱，肾阴阳失和而致。

【必备名方】

1. 妇更饮加减：生地黄 15 克，生麦芽 15 克，紫草 15 克，桑寄生 15 克，钩藤（后下）15 克，淫羊藿 10 克，炒当归 10 克，制香附 10 克。水煎服。脏燥神烦者，加浮小麦 15 克，炙甘草 6 克，大枣 15 克；纳差便溏者，加党参 15 克，白术 15 克，山药 15 克，茯苓 12 克；烦躁易怒者，加女贞子 12 克，墨旱莲 12 克，夏枯草 12 克，石决明 12 克；失眠心悸者，加北沙参 15 克，麦冬 15 克，制何首乌 12 克，酸枣仁 12 克，五味子 12 克；自汗盗汗者，加糯米稻根 12 克，浮小麦 15 克，白芍 15 克。

2. 滋水和阳汤加减：败龟甲（先煎）30 克，浮小麦 30 克，生地黄 20 克，熟地黄 20 克，生黄芪 20 克，山茱萸 15 克，知母 10 克，炒白芍 10 克，黄柏 10 克，黄连 6 克，生牡蛎（先煎）25 克。水煎服。心烦易怒者，加生栀子 9 克，夏枯草 12 克；汗出甚者，加煅龙骨（先煎）20 克；心悸不安者，加酸枣仁 10 克，首乌藤 15 克；失眠者，加肉桂粉 2 克；眩晕耳鸣者，加杭菊 10 克，石决明 20 克。

3. 益肾菟地汤加减：菟丝子 12 克，生地黄 12 克，熟地黄 12 克，淫羊藿 12 克，巴戟天 12 克，丹参 12 克，炒知母 12 克，炒黄柏 12 克，炒白芍 10 克。水煎服。肝肾阴虚、肝阳上亢者，去淫羊藿、巴戟天，加女贞子 12 克，墨旱莲 15 克，枸杞子 12 克，菊花 12 克，生牡蛎（先煎）30 克；脾肾阳虚偏于气不行水者，去炒知母、炒黄柏，加黄芪 20 克，党参 15 克，白术 12 克，茯苓 12 克，泽泻 12 克，肉桂 6 克；挟痰瘀者，加莪术 9 克，川芎 12 克，炮穿山甲 9 克，瓜蒌 9 克，海藻 12 克。

4. 二仙逍遥调营汤加减：仙茅 15 克，淫羊藿 10 克，当归 10 克，巴戟天 10 克，柴胡 10 克，茯苓 10 克，白芍 10 克，白术 10 克，桂枝 10 克，知母 3 克，黄柏 3 克，薄荷 3 克，生姜 3 克，甘草 6 克，大枣 3 枚。水煎服。肾阳虚者，加制附子（先煎）6 克，肉桂 3 克；肾阴虚者，加女贞子 15 克，墨旱莲 15 克；心悸者，加龙齿 30 克，朱砂 3 克；失眠

者，加合欢皮 30 克，首乌藤 30 克；头晕目眩者，加夏枯草 15 克，磁石（先煎）30 克，牛膝 30 克；月经量多者，加仙鹤草 20 克，益母草 15 克；泄泻者，加补骨脂 12 克，乌药 12 克，豆蔻 6 克，木香 6 克；烦躁易怒、郁闷欲哭者，加浮小麦 30 克，紫苏梗 10 克。

5. 百合枣仁汤加减：百合 9 克，酸枣仁 9 克，当归 9 克，茯神 9 克，柴胡 6 克，龟甲 9 克，磁石（先煎）6 克，五味子 9 克，大枣 9 克，小麦 9 克，甘草 6 克。水煎服。多汗者，加白芍 12 克，黄芪 12 克；乳房胀痛者，加橘叶 9 克，生麦芽 9 克；消化不良者，加六神曲 12 克。

【名医指导】

1. 定期体检、妇科检查、防癌检查、内分泌检查，做到有病及早发现、及早治疗。

2. 饮食上限制高脂、高糖、乳制品的摄入，可多食新鲜水果、蔬菜，并注意钙、钾等矿物质的补充；可多食生菜、海带、鲑鱼（含骨）、沙丁鱼等；少食多餐，多喝水或含糖分较少的新鲜果汁，减少咖啡因及酒精的摄入。

3. 维持适度的性生活，调畅情志，放松心情，防止心理早衰；家人应多予以安慰、帮助患者。

4. 适当散步，参加各项体育锻炼，增强体质，调节阴阳气血，有效缓解骨质疏松进程。

5. 注意劳逸结合，生活规律，睡眠充足。

6. 防治自主神经系统功能紊乱症状、泌尿生殖道症状、心血管症状等并发症。

7. 若患者情绪波动大，潮热汗出、眩晕耳鸣、心悸失眠等症状明显，可在专业医师的指导下适当使用激素替代治疗。

绝经后出血

绝经期妇女月经停止 1 年或 1 年以上者称绝经。绝经后又出现阴道流血者称绝经后出血。绝经后出血为一种临床症状，发病原因多种，大抵原因或为内分泌紊乱以及生殖道炎症，或因子宫和卵巢良、恶性肿瘤所致。

临床常见自然绝经 1 年后发生阴道不规则出血，或接触性出血，量少，持续 1~2 日净。部分患者白带增多，呈血性或脓血样，有臭味，或伴有乳房胀痛，下腹部坠胀、疼痛，下腹部包块，低热等。如出血反复发作，或经久不止，或伴腹胀、消瘦等要注意恶性病变。

本病中医学称"年老经水复行"、"妇人经断复来"。本病病机主要为肾气衰竭，天癸竭尽，冲任脉虚，以致胞宫失养，封藏失职，而致经断复来；或因脏腑功能失调，气血失常，阴阳虚损所致。

【必备名方】

1. 知柏地黄丸加减：知母 6 克，黄柏 6 克，熟地黄 24 克，山药 12 克，山茱萸 12 克，牡丹皮 9 克，泽泻 9 克，茯苓 9 克，阿胶 15 克，龟甲 15 克。水煎服。心烦急躁者，加炒栀子 15 克，郁金 12 克；头晕耳鸣频发者，加杞菊地黄丸（六味地黄丸加枸杞子 9 克，菊花 9 克）。

2. 参苓白术散合胶艾汤加减：人参 12 克，白术 12 克，茯苓 12 克，炙甘草 10 克，山药 12 克，白扁豆 9 克，陈皮 6 克，薏苡仁 6 克，莲子 6 克，砂仁 6 克，阿胶（烊化）12 克，艾叶炭 12 克，荆芥 9 克，制香附 12 克。水煎服。阴中灼热、分泌物色黄、肝郁化火者，加黄芩 12 克，黄柏 12 克，栀子 15 克。

3. 易黄汤加减：黄柏 6 克，黄芩 6 克，山药 30 克，芡实 30 克，泽泻 9 克，茯苓 9 克，阿胶 12 克，侧柏叶 15 克，大蓟 6 克，小蓟 6 克。水煎服。兼有心烦急躁者，加栀子 15 克。配合外洗和阴道纳药。

4. 萆薢渗湿汤合桂枝茯苓丸加减：粉萆薢 12 克，生薏苡仁 12 克，黄柏 9 克，赤茯苓 9 克，牡丹皮 9 克，泽泻 9 克，通草 6 克，桂枝 9 克，赤芍 9 克，桃仁 9 克，生黄芪 15 克，三七 6 克。水煎服。带下恶臭明显者，加败酱草 9 克，白花蛇舌草 6 克；下腹包块、疼痛拒按者，加三棱 6 克，莪术 6 克。

5. 五味消毒饮加减：蒲公英 12 克，金银花 12 克，野菊花 12 克，紫花地丁 12 克，天葵子 12 克，蒲黄 9 克，五灵脂 9 克，牡丹皮 12 克，赤芍 12 克，鱼腥草 12 克，益母草

12 克，薏苡仁 9 克，生黄芪 9 克。水煎服。兼乳痛者，加瓜蒌 12 克，川贝母 12 克，青皮 12 克。

【名医指导】

1. 定期去医院进行妇科及相关检查，如 TCT、诊断性刮宫、宫腔镜、阴道镜检查，及宫颈活组织和子宫内膜病理检查，或做卵巢及垂体有关的内分泌检查，积极寻找原因，针对病因及时进行治疗。

2. 发现带下量多、下腹部包块或阴道出血，应及时就诊。

3. 注意绝经期卫生保健，保持会阴部位清洁；绝经后减少性生活。

4. 积极治疗老年性阴道炎症；且在绝经前后及时取出宫内节育器。

5. 保持良好的心态、情志的舒畅；进行适当的运动，但应避免过度劳累。

6. 饮食宜低盐低脂清淡为主，避免摄入过多的糖分和脂肪；形体肥胖者注意减肥。

急性乳腺炎

急性乳腺炎指乳房急性化脓性感染，是哺乳期妇女常见病症，尤以初产妇为多见。本病多因乳汁淤积或乳头破裂，继发细菌感染。初起时患侧乳房肿胀疼痛，患处有压痛的硬块，表面皮肤红热，同时全身发热。炎症继续发展，乳痛呈搏动性，可出现高热寒战。炎块常在数日内软化，形成脓肿，或浅或深。表浅者可自行向外溃破；深层者除慢慢向外溃破外，还可向深部浸润，形成乳房后脓肿。

本病中医学称"乳痈"。本病因发病时期和原因不同而有不同的名称，在哺乳期发生者称"外吹乳痈"，在妊娠期发生者称"内吹乳痈"。临床所见前者较多，后者较少。中医学认为，本病系由产后体虚，又感受外邪，壅而化热，伤及乳络；或因郁怒伤肝，气滞血凝，饮食厚味，阳明蕴热，致乳络失宣，乳汁淤积，酿成脓肿。

【必备名方】

1. 瓜蒌牛蒡汤加减：柴胡 12 克，赤芍 10 克，牛蒡子 15 克，当归 15 克，蒲公英 30

克，瓜蒌 30 克，忍冬藤 15 克，王不留行 10 克，金银花 30 克，连翘 30 克，青皮 10 克。水煎服。乳汁排出不畅、胀痛难忍者，加穿山甲 10 克，路路通 10 克。

2. 鹿角地丁汤加减：煨鹿角（先煎）10 克，甜地丁 20 克，穿山甲 6 克，黄芩 8 克，郁金 8 克，王不留行 8 克，生甘草 8 克，忍冬藤 9 克，连翘 9 克，当归 9 克，赤芍 9 克，栀子 9 克，香附 9 克，漏芦 9 克。水煎服。寒热交作者，加防风 6 克，荆芥 6 克；局部红肿甚剧者，加黄连 3 克；坚硬较剧者，加柴胡 6 克，牛蒡子 6 克，皂角刺 8 克。

3. 乳腺消痈方：柴胡 10 克，紫苏梗 10 克，荆芥 10 克，防风 10 克，牛蒡子 10 克，当归 10 克，炒赤芍 10 克，路路通 10 克，瓜蒌 15 克，蒲公英 15 克，王不留行 15 克，鹿角霜 15 克，青皮 5 克，陈皮 5 克。水煎服。乳汁不畅作胀者，加漏芦 12 克，皂角刺 12 克。

4. 蒲公英汤加减：蒲公英 30 克，赤芍 30 克，王不留行 20 克。水煎服。恶寒发热者，加牛蒡子 12 克；气郁乳胀者，加柴胡 12 克；高热者，加生石膏（先煎）15 克，知母 15 克；肿痛甚者，加乳香 12 克，没药 12 克；产后恶露未尽者，加当归 15 克，益母草 15 克；乳汁不通者，加穿山甲 12 克。

5. 托里消毒散加减：生黄芪 3 克，太子参 3 克，茯苓 3 克，白术 3 克，当归 3 克，川芎 3 克，炮穿山甲 2 克，皂角刺 2 克，蒲公英 3 克，天花粉 3 克，甘草 2 克。水煎服。乳痛脓毒不透者，加王不留行 6 克，路路通 6 克。

【名医指导】

1. 对本病有正确的认识，急性乳腺炎防重于治。

2. 早期按摩和吸乳是避免该病发生及转成脓肿的关键。患者或家属可用手指顺乳头方向轻轻按摩，加压揉推，使乳汁流向开口，并用吸乳器吸乳，以吸通阻塞的乳腺管口；吸通后应尽量排空乳汁，勿使壅积。

3. 及时纠正乳头内陷。妊娠后期常用温开水清洗乳头，或用医用乙醇擦洗，保持卫生。

4. 培养良好的哺乳习惯，做到按需哺乳、定时哺乳；不宜让婴儿含乳头睡觉，哺乳后用胸罩将乳房托起。注意乳头和乳儿口腔的清洁，每次哺乳后排空乳汁，防止淤积；若乳汁过多，婴儿不能吸尽，应借助吸乳器将乳汁排空。

5. 保持心情舒畅，消除不良情绪，注意精神调理；同时应注意保暖、避风寒，预防外感。

6. 清淡饮食，忌辛辣刺激之品，不过食膏粱厚味。

7. 及时治疗乳头皲裂及身体其他部分的化脓性疾病。发热、体温 39 ℃以上不宜哺乳，应及时就诊医院，积极治疗，预防发生其他变证。

乳腺囊性增生病

乳腺囊性增生病又称慢性囊性乳腺病、纤维囊性乳腺病，是乳腺间质的良性增生。本病为妇女常见病之一，多发年龄是 30～50 岁。本病症状与月经周期密切相关，而且患者有较高的流产率。本病常伴月经不调；乳房胀痛有周期性，常发生或加重于月经前期，经后可减轻或消失，也可随情志的变化而增重或减轻；双侧或单侧乳房内有肿块；乳头溢液。

本病中医学属于“乳癖”范畴。本病主要因情志内伤，肝脾受损或肝肾两亏，冲任失调，致使乳房气滞血瘀，痰瘀凝结所致。冲任失调，痰瘀互结为本病之本。

【必备名方】

1. 橘叶瓜蒌散加减：柴胡 30 克，橘叶 15 克，瓜蒌 15 克，丹参 15 克，川楝子 15 克，王不留行 15 克，赤芍 12 克，白芍 12 克，当归 10 克，延胡索 10 克，豆蔻 10 克，川芎 6 克，栀子 6 克。水煎服。刺痛甚者，重用丹参，加桃仁 20 克；胀痛甚者，瓜蒌加至 60 克，加木香 20 克，枳壳 30 克。

2. 一贯煎合消瘰丸加减：生牡蛎 30 克，天花粉 30 克，王不留行 30 克，枸杞子 15 克，玄参 15 克，瓜蒌 15 克，夏枯草 15 克，赤芍 15 克，葛根 15 克，当归 12 克，丝瓜络 12 克，浙贝母 10 克。水煎服。串痛者，加川楝子 30 克；隐痛者，加白芍 30 克；痛向肩背放射者，加姜黄 15 克，山茱萸 30 克，三七 12 克；肿块硬者，加金钱草 15 克，山慈菇 30 克，全蝎 10 克。

3. 散结消癖汤加减：柴胡 10 克，赤芍 10 克，白芷 10 克，延胡索 10 克，橘叶 10 克，青皮 6 克，夏枯草 20 克，蒲公英 20 克，浙贝母 15 克，牡蛎 15 克，瓜蒌 15 克，丝瓜络 12 克。水煎服。痛甚者，加白芍 12 克，川芎 12 克，川楝子 12 克；肿块大者，加穿山甲 9 克；肝郁热盛者，加栀子 12 克，牡丹皮 9 克；脾胃虚弱者，加党参 15 克，茯苓 12 克，山药 15 克。

4. 解毒内消汤加减：知母 20 克，天花粉 20 克，乳香 10 克，蒲公英 30 克，半夏 15 克，白及 15 克，浙贝母 15 克，穿山甲 15 克，皂角刺 15 克，三棱 15 克，莪术 15 克，香附 15 克。水煎服。热重毒深、乳房灼热者，加半枝莲 6 克，山慈菇 6 克，山豆根 6 克。

5. 八味地黄丸合二仙汤加减：熟地黄 24 克，山药 12 克，山茱萸 12 克，茯苓 9 克，牡丹皮 9 克，泽泻 9 克，桂枝 3 克，炮附子（先煎）3 克，仙茅 9 克，淫羊藿 9 克，鹿角霜 9 克，桃仁 6 克，山慈菇 9 克。水煎服。畏寒肢冷者，桂枝改为肉桂，加大当归、附子用量；夜尿多者，加巴戟天 9 克，益智 9 克，芡实 12 克。

【名医指导】

1. 对本病有正确的认识，消除乳腺囊性增生等于乳癌的错误观点，解除各种不良的心理刺激，保持情绪平稳，心态乐观。心理承受差的患者更应保持活泼开朗；以免不良的心理因素造成神经衰弱，加重内分泌失调，促使增生症的加重。

2. 改变饮食习惯：少吃油炸食品、动物脂肪、甜食及过多补品，宜多吃蔬菜和水果类、粗粮。多吃黑黄豆、核桃、黑芝麻、黑木耳、蘑菇等。不食含有黄嘌呤的食物与药物，戒烟。

3. 生活有规律，劳逸结合，保持大便通畅，可减轻乳腺胀痛

4. 穿衣上选用合理的胸罩及合适的节育方法；保持性生活和谐。

5. 多运动，预防肥胖；禁止滥用避孕药及含雌激素美容用品，不吃用雌激素喂养的鸡、牛肉等。

6. 注意做好避孕措施，避免人工流产术，宜母乳喂养。

7. 25 岁以上女性每月自我检查乳房，方法为：洗浴后站在镜前检查，双手叉腰，身体做左右旋状，从镜中观察双侧乳房的皮肤有无异常，乳头有无内陷，然后用手指的指腹贴在乳房上按顺时针或逆时针方向慢慢移动，切勿用手挤捏，以免将正常乳腺组织误认为肿块。

乳 腺 癌

乳腺癌是女性乳房最常见的肿瘤，仅次于宫颈癌。多发生于 40～60 岁绝经前后的妇女，男性极少发病。雌激素中的雌酮和雌二醇对乳腺癌的发病有明显作用，催乳素在乳腺癌的发病过程中有促进作用。乳腺癌的临床特点是乳房部肿块，质地坚硬，推之难移，溃后凸如泛莲或菜花，或凹陷如岩穴。

本病中医学称"乳岩"、"妒乳"、"石痈"。中医学认为，本病的发生多因气血两虚、六淫入侵，肝脾损伤、冲任失调、脏腑功能失调等，致使气滞血瘀、痰浊结聚、毒邪蕴结，遏阻于乳中而成本病。

【必备名方】

1. 神效瓜蒌散合开郁散加减：瓜蒌 10 克，柴胡 10 克，当归 10 克，白芍 12 克，白术 9 克，茯苓 12 克，夏枯草 12 克，浙贝母 10 克，白花蛇舌草 9 克，郁金 12 克，制香附 15 克，橘叶 9 克，全蝎 6 克，白芥子（包煎）10 克，山慈菇 15 克，山豆根 10 克。水煎服。经前乳房胀痛者，加预知子 12 克，川楝子 9 克；烦躁、失眠者，加五味子 12 克，珍珠母 12 克。

2. 清肝解郁汤加减：当归 10 克，生地黄 15 克，白芍 12 克，川芎 10 克，陈皮 10 克，半夏 10 克，川贝母（先煎）10 克，茯神 10 克，青皮 10 克，远志 6 克，桔梗 10 克，紫苏叶 10 克，栀子 10 克，木通 6 克，制香附 10 克，甘草 5 克，生姜 10 克。水煎服。热重

者，加柴胡 10 克，重楼 10 克；结块坚硬者，加夏枯草 15 克，昆布 15 克，海藻 15 克；便秘者，加大黄（后下）10 克。

3. 二仙汤合逍遥散加减：仙茅 10 克，淫羊藿 10 克，巴戟天 10 克，当归 10 克，白术 10 克，白芍 10 克，炮穿山甲（先煎）10 克，皂角刺 10 克，蜂房 10 克，知母 10 克，黄柏 10 克，茯苓 10 克，煨姜 10 克，丹参 15 克，柴胡 6 克，薄荷（后下）6 克，甘草 5 克。水煎服。气血亏虚者，加人参 10 克，黄芪 20 克，熟地黄 15 克，鸡血藤 15 克；肿块坚硬疼痛者，加瓜蒌 10 克，海藻 10 克，黄药子 10 克，王不留行 10 克，制乳香 10 克，制没药 10 克。

4. 三海散结汤合犀角醒消丸加减：夏枯草 15 克，山慈菇 15 克，昆布 10 克，海藻 10 克，牡丹皮 10 克，丹参 15 克，桃仁 10 克，皂角刺 10 克，炙穿山甲（先煎）10 克，牡蛎（先煎）30 克，犀角醒消丸（犀角用水牛角代）0.9 克，麝香 4.5 克，乳香 30 克，没药 30 克，煮烂黄米饭 30 克。制丸如莱菔子大 10 粒，分 2 次服。

5. 人参养荣汤加减：人参 12 克，黄芪 12 克，白术 12 克，熟地黄 9 克，当归 12 克，白芍 15 克，陈皮 6 克，茯苓 9 克，五味子 12 克，鳖甲 12 克，白花蛇舌草 9 克，墨旱莲 12 克，重楼 12 克，香附 9 克。水煎服。疼痛不止者，加全蝎 6 克，蜈蚣 6 克，蒲公英 15 克；口渴咽燥者，加天冬 15 克，桑椹 15 克，南沙参 15 克。

【名医指导】

1. 如家族中有乳腺癌患者，应积极掌握乳腺自我检查方法，养成定期乳腺自查习惯，积极参加乳腺癌筛查。

2. 建立良好的生活方式，调整好生活节奏，避免压力过大及精神过度紧张。

3. 坚持体育锻炼，积极参加社交活动，避免和减少精神、心理紧张因素，保持心态平和、心情舒畅。同时应认识到早期及时的积极配合医师治疗，可在很大程度上防止该疾病的发展。

4. 养成良好的饮食习惯：宜多食具有抗乳腺癌作用的食物，如海马、鲨、眼镜蛇肉、抹香鲸油、蟾蜍肉、蟹、文蛤、牡蛎、玳瑁肉、海带、芦笋、石花菜等；多吃具有增强免疫力的食物，如桑椹、猕猴桃、芦笋、南瓜、薏苡仁、菜豆、山药、香菇、虾皮、蟹、青鱼、对虾、蛇等；胀痛、乳头回缩宜吃茴香、葱花、虾、海龙、抹香鲸油、橘饼、柚子等。忌烟、酒、咖啡、可可，忌辣椒、姜、桂皮等辛辣刺激性食物，忌肥腻、油煎、霉变、腌制食物。

5. 不乱用外源性雌激素，不长期过量饮酒；同时积极治疗乳腺相关疾病。

多囊卵巢综合征

多囊卵巢综合征又称 Stein-Leventhal 综合征，是以发病多因性、临床症状呈多态性为主要特征的一种内分泌综合征。多发于围青春期到 30 岁左右的女性。大多数患者表现体内雄激素过多和持续无排卵状态，是导致育龄女性月经紊乱最常见的原因之一。其发病原因迄今未明。患者临床症状可见月经稀少或闭经、不孕、多毛和肥胖等症状，双侧卵巢呈多囊样增大。

本病中医学可归入"闭经"、"崩漏"、"癥瘕"等范畴。本病的病机主要为脏腑功能失常，气血失调，冲任二脉受损，胞脉不畅，血海蓄溢失常。

【必备名方】

1. 促卵泡汤加减：山药 15 克，熟地黄 12 克，何首乌 12 克，菟丝子 12 克，当归 10 克，续断 10 克，肉苁蓉 10 克。水煎，于月经周期第 6～10 日服。偏阳虚者，加仙茅 6 克，淫羊藿 6 克；偏阴虚者，加女贞子 10 克，墨旱莲 12 克。

2. 苍附导痰丸合佛手散加减：茯苓 10 克，半夏 10 克，陈皮 10 克，甘草 6 克，苍术 10 克，香附 10 克，制胆南星 10 克，枳壳 10 克，六神曲 10 克，生姜 6 克，当归 15 克，川芎 10 克。水煎服。痰多痰湿盛、形体肥胖、多毛明显者，加山慈菇 12 克，穿山甲 10 克，皂角刺 10 克，石菖蒲 15 克；小腹结块者，加昆布 12 克，海藻 15 克，夏枯草 15 克。

3. 丹栀逍遥散加减：牡丹皮 10 克，炒栀子 10 克，当归 15 克，白芍 12 克，柴胡 12 克，白术 12 克，茯苓 12 克，甘草 6 克。水煎服。大便秘结明显者，加生大黄 10 克；溢乳者，加牛膝 9 克，炒麦芽 12 克；胸胁、乳房胀甚者，加郁金 12 克，王不留行 9 克，路路通 9 克。

4. 消囊回春方：炮穿山甲 60 克，生水蛭 60 克，三棱 30 克，白术 30 克，白芥子 30 克，肉桂 20 克。上药共为细末，蜂蜡为丸，每次服 4.5～6 克，每日早、晚以温开水送服。

5. 活血补肾方：柴胡 7 克，赤芍 9 克，白芍 9 克，泽兰 9 克，益母草 9 克，刘寄奴 9 克，生蒲黄 9 克，牛膝 9 克，菟丝子 9 克，枸杞子 9 克，肉苁蓉 9 克，仙茅 9 克，鸡血藤 15 克，覆盆子 15 克，女贞子 15 克，淫羊藿 10 克。水煎服。无周期者，服 3 剂，停 7 日；每周期第 12～13 日再服 3 剂，每个周期共服 6 剂。

【名医指导】

1. 通过适当控制饮食及体育锻炼，可减轻体重及胰岛素抵抗。

2. 养成良好的饮食习惯，注意营养均衡。肥胖者适当节制饮食，少食肥甘厚味，勿过饱。多吃蔬菜、水果，如白萝卜、荸荠、紫菜、海蜇、洋葱、枇杷、白果、大枣、扁豆、薏苡仁、红小豆、蚕豆、包菜等。戒烟、限酒。

3. 减肥的女性不要盲目使用减肥药，避免过度节食和短期内过度减轻体重。

4. 养成良好和谐的性生活习惯。但要采取避孕措施，避免多次流产，也不要长期口服避孕药。

5. 经常锻炼身体，如散步、慢跑、球类、游泳、武术、八段锦、五禽戏以及各种舞蹈等。但不要剧烈运动，宜劳逸结合。

6. 保持情绪稳定，心态良好。避免暴怒、抑郁、过度的紧张和长期的焦虑。

7. 肥胖伴有月经异常的女性要注意：月经周期延长明显，或是几个月来一次或是不来，脸上长出痘，应及早就医。

8. 减轻压力，保持良好的心理状态。建立治病信心，耐心治疗。年轻女患者未经治疗，到中、老年时患 2 型糖尿病的概率很高且可导致不孕。所以一旦出现本病，应行为、节食与运动疗法联合治疗，并在专业医师的指导下配合药物治疗。

9. 医师、家人、配偶应积极鼓励支持患者减肥，在精神上给予患者理解和帮助。

第二十八章 女性生殖系统疾病

阴道炎症

病原体侵入阴道，使阴道黏膜产生炎症，白带出现量、色、质的异常，称阴道炎。临床常见的有滴虫阴道炎、阴道假丝酵母菌病、老年性阴道炎及细菌性阴道病。本病各年龄层次的妇女均可发生，为妇科生殖器炎症中最常见的疾病。不注意卫生，或分娩、流产、阴道手术、性交不洁、长期子宫出血、盆腔炎白带的刺激以及腐蚀性药物的损伤等改变阴道的酸碱度，破坏妇女阴道的自然防御功能，潜在的致病菌迅速繁殖，外界病原体如滴虫、真菌等相继侵入而引起阴道炎症。此外，幼女及绝经后的妇女，由于雌激素缺乏，阴道细胞内不含糖原，故防御能力差，易患幼女阴道炎及老年性阴道炎。引起阴道炎的病原体种类繁多，临床常见的病原体有大肠埃希菌、葡萄球菌、链球菌、淋病奈瑟菌以及阴道毛滴虫、假丝酵母菌、阿米巴原虫等。因病因不同临床表现亦有不同。

本病中医学属于"带下病"、"阴痒"等范畴。中医学认为，本病的病因主要有内伤和外邪两类。内伤由脾虚肾亏，气化失司，水湿运化无权，蕴而化湿化浊，流注带脉，带脉失约而成。或因肝经郁热，肝旺侮土，脾虚失摄，水湿内聚，蕴而化热，湿热下注所致。或经期摄生不慎、性生活不洁，湿毒之邪内侵，直伤带脉而致。

滴虫阴道炎

因感染阴道毛滴虫而引起的阴道炎症，称滴虫阴道炎。本病是妇科最为常见的阴道炎症，具有较强的传染性。有些病人感染滴虫而无炎症反应，称带虫者。病人常有不洁性交史，或有滴虫污染源接触史。黄色或脓性泡沫状白带增多，外阴瘙痒，如炎症波及泌尿道时，可有尿频、尿痛等刺激症状。常可引起不孕。

中医学认为，本病的发生多因湿热内蕴、虫毒侵蚀所致。

【必备名方】

1. 龙胆泻肝汤加减：龙胆6克，栀子9克，黄芩9克，柴胡6克，车前子9克，生地黄9克，泽泻12克，当归3克，甘草6克。水煎服。痒甚者，加苦参9克，百部9克，蛇床子9克；大便干结者，加大黄12克。

2. 蛇百汤：蛇床子30克，百部15克，鹤虱15克，苦参15克，雄黄15克。每日1剂，水煎，熏洗，每日2次。

3. 赤小豆当归散加减：赤小豆30克，当归30克，土茯苓15克，黄柏10克。经净后开始服，至下次经前2～3日止，每日1剂，水煎，分2次饭前温服，此为1个疗程。同时外用加味苦参汤熏洗：苦参30克，蛇床子30克，百部30克，石榴皮30克；水煎过滤取煎液趁热熏洗会阴部，尽量使药达到阴道深部。

4. 肾气丸合萆薢渗湿汤：熟地黄24克，山药12克，山茱萸12克，茯苓9克，牡丹皮9克，泽泻9克，桂枝3克，炮附子（先煎）3克，萆薢12克，薏苡仁12克，黄柏9克，通草5克，滑石（包煎）15克。水煎服。

5. 止带固本汤加减：山药15克，白芍20克，人参15克，炙黄芪20克，鹿角胶（先煎）30克，龟甲（先煎）15克，龙骨（先煎）30克，牡蛎（先煎）30克，五倍子15克，升麻3克，薏苡仁14克。水煎服。月经先期,加当归12克,黄芩9克,黄连9克;月经后期,加制香附9克,丹参12克;有瘀血者,加桃仁6克,红花6克。

【名医指导】

1. 正确认识本病:极易感染,流行极广,而且有相当比例的健康带虫者,所以应做好卫生预防工作;可定期到妇产科常规进行白带阴道毛滴虫检查,争取早期发现、及时治疗,消灭传染源。

2. 提倡淋浴,少洗浴池。因为40 ℃左右的浴池温度正是阴道毛滴虫最适合生长的温度,因此很容易造成交叉感染。清洗内裤要用单独的盆具。患者的内裤及毛巾要煮沸消毒。

3. 注意个人卫生,尤其是外阴应保持清洁,注意产褥期、经期的调摄。在治疗期间应避免性交,每日换内裤,对反复发作的患者,其配偶应同时治疗。治疗期间避免性交,或使用避孕套。

4. 一般产妇产后 pH 值改变较易感染滴虫病,应注意自身变化,不与他人共用洗漱用品,私人物品做好消毒、定期到医院复查。

5. 重视饮食调养,避免辛辣刺激性食物,如辣椒、胡椒、咖喱等;少吃羊肉、狗肉、桂圆等热性食物。忌虾、蟹、贝等。勿吃甜、腻食物;忌烟、酒。宜多食富含 B 族维生素的食物,如小麦、高粱、芡实、蜂蜜、豆腐、鸡肉、韭菜、牛奶等;宜多食水果和新鲜蔬菜。

6. 有外阴瘙痒等症状时切勿抓痒,以免外阴皮肤黏膜破损,继发感染。

7. 为杜绝藏匿的阴道毛滴虫再度繁殖复发,在治愈后 3 个月必须进行随访,即每次月经干净后进行复查,阴性者局部应继续治疗1～2次,以巩固疗效。女性配偶亦应检查小便及前列腺液,并应同时进行治疗。

阴道假丝酵母菌病

由假丝酵母菌感染所致的阴道炎,称阴道假丝酵母菌病,又称阴道念珠菌病。患者外阴奇痒,带下量多,呈白色乳凝状或豆腐渣样。

中医学认为,本病的病因有外因和内因

两种。外因由寒湿外侵,湿久蕴热,湿热阻滞带脉所致;内因为脾肾两虚,运化失职,湿浊内生,蕴而生虫所致。临床常见脾虚湿盛、肾虚湿阻、肝经湿热证型。

【必备名方】

1. 完带汤:白术30克,山药30克,人参6克,白芍15克,苍术9克,车前子9克,甘草3克,陈皮2克,柴胡2克,荆芥穗2克。水煎服。肝气郁结甚而见胸胁疼痛者,加香附9克,青皮6克,川芎9克;肝脉寒凝而见少腹疼痛者,加小茴香9克,乌药9克;带下增多显著者,加煅龙骨6克,煅牡蛎6克,芡实6克。

2. 固冲止带汤加减:潞党参15克,生黄芪20克,麦芽30克,谷芽30克,鸡内金10克,土茯苓15克,枳壳6克,金樱子7克,芡实15克,莲须15克,桑螵蛸10克,生甘草4克,制香附4克。水煎服。乏力、有重坠感者,加升麻6克;头晕、腰酸、耳鸣者,去枳壳,加制何首乌15克,续断12克;兼黄带者,加苍术6克,黄柏5克。

3. 温肾除霉汤加减:熟地黄30克,山茱萸30克,党参15克,白术15克,桑螵蛸15克,补骨脂10克,淫羊藿10克,苦参10克,黄柏10克,制附片(先煎)6克。水煎服。带下色黄黏稠或成脓状者,加黄芩15克,白头翁9克;带下滑脱不禁者,加芡实12克,金樱子12克;腰痛甚者,加杜仲15克,菟丝子15克;瘙痒甚者,加蛇床子12克,白鲜皮12克;体质极虚者,加鹿茸12克,人参20克。

4. 苦参洗剂:苦参30克,白头翁30克,白矾30克,牡丹皮15克,赤芍15克,花椒15克。每日1剂,水煎,趁热熏洗外阴,待适温后坐浴,每日2次,每次15～30分钟。

5. 逍遥散合止带汤加减:柴胡5克,黄连6克,黄柏9克,苍术9克,苦参9克,薏苡仁45克,百部10克,白鲜皮12克,茵陈15克,虎杖15克,茜草15克,猪苓15克,茯苓15克。水煎服。

【名医指导】

1. 初次发生假丝酵母菌感染者应彻底治

疗。本病易复发，如感染时用药剂量不足、时间过短，不易完全杀灭菌丝和芽孢，易产生耐药性，从而造成复发性假丝酵母菌外阴、阴道炎。

2. 勤换内裤，用过的内裤、盆及毛巾均应用开水烫洗。不乱用卫生用品，不乱用洗液。

3. 检查有无全身性疾病，及时发现并治疗。如糖尿病，使血糖控制在正常范围之内，通过全身治疗使阴道局部的内环境恢复正常状态，而不利于假丝酵母菌的生长繁殖。

4. 穿宽松、透气和吸湿性好的内裤，保持阴道局部干燥，注意外阴清洁，避免阴道局部温度增高、pH 的变化、潮湿等，进而避免继发假丝酵母菌感染。

5. 平时注意体育锻炼，增强抵抗力，但应劳逸结合。月经期间尤其要注意休息。

6. 在各系统有感染时，应当严格掌握抗生素应用的适应证，尤其是广谱抗生素的应用，适时停药，必要时口服抗真菌药以预防继发假丝酵母菌性外阴、阴道炎。

7. 提倡患者与性伴同时治疗，特别是对有口交者有必要对患者的性伴精液及口腔分泌物进行假丝酵母菌培养及菌种鉴别，以及时治疗。治疗期间应避免性生活。

细菌性阴道病

细菌性阴道病是由于阴道内正常菌群失调所致的一种混合感染，又称嗜血杆菌阴道炎、非特异性阴道炎。称细菌性是由于阴道内有大量不同的细菌；称阴道病是由于临床及病理特征无炎症改变，并非阴道炎。本病实际是正常寄生在阴道内的细菌生态平衡（菌群）失调。患者阴道分泌物增多，灰白色，稀薄，均匀，有腥臭味，可伴有轻度外阴瘙痒或烧灼感。胺臭味试验阳性。10%～40%的患者可无临床症状。

中医学认为，由于妇女摄生不慎，或阴部手术消毒不严，或值经期、产后胞脉空虚等，致湿热、湿毒之邪直犯阴器、胞宫，湿热蕴结，湿毒损伤任带二脉。

【必备名方】

1. 止带方加减：猪苓 15 克，茯苓 15 克，车前子 15 克，泽泻 15 克，茵陈 15 克，赤芍 9 克，栀子 12 克，牡丹皮 10 克，牛膝 10 克，黄柏 9 克。水煎服。口苦咽干、阴部灼热、小便溲黄者，加龙胆 6 克，败酱草 15 克，车前草 9 克；阴部瘙痒者，加白鲜皮 12 克，苦参 12 克。

2. 丹栀逍遥散加减：牡丹皮 10 克，生栀子 10 克，白芍 10 克，知母 10 克，白术 10 克，茯苓 10 克，薄荷 5 克，柴胡 5 克，黄柏 6 克，椿皮 20 克。水煎服。

3. 赤带方：香附炭 9 克，合欢皮 9 克，生地黄 12 克，黄柏 9 克，白芷炭 3 克，焦白术 6 克，地榆炭 12 克，土茯苓 9 克，侧柏炭 9 克，海螵蛸 9 克，陈皮 6 克。水煎服。

4. 五味消毒饮加减：金银花 30 克，野菊花 12 克，蒲公英 12 克，甜地丁 12 克，天葵子 12 克，薏苡仁 20 克，土茯苓 15 克，白花蛇舌草 12 克，败酱草 12 克。水煎服。

5. 苓药芡苡汤加减：土茯苓 15 克，山药 12 克，芡实 9 克，薏苡仁 15 克，莲须 12 克，稆豆衣 12 克，椿皮 12 克，红花 6 克，半枝莲 12 克。水煎服。见白带色黄者，加苍术 9 克，黄柏 12 克，萆薢 9 克。

【名医指导】

1. 注意个人清洁卫生，防止致病菌侵袭；治疗期间内裤需煮沸消毒，勤换勤晒；月经期禁止用药；适当进行体育锻炼以增强体质，预防复发。

2. 妻子患病，配偶也要同时治疗；患病者未治愈前严禁性生活。配偶应理解妻子，并支持其治疗，以消除其紧张、焦虑情绪，保持情志舒畅及良好的心态。

3. 饮食宜清淡，多吃新鲜蔬菜和水果，保持大便通畅。忌辛辣食品，如辣椒、姜、葱、蒜等；忌海鲜发物，如桂鱼、黄鱼、带鱼、黑鱼、虾、蟹等；忌甜腻、油腻食物，如巧克力、糖果、甜点心、奶油蛋糕及猪油、肥猪肉、奶油、牛油、羊油等。

4. 多饮水，防治合并尿道感染等疾病。

5. 忌烟、酒，含酒饮食，如酒酿、药酒等亦不宜饮用。

6. 重视本病，积极治疗。本病可造成不孕、影响胎儿发育、诱发其他（生殖器感染、盆腔炎、肾周炎、性交痛等）疾病、影响夫妻生活质量。妊娠期细菌性阴道病更可导致绒毛膜炎、胎膜早破，非妊娠妇女可引起子宫内膜炎、盆腔炎、子宫切除术后阴道断端感染。

老年性阴道炎

妇女绝经后，由于雌激素水平低下，阴道局部抵抗力降低，致病菌入侵繁殖引起的阴道炎症，称老年性阴道炎。临床上本病不但见于老年妇女，亦发生于手术切除卵巢或盆腔放射治疗以及卵巢功能早衰、雌激素缺乏的中青年妇女。患者出现带下增多，呈黄水样，阴部灼痒干涩，外阴、阴道呈老年性及急性炎症改变的症状和体征。

中医学认为，本病由于年过七七或损伤冲任，导致肝肾亏损，冲任虚衰，阴虚内热，任脉不固，带脉失约所致。

【必备名方】

1. 知柏地黄丸合二至丸加减：熟地黄 24 克，山药 12 克，山茱萸 12 克，茯苓 9 克，泽泻 9 克，牡丹皮 9 克，黄柏 6 克，知母 6 克，女贞子 12 克，墨旱莲 12 克。水煎服。烘热潮红者，加柴胡 9 克，黄芩 12 克，黄柏 12 克；心悸心慌者，加茯神 15 克，五味子 12 克，小麦 15 克；白带多者，加金樱子 12 克，煅龙骨 30 克，煅牡蛎 30 克。

2. 愈带丸加减：生地黄 12 克，女贞子 12 克，墨旱莲 12 克，山药 12 克，鱼腥草 12 克，薏苡仁 12 克，椿皮 12 克，黄柏 10 克，牡丹皮 10 克，车前子 10 克，猪苓 10 克，地榆 10 克。水煎服。阴虚内热甚者，加地骨皮 9 克，胡黄连 9 克。

3. 黄连膏：黄连 4.5 克，黄柏 4.5 克，当归尾 4.5 克，姜黄 4.5 克，生地黄 18 克，香油 180 克，蜂蜡 30 克。先以香油浸药 2 日，文火熬枯去渣，再加入蜂蜡煎熬成膏。用时先拭净阴道分泌物，将黄连膏涂于阴道壁，每日 1 次，10 日为 1 个疗程。

4. 金匮肾气丸合易黄汤加减：制附子（先煎）10 克，山茱萸 10 克，泽泻 10 克，白果 10 克，芡实 10 克，黄柏 10 克，茯苓 15 克，苍术 15 克。水煎服。

5. 二仙汤加减：仙茅 9 克，淫羊藿 9 克，巴戟天 9 克，知母 9 克，黄柏 9 克，当归 9 克，牡丹皮 9 克，薏苡仁 12 克，茯苓 12 克。水煎服。纳差便溏者，加白术 9 克，陈皮 6 克；赤带者，黄柏炭易黄柏，加栀子炭 9 克。

【名医指导】

1. 女性绝经后体内性激素水平显著降低，阴道 pH 值上升，阴道黏膜萎缩变薄、弹性组织减少，使阴道黏膜对病原体的抵抗力减弱，容易造成细菌感染。所以老年妇女在生活中要特别注意自我护理，讲究卫生。

2. 外阴不适时，忌乱用药物。如不乱用治疗真菌或滴虫的药物及不能乱用激素药膏，以免病情加重。

3. 治疗期间禁止性生活。可在性生活前将阴道口涂少量油脂，以润滑阴道，减小摩擦，避免出血导致感染；或减少性生活。

4. 饮食上宜多食新鲜水果和蔬菜；多食大豆类食物、扁豆、谷类、小麦和黑米，以及茴香、葵花子、洋葱等，还可食赤小豆粥、薏仁粥、冬瓜汤等；禁食过咸、辛辣食品。

5. 患病期间注意不能用热水烫洗外阴，宜使用温水；不宜使用刺激性强的清洁用品。

6. 清洗盆具、毛巾不要与他人混用；内裤需煮沸消毒、勤换勤晒，宜宽松舒适，选用纯棉布料制作。清洗外阴时应用温开水，里面可以加少许食盐或食醋，避免经常使用肥皂等刺激性强的清洁用品清洗外阴。

宫 颈 炎

宫颈炎是子宫颈的急、慢性炎症病变，包括宫颈阴道部炎症及宫颈管炎症，为育龄期妇女的常见病。急性宫颈炎多发生于产褥感染、感染性流产和宫颈损伤，或与尿道炎、膀胱炎、阴道炎、子宫内膜炎并存。慢性宫颈炎多由急性期转变而来，或因经期、性生活不洁引起，临床最为多见，占已婚妇女半数以上。急性宫颈炎阴道分泌物呈黏液脓性，可伴有外阴瘙痒及灼热感，或见经期出血、性交后出血等症状。此外，常有尿频、尿急、尿痛等下泌尿道症状。慢性宫颈炎分泌物呈乳白色黏液状，有时为淡黄色脓性或带血性。宫颈息肉、重度糜烂患者易有血性白带或性交后出血。宫颈炎常并发不孕、宫颈癌、盆腔炎。

本病中医学属于"带下病"范畴。中医学认为，本病多由湿邪蕴结，影响任带二脉，任脉不固，带脉失约而成。有外邪和内伤两类，其中内湿之邪，多由脾虚生湿，肾虚失固所致，外湿多为感受湿热之邪引起。

【必备名方】

1. 止带方加减：猪苓 12 克，茯苓 12 克，茵陈 9 克，栀子 9 克，黄柏 9 克，牡丹皮 9 克，赤芍 9 克，牛膝 9 克，泽泻 9 克，车前子 9 克。水煎服。大便干结者，加大黄 9 克；湿重者，加薏苡仁 12 克。

2. 宫糜栓：①1 号栓，雄黄 30 克，松香 60 克，龙骨 18 克，轻粉 15 克，硼砂 300 克，枯矾 45 克，四季青适量，炼白蜜适量，冰片 2.4 克，黄柏 9 克。②2 号栓，轻粉 12 克，黄芩 30 克，煅石膏 30 克，硼砂 300 克，枯矾 60 克，四季青适量，冰片 0.9 克，炼白蜜适量。先将轻粉飞研，后加黄酒飞研，再加煅石膏、龙骨、硼砂、枯矾、冰片，共为细末，加炼白蜜、四季青，制成钉形栓剂，每丸重约 3 克。于经净后 3 日开始用药。擦净阴道分泌物，栓剂钉部插入子宫颈，圆形部贴糜烂面，后塞入消毒带线棉球，24 小时后取出棉球。轻度单纯型糜烂用 1 号栓，中度以上或颗粒状、乳头样增生者用 2 号栓。

3. 清宫解毒饮加减：土茯苓 30 克，鸡血藤 20 克，忍冬藤 20 克，薏苡仁 20 克，丹参 15 克，车前草 10 克，益母草 10 克，甘草 6 克。水煎服。带下量多、色黄而质稠秽如脓者，加马鞭草 15 克，鱼腥草 10 克，黄柏 10 克；发热口渴者，加连翘 10 克，生地黄 15 克；阴道肿胀辣痛者，加紫花地丁 15 克，败酱草 20 克；带下夹血丝者，加海螵蛸 10 克，茜草 10 克，大蓟 10 克；阴道瘙痒者，加白鲜皮 12 克，苍耳子 10 克，苦参 10 克；带下量多而无臭秽阴痒者，加蛇床子 10 克，槟榔 10 克；带下色白、质稀如水者，去忍冬藤、车前草，加补骨脂 10 克，桑螵蛸 10 克，白术 10 克，白扁豆花 6 克；性交时阴道胀痛、

出血者，加赤芍 12 克，地骨皮 10 克，牡丹皮 10 克，三七 6 克；腰脊酸痛、小腹胀坠而痛者，加桑寄生 15 克，杜仲 10 克，续断 10 克，骨碎补 15 克。

4. 完带汤加减：白术 30 克，山药 30 克，人参 6 克，白芍 15 克，苍术 9 克，甘草 3 克，陈皮 2 克，柴胡 2 克，荆芥穗 2 克。水煎服。带下日久不止、舌苔不腻者，加金樱子 12 克，海螵蛸 10 克。

5. 内补丸加减：鹿茸 10 克，肉桂 5 克，菟丝子 10 克，黄芪 30 克，蒺藜 10 克，沙苑子 10 克，肉苁蓉 9 克，桑螵蛸 9 克，熟附子（先煎）5 克，茯苓 10 克。水煎服。有阴虚之证而见咽干口燥、阴道灼热者，加黄柏 9 克，知母 15 克，贯众 12 克。

【名医指导】

1. 保持外阴清洁干爽，勤换内裤，忌穿过紧内裤，保持良好的血液循环。注意经期、产后卫生，禁止盆浴。禁忌乱用清洗药物，否则会引起阴道酸碱紊乱。

2. 同时积极治疗伴随的尿道炎、膀胱炎、阴道炎及子宫内膜炎等。

3. 在患病期间忌同房；平时应避免不洁性生活，以免诱发宫颈炎甚至宫颈癌。

4. 避免过早性生活。避免过早、过多、过频的生育和流产。在分娩、流产、宫颈物理治疗术后应预防感染，分娩和流产都会造成宫颈的损伤，从而为细菌的侵入提供了机会。

5. 积极治疗急性宫颈炎；定期妇科检查（1 年 1 次）。如发现外阴分泌物较多，有异味或白带有血丝时，应及时到医院进行检查，做好自我保健。

6. 以清淡食物为主，多吃新鲜水果和蔬菜。在日常饮食中多食瘦肉、鸡肉、鸡蛋、鹌鹑蛋、鲫鱼、甲鱼、白鱼、白菜、芦笋、芹菜、菠菜、黄瓜、冬瓜、香菇、豆腐、海带、紫菜、水果等。

7. 治愈后应养成良好性生活习惯，定期安全有效的保养子宫颈部位，及时清理匿藏在阴道皱褶及子宫颈穹窿处的垃圾和病菌。

8. 可进行自我疗法：先把手掌搓热，然后用手掌向下推摩小腹部数次，再用手掌按

摩大腿内侧数次，痛点部位多施手法，以有热感为度。最后用手掌揉腰骶部数次后，改用搓法 2～3 分钟，使热感传至小腹部。

9. 在慢性宫颈炎治疗后的 2～3 日，阴道有较多的血性或者黄水样分泌物排出。因此，白天可用全棉织品卫生垫并且需勤换新垫。还可用温水清洗外阴，早、晚各 1 次。

10. 对待本病，应有正确的心态。既不可持有置之不理的心态，因为任疾病发展会有导致宫颈癌的可能；又不可过度紧张焦虑，经过积极的治疗是可以治愈的。

盆腔炎

女性内生殖器官（子宫、输卵管和卵巢）及其周围结缔组织、盆腔腹膜发生炎症，称盆腔炎。本病是妇科常见病之一，多见于已婚生育年龄之妇女。按其发病部位，有子宫内膜炎、子宫肌炎、输卵管炎、卵巢炎、盆腔结缔组织炎、盆腔腹膜炎等。炎症可局限于一个部位，也可以几个部位同时发病。临床可分为急性和慢性两种。急性盆腔炎有可能引起弥漫性腹膜炎、败血症、脓毒血症、甚至感染性休克而危及生命。慢性盆腔炎常表现为慢性子宫内膜炎、慢性输卵管炎与输卵管积水、输卵管卵巢炎与输卵管囊肿、慢性盆腔结缔组织炎。慢性盆腔炎由于顽固难愈，反复发作，影响妇女的健康和工作，故应予重视及积极防治。

本病中医学根据急性期以发热、腹痛、带下多为临床特征，与"带下病"、"热入血室"、"产后发热"等病证相似；慢性期以腹痛包块、带下多、月经失调、痛经、不孕为临床表现，故属于"癥瘕"、"带下"、"痛经"、"腹痛"、"月经不调"、"不孕"等范畴。急性盆腔炎多在产后、流产后、宫腔内手术处置后，或经期卫生保健不当之际，邪毒乘虚侵袭，稽留于冲任及胞宫脉络，与气血相搏结，邪正交争，而发热疼痛，邪毒炽盛则腐肉酿脓，甚至泛发为急性腹膜炎、感染性休克。常见热毒炽盛、湿热瘀结等证型。慢性盆腔炎常因经行产后，胞门未闭，风寒湿热之邪或虫毒乘虚内侵，与冲任气血相搏结，

蕴结于胞宫，反复进退，耗伤气血，虚实错杂，缠绵难愈。

急性盆腔炎

【必备名方】

1. 五味消毒饮合大黄牡丹皮汤加减：金银花 30 克，野菊花 12 克，蒲公英 12 克，甜地丁 12 克，天葵子 12 克，大黄 18 克，牡丹皮 9 克，桃仁 12 克，冬瓜子 30 克，芒硝 9 克，薏苡仁 12 克，栀子 15 克，败酱草 15 克，延胡索 12 克。水煎服。恶寒者，加荆芥 12 克，防风 12 克；腹胀者，加川楝子 12 克，赤芍 9 克，乳香 9 克，没药 9 克，制香附 9 克；带下多色黄者，加黄柏 12 克，连翘 15 克，败酱草 15 克；热毒传入营分者，出现神昏谵语、高热汗出、口渴欲饮、烦躁不宁、舌红绛、苔黄燥、脉弦细而数等气营同病之证，治疗宜清营解毒，凉血养阴。方用清营汤加减：玄参 9 克，生地黄 15 克，麦冬 9 克，金银花 9 克，连翘 6 克，丹参 6 克，黄连 5 克，犀角（用水牛角代）30 克，淡竹叶 3 克。水煎服。神昏谵语者，加服安宫牛黄丸或紫雪丹，以芳香开窍。

2. 二藤汤：忍冬藤 30 克，大血藤 30 克，大黄 9 克，大青叶 9 克，紫草（后下）9 克，牡丹皮 9 克，赤芍 9 克，川楝子 9 克，制延胡索 9 克，生甘草 3 克。水煎服。

3. 仙方活命饮加减：金银花 25 克，甘草 6 克，赤芍 6 克，当归尾 6 克，乳香 6 克，没药 6 克，天花粉 6 克，陈皮 9 克，防风 6 克，川贝母 6 克，白芷 6 克，穿山甲 6 克，皂角刺 6 克。水煎服。大便秘涩者，加大黄 12 克，芒硝 12 克；带下多者，加黄柏 12 克，椿白皮 15 克；腹胀者，加柴胡 12 克，枳实 9 克。

4. 消癥饮加减：当归 12 克，丹参 12 克，海藻 15 克，茯苓 6 克，薏苡仁 30 克，炮穿山甲 12 克，川芎 6 克，金银花 9 克，连翘 10 克，橘核 12 克，青皮 6 克，延胡索 9 克。水煎服。气虚者，加党参 15 克，黄芪 15 克；血虚者，加鸡血藤 12 克，紫河车 6 克；脾胃虚弱者，加白术 12 克，大枣 12 克，炙甘草 9 克；脾肾阴亏者，加枸杞子 12 克，山药 12

克，熟地黄 15 克；寒凝气滞者，加小茴香 6 克，干姜 12 克。

5. 乌芍三草汤：乌药 15 克，赤芍 15 克，凤尾草 15 克，鱼腥草 15 克，马鞭草 15 克，制香附 10 克，当归 10 克，川芎 10 克，土茯苓 10 克。水煎服。

【名医指导】

1. 杜绝各种感染途径，保持会阴部清洁、干燥，每晚用清水清洗外阴，做到专人专盆；切不可用手掏洗阴道内部，也不可用热水、肥皂等清洗外阴。盆腔炎时要勤换内裤，不穿紧身、化纤质地内裤。

2. 月经期、人工流产术后、取环等妇科手术后阴道有流血，一定要禁止性生活；禁止游泳、盆浴、洗桑拿浴，要勤换卫生巾避免感染。

3. 被诊为急性或亚急性盆腔炎患者，一定要遵医嘱积极配合治疗；一定要卧床休息或取半卧位，以利炎症局限化和分泌物的排出。

4. 要注意观察白带的量、质、色、味，白带量多、色黄质稠、有臭秽味者，说明病情较重，如白带由黄转白（或浅黄），量由多变少，味趋于正常（微酸味）说明病情有所好转。

5. 保持大便通畅，并观察大便的性状。若见便中带脓或有里急后重感，要立即到医院就诊，以防盆腔脓肿溃破肠壁造成急性腹膜炎。

6. 做好避孕工作，尽量减少人工流产。手术中要严格无菌操作；避免致病菌侵入。

7. 饮食宜清淡，富有营养；忌食煎烤油腻、辛辣之物。发热期间宜食清淡、易消化饮食，可给予梨汁或苹果汁、西瓜汁等饮用，但不可冰镇后饮用。

8. 注意保暖，保持身体干燥。汗出后及时更换衣裤，避免吹空调或直吹对流风。

慢性盆腔炎

【必备名方】

1. 薏苡附子败酱散加减：薏苡仁 30 克，败酱草 30 克，益母草 30 克，制香附 15 克，白芍 15 克，熟附子（先煎）10 克，当归 6

克，蒲公英 18 克，大血藤 15 克，连翘 15 克，琥珀粉（吞服）1 克，穿山甲粉（吞服）1 克（后 2 味药随汤吞服，经期勿用）。水煎服。腹痛甚者，加延胡索 12 克，川楝子 12 克。

2. 桂枝慈姑汤加减：桂枝 10 克，山慈菇 10 克，莪术 10 克，延胡索 10 克，制香附 10 克，鹿角片 6 克。水煎服。气血虚弱者，加党参 10 克，当归 10 克，黄芪 15 克；少腹冷痛者，加乌药 10 克，小茴香 6 克；输卵管阻塞者，加穿破石 15 克，木香 5 克，王不留行 10 克，沉香 3 克。

3. 香棱丸合活络效灵丹加减：三棱 10 克，莪术 10 克，乳香 10 克，没药 10 克，青皮 9 克，川楝子 9 克，当归 12 克，穿山甲 12 克，延胡索 12 克，丹参 15 克，橘核 15 克，荔枝核 15 克。水煎服。白带多者，加白术 12 克，薏苡仁 12 克，苍术 9 克，车前子 9 克；腰痛甚者，加续断 12 克，桑寄生 12 克；精神抑郁者，加柴胡 9 克，郁金 9 克；纳差腹胀者，加茯苓 12 克，白术 12 克，陈皮 9 克，焦三仙 6 克；输卵管积水者，加路路通 12 克，防己 9 克，刘寄奴 15 克，桂枝 3 克。

4. 鳖甲散合清骨散加减：银柴胡 10 克，知母 10 克，青蒿 9 克，胡黄连 9 克，白薇 9 克，牡丹皮 9 克，地骨皮 9 克，赤芍 9 克，白芍 9 克，鳖甲（先煎）15 克，败酱草 15 克，生地黄 15 克，黄柏 6 克。水煎服。

5. 活血清盆汤加减：当归 10 克，丹参 10 克，赤芍 10 克，牡丹皮 10 克，延胡索 10 克，鸡血藤 15 克，薏苡仁 15 克，木香 6 克，大血藤 30 克，败酱草 30 克。水煎服。热毒壅盛、湿浊阻滞者，加蒲公英 18 克，黄柏 15 克，大黄 12 克；寒湿凝滞者，去大血藤、败酱草，加桂枝 6 克，吴茱萸 12 克，小茴香 6 克；体虚久病、脾气虚弱者，加党参 15 克，黄芪 12 克，白术 12 克。

【名医指导】

1. 杜绝各种感染途径，保持会阴清洁、干燥，每晚用清水清洗外阴，做到专人专盆。盆腔炎时要勤换内裤，不穿紧身、化纤质地内裤。

2. 月经期、人工流产术后及上、取环等，一定要禁止性生活、游泳、盆浴、桑拿浴等，要勤换卫生巾，保持会阴部清洁、干爽。

3. 慢性盆腔炎患者不要过于劳累，宜劳逸结合，节制房事，以避免症状加重。稍感不适时，避免自己乱用抗生素；长期服用抗生素会出现阴道内菌群紊乱而引起阴道分泌物增多（呈白色豆渣样白带），此时应即到医院就诊，排除真菌性阴道炎。

4. 做好避孕工作，尽量减少人工流产术的创伤。定期复查。

5. 积极适当锻炼、生活作息时间规律，均有助于提高机体的免疫力。

6. 患者应保持良好心态，建立战胜疾病的信心；家人及配偶应予以理解和支持，增强患者信心。

宫颈癌

宫颈癌是最常见的妇女恶性肿瘤之一。宫颈癌的发病年龄呈双峰状，35～39 岁和60～64 岁高发。人乳头瘤病毒是宫颈癌主要危险因素。早年性生活、性生活不洁或紊乱、经期及产褥期卫生不良、多产等与宫颈癌密切相关。此外，感染衣原体、巨细胞病毒、单纯疱疹病毒 2 型者，配偶有性病史或配偶患阴茎癌者，长期口服避孕药者，有吸烟史者易患宫颈癌。早期宫颈癌常无症状及明显体征，子宫颈可光滑或与慢性宫颈炎无差异。随着病情发展可出现阴道流血和阴道排液。晚期根据癌灶所侵及部位的不同而有不同的继发症状。邻近组织器官及神经受累时，可出现尿频、尿急、大便秘结、里急后重、下肢肿痛等；癌肿压迫或侵及输尿管时，可导致输尿管梗阻、肾盂积水，最后引起尿毒症。

本病中医学相当于"五色带"、"癥瘕"、"恶疮"、"阴疮"、"崩漏"等。本病的发生，内因七情郁结，气滞血瘀；外因湿热、湿毒内浸，滞留胞中，邪毒积聚，损伤任带及五脏而发病。总之，本病以正虚冲任失调为本，湿热瘀毒凝聚为标，正虚邪实。

【必备名方】

1. 四核清宫丸加减：山楂核 30 克，荔枝核 30 克，桃核 30 克，橘核 30 克，柴胡 34 克，郁金 30 克，当归 30 克，白芍 30 克，川楝子 30 克，青皮 25 克，黄芩 25 克。上药共为细末，制成蜜丸。每次 15 克，每日 3 次，1 个月为 1 个疗程。

2. 莪莲地黄汤加减：莪术 10 克，泽泻 10 克，牡丹皮 10 克，茯苓 10 克，半枝莲 30 克，白花蛇舌草 30 克，熟地黄 24 克，山茱萸 12 克，山药 12 克，海金沙 15 克。水煎服。肾阳不足、膀胱湿热者，加知母 12 克，黄柏 15 克；脾肾两虚者，加淫羊藿 9 克，白术 15 克；有血尿者，加仙鹤草 12 克，白茅根 12 克；气虚者，加太子参 15 克，生黄芪 30 克。

3. 真武汤合完带汤加减：制附子（先煎）6 克，茯苓 10 克，白术 30 克，白芍 15 克，生姜 10 克，山药 10 克，党参 15 克，苍术 10 克，车前子 10 克，陈皮 6 克，柴胡 3 克，荆芥 3 克，甘草 3 克，半枝莲 20 克，补骨脂 20 克，覆盆子 15 克。水煎服。小便不利者，加泽泻 15 克；出血不止者，加茜草 12 克，炮姜 12 克，艾叶 10 克。

4. 莪术芍药汤加减：莪术 10 克，当归 10 克，黄连 10 克，大黄 10 克，黄芩 10 克，白芍 15 克，半枝莲 15 克，白花蛇舌草 15 克，槟榔 6 克，木香 6 克，肉桂（后下）2 克。水煎服。泻下赤多者，加白头翁 15 克，仙鹤草 12 克，生地榆 15 克；白带多者，加苍术 15 克，干姜 9 克；食滞者，加莱菔子 12 克，枳实 12 克；久泻滑脱者，加赤石脂 12 克，生黄芪 15 克。

5. 复方黄芪汤加减：生黄芪 12 克，当归 15 克，党参 10 克，白术 10 克，天冬 10 克，茯苓 10 克，川芎 6 克，白芍 10 克，甘草 6 克，山豆根 30 克，白茅根 30 克，马鞭草 30 克。水煎服。出血者，加墨旱莲 30 克，三七粉（冲服）6 克；白带多者，加海螵蛸 18 克，茜草 6 克；腰痛者，加续断 12 克，络石藤 15 克，三七粉（冲服）6 克；贫血者，加生地黄 15 克，鸡血藤 15 克，桑寄生 10 克；腹胀厌食者，加鸡内金 10 克，陈皮 10 克，木香 10 克。

【名医指导】

1. 定期开展宫颈癌的普查普治。每 1～2 年 1 次，做到早发现、早诊断、早治疗。尤其年龄在 35～39 岁及 60～64 岁的患者，更应注意宫颈的检查。

2. 提倡晚婚、少育，开展性卫生教育；凡已婚妇女，特别是围绝经期妇女有月经异常或性交后出血者，应及时就医。

3. 避免多性伴侣。避免性生活过早及不洁性生活。避免长期口服避孕药及类固醇药物；营养不良、家族遗传、妇科检查器械造成的伤害也会增加宫颈癌发病的风险，应注意加强营养，并定期检查。

4. 在妊娠前一定要做好各种检查，尤其是涂片，以免妊娠期漏查疾病，引起严重的后果。

5. 重视子宫颈慢性病的防治，积极治疗宫颈癌前病变如宫颈糜烂、子宫颈湿疣、子宫颈不典型增生等疾病。

6. 注意经期及产褥期的卫生，保持会阴部清洁。

7. 既往有衣原体、巨细胞病毒、单纯疱疹病毒 2 型感染者，应及时彻底治疗。

8. 积极治疗配偶疾病，并定期复查。

9. 饮食宜清淡、营养丰富。放疗时，多食牛肉、猪肝、莲藕、木耳、菠菜、芹菜、石榴、菱菜等；化疗时多食山药粉、薏苡仁粥、动物肝、胎盘、阿胶、元鱼、木耳、枸杞子、莲藕、香蕉等；子宫颈手术后可食猪肝、山药粉、龙眼、桑椹、黑芝麻、枸杞子、青菜、莲藕等。忌韭菜、生葱、烟、酒。

子宫肌瘤

子宫肌瘤是女性生殖器官中最常见的一种良性肿瘤，主要由子宫平滑肌细胞增生而成。其间有少量纤维结缔组织，但并非是肌瘤的基本组成部分，又称子宫平滑肌瘤。子宫肌瘤多见于 30～50 岁妇女，以 40～50 岁发生率最高，20 岁以下少见，绝经后肌瘤可逐渐萎缩。按肌瘤发展过程中与子宫肌壁的关系分为肌壁间肌瘤、浆膜下肌瘤和黏膜下肌瘤。临床常见月经异常，表现为月经量多，经期延长，或不规则阴道出血。

本病中医学可归入"石瘕"、"癥瘕"等范畴。本病因症状、体征不同，部分病例因出血较多或淋漓不净，又可合并属崩漏病证。本病乃因郁怒伤肝，肝郁气滞，气滞血瘀，瘀血内阻；或经期、产时、产后摄生不慎，风寒湿诸邪乘虚而入；或脾肾阳虚，运化无力，痰湿内生，均可导致湿、痰、郁、瘀等聚结胞宫，发为本病。

【必备名方】

1. 桂枝茯苓丸加减：桂枝 10 克，茯苓 12 克，牡丹皮 12 克，赤芍 12 克，桃仁 15 克，鳖甲 20 克，生牡蛎（先煎）24 克，当归 9 克，鸡内金 9 克，浙贝母（先煎）9 克，橘核 9 克。水煎服。月经过多、崩漏不止者，去桃仁，加血余炭 15 克，蒲黄炭 10 克；疼痛剧烈者，加延胡索 15 克，乳香 10 克，没药 10 克。

2. 温经汤加减：吴茱萸 9 克，当归 6 克，白芍 6 克，川芎 6 克，人参 6 克，桂枝 6 克，阿胶（烊化）6 克，牡丹皮 6 克，炮姜 6 克，甘草 6 克，半夏 6 克，麦冬 9 克，益母草 10 克，香附炭 9 克。水煎服。小腹冷痛甚者，重用桂枝、当归，加小茴香 5 克；漏下不止而见眩晕、心悸、失眠、面色无华者，重用当归、阿胶，加熟地黄 15 克，大枣 12 克；女子久不受孕者，加艾叶 10 克，鹿角霜 15 克，淫羊藿 15 克。

3. 开郁二陈汤加减：制半夏 15 克，陈皮 15 克，茯苓 15 克，青皮 10 克，制香附 15 克，川芎 6 克，莪术 15 克，木香 10 克，槟榔 10 克，甘草 6 克，苍术 15 克，丹参 15 克，水蛭 5 克。水煎服。食欲不振者，加山楂 15 克，鸡内金 15 克；痰湿眩晕者，加天麻 12 克，石菖蒲 15 克；大便溏薄者，加炒薏苡仁 12 克，炒白术 15 克；带下量多者，加海浮石 12 克，制天南星 12 克，海螵蛸 12 克；经量过多者，可用四物汤合二陈汤加香附炭、益母草、党参、白术、仙鹤草、阿胶等药物治疗。

4. 清瘀化癥汤加减：党参 12 克，制香附 15 克，生贯众 30 克，半枝莲 30 克，鬼箭羽 20 克，海藻 20 克，木馒头 30 克，天葵子 15 克，甘草 9 克，紫石英 15 克，车前草 15 克，滑石（包煎）15 克，石韦 9 克。水煎服。经血过多者，去天葵子、海藻，加花蕊石 30

克，鹿衔草 12 克，三七粉（吞服）2 克，血竭粉（吞服）2 克；阴虚火旺者，去党参、紫石英，加生地黄 9 克，熟地黄 9 克，炙龟甲 12 克，北沙参 12 克，夏枯草 12 克，白薇 9 克，桑寄生 12 克。

5. 清海丸加减：熟地黄 24 克，山茱萸 12 克，山药 12 克，牡丹皮 9 克，五味子 12 克，麦冬 15 克，白术 15 克，白芍 15 克，龙骨 15 克，桑叶 9 克，地骨皮 12 克，玄参 12 克，南沙参 15 克，石斛 15 克。水煎服。出血多者，加大蓟 15 克，小蓟 15 克，槐花 12 克，墨旱莲 15 克，荷叶炭 15 克；头晕腰酸者，加女贞子 15 克，枸杞子 15 克，龟甲 15 克。

【名医指导】

1. 适当控制性生活，保持外阴清洁干燥。

2. 合理避孕。

3. 适度锻炼身体，保持心态平稳，定期进行体检。

4. 可食富含维生素和蛋白质的食物，如瘦肉、鱼肉等；多吃蔬菜水果等。适当摄取含有雌激素的食物，如番薯、山药、蜂王浆等。避免辛辣及刺激性强的食物。

5. 限制高脂肪的摄入，控制体重，避免长期服用激素类药品、保健品，避免使用含有雌激素的化妆品等。

6. 注意月经、白带是否正常。若有异常及时去医院做检查，争取早发现、早治疗。

7. 学会自查：注意观察月经增多、绝经后出血或接触性出血等；观察白带是否正常，有无脓性、血性、水样白带；自摸有无肿块，如清晨，空腹平卧于床，略弯双膝，放松腹部，用双手在下腹部按触，由轻浅到重深，可及时发现较大肿块；注意有无下腹部、腰背部或骶尾部等疼痛；若上面有一项异常，应及早去医院进一步检查、治疗。

8. 术后要有规律的生活方式、健康的饮食习惯，愉快的心情，并做适量运动。

9. 术后不宜立即怀孕。

10. 术后宜多食含铁量高的食物，如猪肝、黑芝麻、葡萄、紫菜、枸杞子、香菇等。多吃蔬菜、水果，尤其是番茄。做到饮食定时定量，不暴饮暴食。坚持低脂肪饮食，尽量少吃油脂类、煎炸熏烤类的食物等。

卵巢癌

卵巢癌为妇科常见肿瘤，可发生于任何年龄，多见于生育期妇女。其死亡率居妇科恶性肿瘤首位。卵巢癌以浆液性乳头状囊腺癌和黏液性乳头状囊腺癌最常见，其次为恶性生殖细胞肿瘤，性腺间质细胞肿瘤较少见。早期可无症状，多在术中或病理学检查中确诊。腹部包块迅速长大，伴疼痛、发热、贫血、无力及恶病质表现。

本病中医学属于"肠覃"范畴。中医学认为，本病由脏腑、气血功能失调以及气滞、血瘀、痰浊、湿热之邪单独或复合作用于机体，气血乖逆，瘀血内停，积于胞脉、胞络之中，日久而成。

【必备名方】

1. 香砂六君子汤合苍附导痰丸加减：党参 3 克，白术 6 克，茯苓 6 克，甘草 3 克，砂仁 2.5 克，木香 2 克，半夏 9 克，陈皮 6 克，苍术 6 克，天南星（炮）6 克，枳壳 6 克，山慈菇 6 克，夏枯草 9 克，海藻 6 克，猪苓 6 克。水煎服。小便不利者，加车前子 9 克，泽泻 9 克；腹胀甚者，加厚朴 6 克。

2. 乌药汤合血府逐瘀汤加减：乌药 9 克，制香附 15 克，木香 6 克，当归 9 克，甘草 6 克，桃仁 12 克，红花 9 克，枳壳 6 克，赤芍 6 克，柴胡 3 克，桔梗 5 克，川芎 5 克，牛膝 9 克，生地黄 9 克，莪术 6 克，三棱 6 克，龙葵 6 克，鳖甲 6 克。水煎服。伴气虚者，加党参 12 克，黄芪 12 克；纳呆者，加生麦冬 12 克，生山楂 12 克；口干者，加天花粉 15 克，枸杞子 15 克，女贞子 12 克。

3. 解毒四物汤加减：连翘 15 克，葛根 15 克，柴胡 12 克，枳壳 9 克，红花 6 克，桃仁 6 克，甘草 6 克，龙葵 25 克，半枝莲 25 克，鳖甲 15 克，白花蛇舌草 18 克，大腹皮 15 克，土茯苓 15 克。水煎服。纳呆者，加麦冬 12 克，六神曲 12 克；小便不利者，加泽泻 12 克，瞿麦 12 克，车前子 12 克。

4. 补气饮：党参 10 克，黄芪 15 克，白术 10 克，白茯苓 10 克，生地黄 10 克，熟地黄 10 克，补骨脂 10 克，鹿角霜（先煎）10 克，枸杞子 12 克，当归 10 克，白芍 10 克，陈皮 10 克，木香 6 克，龙眼肉 10 克。水煎服。

5. 养阴汤：生地黄 10 克，天冬 10 克，麦冬 10 克，南沙参 10 克，党参 10 克，玄参 10 克，五味子 5 克，天花粉 15 克，当归 10 克，白芍 10 克，阿胶（烊化）10 克，枸杞子 12 克，牡丹皮 10 克，地骨皮 10 克，墨旱莲 15 克。水煎服。

【名医指导】

1. 宜多摄取类胡萝卜素，如食用胡萝卜、西红柿及其他富含胡萝卜素和番茄红素的食物。

2. 恰当增补高钙食物，特别是绝经后妇女和老年妇女：每日坚持喝牛奶或奶制品，常吃豆制品、小虾皮、小鱼、海带及荠菜等食物。

3. 发病早期可无症状（或有较轻的）症状，如腹胀、背痛、胀痛或不适、腹围增大、便秘、疲乏、尿频或尿急、不能正常进食、原因不明的体重减轻。患者应了解自己身体的变化，若出现上述症状，应及时就诊；并建议每年妇科检查，及早发现，及早治疗。

4. 本病的治疗是长时期、持续性的，应避免中途停止治疗；宜保持情绪的平稳，乐观的心态，积极配合治疗。家人应多陪伴、安慰患者，使其建立并增强战胜疾病的信心。

5. 进行适当的体育运动，养成良好的作息时间规律，增强身体的抵抗力。

6. 饮食上注意摄取足够的热量和蛋白质，如多吃牛奶、鸡蛋、瘦猪肉、牛肉、兔肉、鱼肉、禽肉、豆制品等；多吃维生素含量高的新鲜蔬菜和水果，有助于大便的通畅。避免用胡椒、芥末等刺激性调味品（调味品食品），以及油煎、熏烤食物。

7. 多饮水，每日不少于 2000 毫升，促进毒素排泄。牛奶、豆浆和绿豆汤有助于排出癌细胞释放的毒物，也宜多饮用。

8. 治疗期间宜配合中医药及气功保健治疗。

《名医推荐家庭必备名方（珍藏本）》

第二十九章　其他妇科疾病

《名医推荐家庭必备名方（珍藏本）》

子宫脱垂

子宫从正常位置沿阴道下降，宫颈外口达坐骨棘水平以下，甚至子宫全部脱出于阴道口外，称子宫脱垂。子宫脱垂常伴有阴道前、后壁膨出。分娩损伤为子宫脱垂最主要的病因。轻度患者一般无不适，中度以上患者常有不同程度的腰骶部疼痛或下坠感；站立过久、劳累后或腹压增加时症状明显，卧床休息后减轻。重度子宫脱垂者，常伴有排尿排便困难，或便秘，或遗尿，或存在残余尿及张力性尿失禁，易并发膀胱炎。脱出在外的子宫及阴道黏膜长期与衣裤摩擦导致宫颈、阴道壁溃疡，甚至出血，继发感染时，有脓血分泌物渗出。

本病中医学称"阴挺"、"阴挺下脱"、"阴脱"、"阴蕈"、"阴菌"等。因多发生在产后，又称"产肠不收"。现在国家标准称"阴挺"，病机主要为冲任不固，带脉提摄无力。

【必备名方】

1. 补中益气汤加减：人参 30 克，黄芪 60 克，白术 10 克，甘草 6 克，当归 10 克，陈皮 6 克，升麻 6 克，柴胡 6 克，续断 12 克，金樱子 12 克，杜仲 15 克。水煎服。气虚子宫脱垂较重者，重用黄芪、党参，其中黄芪可加至 90 克；形寒怕冷者，加附子（先煎）9 克，肉桂 15 克；带下量多、色白质稀者，加山药 15 克，芡实 12 克，茯苓 12 克，桑螵蛸 12 克；小便频数者，加益智 15 克，乌药 12 克，桑螵蛸 15 克；阴中痛者，加白芍 15 克，郁金 15 克，川楝子 12 克。

2. 补益提宫汤加减：黄芪 15 克，党参 15 克，生甘草 6 克，苍术 9 克，白术 9 克，萆薢 9 克，椿皮 9 克，陈皮 9 克，柴胡 9 克，全当归 12 克，升麻 15 克，大枣 5 枚。水煎服。同时用外用药粉（鸡内金 4.5 克，赤石脂 9 克，五倍子 6 克，冰片 0.6 克，共为细末，置瓶中密封，备用）。

3. 收宫散：白胡椒 20 克，附子（先煎）20 克，肉桂 20 克，白芍 20 克，党参 20 克。上药共为细末，加红糖 60 克，调匀后分成 30 包，每日早、晚空腹各服 1 包（服前先饮少量黄酒或白酒），15 日为 1 个疗程。

4. 补气益肾方：党参 15 克，黄芩 15 克，续断 15 克，桑寄生 15 克，煅龙骨 15 克，煅牡蛎 15 克，升麻 9 克，柴胡 9 克，杜仲炭 9 克，车前子 9 克，黄柏 9 克。水煎服。同时配苦参 15 克，蛇床子 15 克，黄柏 9 克。水煎熏洗。

5. 龙胆泻肝汤合五味消毒饮：龙胆 6 克，栀子 9 克，黄芩 9 克，车前子 9 克，木通（可用通草代）9 克，泽泻 12 克，生地黄 9 克，当归 3 克，柴胡 6 克，甘草 6 克，金银花 30 克，野菊花 12 克，蒲公英 12 克，紫花地丁 12 克，天葵子 12 克。水煎服。

【名医指导】

1. 坚持新法接生，到医院采取适合的分娩方式；会阴裂伤者及时修补，坚持产褥期卫生保健。

2. 产后不过早下床活动，特别不能过早参加重体力劳动；保持大小便畅通，积极治疗慢性咳嗽等增加腹压的疾病。

3. 适当进行锻炼，提高身体素质。注意卧床休息，睡时宜垫高臀部或脚部，抬高两块砖的高度。避免长期站立或下蹲、屏气等增加腹压的动作。

4. 哺乳期不应超过 2 年，以免子宫及其支持组织萎缩。

5. 平时可做治疗及预防子宫脱垂的运动,如太极拳、提肛锻炼、膝胸卧位及双手扶床边,双腿并拢,做下蹲动作 5～15 次,每日 2 次,有助于子宫收缩。

6. 注意节制房事,不可纵欲无度;适龄生育,避免生育过多。

7. 积极治疗,同时治疗其引起的症状,如排尿排便困难、遗尿、张力性尿失禁、膀胱炎等。

8. 穿衣宜宽松舒适,衣服以纯棉等为主,避免因摩擦导致的子宫颈、阴道壁溃疡,甚至出血。保持外阴清洁、干燥。

9. 饮食宜营养丰富,定时定量,不暴饮暴食,坚持低脂饮食。多食有补气、补肾作用的食品,如鸡、山药、扁豆、莲子、芡实、泥鳅、淡菜、韭菜、大枣等;多吃瘦肉、鸡蛋、绿色蔬菜、水果、玉米、豆类、花生、芝麻、瓜子;忌食羊肉、虾、蟹、鳗鱼、咸鱼、黑鱼等发物;忌食辣椒、麻椒、生葱、生蒜、白酒等刺激性食物及饮料;禁食桂圆、红枣、阿胶、蜂王浆等热性和含激素成分的食品。

不孕症

夫妇同居 2 年以上,有正常性生活,未避孕而未受孕者,称不孕症。婚后未避孕从未妊娠者称原发性不孕;曾有过妊娠而后未避孕连续两年未再孕者称继发性不孕。原发性不孕发生率高于继发性不孕。阻碍受孕的因素与女方和男方均有关系。女性不孕病因以排卵障碍和输卵管因素居多。男性不育病因主要是生精障碍与输精障碍。男女双方若缺乏性生活的基本知识,或男女双方盼子心切造成精神过于紧张,或存在免疫因素亦可导致不孕。不同原因引起的不孕者伴有不同的症状,如排卵功能障碍引起者,常伴有月经紊乱、闭经、多毛或肥胖等。

中医学将原发性不孕称"全不产",将继发性不孕称"断绪"、"断续"。中医学认为,肾气盛,天癸成熟,并使任脉流通,冲脉气盛,作用于子宫、冲任,使之气血调和,男

女适时交合,两精相搏,则胎孕乃成。肾气虚衰,损及天癸,冲任失调,气血失和,均能影响胎孕之形成。"五不女"中先天性的生理缺陷如螺、纹、鼓、角、脉而致的不孕,则非药物所能奏效。

【必备名方】

1. 调补冲任汤加减:大熟地黄 10 克,全当归 10 克,白芍 15 克,桑椹 15 克,桑寄生 15 克,女贞子 15 克,淫羊藿 10 克,阳起石 10 克,蛇床子 3 克。水煎服。偏阳虚者,加鹿角霜 10 克,附子(先煎)6 克;偏阴虚者,加龟甲 10 克,玉竹 15 克,柏子仁 10 克,生地黄 15 克;气虚者,加党参 15 克;湿热者,加黄柏 9 克,椿皮 10 克,泽泻 10 克;宫寒者,加吴茱萸 6 克,细辛 3 克,陈艾叶 5 克;痰湿者,加苍术 10 克,白术 10 克,陈皮 10 克,半夏 10 克,山楂 10 克;气滞者,加香附 10 克,陈皮 10 克,青皮 10 克。

2. 补肾育精汤加减:当归 12 克,熟地黄 12 克,白芍 12 克,枸杞子 12 克,菟丝子 12 克,制何首乌 12 克,覆盆子 12 克,山茱萸 12 克,龟甲胶 12 克,鹿角胶 12 克,黄芪 15 克,淫羊藿 15 克。水煎服。兼肝郁者,加柴胡 12 克,制香附 9 克。

3. 开郁种玉汤加减:当归 9 克,白芍 9 克,白术 9 克,茯苓 9 克,牡丹皮 9 克,香附 9 克,天花粉 9 克,郁金 9 克,玫瑰花 6 克。水煎服。乳胀有结块者,加王不留行 6 克,路路通 6 克,橘核 15 克;乳房胀痛灼热者,加蒲公英 15 克;梦多寐差者,加炒酸枣仁 15 克,首乌藤 12 克。

4. 苍附导痰丸加减:茯苓 9 克,法半夏 9 克,陈皮 9 克,甘草 6 克,苍术 9 克,香附 9 克,制胆南星 9 克,枳壳 9 克,生姜 9 克,六神曲 9 克。水煎服。胸闷气短者,加瓜蒌 12 克,石菖蒲 12 克;经量过多者,黄芪加量,加断续 9 克;心悸者,加远志 12 克;月经后期或经闭者,加鹿角胶 9 克,淫羊藿 9 克,巴戟天 9 克;痰瘀互结成癥者,加昆布 9 克,海藻 9 克,石菖蒲 9 克,三棱 9 克,莪术 9 克。

5. 灌肠方:丹参 15 克,柴胡 12 克,黄柏 12 克,薏苡仁 12 克,蒲公英 12 克,莪术

《名医推荐家庭必备名方(珍藏本)》

12克，路路通 12 克，赤芍 9 克，青皮 9 克，陈皮 9 克，香附 9 克，皂角刺 9 克，木香 6 克，穿山甲 6 克。水煎，每晚取汁保留灌肠，10 日为 1 个疗程，经期停用。输卵管积水者，加猪苓 12 克，冬葵子 9 克，京大戟 6 克；输卵管结核者，加夏枯草 15 克，白及 9 克。

【名医指导】

1. 在选择婚配、婚龄、聚精养血、交合有时、交合有节诸方面均要符合求嗣之道。

2. 调治劳伤瘤疾、全身性疾病，及时调经和治疗带下病，以提高怀孕概率。

3. 舒畅情志，夫妻之间的良好心态"两情甜畅"尤为重要，避免焦虑、紧张。同时学会正确处理来自各方面的压力，以免影响内分泌的调节。平时注意清心寡欲。择月经中期交媾。

4. 做好个人卫生，尤其是经期卫生。避免月经不调、痛经、外阴炎、阴道炎、宫颈炎、子宫内膜炎、附件炎、盆腔炎等疾病。

5. 经期、经色、经量发生变化或发生闭经、痛经、崩漏等应及早治疗，以免影响生育。

6. 实行计划生育，早期做好避孕措施，避免过多流产。

7. 必要时夫妻双方应去医院进行检查，并针对病因进行治疗。

子宫内膜异位症

子宫内膜组织（腺体和间质）出现在子宫以外部位时称子宫内膜异位症。本病以侵犯卵巢者最常见，多发生于育龄妇女。临床表现为痛经和持续下腹痛、月经失调、不孕、性交痛，因异位内膜侵犯部位不同，患者可出现腹痛、腹泻、便秘或尿痛、尿频，甚则有周期性血便、血尿。此外，身体其他任何部位有内膜异位种植和生长时，均可在病变部位出现周期性疼痛、出血或块物增大。疼痛多发生在经前后或经期。

本病中医学属于"痛经"、"癥瘕"、"月经不调"、"不孕症"等范畴。中医学认为，本病多由外邪入侵、情志内伤、素体因素或手术损伤等原因，导致机体脏腑功能失调，冲任损伤，气血失和，血液离经，瘀血形成，留结于下腹而发病。瘀血阻滞，脉络不通，则见痛经；瘀积日久，形成癥瘕；瘀血阻滞胞脉，两精不能结合，以致不孕；瘀血不去，新血不能归经，因而月经量多或经期延长。

【必备名方】

1. 痛经散加减：当归 10 克，白芍 10 克，牡丹皮 10 克，红花 10 克，香附 10 克，郁金 10 克，川楝子 10 克，莪术 10 克，乌药 10 克，延胡索 10 克，川芎 5 克。水煎服。腹痛甚者，加乳香 6 克，没药 6 克，生蒲黄 10 克；经量多者，加棕榈炭 10 克，拳参 10 克；盆腔有包块者，加三棱 10 克，橘核 10 克；有热者，加黄芩 10 克，栀子 10 克；有寒者，加白芥子 10 克，炮姜 3 克。

2. 温经汤加减：吴茱萸 9 克，当归 6 克，白芍 6 克，川芎 6 克，人参 6 克，桂枝 6 克，阿胶 6 克，牡丹皮 6 克，生姜 6 克，甘草 6 克，半夏 6 克，麦冬 9 克。水煎服。血虚者，加熟地黄 15 克；肛门后重明显者，加升麻 10 克，枳实 6 克。

3. 清热调血汤加减：牡丹皮 10 克，黄连 6 克，当归 12 克，川芎 12 克，生地黄 15 克，赤芍 12 克，红花 12 克，桃仁 12 克，莪术 6 克，制香附 10 克，延胡索 10 克，黄柏 6 克，大血藤 15 克，薏苡仁 15 克，三棱 6 克。水煎服。经期月经量多者，去三棱、莪术，加茜草炭 12 克，生地榆 12 克。

4. 丹溪痰湿方合桃红四物汤加减：苍术 15 克，白术 9 克，半夏 9 克，茯苓 12 克，滑石（包煎）9 克，香附 9 克，桃仁 9 克，红花 6 克，熟地黄 12 克，白芍 12 克，当归 12 克，川芎 12 克，荔枝核 12 克，海藻 12 克，昆布 12 克，川贝母 12 克，三棱 6 克，莪术 6 克，水蛭 3 克，夏枯草 9 克。水煎服。婚久不孕、输卵管不通者，加路路通 9 克，穿山甲 9 克。

5. 补肾祛瘀方加减：淫羊藿 12 克，仙茅 12 克，熟地黄 15 克，山药 15 克，鸡血藤 9 克，丹参 9 克，香附 9 克，三棱 9 克，莪术 9 克。水煎服。阳虚者，加附子（先煎）6 克，肉桂 6 克；阴虚者，加女贞子 12 克，地骨皮 12 克；气虚者，加黄芪 12 克，党参 15 克；血虚者，加当归 15 克，何首乌 12 克；

月经量多者，加仙鹤草 12 克，阿胶（烊化）12 克；腰酸甚者，加杜仲 15 克，桑寄生 12 克；腹痛甚者，加失笑散 6 克，制乳香 6 克，制没药 6 克；白带赤者，加墨旱莲 12 克，茜草 12 克；少腹有包块者，加皂角刺 9 克，苏木 9 克，赤芍 9 克。

【名医指导】

1. 对本病应有正确的认识，避免过度紧张及焦虑。病变轻微、无症状或症状轻微者，定期进行妇科检查，并配合 B 超检查，可 3～6 个月检查 1 次。症状不明显者，可不用药；对有症状者可给予阿司匹林或吲哚美辛等药物；不孕者可促使受孕，分娩后体征及症状有望好转；绝经后子宫内膜异位病灶停止发展，并逐渐消失。

2. 避免在临近月经期进行不必要、重复的妇科双合诊，以免将子宫内膜挤入输卵管，引起腹腔种植。尽量不以人工流产术作为节育措施，而采用安放宫内节育器或服用避孕药等方法。做剖宫产术时宜用纱布保护腹壁切口，防止子宫内膜碎屑植入腹壁组织，在缝合腹膜后，用生理盐水洗净腹壁伤口，再分层缝合。

3. 及时矫正过度后屈子宫及宫颈管狭窄，使经血引流通畅，避免淤滞，引起倒流。

4. 注意保暖，避免寒凉。女孩子在青春期避免惊吓，以免导致闭经或形成溢流。

5. 月经期一定要做好保健，注意控制情绪，避免大怒大悲。禁止性生活。

6. 保持身心愉快，心情放松，不要太过压抑。

7. 适龄生育及采用适合的避孕措施。

8. 饮食上宜多食干果，如核桃、大枣、桂圆等。可多食新鲜水果。行经前后，尤须注意不能进食过热的汤、菜及生冷食物等。少食酸涩收敛之品；少吃肥厚油腻的食物。

9. 必要时可采取激素药物治疗或手术治疗，以及药物与手术的配合治疗法。

10. 适当做规律的体育运动，但应注意劳逸结合。

盆腔静脉淤血综合征

盆腔静脉淤血综合征又称卵巢静脉综合征，是引起妇科盆腔疼痛的重要原因之一。多见于 30～50 岁的经产妇女，以慢性下腹部疼痛、腰骶疼痛、极度疲乏为主症的一种妇科常见难治疾病，因其症状涉及广泛，而患者自觉症状与客观检查常不相符合，在体征上常与慢性盆腔炎相混淆，故此类患者常被误诊为慢性盆腔炎或慢性附件炎而久治不愈。任何使盆腔静脉血液流出盆腔不畅或受阻的因素，均可以导致盆腔静脉淤血。临床表现为盆腔不适，下腹部坠胀痛；低位腰痛；性感不快；月经改变（通常是月经量多，周期延长似功血，但部分患者月经反而减少）；痛经；白带过多；乳房疼痛及肿胀；膀胱和尿道症状（尿频、尿痛或血尿；极度疲劳；自主神经功能紊乱（常感到心悸、胸闷、气短、嗳气，心烦，容易激动，多梦，头痛，关节痛，或精神忧郁，好哭流泪，腹胀，排气不畅，眼球胀等）。

本病中医学属于"腹痛"、"痛经"、"带下"等范畴。中医学认为，本病的发生多因情志所伤、起居不慎，多产房劳或六淫为害。临床常见有气滞血瘀、寒湿凝滞、气虚血瘀、肝肾亏损等原因，致使冲任瘀阻，盆腔气血运行不畅，脉络不通而为病。总之，本病虚实夹杂，本虚标实。

【必备名方】

1. 盆瘀汤加减：白芍 24 克，当归 12 克，地黄 12 克，续断 10 克，杜仲 10 克，桂枝 9 克，桃仁 9 克，制乳香 6 克，制没药 6 克，甘草 6 克，丹参 18 克，柴胡 10 克，延胡索 10 克。水煎服。月经量少、色黑者，加制香附 9 克，益母草 12 克，牛膝 15 克，何首乌 15 克；白带多者，加车前子 9 克，白果 9 克，海螵蛸 9 克；乳房胀痛者，加穿山甲 9 克，浙贝母 9 克，王不留行 6 克。

2. 散结定痛汤加减：制香附 10 克，肉桂 6 克，当归 30 克，川芎 10 克，牡丹皮 10 克，桃仁 10 克，益母草 10 克，荆芥 6 克，制乳香 6 克，生山楂 12 克，丹参 40 克。水煎服。小便不利者，加车前子 12 克；心悸气短者，加炙黄芪 20 克，党参 15 克，炒酸枣仁 15 克。

3. 黄芪化瘀汤加减：黄芪 10 克，党参

15 克，炒白术 15 克，茯苓 15 克，炒蒲黄 15 克，当归 15 克，桃仁 10 克，五灵脂 10 克，甘草 10 克，丹参 30 克，醋白芍 30 克。水煎服。纳差者，加山楂 10 克，麦芽 10 克，陈皮 10 克；体弱乏力者，重用党参、黄芪。

4. 调肝汤加减：山药 15 克，阿胶 15 克，当归 15 克，白芍 15 克，山茱萸 15 克，巴戟天 9 克，甘草 6 克。水煎服。腰痛者，加杜仲 12 克，狗脊 12 克；胁肋疼痛者，加郁金 12 克，乌药 9 克。

5. 萆薢渗湿汤加减：萆薢 15 克，薏苡仁 15 克，牡丹皮 12 克，赤芍 12 克，当归 12 克，泽泻 10 克，黄柏 10 克，泽兰 10 克，益母草 10 克，红花 6 克，桃仁 6 克，川芎 6 克。水煎服。湿热重者，加大血藤 15 克，茵陈 10 克，椿皮 10 克；瘀血重者，加穿山甲 10 克，路路通 10 克，丹参 10 克；痛经者，加延胡索 15 克，乌药 10 克；大便秘结者，加大黄 10 克。

【名医指导】

1. 加强计划生育宣传，防止早婚、早育、性交过频及生育较密，提倡最多生 2 个孩子，两次生产至少应有 3～5 年的间隔。宣传科学方法避孕，不采用性交中断避孕法；亦不主张禁欲。

2. 重视体育锻炼，增强体质，改善健康情况。

3. 加强产后卫生宣传，推广产后体操，对促使生殖器官及其支持组织的恢复有帮助。

4. 休息或睡眠时避免习惯性仰卧位，提倡两侧交替侧卧位，以利于预防子宫后位的形成。

5. 防止产后便秘及尿潴留，以助于生殖器官的恢复及盆腔静脉的回流。

6. 注意劳逸结合，避免过度疲劳。对长期从事站立或坐位工作者，应尽可能开展工间操及适当的活动。注意养成午休的好习惯，以消除上午的疲劳。

7. 严重者可坚持依次先做 10 余分钟的膝胸卧位，再取侧俯卧位休息。观察效果，一般能使严重的盆腔疼痛等症状明显地得到减轻或缓和。如侧俯卧位疗法有效而不能巩固，可考虑手术治疗。

8. 症状轻者，可不用药物治疗；若症状较重，积极寻找病变，针对病因治疗。患者应保持良好情绪，积极配合治疗。

外阴瘙痒

外阴瘙痒是由多种原因引起的一种症状，是妇科疾病中较常见的症状之一。瘙痒的部位常在阴蒂、小阴唇、大阴唇、会阴及肛门周围。各年龄的妇女及幼女均有发生，瘙痒程度不一，严重者坐卧不安，以致影响工作和生活。阴道假丝酵母菌病和滴虫阴道炎是引起外阴瘙痒最常见的原因。常系阵发性发作，也可为持续性。可因夜间床褥过暖或精神紧张、劳累或食用刺激性食品而加重。如因白带浸渍而可见局部潮湿发红；因长期搔抓或反复刺激，可使皮肤出现抓痕、增厚、粗糙或色素减退。

本病中医学称"阴痒"。中医学认为，本病的病机主要为肝、肾、脾功能失常。肝脉绕阴器，肝主藏血，为风木之脏；肾藏精，主生殖，开窍于二阴；脾主运化水湿。肝经郁热，脾虚生湿，湿热蕴郁外阴，或肝肾不足，血虚生风，阴部失于濡养，而至阴痒，前者为实证，后者为虚证。如感染湿毒之邪、虫蚀于阴部所致阴痒，为发病的外因，多为实证。

【必备名方】

1. 萆薢渗湿汤加减：萆薢 20 克，薏苡仁 15 克，黄柏 10 克，赤茯苓 10 克，牡丹皮 10 克，泽泻 10 克，通草 6 克，滑石（包煎）10 克，苍术 15 克，苦参 10 克，白鲜皮 10 克，鹤虱 10 克。水煎服。小便短赤、尿痛灼热者，加瞿麦 12 克，萹蓄 12 克；心烦易怒、大便秘结者，加龙胆 10 克，大黄 6 克；外阴瘙痒甚者，加蛇床子 15 克；外阴部破溃红肿者，加野菊花 15 克，蒲公英 12 克，连翘 12 克。

2. 苦参外洗方：苦参 30 克，白鲜皮 30 克，蛇床子 30 克，冰片 3 克，防风 15 克，荆芥 10 克，花椒 20 克，透骨草 35 克。上药除冰片外，水煎，取药液，加冰片 1.5 克，趁热熏外阴 10～20 分钟，待适温徐徐洗患处，每日1剂，早、晚各1次。

3. 知柏地黄汤加减：山药12克，黄柏10克，知母10克，牡丹皮10克，熟地黄10克，山茱萸12克，当归10克，何首乌12克，白鲜皮10克。水煎服。阴痒甚者，加乌梢蛇15克，防风10克；阴部干涩者，加黄精10克；带下量多色黄者，加土茯苓12克，苦参12克，茵陈12克；目干涩者，加女贞子10克，墨旱莲10克，枸杞子10克，桑椹10克；心烦失眠者，加酸枣仁15克，茯神15克，柏子仁10克，白芍10克；头目眩晕者，加生珍珠母30克，钩藤10克；腰酸者，加杜仲10克，菟丝子10克，续断10克。

4. 当归饮子加减：当归9克，川芎9克，白芍9克，生地黄9克，防风9克，荆芥9克，黄芪6克，甘草3克，白蒺藜9克，何首乌6克，鸡血藤9克，桃仁6克，地龙6克。水煎服。失眠健忘甚者，加合欢皮9克，酸枣仁12克，远志9克。

5. 丹栀逍遥散加减：牡丹皮10克，栀子10克，白芍10克，地肤子10克，当归9克，白术9克，茯苓9克，淡竹叶6克，柴胡6克，薄荷6克，知母12克，黄柏12克，苦参12克，蛇床子12克，防风12克。水煎服。心烦愤怒者，加丹参15克，石决明20克，珍珠母20克；外阴痒甚者，加紫草15克，地龙10克；夜寐不安者，加柏子仁10克，茯神10克，酸枣仁10克。

【名医指导】

1. 注意经期卫生，行经期间勤换卫生巾、勤清洗。

2. 保持外阴清洁干燥。不用热水烫洗，不用肥皂等刺激性强的洗液擦洗。

3. 忌乱用、滥用药物，忌抓搔及局部摩擦，避免出现抓痕及出血。

4. 忌酒及辛辣食物，不吃海鲜等易引起过敏的食物。

5. 内裤须宽松、透气，以棉制品为宜。

6. 治疗期间和愈后半个月内，忌辛辣、油炸煎炒食物。禁酒、禁房事。

7 积极治疗引起外阴瘙痒的全身性疾病，如糖尿病等。

8. 正确对待本病，积极在医师的帮助下查找原因勿因难为情而不去检查和治疗。

第四篇 儿科疾病

第三十章　新生儿疾病

新生儿黄疸

新生儿黄疸又称新生儿高胆红素血症，是指在新生儿时期由于胆红素代谢异常引起血液及组织中胆红素水平升高而出现皮肤、黏膜及巩膜发黄的临床现象。本病包括生理性黄疸和病理性黄疸。生理性黄疸是由于胆红素生成过多、肝细胞摄取胆红素功能差、形成结合胆红素功能差、排泄结合胆红素功能差、胆红素的肠肝循环增加等原因引起。病理性黄疸，当血未结合胆红素明显增高时，可导致神经细胞中毒性病变，进而直接威胁小儿生命或造成严重的中枢神经系统后遗症。

本病中医学称"胎黄"、"胎疸"，是指以肤黄、目黄、尿黄为特征的一种病证。中医学将黄疸分为阳黄和阴黄两类。阳黄常由湿热引起，病程较短，黄色鲜明，多伴有实热之象。阴黄常因寒湿与脾阳不振而致，病程较长，黄色晦暗，多伴有寒湿之象。黄疸的病因，从六淫分析，以湿邪为主，且有湿热与寒湿之分。

【必备名方】

1. 茵陈蒿汤加减：茵陈蒿4～9克，栀子2～3克，制大黄1～3克，车前草4～6克，白茅根4～6克，茯苓3～4克。水煎服。发热不退者，加柴胡9克，大青叶15克，金银花9克，连翘9克；热重者，加黄芩9克，黄连6克，栀子6克；湿重者，加滑石9克，薏苡仁12克，佩兰6克；胁痛者，加川楝子9克，延胡索6克，香附9克，郁金6克；肝大者，加丹参9克，鳖甲9克，三棱6克，莪术6克；食欲不振者，加鸡内金6克，六神曲9克，谷芽9克，麦芽9克；大便秘结者，加大黄3克，枳实3克；大便稀溏者，加白术9克，茯苓9克；呕吐恶心者，加半夏6克，广陈皮9克，竹茹9克；皮肤瘙痒者，加白鲜皮9克，地肤子9克，苦参9克，蝉蜕9克。

2. 桂附茵陈汤：黄芪9克，茵陈9克，茯苓9克，当归6克，泽兰6克，柴胡4.5克，桂枝4.5克，赤芍4.5克，附子2克，橘红2克。水煎，少量频频喂服。

3. 犀角地黄汤加减：犀角0.5克，生地黄9克，白芍9克，牡丹皮9克，茵陈12克，栀子6克，大黄6克，白茅根30克。水煎服。昏迷抽搐者，加服安宫牛黄丸；高热便秘者，加服紫雪丹；烦躁不安者，加服牛黄清心丸。

4. 羚角钩藤汤合茵陈蒿汤加减：羚羊角0.2～0.6克，钩藤3～9克，茵陈6～10克，栀子3～4克，大黄1.5～3克，白茅根15克。水煎服。

5. 茵陈四君子汤加减：党参6克，茯苓6克，茵陈6克，赤小豆9克，防风4.5克，泽泻4.5克，谷芽4.5克，麦芽4.5克，赤芍4.5克，甘草3克。水煎服。

【名医指导】

1. 应对本病有正确的认识：新生儿出生后2～3日出现黄疸，7～10日消退，为生理性黄疸，宜多喂温开水或葡萄糖水利尿，不需特殊治疗。若黄疸提前或推迟出现，应立即送医院检查，以免延误诊治。

2. 孕妇如有肝炎史或曾生病理性黄疸婴儿者，产前宜测定血中抗体及其动态变化，并采取相应预防性服药措施。

3. 夫妻双方如血型不合（尤其母亲血型为O型，父亲血型为A型、B型或AB型），或者母亲RH血型呈阴性，应定期做有关血清学和羊水检查，并在严密监护下分娩，以防止新生儿溶血症的发生。

4. 对低体重儿、窒息儿、母婴血型不合者及其他容易发生高胆红素血症的高危新生儿，应及早在产后监测其血清胆红素，必要时予以治疗。向出院早的新生儿家属交代回家后出现重症或进展快的黄疸需及早就诊，以免延误病情。

5. 在光线充足的情况下，仔细观察黄疸变化：黄疸是从头开始黄，从脚开始退，而眼睛是最早黄，最晚退的，所以可以先从眼睛观察，注意新生儿的巩膜黄疸情况，及时了解黄疸的出现时间及消退时间，发现黄疸应尽早治疗；同时可按压身体任何部位，只要按压的皮肤处呈现白色就没有关系，是黄色就要引起注意。

6. 孕母应饮食有节，不过食生冷、过饥过饱，忌酒和辛热之品，避免因孕母遭受湿热侵袭而累及胎儿出现胎黄。

7. 注意保护婴儿皮肤，脐部及臀部要清洁，防止破损感染。

8. 新生儿注意保暖，早起开奶。母乳喂养者奶量不足所致的黄疸，应酌情加奶。

9. 注意新生儿大便颜色。若是肝脏胆道发生问题，大便会变白，但不是突然变白，而是愈来愈淡，再加上身体突然变黄，就必须带给医师看。

10. 注意观察胎黄婴儿的全身症候，看有无精神委靡、嗜睡、吮乳困难、惊恐不安、两目斜视、四肢强直或抽搐等，以便对重症患儿及早发现，及时处理。

新生儿寒冷损伤综合征

新生儿硬肿症是指新生儿期所发生的周身或局部发冷，皮肤和皮下脂肪变硬，兼有水肿及全身多器官功能损害的一种严重疾病。不兼水肿者，称新生儿硬化症。单纯由于寒冷所致者，称新生儿寒冷损伤综合征。本病多见于未成熟儿和出生体重偏小婴儿，常发生于冬春季节，若由于早产或感染所引起，夏季亦可发病。本病为新生儿期特有的常见病，病变过程中可并发肺炎和败血症，严重者由于微循环障碍进一步发展，可发生弥散性血管内凝血和休克，常合并肺出血而死亡。本病病死率高，其病因目前尚不完全清楚，发病与寒冷、感染性和非感染性疾病等因素有关。

本病中医学属于"五硬"、"胎寒"、"血瘀"、"寒厥"等范畴。中医学认为，本病多由病儿先天禀赋不足，阳气虚衰，寒邪乘袭，伤及脾肾之阳，寒凝血滞，阳气不能温煦肌肤，营于四末，而致肌肤硬肿，亦有感受温热之邪，血热互结，气滞血瘀而致肌肤硬肿者。

【必备名方】

1. 四逆加人参汤加减：人参1克，制附子（先煎半小时）2克，干姜2克，桂枝2克，巴戟天2克，丹参2克，黄芪2克，当归2克。水浓煎，分服。肾阳虚明显者，加鹿茸0.3克，研末冲服；血瘀明显、肌肤紫暗者，加桃仁2克，红花2克，赤芍2克；小便不利者，加泽泻3克，茯苓3克，车前子（包）3克；心率慢、心音低钝、脉微者，静脉滴注生脉注射液。

2. 当归四逆汤加减：党参6克，黄芪6克，肉桂3克，细辛3克，当归6克，川芎6克，赤芍6克，木通2克。水煎服。寒甚者，加制附子3克，干姜3克，以温阳散寒；精神委靡、口吐白沫、呼吸不匀者，加僵蚕6克，法半夏3克，石菖蒲10克，郁金6克，以化痰；硬肿甚者，加郁金6克，鸡血藤10克，以活血行瘀；气行则血行，活血必先益气行气，加木香3克。

3. 黄连解毒汤加减：黄连1～2克，黄芩1～2克，栀子1～2克，人参1.5～3克，川芎1～2克，丹参1.5～3克，麦冬3～5克。水煎服。发热伤阴者，加生地黄10克，玄参10克，麦冬10克；大便秘结者，加生大黄6克，槟榔10克；鼻衄者，加仙鹤草10克，白茅根15克。苦寒之品易化燥伤阴，损伤脾胃，应中病即止。

4. 柴芍六君子汤：党参9克，白术9克，茯苓9克，甘草3克，陈皮6克，半夏6克，柴胡6克，白芍9克。水煎服。

5. 附子理中汤加减：附子（先煎）3克，

干姜 3 克，党参 6 克，白术 6 克，茯苓 6 克，半夏 6 克，甘草 6 克。水煎服。呕吐清水者，加陈皮 3 克，竹茹 3 克；便溏者，加生薏苡仁 10 克，莲子 6 克。

【名医指导】

1. 加强新生儿护理，保持适宜的产房和新生儿室内环境温度，不应低于 24 ℃。

2. 新生婴儿应立即擦干羊水，注意保暖和用温热毛毡包裹；新生儿转运过程中应有合适的保暖措施。

3. 可进乳者早哺乳，加强母乳喂养，补充热量。对吸吮能力差的新生儿，可用滴管滴奶，必要时鼻饲，或静脉点滴葡萄糖注射液、血浆。

4. 预防早产、感染、窒息等新生儿高危因素。

5. 一旦出现本病，可进行复温，轻者可放在 26 ℃～28 ℃室温中，置热水袋；重者先置 26 ℃～28 ℃室温中，1 小时后置 28 ℃暖箱中，每 1 小时提高箱温 1 ℃，至 30 ℃～32 ℃，使皮肤温度达 36 ℃左右。亦可因地制宜，采用其他各种保暖和复温方法，在 12～24 小时内使体温恢复正常。

6. 注意消毒隔离，防止交叉感染，患儿衣被、尿布应清洁柔软干燥，睡卧姿势须勤变换，严防发生并发症。

7. 避免孕妇及胎儿在子宫内的感染，加强孕期检查。

8. 积极控制治疗各种可导致早产的疾病。

新生儿缺氧缺血性脑病

新生儿缺氧缺血性脑病是由于围生期窒息、缺氧所导致的脑缺氧缺血性损害。临床以神经系统异常为特征，主要表现为意识障碍、肌张力、原始反应异常、惊厥、颅内压增高、脑干功能障碍。多见于严重窒息的足月新生儿。危重者可死于新生儿早期，幸存者往往留有神经系统损伤后遗症，如智力低下、癫痫、脑性瘫痪、共济失调等。本病足月儿多见，是导致儿童神经系统伤残的常见原因之一。

本病中医学属于"胎惊"、"胎痫"、"惊风"、"昏迷"、"囟填"等范畴。胎惊者，乃孕妇调适乖常，胎儿受病，生后屡发惊风的病证。由于孕妇调适乖常，常常导致胎儿禀赋不足（包括气血不足），以致风痰内蕴，痰生风，风生惊。目前临床上分为轻度胎惊、中度胎惊、重度胎惊。

【必备名方】

1. 钩藤汤加减：钩藤 4～6 克，人参 1～2 克，当归 3～4 克，丹参 2～4 克，茯神 2～4 克，僵蚕 2～4 克，蝉蜕 2～4 克，川芎 1～2 克，红花 1～2 克。水煎服。

2. 参蝎散（汤）加减：人参 1.5～3 克，全蝎 0.5 克，天麻 2～3 克，蝉蜕 2～3 克，黄芪 4～5 克，钩藤 5～8 克，茯苓 4～6 克，丹参 3～5 克，川芎 1～2 克，红花 1～2 克。水煎服。

3. 苏合香丸合参附汤加减：人参 1.5～3 克，熟附子 1～2 克，石菖蒲 2～3 克，钩藤 6～9 克，天麻 3～4 克，猪苓 3～5 克，丹参 3～5 克。水煎服。苏合香丸每次 1/6～1/3 丸（0.5～1 克）。

【名医指导】

1. 应认识到本病预防重于治疗，孕妇应定期做产前检查，发现高危妊娠应及时处理，避免早产和手术产。一旦发现胎儿窘迫，产妇需立即供氧，并准备新生儿的复苏和供氧。对高危妊娠生产时应进行胎心监护，选择最佳方式尽快结束分娩。当胎儿娩出后立即挤净口、鼻内黏液、分泌物，做好新生儿复苏和吸氧工作。

2. 生后窒息的新生儿，宜平卧、头稍抬高、少扰动；应争分夺秒地建立有效呼吸和完善的循环功能，尽量减少生后缺氧对脑细胞的损伤。

3. 窒息复苏后的新生儿要密切观察神经症状和监护各项生命体征，一旦发现有异常神经症状，如意识障碍、肢体张力减弱以及原始反射不易引出，便应考虑本病的诊断，及早给予治疗，以减少存活者中后遗症的发生率。

4. 保证足够的营养和热量。不能自行吸吮者可鼻饲，必要时静脉予以营养。

5. 恢复期可进行肢体按摩、被动操、视听觉训练等康复锻炼。

6. 关注患儿运动、智能发育，注意有无肌张力和姿势的异常，早期发现脑瘫、智力低下等后遗症并进行干预。

新生儿脐炎

新生儿脐炎是一种急性脐蜂窝织炎。临床可分为急性脐炎和慢性脐炎。急性脐炎是由于断脐时或生后脐残端被细菌污染引起的炎症，常见细菌是金黄色葡萄球菌、大肠埃希菌、乙型溶血性链球菌或铜绿假单胞菌，以脐部红赤、肿胀、渗出、溃烂、出血等为主要特征。慢性脐炎可以是急性脐炎的转归，或在脐创口未愈时，由于不适当地应用爽身粉、脐带粉一类的异物刺激而形成脐部肉芽肿。细菌由此进入血液可发生新生儿败血症，临床不可忽视。

本病中医学属于"脐湿"、"脐疮"、"脐疮肿"、"脐红"、"脐烂"等范畴。中医学认为，本病是由于断脐时或断脐后，水湿邪毒侵入脐部所致。邪毒浸淫肌肤，营卫失和，气血凝滞；邪毒蕴结，化热生脓，故见脐部红、肿、热、痛，甚至化脓溃烂而成疮疾，邪伤脉络可见脓中有血；邪正相搏，营卫郁遏，则见寒热；正气不足，邪毒内攻脏腑，则可发生严重变证。

【必备名方】

1. 黄龙乌贼散：黄连2份，煅龙骨2份，海螵蛸1份。共研细末，用前先以3%过氧化氢溶液或生理盐水清洗脐部，加药棉擦干，将药面均匀撒在创面上，以纱布包扎，每日换药1次。

2. 五味消毒饮加减：金银花2～4克，野菊花2～4克，蒲公英2～4克，紫花地丁2～4克，天葵子1～2克，黄芪4～6克，生甘草1克。水煎服。

3. 犀角消毒饮加减：防风5克，牛蒡子5克，生甘草2克，荆芥5克，犀角1.5克，金银花10克，连翘8克，蒲公英15克。水煎服。外敷金黄散。

4. 犀角地黄汤加减：水牛角（先煎）16克，生地黄6克，牡丹皮6克，赤芍6克，茜草6克，侧柏叶6克，栀子6克，白茅根15克。水煎服。脐部渗血者，加仙鹤草6克，三七6克；面色无华、哭声低微者，加黄芪6克，党参6克，白术6克。

5. 二豆汤：赤小豆3克，淡豆豉3克，天南星（去皮脐）3克，白蔹3克。上药共为细末，每次1.5克，以芭蕉自然汁，调敷脐四旁，每日换1次。

【名医指导】

1. 普及新法接生，断脐时严格执行无菌操作，用无菌物品覆盖脐部，做好断脐后的护理，保持局部清洁卫生，干燥。

2. 在脐带脱落前每日检查脐部，观察脐带残端有无出血、渗血、渗液等情况。若发现脐部出血要及时送医院处理。一般情况下可用消毒棉签蘸75%乙醇擦脐部，由内向外进行环形消毒，然后盖上消毒纱布，再用胶布固定，以防止感染。

3. 勤换尿布，避免尿布直接覆盖在脐部的敷料上。若尿湿了脐带纱布，需及时重新消毒脐部并更换敷料。尿布不宜过长，避免尿湿后污染伤口。有条件可用消毒敷料覆盖保护脐部。

4. 脐带脱落后，脐窝稍潮湿，每日要用2%碘酊擦洗，再用75%乙醇擦，直到创口愈合、脐窝干燥为止。

5. 发现脐炎时要及时处理。脐炎早期，局部可用3%过氧化氢溶液及75%乙醇擦洗，然后涂1%～2%甲紫，直到局部红肿消退、干燥。

6. 不宜用脐带粉和甲紫；新生儿脐带未脱落前，只能擦浴；脐部要保持干燥，应选择质地柔软的衣裤减少局部摩擦。

7. 给婴儿洗澡时要做到尽量不打湿敷料，更不能将婴儿全身浸在澡盆内，以防脐部被水浸湿而糜烂，并引起感染。新生儿洗澡后涂用爽身粉时应注意不要落到脐部，以免长期刺激形成慢性脐炎。

8. 若脐部红肿加重，发展成腹壁蜂窝组织炎时，及时就医；若有脓肿形成，则应去医院切开排脓。若伴有高热及精神症状而怀疑有败血症时，应速送医院急救。

新生儿破伤风

新生儿破伤风是由破伤风梭菌引起的一种急性感染性疾病。当处理脐带时，破伤风杆菌可通过接生者污染的手、未消毒的剪刀或敷料而将破伤风梭菌带入脐部。若受外伤，伤口染菌，亦可感染。常在生后 6～7 日发病，主要表现为苦笑面容、牙关紧闭、全身强直性痉挛。

本病中医学属于"脐风"、"撮口脐风"等范畴，被列为"初生恶候"。由于本病发病后首先出现牙关紧闭的表现，又称"锁口风"。本病常在生后 6～7 日发病，又名"四六风"、"七日风"，认识到脐风是由于断脐不洁，感染秽毒之邪所致。邪毒侵入脐带创口后，郁结脐部，则脐肿生疮；邪入肝肾，筋脉拘急，牙关紧闭，角弓反张；邪入心脾，结于口舌，则口噤舌强，痰涎壅塞，乳不能吮；邪入于肺，喘促屏气，啼叫不止；阳气衰败，则四肢厥逆，爪甲青黑。

【必备名方】

1. 加味玉真散：僵蚕 4.5 克，防风 4.5 克，白芷 6 克，天麻 6 克（亦可用石决明 9 克，钩藤 6 克代），羌活 4.5 克，白附子 3 克，全蝎 3 克，甘草 3 克，胆南星 1.5 克，蜈蚣 1 条。加水 500 毫升煎至 100 毫升，药渣加水 300 毫升再煎至 80 毫升，2 汁混合再浓煎至 80 毫升，每次温服 15 毫升，24 小时服完，连服 1～4 剂。痉挛重者，蜈蚣加至 2 条，天麻加至 9 克；痰涎壅盛者，僵蚕加至 12 克（或用蚕蛹代）；诸症减轻后，续用清心涤痰汤：党参 6 克，麦冬 6 克，半夏 3 克，枳实 3 克，甘草 3 克，茯苓 4.5 克，橘红 4.5 克，石菖蒲 4.5 克，胆南星 1.5 克。煎服法同上，连服 3 剂。

2. 驱风散：紫苏叶 5 克，防风 5 克，陈皮 3 克，厚柏 3 克，枳壳 3 克，木香 1.5 克，僵蚕 3 克，钩藤 3 克，生甘草 1.5 克，生姜 2 片。水煎服。

3. 五虎追风散：全蝎 3 克，天南星 1 克，蝉蜕 6 克，天麻 3 克，僵蚕 3 克。水煎，另加朱砂 0.5 克冲服。汗出伤阴者，加麦冬 3 克，玉竹 3 克，石斛 3 克，南沙参 3 克；痉挛频繁者，加蜈蚣 1 条，红蓖麻根 10 克。

4. 小儿锁喉散：全蝎梢（炒）2 克，制川乌 2 克，甘草 2 克，僵蚕（炒）3 克，瞿麦 3 克，蜈蚣（酒浸去头足炒）2 条。上药共为细末。先用少许吹鼻，得嚏者可给药，后用薄荷 7 片煎汤，加药散 2 克内服。

5. 人参养荣汤加减：党参 3 克，茯苓 3 克，白术 3 克，熟地黄 3 克，当归 3 克，黄芪 3 克，五味子 3 克，黄精 3 克，炙甘草 1.5 克。水浓煎，分服。余邪未尽者，合撮风散；舌质红绛者，加南沙参 3 克，麦冬 3 克。

【名医指导】

1. 严格实行新法接生：接生时要求严格消毒，接生人员的手、接生用具以及产妇外阴部都要经过严格消毒；一旦接生时未严格消毒，须在 24 小时内将患儿脐带远端剪去一段，并重新结扎。

2. 严格消毒断脐：如遇紧急情况，可用 2.5% 碘酊涂抹剪刀待干后断脐，结扎脐带的线也用 2.5% 碘酊消毒，以及做好新生儿脐部的护理。

3. 将患儿置于安静、遮光的环境，尽量减少刺激以减少痉挛发作。痉挛期应暂禁食，禁食期间可通过静脉供给营养；症状减轻后试用胃管喂养，脐部用 3% 过氧化氢溶液清洗，涂抹碘酊、乙醇；保持呼吸道通畅。

4. 一旦发现新生儿患有破伤风，及早住院治疗。注射破伤风抗毒素可中和未结合的游离毒素。注射破伤风抗毒素可使新生儿破伤风的病死率由 90% 下降至 17%。

5. 及时进行彻底的消毒或清创，是治疗新生儿破伤风的重要措施。

6. 维持、加强新生儿的营养，避免受到外伤。

第三十一章　小儿内科疾病

病毒性心肌炎

病毒性心肌炎是病毒（以柯萨奇 B 组病毒为主）侵犯心脏，引起局限性或弥漫性心肌间质性炎性浸润和心肌纤维的变性或坏死性病变，有的可伴有心包或心内膜炎症改变。临床症状轻重不一，轻者可无症状，重者可致心力衰竭、严重心律失常、心源性休克，甚至猝死。根据其临床症状、病程及转归可分为亚临床型、轻型自限型、猝死型、隐匿进行型、慢性迁延性心肌炎和急性重症心肌炎。本病目前尚无特殊治疗，一般采取综合治疗措施。

中医学认为，本病因正气不足，邪毒内舍于心而致病。系急性感染起病者，可从"温病"论治；以心律失常为主、自觉心前悸动者，归入"心悸"、"怔忡"；以胸闷胸痛为主者，可参照"胸痹"论治；病情迁延，反复心阳不振、心脏扩大、心动悸者，归入"心痹"。本病以外感温热邪毒为主要发病因素，而劳累过度、情志损伤等亦可致病。病位主要在心，涉及肺、脾、肾。病机要点为邪犯人体，心气受损，痰饮内停或痰血阻络。主要病理产物为痰饮及瘀血。究其病性，在本为心气不足，属虚，在标为热毒、痰饮、瘀血，属实。

【必备名方】

1. 银翘散加减：金银花 10 克，连翘 10 克，淡竹叶 6 克，荆芥 10 克，牛蒡子 10 克，薄荷（后下）3 克，桔梗 6 克，鲜芦根 20 克，板蓝根 12 克，玄参 10 克，半支莲 15 克，苦参 10 克，太子参 10 克，甘草 3 克。水煎服，每日 1 剂。胸闷较甚者，加瓜蒌皮 15 克，以宽胸理气化痰；咳甚者，加前胡 10 克，以宣肺止咳；汗多者，加煅牡蛎 30 克，以敛汗固表；早搏频发者，加丹参 20 克，以养血活血。

2. 生脉散和复脉汤加减：人参（另炖服）10 克，麦冬 10 克，五味子 10 克，桂枝 6 克，生地黄 12 克，火麻仁 10 克，炒白芍 12 克，炙甘草 6 克，生姜 10 克，大枣 5 枚。水煎服，每日 1 剂。阳虚有余者，去生姜、炙甘草、大枣；气虚汗多者，加黄芪 15 克，生牡蛎 30 克，以益气固表；夜寐不安者，加酸枣仁 20 克，栀子 15 克，以养心安神；五心烦热者，去桂枝、生姜、大枣，加玉竹 10 克，鹿衔草 10 克，白薇 10 克，以养阳清热；心悸怔忡者，加苦参 10 克，毛冬青 10 克，以清热燥湿解毒。

3. 桃仁红花煎：当归 10 克，丹参 10 克，桃仁 10 克，红花 10 克，赤芍 10 克，川芎 5 克，香附 10 克，延胡索 10 克，牡丹皮 5 克。水煎服。胸痛者，加失笑散（蒲黄 6 克，五灵脂 6 克）。

4. 炙甘草汤：炙甘草 12 克，生姜 9 克，人参 6 克，生地黄 10 克，桂枝 9 克，阿胶 6 克，麦冬 10 克，火麻仁 10 克，大枣 10 枚。水煎服。

5. 四君子汤合桂枝加龙骨牡蛎汤：党参 10 克，茯苓 10 克，白术 10 克，桂枝 10 克，炒白芍 10 克，生龙骨（先煎）30 克，生牡蛎（先煎）30 克，当归 10 克，黄精 10 克，仙鹤草 15 克，炙甘草 6 克，大枣 5 枚。水煎服。体虚多汗者，加黄芪 20 克，浮小麦 30 克，以益气固表止汗；心悸脉结者，加甘松 10 克，毛冬青 10 克，以活血通脉；血瘀者，加丹参 15 克，甘松 10 克，降香 6 克，苏木 10

克，以活血化瘀、理气止痛；夜寐不安者，加琥珀粉（冲服）1.5克，磁石15克，酸枣仁15克，以养心安神。

【名医指导】

1. 加强身体锻炼，提高机体抗病能力；可进行病毒的疫苗接种；减少受凉、发热等不良因素。在治疗过程中预防反复感冒。如在感冒或腹泻的急性期或起病1~3周内出现心慌、气促、心前区不适，应及时到医院就诊，并做相关检查。新生儿期的预防须防止孕妇病毒感染。

2. 春季是病毒性心肌炎的高发季节，应提高警惕。

3. 病毒感染后避免紧张、过度劳累与剧烈运动；纠正营养不良。

4. 急性期至少卧床休息至热退后3~4周，减少心脏负担及耗氧量。心脏扩大及并发心力衰竭者，更应绝对卧床休息，病情好转、心影缩小后再逐渐开始活动。

5. 发病急性期如出现严重呼吸困难，平卧时加重、大汗淋漓，可能为严重心功能不全，应取坐位或半坐卧位，并向医疗急救中心打电话求助或以最安全、平稳、快速的交通工具送往附近医院。

6. 恢复期可适当活动，注意劳逸结合。小儿应养成良好的作息规律；避免过度贪玩；1年内避免剧烈运动。

7. 宜进食清淡易消化和富含维生素、蛋白质、低热量饮食，多食新鲜蔬菜、水果，保证营养平衡，避免过冷、过热和刺激性食物。少量多餐，每餐不可过饱；注意钠、钾平衡，适当增加镁的摄入。

8. 保持大便通畅，多进食粗纤维食品。

9. 预防感冒、呼吸道感染。反复发作可转变为慢性心肌炎、心肌病，危害终身。

高热惊厥

高热惊厥是婴幼儿时期特有的一种因发热而诱发的惊厥状态，为小儿惊厥中最常见的一种，指初次惊厥发病在1个月到6岁之间，在上呼吸道感染或其他感染性疾病的早期，当体温升高在38℃以上时，突然发生的惊厥。按发作特点和预后分简单性高热惊厥和复杂性高热惊厥。本病多发生于冬春季节，多随年龄的增长而消失，少数病例因反复发作而导致脑部损害，可留下瘫痪、失语、痴呆等后遗症。本病发病突然，病情凶险，若不及时抢救，可危及小儿生命。

本病中医学称"惊风"，是古代儿科四大症之一。惊风分急惊风与慢惊风两大类，本节仅叙述急惊风，其最突出的证候是惊风痰热。惊指昏谵惊叫，恐惧不安；风指牙关紧闭，口角牵引，窜视搐搦，项背反张；痰指痰涎壅盛，深度昏迷，或痰鸣如锯；热指高热谵妄，唇颊嫩红，二便秘涩，烦渴饮冷。

【必备名方】

1. 琥珀清真丸：琥珀5克，胆南星8克，珍珠5克，牛黄5克，陈皮5克，僵蚕5克，钩藤8克，犀角5克，蝉蜕5克，川贝母5克，海浮石5克，天竺黄5克，独活5克，羌活5克，全蝎12克，朱砂8克。上药共为细末，炼蜜为丸，大如黄豆，朱砂为衣。1~6月，每次半丸；6月~1岁，每次1丸；1~2岁，每次1丸半；2~3岁，每次2丸；4~6岁，每次3丸；7~10岁，每次4丸。

2. 羚角钩藤汤加减：水牛角（先煎1小时）10克，钩藤（后下）9克，菊花9克，桑叶9克，生地黄12克，白芍10克，川贝母6克，竹茹6克，茯神6克，甘草3克，石决明3克，僵蚕3克。水煎服。高热者，加栀子15克，黄芩6克；痰涎壅盛者，加石菖蒲9克，天竺黄6克，胆南星10克；大便秘结者，加生大黄3克；抽搐频繁者，加全蝎3克，地龙6克；皮肤发斑发疹者，加黄连3克，赤芍6克，牡丹皮6克，玄参9克。

3. 黄连解毒汤合白头翁汤加减：黄连4克，黄芩6克，黄柏6克，金银花9克，白头翁9克，秦皮9克，赤芍9克，牡丹皮6克，木香6克。水煎服。苔厚腻、大便不爽者，加大黄3克，厚朴6克；抽搐不止者，加钩藤（后下）9克，石决明6克，水牛角（先煎1小时）9克；内闭外脱者，急投参附汤或参附龙牡救逆汤。

4. 玉枢丹合保和丸加小儿回春丹：姜厚朴8克，法半夏6克，柴胡6克，麻绒5克，苦杏仁 10 克，桑白皮 10 克，白芍 10 克，钩藤（后下）10 克，全蝎 3 克，甘草 6 克。水煎服，每日 1 剂，3 次分服。神昏心悸者，加朱砂（冲服）1 克；大便泄者，加六神曲 8 克，茯苓 10 克；神志不清者，加牛黄（冲服）0.1 克；痰多抽搐者，加僵蚕 8 克，麝香（冲服）0.1 克；痰声辘辘者，加胆南星 10 克，天竺 10 克，以止咳化痰。

5. 清瘟败毒饮加减合安宫牛黄散（或注射剂）：石膏 20 克，生地黄 10 克，犀角粉（当以水牛角粉 15 克代替）1 克，黄连 2 克，栀子 10 克，桔梗 5 克，黄芩 10 克，知母 10 克，赤芍 10 克，玄参 10 克，淡竹叶 10 克。水煎服。感受风邪者，加金银花 10 克；感受暑邪者，加广藿香 10 克，佩兰 10 克；感受疫邪者，加服紫雪丹；呕吐泄泻者，加服玉枢丹、保和丸；惊恐不安者，加服抱龙丸、安神丸；惊甚者，合安宫牛黄丸或用注射剂注或静滴，可加强止惊作用。

【名医指导】

1. 平时多进行户外活动，使孩子逐渐适应外界环境的冷热变化。同时随气温变化，及时增减衣服，防止感冒。注意婴儿合理的饮食配置，增强孩子身体素质。

2. 孩子因各种急性感染而发高热时，应积极采取降温措施，服用退热药物，用 30%～40% 乙醇擦浴，尽快将体温控制在 38 ℃以下。乙醇擦浴禁止擦颈后、前胸、脚、颈旁、腋下、腹股沟等有大血管处，必要时药物降温。若仍高热不退，应及时住院观察治疗。

3. 婴儿发生高热惊厥，家长应就地抢救：迅速把孩子放到床上躺好，头歪向一侧，解开纽扣、衣领、裤带，并用裹有手帕、棉花或纱布的筷子、牙刷柄置于孩子上下齿列之间，防止咬伤舌头。若孩子牙关紧闭，不要强行撬开，可用拇指按压患儿人中穴、合谷穴。注意不要太用力，避免损伤皮肤；应及时清除呼吸道分泌物及呕吐物，避免引起窒息。一边抢救，一边送医院。

4. 注意安全，防止坠床及碰伤，加强皮肤护理，保持衣被、床单清洁干燥平整，以防皮肤感染及褥疮的发生。

5. 饮食上应注意，高热量食物，如油炸、辛辣、烘烤类食物、巧克力、糖果等不能吃。不能吃温补的食物，如羊肉、牛肉、鸡肉、狗肉。不能吃荔枝、龙眼、橘子。

6. 初次高热惊厥以后，约有 40% 的患儿会复发。孩子反复抽搐发作对大脑有很大损害，所以要避免反复惊厥引起的脑损伤导致智力障碍。

7. 简单型的高热惊厥长期预后良好，对智力、学习、行为均无影响，并随年龄的增长和大脑发育逐步健全，一般不再发生。复杂型预后较差，有 1%～2% 可转为癫痫，故应重视本病，一定要按时有规律地长期服药，服药期限从最后一次惊厥发作之日算起满 3 年。切忌突然停药、自己调整剂量；应在专业医师的指导下进行。

小儿腹泻

小儿腹泻是由多病原多因素引起的一组疾病，临床以腹泻、呕吐及水、电解质平衡紊乱为主要表现。发病年龄多在 2 岁以下，1 岁以内者约占半数。本病以夏秋两季多见。根据病因可分为感染性腹泻和非感染性腹泻两类，病程在 2 周内者称急性腹泻；病程在 2 周～2 个月者为迁延性腹泻；病程在 2 个月以上者称慢性腹泻。如果腹泻治疗不及时，将危及小儿生命。慢性腹泻则严重影响小儿的生长发育。

本病中医学称"泄泻"。泄者大便稀薄，势犹缓和；泻者大便直下，如水倾注。引起小儿泄泻的原因有感受外邪、内伤饮食、脾胃虚弱、脾肾阳虚。

【必备名方】

1. 保和丸加减：山楂 10 克，六神曲 10 克，茯苓 10 克，半夏 5 克，陈皮 3 克，麦芽 5 克，谷芽 5 克，黄连 3 克。水煎服。脘腹胀满、痛甚者，加厚朴 10 克，木香 6 克，以理气止痛；呕吐较甚者，加广藿香 10 克，生姜 2 片，以和中止呕；积食较重、泻不止者，加枳实 10 克或用枳实导滞丸；积久化热、心烦口渴、舌红苔黄腻者，加黄连 3 克，以清热燥湿、除烦止泻。

《名医推荐家庭必备名方（珍藏本）》

2. 藿香正气散加减：广藿香 3 克，紫苏叶 5 克，炒白术 10 克，半夏 5 克，茯苓 10 克，陈皮 3 克，泽泻 10 克。水煎服。恶寒发热者，加防风 5 克，羌活 5 克，以宣解风寒；里寒重者，加干姜 3 克，以温中散寒；夹食积者，加六神曲 10 克，山楂 10 克，以消食化滞；寒阻中焦、腹痛加剧者，加木香 6 克或香附 6 克，砂仁 6 克，以行气止痛、运脾化湿；小便短少者，加泽泻 6 克，猪苓 10 克，以利水渗湿。

3. 加味葛根芩连汤：葛根 5 克，黄芩 5 克，甘草 3 克，茯苓 10 克，泽泻 10 克，厚朴 5 克，车前草 10 克，六神曲 10 克。水煎服。小便涩赤而短者，合六一散（滑石 10 克，甘草 3 克），以清热利湿；热重于湿者，加金银花 8 克，连翘 8 克，以清热；湿重于热、口渴不欲饮、舌苔厚腻者，加苍术 6 克，厚朴 10 克，茯苓 10 克，薏苡仁 15 克，广藿香 3 克，以健脾化湿；呕吐频繁者，加半夏 6 克，生姜 2 片，以降逆止呕；腹胀满、不思乳食者，加厚朴 10 克，木香 6 克，六神曲 10 克，以行气除满；高热、烦渴引饮者，加生石膏 12 克，以清热除烦，并用绿茶 3 克，白糖 20 克，食盐 0.5～1 克，生姜 1 片，煎至 200 毫升，以作饮料。

4. 加味参苓白术散：党参 10 克，茯苓 10 克，炒白术 5 克，山药 10 克，炒白扁豆 10 克，砂仁 5 克，炒薏苡仁 10 克，陈皮 3 克，乌梅 10 克，炙甘草 10 克。水煎服。脾湿重、苔腻者，加广藿香 3 克，佩兰 3 克，以芳香化湿；纳呆者，加六神曲 10 克，麦芽 10 克，以消食助运；腹胀甚者，加厚朴 10 克，木香 6 克，以行气除满；舌淡嫩者，加炮姜炭 5 克，以温脾止泻；久泻不止、而无夹杂积滞者，加诃子肉 3 克，赤石脂 6 克，以收涩止泻；大便稀或水谷不化者，加干姜 6 克。

5. 附子理中汤合四神丸：炮附子（先煎）5 克，党参 10 克，白术 10 克，炮姜 2 克，补骨脂 10 克，肉豆蔻 10 克，吴茱萸 10 克，五味子 10 克。水煎服。脱肛者，加黄芪 15 克，炙升麻 6 克，以升提中气；久泻不止者，加诃子 6 克，赤石脂 6 克，禹余粮 6 克，金樱子 6 克，以加强收敛固涩之力，甚者还

可加罂粟壳 3 克，乌梅 6 克，以涩肠固便。

【名医指导】

1. 提倡母乳喂养。母乳中富含免疫球蛋白，有助于增强婴幼儿胃肠道的免疫能力，应避免夏秋季断奶。

2. 冰箱内放置的食物必须煮沸后食用。在常温下放置的剩奶不能超过 4 个小时。容器再使用时，一定要煮沸后再使用。

3. 教育孩子养成饭前便后洗手、不喝生水、不吃不洁净食物的习惯，避免病从口入；并注意将饮食用具如奶瓶、汤勺每日至少煮沸消毒。

4. 避免给小孩嚼饭、舔食试食物温度等，避免成人口腔内的正常细菌使小孩肠道感染。

5. 母乳和人工喂养都应该按时添加辅食，合理喂养、定时定量，循序渐进地添加辅食，切忌几种辅食同时添加。

6. 给患儿多于正常摄入量的液体，饮水或其他流质食物如粥、汤等。如果婴儿是母乳喂养，要继续喂养，但要增加次数（至少每 3 小时要喂 1 次），如果婴儿是人工喂养则要在奶中加比平时多 1 倍的水，至少 3 小时喂 1 次。

7. 在腹泻期间，继续喂养患儿。4～6 个月以上的婴儿应供给高营养和相对高热的食物，但要视儿童年龄而定，可以是麦片、豆类的混合物或是麦片和肉或鱼混合食物，亦可加食用油，以保证它们含有充足的热能，可给小儿食用富含钾的新鲜果汁、香蕉等，但应注意不能给予高糖食物。

8. 家长应重视本病，避免脱水及脱水引起的休克、死亡，所以在出现前囟、眼窝凹陷、面色苍白、皮肤黏膜干燥、弹性差、精神烦躁或委靡、哭时泪少或没有泪时应注意脱水。若出现面色发灰或皮肤发花，出冷汗，精神极度委靡，四肢发冷，脉搏细数，尿量少，警惕休克的发生，立即住院治疗。

9. 保持臀部清洁干燥。每次便后用温水冲洗臀部、会阴，不要用碱性清洁剂，严防臀红。应选用较好的一次性尿片；如用自制的尿片，要选用柔软吸水的棉质布，而且每次用后应用碱性小的清洗剂洗干净。

10. 对臀部皮肤发红的小儿，可将屁股暴露于空气中使其干燥，然后涂些尿布疹膏。也可涂10%鞣酸软膏。皲裂或糜烂者应用暴露疗法，必要时可涂以消毒的植物油类后再用灯烤，使之干燥。注意灯烤时须防烫伤。

11. 应给予安静舒适的环境，测量体温时宜用腋下测温或量耳温，避免由肛门测温以减少刺激。

12. 观察大便的颜色、性质、量、气味、次数。可将最近一次的大便给医师看，以帮助医师论断。

13. 若小儿腹痛严重或为持续性，应注意大便的性质和颜色，如果大便为赤豆汤样或大便为果酱色，应立即住院治疗，防止发生出血性小肠炎或肠套叠。

14. 预防长期腹泻引起的低钙、低镁性惊厥，宜保持电解质的平衡。

脑性瘫痪

脑性瘫痪（简称脑瘫）是指出生前到出生后1个月以内因各种原因所致的非进行性脑损伤，以婴儿期内出现中枢性运动障碍及姿势异常为临床特征，可伴有智力低下、惊厥、听或视觉障碍及学习困难。

本病中医学属于"痿证"、"中风""五迟"、"五软"等范畴，表现为肌张力低下者，属于"痿证"；智力严重低下者，属于"痴呆"。中医学认为，本病的发生乃因先天胎禀不足，胎中受惊致产后肾元亏虚，风痰阻络而出现瘫痪、痴呆等症。脑性瘫痪主要病位在肝、脾、肾三脏。肝主筋，肝血不足，筋失所养，则筋强不柔，肢体强硬，张而不弛；脾主肉，脾气不足，肉失所养，则肌肉痿弱，肢体软瘫；肾主骨，肾精不足，则骨槁肢削，强直变形。本病大多属虚证，血瘀痰阻者，脑窍闭塞，亦可见实证。

【必备名方】

1. 补肾地黄丸加减：熟地黄10克，茯苓10克，补骨脂10克，山茱萸10克，山药10克，菟丝子10克，杜仲10克，龟甲（先煎）10克，肉苁蓉10克，牛膝10克。水煎服。偏于阳虚者，加附子（先煎）6克，肉桂3克；偏于阴虚者，加麦冬10克，桑椹10克，女贞子10克；气血俱虚者，加人参3克，黄芪10克，当归10克，何首乌10克；精神呆滞者，加石菖蒲10克，远志10克，丹参10克。

2. 补肾益脑汤：枸杞子15克，猪脊髓半条，兔脑髓1个，熟地黄9克，龟甲（先煎）10克，鹿角霜（烊化）12克，海马（研细面兑服）1克。每日1剂，水煎，取汁3次，3～6次分服。

3. 镇肝熄风汤加减：生龙骨（先煎）15克，生牡蛎15克，生龟甲（先煎）10克，珍珠母15克，牛膝10克，全蝎10克，乌梢蛇10克，僵蚕10克，鸡血藤15克，生白芍10克，当归12克。水煎服。智力低下者，加山茱萸10克，益智10克，桑寄生12克；盗汗、五心烦热者，加生地黄15克，牡丹皮10克；肢体活动屈伸不利者，加杜仲12克，五加皮12克，丝瓜络6克，地骨皮12克。

4. 通窍活血汤：桃仁12克，红花6克，赤芍10克，石菖蒲15克，丹参15克，全蝎10克，乌梢蛇10克，麝香（冲服）0.3克。水煎服。惊痫者，加生龙骨（后下）15克，生牡蛎15克，石决明11克，珍珠母（冲服）15克；痰涎多者，加胆南星10克，白芥子10克，白附子10克；前囟饱满、烦躁惊叫者，加僵蚕6克，琥珀10克，蜈蚣1条。

【名医指导】

1. 在孩子出生前，孕妇要积极进行早期产前检查，做好围生期保健，防止胎儿发生先天性疾病；应戒除不良嗜好，如吸烟、饮酒等；不能滥用麻醉药、镇静药等药物；预防流感、风疹等病毒感染，不接触猫、狗等；避免与放射线等有害、有毒物质接触及频繁的B超检查。

2. 分娩引起的胎儿窒息和颅内出血，是造成小儿脑瘫的一个重要原因；应预防早产、难产。

3. 胎儿出生后1个月内要加强护理、合理喂养，预防颅内感染、脑外伤等。

4. 有下列情况的孕妇应尽早做产前检查：大龄孕妇（35岁以上）或男方50岁以上；近亲结婚；有不明原因的流产、早产、死胎及新生儿死亡史；孕妇智力低下或双方近亲有癫痫、脑瘫及其他遗传病史。如果妊娠早期发现胎儿异常，应尽早终止妊娠。

5. 婴儿出生后，重点保护未成熟儿、窒息、重症黄疸婴儿，并进行必要的处理如吸氧、进保温箱等。脑损伤儿应建卡随访，定期筛查。鼓励母乳喂养为婴儿进行一二三联疫苗、脊髓灰质炎、风疹或结核的免疫接种。

6. 饮食应营养丰富、消化易吸收，选用高蛋白质的食物，如牛奶、豆浆、鸡蛋、酸奶、肉类等；及富含B族维生素及维生素A、维生素D食物；以糖类、米饭、面食、馒头、粥、粉为主食；多吃蔬菜和水果，少吃脂肪；不吃油炸、辣、油腻、辛热等刺激性食物和难消化的食物。定时定量、少食多餐。每日适当进行户外活动，让阳光照射皮肤，帮助吸收。

7. 早期发现，早期治疗。脑组织在婴儿早期（0～6个月），可塑性大，代偿能力高，恢复能力强。在这一时期及时治疗，可得到最佳治疗效果。抓住早期治疗还可避免不良姿势的形成、肢体畸形而造成的终生残疾。

8. 康复训练可使脑组织在不断地成熟和分化过程中，使被损害部分的功能得到代偿，从而使患儿的运动功能得到改善。可应用矫形器等辅助器具改善肢体功能或替代已受损的功能，常用的器具有重捶式髋关节训练器、长短下肢矫形器、拐杖、轮椅等。

9. 音乐治疗：患儿可以随着优美的旋律学习发音、唱歌、动腿、动手、提高四肢的协调能力和语言表达及运动的技巧，提高学习的兴趣与积极性。

10. 脑瘫的康复是个长期的过程，家长需掌握正确卧姿、抱姿、运动训练、头部稳定性、翻身、坐位、爬行、跪立、站立、行走、语言等训练，以方便患儿在家里完成训练。

11. 手术治疗：通过采用矫形手术来改善、消除患儿的功能障碍，如肌腱延长术、神经肌支切断术、脊神经切断术、周围神经缩小术、交感神经网剥离术等。

维生素D缺乏性佝偻病

维生素D缺乏性佝偻病是小儿一种常见慢性营养缺乏症，多见于3岁以下婴幼儿。本病系因体内维生素D缺乏致全身性钙、磷代谢失常，钙盐不能正常沉着于骨骼生长部位，最终致骨骼畸形。临床表现为骨骼改变，肌肉和神经精神症状。佝偻病使小儿抵抗力下降，容易合并肺炎及腹泻等疾病，严重影响小儿正常生长发育，是我国儿科重点防治的疾病之一。

本病中医学属于"五迟"、"五软"、"鸡胸"、"龟背"、"解颅"、"疳证"等范畴。本病因先天禀赋不足，后天失调，气血生化乏源，五脏六腑皆失所养，终致骨弱不坚，发育障碍。

【必备名方】

1. 玉屏风散合人参启脾丸加减：黄芪10克，党参10克，白术10克，茯苓10克，防风6克，牡蛎（先煎）30克，龙骨（先煎）30克，山药10克，浮小麦30克，甘草6克。水煎服。纳呆食少者，加六神曲10克，鸡内金粉（吞服）1.5克；烦躁眠少者，加首乌藤10克，合欢皮10克；大便稀溏者，加炮姜炭6克，煨葛根10克。

2. 扶元散：人参6克，白术9克，茯苓9克，熟地黄9克，茯神9克，黄芪9克，山药9克，当归9克，白芍9克，川芎6克，石菖蒲6克，炙甘草3克，生姜3片，大枣3枚。水煎服。

3. 补天大造丸加减：紫河车粉（吞服）3克，鹿角（烊化）15克，龟甲（先煎）15克，补骨脂10克，生地黄10克，熟地黄10克，当归10克，山药10克，山茱萸10克，杜仲10克，牛膝10克。水煎服。神疲肢软者，加黄芪10克，党参10克；智力不健者，加石菖蒲10克，益智10克；入夜盗汗者，加瘪桃干10克，牡蛎（先煎）30克。

4. 石菖蒲丸加减：人参6克，石菖蒲6克，麦冬9克，远志6克，川芎3克，当归6克，乳香6克，朱砂3克，蝉蜕6克，公鸡头（炙）3个。上药共为细末。1～2岁，每次

0.5～1.0 克；2～4 岁，每次 1.0～1.5 克；4～6 岁，每次 1.5～2.0 克。每日 3 次，白开水送服。

5. 治痿丹：黄芪 60 克，党参 30 克，苍术 30 克，茯苓 15 克，续断 15 克，牛膝 9 克，丹参 30 克，鸡血藤 30 克，赤芍 12 克，木瓜 12 克，穿山甲 12 克。上药共为细末，制成糖衣片，每片 0.25 克，每次服 3～4 片，每日 3 次。

【名医指导】

1. 妊娠期宜户外活动，多晒太阳；尤其在妊娠末 3 个月。产后产妇及小儿均应多晒太阳。

2. 在阳光充足的室外，小儿穿衣不戴帽，预防佝偻病所需日光浴的时间为每周需晒 2 小时，春夏季出生的孩子满月后就可抱出户外，秋冬季出生的孩子 3 个月也可抱出户外，开始每次外出逗留 10～15 分钟。直接照射阳光时注意防止受凉。小儿宜进行适当户外运动，增强体质。

3. 正确喂养，提倡母乳喂养，及时添增辅食。及含维生素 D 较多的食品（肝、蛋黄等）。断奶后要培养良好的饮食习惯，不挑食、偏食，保证小儿各种营养素的需要。

4. 必要时补充维生素 D 并辅以钙剂，防止骨骼畸形和复发。

5. 患儿不要久坐、久站，防止发生骨骼变形。穿背带裤，不系裤带，防止肋骨外翻。

6. 采取主动和被动运动，矫正骨骼畸形。轻度骨骼畸形在治疗后或在生长过程中自行矫正，应加强体格锻炼，如俯卧撑或扩胸动作使胸部扩张，纠正轻度鸡胸及肋外翻。严重骨骼畸形者外科手术矫正，4 岁后可考虑手术矫形。

小儿厌食症

小儿厌食症是指小儿长期食欲不振，厌恶进食的病症。可因局部与全身疾病影响消化功能，或因中枢神经系统受人体内外环境刺激的影响，对消化功能的调节失去平衡。神经性厌食仅指由于精神因素引起的一类厌食。如家长采取各种方法强迫小儿进食，影响小儿情绪，形成了条件反射性拒食，可发展为厌食。本病以 1～6 岁为多见，城市儿童发病率较高。

本病中医学无专门论述，但医籍中提到的"恶食"、"不思饮食"、"不嗜食"颇似本病。脾与胃互为表里，脾主运化，胃主受纳。脾为阴土，喜燥而恶湿，得阳则运；胃为阳土，喜润而恶深，以阴为用。故饮食不节，喂养失调，损伤脾胃，胃阴伤则不思进食，脾阳伤则运化失职。主要病因是喂养不当，多病久病及先天不足，其病机为脾胃运化失健。长期不愈者，气血不充，易于感受外邪，合并贫血，或缓慢消瘦，逐渐转为疳证。

【必备名方】

1. 曲麦枳术丸加减：枳实 10 克，白术 10 克，茯苓 10 克，陈皮 6 克，六神曲 10 克，山楂 10 克，鸡内金 10 克，砂仁（后下）3 克，谷芽 10 克，麦芽 10 克，香橼皮 10 克。水煎服。腹胀不适者，加香附 10 克，木香 6 克；舌苔厚腻者，加苍术 10 克，厚朴 10 克；胸闷口腻者，加豆蔻（后下）6 克，薏苡仁 10 克。

2. 香砂六君子汤加味：木香 5 克，砂仁（后下）3 克，党参 10 克，白术 10 克，半夏 10 克，茯苓 10 克，鸡内金 10 克，山楂 10 克，陈皮 5 克。水煎服。大便稀薄者，加山药 10 克，白扁豆花 6 克；食后易呕者，加生姜 2 片，丁香 6 克；口臭舌腻者，加六神曲 10 克，山楂 10 克；动则汗出者，加黄芪 10 克，牡蛎（先煎）30 克。

3. 养胃增液汤：石斛 10 克，乌梅 10 克，北沙参 10 克，玉竹 10 克，甘草 6 克，白芍 10 克，砂仁（后下）3 克，陈皮 6 克，谷芽 10 克，麦芽 10 克，佛手 10 克。水煎服。脾气虚者，加山药 10 克，以补气健运；口渴引饮者，加芦根 30 克，生地黄 10 克，以生津止渴；大便秘结者，加火麻仁 6 克，瓜蒌子 6 克，以润肠通便；手足心热、口干舌红者，加胡黄连 3 克，牡丹皮 6 克，莲子心 6 克，以清热养阴，宁心安神；入夜盗汗者，加牡蛎（先煎）30 克，五味子 6 克，以敛汗。

4. 香橘片：莲子 15 克，白术 24 克，鸡内金 24 克，厚朴 18 克，槟榔 30 克，陈皮 30

《名医推荐家庭必备名方（珍藏本）》

克，枳实 24 克，山楂 60 克，砂仁（后下）15 克，牵牛子 15 克。上药共为细末，打成片剂，每片 0.5 克，每次服 2～4 片，每日 3 次，（年长儿酌增）。

5. 使君子散加减：使君子 6 克，苦楝子 5 克，芜荑 6 克，槟榔 3 克，六神曲 6 克，麦芽 6 克，山楂 7 克，鸡内金 7 克，甘草 3 克。水煎服。俟虫积尽消之后，再用五味异功散加麦芽 9 克，山楂 7 克，以调理脾胃、增加食欲；体质过虚者，去苦楝子、芜荑、槟榔，加太子参 9 克，茯苓 7 克，白术 2 克，以攻补兼施。

【名医指导】

1. 注意饮食卫生，定时进餐，适当控制零食尤其是膨化食品，尽量避免冷饮和甜食。

2. 饮食合理搭配：每日不仅吃肉、乳、蛋、豆，还要吃五谷杂粮、蔬菜、水果，做到荤素搭配。饭菜应做得细、软、烂，有助肠胃消化。

3. 父母要引导孩子正确饮食，做到不挑食、不偏食。同时要经常变换饭菜花样，增进新鲜感，提高孩子的食欲。

4. 改善进食环境，使孩子能集中精力去进食，并保持心情舒畅。进餐时不要过多说笑、看电视。尽量让孩子与大人共餐。父母不要过分干涉，也不能强迫其吃东西。

5. 保证孩子充足睡眠，适量活动，加强体育锻炼。合理的生活制度有助于诱发、调动、保护和促进孩子的食欲。

6. 家长应避免"追喂"等过分关注孩子进食的行为。当孩子故意拒食时，不应迁就，若一、两顿不吃，家长也不要担心；孩子饥饿时自然会要求进食；决不能以满足要求作为让孩子进食的条件。不宜使用补药和补品去弥补孩子营养，要耐心讲解各种食品的味道及其营养价值。

7. 提倡母乳喂养，按时间逐渐添加辅食，可有效避免小儿厌食。

第三十二章　小儿感染性疾病

急性假膜型念珠菌口炎

急性假膜型念珠菌口炎又称雪口病，是由白假丝酵母菌（白色念珠菌）感染所致的口炎。临床表现以口腔、舌面满布白屑，状如鹅口为特征。白假丝酵母菌常存在于正常人口腔、肠道、阴道、皮肤等处，新生儿可在出生时经产道感染，或被污染的乳具感染而致病。主要临床表现为：口腔黏膜高起出现乳白色、微高起斑膜，周围可波及整个口腔黏膜，甚至到咽、气管，可危及生命。本病多见于新生儿及营养不良、腹泻、长期使用广谱抗生素或激素的病儿。

本病中医学称"鹅口疮"。中医学认为，本病病因有虚实之分。实证为胎热内蕴，口腔不洁，感受秽浊之邪，蕴积心脾。口为脾之窍，舌为心之苗，脾脉络于舌，心脾积热，上熏口舌而发病。虚证多由胎禀不足，如早产儿生长发育尚未完善，皮肤娇嫩，容易损伤皮肤黏膜，引起本病。又如病后失调，久泻久利，津液大伤，脾胃亦虚，气阴皆耗，虚火循经上炎而致本病。

【必备名方】

1. 清热泻脾饮：黄连1.5克，黄芩3克，栀子3克，生石膏（先煎）6克，生地黄6克，赤茯苓6克，灯心草3克。水煎服。大便干结者，加生大黄3克，瓜蒌皮6克，以通腑泄热；口干喜饮者，加石斛6克，玉竹6克，以养阴生津；发热者，加金银花9克，连翘9克，芦根9克，以清热；小便短黄者，加木通6克，生地黄6克，以清热利尿。

2. 清热养阴散加减：生地黄8克，黄连3克，木通6克，淡竹叶8克，栀子6克，金银花8克，连翘8克，薄荷6克，甘草3克。水煎服，每日1剂，3次分服。大便结者，加火麻仁10克，大黄6克，以润燥通便；口干舌燥者，加天花粉6克，麦冬8克，以养阴润燥；扁桃体红者，加板蓝根10克，射干6克，以清利咽喉。

3. 六味地黄汤加减：熟地黄8克，山药10克，山茱萸8克，牡丹皮6克，泽泻8克，茯苓8克，麦冬6克，石斛8克，天花粉8克。水煎服。四肢厥逆者，加附子5克，肉桂3克，以回阳救逆；冷汗多者，加黄芪10克，白参（磨调）5克，以益气固表；大便溏者，加白术10克，六神曲10克，以健脾止泻。

4. 参苓白术散：人参12克，白术9克，茯苓10克，薏苡仁10克，山药10克，白扁豆12克，莲子9克，砂仁（后下）5克，炙甘草4克，陈皮5克。水煎服，每日1剂。烦躁不眠、口舌偏红者，加黄连3克，以清伏热；胃纳不佳、乳食不化者，加六神曲10克，麦芽10克，山楂10克，以消食助运。

5. 银翘白虎汤加减：金银花8克，连翘6克，石膏8克，知母6克，荆芥6克，薄荷6克，板蓝根8克，山豆根8克，甘草6克。水煎服，每日1剂，3次分服。咳喘者，加前胡6克，苦杏仁8克，以止咳平喘；喉中痰鸣者，加川贝母4克，瓜蒌皮6克，以清热化痰；大便结燥者，加大黄6克，天花粉8克，以通腑气。

【名医指导】

1. 产妇有阴道真菌病时应积极治疗，避免生产时传染给婴儿，切断传染途径。

2. 婴幼儿进食的餐具清洗干净后再蒸10～15分钟。注意吸奶后的口腔卫生，每次喂奶后再喂温开水,可冲去留在口腔内的奶汁,避免真菌生长。

3. 哺乳期的母亲在喂奶前应该清洁双手,严格消毒奶具,先用3%碳酸氢钠溶液浸泡奶具约30分钟,清水冲洗后煮沸消毒;母亲哺乳前,可用沾有1‰碳酸氢钠溶液的纱布清洁乳晕和乳头;应经常洗澡、换内衣、剪指甲。

4. 婴幼儿的被褥和玩具要定期拆洗、晾晒;宝宝的洗漱用具尽量和家长的分开,并定期消毒。婴儿室应注意隔离,以预防传播。

5. 幼儿应经常进行户外活动,增加机体抵抗力。在幼儿园过集体生活的幼儿,用具不可混用。

6. 新生儿口腔有鹅口疮,可用棉签蘸制霉菌素溶液(每10毫升冷开水中含20万单位制霉菌素)涂在口腔患处,或用1%甲紫涂口腔;或用2%～3%碳酸氢钠(小苏打)溶液洗口腔;或涂些冰硼散或硼砂甘油。以上药物每日可涂3～4次。一般2～3日鹅口疮即可好转或痊愈。如仍未见好转,应到医院儿科诊治。

7. 婴幼儿患病期间,妈妈要控制自己喂奶时间,每次喂食时间不超过20分钟。同时避免使用安抚奶嘴。

8. 患儿卧床休息,给予流质、半流质易消化食物,多喝水,帮助解毒发汗,还要保持皮肤及口腔的清洁卫生。忌刺激性食物、海鲜和动物蛋白性食物。患病期间饮食宜清淡,多吃新鲜水果和蔬菜。

9. 避免滥用广谱抗生素,防止消化道菌群失调。

幼儿急疹

幼儿急疹又称婴儿玫瑰疹,是婴幼儿期一种急性出疹性传染病,临床以持续高热3～5日,热退疹出为特征。全身症状轻微。本病目前多认为人类疱疹病毒经呼吸道侵入血液,引起病毒血症,出现相应的临床症状和体征。本病多见于冬春两季,发病年龄多见于6～18月小儿,3岁以后少见。无男女性别差异。患病后可获持久免疫力。

本病中医学属于"温病"范畴。由于疹子形态与麻疹相似,又好发于哺乳期小儿,又称"奶麻"、"假麻"。中医学认为,本病病因为外感风热时邪。风热时邪由口鼻而入,首伤肺卫,故初起见有肺卫表证。继而邪郁化热,邪热蕴郁肺胃,肺胃气分热盛,故见高热、烦渴,或伴呕吐、泄泻等症。由于机体抗邪有力,热蕴肺胃数日,与气血相搏而发于肌肤,邪热得以外泄,故热退疹出。

【必备名方】

1. 桑菊饮或银翘散加减:桑叶10克,菊花6克,金银花10克,连翘10克,薄荷(后下)10克,荆芥6克,淡豆豉10克。水煎服。呕吐者,加竹茹10克,广藿香(后下)10克;惊厥者,加钩藤(后下)10克,蝉蜕(后下)3～6克;腹泻者,加焦白术6克,白扁豆花6克;烦躁不安者,加磁石(先煎)15克,钩藤(后下)6克。

2. 幼儿急疹散:蝉蜕10克,地龙5克,天竺黄3克,胆制僵蚕12克,升麻10克,桔梗3克,甘草3克。上药为细末。3～6个月,每次0.2～0.3克;6～12个月,每次0.3～0.5克;1～2岁,每次0.5～1.0克。每日3次,白开水送服。

3. 加味银翘青叶汤:金银花10克,连翘10克,大青叶10克,防风3克。水煎服,3～4次分服。热甚发生惊厥者,加服蝎蚕珀牛散(全蝎7.5克,僵蚕7.5克,琥珀7.5克,天麻7.5克,川贝母9克,牛黄0.6克,麝香0.8克,冰片0.3克,赤金8张。上药共为细末),每次0.1～0.3克,每日3次。

4. 化斑解毒汤加减:生石膏(先煎)10～30克,知母10克,连翘10克,牡丹皮6～10克,赤芍10克,生地黄10克,玄参10克,淡竹叶6～10克。水煎服。大便秘结者,加天花粉10克;口渴者,加石斛6克,芦根15克;疹红密者,加黄芩6克,牡丹皮6克。

5. 解毒透疹散:蝉蜕10克,僵蚕10克,地龙6克,升麻10克,紫草10克,桑叶6克,野菊花10克,薄荷3克。上药共为细末。6～12个月,每次0.3～0.5克;1～2岁,每次0.5～1克。每日2～3次。

【名医指导】

1. 在冬春季节或疾病流行期间,婴幼儿

（尤其是 6～18 个月）应避免或少去公共场所。

2. 多休息，不剧烈玩耍。休息的地方应安静，空气注意流通并保持新鲜；被子不能盖得太厚，不利于散热。

3. 平时注意预防母亲及婴幼儿受凉、吹风，避免感冒及上呼吸道感染，避免引发本病。

4. 患病期间吃易消化食物，以流质或半流质饮食为主。但要注意营养均衡，避免喝糖水。适当补充维生素 C 和 B 族维生素。多喝水，适当加入果汁。

5. 皮肤保持清洁卫生。经常给孩子擦去身上的汗渍，防止着凉又可避免出疹的婴幼儿感染。同时注意不可汗出当风。

6. 体温超过 39 ℃时，可用温水或 37％乙醇为孩子擦身，防止高热惊厥（婴儿不建议乙醇降温，如果家长不知道乙醇浓度也不建议给较大的婴幼儿使用，因其对皮肤有刺激性）。

7. 主动关心宝宝，满足宝宝的心理需要，也有利于亲子关系。

8. 患儿卧床休息，注意隔离，避免交叉感染；对高热患者应予以退热镇静药；若持续高热，需加强水分和营养供给，多喝白开水、菜汤、果汁等。

9. 若出现腹泻等并发症，不可摄入白开水或者葡萄糖、含乳糖的食物（包括含乳糖的牛奶），应喝浓稠的米汤，加适量盐。

流行性腮腺炎

流行性腮腺炎是由腮腺炎病毒引起的急性呼吸道传染病。本病以冬春季节多见，多发于学龄前及学龄期儿童。其临床特征为腮腺的非化脓性肿胀及疼痛，发热，轻度全身不适。睾丸炎、胰腺炎、脑膜脑炎为其常见的并发症。本病通过病儿及隐性感染者的唾液飞沫传播。

本病中医学称"痄腮"，又称"虾蟆瘟"、"颅鹚瘟"。中医学认为，本病是由风温邪毒引起的急性传染病。以其腮部漫肿，疼痛具有传染性而称"痄腮"、"大头瘟"，病因责之于风温邪毒。本病的病机关键是温毒循经传变，壅阻少阳经脉，结于腮下。病在少阳可内传厥阴。病属温热毒邪，治宜清热解毒，散结消肿。病之初，以清解达邪为主。病邪循经内传则宜清泻肝经，解毒通络。中医药治疗本病疗效确切。

【必备名方】

1. 清热散结汤：金银花 10 克，板蓝根 10 克，重楼 10 克，僵蚕 10 克，玄参 10 克，牛蒡子 10 克，夏枯草 10 克，柴胡 5 克，薄荷 5 克，连翘 8 克。水煎服。同时外敷黛蚤散：重楼（研细末）15 克，与青黛 5 克调匀，以醋敷于腮部。

2. 柴葛解毒汤：柴胡 6 克，葛根 6 克，天花粉 6 克，黄芩 6 克，生石膏 10 克，板蓝根 10 克，牛蒡子（炒）3 克，连翘 3 克，桔梗 3 克，升麻 2 克。水煎服。腮部肿痛者，加夏枯草 10 克，以散结消肿；发热无汗者，加荆芥 6 克，薄荷 6 克，以疏风解表。

3. 普济消毒饮加减：黄芩 10 克，板蓝根 15 克，连翘 10 克，柴胡 10 克，牛蒡子 10 克，马勃 10 克，玄参 15 克，薄荷 6 克，金银花 10 克，僵蚕 10 克，甘草 6 克。水煎服。壮热烦躁者，加生石膏 30 克，用米泔水磨调，以清阳明胃热；硬结不散、腮部肿胀疼痛较甚者，加海藻 10 克，昆布 10 克，以软坚散结；热甚者，加生石膏 30 克，大青叶 30 克，栀子 30 克，以清热泻火；大便秘结者，加大黄 15 克，番泻叶 10 克，以通腑泄热；并发脑膜脑炎者，加鲜大青叶 30 克，紫花地丁 30 克；呕吐者，加姜竹茹 10 克，赭石 15 克；嗜睡昏迷抽搐者，灌服紫雪丹，至宝丹。可外敷金黄膏或青黛散。

4. 凉营清气汤加减：犀角（研末冲服）1.5 克，鲜石斛 18 克，栀子 6 克，牡丹皮 6 克，鲜地黄 18 克，薄荷叶 2.4 克，黄连 1.5 克，赤芍 6 克，玄参 9 克，生石膏 24 克，生甘草 2.4 克，连翘壳 9 克，鲜淡竹叶 30 克，白茅根 30 克，芦根 30 克。水煎服。可合紫雪丹、至宝丹，以清热镇惊、熄风开窍。抽风频繁者，加钩藤 6 克，僵蚕 5 克，以平肝熄风。

5. 龙胆泻肝汤加减：龙胆 6 克，栀子 9

克，黄芩9克，柴胡6克，车前草9克，生地黄9克，木通9克，当归3克，生甘草6克，泽泻12克。水煎服。睾丸肿甚者，加荔枝核10克，延胡索6克，以理气消肿；伴呕吐者，合玉枢丹，以降逆止呕。

【名医指导】

1. 腮腺炎为病毒感染引起，经过7～10日，大部分患者可自然恢复正常。但在这段时间应注意充分休息。流行期间避免参加大型集会活动。

2. 早期隔离患者直至腮腺肿胀完全消退为止，以免感染其他人；若是在上学期间，应在腮腺肿胀消退后5日再去学校。居室要定时通风换气，保持空气流通。家里可用0.2%过氧乙酸消毒。

3. 注意口腔卫生，经常用温盐水或复方硼砂液漱口，以清除口腔内的食物残渣，防止出现继发性细菌感染。

4. 接种麻疹、风疹、腮腺炎三联疫苗。腮腺炎活疫苗不能用于孕妇（以防病毒经胎盘感染胎儿造成不良后果），和先天或获得性免疫低下者以及对鸡蛋蛋白过敏者。

5. 在腮肿早期，可用冷毛巾局部湿敷，以减轻疼痛。

6. 应给患儿吃富有营养、易消化的流食、半流食或软食，要多给患儿喝水，有利于退热及毒素排出。忌海带、鱼虾、香椿等发物。忌食酸、辣、甜味过浓及干硬食物，以免刺激腮腺使腮腺分泌增加，加重疼痛。

7. 严密监测体温变化，体温39℃以上可采用物理降温，如冰袋冷敷、温水或乙醇擦浴、冰盐水灌肠、头部冷敷或服用适量退热药。伴有剧烈头痛、呕吐、颈强直、嗜睡、烦躁、惊厥、睾丸肿大及疼痛等，及时发现，应立即送往医院。同时鼓励患儿多饮水以利汗液蒸发散热；应卧床休息以减少体力消耗，有助于康复。

8. 并发睾丸炎的患者绝对卧床休息，保持局部清洁。疼痛剧烈时可局部间歇冷敷，但禁用冰敷，以免引起睾丸萎缩。注意观察睾丸肿大消退情况、有无睾丸鞘膜积液和阴囊皮肤水肿等情况，有变化随时通知医师，及时处理。

传染性单核细胞增多症

传染性单核细胞增多症是由 EB 病毒引起的一种急性或亚急性自限性传染病。临床以不规则发热、咽峡炎、肝脾大及淋巴结肿大、周围血中出现大量异形淋巴细胞、血清嗜异性抗体反应阳性为特征。本病潜伏期为30～50日。儿童较短，为4～15日。起病或急或缓，常有不适、头痛、恶心、腹痛、疲乏等前驱症状，持续1～2周。80%患者有发热、咽痛及颈后淋巴结肿大三联症。

本病中医学属于"温病"、"温疫"等范畴。温热毒邪从口鼻而入，先犯肺卫，邪郁肺卫，症见发热、恶寒、头痛、咳嗽、咽痛；邪犯胃腑，胃气上逆而见恶心呕吐、食欲不振。小儿为纯阳之体，邪毒极易化热生火，肺胃热盛，则肌肤皆热而见大热大汗；热势鸱张，炼津成痰，痰火瘀结，充斥表里，则见烦渴；热毒上攻，瘀滞经络则颈部淋巴结肿大；血行受阻，血流不畅，气血瘀滞，发为腹中痞块，扪及肝脾大；湿热内蕴，胆汁外溢，发为黄疸；热入营血，灼伤脉络，迫血妄行，可见皮下紫癜。热毒内陷心肝，则见昏迷、抽搐；痹阻脑络，可致口眼㖞斜、失语、吞咽困难、肢体瘫痪。火毒上攻咽喉，则咽喉红肿溃烂，壅塞气道，可致窒息。热甚伤阴，心失所养，可见心悸怔忡、脉律失常。气阴耗损而余邪未清，可有低热缠绵、精神委靡、口干少饮、颧红盗汗。热毒之邪为致病的主要因素，而痰和瘀则是病变过程的病理产物，同时又形成新的致病因素，故引发出诸多复杂的症候表现。

【必备名方】

1. 银翘散加减：金银花10克，连翘10克，薄荷6克，牛蒡子8克，芦根12克，淡竹叶7克，生甘草3克，桂枝9克。水煎服。以咽喉红肿为主症者，加山豆根3克，蒲公英10克，射干3克；高热不退、肢体重着、苔黄或白腻者，加佩兰6克，广藿香6克，薏苡仁15克，滑石10克，以化湿利湿；痰热闭肺、喘促较重者，去薄荷、牛蒡子，加麻黄5克，石膏10克；汗多者，加地骨皮9

《名医推荐家庭必备名方（珍藏本）》

克，桑叶 9 克；痰甚者，加浙贝母 3 克，胆南星 6 克，天竺黄 6 克，鲜竹沥 15 克；热毒壅滞，淋巴结肿大、肝脾大者，加夏枯草 10克，蒲公英 10 克，生牡蛎 15 克。

2. 传单合剂：大青叶 30 克，重楼 12克，夏枯草 30 克，连翘 12 克，丹参 20 克，甘草 9 克。水煎服。咳嗽、咳痰者，加百部15 克，黄芩 18 克，桔梗 6 克，以清热化痰、止咳；黄疸、胁下痞块者，加茵陈蒿 15 克，栀子 12 克，郁金 9 克，以利湿退黄、疏肝理气；并发心悸者，加玉竹 9 克，生地黄 9 克，麦冬 9 克，以益气养阴；并发关节肿瘤者，加地龙 9 克，威灵仙 9 克，以拔风通络；纳差、恶心者，加陈皮 10 克，竹茹 10 克，焦三仙 10 克，以降逆止呕、消食。

3. 黛蛤散合清肝化痰汤加减：青黛 9克，海蛤粉（先煎）15 克，牛蒡子 9 克，僵蚕 10 克，夏枯草 30 克，连翘 10 克，昆布 10克，浙贝母 10 克，白花蛇舌草 15 克，甘草 3克。水煎服。呕吐痰涎者，加法半夏 5 克，竹茹 9 克；淋巴结肿大、质硬无痛者，加桃仁 10 克，红花 10 克，皂角刺 5 克；肝脾大、久而不消者，可用血府逐瘀汤。

4. 茵陈蒿汤加减：茵陈 9 克，栀子 3克，车前草 6 克，大黄 3 克，郁金 6 克，赤芍3 克，厚朴 6 克。水煎服。热偏重者，加龙胆6 克，蒲公英 15 克，败酱草 10 克，虎杖 10克；湿偏重者，加泽泻 6 克，滑石 10 克，金钱草 15 克，土茯苓 10 克；呕吐者，加法半夏 5 克，竹茹 6 克；胁肋胀满疼痛者，加柴胡 9 克，枳壳 6 克，乳香 6 克，川楝子 6 克；腹胀者，加枳实 6 克，槟榔 6 克；纳呆者，加山楂 10 克，麦芽 10 克；黄疸已退、肝大长期不消者，用桃红四物汤加丹参 6 克。

5. 淡竹叶石膏汤：淡竹叶 6 克，石膏 9克，麦冬 10 克，人参（或南沙参）6 克，粳米 10 克，甘草 6 克。水煎服。心悸失眠者，加酸枣仁 6 克，五味子 3 克，合欢皮 10 克，首乌藤 10 克；食欲不振者，加生谷芽 10 克，生麦芽 10 克；阴虚火旺者，加牡丹皮 6 克，知母 6 克，黄柏 3 克；低热不退者，加青蒿 6克，知母 10 克；皮下紫癜者，加牡丹皮 6克，赤芍 6 克，紫草 6 克。

【名医指导】

1. 本病多为口鼻密切接触传染，可也通过飞沫及输血传播，所以急性期患儿应予呼吸道隔离，口腔分泌物及其污染物要严格消毒，宜用漂白粉、氯胺或煮沸消毒。

2. 注意观察体温变化及伴随的症状，体温超过 38.5 ℃应给予物理和药物降温。

3. 发病初期应卧床休息 2～3 周，减少机体耗氧量，避免心肌受累。

4. 饮食应给予清淡、易消化、高蛋白、高维生素的流质或半流质，少食干硬、酸性、辛辣食物，保证供给充足的水分，每日饮水量少儿为 1000～1500 毫升、年长儿为 1500～2000 毫升。

5. 注意保持皮肤清洁，每日用温水清洗皮肤，及时更换衣服，衣服质地宜柔软、清洁干燥，避免刺激皮肤。保持手的清洁，剪短指甲，勿搔抓皮肤，防止皮肤破溃感染。

6. 肝大、转氨酶高时可口服维生素 C 及葡醛内酯以保护肝脏；脾大时应避免剧烈运动（特别是在发病的第 2 周），以免发生外伤引起脾破裂。

7. 淋巴结肿大者要注意定期复查血常规；如发现颈部淋巴结肿痛、体温升高等情况，及时去医院就诊。

8. 家人应尽量保持患儿情绪平稳，积极配合治疗，避免并发症的发生。

第三十三章　小儿心理障碍性疾病

注意缺陷障碍

注意缺陷障碍为儿童时期慢性行为改变及学习困难常见原因之一，又称儿童多动症、轻微脑功能障碍综合征、注意力不足症、脑损伤综合征等。以动作过多，不安宁，注意力不集中为突出的症状，伴有冲动、易激惹等心理行为障碍或性格缺陷。常有不同程度的学习困难，但患儿的智力正常或接近正常；有时出现动作不协调，性格或其他行为的异常。本病发病男性多于女性。本病发病机制，目前尚不清楚。

本病在古代医籍中未见专门记载，根据其神志涣散，多语多动，冲动不安，可纳入"脏躁"、"躁动"证中；由于患儿智力正常或接近正常，但活动过多，思想不易集中而导致学习成绩下降，故又与"健忘"、"失聪"证有关。本病病机主要为阴阳失调，心脾、肝、肾功能不足。本病的辨证以虚为主，疾病过程中也可有痰浊、湿热、瘀血等兼证出现。

【必备名方】

1. 孔圣枕中丹：炙龟甲（先煎）10 克，龙骨（先煎）30 克，炙远志 10 克，石菖蒲 10 克，雄鸡血（冲服）15 毫升。水煎服，30 日为 1 个疗程，连服 3 个疗程。多梦或梦游者，加何首乌 10 克，酸枣仁 10 克，莲子心 1.5 克，珍珠母（先煎）15 克；脾气急躁较甚者，加天麻 6 克，石决明（先煎）10 克，钩藤（后下）10 克；遗尿者，加益智 10 克，乌药 10 克，菟丝子 10 克；胃纳不佳者，加山药 10 克，白扁豆 10 克，砂仁（后下）3 克；阴虚血亏者，加丹参 10 克，熟地黄 10 克，枸杞子 10 克。

2. 右归饮加减：熟地黄 10 克，山药 10 克，山茱萸 10 克，枸杞子 10 克，杜仲 10 克，石菖蒲 6 克，远志 6 克，附子 5 克，肉桂 3 克，龙骨（先煎）20 克。水煎服。

3. 黄连温胆汤加减：黄连 5 克，法半夏 7 克，陈皮 3 克，竹茹 7 克，枳实 5 克，茯苓 10 克，郁金 8 克，远志 5 克，石菖蒲 6 克，甘草 3 克。水煎服。热甚于痰、烦躁易怒、尿赤便燥者，加栀子 5 克，淡竹叶 8 克，钩藤 10 克，以清热泻火；喉中痰鸣者，加天竺黄 6 克，胆南星 6 克，僵蚕 6 克，以清热化痰。

4. 清脑益智方：鹿角粉 6 克，制何首乌 15 克，生龙骨 30 克，生牡蛎 15 克，石菖蒲 9 克，郁金 10 克，丹参 15 克，益智 6 克，枸杞子 9 克。上药除鹿角粉外，余药加水 6～8 倍，煎 3 次，每次 2 小时，过滤，合并 3 次滤液，浓煎后取出待稍冷，加 0.2％苯甲酸，然后分装，每瓶 500 毫升，每毫升含原生药 1 克，每次 25 毫升，并冲服鹿角粉 2 克，每日 3 次，连服 2 个月为 1 疗程。

5. 归脾汤合甘麦大枣汤加减：太子参 10 克，黄芪 10 克，白术 8 克，甘草 9 克，浮小麦 20 克，大枣 4 枚，茯苓 15 克，远志 5 克，五味子 5 克，酸枣仁 9 克。水煎服。思想不集中者，加益智 8 克，龙骨 15 克，以养心敛神；睡眠不熟者，加首乌藤 10 克，以养血安神；记忆力差、动作笨拙、苔厚腻者，加法半夏 8 克，陈皮 3 克，石菖蒲 6 克，以化痰开窍；纳差者，加谷芽 15 克，麦芽 15 克，以开胃消滞。

【名医指导】

1. 家长、教师及医护人员应对患儿耐

心、关怀和爱护。对患儿的不良行为及违法举动要正面给予纪律教育，多予启发和鼓励；遇到行为治疗有成绩时给予奖励，不应在精神上施加压力；更不能骂或体罚。

2. 对有不良习惯和学习困难的患儿，应多给具体指导，执行有规律的生活制度，培养良好习惯，不断增强信心。

3. 努力营造一个和谐、温馨的家庭和社会环境，使患儿内心充满阳光。

4. 注意适当锻炼，增强体质；合理安排作息时间。

5. 宜食用富含铁的食物，如适当进食红肉和动物肝脏；不吃含水杨酸盐类多的食物，如西红柿、苹果、橘子和杏子等。注意不要在患儿的饮食中加胡椒油等调味品；不要给多动症患儿使用含铅的食器，不让患儿吃可能受铅污染的食物和含铅量高的食物，如贝类、大红虾、向日葵、莴苣、甘蓝、皮蛋、爆米花及在冶炼厂周围种植的蔬菜，以及含酒精的饮料等。

6. 家长应尽量保持患儿的情绪平稳；积极主动引导患儿，增加其感兴趣的事物。

抽动秽语综合征

抽动秽语综合征又称进行性或多发性抽搐，是一种以运动、言语和抽搐为特点的综合征或行为障碍。其临床特征为慢性、波动性、多发性运动肌（头、面、肩、肢体、躯干等肌肉）快速抽动，伴有喉部不自主的发音及猥秽语言。发病年龄多在 2～12 岁之间，男孩发病率较女孩约高 3 倍，病程持续时间长，可自行缓解或加重。

本病中医学属于"惊风"、"抽搐"、"瘛疭"、"筋惕肉瞤"等范畴。中医学认为，本病病因有先天、后天之分，两者共同作用，致使阴阳失调，阴不制阳，阳躁而动。阴虚而致阳亢是本病主要的发病机制；肝风痰火是本病主要致病因素。

【必备名方】

1. 豁痰熄风汤：石菖蒲 10 克，郁金 10 克，丹参 15 克，青礞石 15 克，黄芩 10 克，半夏 5 克，制大黄 10 克，石斛 10 克，钩藤

10 克，全蝎 3 克，焦三仙 10 克。水煎服，每日 1 剂。

2. 温胆汤加减：法半夏 9 克，陈皮 3 克，茯苓 30 克，甘草 2 克，枳实 6 克，竹茹 15 克，钩藤 15 克，远志 5 克，谷芽 15 克，僵蚕 6 克，石决明 30 克，生龙骨 30 克，生牡蛎 30 克。水煎服。

3. 三甲复脉汤：鳖甲（先煎）15 克，龟甲（先煎）15 克，生牡蛎（先煎）15 克，白芍 15 克，生地黄 10 克，阿胶（烊化）10 克，麦冬 10 克，火麻仁 10 克，炙甘草 6 克。水煎服。

4. 泻清丸：羌活 5 克，防风 10 克，栀子 3 克，制大黄 10 克，当归 10 克，川芎 5 克，冰片 0.1～0.3 克。上药为末，以汤剂冲服。

5. 一贯煎加减：生龙骨 15 克，生牡蛎 15 克，枸杞子 12 克，生地黄 12 克，白芍 12 克，当归 10 克，麦冬 10 克，川楝子 10 克。水煎服。

【名医指导】

1. 有遗传背景预防措施包括避免近亲结婚、推行遗传咨询、携带者基因检测及产前诊断和选择性人工流产等，防止患儿出生。

2. 养成按时睡眠的好习惯，睡时环境要安静、无光、全身放松。白天多参加体育锻炼，让身体有疲乏感后睡眠更好。睡前不吃东西、不喝茶、不吃巧克力等使大脑兴奋的东西。养成睡前用热水烫脚的习惯，以利于睡眠。

3. 应合理安排患儿的日常生活和活动，避免过度兴奋、紧张和疲劳。引导患儿进行健康有益的文体活动。禁止孩子长时间玩电脑游戏或看电视；有目的地让孩子多活动，以此缓解压力放松心情。

4. 引导孩子学会面对压力，增加孩子接触各种环境的机会。调整自己的情绪状态，切记不要在孩子出现抽动症状时，用语言甚至体罚的方式进行纠正。

5. 注意及时发现小孩的异常动作和言语，及时去医院检查，以便早诊断、早治疗。同时应在医师的指导下给孩子服用药物和调整剂量，不要擅自增加药量或停药，否则会

导致严重的副作用或增加治疗的难度。

6. 饮食要有营养、易消化，但应限制高蛋白、高热量食物。多食清淡、含维生素高的蔬菜水果，避免刺激性食物、富含色素及食品添加剂食物；忌大量饮用含咖啡因的饮料。

7. 重视患者的学习和生活环境，及时解决环境中的应激尤其是来自同学间的嘲讽，并给予心理治疗和教育。帮助患者消除心理困扰，减少焦虑、抑郁情绪，适应现实环境，并鼓励其坚持治疗。

第五篇 传染性疾病

第三十四章　病毒感染性疾病

病毒性肝炎

病毒性肝炎是由多种肝炎病毒引起的常见传染病，具有传染性强、传播途径复杂、流行面广、发病率较高等特点。临床以乏力、食欲减退、恶心、呕吐、肝脾大及肝功能损害为主要表现，部分患者可有黄疸和发热。依据病原体的不同，病毒性肝炎分甲型病毒性肝炎（简称甲肝）、乙型病毒性肝炎（简称乙肝）、丙型病毒性肝炎（简称丙肝）、丁型病毒性肝炎（简称丁肝）和戊型病毒性肝炎（简称戊肝）5 种，其中甲肝和戊肝主要表现为急性肝炎，乙肝、丙肝、丁肝主要表现为慢性肝炎并可发展成肝硬化和肝细胞癌。

本病中医学属于"肝热病"、"肝著"、"肝瘟"、"黄疸"等范畴。

【必备名方】

1. 茵陈五苓散加减：茵陈 12 克，猪苓 9 克，茯苓 9 克，白术 12 克，泽泻 9 克。水煎服。发热者，加黄芩 12 克，龙胆 6 克，栀子 9 克；胁胀作痛者，加郁金 9 克，柴胡 9 克，枳壳 6 克；便秘者，加大黄 9 克，枳实 9 克；恶心呕吐者，加制半夏 9 克，广藿香 9 克，豆蔻 12 克。

2. 复肝汤加减：茵陈 15 克，大黄（后下）10 克，丹参 10 克，柴胡 10 克，黄芩 10 克，郁金 10 克，苍术 10 克，白术 10 克，茯苓 10 克，陈皮 10 克，制半夏 10 克，赤芍 15 克，金钱草 30 克，薏苡仁 30 克。水煎服。腹胀较甚者，加木香 10 克，大腹皮 10 克，鸡内金 6 克；小便少者，加车前子 30 克，泽兰 10 克，益母草 30 克，马鞭草 15 克；并发消化道出血者，加三七粉 2 克，大黄粉 3 克，白及粉 3 克；肝性脑病者，合安宫牛黄丸。

3. 藿朴夏苓汤加减：广藿香 10 克，厚朴 10 克，法半夏 10 克，茯苓 15 克，砂仁 6 克，豆蔻 6 克，薏苡仁 15 克，陈皮 10 克，木香 6 克。水煎服。腹胀甚伴浮肿者，加大腹皮 15 克，车前子 15 克；纳差者，加鸡内金 15 克，炒麦芽 30 克；便溏者，加白扁豆 10 克，马齿苋 30 克，莲子 15 克。

4. 鳖甲煎丸加减：鳖甲（炙）90 克，射干 25 克，黄芩 25 克，鼠妇虫 25 克，干姜 25 克，大黄 25 克，桂枝 25 克，石韦 25 克，厚朴 25 克，紫葳 25 克，阿胶（烊化）25 克，柴胡 45 克，蜣螂虫 45 克，赤芍 37 克，牡丹皮 37 克，土鳖虫 37 克，蜂房（炙）30 克，芒硝 90 克，桃仁 15 克，瞿麦 15 克，野山参 7.5 克，半夏 7.5 克，葶苈子 7.5 克。上药除芒硝、鳖甲、阿胶外，余药烘干碎断，加黄酒 300 毫升拌匀，加盖封闭，隔水炖至酒尽药熟，干燥，与芒硝等 3 味混合粉碎为细粉，炼蜜为丸，每丸重 3 克，每次服 1～2 丸，每日 2～3 次，温开水送服。

5. 菖蒲郁金汤：牡丹皮 12 克，栀子 9 克，连翘 12 克，郁金 12 克，石菖蒲 9 克，竹沥 9 克，滑石 12 克，淡竹叶 9 克，菊花 9 克，牛蒡子 9 克，姜汁 9 克，玉枢丹 1.5 克。水煎服。神昏或躁动者，合安宫牛黄丸与至宝丹交替使用；二便不通者，煎液保留灌肠（大黄 30 克，茯苓 30 克，马鞭草 30 克）。

【名医指导】

1. 预防：

（1）采取以切断传播途径为重点的综合性预防措施。甲、戊型肝炎重点防止粪-口途径传播，加强水源保护及个人卫生，加强粪便管理。乙肝、丙肝、丁肝重点在于防止通过血液、体液传播，加强献血员筛选，严格掌握输血及血制品应用。HBeAg 阳性者不可从事饮食行业、饮用水卫生管理及托幼所工作。HBeAg 阳性婴幼儿不应入托。急性甲肝患者进行隔离至传染性消失，慢性肝炎及无症状、乙型肝炎、丙型肝炎病毒携带者应禁止献血及从事饮食、幼托等工作。

(2) 进行甲肝、乙肝疫苗接种。与急性起病的甲肝患者接触的易感人群，应用人血丙种球蛋白。

(3) 将患者用过的餐具、茶具、玩具及耐热物品浸没在水中加盖煮沸 20～30 分钟进行消毒。肝炎患者丢弃的杂物、垃圾、一次性医疗用品及不需第二次使用的一切物品彻底焚烧消毒。被乙型肝炎病毒污染的桌面、器具、书报等物品，在室温下约 1 周后乙型肝炎病毒活力下降，在较强的日光下 1 小时左右物体表面的乙型肝炎病毒也会失去活性；或用相应消毒剂消毒，如 "84" 消毒液（过氧乙酸）、漂白粉、2％苯扎溴铵等。

2. 预防和护理：

(1) 以综合疗法为主，用药前应仔细阅读说明书，不可乱用药物，以免加重肝脏的负担。

(2) 适当休息及营养均衡；饮食要洁净；慎用对肝脏有毒性的药物。

(3) 急性肝炎发病早期须卧床休息。至症状明显减轻、黄疸消退、肝功能明显好转后，可逐渐增加活动量，以不引起疲劳及肝功能波动为度。在症状消失，肝功能正常后，再经 1～3 个月的休息观察，可逐步恢复工作。但仍应定期复查 1～2 年。

(4) 急性肝炎发病早期宜进食易消化、清淡饮食，但应含有适量的热量、蛋白质和维生素，并补充维生素 C 和 B 族维生素等。食欲好转后，应给予含有足够蛋白质、糖类及适量脂肪的饮食。

(5) 慢性肝炎静止期，可做力所能及的工作；适当运动，增强机体的抵抗力。重型者要绝对卧床，尽量减少饮食中蛋白质，保证热量、维生素，可输入人血白蛋白或新鲜血浆，维持水、电解质平稳。

(6) 饮食禁忌：患者必须戒烟、酒；忌辛辣刺激性食品；不宜吃太多蛋、甲鱼、瘦肉等高蛋白食物，应少吃海蜇、乌贼、虾、螺类等含铜多的食品。忌油煎、炸之品。

(7) 注意休息，保证充足的睡眠、规律生活。每日坚持早操，劳逸结合；应调畅情志，保持心情愉快，避免焦虑。

流行性乙型脑炎

流行性乙型脑炎（简称乙脑）是由乙型脑炎病毒引起的一种以中枢神经系统病变为主的急性传染病。主要侵犯大脑，又称大脑炎。乙脑有明显的季节性，一般在夏秋季节流行，尤其以 7、8、9 份为发病高峰。本病主要通过蚊虫传播。临床表现以急骤起病，突发高热、头昏头痛、嗜睡、昏迷、惊厥、呼吸衰竭以及出现脑膜刺激征等为主要特征，多发生于儿童及青壮年。部分患者治愈后有后遗症，如痴呆、半身不遂、精神失常、记忆力和智力减退等。并发症以肺部感染最为常见。

本病中医学属于 "暑温"、"伏暑"、"暑厥"、"暑风" 等范畴。由于本病的临床证候有时表现出湿郁熏蒸的特点，也有人将其归入 "湿温" 范围。

【必备名方】

1. 新加香薷饮加减：香薷 6 克，金银花 9 克，白扁豆花 9 克，厚朴 6 克，连翘 6 克。水煎服。热甚者，加黄连 4.5 克，黄芩 6 克；呕吐者，加生姜 9 克，制半夏 9 克；湿盛于内者，加茯苓 10 克，通草 10 克；素体脾虚、中气不足者，加党参 12 克，黄芪 10 克，白术 12 克，橘红 10 克。

2. 桂苓甘露散加减：茯苓 10 克，甘草 15 克，白术 10 克，泽泻 15 克，桂枝 5 克，石膏 20 克，寒水石 10 克，滑石 20 克，猪苓 10 克。水煎服（或作散剂）。水湿中阻、呕恶腹胀者，加广藿香 10 克，佩兰 10 克；水泻暴注者，去猪苓，减三石用量，加西洋参 12 克，广藿香 10 克，葛根 15 克，木香 10 克。

3. 凉营清气汤加减：水牛角 20 克，金银花 15 克，大青叶 15 克，生石膏 30 克，知母 10 克，玄参 15 克，连翘 15 克，生地黄 15

名医推荐家庭必备名方（珍藏本）

克，黄连 10 克，淡竹叶 10 克。水煎服。嗜睡、昏迷、谵语者，加远志 10 克，石菖蒲 10 克，郁金 10 克，严重者合安宫牛黄丸（化服）；痉厥抽搐甚者，加羚羊角粉（冲服）3 克，钩藤 10 克，全蝎 3 克，蜈蚣 3 克；大便秘结兼有阳明腑实及其他见证者，加生大黄（后下）10 克。

4. 犀角地黄汤加减：水牛角 15 克，鲜地黄 15 克，牡丹皮 9 克，赤芍 9 克，玄参 12 克，大青叶 9 克，连翘 6 克，淡竹叶 9 克，石菖蒲 9 克。水煎服。咳吐黄痰者，加竹沥汁 12 克，郁金 12 克；便秘者，加枳壳 6 克，生大黄（后下）9 克；神昏者，合安宫牛黄丸。

5. 复脉汤加减：生地黄 24 克，麦冬 18 克，玄参 12 克，知母 12 克，牡丹皮 12 克，白芍 9 克，阿胶 9 克，石斛 15 克。水煎服。夜热早凉、热退无汗者，加青蒿 12 克，鳖甲（先煎）15 克，牡蛎 12 克；肢体抽搐或呈强直性抽搐者，去知母、牡丹皮，加僵蚕 10 克，全蝎 5 克，地龙 9 克，鸡血藤 15 克；面色少华、心悸气短者，加黄芪 18 克，党参 18 克，黄精 9 克，茯苓 12 克。

【名医指导】

1. 预防：

（1）早期发现患者，及时隔离患者至体温正常为止。

（2）注意病情变化，观察体温、脉搏、呼吸、血压、瞳孔等征象。

（3）消灭蚊虫孳生地，抓好防蚊、灭蚊措施，切断传播途径。提高人群免疫力，对易感者，尤其是 10 岁以下儿童。对生后 6 个月的孩子就应接种乙脑疫苗，直到 15 岁前孩子每隔 4 年都应加强接种 1 次。一般在流行季节前 1～2 月进行。

（4）养成良好的睡眠习惯，适当运动，提高机体的免疫力。

2. 治疗和护理：

（1）注意饮食和营养，供应足够水分。高热、昏迷、惊厥患者，补足量液体。流质饮食，热能每日不低于 146～167 焦耳/千克，并注意补充 B 族维生素、维生素 C 以及清凉饮料和葡萄糖液。

（2）加强口腔护理、防压疮护理。昏迷者，还需加强翻身拍背；意识不清、抽搐者，应防坠床。保持皮肤清洁，受压部位放置气垫，可用牙垫或开口器，防止舌咬伤。

（3）对有肢体功能障碍的患儿，要每日为患儿做数次肢体锻炼，增加肌肉弹性，减轻肢体萎缩，并教育患儿要主动进行锻炼。

（4）针对高热、抽搐者，以物理降温为主要手段，应尽早开始，坚持使用；降温不宜过快，以免冻伤、寒战、虚脱。控制室温在 30 ℃以下。药物降温为辅，避免解热时大量出汗导致循环衰竭。抽搐为高热所致者，加强降温。

（5）针对呼吸衰竭者，宜保持呼吸道通畅：翻身拍背、定时吸痰、祛痰药全身应用及雾化吸入，必要时需要纤支镜吸痰，病情危重者应建立人工呼吸道。

（6）对有吞咽障碍的患儿，应哺喂流质饮食：从一滴一滴地喂，到一口一口地喂，逐步过渡到半流质饮食，逐渐训练患儿的吞咽功能。喂食过程中要保持环境的安静和适宜的光线。

（7）在本病的后遗症期，应采取中西医结合方法（包括针灸、推拿）进行治疗，并应加强功能训练。对有智力障碍的孩子，家长要反复启发诱导，从患儿所熟悉的人或物以及简单的文字或词句开始，锻炼患儿的记忆力，从而达到恢复智力的目的。

脊髓灰质炎

脊髓灰质炎是由脊髓灰质炎病毒引起的急性传染病。临床主要表现为发热、咽痛及肢体疼痛，部分病例可发生肢体麻痹，严重患者可因呼吸麻痹而死亡。本病多发生于小儿，故俗称"小儿麻痹症"。

本病中医学称"软脚瘟"。前期为外感时邪，属于"温病"范畴；后期出现肢体瘫软不用，属于"痿证"范畴。

【必备名方】

1. 甘露消毒丹加减：滑石 18 克，茵陈 12 克，黄芩 9 克，石菖蒲 9 克，木通 9 克，川贝母 12 克，射干 12 克，连翘 9 克，薄荷 6 克，豆蔻 12 克，广藿香 9 克。水煎服。微恶

《名医推荐家庭必备名方（珍藏本）》

《名医推荐家庭必备名方（珍藏本）》

风寒，去川贝母、木通，广藿香加至 15 克，薄荷加至 12 克，加佩兰 15 克；大便溏泄，加葛根 12 克，黄连 6 克。

2. 清瘟败毒饮加减：水牛角 30 克，茵陈 15 克，生石膏 30 克，生地黄 24 克，牡丹皮 10 克，栀子 10 克，桔梗 5 克，黄连 5 克，知母 10 克，赤芍 10 克，玄参 12 克，连翘 15 克，鲜淡竹叶 12 克，甘草 10 克。水煎服。兼见气虚者，加党参 12 克，黄芪 12 克；大便秘结者，加大黄 12 克；高热神昏者，加石膏 15 克，粳米 12 克。

3. 三仁汤加减：苦杏仁 15 克，滑石 18 克，白通草 6 克，豆蔻 6 克，淡竹叶 6 克，厚朴 6 克，薏苡仁 18 克，姜半夏 15 克，石膏 12 克，茵陈 15 克。水煎服。气机不畅者，加广藿香 10 克，木香 6 克，川楝子 10 克；头昏脑胀者，加石菖蒲 10 克；肢体痛重较剧者，加活络藤 12 克，地龙 6 克。

4. 大黄蛰虫丸加减：大黄（蒸）300 克，黄芩 60 克，虻虫 60 克，水蛭 60 克，蛴螬虫 60 克，桃仁 60 克，苦杏仁 60 克，炙甘草 90 克，白芍 120 克，生地黄 300 克，干漆 30 克，土鳖虫 30 克。上药共为细末，炼蜜为丸，每丸重 3 克，每次 1 丸，温开水送服。气虚较甚者，加黄芪 60 克。

5. 虎潜丸：狗骨 15 克，干姜 9 克，陈皮 6 克，白芍 12 克，锁阳 12 克，熟地黄 15 克，龟甲 18 克，知母 12 克，黄柏 12 克。水煎服。小便清利、面白疲惫者，加肉苁蓉 9 克，菟丝子 12 克，杜仲 15 克；肌肉萎缩者，加全当归 9 克，鸡血藤 15 克；肢体痿弱无力者，加金钱白花蛇 4.5 克，乌梢蛇 9 克；下肢瘫痪而冷者，去知母、黄柏，加肉桂 6 克，附子 9 克，山茱萸 12 克。

【名医指导】

1. 注意接种脊髓灰质炎疫苗：脊髓灰质炎减毒活疫苗Ⅰ、Ⅱ、Ⅲ型混合型糖丸，于生后第 2、第 3、第 4 月各服 1 粒，于 1 岁半及 4 岁各加强 1 次。大规模服疫苗宜在冬春季进行，分 2～3 次空腹口服，勿用热开水送服，以免将疫苗中病毒灭活，失去作用。患活动性结核病，严重佝偻病，慢性心、肝、肾病以及急性发热者，暂不宜服疫苗。减毒

活疫苗禁用于免疫低下者以及无论是先天免疫缺陷者或因服药、感染、肿瘤引起的继发免疫低下均不可用。

2. 未服过疫苗的年幼儿、孕妇、医务人员、免疫低下者以及扁桃体摘除等局部手术后，若有与患者密切接触史，应及时就医，及早肌内注射丙种球蛋白。

3. 流行期间，儿童不宜去人较多的场所；避免过分疲劳和受凉；推迟各种预防注射和不急需的手术等；经常搞好环境卫生，消灭苍蝇，培养良好的卫生习惯。

4. 患者应自起病日起至少隔离 40 日。第 1 周应同时强调呼吸道和肠道隔离；食具浸泡于 0.1％漂白粉澄清液内或煮沸消毒，或日光下曝晒 2 日，地面用石灰水消毒，接触者双手浸泡 0.1％漂白粉澄清液内，或用 0.1％过氧乙酸消毒，对密切接触的易感者应隔离观察 20 日。

5. 瘫痪患儿早期，应绝对卧床休息，卧床时使用踏脚板使脚和小腿有一正确角度，以利于功能恢复；瘫痪期，患者卧床时身体应成一直线，膝部稍弯曲，髋部及脊柱可用板或沙袋使之挺直，踝关节成 90°。疼痛消失后立即作主动和被动锻炼，以避免骨骼畸形。

6. 肌痛处可局部湿热敷以减轻疼痛。可使用退热镇痛药、镇静药缓解全身肌肉痉挛、不适和疼痛。瘫痪肢体应置于功能位置，以防止手、足下垂等畸形。

7. 注意营养及体液平衡，多喝水，可口服大量维生素 C 及 B 族维生素。出汗较多时适当补充盐分。

8. 患肢能作轻微动作而肌力极差者，可助其作伸屈、外展、内收等被动动作。肢体已能活动而肌力仍差时，鼓励患者作自动运动，进行体育疗法，借助体疗工具锻炼肌力和矫正畸形。

9. 恢复期及后遗症期，体温退至正常、肌肉疼痛消失和瘫痪停止发展后应进行积极的功能恢复治疗（如按摩、针灸、主动和被动锻炼及其他理疗措施）。患肢功能有改善后，应加强功能锻炼，须注意活动姿势，如有明显外展、内翻等畸形，应检查肌群及关节等部位，加强刺激，加用外用药，早日予

以矫正。

10. 延髓型及麻痹型患者均应在医院积极坚持治疗，以及时处理呼吸机麻痹衰竭等严重并发症。

狂犬病

狂犬病是由狂犬病病毒所致，通常由病兽以咬伤方式传染人。本病是以侵犯中枢神经系统为主的急性传染病。临床表现为特有的恐水症，咽肌痉挛，进行性瘫痪等。病死率几乎达100%。

本病中医学称"疯狗咬"、"瘈犬咬"，亦称"恐水病"、"怕水疯"、"癫咬病"。

【必备名方】

1. 解毒承气汤加减：金银花15克，蒲公英15克。连翘18克，栀子12克，生大黄（后下）12克，黄柏9克，黄芩9克，桃仁12克，黄连9克，牡丹皮12克，木通9克，红花12克。水煎服。痛痒难忍者，加防风10克，僵蚕10克，蝉蜕6克；饮食不安者，加炒麦芽10克，六神曲10克。

2. 消风散加减：生地黄6克，防风6克，蝉蜕6克，知母6克，苦参6克，亚麻子6克，荆芥6克，苍术6克，牛蒡子6克，石膏6克，当归6克，甘草3克，木通3克。水煎服。身热偏盛而见口渴者，石膏加至12克，加金银花10克，连翘10克；兼见胸脘痞满者，加地肤子10克，车前子10克，烦热者，生地黄加至15克，加赤芍10克，紫草10克。

3. 犀角地黄汤加减：水牛角30克，羚羊角粉（冲服）3克，牛黄0.35克，生地黄15克，黄连6克，黄芩9克，大黄12克，木通9克，桃仁12克，牡丹皮12克，生石膏18克。水煎服。全身抽搐者，加全蝎5克，蜈蚣3克，地龙9克；狂躁者，加生石决明15克。

4. 大柴胡汤加减：柴胡18克，黄芩9克，白芍9克，法半夏9克，生姜15克，枳实9克，大枣6克，大黄6克。水煎服。汗流过多者，加高丽参10克，麦冬15克，五味子10克；胡言乱语者，加服至宝丹；恶风

者，加天麻10克，防风10克。

5. 回阳救急汤加减：熟附子9克，干姜6克，高丽参6克，炙甘草6克，白术9克，肉桂3克，陈皮6克，五味子3克，茯苓9克，制半夏9克。水煎服。神昏谵语者，加服安宫牛黄丸。

【名医指导】

1. 被动物咬伤或抓伤后，一定要尽快正确清洗伤口，防止发病。伤口必须用肥皂水或清洁剂全面冲洗，防止病毒增殖和穿入周围神经。冲洗时一定要掰开伤口将其洗净。伤口不宜缝合。冲洗之后要用干净的纱布把伤口盖上，速去医院诊治。

2. 如果被流浪狗咬伤后不要将其立即打死，应圈养2周，观察是否为狂犬病狗，如果该狗在1～2周内发病死亡，应送交医疗部门检验是否带狂犬病毒；总之狗没有病，被此狗咬伤的患者就不会发病。

3. 在条件允许的情况下，伤口应暴露24～48小时，防止病毒穿入神经纤维。如果有免疫血清，可注入伤口底部及周围。应尽量避免伤口缝合或包扎，如果必须缝合，最好在疫苗接种同时给予特异性抗血清。

4. 被咬伤或抓伤后，即使再小的伤口，也应去医院注射狂犬病疫苗和破伤风抗毒素预防针。如严重还应加注血清或免疫球蛋白。接种疫苗的最佳时间是在被咬伤后24小时之内（越快越好）。狂犬疫苗应分别在第0、第3、第7、第14、第28各肌内注射1针，共注射5针。如果需注射抗狂犬病血清时，最好在使用疫苗的前1日或当日使用，并应在疫苗全程注射5针后的第10日、第20日再各加强注射1针。注射狂犬疫苗和血清要及时、全程、足量。

5. 被可疑狂犬病动物吮舔、抓伤、擦伤皮肤或黏膜者，亦需要接种狂犬病疫苗。对与狂犬病病毒、病兽或患者接触机会较多的人员应进行感染前预防接种。

6. 饮食上多吃新鲜水果和蔬菜，供给易消化吸收的蛋白质食物，如牛奶、鸡蛋、鱼类、豆制品等。忌辛辣、辛热刺激食物；忌食咸寒及甜腻食品；忌酒、咖啡、烟等，以避免刺激神经兴奋，诱发患者狂躁发作，或

加重病情。忌强烈刺激的调味品，如咖喱粉、芥末粉、辣椒粉等，以免咽肌痉挛，诱发狂躁发作。

流行性感冒

流行性感冒（简称流感）是流感病毒引起的急性呼吸道传染病。本病以冬春季节为多见。本病病原体分为甲、乙、丙3型，其中起主要作用的是甲型病毒，主要通过飞沫传播，传染性强，常引起局部流行或大流行。临床特点为起病急，全身中毒症状明显，如发热、剧烈头痛、全身酸痛，而呼吸道症状较轻。婴幼儿、老年和体弱之人易并发肺炎。流感传染源主要是急性期患者，以患病后2～3日传染性最强。除新生儿外，其他人群普遍易感。

本病中医学属于"外感病"范畴。清代林佩琴提出"时行感冒"之名，非常接近流感。本病的证治，散见于伤寒的太阳病、阳明病、少阳病，温病的风温、春温、湿温、暑温、秋燥等病当中。

【必备名方】

1. 加味香苏散加减：紫苏叶5克，陈皮4克，香附4克，甘草2.5克，荆芥3克，秦艽3克，蔓荆子3克，防风3克，川芎1.5克，生姜2克。水煎服。气郁较甚、胸胁胀痛、脘腹满闷者，加柴胡6克，厚朴6克，大腹皮6克；湿浊较重、胸闷、不思饮食者，加广藿香9克，制半夏9克；咳嗽较重者，加紫菀10克，苦杏仁6克。

2. 柴葛解肌汤加减：柴胡6克，葛根6克，黄芩6克，赤芍6克，甘草3克，知母5克，生地黄9克，牡丹皮3克，川贝母6克。水煎服。无汗而恶寒较甚者，去黄芩，加紫苏叶6克；热邪伤津而见口渴者，加天花粉10克，知母6克；发热较重、烦躁、舌质偏红者，加金银花6克，连翘6克，石膏6克。

3. 新加香薷饮加减：香薷12克，厚朴9克，金银花12克，连翘12克，白扁豆花15克，滑石9克，茯苓12克，广藿香12克，佩兰12克，通草9克，西瓜皮15克。水煎服。发热重、烦渴者，加益元散6克，芦根18克；纳呆、腹胀者，加建曲9克，砂壳6克，大腹皮6克；呕吐者，加赭石9克，竹茹12克，豆蔻9克；大便溏泻者，加黄连4.5克，薏苡仁12克，木香6克；小便短赤者，加茯苓9克，通草加至12克。

4. 桑杏汤加减：桑叶12克，苦杏仁9克，淡豆豉6克，栀子6克，北沙参12克，川贝母9克，百部9克，瓜蒌皮9克，梨皮12克。水煎服。热甚者，加黄芩9克，金银花12克；咽干者，加麦冬15克；咽痛者，加玄参9克，青果6克，桔梗6克；胸闷痰黏者，加瓜蒌9克，枇杷叶6克；便秘者，加枳实6克，瓜蒌子9克，火麻仁9克。

5. 三阳清解汤加减：金银花20克，连翘20克，荆芥10克，防风10克，黄芪10克，苦杏仁10克，薄荷10克，大青叶15克，菊花15克，桑叶12克，柴胡12克，石膏30克，麻黄6克，甘草6克。每剂水煎2次，共取汁500～600毫升，3次分服，每8小时服1次。口苦欲呕者，加青蒿10克，竹沥10克。

【名医指导】

1. 患者呼吸道隔离1周（或至主要症状消失）。

2. 流行期间，避免集会或集体娱乐活动，老幼病残易感者少去公共场所，注意通风，必要时对公共场所进行消毒。患者用具及分泌物要彻底消毒。

3. 老人、儿童、严重慢性病患者、免疫力低下及可能密切接触患者的人员可接种灭活疫苗。时间以10～11月中旬为宜。对鸡蛋过敏者、急性传染病患者、精神病患者、妊娠早期及6个月以下婴儿不宜接种。感染流感病毒或免疫接种后，可获得暂时的对同样血清型病毒再感染的免疫力。

4. 卧床休息，多饮水，给予流质或半流质饮食，适宜营养，补充维生素。进食后以温开水或温盐水漱口，保持口鼻清洁。忌煎炸、烧烤、油腻的食品及辛辣之物。

5. 鼻塞者可以用清洁温水兑不含碘的优质食盐，浓度为0.9%。通常以4.5克盐兑500毫升温水。灌入专门的洗鼻用具，如洗鼻壶中，分别对两边的鼻孔进行冲洗，直到鼻腔无异物为止。

6. 洗澡、洗头时应避免吹风（或开空调）以防再次感冒。

7. 患病期间应多休息，避免劳累；鼻塞、头痛等症状消失后亦应注意休息，避免过度劳累及行房事。

8. 室内空气保持新鲜，要经常开窗透气。秋冬季干燥的季节，宜保持室内适当的湿度。

9. 平时应加强体育锻炼，增强机体的免疫力。随气温的变化，适当的增减衣物。

10. 早期应用抗病毒治疗。但是抗生素是用来抵抗细菌的，感冒时除非出现黄脓鼻涕同时伴有发热外，不宜自行服用抗生素；当感冒症状严重或者并发其他症状时，应及时就诊。在明确有细菌感染或者有并发症时，在医师的指导下选择抗生素。

麻　疹

麻疹是麻疹病毒引起的急性呼吸道传染病。主要症状有发热、上呼吸道炎、眼结膜炎等。而以皮肤出现红色斑丘疹和颊黏膜上有麻疹黏膜斑为其特征。可以引起肺炎，喉炎，脑炎等并发症。本病多流行于冬春季节，传染性很强。好发于儿童，尤以 6 个月以上，5 岁以下的幼儿为多见。本病患过 1 次以后，一般终身不再发病。

中医学认为，本病主要是由于感受麻毒时邪，流行传染所致。麻毒时邪，从口鼻吸入，侵犯肺脾。

【必备名方】

1. 宣发解毒汤加减：金银花 12 克，薄荷 6 克，牛蒡子 9 克，升麻 6 克，葛根 9 克，蝉蜕 9 克，甘草 6 克，淡竹叶 9 克，荆芥 3 克，防风 3 克。水煎服。热甚兼抽搐者，加僵蚕 9 克，白芍 9 克；咽痛甚者，加射干 9 克，板蓝根 9 克。

2. 麻杏石甘汤加减：麻黄 6 克，苦杏仁 9 克，甘草 6 克，石膏 12 克，桔梗 6 克，蝉蜕 6 克，升麻 6 克，防风 6 克。水煎服。恶寒者，加金银花 12 克，荆芥 6 克，防风 6 克；喘急者，加桑白皮 12 克，黄芩 6 克，鱼腥草 12 克；胸闷痰黏，加白芥子 9 克，莱菔子 9

克，海浮石 9 克，瓜蒌 9 克；咳血者，加茜草 9 克，白茅根 12 克。

3. 化斑解毒汤加减：玄参 6 克，知母 3 克，石膏 3 克，牛蒡子 3 克，连翘 3 克，升麻 6 克，人中黄（另研用）2 克，大黄（酒蒸）3 克，淡竹叶 3 克，丹参 3 克。水煎，调入人中黄服。神昏谵语者，加服安宫牛黄丸；狂躁不安者，合至宝丹；抽风者，合紫雪丹；真气欲脱者，加野生人参（水煎兑服）9 克。

4. 清咽滋肺汤加减：玄参 2.4 克，牛蒡子 2.4 克，荆芥 2.4 克，川贝母 2.4 克，麦冬 2.4 克，瓜蒌根 2.4 克，薄荷 2.4 克，玉竹 2.4 克，桔梗 2.4 克，甘草 1.2 克。水煎服。谵语者，加生地黄 3 克，木通 3 克；气促者，加紫苏子 3 克，莱菔子 3 克；呃逆者，加竹茹 3 克，枇杷叶 3 克。

5. 麦冬甘露饮加减：麦冬 6 克，玄参 3 克，黄芩 3 克，瓜蒌根 3 克，连翘 3 克，生甘草 15 克，灯心草 6 克，淡竹叶 4 克。水煎服。食欲不振者，加石斛 6 克，西洋参 3 克；大便干结者，加西洋参 6 克，生地黄 9 克。

【名医指导】

1. 患者应严密隔离，对接触者隔离检疫 3 周；流行期间托儿所、幼儿园等儿童机构应暂停接送和接收易感儿。

2. 病室注意通风换气，充分利用日光或紫外线照射；医护人员离开病室后应洗手更换外衣或在空气流通处停留 20 分钟方可接触易感者；患者衣物应在阳光下曝晒；易感儿尽量少去公共场所。

3. 体弱、患病、年幼的易感儿应接种麻疹活疫苗，但初种年龄不宜小于 8 个月；密切接触麻疹患者的易感儿在 2 日内，可应急接种麻疹疫苗，仍可防止发病或减轻病情。有发热和急、慢性疾病者，应暂缓自动免疫；有过敏体质、活动性结核、恶性肿瘤、白血病及应用免疫抑制药或放疗和先天性免疫缺陷者，不应接种麻疹减毒活疫苗。

4. 平时应加强体育锻炼，提高抗病能力。

5. 患者卧床休息，单间隔离，居室空气新鲜，房内保持适当的温度和湿度，有畏光症状时房内光线要柔和。

名医推荐家庭必备名方（珍藏本）

6. 发热或出疹期间，饮食宜清淡、少油腻；忌生冷酸辣及油脂食物。退热或恢复期，逐步给予容易消化、吸收，且营养价值高的食物；多食牛奶、鸡蛋、豆浆等易消化的蛋白质和含维生素 C 丰富的果汁和水果等。疹发不畅，可食芫荽（香菜）汁、鲜鱼、虾汤、鲜笋汤等。补充足量水分。

7. 保持皮肤、黏膜清洁。眼、鼻、口腔、皮肤保持清洁。

8. 高热时可用小量退热药；烦躁时可适当给予苯巴比妥等镇静药；剧咳时用镇咳祛痰药；继发细菌感染可给抗生素。

9. 年幼体弱、患营养不良、佝偻病或其他疾病者，特别是细胞免疫功能低下者病情较重，常迁延不愈，易有并发症，所以应积极治疗全身性疾病和本病。

水痘和带状疱疹

水痘和带状疱疹是由同一病毒即水痘-带状疱疹病毒所引起的不同表现的两种疾病。水痘是原发感染，是一种急性传染病。以全身出现水疱疹为特征。带状疱疹是潜伏在感觉神经节的水痘-带状疱疹病毒经再激活后引起的皮肤感染。其特征是沿着感觉神经在相应节段引起疱疹。

水痘在中医学中与西医学同名，又称"水花"、"水疱"。带状疱疹称蛇串疮，又称蛇丹、缠腰火丹。以肝胆热盛最为多见。

【必备名方】

1. 普济消毒饮加减：黄芩 15 克，黄连 15 克，陈皮 6 克，生甘草 6 克，玄参 6 克，柴胡 6 克，桔梗 6 克，连翘 3 克，板蓝根 3 克，马勃 3 克，牛蒡子 3 克，薄荷 3 克，僵蚕 2 克，升麻 2 克。水煎服。大便秘结者，加酒大黄 6 克；咳嗽者，加苦杏仁 6 克。

2. 清瘟败毒饮：生地黄 12 克，石膏 18 克，水牛角尖 6 克，黄连 6 克，栀子 6 克，桔梗 6 克，黄芩 9 克，知母 9 克，赤芍 9 克，玄参 12 克，连翘 9 克，淡竹叶 6 克，牡丹皮 9 克，甘草 6 克。水煎服。疹色暗紫者，加板蓝根 9 克，紫草 9 克；疱浆混浊者，加紫花地丁 9 克，木通 9 克；口唇干燥者，加麦冬 9

克，石斛 12 克；便秘者，加瓜蒌子 9 克。

3. 加味泻心汤加减：黄连 10 克，黄芩 10 克，牛蒡子 10 克，木通 6 克，知母 10 克，石膏 12 克，栀子 10 克，防风 6 克，甘草 10 克，龙胆 6 克，玄参 12 克，荆芥 6 克，滑石 12 克。水煎服。气虚较甚、少气懒言者，加黄芪 15 克，白术 15 克；阴虚火旺、舌红苔少、脉细而数者，加南沙参 12 克，地骨皮 12 克；痛甚者，加五灵脂 10 克，延胡索 12 克，生白芍 10 克。

4. 加味金铃子散加减：川楝子 10 克，延胡索 10 克，郁金 10 克，紫草 12 克，醋柴胡 10 克，青皮 6 克，炒白芍 10 克，当归 6 克，丝瓜络 10 克。水煎服。脉短涩无力者，加黄芪 15 克，炙甘草 10 克；小便不畅者，加泽泻 10 克，滑石 10 克。

5. 一贯煎加减：生地黄 20 克，玄参 15 克，麦冬 15 克，当归 20 克，大黄 5 克，枸杞子 20 克，黄精 20 克，山茱萸 15 克，白术 20 克，姜黄 15 克，川楝子 5 克。水煎服。大便秘结者，加瓜蒌子 10 克；有虚热或汗多者，加地骨皮 10 克；舌红而干、阴亏较甚者，加石斛 10 克；烦热而渴者，加知母 12 克，石膏 15 克；夜不能寐、寝而不安者，加酸枣仁 12 克；口苦而燥者，加黄连 3 克。

【名医指导】

1. 水痘：

（1）患儿应早期隔离，至全部皮疹结痂或出疹后 7 日。其污染物、用具可用煮沸或暴晒法消毒；与水痘患者接触过的儿童，应隔离观察 3 周。

（2）本病无特效治疗，主要是对症处理，预防皮肤继发感染，保持清洁，避免瘙痒。

（3）可外搽甲紫溶液。继发感染者可外用抗生素软膏。

（4）居室要通风，光线充足。发热时要多喝水，可以用冰袋敷头。

（5）饮食给予易消化、富含维生素的流质或半流质食物。

（6）衣被不宜过厚过多，应保持衣服、被褥清洁，以免感染。剪短患儿的指甲，保持双手的清洁，以免抓破水痘。若出现疹后持续高热不退，伴有呕吐、惊厥时，应住院观察。

（7）本病虽为自限性疾病，病后可获得终身免疫，但亦应重视本病，积极治疗，避免出现播散性水痘肺炎、水痘脑炎等重症并发症，影响患者生存及生活质量。本病可在多年后感染复发而出现带状疱疹。

（8）1周岁以上婴幼儿应注射水痘疫苗，可有效预防感染或减轻感染症状。

2. 带状疱疹：

（1）注意休息，不要过分紧张。部分患者皮肤上可能会出现大疱、血疱，甚至糜烂，如果治疗得当10日左右即可痊愈，治愈后一般不会复发。

（2）预防继发细菌感染：不要摩擦患处，避免水疱破裂；可外用中草药或依沙吖啶湿敷，促使水疱干燥、结痂。

（3）老年重症患者尤其发生在头面部的带状疱疹，最好住院治疗，以防止并发症的出现。

患本病提示患者身体免疫力处于低状态，应及时采取相应的措施。老年人应坚持适当的户外活动或参加体育运动，并积极预防各种疾病的感染，尤其是在春秋寒暖交替的季节；并根据气温的变化及时适当增减衣服，避免受寒引起上呼吸道感染。此外，口腔、鼻腔的炎症应积极给予治疗。应注意避免发生外伤及接触化学品及毒性药物。

（4）使用止痛药可以暂时缓解疼痛，服用维生素C及B族维生素能够增强免疫系统及神经的功能，或可以服用氨基酸，能帮助抑制疱疹病毒的扩散。

（5）不要随便用药，用药不当会刺激皮肤，延迟复原。比较稳妥的办法是用毛巾沾冷水敷疱疹患部。要避免高温。

（6）可以使患部接受短期的阳光照射。淋浴时，轻轻冲洗水疱部位，勿触摸或抓挠。避免使用含扑热息痛的止痛退热药。

（7）患病后应寻求医师的帮助，减轻痛苦，避免无法补救的神经损害。若带状疱疹出现在眼睛附近，应及时就诊。

（8）平时主要补充蛋白质，注意均衡饮食，补充各种维生素及纤维素，多喝水，多吃水果，不吃生冷、坚硬及变质的食物，禁

辛辣刺激性强的调味品。

流行性腮腺炎

流行性腮腺炎是由腮腺炎病毒引起的急性呼吸道传染病。主要通过飞沫经呼吸道传播，其主要特征为腮腺非化脓性肿胀、疼痛、发热并咀嚼受限，有累及各种腺体组织或脏器的倾向。本病好发于冬、春两季，且以儿童罹病为多，亦同时见于成人。散发为主，亦可引起流行。个别病例可并发睾丸炎、脑膜脑炎等，但一般预后较好，患病后可获终身免疫。

本病中医学称"痄腮"、"虾蟆瘟"、"鸬鹚瘟"、"衬耳风"等，属于"温毒"范畴。

【必备名方】

1. 柴葛解肌汤：柴胡6克，黄芩6克，白芍6克，桔梗6克，葛根15克，生石膏15克，板蓝根15克，羌活3克，白芷6克，甘草3克，天花粉10克，夏枯草10克。水煎服。气血壅盛者，加穿山甲3克，酒大黄6克；恶寒怕冷者，加麻黄3克，广藿香3克，金银花6克；咽喉疼痛者，加马勃10克，玄参10克。

2. 牛翘散加减：牛蒡子10克，连翘10克，金银花10克，天花粉10克，淡竹叶5克，荆芥5克，薄荷5克，淡豆豉5克，桔梗5克，甘草5克，制乳香5克，制没药5克，僵蚕5克，鲜芦根30克。水煎服。病程逾期5日者，加浙贝母10克，红花5克；患处痛剧者，加川楝子6克，赤芍10克，木香6克；体温超过39摄氏度者，加生石膏（先煎）12克，知母12克，黄芩10克；便秘者，加生大黄（后下）12克。

3. 六味消毒饮加减：板蓝根10克，忍冬藤10克，夏枯草10克，赤芍10克，连翘10克，荔枝核6克。水煎服。腮部漫肿、硬结不散者，加昆布10克，海藻10克；睾丸疼痛难当者，加白芍10克，甘草5克，川楝子6克，延胡索6克。

4. 羚角钩藤汤加减：羚羊角（先煎）6克，桑叶12克，钩藤（后下）9克，石菖蒲9克，川贝母9克，鲜地黄12克，菊花9克，

茯神 12 克，白芍 9 克，生甘草 6 克，淡竹茹 9 克。水煎服。热极痉甚者，加牡丹皮 9 克，僵蚕 9 克，全蝎 3 克；神昏者，合至宝丹或紫雪丹（吞服）。

5. 淡竹叶石膏汤加减：淡竹叶 10 克，石膏 12 克，制半夏 10 克，麦冬 10 克，太子参 10 克，甘草 6 克，粳米 12 克，夏枯草 12 克。水煎服。夜不能寐者，加首乌藤 10 克；纳呆食少者，加白扁豆 12 克；口渴甚者，加南沙参 10 克，玉竹 10 克，天花粉 12 克。

【名医指导】

1. 对易感者，可接种腮腺炎减毒活疫苗。但孕妇、免疫缺陷及对鸡蛋过敏的患儿忌用。

2. 在呼吸道疾病流行期间，尽量减少到人员拥挤的公共场所；出门时应戴口罩，尤其在公交车上。一旦发现孩子疑似本病，应及时到医院就诊，早期诊治。

3. 养成良好的个人卫生习惯，做到勤洗手、勤通风、勤晒衣被、勤锻炼身体、多喝水。

4. 患儿应卧床休息。高热降温可用肠溶阿司匹林或对乙酰氨基酚；注意口腔卫生，可用复方硼酸溶液漱口。

5. 腮腺炎常以发热起病，体温一般在 39 ℃～40 ℃，伴有全身不适、厌食等症状；严密监测体温变化，体温 39 ℃以上可采用物理降温，如冰袋冷敷、乙醇擦浴、冰盐水灌肠等；必要时遵医嘱应用退热药；若出现持续高热、剧烈头痛、呕吐、颈强直、嗜睡、烦躁、惊厥、睾丸肿大及疼痛等，及时告知医师进行抢救治疗。

6. 保持病室内安静，空气流通，避免声光刺激。发热期间出汗后宜及时更换湿衣服和被褥，避免受凉，加重症状。

7. 并发睾丸炎时，应绝对卧床休息；保持局部清洁，可用棉垫及丁字带将阴囊托起，避免牵涉痛；可局部间歇冷敷。

8. 在发病期间，应多饮水、适度户外晒太阳、居室要定时通风换气、保持空气流通。其生活用品、玩具、文具等采取煮沸或暴晒等消毒，病情轻者或退热后可适当活动。

9. 多食富含营养、易于消化的半流质或软食。忌酸、辣、甜味及干硬食品，以免刺激唾液腺，使之分泌增多，加重肿痛。

10. 流行腮腺炎的并发症类型多，家长及医护人员应注意观察，早发现、早治疗，以降低对机体的损害。

流行性出血热

流行性出血热又称肾综合征出血热，是由汉坦病毒引起的自然疫源性疾病。汉坦病毒主要分布于亚洲，其次为欧洲和非洲，美洲病例较少。目前世界上 31 个发病国家和地区中，我国疫情最重，其次为俄罗斯、韩国和芬兰。我国除青海和新疆外，其余省、直辖市、自治区和特别行政区均有病例报道。临床上以发热、出血和肾脏损害三大特征以及发热期、低血压休克期、少尿期、多尿期、恢复期为主要特点。

本病中医学属于"温疫"、"疫疹"、"疫斑"等范畴。中医学认为，本病的发生主要由于正气不足，温热病邪与外来寒或湿邪相合，由口鼻或皮毛侵入机体，由表入里，分布三焦、经络、脏腑，酿成卫气营血 4 个阶段邪正相争、胜负转化的过程。

【必备名方】

1. 加味连翘双花饮加减：金银花 15 克，连翘 15 克，黄芩 15 克，板蓝根 20 克，淡豆豉 10 克，牛蒡子 10 克，荆芥 10 克，薄荷 6 克，桔梗 10 克，芦根 30 克，淡竹叶 10 克，甘草 10 克。水煎服。高热退去者，去荆芥、薄荷、淡豆豉；腹痛、腹胀加剧者，加枳实 15 克，木香 9 克。

2. 黄龙汤加减：大黄 9 克，芒硝 12 克，枳实 6 克，厚朴 3 克，当归 9 克，高丽参 6 克，甘草 3 克。水煎服。老年者，去芒硝，加生地黄 10 克，高丽参加至 12 克，当归加至 12 克；四肢不温者，加附子 9 克，干姜 6 克。

3. 五苓散合桃核承气汤加减：茯苓 10 克，猪苓 10 克，泽泻 10 克，白术 10 克，桂枝 12 克，桃仁 12 克，大黄 8 克，芒硝 8 克。水煎服。见血尿者，加茜草 10 克，地锦草 10 克；神疲气微、面白唇紫者，加黄芪 10 克，五味子 5 克；烦躁不安者，加僵蚕 6 克，酸枣仁 6 克。

4. 桂甘龙牡汤加减：桂枝 10 克，炙甘草 12 克，龙骨 10 克，煅牡蛎 12 克，黄芪 10 克，山药 12 克。水煎服。女子月经量多者，加当归 10 克，熟地黄 10 克；腰膝酸软者，加杜仲 12 克，川牛膝 12 克。

5. 当归六黄汤加减：当归 6 克，生地黄 6 克，熟地黄 6 克，黄连 6 克，黄芩 6 克，黄柏 6 克，黄芪 12 克。水煎服。阴虚较重、实火较轻者，去黄连、黄柏，加知母 9 克；汗出较多者，加浮小麦 9 克，山茱萸 9 克；阴虚阳亢、潮热颧赤明显者，加白芍 12 克，龟甲 10 克。

【名医指导】

1. 对高发病区的易发人群及其他疫区的高危人群进行疫苗接种。对高发疫区的青壮年，特别是高危人群（10 岁以上），应在流行前 1 个月内完成全程注射，于次年加强注射1 针。

2. 抓好灭鼠防鼠工作，切断传染源。灭鼠时机应选择在本病流行高峰（5～6 月和10～12 月）前进行。春季应着重灭家鼠，初冬应着重灭野鼠。在灭鼠为主的前提下，做好防鼠工作，床铺不靠墙，睡高铺，屋外挖防鼠沟，防止鼠进入屋内和院内。同时避免与鼠类及其排泄物（尿、粪）或分泌物（唾液）接触。

3. 保持屋内清洁、通风和干燥，经常用敌敌畏等有机磷杀虫剂喷洒灭螨；清除室内外草堆。在清理脏乱杂物和废弃物（如稻草、玉米秸秆等）时，要带口罩、帽子和手套等。

4. 在疫区不直接用手接触鼠类及其排泄物，不坐卧草堆，劳动时防止皮肤破伤，破伤后要消毒包扎。在野外工作时，要穿袜子，扎紧裤腿、袖口，以防螨类叮咬。

5. 早期严格卧床休息，避免搬运，以防休克，给予高营养、高维生素及易消化的饮食。

6. 患者恢复后，需继续休息 1～3 个月。病情重者，休息时间宜更长。体力活动需逐步增加。

7. 对鼠或患者的血液、唾液、排泄物及鼠尸等均应及时进行消毒处理，防止污染环境。剩饭菜必须加热食用，粮食储藏要防止鼠类侵入。

传染性非典型肺炎

传染性非典型肺炎是由一种新的冠状病毒引起的急性呼吸系统传染病，又称严重急性呼吸综合征（SARS），将引起本病的病毒命名为 SARS 病毒。本病暴发的显著特点是传播途径主要以近距离飞沫通过呼吸道传播和密切接触传播为主。本病具有起病急、传播快、人群普遍易感和病死率较高等特点。主要临床症状为高热和呼吸道症状（包括咳嗽、气短、呼吸困难）。

本病中医学属于肺系温病范畴。

【必备名方】

1. 芩连消毒饮加减：黄芩 9 克，黄连 6 克，防风 9 克，栀子 6 克，黄柏 6 克，枳壳 6 克，地骨皮 6 克，石膏 6 克，干葛 6 克，知母 6 克，连翘 12 克，牛蒡子 9 克，天花粉 12 克，淡竹叶 6 克。水煎服。胸脘痞闷者，加砂仁 10 克，木香 6 克；呕恶者，加制半夏 9 克，生姜 6 克。

2. 五虎汤加减：炙麻黄 5 克，苦杏仁 10 克，桃仁 10 克，生石膏（先煎）30 克，生甘草 6 克，牛蒡子 10 克，黄芩 15 克，桔梗 6 克，蝉蜕 3 克，地龙 10 克，桑叶 10 克，桑白皮 10 克，葶苈子 10 克，大枣 5 枚，细茶 1克。水煎服。舌质暗者，加红花 10 克，赤芍 10 克；手足发凉者，加柴胡 10 克，白芍 10 克，枳实 10 克；口渴者，加知母 10 克，南沙参 10 克；大便干结者，加瓜蒌 30 克。

3. 柴胡枳桔汤加减：柴胡 12 克，枳壳 9 克，桔梗 6 克，青皮 6 克，黄芩 9 克，甘草 9 克，党参 18 克，姜半夏 9 克，生姜 9 克，大枣 3 克，雨前茶 6 克。水煎服。胸中烦而不呕者，去姜半夏、党参，加瓜蒌 9 克；口渴者，去姜半夏，加天花粉 12 克；腹中疼痛者，去黄芩，加白芍 9 克。

4. 养阴清热方加减：西洋参 3 克，南沙参 15 克，麦冬 12 克，柴胡 9 克，黄芩 12 克，桑叶 15 克，桑白皮 15 克，地骨皮 12 克，青

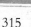

蒿 15 克，芦根 15 克，白茅根 15 克，当归 9 克，白芍 12 克，法半夏 9 克，炒谷芽 15 克，炒麦芽 15 克，六一散 10 克。水煎服。肝功能损害或伴胆红素升高者，加茵陈 15 克，鸡骨草 15 克；干咳无痰者，加川贝母 6 克，百部 12 克；咳嗽痰多者，加浙贝母 12 克，紫苏子 12 克；五心烦热、尿黄者，加知母 12 克，黄柏 12 克；动则出汗者，加玉屏风散 30 克，煅牡蛎 30 克；阴虚及肾，症见舌红苔少、手足心热、少气膝软者，加山茱萸 9 克，熟地黄 15 克；便秘者，加瓜蒌 9 克，火麻仁 9 克；大便溏泻者，加炮姜 9 克，炒白扁豆 30 克；失眠者，加珍珠母 30 克，酸枣仁 18 克。

5. 回阳救急汤加减：干姜 12 克，附子 10 克，甘草 9 克，红参 12 克，白术 12 克，茯苓 9 克，制半夏 9 克，陈皮 9 克，五味子 15 克，肉桂 6 克，麝香（吞服）0.3 克。水煎服。汗出不止者，加山茱萸 10 克，煅牡蛎 10 克。

【名医指导】

1. 控制传染源：发现或怀疑本病时，应尽快向卫生防疫机构报告，做到早发现、早隔离、早治疗。对临床诊断病例和疑似诊断病例应在指定的医院按呼吸道传染病分别进行隔离观察和治疗。对医学观察病例和密切接触者，如条件许可应在指定地点接受隔离观察，为期 14 日。在家中接受隔离观察时应注意通风，避免与家人密切接触。

2. 切断传播途径：社区减少大型群众性集会或活动，保持公共场所通风换气、空气流通；排除住宅建筑污水排放系统淤阻隐患。

3. 保持良好的个人卫生习惯，不随地吐痰，避免在人前打喷嚏、咳嗽、清洁鼻腔，且事后应洗手；确保住所或活动场所通风；勤洗手；避免去人多或相对密闭的地方，应注意戴口罩。

4. 保持乐观稳定的心态，均衡饮食，多饮水，注意保暖，避免疲劳，足够的睡眠以及在空旷场所做适量运动等，有助于提高人体对重症急性呼吸综合征的抵抗能力。

5. 食物多样化，以谷类食物为基础，补充足够的能量及 B 族维生素。多食新鲜蔬菜及水果；宜多食大蒜、洋葱、绿茶、黑木耳等，增强抵抗力。多食富含优质蛋白质的食物，如蛋、奶、瘦肉、鱼、虾及豆制品。

6. 居室应定期消毒。

艾滋病

艾滋病即获得性免疫缺陷综合征，是由人类免疫缺陷病毒（HIV）引起的人体免疫功能缺损而易发生各种机会性感染和恶性肿瘤的临床综合征。本病不仅传染性强、流行极广，而且病死率极高，目前为止尚缺乏理想的治疗方法。本病没有明显的季节性。主要与高危人群密切接触传染为主。其病原体为 HIV，主要通过艾滋病患者和 HIV 携带者的精液、血液、阴道分泌物等传染；其次是治疗性输血和注射血液制品。分娩、哺乳、皮肤移植、脏器移植、角膜移植等亦可感染。临床特点为起病缓慢，开始为无症状期，可持续 2～5 年，发病时出现倦怠感，发热持续不退，食欲不振和原因不明的体重减轻，继而出现腹泻、盗汗、淋巴结肿大等全身症状。

本病中医学属于"瘟疫"、"温病"、"温毒"、"虚劳"等范畴。

【必备名方】

1. 麻黄加术汤：麻黄 9 克，桂枝 6 克，甘草 3 克，苦杏仁 6 克，白术 12 克。水煎服。喘息胸闷、咳嗽痰多、表证不甚者，去桂枝，加紫苏子 3 克，半夏 3 克；鼻塞流涕重者，加苍耳子 3 克，辛夷 6 克；夹湿邪而兼见骨骼酸痛者，加苍术 6 克，薏苡仁 6 克；里热烦躁、口干者，加生石膏 5 克，黄芩 4 克。

2. 炙甘草汤加减：甘草 12 克，生姜 9 克，桂枝 9 克，人参 6 克，生地黄 50 克，阿胶（烊化）6 克，麦冬 10 克，火麻仁 10 克，大枣 10 枚。水煎服。加酸枣仁 6 克，柏子仁 4 克，以养心安神定悸；加龙骨 8 克，磁石 3 克，以重镇安神；偏于心气不足者，重用甘草、人参；偏于阴血虚者，重用生地黄、麦冬；心阳偏虚者，将桂枝改为肉桂，加附子 8 克；阴虚而内热较甚者，去桂枝、生姜、大枣，将人参改为南沙参，加知母 6 克，黄柏 5 克。

3. 大补阴丸加减：熟地黄 30 克，龟甲 30 克，黄柏 20 克，知母 20 克。水煎服。阴虚较重者，加天冬 15 克，麦冬 15 克；阴虚盗汗者，加地骨皮 20 克；咯血、吐血者，加仙鹤草 10 克，墨旱莲 15 克，白茅根 15 克；遗精者，加金樱子 8 克，芡实 10 克，山茱萸 15 克。

4. 地黄饮子加减：熟地黄 12 克，枸杞子 12 克，巴戟天 15 克，山茱萸 15 克，石斛 15 克，肉苁蓉 15 克，附子 15 克，五味子 15 克，官桂 15 克，白茯苓 15 克，麦冬 15 克，石菖蒲 15 克，远志 15 克。水煎服。痰火偏盛者，去官桂、附子，加川贝母 10 克，竹沥 8 克，胆南星 6 克；兼有气虚者，加黄芪 15 克，人参 10 克。

5. 鳖甲煎丸加减：鳖甲 90 克，射干 22.5 克，黄芩 22.5 克，鼠妇虫 22.5 克，干姜 22.5 克，大黄 22.5 克，桂枝 22.5 克，石韦 22.5 克，厚朴 22.5 克，紫薇 22.5 克，阿胶（烊化）22.5 克，柴胡 45 克，蜣螂虫 45 克，白芍 37 克，牡丹皮 37 克，土鳖虫 37 克，蜂房 30 克，芒硝 90 克，桃仁 15 克，瞿麦 15 克，人参 7.5 克，半夏 7.5 克，葶苈子 7.5 克。除硝石、鳖甲胶、阿胶外，20 味烘干碎断，加黄酒 600 克拌匀，加盖封闭，隔火炖至酒尽药熟，干燥，与硝石等 3 味混合粉碎成细粉，炼蜜成丸，每丸重 3 克，每次 1～2 丸，每日 2～3 次，温开水送服。气滞甚者，加木香 20 克，枳壳 20 克；寒湿甚者去黄芩、大黄，加附子 15 克，肉桂 15 克；湿热甚者，去干姜、桂枝，加茵陈 20 克，栀子 15 克。

【名医指导】

1. 目前本病的传播途径以性行为为主，尤其是男一男性行为，应当坚持洁身自爱，不卖淫、嫖娼，避免婚前、婚外性行为。建议高危人群固定性伴，避免不安全性行为。使用安全套是性生活中最有效的预防性病和艾滋病的措施之一。

2. 严禁吸毒，不与他人共用注射器。如需要输血和使用血制品，应在专业医师的指导下进行；不要借用或与他人共用牙刷、剃须刀、刮脸刀等个人用品。

3. 避免与艾滋病患者的血液、精液、乳汁和尿液直接接触，切断传播途径。

4. 避免母婴传播，提倡婚前、孕前体检。对人类免疫缺陷病毒阳性的孕妇应进行母婴阻断；若孩子已经出生，应避免母乳喂养。

5. 艾滋病患者不仅要面对疾病的折磨、死亡的威胁，还要承受来自社会和家庭的压力和歧视，家属及医生、护士要加强对患者的心理护理。密切观察患者的心理变化，注意倾听患者诉说，建立良好的信任关系，帮助他们树立起对生活的信心和希望。同时患者家属应了解该病传播途径，注意自我保护，防止人类免疫缺陷病毒的进一步传播。

6. 注意饮食均衡和食物卫生，保持体重，补充体力。饮食要全面均衡，有足够的热量和水分。所有食物必须先洗净和彻底煮熟才可进食，不宜吃未经烹煮的食物。戒烟、酒。

7. 保持充分的休息和睡眠，定时做运动。选择一些自己喜欢而体力能够承受的运动，如散步、缓步跑、游泳等。

8. 定期复诊，接受身体及血液检查，以便观察病情。

第三十五章　细菌感染性疾病

伤寒和副伤寒

伤寒和副伤寒分别指由伤寒沙门菌和甲型副伤寒沙门菌、肖氏沙门菌、希氏沙门菌引起的急性肠道传染病。伤寒其基本病变是小肠淋巴组织增生、坏死，又称肠伤寒。典型的临床表现包括稽留热，全身中毒症状，相对性缓脉，玫瑰疹，脾大与白细胞减少，少数患者可并发肠出血与肠穿孔。这两种病临床表现相似，副伤寒较伤寒为轻。本病以夏秋季为发病和流行高峰。传染源是患者及带毒者，病菌随感染者的大小便及呕吐物排出体外，通过污染的水源、手、食物、食具、苍蝇、蟑螂等传播，传染性极强，常引起局部地区的暴发和流行。人群对伤寒普遍易感，以儿童及青少年发病为多，病后可获强而持久的免疫力，很少再次罹患。

本病中医学属于"湿温"范畴。

【必备名方】

1. 藿朴夏苓汤加减：广藿香 12 克，佩兰 12 克，法半夏 9 克，苦杏仁 9 克，厚朴 9 克，茯苓 9 克，薏苡仁 12 克，淡豆豉 9 克，枳壳 9 克。水煎服。恶寒甚、无汗者，加香薷 9 克，紫苏叶 9 克；恶心呕吐者，加陈皮 9 克，生姜 6 克；大便溏泻者，加葛根 9 克，黄连 6 克，黄芩 9 克或苍术 12 克，泽泻 9 克。

2. 达原饮加减：槟榔 10 克，草果 10 克，白芍 6 克，黄芩 10 克，甘草 6 克，知母 10 克，厚朴 10 克。水煎服。内热较重者，加黄连 9 克，石膏 12 克；小便短赤者，加猪苓 10 克，泽泻 6 克，通草 10 克。

3. 白虎加苍术汤加减：石膏 18 克，知母 12 克，滑石 12 克，黄芩 9 克，黄连 6 克，通草 12 克，大黄 9 克，枳壳 9 克，芦根 12 克，淡竹叶 6 克，甘草 9 克。水煎服。兼抽搐者，加羚羊角粉（冲服）0.3 克，钩藤 12 克；兼神昏、耳聋者，加石菖蒲 10 克，郁金 10 克；呕吐者，加姜竹茹 12 克。

4. 槐花散加减：槐花 12 克，侧柏叶 12 克，荆芥 6 克，枳壳 6 克。上药共为细末，每服 6 克，开水或米汤送服（或水煎服）。便血较多者，加黄芩炭 6 克，棕榈炭 6 克；大肠热甚者，加黄连 9 克，黄芩 9 克；下血紫暗者，加苍术 6 克，茯苓 6 克，白头翁 9 克；便血日久者，加熟地黄 9 克，当归 9 克。

5. 参苓白术散加减：党参 18 克，白术 12 克，茯苓 12 克，白扁豆 15 克，陈皮 9 克，山药 12 克，砂仁 9 克，薏苡仁 12 克，豆卷 9 克，莲子 9 克，鲜荷叶 9 克，甘草 9 克。水煎服。消化不良者，加六神曲 10 克，炒谷芽 9 克；小便不利者，加防己 9 克，黄芪 12 克。

【名医指导】

1. 及时发现、早期诊断、隔离并治疗患者和带菌者，隔离期应自发病日起至临床症状完全消失、体温恢复正常后 15 日为止，或停药后连续大便培养 2 次（每周 1 次）阴性方可出院。对带菌者应彻底治疗。

2. 发热期患者必须卧床休息，退热后 2～3 日可在床上稍坐，退热后 1 周左右可逐步增加活动量。初愈时，宜多休息，不可过劳，节房事。

3. 搞好"三管一灭"（管水、管饮食、管粪便，消灭苍蝇），做到饭前便后洗手，不进食生水和不洁食物。家中以及周围有伤寒患者时，更要注意自我保护。对可能污染的物品可选用煮沸、消毒药浸泡等方式消毒。

4. 流行区内的易感人群可接种伤寒、副

伤寒甲、乙三联菌苗。

5. 注意维持水、电解质平衡：鼓励患者多喝水，摄入量每日 2000～3000 毫升（包括饮食在内）；如因病重不能进食者可由静脉输液补充。伤寒患者初愈时，要限制饮食，应少食多餐，且应选较易消化的高蛋白食物，如鸡蛋拌匀放在碗里蒸、牛奶、肉汤、肉松等，青菜、水果、油炸物要忌食，水果要榨汁食用。

6. 高热者，适当物理降温，如乙醇擦浴或头部放置冰袋；慎用解热镇痛类发汗退热药，以免虚脱。便秘者，用开塞露或用生理盐水低压灌肠，禁用泻药和高压灌肠。腹泻者，宜调节饮食，宜少糖少脂肪饮食，可对症处理；不用鸦片制剂，以免减低肠蠕动而引起鼓肠。腹胀者，可用松节油腹部热敷及肛管排气；禁用新斯的明类药物。

7. 保持皮肤清洁，定期改换体位，以防褥疮及肺部感染。每日早晨及每次饮食后清洁口腔，注意观察体温、脉搏、血压、腹部表现、大便性状等变化，防止出现肠出血、肠穿孔等并发症。

细菌性食物中毒

细菌性食物中毒是进食被细菌或细菌毒素污染的食物引起的急性感染中毒性疾病。根据临床表现的不同分为胃肠型和神经型两大类，胃肠型食物中毒以急性胃肠炎为主要表现，神经型食物中毒以神经系统症状为主要特征，后者若抢救不及时病死率较高。

本病中医学属于"类霍乱"范畴。

【必备名方】

1. 藿香正气散加减：广藿香 6 克，半夏 9 克，白术 12 克，苍术 6 克，陈皮 8 克，厚朴 9 克，桔梗 3 克，大腹皮 6 克，茯苓 9 克，泽泻 12 克，甘草 6 克。水煎服。兼有气滞脘腹胀痛者，加木香 3 克，延胡索 6 克；手足不温、形寒肢冷，加肉桂 3 克；脘闷甚者，加枳实 9 克，木香 5 克。

2. 三仁汤加减：苦杏仁 15 克，滑石 18 克，白通草 6 克，豆蔻 6 克，淡竹叶 6 克，厚朴 6 克，生薏苡仁 18 克，制半夏 9 克，广藿香 6 克，佩兰 9 克。水煎服。气滞脘腹胀痛者，加木香 6 克，川楝子 9 克，延胡索 9 克。

3. 枳实导滞丸：枳实 8 克，大黄 5 克，六神曲 12 克，山楂 12 克，茯苓 9 克，黄连 3 克，黄芩 6 克，白术 9 克，泽泻 9 克，木香 6 克。水煎服。呕吐酸馊者，加吴茱萸 3 克，黄连 9 克；矢气腐臭甚者，加葛根 12 克，黄连加至 6 克。

4. 调中益气汤：五味子 12 克，白芍 9 克，黄芪 12 克，红参 9 克，甘草 9 克，当归 9 克，陈皮 9 克，升麻 9 克，柴胡 9 克，白术 12 克。水煎服。小便不利者，加茯苓 10 克，泽泻 10 克；食滞者，加山楂 10 克，莱菔子 10 克；腹胀甚者，加枳壳 10 克，厚朴 9 克，莱菔子 12 克。

5. 苏合香丸加减：白术 30 克，朱砂 30 克，麝香 30 克，诃子皮 30 克，香附 30 克，沉香 30 克，青木香 30 克，丁香 30 克，安息香 30 克，檀香 30 克，荜茇 30 克，水牛角 30 克，熏陆香 15 克，苏合香 15 克，龙脑香 15 克。上药除苏合香、麝香、水牛角浓缩成粉外，朱砂水飞成极细末；余药粉碎成细末；将麝香、水牛角浓缩粉研细，与上述粉末配研，过筛，混匀。再将苏合香炖化，加适量炼蜜与水制成水蜜丸，低温干燥；或炼蜜为丸，温开水送服，每次 1 丸。毒盛者，加紫苏 10 克。

【名医指导】

1. 进食后不久的中毒者，如未呕吐可用筷子、手指等刺激咽后壁、舌根催吐；如已发生呕吐，则不必止吐；如胃内容物已呕完仍恶心呕吐不止，可用生姜汁 1 匙加糖冲服，以止呕；亦可用清水或 1：4000 高锰酸钾溶液洗胃。

2. 肉毒杆菌食物中毒，临床上以恶心、呕吐及中枢神经系统症状如眼肌及咽肌瘫痪为主要表现。如抢救不及时，病死率较高，早期应立即用水或 1：4000 高锰酸钾溶液洗胃、灌肠。对没有肠麻痹者，可同时服用 50%硫酸镁或 20%甘露醇溶液导泻。

3. 若中毒者能饮水，应嘱其多饮茶水、淡盐水，以补充水分及盐分；若不能饮水，应送往医院静脉输液补充液体量；并注意卧床休息、注意保暖、禁食 8～12 小时；病情好转后可吃易消化的半流质食品，如米汤、稀粥、面条等。3～5 日内尽量少吃油腻食物。对有高热、中毒症状重、吐泻不止、脱水、休克等重病员应进行抢救。

4. 卧床休息，进食清淡流质或半流质，多饮盐糖水。吐泻腹痛剧者暂禁食，给复方颠茄片，腹部放热水袋。及时纠正水与电解质紊乱及酸中毒。

5. 不吃腐败变质的食物，多吃新鲜肉类或蔬菜。少食凉食，避免吃水产品。

细菌性痢疾

细菌性痢疾（简称菌痢）是全球性的传染病，也是我国夏秋季节的常见肠道传染病，为志贺菌属（又称痢疾杆菌）引起的肠道传染病。主要临床表现为发热、腹泻、腹痛、里急后重和黏液脓血便。病情轻重悬殊，依病程可分急性、慢性两期。菌痢在我国各地区全年均有发生，以 5～9 月为高发期。传染源是患者和带菌者，急性菌痢早期患者粪便排菌量大，传染性强。志贺菌属通过粪口途径传播，以污染的手为媒介，或因食物和水受直接或间接（苍蝇、蟑螂）污染而经口感染，是散发病例的主要传播途径，而集体食堂或供水系统受污染可造成食物型或水型的暴发流行。人群对志贺菌属普遍易感。患者以学龄前儿童和青壮年为多。

中医学文献中所述"下利"、"滞下"、"痢疾"、"赤白痢"、"五色痢"等病证与本病相似。

【必备名方】

1. 芍药汤：黄芩 12 克，白芍 9 克，甘草 9 克，黄连 9 克，大黄 9 克，槟榔 9 克，当归 9 克，木香 9 克，肉桂 6 克。水煎服。热毒较重、下痢如鱼脑、稠黏而秽、大便焦黄热臭者，加金银花 12 克，白头翁 15 克；便中下血较多者，加生地黄 12 克，地榆 12 克，牡丹皮 12 克；腹胀痛者，加枳实 12 克；夹食滞者，加山楂 12 克，六神曲 12 克；自汗身热者，加荷叶 9 克，六一散 6 克。

2. 白头翁汤加减：白头翁 18 克，黄连 6

克，黄芩 12 克，黄柏 10 克，大黄 10 克，秦皮 10 克，木香 6 克，马齿苋 10 克。水煎服。神昏痉厥者，加羚羊角 3 克，钩藤 10 克，石菖蒲 10 克（或合安宫牛黄丸半丸）。

3. 藿朴夏苓汤加减：广藿香 10 克，厚朴 10 克，法半夏 10 克，茯苓 15 克，砂仁 6 克，豆蔻 6 克，薏苡仁 15 克，陈皮 10 克，木香 6 克。水煎服。腹胀甚伴浮肿者，加大腹皮 15 克，车前子 15 克；纳差者，加鸡内金 15 克，炒麦芽 30 克；下痢较多者，加白扁豆 10 克，马齿苋 30 克，莲子 15 克。

4. 驻车丸加减：黄连 9 克，阿胶 12 克，当归 9 克，干姜 9 克。水煎服。口渴舌干咽燥者，加白芍 12 克，乌梅 9 克，麦冬 15 克，天花粉 12 克，甘草 9 克；下痢鲜血较多者，加牡丹皮 9 克，墨旱莲 12 克，地榆 15 克；下痢稠黏者，加生地黄 12 克，玄参 12 克；湿热俱甚兼口苦、肛门灼热者，加黄柏 12 克，秦皮 9 克；里急后重、下痢较重者，加苦参 9 克，白头翁 12 克；夜热不寐者，加首乌藤 12 克；心烦不安者，加栀子 9 克；午后潮热者，加银柴胡 12 克，白薇 9 克，青蒿 12 克。

5. 真人养脏汤加减：罂粟壳 6 克，诃子 9 克，木香 9 克，白芍 9 克，肉桂 9 克，肉豆蔻 6 克，党参 9 克，当归 3 克，白术 3 克。水煎服。气虚神疲、久痢脱肛者，加黄芪 12 克，升麻 12 克；肢冷畏寒者，加干姜 9 克，附子 9 克；邪少虚多、滑脱不禁者，加赤石脂 10 克，禹余粮 9 克；腹痛喜按者，加高良姜 9 克，吴茱萸 9 克。

【名医指导】

1. 胃肠道隔离，直至症状消失，大便培养连续 2 次阴性为止。患者应卧床休息，保证足够睡眠，注意腹部保暖。注意个人卫生，饭前便后洗手。

2. 注意不吃不洁食物；不生吃食物；避免食用变质及被污染的食物。

3. 高热、腹痛、失水者，给予退热、止痉、口服含盐米汤或给予口服补液盐；如因呕吐等原因无法口服者，则需要静脉滴注生理盐水或者 5% 葡萄糖氯化钠溶液，以保持水、电解质平衡。

4. 饮食以易消化、高热量、高维生素饮

食流质或半流质为主，忌油腻、粗纤维、易产气或者刺激性食物。禁食冰冷水果、雪糕等。在恢复期，应禁食生冷、坚硬、寒凉、滑腻之物，如凉拌蔬菜、豆类、冷饮、酒类、瓜果等。

5. 对于慢性菌痢，应寻找诱因，对症处置。避免过度劳累、腹部受凉，勿食生冷饮食。当出现肠道菌群失衡时，切忌滥用抗菌药物，可用酶生乳酸杆菌。

6. 患儿应卧床休息，每次大便后用温水洗净臀部，并用鞣酸软膏涂于肛门周围的皮肤上，防止红臀；患儿腹痛时可在腹部放置热水袋，应在热水袋外面包裹一条毛巾，以免烫伤。

7. 急性期治疗不及时、不彻底及原有营养不良、胃肠道疾病、肠道寄生虫病等局部或全身抵抗力低下者易转为慢性，迁延不愈，应及时全面的治疗。

弯曲菌肠炎

弯曲菌肠炎是由空肠弯曲菌引起的急性肠道传染病。临床上以起病急，有发热、腹痛、腹泻、恶心、呕吐、血性便、粪便中有较多中性白细胞和红细胞为特征。轻症腹泻水样便，重症粪便带黏血、脓，如细菌性痢疾，甚至有血样便。大便每日6～10次，量不多，重症可达20次。病程中可并发肠系膜淋巴结炎、阑尾炎、胆囊炎或败血症。

本病中医学可归入"泄泻"、"腹痛"、"下利"等范畴。内经中认为风、寒、热、湿侵袭以及饮食、起居、情志失宜均可以导致泄泻。

【必备名方】

1. 厚朴温中汤加减：厚朴10克，陈皮10克，甘草6克，茯苓10克，豆蔻10克，木香10克，干姜2克，生姜2克。水煎服。腹痛较剧烈者，加肉桂3克，高良姜6克；兼见身体沉重、肢体浮肿者，加大腹皮10克，猪苓10克。

2. 葛根芩连汤加减：葛根15克，黄芩9克，黄连9克，苋菜根12克，火炭母9克，金银花12克，连翘9克，荆芥6克，甘草6

克。水煎服。腹痛明显者，加白芍10克；呕吐者，加制半夏10克，姜竹茹10克；里急后重明显者，加木香9克，白头翁12克；夹积滞者，加槟榔9克，山楂9克，六神曲12克；血瘀者，加当归尾9克，延胡索9克。

3. 保和丸加减：山楂15克，六神曲12克，制半夏9克，茯苓9克，陈皮9克，连翘9克，莱菔子9克，麦芽6克。水煎服。积滞化热者，加黄连6克，连翘9克；呕吐甚者，加广藿香6克；嗳气甚者，旋覆花10克。

4. 香砂六君子汤加减：人参12克，白术12克，茯苓9克，陈皮8克，制半夏9克，砂仁5克，木香5克。水煎服。寒湿困脾、运化不力、不欲饮食者，加六神曲12克，麦芽12克；见脾虚无力升清、头晕乏力者，加炙升麻9克，柴胡3克；乏力甚者，加黄芪12克；肢体沉重甚者，加木瓜10克，薏苡仁12克。

5. 痛泻要方加减：白术12克，白芍6克，陈皮6克，防风6克。水煎服。水湿下注者，加茯苓6克，车前子6克；脾虚者，加党参10克，山药10克。

【名医指导】

1. 消化道隔离，对患者的粪便应彻底消毒，隔离期从发病到大便培养转阴。

2. 发热、腹痛、腹泻重者，给予对症治疗并卧床休息，饮食给易消化的半流食，必要时适当补液；并应少油、少纤维素。排便次数减少后，可适当喝肉汤（去油）、牛奶、豆浆、蛋花汤汁等流质饮食。以后可逐渐给以清淡、少油、少渣的半流质饮食。每日应给予补充维生素C的饮料。禁忌酒类、咖啡、肥肉、冷茶、汽水、坚硬及多纤维的蔬菜、水果等。

3. 注意饮食和个人卫生，饭前便后要洗手，不吃生食，切断传播途径。加强对已感染本菌的家禽、家畜的管理及治疗。食物及饮水均应煮沸消毒。即管好水、粪、食物等。

4. 治疗时合理选用抗生素，弯曲杆菌对庆大霉素、红霉素、氯霉素、链霉素、卡那霉素、新霉素、林可霉素均敏感，对青霉素和头孢菌素耐药。

5. 本病一般预后良好，但有严重慢性疾

病发生肠道外病变者预后不良，故应积极治疗慢性疾病及原发疾病。

布氏菌病

布氏菌病又称波状热，是由布鲁菌属引起的变态反应性传染病。主要传染源是羊、牛、猪等家畜，属人畜共患的疾病。布氏杆菌分为6型及19个生物型，感染人群者主要有羊、牛、猪型，但以羊型的致病力最强。布鲁菌属是经皮肤或黏膜侵入人体而发病。本病发病后病变极为广泛，几乎所有器官及组织均可侵犯，所以临床表现也很复杂。临床主要表现为发热、乏力、关节痛、肌肉痛，男性出现睾丸炎或附睾炎。神经痛、肝大、淋巴结肿大为其特点。本病还有并发症，常见的有布鲁菌属性脑膜炎和心内膜炎。

本病中医学无明显记载，根据本病的临床表现急性期中医学属于"温病"范畴；慢性期中医学属于"痹证"和"虚损"范畴。

【必备名方】

1. 三痹汤加减：独活10克，秦艽10克，防风10克，细辛3克，当归10克，白芍10克，川芎10克，地黄10克，杜仲10克，牛膝10克，党参10克，茯苓10克，甘草6克，肉桂6克，黄芪10克，续断10克，生姜3片。水煎服。血虚者，加当归10克；寒痛者，加制川乌3克，制草乌3克，熟附子10克，麻黄8克；热痛者，加秦艽15克，忍冬藤30克，地龙9克，石膏30克；湿重者，加薏苡仁10克，苍术10克，白术10克；关节变形、肌肉萎缩者，加千年健30克，老鹳草30克，豨莶草30克；顽痹者，加全蝎6克，僵蚕10克，蜈蚣3条；早期关节痛者，加羌活10克，独活10克，鸡血藤30克，木瓜6克。

2. 生脉散合人参养荣汤加减：人参（另炖服）15克，麦冬15克，五味子6克，当归15克，党参10克，白芍10克，白术10克，茯苓10克，熟地黄10克，炙甘草6克，黄芪15克，肉桂3克，远志6克，陈皮10克，生姜3片，大枣6枚。水煎服。畏寒者，加附子（先下）9克。

3. 金铃子散合失笑散：川楝子30克，延胡索30克，五灵脂10克，蒲黄（包煎）10克。上药共为末，酒送服。舌暗有瘀斑者，加地龙9克，全蝎6克，蜈蚣3条，僵蚕10克，金钱白花蛇5克，乌梢蛇3克，穿山甲30克，豹骨30克，水蛭3克，虻虫10克。

4. 仙方活命饮加减：白芷3克，川贝母6克，防风6克，赤芍6克，当归尾6克，甘草6克，皂角刺（炒）6克，穿山甲（炙）6克，天花粉6克，乳香6克，没药6克，金银花9克，陈皮9克。水煎服。大便干结者，加知母10克，火麻仁10克；口渴咽燥者，加鲜芦根30克，天花粉30克。

5. 独活寄生汤加减：独活10克，茯苓10克，党参10克，秦艽6克，防风10克，桑寄生12克，川芎10克，熟地黄10克，杜仲10克，白芍10克，牛膝10克，桂枝6克，当归15克，细辛3克，炙甘草6克。水煎服。久病体虚、腰膝软弱者，桑寄生加至15克，熟地黄加至15克，加续断10克，狗脊15克；久痛夹瘀、见皮下瘀斑或关节周围结节、舌质紫暗者，加丹参10克，红花10克

【名医指导】

1. 诊断确立后立即给予治疗，以防疾病向慢性发展；联合用药、剂量足、疗程够。一般联合两种抗菌药物，连用2～3个疗程。急性期发热患者应卧床休息，不宜下床活动；间歇期可在室内活动，不宜过多。

2. 增加营养，给予高热量、富含维生素、易消化的食物，并给足够水分及电解质。宜食富含维生素及纤维素的蔬菜瓜果，如梨子、橘子、李子、香蕉、椰子浆、甘蔗、西瓜、西红柿、黄瓜、萝卜等。忌吃黏糯滋腻、难以消化的食品；忌吃高脂肪及油煎熏烤炒炸的食物。

3. 出汗后及时擦干，避免风吹。每日温水擦浴并更换衣裤1次。高热者可用物理降温，持续不退者也可用退热药；中毒症状重、睾丸肿痛者可用皮质激素；关节痛严重者可用5%～10%硫酸镁湿敷；头痛失眠者用阿司匹林、苯巴比妥等。

4. 做好患者思想工作，帮助患者树立战胜疾病的信心；并保持患者情绪平稳。

5 加强病畜管理，发现患畜应隔离于专设牧场中。患者应及时隔离至症状消失，血、尿培养阳性患者的排泄物、污染物应予消毒。疫区的乳类、肉类及皮毛需严格消毒灭菌后才能外运，保护水源。

6. 从事牲畜业的人员均应做好个人防护。牧区牲畜也应预防接种。消灭传染源。

白　喉

白喉是白喉棒状杆菌引起的急性呼吸道传染病。其临床特征是咽、喉、鼻等处假膜形成和全身毒血症状，重者可发生中毒性心肌炎及末梢神经麻痹。病后多有终生免疫力，二次患者极少。

本病中医学属于"温病"范畴。中医学文献中的"喉痹"、"喉风"、"锁喉风"、"白蚁疮"、"白缠喉"、"白喉风"等包括本病。

【必备名方】

1. 清瘟败毒饮加减：生石膏（包）30克，生地黄 15 克，水牛角（先下）30克，黄连 15 克，栀子 10 克，桔梗 6 克，黄芩 6 克，知母 15 克，赤芍 10 克，玄参 10 克，连翘 6 克，甘草 6 克，牡丹皮 6 克，鲜淡竹叶 6 克。水煎服。骨节疼痛、腰如被杖者，加黄柏 10 克，知母 10 克；热盛动风、四肢抽搐者，加羚羊角（纳）0.6 克，钩藤 10 克；热闭心包、神昏谵语者，合安宫牛黄丸或紫雪丹；体虚弱者，加西洋参 15 克；头痛、两眼昏花者，加菊花 6 克，夏枯草 10 克。

2. 养阴清肺汤加减：生地黄 15 克，玄参 15 克，麦冬 10 克，赤芍 10 克，牡丹皮 6 克，川贝母 30 克，薄荷（后下）6 克，土牛膝 6 克，金银花 10 克，甘草 6 克。水煎服。热甚者，加连翘 6 克，野菊花 6 克，大青叶 30 克；口渴咽燥者，加鲜芦根 30 克，天花粉 30 克；咽喉肿痛甚者，加板蓝根 30 克，射干 10 克，僵蚕 6 克；恶寒畏风者，加荆芥 6 克，牛蒡子 10 克，蝉蜕 6 克；泄泻者，土牛膝减量，加生地黄 15 克，玄参 10 克，麦冬 10 克，山药 30 克，白扁豆 10 克，茯苓 10 克，薏苡仁 30 克。

3. 麻杏石甘汤加减：麻黄 6 克，苦杏仁 12 克，石膏 15 克，甘草 9 克，浙贝母 12 克，山豆根 15 克，葶苈子 10 克，大黄（后下）10 克，土牛膝 15 克，桔梗 6 克。水煎服。可配服竹沥膏、鲜竹沥。热闭心包、神昏谵语者，合安宫牛黄丸或紫雪丹；若身体虚弱者，加西洋参 15 克；热甚者，加连翘 6 克，菊花 6 克，大青叶 30 克；口渴咽燥者，加鲜芦根 30 克；大便干结、腑气不畅者，加玄明粉 9 克，大黄（后下）6 克。

4. 凉营清气汤：水牛角（先下）30 克，鲜石斛 10 克，栀子 10 克，牡丹皮 10 克，鲜地黄 15 克，薄荷叶（后下）6 克，黄连 10 克，赤芍 10 克，玄参 15 克，生石膏（另包）30 克，生甘草 6 克，连翘 6 克，鲜淡竹叶 6 克，白茅根 30 克。水煎服。身体虚弱者，加西洋参（另炖服）15 克；咽喉肿痛甚者，加板蓝根 30 克，射干 10 克；咽部假膜多者，加马勃 10 克，射干 10 克；热甚者，加连翘 6 克，菊花 6 克，大青叶 30 克；口渴咽燥者，加鲜芦根 30 克。

5. 养正汤加减：熟地黄 20 克，何首乌 15 克，玉竹 12 克，麦冬 12 克，山药 30 克，白芍 12 克，桑枝 10 克，木瓜 12 克，鸡血藤 15 克，丹参 20 克。水煎服。咽喉肿痛甚者，加板蓝根 30 克，射干 10 克；咽部假膜多者，加马勃 10 克，射干 10 克；热甚者，加连翘 6 克，野菊花 6 克，大青叶 30 克；口渴咽燥者，加鲜芦根 30 克；大便干结、腑气不畅者，加玄明粉 9 克，大黄（后下）6 克。

【名医指导】

1. 患者需隔离、治疗至症状消失后 2 次鼻咽部培养均为阴性。如无培养条件，在充分治疗的情况下，可在病期 2 周时解除隔离。对密切接触者应做鼻咽拭子培养和白喉棒状杆菌毒素试验，并观察 7 日。积极治疗带菌者，青霉素用普通剂量治疗 5～7 日。

2. 患者的分泌物及住处、衣服、用具须严格消毒，呼吸道的分泌物用双倍量的 5%煤酚或苯酚处理 1 小时，污染的衣服和用具煮沸 15 分钟，不能煮沸者用 5%煤酚皂或苯酚浸泡 1 小时，患者离开后室内应以上述消毒液喷雾消毒，然后打扫。

3. 提高机体免疫力，可用白、百、破混

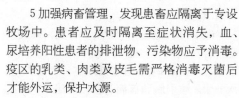

合菌苗或吸附精制白喉类毒素注射。3、4、5月龄婴儿，每月接受百、白、破三联疫苗一针，共3针为初免。1岁半至2岁时再加强1针。7岁和15岁时各接种精制白喉、破伤风二联类毒素1次，以加强对白喉的持久免疫。

4. 患者必须卧床休息2周以上，重者需4～6周，合并心肌炎绝对卧床，过早活动极易猝死。

5. 饮食宜清淡、少油腻流质、半流质食物，流行季节可饮萝卜汁、青果汁、鲜芦根汤等。忌辛辣、刺激性、不易消化及生硬、油炸食品。补足维生素C和B族维生素，保持水、电解质平衡；注意口腔护理，保持大便通畅。

6. 病室空气要保持新鲜，室内温度以18 ℃～22 ℃、相对湿度60％为宜。对患者的住处、衣服、用具，均须严格消毒。避免去拥挤的公共场所。

7. 发生发绀、昏迷、衰竭等窒息症状时，则需要立即施行气管切开术插管或气管切开术。呼吸肌麻痹应进行人工辅助机械呼吸，加强护理，经常抽吸气管内分泌物，病情好转后尽快拔管。

百日咳

百日咳是由百日咳鲍特菌所引起的一种儿童常见的急性呼吸道传染病，其临床特征以阵发性痉挛性咳嗽，并伴有间断性"鸡啼样"吸气性吼声为主要表现，病程可长达2～3月，故有"百日咳"之称。幼婴患本病时以阵发性窒息、屏气为主要表现伴淋巴细胞增高及肺炎、脑病等并发症，病死率高。近年来幼婴及成人发病有增多趋势。

中医学对本病的认识较早，《诸病源候论》中关于"顿咳"、"肺咳"等描述就与本病极为近似，又称"鹭鸶咳"、"疫咳"。

【必备名方】

1. 葱豉桔梗汤加减：淡豆豉30克，淡竹叶10克，葱白6克，连翘10克，薄荷6克，甘草6克，焦栀子10克，桔梗6克。水煎服。偏风热者，加炙桑白皮10克，射干10克；偏风寒者，加荆芥10克，紫苏叶6克，

白前10克。

2. 桑菊饮加减：桑叶7.5克，菊花3克，苦杏仁6克，连翘5克，薄荷（后下）2.5克，桔梗6克，甘草2.5克，芦根6克。水煎服。咳引胸胁疼痛者，加柴胡6克，瓜蒌15克；咳时痰中带血者，加白及10克，小蓟10克，生地黄炭15克，鱼腥草10克，咳而声哑者，加木蝴蝶10克，蝉蜕6克；咽干喉燥者，加天冬10克，玄参10克，南沙参10克，麦冬10克。

3. 泻白散合温胆汤加减：麻黄10克，生石膏15克，苦杏仁6克，甘草6克，竹茹10克，半夏6克，陈皮6克，枳实6克，茯苓10克，桑白皮10克，地骨皮10克。水煎服。汗出热甚者，生石膏加至30克，加黄芩10克，知母6克；痰多黏稠者，加天竺黄10克，生蛤壳15克；伴目睛出血者，加青黛30克，白茅根10克，玄参10克；肺气上逆者，加前胡6克，枳壳6克；邪盛肺壅塞而喘者，加紫苏子（另包）15克，白前10克；目胞浮肿者，加茯苓10克，车前草6克。

4. 七味白术散加减：人参6克，茯苓12克，炒白术12克，甘草3克，广藿香12克，木香6克，葛根15克。水煎服。咽干喉燥者，加天冬10克，玄参10克，麦冬10克，以养肺育阴；久咳汗出者，加五味子6克，白芍6克，以敛咳止汗；久咳肺虚者，加百合10克，百部10克，以润肺平咳。

5. 九仙散加减：人参15克，款冬花10克，桔梗6克，桑白皮10克，五味子6克，阿胶9克，川贝母15克，乌梅10克，罂粟壳6克。水煎服。咽干者，加天冬10克，玄参10克，南沙参10克，麦冬10克；盗汗者，加地骨皮10克，山茱萸10克；形瘦、气短者，加西洋参15克。

【名医指导】

1. 防治：

（1）管理传染源，切断传播途径。发现患者应立即作疫情报告，并立即对患者进行隔离和治疗。这是防止本病传播的关键，隔离自发病之日起40日或痉咳出现后30日。有本病接触史的易感儿童应予以隔离检疫21日，然后予以预防接种。

（2）保护易感人群：预防接种疫苗白喉类毒素、百日咳菌苗、破伤风类毒素（DPT）三联制剂，一般于出生后 3 个月开始初种，每月 1 次，共 3 次。次年再加强注射 1 次。若遇到百日咳流行时可提前至出生后 1 个月接种。一般持续 3 年后抗体水平下降，故若有流行时，易感人群仍需加强接种；未接受过预防注射的体弱婴儿接触百日咳病例后，可注射含抗毒素的免疫球蛋白预防或服用红霉素或复方磺胺甲噁唑 7～10 日。

2. 百日咳是严重的疾病，可引起肺炎；如果呕吐不止，可导致严重脱水。因此，如怀疑儿童患上百日咳，应尽早就医，避免疾病发展。

3. 痉咳时可采用头低位，从上向下拍背有利痰液引流；随时将口鼻分泌物和眼泪擦拭干净。保证患儿夜间的睡眠，尽量不惹其哭闹，较大的患儿发作前应加以安慰以消除其恐惧心理。

4. 饮食应清淡、易消化，应以牛奶、米粥、汤面、菜泥等为主。如咳后伴有呕吐，应注意补充营养，可采取少量多餐的方法，避免过饱。多吃新鲜蔬菜、水果，如菠菜、萝卜、丝瓜、冬瓜、鲜藕及橘、梨、枇杷等。不吃辛辣、油腻、过咸、过甜及燥热之食物。

5. 保持室内空气流通新鲜；让孩子多在户外活动，呼吸新鲜空气。

6. 忌和别种患儿接触，以免交叉感染，引起他证并发症。适度活动，避免疲劳过度。

猩红热

猩红热是由 A 群乙型溶血性链球菌引起的急性呼吸道传染病。其临床特征为发热、咽峡炎、全身弥漫性鲜红色皮疹和疹后脱屑。皮疹呈鲜红色弥漫性鸡皮样红斑疹，自下而上连成片，疹间无正常皮肤。皮疹在肘窝、腋窝、腕等处密集如线，称"帕巴线"；面部口周往往无皮疹，出现"口周苍白圈"，患者的舌头，鲜红如杨梅，又称杨梅舌。少数患者病后可出现变态反应性心、肾、关节并发症。

本病中医学称"丹痧"、"疫喉痧"、"烂喉痧"、"烂喉丹痧"，俗称"喉痧"、"番痧"。

【必备名方】

1. 宣毒发表汤加减：桔梗 6 克，升麻 6 克，枳壳 6 克，葛根 30 克，薄荷（后下）6 克，木通 3 克，连翘 10 克，生甘草 6 克，牛蒡子（另包）10 克，苦杏仁 10 克，淡竹叶 10 克，前胡 10 克，防风 10 克，荆芥 6 克。水煎服。初起咽喉红肿而未糜烂者，可局部外用玉钥匙（芒硝、硼砂、冰片、僵蚕）；口干、舌红少津者，加玄参 10 克，芦根 30 克，天花粉 30 克；大便干结者，加知母 10 克，郁李仁 10 克。

2. 普济消毒饮加减：荆芥穗 6 克，防风 10 克，柴胡 6 克，酒黄芩 6 克，酒炒黄连 6 克，桔梗 10 克，连翘 15 克，炒牛蒡子 15 克，马勃 6 克，生甘草 6 克，浙贝母（先下）20 克，炙僵蚕 15 克，酒制大黄 15 克，板蓝根 30 克。水煎服。口干、舌红少津者，加玄参 10 克，芦根 30 克，天花粉 30 克；口渴咽燥者，加鲜芦根 30 克。

3. 犀角地黄汤加减：水牛角（先煎）30 克，黄连 3 克，黄芩 10 克，栀子 10 克，生石膏（先煎）30 克，生地黄 10 克，牡丹皮 10 克，赤芍 10 克，连翘 10 克，淡竹叶 6 克，玄参 10 克，生甘草 6 克。水煎服。神昏谵语者，合安宫牛黄丸或紫雪丹；咽峡炎有化脓趋势者，加山慈菇 10 克，马勃 10 克；壮热烦渴者，加重楼 15 克；皮疹弥漫绛红色暗者，加紫草 15 克，大血藤 15 克；恢复期口干、舌红少津者，生地黄加至 15 克，加石斛 10 克；大便干结者，加知母 10 克，火麻仁 10 克。

4. 三黄汤合紫雪丹加减：黄柏 15 克，栀子 15 克，金银花 15 克，黄连 12 克，大黄（后下）12 克，黄芩 9 克，龙胆 10 克，栀子 10 克，生地黄 10 克，石决明 15 克，紫雪丹（冲服）1.5～3 克。水煎服。昏迷抽搐者，加服安宫牛黄丸或紫雪丹；皮疹弥漫绛红色暗者，加牡丹皮 10 克，赤芍 12 克，水牛角（先煎）30 克。

5. 清咽养营汤加减：西洋参（另炖服）15 克，生地黄 15 克，茯神 10 克，麦冬 10 克，白芍 10 克，天花粉 30 克，天冬 10 克，玄参 6 克，知母 10 克，甘草 6 克。水煎服。低热不退者，加地骨皮 10 克，银柴胡 10 克；纳差者，加鸡内金 30 克，谷芽 30 克，麦芽 30 克。兼发热、心悸、胸闷、神疲、多汗者，加石斛 10 克，五味子 6 克，柏子仁 10 克，桂枝 3 克；口干、舌红少津者，玄参加至 10 克，芦根 30 克；大便干结者，加知母 10 克，火麻仁 15 克。

【名医指导】

1. 保持口腔清洁：年龄小的患儿，可以用镊子挟纱布或药棉蘸温盐水擦拭口腔；年长儿，咽痛可用生理盐水漱口；高热者可用较小剂量退热药，或用物理降温等。

2. 丹痧患儿，隔离治疗 7 日；至症状消失，咽拭子培养 3 次阴性，方可解除隔离。对密切接触的易感人员，隔离观察 7～12 日。如有化脓性并发症者，应隔离至炎症痊愈。只要与猩红热患者有过密切接触，均应在医师的指导下尽快服药预防。

3. 青霉素是治疗猩红热的首选药物，早期应用可缩短病程、减少并发症；病情严重者，可增加剂量。为彻底消除病原菌、减少并发症，疗程至少 10 日。

4. 对患者的衣物及分泌排泄物应消毒处理。患者所在场所及病室可用食醋熏蒸消毒；居室要经常开窗通风换气，每日不少于 3 次，每次 15 分钟。患者的鼻涕要擤或移在纸里烧掉，用过的脏手绢要用开水煮烫，日常用具暴晒至少 30 分钟，食具煮沸消毒。患儿痊愈后，要进行一次彻底消毒，玩具、家具要用肥皂水擦洗一遍，不能擦洗的，可在户外暴晒 1～2 小时。

5. 疾病流行期间，对儿童集体场所经常进行消毒。易感儿童可口服板蓝根、大青叶等清热解毒中药煎剂，用于预防。避免去公共场所，不与猩红热、咽峡炎、扁桃体炎患者接触。

6. 患者发热时应卧床休息，以减少身体的消耗和心、肾、关节的负担，减少并发症。注意皮肤清洁卫生，皮肤瘙痒不可抓挠，可用温水擦洗皮肤，脱皮时不可强行撕扯；注意初疹时不可用肥皂。注意补给充足的水分。保持大便通畅。

7. 饮食宜细、软、烂、少纤维素，并注意从饮食中补充维生素 B_{12}，以加快痘疹的恢复。宜食高热量、高蛋白质的流食，如牛奶、豆浆、鸡蛋羹、藕粉、杏仁茶、莲子粥、麦乳精等补充热量。恢复期应逐渐过渡到半流质饮食，如鸡泥、肉泥、虾泥、肝泥、菜粥、小薄面片、荷包蛋、龙须面等；病情好转可改为软饭。禁食狗肉、羊肉、公鸡肉、鱼虾、蟹等发物。忌辛辣之物，如辣椒、芥末、生姜、大葱等。忌过甜、过咸之物，如巧克力、水果糖、奶糖、咸鱼、咸菜、腌肉等；忌食浓茶、咖啡、酒等；忌冷饮。忌热性水果，如龙眼肉、荔子、大枣、葡萄干、橘子等；忌油炸、烤炙之品。

8. 使用抗生素时应选择对肾脏刺激较小的药物，避免使用磺胺类药。

流行性脑脊髓膜炎

流行性脑脊髓膜炎（简称流脑）是由脑膜炎奈瑟菌引起的急性化脓性脑膜炎。临床上以突起高热、剧烈头痛、频繁呕吐、皮肤黏膜瘀点、不同程度的意识障碍、脑膜刺激征及脑脊液呈化脓性改变等为其特征。流脑冬春季为发病高峰，儿童发病率较高。初期症状和一般呼吸道感染的症状相似，随着病情的加重，出现剧烈的头痛及喷射样呕吐，患儿表情淡漠、嗜睡或烦躁甚至抽风、昏迷。婴儿流脑后，囟门突出，眼睛发直，不吃奶，尖声哭叫。本病经空气传播，如不及时治疗，死亡率较高。

本病中医学属于"春温"、"风温"、"温疫"等范畴。本病由于传变迅速，卫、气、营、血界限不明显，常见卫气同病或气营两燔。暴发型起病急骤，病势凶险，发作即呈毒入营血，逆传心包等危候。

【必备名方】

1. 银翘散加减：金银花 10 克，连翘 15 克，葛根 30 克，钩藤 10 克，竹茹 10 克，荆芥 10 克，薄荷（后下）10 克，栀子 15 克，防风 10 克，蝉蜕 10 克，甘草 6 克。水煎服。口干、舌红少津者，加玄参 10 克，芦根 30 克，天花粉 30 克；大便干结者，加知母 10

克，火麻仁 15 克；口渴咽燥者，加鲜芦根 30 克；头痛重者，加葛根 15 克，蔓荆子 10 克；咽痛者，加山豆根 10 克，射干 10 克。

2. 白虎汤加减：石膏（先下）50 克，知母 18 克，炙甘草 6 克，粳米 9 克，金银花 30 克，连翘 30 克，芦根 15 克，蝉蜕 15 克，钩藤 15 克，大青叶 10 克，僵蚕 9 克，龙胆 10 克，甘草 9 克。水煎服。夹湿者，合甘露消毒饮；口渴明显者，加天花粉 30 克；头痛较甚者，加野菊花 10 克；呕吐频繁者，加竹茹 10 克，姜半夏 6 克，重者合玉枢丹；斑疹者，大青叶加至 30 克，加牡丹皮 6 克，生地黄 10 克，栀子 6 克。

3. 凉营清气汤加减：生石膏（先煎）40 克，栀子 15 克，连翘 15 克，龙胆 10 克，黄芩 10 克，生地黄 10 克，石决明 15 克，玄参 20 克，生地黄 15 克，白芍 15 克，牡丹皮 15 克，甘草 15 克，大青叶 10 克。水煎服。壮热烦渴者，加重楼 15 克；见神昏谵语者（为热毒内陷心包），合安宫牛黄丸或紫雪丹；手足抽搐者，加钩藤 10 克，羚羊角（另服）0.5 克。

4. 羚角钩藤汤加减：生石膏（先煎）30 克，羚羊角（另服）0.5 克，水牛角（先煎）30 克，钩藤 10 克，地龙 10 克，板蓝根 30 克，龙胆 10，黄芩 10 克，生地黄 10 克，石决明 15 克。水煎服。神志不清者，合安宫牛黄丸、紫雪丹、至宝丹；痰涎壅盛者，加竹沥 10 克，天竺黄 10 克。

5. 三甲复脉汤加减：炙甘草 6 克，地黄 10 克，白芍 10 克，麦冬 15 克，阿胶 9 克，火麻仁 10 克，生牡蛎（先煎）30 克，生鳖甲（先煎）30 克，生龟甲（先煎）30 克。水煎服。低热不退者，加白薇 10 克，地骨皮 10 克，青蒿 10 克；汗多者，加五味子 6 克；气虚明显者，加浮小麦 30 克，黄芪 15 克，大枣 3 枚；肌肉酸痛者，加丝瓜络 10 克，忍冬藤 10 克。

【名医指导】

1. 早期发现患者就地隔离治疗，隔离至症状消失后 3 日，一般不少于病后 7 日。

2. 流行期间应尽量避免大型集会及集体活动。尽量不带孩子去公共场所，如商店、影剧院、公园等游玩；如非去不可，应戴上口罩。

3. 在流行病高峰季节里，如果发现孩子有发热、咽喉肿痛、头痛、呕吐、精神不好、皮肤出血点等症状应及时去医院诊治。

4. 密切接触者，除作医学观察 7 日外，可用碘胺嘧啶（SD）药物预防。在本病流行时，凡具有发热伴头痛、精神委靡、急性咽炎、皮肤口腔黏膜出血等四项中两项者，可给予足量全程的磺胺类药治疗（能有效地降低发病率和防止流行）。

5. 接种 A 群多糖菌苗；也可用多糖菌苗作"应急"预防。

6. 注意个人和环境卫生，保持室内清洁，勤洗勤晒衣服和被褥；保持室内空气流通。

7. 注意保暖，预防感冒。

8. 多吃新鲜橘子、苹果、大枣、葡萄、胡萝卜、西红柿等。

结核性脑膜炎

结核性脑膜炎为原发性结核常见而严重的并发症，多见于儿童，常在结核原发感染后 1 年以内发生，尤其以初染结核后 3～6 个月最常见。本病多见于 3 岁以内的婴幼儿，是小儿结核病死亡的主要原因；成人中以青年居多。临床表现主要为发热、倦怠、盗汗、精神委靡、消瘦、恶心呕吐，继而头痛、颈项强直、手足搐搦、昏睡谵妄，大、小便失禁等。少数病例可出现斜视、复视、瞳孔改变、面神经瘫痪，之后由半昏迷变成昏迷、肢体瘫痪，最后以循环呼吸中枢麻痹而死亡。有的则出现严重后遗症，常见的有脑积水、精神障碍、视神经萎缩、偏瘫、癫痫及下丘脑功能障碍所致的肥胖症、尿崩、糖尿病等。

本病中医学属于"温病"、"痉证"、"真头痛"、"脑痨"等范畴。中医学认为，本病是由于人体正气亏耗，脾胃虚损，气血不足，抗病力降低，痨虫（结核分枝杆菌）乘虚而入，病邪郁热化火，窜入营血而酿成。痨虫极易耗伤津液气血，常致肺阴不足、脾虚肝旺。阴血亏损，风热郁蒸；阴血不足，血不养筋，虚风内动，脾虚肝旺，肝胃不和，胃气上逆，火盛热极，肝风内动，邪窜脊血，心窍被蒙，气伤阴耗，久病阴血枯涸，元气亏虚，出现阴阳俱虚。损伤脑膜、脑神经而成疾。

【必备名方】

1. 天麻钩藤饮加减：天麻（研末另服）15克，钩藤10克，石决明15克，黄芩10克，栀子10克，牛膝6克，杜仲10克，桑寄生15克，首乌藤10克，茯神10克，益母草30克，白芍10克，女贞子10克，石斛10克。水煎服。头痛剧烈、口苦面红、便秘溲赤、苔黄者，加郁金6克，龙胆10克，夏枯草15克。

2. 月华丸加减：天冬10克，麦冬10克，地黄10克，山药30克，百部6克，南沙参10克，川贝母（先下）15克，三七（研末另服）3克，阿胶（烊化）3克，獭肝15克，菊花10克，桑叶6克。水煎服。

3. 百合固金汤：生地黄15克，熟地黄10克，麦冬10克，浙贝母（先下）15克，百合10克，当归15克，白芍10克，甘草6克，玄参10克，桔梗10克。水煎服。火盛者，加地骨皮10克，鳖甲（先下）30克，柴胡6克，青蒿10克；盗汗者，加浮小麦30克，煅牡蛎（先下）30克。

4. 清心莲子饮加减：麦冬10克，连翘10克，栀子10克，地骨皮15克，甘草3克，黄芩10克，人参15克，黄芪10克，车前子6克，白茯苓10克。水煎服。

5. 保和汤合定志丸加减：人参（另炖服）15克，麦冬10克，天冬10克，五味子6克，丹参10克，远志10克，石菖蒲10克，阿胶（烊化）6克，百合10克，薏苡仁10克。水煎服。

【名医指导】

1. 做好BGG初种及复种。有效的BGG接种可防止或减少结核性脑膜炎的发生。

2. 早期发现成人结核病患者。尤其在和小儿密切接触的人员中，如父母、托儿所的保育员及幼儿园和小学里的教师，做好防痨工作。

3. 正确喂养小儿，合理的生活制度和坚持计划免疫以提高身体抵抗力和减少急性传染病。

4. 早期发现及彻底治疗小儿原发性结核病，可减少脑的发生。应用INH进行化学预防对防治本病有重要意义。

5. 早期即应住院治疗，严格卧床休息，直至脑膜刺激征消失、脑脊液检查正常后才可每日在床上坐起30分钟至1小时左右；如床上活动无不良反应，2～3个月后才能下床室内活动每日30分钟至1小时左右。若病情无反复，再逐渐增加活动量；供应营养丰富的含高维生素A、维生素D、维生素C和高蛋白食物，昏迷者鼻饲，如能吞咽可喂食。病室要定时通风和消毒，保持室内采光良好。

6. 注意眼、鼻、口腔护理；定时翻身、拍背，防止褥疮发生和肺部坠积淤血。意识不清者，注意经常调整和改变体位，以防坠积性肺炎的发生。

7. 患者应保持稳定情绪，尽可能消除其恐惧、悲观、绝望等消极情绪，以树立战胜疾病的信心。

8. 结核性脑膜炎一定要早期治疗，只要不能排除结核性脑膜炎就不能因临床表现不典型、脑脊液不典型而误诊，从而丢失了治愈的最佳时机。

原发型肺结核

肺结核病是结核分枝杆菌引起的慢性肺部感染性疾病，其中痰中排菌者称传染性肺结核病。本病开放性肺结核患者的排菌是结核传播的主要来源。传播途径主要为患者与健康人之间经空气传播。营养不良等是人群结核病高发的主要原因之一。临床表现主要为长期低热、盗汗、咳嗽、少痰、咯血等。临床上可分为原发型肺结核、血行播散型肺结核、继发型肺结核3种。原发型肺结核为结核分枝杆菌初次侵入人体后发生的原发感染，是小儿肺结核的主要类型。原发型肺结核包括原发综合征和支气管淋巴结结核。

本病中医学属于"肺痨"范畴，又称"痨瘵"、"肺疳"。中医学认为，先天禀赋不足，后天嗜欲无节，酒色过度、忧思劳倦、久病体衰时，正气亏耗，为内因，外受"痨虫"所染，邪乘虚而入，而致发病。病位在肺，肺主呼吸，受气于天，吸清呼浊，肺气虚，则卫外不固，水道通调不利，清肃失常，声嘶音哑。子盗母气则脾气受损，而倦怠乏力，纳呆便溏。肺虚肾失滋生之源，肾虚相灼金，上耗母气，而致骨蒸潮热，经血不调，腰酸滑精诸证，若肺金不能制肝木，肾虚不能养肝，肝火偏旺，上逆侮肺，则见胸胁掣痛，性急易怒，肾虚，水不济火，还可见虚烦不寐，盗汗等症。一般来说，初起肺体受损，肺阴受耗，肺失滋润，继则肺肾同病，兼及心肝，阴虚火旺，或肺脾同病，致气阴两伤，后期阴损及阳，终致阴阳俱伤的危重结局。

【必备名方】

1. 抗痨散加减：黄芩 1500 克，冬虫夏草 200 克，蜈蚣 300 克，百部 1500 克，白及 1500 克，牡蛎（打碎先煎）3000 克，玄参 1000 克，百合 1000 克，川贝母（打碎）500 克，龟甲（打碎先煎）1500 克，丹参 1500 克，五味子 500 克。将药液合并、过滤、浓缩、烘干、碾细，加入紫河车（粉剂）300 克。气喘息粗、痰色黄稠、甚则咳吐脓血腥臭痰者，加黄芩 15 克，知母 15 克，黄柏 10 克，夏枯草 10 克，鱼腥草 10 克，地骨皮 10 克，三七（研末另服）6 克，瓜蒌 30 克，阿胶（烊化）3 克，炙龟甲（先下）30 克。

2. 拯阴理痨汤：人参（另炖服）30 克，麦冬 10 克，猫爪草 15 克，夏枯草 30 克，白扁豆 10 克，五味子 6 克，莲子 15 克，薏苡仁 15 克，大枣 6 枚，甘草 6 克，牡丹皮 10 克，生地黄 10 克，当归 15 克，白芍 10 克，橘红 6 克。水煎服。久热久咳者，加桑白皮 10 克，地骨皮 10 克；咳剧者，加川贝母（先下）15 克，苦杏仁 10 克。

3. 沙参麦冬汤：南沙参 10 克，麦冬 10 克，玉竹 10 克，天花粉 15 克，桑叶 10 克，白扁豆 6 克，甘草 3 克，猫爪草 15 克，夏枯草 30 克，白扁豆 10 克。水煎服。久热久咳者，去桑叶，加桑白皮 10 克，地骨皮 10 克；咳剧者，加川贝母（先下）15 克，苦杏仁 10 克，百部 10 克；咳而气促者，加五味子 6

克，诃子 6 克；咳吐黄痰者，加海蛤壳粉（纳）30 克，知母 10 克，瓜蒌 15 克，竹茹 10 克，黄芩 10 克；痰中带血者，加栀子 10 克，牡丹皮 6 克，白茅根 15 克，白及 10 克，藕节 30 克；低热、潮热骨蒸者，加功劳叶 30 克，银柴胡 10 克，青蒿 10 克，白薇 10 克；虚汗多者，加糯稻根须 15 克，浮小麦 30 克。

4. 秦艽鳖甲散加减：秦艽 10 克，地骨皮 10 克，乌梅 6 克，青蒿 10 克，银柴胡 6 克，知母 10 克，鳖甲 30 克，当归 15 克，百合 10 克，白及 10 克，百部 10 克。水煎服。久热久咳者，加桑白皮 10 克，白蔹 10 克；咳剧者，加浙贝母（先下）15 克，苦杏仁 10 克，百部 10 克；咳而气促者，加五味子 6 克，诃子 6 克；咯血者，加牡丹皮 15 克，栀子 12 克，紫草 15 克。

5. 补天大造丸加减：人参 9 克，黄芪 15 克，山药 15 克，枸杞子 12 克，龟甲 30 克，鹿角片 6 克，紫河车粉（吞服）3 克，熟地黄 15 克，当归 9 克，阿胶（烊化冲服）12 克，白芍 12 克。水煎服。气逆喘急者，加冬虫夏草 6 克，诃子 9 克，钟乳石 15 克；潮热盗汗偏重者，加麦冬 12 克，五味子 6 克；五更肾泻者，去熟地黄、阿胶，加煨肉果 9 克，补骨脂 12 克。

【名医指导】

1. 对活动性结核患者应隔离治疗，患者的食具和排泄物要彻底消毒。

2. 适当休息，减少消耗；补充优质蛋白质，一个体重 50～60 千克的患者，每日进食鸡蛋 2～3 个，瘦肉 100 克左右，牛奶 200～400 毫升，每周进食适量鱼、虾 1～2 次即可。供给充足的热量，主食应多样化，除米、面外，应常吃小米、玉米等粗粮。补充足量的维生素和钙剂，多食蔬菜和水果。饮食应清淡、爽口、少油腻，忌辛辣及有刺激性的调味品，禁止饮酒。

3. 居室要清洁卫生，空气流通。多进行户外活动，增强抵抗力。

4. 定期做好预防接种，卡介苗可保护未受感染者，使受感染后不易发病，即使发病也易恢复。

5. 早期、足量、足疗程的抗结核治疗，

避免突然停药及自己随意加减量，应在专业医师指导下进行药物调整。

6. 保持情绪平稳，心态积极乐观，建立战胜疾病的信心。

7. 有效化疗对已患病者，能使痰菌较快转阴；但在其转阴之前，尚须严格消毒隔离，避免传染。

败血症

败血症是由细菌感染引起的严重病症，是指病原菌侵入血液并在其中繁殖，产生毒素，引起严重的全身症状和感染性病灶。其临床特征为发热有中毒症状，肝脾大和血培养阳性，重者发生感染性休克。败血症与菌血症、毒血症、脓毒败血症不同。菌血症指细菌仅在血液中生存，但不产生毒素；毒血症指血液内含毒素而无细菌存在；如果在败血症的基础上，病原菌汇集定位于某些组织、器官，形成脓肿，称脓毒败血症。

本病中医学属于"温病"、"温毒"等范畴。本病常见迁徙性化脓病灶损害的特征，与中医学的"疔疮走黄"、"疽毒内陷"、"脓毒流注"等相似。

【必备名方】

1. 清热解毒饮加减：荆芥 10 克，黄芩 25 克，金银花 40 克，栀子 10 克，连翘 15 克，桔梗 15 克，牡丹皮 20 克，赤芍 15 克，菊花 20 克，青皮 20 克，柴胡 15 克，青蒿 20 克，石膏（另包冲服）50 克，肉桂 5 克。水煎服。口渴咽燥者，加鲜芦根 30 克，天花粉 30 克；大便干结者，加知母 10 克，火麻仁 10 克；心中懊恼者，加浮小麦 30 克。

2. 三黄汤合紫雪丹加减：黄柏 15 克，栀子 15 克，金银花 15 克，黄连 12 克，大黄（后下）12 克，黄芩 9 克，龙胆 10 克，栀子 10 克，生地黄 10 克，石决明 15 克，紫雪丹（冲服）1.5～3 克。水煎服。衄血者，加侧柏叶 10 克，白茅根 15 克；壮热烦渴者，加重楼 15 克，生石膏（先煎）30 克；皮疹弥漫绛红色暗者，加牡丹皮 10 克，赤芍 12 克，紫草 15 克，大血藤 15 克；大便干结者，加知母 10 克，火麻仁 10 克。

3. 清营解毒汤加减：薄荷（后下）10 克，炒牛蒡子 10 克，青连翘 10 克，金银花 15 克，紫草 15 克，鲜大青叶 30 克，牡丹皮 6 克，玄参心 10 克。水煎服。大便干结、腑气不畅者，加芒硝（纳）30 克，大黄（后下）6 克；昏迷抽搐者，合安宫牛黄丸或紫雪丹；壮热烦渴者，加重楼 15 克，生石膏（先煎）30 克；皮疹弥漫绛红色暗者，牡丹皮加至 10 克，加水牛角（先煎）30 克，赤芍 12 克；大便干结者，加知母 10 克，火麻仁 10 克。

4. 托里消毒饮加减：黄芪 10 克，白术 10 克，太子参 15 克，茯苓 10 克，川芎 6 克，当归 15 克，白芍 10 克，麦冬 10 克，五味子 6 克，金银花 10 克，黄芩 10 克，甘草 6 克。水煎服。低热者，加银柴胡 10 克，地骨皮 10 克；口干、舌红少津者，加玄参 10 克；小便不畅者，加小蓟 10 克，白茅根 30 克；大便干结者，加知母 10 克，火麻仁 10 克。

5. 生脉散合补心丹加减：北沙参 30 克，麦冬 15 克，五味子 10 克，生地黄 12 克，丹参 30 克，茯苓 15 克，秦艽 10 克，白芍 10 克，制何首乌 15 克，柏子仁 15 克，酸枣仁 15 克。水煎服。大便干结者，加知母 10 克，火麻仁 10 克；低热者，加银柴胡 10 克，地骨皮 10 克；口干、舌红少津者，加玄参 10 克；小便不畅者，加小蓟 10 克，白茅根 30 克；纳呆食少者，加六神曲 10 克，谷芽 10 克，麦芽 10 克。

【名医指导】

1. 对已发生的疖肿，不要挤压，也不要过早地切开，以免细菌扩散而形成败血症。尽量避免皮肤黏膜受损；及时发现和处理感染病灶；合理应用肾上腺皮质激素和广谱抗生素。

2. 经常带孩子到户外活动，借助阳光中的紫外线杀灭孩子体表的病菌，增加孩子皮肤的坚韧性，帮助孩子提高免疫力。经常给孩子洗温水澡，清除孩子皮肤表层的病菌和污垢，增强皮肤预防能力。衣着应柔软、宽松，避免皮肤受到摩擦；若发生皮肤破损，应及时用消炎药为孩子清洗、消毒，以防感染。

3. 注意围生期保健，积极防治孕妇感

染，以防胎儿在宫内感染；对早期破水、产程太长、宫内窒息的新生儿，出生后应进行预防性治疗；做新生儿护理工作时，应特别注意保护好皮肤、黏膜、脐部免受感染或损伤，预防新生儿败血症。在护理新生儿时，要细心观察吃、睡、动等方面有无异常表现，尽可能及早发现轻微的感染病灶，及时处理，以免感染扩散。

4. 在饮食上要保证各种营养成分的供给，多食富含优质蛋白质、多种维生素和含铁较多的蛋类、牛奶、豆类及新鲜蔬菜和水果、海产品等；多食富含抗氧化剂的食物，如柑橘、芒果、柿子、木瓜、西瓜、红柚等；多食富含天然维生素 C 的水果，如大枣、猕猴桃、山楂、柑橘等；多食用核桃。

5. 各种诊疗操作严格执行无菌要求，不滥用抗生素或肾上腺皮质激素。

6. 败血症发病急骤，病情严重，证候多端，变化迅速，必须严密观察。各种致病菌都可引起败血症。当机体抵抗力降低时，致病力较弱的细菌或条件致病菌，也可引起败血症。

《名医推荐家庭必备名方（珍藏本）》

第三十六章　立克次体病

流行性斑疹伤寒

流行性斑疹伤寒又称虱传斑疹伤寒，普氏立克次体是流行性斑疹伤寒和斑疹伤寒的病原体。当人受到感染后，经10～14日的潜伏期，临床特点是骤然发病，有剧烈头痛、周身痛和高热，4～7日后出现皮疹，严重的为出血性皮疹。有的还伴有神经系统、心血管系统等症状和其他实质器官损害。本病在人口密集和昆虫繁盛的环境内比较严重。当流行时，患者平均死亡率20%，严重时可达70%。病原体借人虱在人群中传染，所以灭虱是预防流行性斑疹伤寒的重要措施。新中国成立前本病发病率高，常有流行。新中国成立后已经基本控制，目前仅有少数散发病例。

本病中医学称"温毒发斑"，又称"瘟毒发斑"。

【必备名方】

1. 宣毒发表汤加减：桔梗6克，升麻6克，枳壳6克，葛根30克，薄荷（后下）6克，木通3克，连翘10克，生甘草6克，牛蒡子（另包）10克，苦杏仁10克，淡竹叶10克，前胡10克，防风10克，荆芥6克。水煎服。初起咽喉红肿而未糜烂者，可局部外用玉钥匙（芒硝、硼砂、冰片、僵蚕）；口干、舌红少津者，加玄参10克，芦根30克，天花粉30克；大便干结者，加知母10克，郁李仁10克。

2. 蒿芩清胆汤加减：青蒿10克，黄芩10克，竹茹6克，制半夏6克，陈皮10克，赤茯苓10克，碧玉散（冲服）6克，枳壳10克。水煎服。口渴较甚者，加天花粉15克，

芦根10克；脘痞、呕吐者，加广藿香（后下）6克，石菖蒲10克；发热较重者，加板蓝根30克，栀子10克。

3. 犀角地黄汤加减：水牛角（先煎）30克，黄连3克，黄芩10克，栀子10克，生石膏（先煎）30克，生地黄10克，牡丹皮10克，赤芍10克，连翘10克，淡竹叶6克，玄参10克，生甘草6克。水煎服。神昏谵语者，合安宫牛黄丸或紫雪丹；咽峡炎有化脓趋势者，加山慈菇10克，马勃10克；壮热烦渴者，加重楼15克；皮疹弥漫绛红色暗者，加紫草15克，大血藤15克；恢复期口干、舌红少津者，生地黄加至15克，加石斛10克；大便干结者，加知母10克，火麻仁10克。

4. 清营汤合犀角地黄汤加减：水牛角尖（先下）30克，玄参10克，麦冬10克，黄连10克，丹参10克，淡竹叶10克，生地黄15克，连翘10克，金银花10克，牡丹皮6克，白芍10克。水煎服。抽搐者，加山羊角（先下）30克，钩藤10克，并配服紫雪丹或安宫牛黄丸。

5. 复脉汤加减：炙甘草18克，生地黄18克，生白芍18克，麦冬15克，阿胶（烊化）9克，火麻仁9克，马勃10克，射干10克，连翘6克，菊花6克，大青叶30克。口渴咽燥者，加鲜芦根30克；大便干结、腑气不畅者，加玄明粉（冲服）15克，大黄（后下）6克；冷汗淋漓、四肢厥冷、元阳欲脱者，加炮附子2枚，煅龙骨（先下）30克，煅牡蛎（先下）30克。

【名医指导】

1. 管理传染源：早期隔离患者，灭虱治疗。积极预防接种，但仍不能代替灭虱。

2. 患者入院后先更衣、灭虱、卧床休息，保持口腔和皮肤清洁。危重患者要勤翻身防止褥疮、坠积性肺炎等并发症。

3. 氯霉素、四环素类药物对本病皆有特效。一般于用药后 10 余小时症状开始减轻，2～3 日内完全退热。但氯霉素副作用突出，不宜首选。

4. 近年来广谱抗生素的应用，病死率大幅度下降，早期诊断及时治疗，效果满意。故避免焦虑、紧张，应积极配合治疗，避免并发症的发生。

5. 供给富有营养易消化的饮食，补充大量的维生素 C、B 族维生素及足够的水分和电解质。每日成人液入量宜为 3000 毫升左右（年老者及有心功能不全者酌减）。

6. 支气管肺炎是流行性斑疹伤寒的常见并发症，其他尚有中耳炎、腮腺炎、心内膜炎、脑膜脑炎等。轻型病例和复发型斑疹伤寒很少有并发症。

恙 虫 病

恙虫病又称丛林斑疹伤寒，其病原体是恙虫病立克次体。本病首先在日本发现，目前我国东南沿海地区和台湾省也有病例报道。在日本，病人的死亡率约为 60%。储藏病原体的动物为野生啮齿动物并借螨传播，先是被叮咬处出现溃疡，周围有红晕，溃疡上盖有黑色焦痂，此外还有皮疹，并造成神经系统、循环系统以及肝、肺、脾等损害症状。临床上以发热、焦痂（或溃疡）、淋巴结肿大及皮疹等为特征。

本病中医学属于"温毒"范畴。中医学文献有"沙虱毒"病的记录，类似本病。

【必备名方】

1. 连翘败毒散加减：薄荷（后下）6 克，牛蒡子 9 克，桔梗 5 克，栀子 9 克，黄芩 9 克，升麻 5 克，白芍 9 克，当归 9 克，川芎 6 克，羌活 8 克，玄参 12 克，防风 6 克，连翘 15 克，柴胡 6 克。水煎服。咽喉肿痛甚者，加板蓝根 30 克，射干 10 克，僵蚕 6 克；渴甚者，加天花粉 30 克；大便实者，加大黄（后下）6 克。

2. 除瘟化毒汤加减：桑叶 15 克，粉葛 30 克，薄荷（后下）6 克，金银花 10 克，连翘 10 克，大玄参 15 克，生地黄 10 克，川贝母 30 克，枇杷叶 10 克，土牛膝 6 克，生甘草 6 克。水煎服。咽红唇裂、口干面赤、小便短赤者，加木通 6 克，黄柏 6 克，淡竹叶 6 克；大便干结、腑气不畅者，加玄明粉（包）15 克，大黄（后下）6 克；高热不退、口渴舌焦、脉洪数者，加生石膏（另包）30 克，知母 10 克，天花粉 30 克；咽喉肿痛甚者，加板蓝根 30 克，射干 10 克，僵蚕 6 克。

3. 升麻鳖甲汤加减：升麻 6 克，鳖甲（先下）50 克，玄参 25 克，石膏（先下）30 克，大青叶 30 克，紫草 30 克。水煎服。斑疹紫黑者，加丹参 10 克；大便干结者，加大黄（后下）10 克，芒硝（纳）30 克；出血明显者，加仙鹤草 30 克，侧柏叶 10 克。

4. 桂苓甘露饮加减：石膏（先下）30 克，寒水石（先下）30 克，茯苓 10 克，猪苓 10 克，泽泻 10 克，桂枝 6 克，滑石（先下）30 克，甘草 6 克。水煎服。头身痛甚者，加葛根 30 克，羌活 10 克，白芷 6 克；胸闷、苔腻者，加广藿香（后下）6 克，佩兰（后下）6 克；小便短黄者，加白茅根 30 克。

5. 加减复脉汤合生脉散加减：阿胶（烊化）9 克，地黄 10 克，麦冬 10 克，白芍 10 克，炙甘草 6 克，龙骨（先下）30 克，牡蛎（先下）30 克，人参（另炖服）30 克，五味子 6 克。水煎服。食少、腹胀者，加山药 30 克，麦芽 30 克，谷芽 30 克；低热不退者，加白薇 10 克，银柴胡 6 克；心烦少寐者，加酸枣仁 6 克。

【名医指导】

1. 切断传播途径：铲除杂草，改造环境，消灭恙螨滋生地，做好灭鼠工作。

2. 流行区野外作业时，住地周围喷洒 1%～2% 敌敌畏；亦可用 40% 乐果乳剂或 5% 马拉硫磷乳剂配成 0.1% 溶液，以 20～25 毫升/平方米计算喷洒地面。

3. 个人防护：在流行区野外军事训练、生产劳动、工作活动、野外游玩时，请不要随意坐在草地上，并注意保护自己身体暴露部位。要捂紧领口、袖口和裤脚口，身体外

《名医推荐家庭必备名方（珍藏本）》

露部位涂擦5％的邻苯二甲酸二甲酯（即避蚊剂）、邻苯二甲酸二苯酯、苯甲酸苄酯或硫化钾溶液。

4. 进入重疫区的人员，可服多西环素霉素0.1～0.2克或氯霉素1克，隔日1次，连用4周。

5. 避免恙螨幼虫叮咬，从野外回来后及时沐浴、更衣。如发现恙螨幼虫叮咬，可立即用针挑出，涂以乙醇或其他消毒剂。

6. 如果在野外活动后出现长时间高热不退，且腰、腋窝、腹股沟等处发现焦痂，应及早就医。

7. 患者应卧床休息；多饮水；进流质或半流质易消化吸收的食物；注意口腔卫生；保持皮肤清洁；补充B族维生素和维生素C；保持大便畅通，尿量为每日2000毫升左右。高热者可用解热镇痛药，重症患者可予皮质激素以减轻毒血症状；有心衰者应绝对卧床休息，用强心药、利尿药控制心衰。

8. 被恙虫咬到，不要过度恐慌、紧张，因多西环素霉素、四环素、氯霉素对本病有特效，宜密切观察症状，及时到正规医院就诊，及早发现，及早治疗，避免出现并发症。

第三十七章　钩端螺旋体病

钩端螺旋体病是由各种不同血清型的致病性钩端螺旋体（简称钩体）所引起的一种急性传染病。其发生大多有明显的季节性，因农民在收割时被感染，故又称稻田病、稻热病、打谷黄、秋收热。钩体的宿主非常广泛，鼠类和猪是两大主要传染源。人类通过接触动物带菌尿液、污染的疫水和泥土，经皮肤、黏膜而感染。菌体于1周内在血循环和内脏中繁殖，形成钩体血症；钩体裂解后释出的毒性物质，主要造成肝、肺、肾、中枢神经系统、肌肉和全身微血管等损伤，出现全身中毒症状。症状及病情的轻重，与人体免疫状态及感染钩体的型别有关。

本病中医学属于"暑温"、"湿温"、"伏暑"等范畴。本病肺出血型类似中医所说的"暑瘵"。

【必备名方】

1. 银翘散合新加香薷饮加减：金银花10克，连翘10克，淡竹叶10克，芦根（先下）30克，香薷6克，厚朴10克，白扁豆15克，桔梗10克，白通草10克，甘草6克，牛蒡子30克。水煎服。热甚口渴苔黄者，加黄芩10克，石膏（先下）30克，知母10克；眼红明显者，加千里光30克，菊花10克。

2. 甘露消毒丹加减：滑石15克，茵陈10克，连翘12克，黄芩10克，广藿香9克，木通6克，石菖蒲10克，射干10克，豆蔻10克，栀子9克，生石膏30克，寒水石15克。水煎服。小便短黄者，加白茅根30克，滑石（后下）30克；头身痛甚者，加葛根30克。

3. 克瘟还生饮加减：黄芪50克，蒲黄炭30克，牡丹皮10克，生石膏（先下）20克，赤芍20克，柴胡15克，白茅根15克，车前草15克，黄连10克，黄芩10克，黄柏10克，栀子10克，白芍10克，五味子6克，酸枣仁10克，人参10克。水煎服。胸闷气促者，加苦杏仁10克，瓜蒌30克。

4. 清宫汤加减：玄参9克，莲子心2克，淡竹叶6克，连翘6克，犀角（水牛角代）30克，麦冬9克。水煎服。神昏谵语者（为热毒内陷心包），合安宫牛黄丸或紫雪丹，壮热烦渴者，加重楼15克，生石膏（先煎）30克；皮疹弥漫绛红色暗者，加牡丹皮10克，赤芍12克，水牛角（先煎）15克，紫草15克，大血藤15克。

5. 黄连阿胶汤加减：黄连9克，黄芩6克，白芍9克，阿胶（烊化）9克，鸡子黄1枚，附子6克，肉桂（后下）3克，益智9克，茯苓30克，苦参30克，夏枯草30克，知母9克，黄柏9克。水煎服。心烦不寐者，加浮小麦30克，酸枣仁10克。

【名医指导】

1. 消灭和管理传染源，疫区内应灭鼠，管理好猪、犬、羊、牛等家畜，加强动物的检疫工作。

2. 发现患者及时隔离进行检查治疗，并对排泄物如尿、痰和患者的血、脑脊液等进行消毒。

3. 切断传染途径，保护水源和食物，防止鼠和病畜尿污染。加强疫水管理、粪便管理、修建厕所和改良猪圈、不让畜粪、畜尿进入附近池溏、稻田和积水中。对污染的水源、积水可用漂白粉及其他有效药物进行喷洒消毒；收割水稻前放干田水，或放农药处理；管理好饮食，防止带菌鼠的排泄物污染食品。

4. 在流行地区和流行季节避免在疫水中

名医推荐家庭必备名方（珍藏本）

游泳、嬉水、涉水；加强个人防护、皮肤涂擦防护药；尽量穿长统靴和戴胶皮手套，并防止皮肤破损、减少感染机会。

5. 疫区居民、部队及参加收割、防洪、排涝可能与疫水接触的人员，尽可能提前1个月接种与本地区流行菌型相同的钩体多价菌苗。每年2次，间隔7日。剂量成人第1次1毫升，第2次2毫升。以后每年仍需同样注射。

6. 钩体病各型治疗均应特别强调早期发现、早期诊断、早期治疗、不宜长途转送患者而应就地治疗。钩体病的预后与治疗的早晚关系密切。起病48小时内接受治疗者，恢复快，很少死亡。如迁延至中、晚期，则病死率增高。肺弥漫性出血型、黄疸出血型出现广泛出血或肝、肾衰竭与脑膜脑炎型有深昏迷、抽搐者，预后不良。

7. 强调早期卧床休息，给予易消化饮食，保持体液与电解质的平衡。如体温过高，应反复进行物理降温至38℃左右。

8. 饮食宜清淡，多吃富含维生素的食物，如水果、蔬菜，多饮水。忌食厚味辛辣之品，忌烟、酒。

第三十八章 原虫感染性疾病

肠阿米巴病

肠阿米巴病是溶组织内阿米巴原虫侵犯结肠内引起的疾病。受感染的人，多数处于无症状的病原体携带状态，也有部分由于阿米巴滋养体侵袭组织引起腹泻、黏液血便等症状，称阿米巴痢疾。溶组织内阿米巴有滋养体和包囊两种形态，惟包囊能传播疾病，它是原虫的感染型。慢性患者和无症状的包囊排出者通过粪便排出包囊，污染食物和水，人食用被污染的水和食物，即可致病。阿米巴病特有的是口小底大的烧瓶样溃疡，严重的溃疡病变可深及肌层，腐蚀血管，引起大出血，甚至造成肠穿孔。慢性期纤维组织增生，使肠壁增厚，肠腔狭窄。本病易于复发成为慢性，也可发生肝脓肿、肠穿孔等并发症。

本病中医学属于"久痢"、"奇恒痢"等范畴。

【必备名方】

1. 白头翁汤合犀角地黄汤：白头翁 30 克，黄连 10 克，黄芩 10 克，秦皮 10 克，水牛角（先下）30 克，牡丹皮 10 克，生地黄 10 克，赤芍 10 克，大黄（后下）10 克，木香 6 克，槟榔 10 克，金银花 10 克，连翘 10 克。水煎服，并吞服鸦胆胶囊。神昏谵语者，合紫雪丹；惊厥者，合安宫牛黄丸。

2. 胃苓汤加减：苍术 10 克，厚朴 10 克，陈皮 10 克，茯苓 10 克，泽泻 10 克，白术 10 克，猪苓 10 克，当归 15 克，炮姜 6 克，肉桂 3 克，木香 6 克，槟榔 15 克。水煎服。兼表证者，合荆防败毒散。

3. 黄连阿胶汤合驻车丸加减：黄连 10 克，黄芩 10 克，阿胶（烊化）6 克，白芍 10 克，当归 15 克，仙鹤草 30 克，地榆 10 克，石斛 10 克，南沙参 10 克。水煎服。大便中以带血为主者，加生地榆 9 克，牡丹皮 9 克；大便中以黏液为主者，加生姜 6 克，苍术 9 克；腹胀痛甚者，加延胡索 9 克，木香 9 克；纳呆者，加六神曲 30 克，山楂 9 克；恶心呕吐者，加竹茹 9 克，半夏 9 克。

4. 连理汤加减：党参 15 克，白术 10 克，炮姜 10 克，仙鹤草 30 克，木香 6 克，槟榔 15 克，当归 15 克，白头翁 10 克，黄连 10 克，甘草 6 克。水煎服，同时用龙眼肉包服鸦胆子。

5. 乌梅丸加减：乌梅 120 克，青椒 12 克，细辛 18 克，黄连 48 克，黄柏 18 克，干姜 30 克，附子（炙）18 克，桂枝 18 克，人参 18 克，当归 12 克。水煎服。可随气血辨证的轻重加重相应药物用量。

【名医指导】

1. 讲究饮食、个人卫生及文明的生活方式，养成饭前便后或制作食品前洗手等卫生习惯。防止吃生菜及污染的饮食，当天的食物不要放在第 2 日吃，以免食物变质。

2. 食物食用前必须充分加热、煮沸，饮用水亦需煮沸后再行饮用。平时要养成宝宝勤洗手的好习惯，并注意指甲缝的清洗；看护宝宝避免其吃手。

3. 外出旅行时，尽量自带食物和水，或到正规饭店就餐；凉拌菜要洗净，并用开水烫后，加醋、姜、蒜拌匀后食用，尽量少食或不食凉拌菜。易带致病菌的食物，如螺蛳、贝壳、螃蟹等，食用时一定要煮熟蒸透，杜绝醋泡、盐腌后直接食用；不吃不认识或可能有毒的食品如山蘑菇等。

4. 一旦确诊应迅速治疗，按传染病管理办法实行疫情报告、消毒、隔离等处理。对家庭成员或接触者应作检查。

5. 患者应隔离，对其衣物及用品严格消毒。大力消灭苍蝇和蟑螂，加强粪便及水源的管理，避免本病的传染与流行。

6. 饮食上予以易消化、高热量、高维生素饮食。

7. 随时观察病情，如观察大便的次数和形状、颜色。

8. 急性期积极治疗，切不可因治疗不当或患者体质较差，转变为慢性。症状反复出现，迁延不愈达2个月以上，由此可导致贫血、消瘦、营养不良及肝大。同时应避免出现肠穿孔、肠出血、深部溃疡、阑尾炎、阿米巴瘤、溃疡性结肠炎以及肝阿米巴病等并发症。

肝阿米巴病

肝阿米巴病是肠阿米巴病最多见的并发症，当肠腔溶组织内阿米巴滋养体通过门静脉到达肝脏后，引起肝细胞溶解坏死成为脓肿，又称阿米巴肝脓肿。临床表现以长期发热，右上腹或右下胸疼痛，肝大并有压痛为特征。

本病中医学属于"胁痛"、"肝痛"等范畴。中医学认为，本病系感受毒邪，或酒食不节，抑郁恼怒，以致肝胆郁热，内热化火，瘀毒蕴结，血败肉烂。按病情的发展可分早、中、后3期，病机为温热毒邪内蕴，肝胆疏泄不利，病变主要在肝胆，涉及脾胃。

【必备名方】

1. 黄连解毒汤合五味消毒饮加减：黄连6克，黄芩6克，黄柏6克，栀子9克，金银花20克，野菊花15克，蒲公英15克，紫花地丁15克，天葵子15克。水煎服。大便干结者，加知母10克，火麻仁10克；口渴咽燥者，加鲜芦根30克，天花粉30克；心中懊恼者，加浮小麦30克，栀子6克。

2. 葛根芩连汤加减：葛根9克，黄芩3克，黄连3克，蝉蜕3克，乌梅9克，金银花6克，连翘9克，薄荷（后下）4.5克，牡丹皮3克，青黛（另包）6克，马勃6克，玄明粉（另包）2.5克。水煎服。里热较盛者，加薄荷（后下）6克，地骨皮15克，生石膏（先下）30克，桑叶15克，知母12克，大黄6克。

3. 柴葛解肌汤（程氏）加减：柴胡6克，葛根6克，黄芩6克，赤芍6克，甘草3克，知母5克，生地黄6克，牡丹皮3克，川贝母6克。水煎服。里热较盛者，加薄荷（后下）6克，地骨皮15克，生石膏（先下）30克，知母12克，大黄（后下）6克；大便干结者，加知母10克，火麻仁10克，大黄（后下）6克。

4. 补气养阴汤加减：党参10克，白术10克，茯苓10克，当归15克，赤芍15克，生地黄10克，山药30克，黄芪15克，玉竹10克，蒲公英30克，甘草6克。水煎服。口干咽燥者，加玄参10克，天花粉30克。

5. 秦艽鳖甲汤：秦艽10克，地骨皮10克，乌梅6克，青蒿10克，银柴胡10克，知母10克，鳖甲（先煎）30克，当归15克，生地黄10克，麦冬10克，茯苓10克。水煎服。大便干结者，加知母10克，火麻仁15克；低热者，加银柴胡10克，地骨皮10克；纳呆食少者，加六神曲10克，谷芽10克，麦芽10克；口干咽燥者，加玄参10克，天花粉30克。

【名医指导】

1. 有原发病者（如阿米巴结肠炎），应及时治疗原发病，避免出现阿米巴肝脓肿。

2. 对阿米巴痢疾患者及带囊者积极及时治疗，服用有抗虫作用的药物。

3. 提高个人免疫力，加强体育锻炼及营养。

4. 注意饮食卫生，防止病从口入。加强粪便和饮水管理，不喝生水，培养个人良好的卫生习惯。

5. 对持续发热伴有肝区肿痛者，如抗生素治疗无效，则应高度警惕"阿米巴性肝脓肿"。

6. 及时消灭苍蝇和蟑螂等。

疟　疾

疟疾是以按蚊为传播媒介、由疟原虫引起的传染病。因疟原虫种类的不同，可分间日疟、三日疟、恶性疟及卵形疟等。临床以间歇性发作的寒战、高热、大汗后缓解及多次复发后出现脾大、贫血等为其特征。卵形疟较为少见，恶性疟发作不规则，且病情凶险。

中医学对本病的认识较早，公元前1200年前的甲骨文即有"疟"的记载。后代医家对疟疾作了更详细的分类，如现代医学所指的疟疾典型发作属"正疟"，依据临床表现的不同还有"温疟"、"寒疟"、"湿疟"之别；恶性疟属"瘴疟"；日久不愈，体虚贫血称"劳疟"；当疟疾导致脾大时，称"疟母"。运用常山、蜀漆、柴胡、青蒿等药物组成截疟之方，不仅至今仍为临床采用，而且在此基础上开发出"青蒿素"等，为防治疟疾提供了新的、有效的药物。

【必备名方】

1. 柴胡截疟饮加减：柴胡10克，黄芩12克，党参15克，法半夏9克，常山9克，乌梅9克，槟榔9克，桃仁9克，生姜6克，大枣5枚，甘草6克。水煎服。体虚者，加人参（另炖）30克；表实无汗、恶寒明显者，加桂枝10克，防风10克；热甚、口渴、苔黄者，加生石膏（先下）15克，知母10克；湿重痰多、胸闷泛恶苔腻者，加苍术10克，厚朴10克，茯苓10克。

2. 白虎加桂枝汤加减：石膏30克，知母18克，桂枝10克，葛根18克，粳米15克，青蒿12克，柴胡10克，黄芩12克，甘草6克。水煎服。汗多、胸闷而无骨节酸痛者，去桂枝，加太子参15克，麦冬15克，生地黄18克；胸闷泛呕、痰多者，加法半夏10克，瓜蒌皮9克，枳实6克，竹茹12克；但热不寒者，加大石膏剂量，去桂枝；热多寒少、气短胸闷汗多者，去桂枝，加人参（另炖）30克；津伤较甚、口渴引饮者，去桂枝，加生地黄10克，麦冬10克，石斛10克。

3. 柴胡达原饮加减：柴胡10克，槟榔15克，厚朴10克，草果10克，黄芩10克，甘草6克，枳壳10克，青皮10克，桔梗10克，荷叶柄30克。水煎服。呕吐剧烈者，加服玉枢丹；大便秘结者，加大黄（后下）6克。

4. 不换金正气散加减：广藿香10克，佩兰10克，厚朴9克，苍术8克，陈皮8克，法半夏9克，石菖蒲10克，槟榔10克，草果10克，荷叶12克。水煎服。面色苍白、大汗淋漓、四肢厥冷、脉微细者，加熟附子6克，红参15克。

5. 鳖甲煎丸：鳖甲（先下）30克，柴胡10克，黄芩10克，白芍10克，射干10克，桂枝6克，大黄（后下）6克，干姜3克，葶苈子10克，法半夏6克，紫菀10克，厚朴10克，牡丹皮10克，人参（另炖服）30克，阿胶（烊化）6克，瞿麦30克，石韦10克，桃仁10克，芒硝10克，土鳖虫6克，蜣螂虫6克，蜂房6克。水煎服。潮热盗汗者，加五味子6克；气血亏虚者，合八珍汤或十全大补丸。

【名医指导】

1. 彻底消灭按蚊，切断传播途径。搞好环境卫生，包括：清除污水、改革稻田灌溉法，发展池塘、稻田养鱼业，室内、畜棚经常喷洒杀蚊药等。

2. 搞好个人防护。搞好个人卫生，夏天不在室外露宿，睡觉时最好挂蚊帐；白天外出，要在身体裸露部分涂些避蚊油膏等，避免蚊叮咬。

3. 对高疟区、暴发流行区或大批进入疟区较长期居住的人群，需用蚊媒防制、药物预防或疫苗预防。

4. 治疗常用药物有羟基喹哌、乙胺嘧啶、磷酸咯啶、常山、青蒿、柴胡；以上药物及计量应在医师指导下进行服用，避免自己乱吃及随便增减剂量。经治疗后需进行1年以上的长期观察，没有发生过再燃和复发，才可以确定治愈。

5. 发病期及退热后24小时应注意卧床休息。注意水分补给：对食欲不佳者给予流质或半流质饮食，至恢复期给高蛋白饮食；吐泻不能进食者，则适当补液；有贫血者可辅以铁剂。

6. 寒战时注意保暖；大汗时应及时用干毛巾或温湿毛巾擦干，并随时更换汗湿的衣被，以免受凉；高热时采用物理降温，必要时在专业医师的指导下药物降温；凶险发热者应严密观察病情，及时发现生命体征的变化，详细记录出入量，做好基础护理。

7. 短期前往高危险疫区的观光客，以及在高流行区工作的军人、警察或劳工等建议预防用药。曾前往疫区的民众，不管有无预防用药，返回后 3 个月内若出现不明原因的发热，应尽早就医，并主动告知医师相关的旅游史。

第三十九章　蠕虫感染性疾病

日本血吸虫病

日本血吸虫病是指日本血吸虫寄生在人体门静脉系统所引起的寄生虫病。本病系人畜共患疾病，经皮肤接触有尾蚴的疫水而感染。临床上急性期有发热、肝大并压痛，慢性期有腹泻或下痢，晚期可发展为肝硬化，伴明显门静脉高压症、巨脾与腹水。

本病中医学属于"膨胀"、"水蛊"、"蛊胀"、"水毒"、"积聚"等范畴。中医学认为，本病的病因是虫毒，虫毒从皮肤侵入人体后，损伤脾胃，脾胃不和，运化无权，而有四肢乏力、腹泻等症。水毒气结，聚积于内，而致气滞血瘀。肝藏血，主疏泄，肝失疏泄，肝郁气滞，则失其条达功能。到了晚期，肝脾损伤，脉络瘀阻，升降失常，清浊相混，痰浊内生，气机受阻而成鼓胀。

【必备名方】

1. 桑菊饮合羌活胜湿汤加减：桑叶 10克，菊花 10克，苦杏仁 10克，百部 15克，羌活 10克，独活 10克，贯众 30克，防风 10克，槟榔 15克，白茅根 10克，仙鹤草 30克，甘草 6克。水煎服。杀血吸虫者，加鸦胆子 30克，南瓜子 30克，槟榔 15克，鲜鸭跖草 30克；急性期高热不退、伴恶寒者，加荆芥 10克；慢性期大便脓血者，加白头翁 30克，地锦草 10克，马齿苋 30克；肝脾大、质地坚硬者，加醋炒鳖甲（先下）30克，地龙 10克，土鳖虫（先下）6克，丹参 10克；腹大肢肿者，加车前子（包煎）15克，猪苓 10克，冬瓜皮 30克，大腹皮 30克，泽兰 10克，败酱草 30克。

2. 蒿芩清胆汤合复方槟榔丸加减：青蒿 10克，黄芩 10克，柴胡 10克，法半夏 6克，竹茹 6克，枳壳 10克，槟榔 15克，榧子 30克，茜草 30克，大腹皮 30克。水煎服。杀血吸虫者，加鸦胆子 30克，南瓜子 30克，槟榔 15克，鲜鸭跖草 30克；急性期高热不退、伴恶寒者，加荆芥 10克，防风 10克；慢性期大便脓血者，加白头翁 30克，地锦草 10克，马齿苋 30克；肝脾大、质地坚硬者，加醋炒鳖甲（先下）30克，地龙 10克，土鳖虫（先下）6克，丹参 10克；腹大肢肿者，加车前子（包煎）15克，猪苓 10克，冬瓜皮 30克，泽兰 10克，败酱草 30克。

3. 柴芍六君汤加减：柴胡 10克，白芍 10克，人参 30克，白术 10克，茯苓 10克，枳壳 10克，大腹皮 30克，贯众 30克，黄连 10克，郁金 10克，白头翁 30克，当归 15克，甘草 6克。水煎服。杀血吸虫者，加鸦胆子 30克，南瓜子 30克，槟榔 15克，鲜鸭跖草 30克；急性期高热不退、伴恶寒者，加荆芥 10克，防风 10克；慢性期大便脓血者，加白头翁 30克，地锦草 10克，马齿苋 30克；肝脾大、质地坚硬者，加醋炒鳖甲（先下）30克，地龙 10克，土鳖虫（先下）6克，丹参 10克；腹大肢肿者，加车前子（包煎）15克，猪苓 10克，冬瓜皮 30克，泽兰 10克，败酱草 30克。

4. 大黄䗪虫丸加减：熟大黄 10克，黄芩 10克，桃仁 10克，赤芍 10克，苦杏仁 10克，生地黄 10克，土鳖虫（先下）6克，郁金 10克，柴胡 10克，枳壳 10克，大腹皮 30克，鸡内金 30克，鳖甲（先下）30克，甘草 6克；亦可酌加生黄芪 30克，丹参 10克，当归 15克。水煎服。杀血吸虫者，加鸦胆子 30克，南瓜子 30克，槟榔 15克，鲜鸭跖草 30

名医推荐家庭必备名方（珍藏本）

克；急性期高热不退、伴恶寒者，加荆芥 10 克，防风 10 克；慢性期大便脓血者，加白头翁 30 克，地锦草 10 克，马齿苋 30 克；腹大肢肿者，加车前子（包煎）15 克，猪苓 10 克，冬瓜皮 30 克，大腹皮 30 克，泽兰 10 克，败酱草 30 克。

5. 舟车丸加减：甘遂 1.5 克，京大戟 6 克，牵牛子 10 克，大黄 6 克，木香 6 克，青皮 6 克，陈皮 10 克，大腹皮 10 克，茯苓 10 克，桃仁 10 克，丹参 10 克，白术 10 克，党参 10 克。水煎服。杀血吸虫者，加鸦胆子 30 克，南瓜子 30 克，槟榔 15 克，鲜鸭跖草 30 克；急性期高热不退、伴恶寒者，加荆芥 10 克，防风 10 克；慢性期大便脓血者，加白头翁 30 克，地锦草 10 克，马齿苋 30 克；肝脾大、质地坚硬者，加醋炒鳖甲（先下）30 克，地龙 10 克，土鳖虫（先下）6 克，丹参 10 克；腹大肢肿者，加车前子（包煎）15 克，猪苓 10 克，冬瓜皮 30 克，大腹皮 30 克，泽兰 10 克，败酱草 30 克。

【名医指导】

1. 预防：避免接触有血吸虫的水源。积极治疗患者、病畜；管好水源，不喝生水。不在有钉螺分布的湖水、河塘、水渠里游泳、戏水；因生产生活必须接触疫水者，可在接触疫水前涂抹防护油膏。注意对钉螺的消灭。

2. 接触疫水后，要及时到当地血防部门进行必要的检查和早期治疗。

3. 为保证饮用水安全，应排除或杀灭水中的尾蚴。渔民、船民和其他一些流动人群以及没有条件建造自来水或打水井仍然饮用沟、渠、河塘水的居民可将水烧热至 60 ℃以上，即可杀死水中的尾蚴。将 2 片漂白精片捣碎加入约 50 升水中，搅匀，15 分钟后即可使用；或者在约 50 升水中加入生石灰 12.5 克，搅匀，30 分钟后便能达到灭蚴的效果；也可将疫水盛放在容器中；静置 48 小时以后使用。

4. 急性期持续高热患者，应卧床休息，并用肾上腺皮质激素或解热药缓解中毒症状和降温处理。对慢性和晚期患者，应加强营养，给予高蛋白和多种维生素饮食，并注意对贫血、肝硬化的治疗。忌辛热、油腻、坚硬粗糙之品。

5. 对急性、慢性和晚期血吸虫病患者，以及伴有夹杂症的血吸虫病患者应积极进行病原治疗。经彻底治疗后，2～3 个月内不发生临床症状或体征，以及粪便检查无虫卵即为治愈。

6. 发作期应避免重体力劳动；缓解期亦应劳逸结合。

7. 急性期应注重杀虫治疗。若转为慢性或晚期病例，应在杀虫治疗的同时，预防并发症；慢性和晚期病例的并发症以阑尾炎较多见，亦有肝硬化并发顽固性腹水、上消化道出血、肝性脑病。

钩虫病

钩虫病是由十二指肠钩虫和（或）美洲钩虫寄生于人体小肠所致的疾病。临床上以贫血、营养不良、胃肠功能失司为主要表现。重者可致发育障碍及心功能不全。轻者可无症状，称钩虫感染。动物的钩虫或其幼虫亦偶可感染人体，如狗、猫的锡兰钩虫、犬钩虫等偶尔在人肠内发育为成虫；巴西钩虫的幼虫则引起皮肤的匐行疹。

中医学"食劳黄"与本病相似，在病名上又有"黄肿"、"黄胖"、"黄病"等不同。对于本病的病因，除虫积、食积外，还与"秽毒"有关。且认识到本病的发生与职业有关。

【必备名方】

1. 荆防方加减：荆芥 10 克，防风 10 克，僵蚕 10 克，金银花 10 克，蝉蜕 6 克，百部 10 克，苦参 15 克，白鲜皮 15 克，生甘草 6 克。水煎服。水疱流水较多者，加苍术 10 克，薏苡仁 15 克；热盛者，加黄芩 10 克，大黄（后下）10 克。

2. 鹤槟汤加减：仙鹤草 30 克，槟榔 30 克，大枣 30 克，绵马贯众 10 克，苍术 15 克，乌梅 12 克，萹蓄 12 克，磁石 12 克，玉竹 30 克，六神曲 12 克，甘草 6 克，苦楝皮 10 克。水煎服。干咳无痰者，加百部 10 克，麦冬 10 克。

3. 参苓白术散：党参 10 克，白术 20

克，山药 30 克，薏苡仁 30 克，槟榔 30 克，绵马贯众 30 克，炙甘草 5 克，砂仁 3 克，榧子 10 克，大枣 20 个。水煎服。脾阳不足者，加炮姜 6 克，肉桂 6 克；脾阴耗伤者，去党参、白术，加南沙参 10 克，石斛 10 克，芡实 10 克，莲子 10 克；肾阳不振者，加附子 6 克，四神丸；气虚脱肛者，加升麻 10 克，黄芪 15 克；土虚木乘、腹痛加剧者，倍甘草，加白芍 15 克，防风 10 克；气血虚甚者，加黄芪 30 克，当归身 15 克。

4. 针砂丸：针砂（打铁时落下的铁屑）15 克，煅青矾 15 克，苍术 9 克，茯苓 15 克，生地黄 6 克，熟地黄 6 克。上药共为细末，加甜酒汁调成糊状，经九蒸九晒后制成黄豆大的丸药。每日服 2 次，早、晚饭前以米粥送服。

5. 实脾饮加减：干姜 9 克，附子（先下）6 克，草果 15 克，桂枝 6 克，白术 10 克，茯苓 10 克，炙甘草 6 克，生姜 5 片，大枣 6 枚，泽泻 10 克，车前子（包煎）15 克，木瓜 10 克，木香 6 克，厚朴 10 克，大腹皮 30 克。水煎服。口干舌燥者，加麦冬 10 克，生地黄 10 克。

【名医指导】

1. 在农村高发地区，普查普治，统一服药，定期复查，未愈患者重复服药，彻底消灭传染源。

2. 加强粪便管理：搞好厕所建设，不要随地大便，粪便经无公害处理后再给植物施肥。

3. 加强卫生宣传：不许孩子赤脚玩土，不许裸体嬉戏，并注意局部皮肤的保护。

4. 在驱虫治疗后补充铁剂，但重度贫血患者要先纠正贫血再驱虫。贫血者补充铁剂的同时服用稀盐酸（每次 10 滴）和维生素 C 有助铁剂的吸收。若贫血非常严重者，可进行输血治疗。

5. 注意局部皮肤防护：钩虫幼虫引起的皮炎，在感染后 24 小时内约 90% 的幼虫停留在局部，将患处浸泡在 50 ℃以上的热水中约 20 分钟，可将幼虫杀死，并能止痒。方法：把手足发痒的部位浸泡在 50 ℃以上热水中约 30 分钟左右；或用毛巾放在 50 ℃～60 ℃热

水中，取出后呈半干状态，使之紧贴在皮炎部位，每 30 秒换 1 次，连续 10 分钟。

6. 治疗的同时，注意对蛔虫等一起治疗，采用联合用药或交替用药。

7. 宜食富于营养和容易消化的食物，可多食豆腐、猪血、瘦肉、猪肝、鱼以及新鲜蔬菜，少吃辛辣油腻之物。

蛔虫病

蛔虫病是蛔虫寄生于人体小肠所引起的疾病。病程早期当其幼虫在体内移行时可引起呼吸道与过敏症状，当成虫在小肠内寄生则可引起腹痛等肠道功能紊乱。大多数为无症状感染。患者可发生胆道蛔虫病与蛔虫性肠梗阻等严重并发症。蛔虫钻入胆道而引起的胆道蛔虫症尤为常见。

本病以儿童时期最为常见，其中以 5～15 岁的儿童发病率最高。

中医学称蛔虫为蛟、蜻、蛕、长虫等，历代医家对蛔虫病均有研究。如《诸病源候论》、《千金要方》、《外台秘要》、《景岳全书》等。

【必备名方】

1. 万应丸合大承气加减：苦楝皮 30 克，槟榔 15 克，大黄（后下）6 克，芒硝（纳）30 克，厚朴 10 克，枳实 10 克，榧子 15 克，使君子 15 克，牵牛子 15 克。水煎服。腹痛明显者，加金钱草 30 克，姜黄 15 克，紫草 10 克；腹胀、不大便甚者，重用大黄、芒硝；呕吐明显者，加干姜 6 克。

2. 梅椒连芍汤加减：乌梅 15 克，花椒 10 克，黄连 5 克，炒白芍 15 克，苦楝皮 30 克，槟榔 15 克，使君子 10 克，延胡索 10 克，炒枳实 10 克，川楝子 10 克，大黄（后下）6 克，炙甘草 10 克。水煎服。呕吐者，加姜半夏 10 克；虫缠结成团、阻滞肠道、气机不通、腹胀腹痛便结者，加玄明粉（冲服）12 克；虫窜入胆道、肝胆气滞、湿热内蕴，症见往来寒热、身目黄染者，加柴胡 12 克，黄芩 10 克，金钱草 30 克，茵陈 20 克，郁金 10 克。

3. 使君子散加减：使君子 15 克，苦楝

皮 15 克，芜荑 15 克，甘草 6 克，槟榔 15 克，雷丸 15 克。水煎服。腹部胀满、大便不畅者，加大黄（后下）6 克或玄明粉（冲服）15 克；腹痛甚者，加木香 6 克，枳壳 10 克；食欲不振、恶心呕吐者，加焦三仙 30 克，法半夏 9 克；体质较弱、脾虚者，合肥儿丸。

4. 胆蛔汤加减：使君子 12 克，柴胡 15 克，槟榔 15 克，白芍 15 克，榧子肉 15 克，苦楝皮（先煎）15 克，乌梅 20 克，干姜 10 克，黄芩 10 克，陈皮 8 克。水煎服。食滞者，加枳壳 10 克，六神曲 30 克；湿热型者，加茵陈蒿 10 克，连翘 10 克，金银花 10 克；气滞型者，加香附 6 克，陈皮 10 克；便秘者，加大黄（后下）6 克；伴呕吐者，加姜半夏 9 克；虫缠结成团、阻滞肠道、气机不通、腹胀腹痛便结者，加玄明粉（冲服）12 克；虫窜入胆道、肝胆气滞、湿热内蕴，症见往来寒热、身目黄染者，加柴胡 12 克，黄芩 10 克，金钱草 30 克。

5. 乌梅大承气汤加减：乌梅 15 枚，金钱草 30 克，茵陈 30 克，黄连 9 克，黄柏 9 克，虎杖 20 克，干姜 3 克，附子（先下）9 克，桂枝 6 克，芒硝（纳）12 克，花椒 10 克，细辛 5 克，郁金 10 克，枳实 10 克，当归 15 克，大黄（后下）10 克，厚朴 15 克。水煎服。虫缠结成团、阻滞肠道、气机不通、腹胀腹痛便结者，加玄明粉（冲服）12 克，大黄（后下）9 克。

【名医指导】

1. 排查及治疗患者和带虫者，处理好粪便、管理好水源以预防感染。使用无害化人粪做肥料，防止粪便污染环境是切断蛔虫传播途径的重要措施。

2. 对患者和带虫者进行驱虫治疗，驱虫时间宜在感染高峰之后的秋、冬季节，学龄儿童可采用集体服药。驱虫药宜空腹服用，最好每隔 3～4 个月驱虫 1 次。对有并发症的患者，及时去医院诊治，不要自行用药，以免贻误病情。

3. 经过治疗，经 3～4 个月后检查粪便无虫卵即为治愈。由于存在再次感染的可能，所以最好每隔 3～4 个月驱虫 1 次。

4. 空腹服药后注意休息和饮食；保持大便通畅；注意服药后的反应及排便情况。

5. 患儿宜多食蔬菜及容易消化的食物，可适当添加富含蛋白质的食物，如鱼类、禽蛋、豆类等。不宜进食生冷食物，如泡菜等；少食香燥辛辣之品，如香瓜子、花生等。

6. 教育患儿注意饮食和个人卫生，饭前便后要洗手，不生食未洗净的蔬菜及瓜果，不饮生水。

7. 蛔厥时口服食醋 60～100 毫升，有安蛔止痛作用。

蛲虫病

蛲虫病是人蛲虫寄生于人体盲肠所引起的疾病。本病是小儿常见的寄生虫病。感染蛲虫的小儿可以见到肛门、会阴部瘙痒及睡眠不安。蛲虫病患者是本病的惟一传染源，成人与儿童均可感染，以儿童发病率为高，尤其以 2～9 岁为最高。主要症状是肛门周围及会阴部瘙痒，尤以夜间为甚，夜卧不安，局部皮肤炎症。此外，尚有精神不安，食欲不振，恶心，呕吐，腹部不适，或遗尿、失眠。偶因蛲虫爬入女孩外阴、尿道、阴道，可发生尿道炎、阴道炎。钻入阑尾，可致阑尾炎。

本病中医学亦称蛲虫。中医学对本病认识较早，各代医家著作中均有蛲虫的论述。

【必备名方】

1. 化虫丸加减：鹤虱 10 克，槟榔 10 克，苦楝皮 10 克，枯矾 30 克。为丸送服。食谷不化者，加六神曲 30 克，山楂 30 克，麦芽 30 克；腹胀者，加厚朴 10 克；肛门作痒者，加荆芥 10 克，花椒 10 克；纳少呕恶者，加豆蔻 10 克，砂仁 6 克。

2. 健脾消虫丸加减：白术 10 克，茯苓 10 克，胡黄连 10 克，使君子 30 克，六神曲 30 克，芦荟 10 克，麦芽 30 克，黄连 10 克，人参 15 克，山楂 15 克，炙甘草 6 克。水煎服。食欲不振、恶心呕吐者，加焦三仙 30 克，法半夏 9 克。

3. 追虫丸加减：雷丸（研粉分次兑服）10 克，槟榔 10 克，苦楝皮 10 克，木香 6 克，茵陈 6 克，甘草 6 克。水煎服。或服用驱虫粉，按使君子 8 份、生大黄 1 份，研粉混合；饭前 1 小时吞服，每日 3 次，每日最大总量不超过 12 克。

4. 清胆利湿汤加减：茵陈 50 克，柴胡 15 克，黄芩 15 克，法半夏 9 克，郁金 15 克，栀子 10 克，使君子 30 克，生百部 30 克，榧子 10 克，大黄 15 克，槟榔 15 克，木香 10 克，雷丸（研粉分次兑服）10 克。水煎服。呕吐不止者，加姜汁少许，半夏 6 克；湿重者，加广藿香 10 克。

5. 保元汤合苓桂术甘汤加减：黄芪 9 克，人参 3 克，炙甘草 3 克，肉桂 1.5 克，茯苓 6 克，桂枝 3 克，白术 6 克，甘草 3 克。水煎服。腹痛者，加白芍 10 克，炙甘草 6 克。

【名医指导】

1. 幼儿要养成良好的卫生习惯，勤剪指甲、勤洗肛门、勤换衣服、饭前便后洗手、不吸吮手指。患儿晚间睡觉须穿满裆裤，防止手指接触肛门；每日早晨用肥皂温水清洗肛门周围皮肤；换下的内衣内裤应予蒸煮或开水浸泡后日晒杀虫，连续 10 日。

2. 蛲虫的抵抗力强，治疗与预防需同时进行。个人防治与集体防治需同时进行，如此才可将蛲虫彻底杀灭，避免再次感染。

3. 要注意托儿所、幼儿园、小学、家庭的环境卫生，用具、桌椅、地板应经常擦洗，用开水烫洗抹布，常洗晒被褥，保持室内清洁，勿使灰尘飞扬。对感染率大于 50% 的集体儿童机构或家庭内感染要进行普查普治，7～10 日后再重复 1 次。

4. 衣服、玩具、食器定期消毒：可用 0.05% 碘溶液处理 1 小时，虫卵可全部杀死。

5. 肛门瘙痒或有湿疹，可每晚睡前洗净局部：用 10% 鹤虱油膏或 2% 氧化氨基汞软膏涂布，直到痊愈为止。

6. 定期去医院检查大便中的虫卵，根据结果和在医师的建议下正确用药。

7. 驱虫药在空腹时服用或在饭后 2 小时服用，驱虫效果较好。服药剂量应足量，但应避免剂量过大，以免引起肝脏损害。服药前 1 小时食用适量酸醋，有助于虫体的驱除。若服药后较长时间不排便，应适量服用泻药促便排出。

8. 2 岁以下的幼儿慎服驱虫药，因其肝肾发育尚不完善，易被药物损害。

9. 养成良好的饮食习惯；不吃生肉，切生肉、熟肉的刀和砧板要分开。

肠绦虫病

肠绦虫病是各种绦虫寄生于人体小肠所引起的疾病总称。常见者为猪带绦虫病和牛带绦虫病，系因进食含有活囊尾蚴的猪肉或牛肉而感染。绦虫病在我国分布较广，猪带绦虫病散发于华北、东北、西北一带，地方性流行区仅见于云南；牛带绦虫病于西南各省及西藏、内蒙石、新疆等自治区均有地方性流行。本病的流行与饮食习惯及猪、牛饲养方法不当有密切关系。

中医学将绦虫称白虫或寸自虫。对绦虫的形态、感染途经很早即有明确的认识，并寻找到效果良好的治疗药物。

【必备名方】

1. 化虫丸：鹤虱 10 克，槟榔 10 克，苦楝皮 10 克，枯矾 30 克。为丸送服。食谷不化者，加六神曲 30 克，山楂 30 克，麦芽 30 克；腹胀者，加厚朴 10 克；肛门作痒者，加荆芥 10 克，花椒 10 克；纳少呕恶者，加豆蔻 10 克，砂仁 6 克。

2. 乌梅汤加减：乌梅 15 克，生槟榔 15 克，石榴皮 10 克，雷丸（研粉分次兑服）10 克，使君子 10 克，生南瓜子（空腹嚼服）60 克。水煎服。

3. 参苓白术散加减：人参 30 克，茯苓 10 克，白术 10 克，甘草 10 克，山药 30 克，莲子 10 克，桔梗 10 克，砂仁 6 克，薏苡仁 10 克，白扁豆 10 克，大枣 6 克。水煎服。腹胀、腹痛者，加木香 6 克，槟榔 15 克；头晕气短者，加黄芪 30 克；完谷不化者，加谷芽 30 克，麦芽 30 克，五谷虫 10 克。

4. 温脾汤加减：淡附子（先下）6 克，西红花 8 克，干姜 10 克，党参 15 克，炒白术 15 克，炙黄芪 20 克，苦楝皮 15 克，槟榔 15 克，炒当归 10 克，使君子 15 克，炙甘草 5 克。水煎服。腹部胀满、大便不畅者，加大黄（后下）10 克或玄明粉（冲服）15 克。

5. 四物补血汤加减：当归 30 克，川芎 10 克，白芍 10 克，熟地黄 15 克。水煎服。气虚脱肛者，加升麻 10 克，黄芪 15 克；土虚木乘、腹痛加剧者，白芍加至 15 克，加甘草 6 克，防风 10 克。

【名医指导】

1. 管理传染源，普查普治患者。

2. 防止猪与牛感染，做到猪有栏、牛有舍，人畜分居，防止饲料被人粪污染。灭鼠对预防短、长膜壳绦虫也有重要作用。

3. 加强屠宰肉类的检查，禁止含囊尾蚴的牛肉、猪肉出售。大型屠宰场应有冷藏库。

4. 加强卫生教育，改掉吃生肉的习惯，厨房餐具应生、熟分开。猪肉、牛肉应煮熟，不吃生的或半生不熟的。

5. 出现腹泻、腹痛时，忌食油腻、甘肥之品。

猪囊尾蚴病

猪囊尾蚴病又称囊虫病，是猪带绦虫的蚴虫寄生于人体所致的传染病，因误食猪带绦虫卵而感染。绦虫病病人是惟一传染源。本病根据病灶分布部位和临床特点可分脑实质型、脑室型、脑底型、脊髓型。青壮年发病率高。

本病中医学属于"虫证"、"痫证"等范畴。中医学认为虫邪乘虚而进入人体，是本病的发生原因。

【必备名方】

1. 消瘰丸合硝石矾石丸加减：玄参 15 克，牡蛎 30 克，川贝母 30 克，芒硝 30 克，矾石 30 克，常山 30 克，槟榔 30 克，雷丸 10 克，仙鹤草 30 克。炼蜜为丸，每丸 15 克，每次 1 丸，每日 3 次。有结节包块者，加白芥子 15 克，苍术 10 克。

2. 囊虫散加减：姜半夏 30 克，陈皮 30 克，雷丸（研粉分次兑服）10 克，茯苓 40 克，白芥子 40 克，薏苡仁 50 克。上药共为细末，过 100 目细筛。每次服 15 克，每日 2 次。亦可制成水丸或蜜丸，白开水或糖水送服。结节多发者，加丹参 30 克，当归尾 15 克，水蛭 6 克，炮穿山甲 10 克，焦干漆 6 克，

脾虚之象明显者，加党参 30 克，黄芪 15 克，白术 10 克。

3. 定痫丸加减：天麻 15 克，茯神 10 克，僵蚕 10 克，川贝母 15 克，丹参 10 克，琥珀 6 克，胆南星 6 克，麦冬 10 克，朱砂 6 克，制半夏 10 克，石菖蒲 10 克，竹沥 10 克，陈皮 10 克，远志 10 克，姜汁少许，茯苓 10 克，全蝎 6 克，甘草 6 克。炼蜜为丸，每丸 10 克，每次 1 丸，每日 3 次，温开水送服。头痛、呕吐者，加大黄 6 克，牛膝 10 克，并加服玉枢丹；面赤、狂躁者，加芦荟 10 克，胆南星 10 克。

4. 千金丸加减：陈皮 10 克，法半夏 9 克，枳实 10 克，茯苓 10 克，槟榔 10 克，榧子仁 10 克，雷丸 10 克，穿山甲 10 克，芒硝 6 克，水蛭 3 克。上药共为细末，炼蜜为丸，每丸 10 克，每次 1 丸，每日 2 次。

5. 阳和汤加减：熟地黄 30 克，鹿角霜 20 克，牡蛎（先煎）20 克，甘草 10 克，白芷 10 克，法半夏 9 克，贯众 10 克，槟榔 10 克，皂角刺 10 克，陈皮 10 克，白芥子 6 克，生麻黄 6 克，炮姜 6 克，细辛 3 克，肉桂 3 克，蜈蚣 3 条。水煎服。属狂者，加陈皮 9 克，茯苓 25 克，胆南星 6 克，浙贝母 9 克，石菖蒲 15 克，郁金 15 克，丹参 30 克，白芥子 15 克，生甘草 6 克；属癫者，加柴胡 15 克，香附 10 克，远志 10 克，白术 10 克；属痫者，加黄连 9 克，焦栀子 9 克，桃仁 15 克，赤芍 15 克，大黄 6 克，生铁落（先煎）15 克。

【名医指导】

1. 切断传播途径：在普查的基础上及时为患者驱虫治疗，争取做到早发现、早治疗。

2. 管理厕所、猪圈：建圈养猪，控制人畜互相感染。

3. 注意个人卫生，戒除不良习惯，不吃生肉，饭前便后洗手。烹调务必将肉煮熟，肉中的囊尾蚴在 54 ℃经 5 分钟即可被杀死；切生肉、熟肉的刀和砧板要分开；餐馆就餐要选择卫生条件好的地方。

4. 加强肉类检查，村或单位自宰自食猪肉都必须进行肉检。一经发现囊尾蚴应立即处理，尤其要加强农贸市场上个体商贩出售

的肉类检验。

5. 治疗期间要卧床休息。有癫痫病史者在杀虫治疗期间不要离开病房。做好患者的安全护理。

6. 要在短期内反复用杀虫药，2 个疗程间隔为 10～14 日。且虫体死亡后病灶不会马上消失，应继续观察，切不可大意。

7. 在囊尾蚴病流行区，采用包括免疫学诊断在内的综合检验方法对猪群进行普查，查出阳性病猪全部治疗。如果没有条件进行普查，也可考虑在囊尾蚴病流行区对全部猪群进行普治。

第六篇 眼耳鼻咽喉口腔科疾病

第四十章 眼科疾病

睑腺炎

眼睑有两种腺体，在睫毛根部的称皮脂腺，其开口于毛囊；另一种靠近结合膜面埋在睑板里的称睑板腺，开口于睑缘。睑腺炎就是这两种腺体的急性化脓性炎症，又称麦粒肿，俗称"针眼"。

本病中医学称"土疳"。中医学认为，本病的病因病机为风邪外袭，客于胞睑化热，风热煎灼津液，变生疮疖；或过食辛辣炙热之品，脾胃积热，循经上攻胞睑，致营卫失调，气血凝滞，局部酿脓；或身体余热未清，热毒蕴伏；或素体虚弱，卫外不固而易感风邪者，常反复发作。

【必备名方】

1. 甲珠散加减：穿山甲 12 克，僵蚕 9 克，全蝎（酒洗）6 克，金银花 12 克，白芷 9 克，生地黄 15 克，北细辛 6 克，甜地丁 12 克，牡丹皮 9 克，甘草 6 克。水煎服。风热重者，加连翘 12 克，牛蒡子 9 克；兼见口渴者，加天花粉 15 克，葛根 12 克；兼见大便干结者，加大黄 6 克，枳实 6 克；兼见小便赤烫者，加栀子 9 克，木通 9 克。

2. 内疏黄连汤加减：栀子 15 克，连翘 15 克，薄荷 6 克，甘草 6 克，黄芩 10 克，黄连 6 克，桔梗 12 克，大黄 6 克，当归 10 克，白芍 12 克，木香 10 克，槟榔 6 克。水煎服。病变位于下睑者，加知母 10 克，石膏 10 克；硬结生于眦部者，加木通 6 克，淡竹叶 9 克；兼见脓未溃者，加皂角刺 10 克，没药 10 克。

3. 托里消毒散加减：黄芪 20 克，皂角刺 10 克，金银花 15 克，甘草 10 克，桔梗 10 克，白芷 15 克，川芎 10 克，当归 15 克，白芍 10 克，白术 12 克，茯苓 10 克，人参 10 克。水煎服。兼见疮口难敛者，去皂角刺；兼见食欲不振、胃脘饱胀者，加六神曲 10 克，麦芽 10 克；兼见硬结难消、红肿不甚者，加海藻 10 克，昆布 10 克。

4. 清脾散加减：栀子 9 克，赤芍 6 克，当归尾 9 克，升麻 6 克，黄芩 9 克，枳壳 9 克，广藿香 9 克，防风 3 克，生石膏 15 克，薄荷 3 克，法半夏 6 克，胆南星 6 克，天花粉 15 克，桔梗 6 克，甘草 6 克。水煎服。兼有表症者，加桑叶 10 克，防风 10 克，野菊花 15 克，以祛风清热；兼见里热者，加连翘 10 克，金银花 15 克；兼见大便干结者，加大黄 6 克或决明子 10 克，以清热泻火解毒；兼见脓变者，加天花粉 10 克，以消肿排脓；遗有瘢痕者，加活血化瘀之剂，以助其消散；兼见纳呆者，加焦三仙 10 克，鸡内金 10 克，以化食导滞。

5. 人参养荣汤：人参 6 克，肉桂 6 克，茯苓 12 克，白术 12 克，炙甘草 12 克，当归 12 克，熟地黄 12 克，白芍 12 克，远志 12 克，陈皮 12 克，黄芪 15 克，五味子 6 克。水煎服。

【名医指导】

1. 平时注意眼部卫生，避免眼睛接触化妆品，避免用脏毛巾或污染的手揉眼；保护眼睛，不要过度用眼，减少使用隐形眼镜。

2. 清淡饮食，多食新鲜水果、蔬菜，保持大便通畅。少吃油腻、膏粱厚味食物，不宜过甜。补充维生素 A、维生素 C。

3. 忌烟、酒。

4. 为防止本病在家庭成员中传播，保证使用清洁加压处置的衣服，不共用浴衣和毛巾，适当运动，增强体质。

5. 睑腺炎初起以疼痛充血为主，在尚未形成硬结和脓点时，用温热毛巾局部湿敷以加速眼睑部位的血液循环，促进炎症消退；初期未愈者，则应促使睑腺炎早些成熟，然后采用手术切开引流。形成脓点后不可用手挤排脓，以免引起严重的并发症。

睑 缘 炎

睑缘炎俗称"烂眼边"，是睑缘的一种慢性炎症。本病是由于细菌、脂溢性皮肤炎或局部的过敏反应所引起，且常合并存在，导致睑缘表面、睫毛、毛囊及其腺组织的亚急性或慢性炎症。根据临床的不同特点，本病可分为鳞屑性睑缘炎、溃疡性睑缘炎、眦角性睑缘炎3种类型。

本病中医学属于"睑弦赤烂"范畴。中医学认为，本病多因脾胃蕴热，或脾胃湿热，或心火内盛，复受风邪，风、热、湿三邪相搏，上攻睑弦而发。风盛则痒，湿盛则烂，热盛则赤，故致睑弦红赤、溃烂、刺痒。

【必备名方】

1. 消风除热汤加减：柴胡10克，前胡10克，荆芥12克，防风10克，白芷12克，薄荷6克，黄芩10克，龙胆6克，大黄6克，粉葛12克，石膏12克，甘草6克。水煎服。也可去白芷、大黄，加蝉蜕6克，徐长卿9克，以祛风止痒；兼见睑缘红赤显著者，加牡丹皮10克，赤芍10克，以凉血活血；兼见干涩较重者，加麦冬10克，天花粉10克，以生津润燥。

2. 除湿汤加减：荆芥12克，防风12克，黄芩12克，黄连7克，连翘16克，滑石16克，车前子16克，木通6克，白鲜皮16克，千里光15克，苦参20克，枳壳10克，陈皮10克，茯苓10克，花椒3克，甘草5克，地肤子16克。水煎服。兼见奇痒难忍者，加蛇床子12克，地肤子12克，以除湿止痒；兼见痛痒明显者，加白蒺藜12克，白鲜皮10克，夏枯草10克，以疏风止痛止痒；兼见糜烂脓多者，加苦参6克，栀子9克，蒲公英15克，以清热解毒除湿。

3. 导赤散合黄连解毒汤加减：黄连7克，黄芩12克，栀子12克，生地黄16克，木通6克，淡竹叶10克，赤芍12克，连翘16克，蝉蜕7克，白蒺藜16克，甘草4克。水煎服。兼见刺痒较重者，加乌梢蛇10克；兼见糜烂显著者，加茵陈10克，车前子10克；兼见眦部结膜充血者，加牡丹皮10克，赤芍10克。

4. 杞菊地黄丸加减：菊花10克，枸杞子8克，山茱萸10克，白芍10克，五味子10克，黄柏10克，黄连5克，青皮15克，丹参10克，川芎10克，黄芩10克，苍术10克，决明子10克。水煎服，每日1剂，早、晚各1次，连服30日。服药期间勿食甜食，勿看电视，勿食刺激性食物。

5. 健脾利湿汤加减：浙贝母9克，青皮9克，郁金9克，柴胡6克，蒲公英15克，赤芍12克，丹参15克，桔梗9克，连翘9克，生薏苡仁15克，首乌藤15克，玄参9克，茯苓15克，生牡蛎（先煎）15克。水煎服。

【名医指导】

1. 不要揉擦眼睛，睑缘炎患者常常在睫毛根部有脓疱状物隆起，当揉擦眼睛时易使发炎的睑缘出血，脓疱溃破，睫毛脱落。避免烟尘风沙进入眼睛。不宜戴隐形眼镜。

2. 避免长期熬夜、睡眠不足，诱发或加重本病。

3. 消除诱因，如有屈光不正者宜验光配镜。

4. 少吃辛辣刺激性食物，如葱、姜、辣椒等；饮食清淡，多吃蔬菜、水果。戒烟、酒。

5. 本病病程较长，宜坚持治疗，树立战胜疾病的信心，避免出现睑缘肥厚、秃睫或睫毛乱生。

6. 平时有消化不良和营养障碍等全身疾病时要及时治疗，消除能够造成睑缘炎的诱因；若伴有慢性结膜炎或沙眼时，也应一并进行治疗。

7. 长期不愈或屡治屡发者，可根据细菌培养、药敏试验选择相应有效药物治疗；有糖尿病者，应及时控制血糖。

泪腺炎

泪腺炎可由各种传染病引起，如腮腺炎、流行性感冒、伤寒、肺炎、急性咽喉炎等，也可以是周围组织炎症蔓延的结果。泪腺炎分为急性泪腺炎和慢性泪腺炎。急性泪腺炎临床上少见，多发生于小儿或青年人。急性泪腺炎以泪腺部胀痛和流泪开始，然后上睑外 1/3 水肿，伴有炎性上睑下垂及耳前淋巴结肿大、压痛。慢性泪腺炎表现为泪腺慢性充血和单纯肥大，一般无疼痛，可有轻微胀感，伴有上睑下垂。眼球被推向鼻下方运动受限，有复视，但很少发生眼球突出。

本病中医学属于"胞肿如桃"范畴。本病的病因多为风热毒邪客于胞睑肌肤之间；或脾肺壅热，上犯胞睑；或肝经实热传脾，风热壅于胞睑；或脾失健运，痰湿内聚，与气血混结于胞睑所致。

【必备名方】

健脾利湿汤加减：浙贝母 9 克，青皮 9 克，郁金 9 克，柴胡 6 克，蒲公英 15 克，赤芍 12 克，丹参 15 克，桔梗 9 克，连翘 9 克，生薏苡仁 15 克，首乌藤 15 克，玄参 9 克，茯苓 15 克，生牡蛎（先煎）15 克。水煎服，连服 1 个月。

【名医指导】

1. 经常锻炼身体，提高机体的抵抗力，避风寒，防感冒，积极治疗扁桃体炎、中耳炎、龋齿、肾盂肾炎等疾病。

2. 本病发病时可有上呼吸道感染症状，有时呈流行性。所以患者应注意不能与别人共用洗脸用具、毛巾等。

3. 宜多吃增强免疫作用的食物，如甲鱼、乌龟、海龟、青鱼、鲨鱼、水蛇、虾、鲫鱼、桑椹、无花果、荔枝、胡桃、杏仁、丝瓜等；宜多吃新鲜的水果和蔬菜；宜多吃具有抗菌作用的食物，如蜂蜜、蘑菇等；忌酸涩之品，如李子、柠檬、山楂、马肉等；忌辣椒、韭菜等辛辣之物；该症患者多体虚，应食谱广，忌偏食。忌咖啡、可可等兴奋性饮料。

4. 泪腺萎缩引起眼干燥者，可滴人工泪液。

5. 重视急性发作期的治疗，以避免迁延不愈转成慢性。

泪囊炎

泪囊炎是由于鼻泪管的阻塞或狭窄而引起的炎症。常见于沙眼、泪道外伤、鼻炎、鼻中隔偏曲、鼻息肉、下鼻甲肥大等阻塞鼻泪道，泪液不能排出，长期滞留在泪囊内。这是一种比较常见的眼病，好发于中老年女性，农村多见。

本病中医学属于"漏睛疮"范畴。本病多由于风热邪毒侵袭，停留泪道，积伏日久，蓄腐成脓；或心有伏火，脾蕴湿热，循经上犯内眦，积聚成脓，浸渍泪窍；或椒疮邪毒侵犯泪窍，窍道闭塞，复加风热邪毒外袭所致。

【必备名方】

1. 驱风散热饮子加减：连翘 15 克，栀子 15 克，羌活 15 克，防风 15 克，牛蒡子 15 克，当归 15 克，赤芍 15 克，川芎 15 克，薄荷 6 克，大黄 6 克，甘草 10 克。每日 1 剂，水煎，2 次分服。

2. 排脓液方：白芷 15 克，黄芪 15 克，川芎 15 克，黄柏 15 克，金银花 15 克，薄荷（后入）6 克。水煎，后用过滤器过滤，澄清浓缩为 250 毫升，封口高压消毒备用。用排脓液冲洗泪道，每周 3 次，连续治疗 2 周；泪道不通者，在冲洗 1 周后，无脓性物时，谨慎做泪道探通，然后再行冲洗治疗。

3. 扶正祛风散：黄芪、黄芩、大黄、防风、地骨皮、远志、党参、茯苓、漏芦各等份。上药共为细末，每次 10 克，水煎服，每日 2 次。

4. 竹叶泻经汤加减：淡竹叶 15 克，泽泻 15 克，车前子 15 克，决明子 15 克，羌活 15 克，赤芍 15 克，天花粉 15 克，栀子 12 克，黄芩 12 克，黄连 6 克，茯苓 20 克，大黄 5 克，乳香 10 克，甘草 10 克。水煎服，每日 1 剂，2 次分服。心烦、大便秘结者，加栀子 10 克，大黄 6 克，以泻热通腑；痛甚者，加泽兰 10 克，皂角刺 10 克，以活血通络，消肿止痛。

5. 千金托里散加减：黄芪 15 克，党参 15 克，茯苓 15 克，当归 15 克，白芍 15 克，川芎 15 克，金银花 15 克，防风 15 克，桔梗 15 克，白芷 15 克，麦冬 15 克，甘草 10 克。水煎服，每日 1 剂，2 次分服。

【名医指导】

1. 注意眼部卫生，定期检查眼部。及时彻底治疗沙眼、睑缘炎等外眼部炎症；有鼻中隔偏曲，下鼻甲肥大、鼻窦炎或慢性鼻炎者应尽早治疗。

2. 积极治疗结核、梅毒等特殊感染性疾病。

3. 忌辛辣、油炸、烧烤等刺激性食物，特别是素患眼疾者，更需注意；饮食宜清淡，多食新鲜蔬菜、水果；多食有清热解毒功效的食物，如绿豆、赤小豆、黄豆、生白萝卜、茄子、白菜、芹菜、黄花菜、茼蒿、竹笋、菜瓜、西瓜、冬瓜、冬瓜子、丝瓜、黄瓜等。忌烟、酒，避免烟雾、油烟刺激。

4. 保持眼部清洁，每日用医用棉签挤压泪囊区 2～3 次；脓液排净后点抗生素眼药水（如氯霉素、利福平等），每日 3～4 次。切忌用手挤压排脓。必要时就诊医院进行泪道冲洗。

流 泪 症

流泪症是以泪液经常溢出睑弦而外流为临床特征的眼病总称。多见于老年人。其病因包括：①沙眼衣原体急性发病，可导致畏光流泪，眼内异物感，有较多黏液或黏液性分泌物；②泪道堵塞不畅，可导致流泪不止；③溢泪症，遇到强光照射或到了秋冬季节，吹了冷风，就开始流泪。

本病中医学属于"冷泪"范畴，又称"目风泪出"、"无时泪下"、"冲风泣下"。中医学认为，本病系肝肾不足、命门火衰、泪泉不固所致，或肝胆火炽、迫液上沸，或兼风邪侵袭泪窍，窍道不通而成。

【必备名方】

1. 杞菊地黄丸加减：菊花 10 克，枸杞子 8 克，山茱萸 10 克，白芍 10 克，五味子 10 克，黄柏 10 克，黄连 5 克，青皮 15 克，

丹参 10 克，川芎 10 克，黄芩 10 克，苍术 10 克，决明子 10 克。水煎服，每日 1 剂，早、晚各 1 次，连服 30 日。服药期间勿食甜食，勿看电视，勿食刺激性食物。

2. 明目地黄丸加减：生地黄 15 克，熟地黄 15 克，当归 15 克，五味子 6 克，山茱萸 15 克，白芍 12 克，牡丹皮 10 克，泽泻 10 克，柴胡 12 克，山药 10 克。水煎服。虚热偏重者，加知母 10 克，黄柏 10 克，以滋阴降火；兼瘀滞者，加茺蔚子 10 克，丹参 10 克，以活血明目。

3. 八珍汤加减：当归 14 克，白芍 12 克，川芎 12 克，熟地黄 12 克，人参 10 克，白术 12 克，茯苓 12 克，炙甘草 10 克。水煎服。可酌加白蒺藜 10 克，防风 10 克，白芷 10 克，以祛风止泪；兼见畏寒肢冷者，加桂枝 6 克，细辛 3 克，以温经散寒。

4. 归脾汤加减：白术 12 克，茯神 10 克，黄芪 15 克，龙眼肉 12 克，党参 10 克，酸枣仁 10 克，木香 12 克，炙甘草 10 克，远志 12 克，当归 10 克。水煎服。

5. 止泪补肝散加减：白蒺藜 15 克，当归 12 克，熟地黄 12 克，白芍 12 克，川芎 10 克，木贼 12 克，防风 12 克，夏枯草 10 克。水煎服。可酌加菊花 12 克，白薇 10 克，石榴皮 10 克，以祛风止泪。

【名医指导】

1. 注意个人卫生，不要随便用脏手揉眼。脸盆、毛巾等要做到个人专用。避免寒冷及风沙对眼部刺激。

2. 避免感染沙眼、结膜炎等，以致诱发或合并本病。

3. 若经一般治疗不见好转，应去医院查找病因并针对病因治疗，如泪道冲洗等。

4. 忌辛辣刺激食品，如大蒜、葱、姜、韭菜等；多吃新鲜水果和蔬菜；多吃具有平肝明目、通络清热功效的食物，如绿豆、赤小豆、冬瓜、冬瓜子等。

5. 忌烟、酒。

眼干燥症

眼干燥症是一种以侵犯泪腺为主的慢性

自身免疫性疾病。主要表现为干燥性角膜结膜炎。本病多发于40~60岁的女性患者，也就是在绝经期间。临床表现为开始时眼部可有异物感、发痒、干燥以至烧灼感，眼泪减少，并有一定程度的视物模糊和怕光现象。本病可分为两大类：一方面由于全身疾病如干燥综合征、关节炎、糖尿病等使泪腺不能产生足够的泪液而引发；另一方面是由于环境因素，如长期使用电脑，眨眼次数常减少，角膜得不到湿润，眼睛就会出现干燥酸涩的症状而诱发。

本病中医学属于"白涩症"、"干涩昏花症"等范畴。中医学认为，黑睛属风轮，在脏为肝，肝开窍于目，泪为肝之液；肝藏血，津血同源，生理上相互补充，病理上相互影响，阴血不足则津液无以化生，故两目干涩。环境污染、手术等外界刺激可伤及眼部脉络，使津血不能润泽眼目，且久视伤血，血虚则津亏泪少，目失润泽而出现目珠干涩感、异物感、烧灼感、痒感、畏光、眼红、视物模糊、视力下降等。气血长久不能润养双目，甚至会血络闭阻，濡润无源，以致目失血养而不得视。

【必备名方】

1. 犀角地黄汤合增液汤加减：水牛角（先煎，代犀角）30克，牡丹皮15克，赤芍15克，生地黄20克，玄参20克，麦冬20克。水煎服。兼见燥结或痰核者，加牡蛎15克，僵蚕10克，煅蛤壳10克；兼见双目干涩者，加何首乌15克，石斛10克，南沙参10克。

2. 润燥六黄汤：生地黄15~30克，熟地黄15~30克，当归15~30克，玄参15~30克，黄连3~6克，黄芩3~6克，黄柏3~6克，炙黄芪30~100克，天冬15克，麦冬15克，黄精30克。水煎服。每日1剂。便秘者，加何首乌、肉苁蓉、火麻仁；关节肿痛者，加秦艽、威灵仙、忍冬藤；舌尖边紫暗、有瘀点、皮肤紫癜者，加桃仁、红花、丹参。

3. 大补地黄丸：生地黄12克，熟地黄12克，枸杞子12克，山茱萸12克，炒黄柏10克，当归10克，炒白芍10克，肉苁蓉10克，玄参10克，天花粉10克，天冬10克，麦冬10克，山药15克，炒知母6克。水煎服。双目干涩和畏光者，加菊花10克，桑叶10克；视力下降者，合石斛夜光丸；口干者，加乌梅6克；鼻结血痂者，加黄芩9克，薄荷6克；关节肿痛者，加续断10克，老鹳草10克，鬼箭羽10克；进食困难者，加绿萼梅9克；腹胀者，加玫瑰花6克，佛手10克；咽干少津者，加山豆根10克，挂金灯10克；肋肿者，加浙贝母10克，僵蚕10克，蜈蚣2条；龋齿者，加生石膏20克；干咳少痰者，加鱼腥草10克，紫菀10克；皮肤干燥发痒者，加何首乌15克，沙苑子10克，钩藤15克；大便干结者，加郁李仁9克，松子仁10克，火麻仁10克；性欲淡漠者，加仙茅9克，淫羊藿9克，阳起石10克。

4. 生脉饮加减：西洋参（先煎）15克，南沙参18克，麦冬18克，茯苓18克，白术12克，五味子12克，黄芪20克。水煎服。低热者，加地骨皮10克，以清热除烦；偏于阴虚者，加石斛10克，龟甲15克，鳖甲15克，玉竹9克，黑芝麻10克，以滋阴润燥；偏于肝肾精血亏损者，加何首乌15克，沙苑子10克，核桃仁10克，以填精补髓润燥；津枯血虚者，加阿胶9克，亚麻子10克，以养血润燥。

5. 血府逐瘀汤加减：柴胡3克，甘草3克，川芎5克，桔梗5克，赤芍6克，枳壳6克，红花9克，当归9克，生地黄9克，牛膝9克，桃仁12克。水煎服。积血日久不散者，加鳖甲15克，苏木9克，瓦楞子10克，三棱10克，莪术10克，以破血散瘀；瘀久化热者，加栀子9克，黄连6克，以清肝泻火；气虚者，加黄芪15克，以补气祛瘀。

【名医指导】

1. 平时用眼得当。多眨眼，每分钟眨眼至少4~5次，切忌"目不转睛"。

2. 避免长时间用眼，如连续操作电脑，注意中间休息，通常连续操作1小时，休息5~10分钟。休息时，可远眺或做视力保健操，并适当进行穴位按摩。

3. 房间光线及周围环境的光线柔和适中，电脑屏幕亮度要适当，清晰度要好；桌椅的高度要和电脑的高度匹配，使双眼平视或轻度向下注视荧光屏。晚上看书时以白炽灯为宜。

4. 少吹空调，避免座位上有气流通过；在座位附近放置茶水，增加周边湿度；避免在干燥的环境中过度用眼。

5. 多吃水果、蔬菜、乳制品、鱼类等富含维生素的食品。忌烧烤、油炸、辛辣食品；多喝水。

6. 避免使用隐形眼镜，应戴框架眼镜。随身携带人工泪液，定时点眼药。

7. 对眼睑上有油性分泌物、碎屑、脱落物者，要格外注意保持眼睑卫生。

结 膜 炎

结膜炎俗称"火眼"、"红眼病"。是眼科的常见病、多发病，是结膜组织对有害因子产生的一种防御反应。结膜充血和分泌物增多是各种类型的结膜炎所共有的两个基本特征，但是由于引起结膜炎的病因不同，其组织损伤和炎症反应的程度、表现也各不相同。

本病中医学属于"暴风客热"、"暴发火眼"、"天行赤眼"等范畴。本病多因风热之邪外袭，客于内热阳盛之人，风热相搏，而交攻于目而发；或风热内侵，致肝经热盛，邪毒炽盛而致；或暴风客热或天行赤眼治疗不彻底，外感风热，客留肺经；或饮食不节，过食辛辣，嗜酒过度，致使脾胃蕴积湿热，上熏于目；或肺阴不足，或热病伤阴，阴虚火旺，上犯结膜等。

【必备名方】

1. 羌活胜风汤加减：羌活 10 克，防风 10 克，赤芍 10 克，板蓝根 30 克，蒲公英 30 克，大皂角 15 克。水煎服。兼见眼睑皮肤湿烂、痒甚者，加白鲜皮 10 克，地肤子 10 克，茵陈 10 克，乌梢蛇 10 克，以疏风除湿止痒；球结膜充血明显者，加桑白皮 10 克，连翘 15 克，牡丹皮 10 克，以清热泻肺，凉血退赤。

2. 泻肺饮加减：石膏 20 克，龙胆 6 克，柴胡 10 克，栀子 12 克，黄芩 12 克，赤芍 15 克，枳壳 15 克，木通 6 克，防风 15 克，荆芥 15 克，桑白皮 15 克。水煎服。兼见球结膜充血水肿明显者，重用桑白皮，加桔梗 6 克，

葶苈子 10 克，以利水泻肺消肿；加野菊花 15 克，紫草 10 克，以清热解毒，凉血退赤；便秘者，加大黄 6 克，芒硝 10 克，以泻火通腑。

3. 普济消毒饮加减：黄连 6 克，黄芩 12 克，黄柏 12 克，栀子 12 克，陈皮 12 克，甘草 10 克，玄参 12 克，连翘 12 克，板蓝根 12 克，马勃 15 克，牛蒡子 12 克，薄荷 8 克，桔梗 12 克，僵蚕 15 克，升麻 10 克，柴胡 10 克。水煎服。眼睑红肿、球结膜充血明显者，加生石膏 20 克，知母 10 克，桑白皮 10 克，以清泻肺热；球结膜出血严重者，加生地黄 15 克，牡丹皮 10 克，赤芍 10 克，以清热凉血；便秘者，加大黄 6 克，芒硝 10 克，以清腑泻热。

4. 龙胆泻肝汤合五味消毒饮加减：龙胆 8 克，生地黄 15 克，当归 15 克，木通 6 克，泽泻 15 克，车前子 15 克，栀子 15 克，柴胡 10 克，黄芩 12 克，甘草 6 克，蒲公英 15 克，紫花地丁 15 克，野菊花 15 克，天葵子 15 克。水煎服。角膜溃疡者，加白芷 10 克，夏枯草 10 克，决明子 10 克，以清热退翳；大便秘结者，加大黄 6 克，芒硝 10 克，以泻热通腑。

5. 除风清脾饮加减：陈皮 15 克，连翘 12 克，防风 12 克，知母 12 克，玄明粉 10 克，黄芩 12 克，玄参 12 克，黄连 12 克，荆芥 10 克，大黄 6 克，桔梗 12 克，生地黄 12 克。水煎服。湿盛者，去玄参、知母，加苦参 6 克，地肤子 10 克，苍术 10 克，以杀虫、燥湿、止痒；睑结膜充血较重、乳头较多者，加金银花 15 克，蒲公英 15 克，板蓝根 15 克，牡丹皮 10 克，赤芍 10 克，以增强清热解毒、凉血退赤之功；眼痒沙涩较甚者，加僵蚕 10 克，白蒺藜 10 克，以疏风止痒。

【名医指导】

1. 勤洗手，避免随意揉眼。不用公共毛巾、手帕及面盆。患者毛巾、手帕、面盆用后应煮沸消毒。

2. 对传染性结膜炎患者应采取一定的隔离措施，不能到公共游泳区游泳。

3. 工作环境多风尘、烟油等刺激者，应改善环境和戴保护眼镜，以防引起该病。

4. 点眼药水瓶口勿触及患眼及分泌物，

以免发生交叉感染。并同时保护健侧眼睛不受感染。

5. 避免用眼疲劳，注意劳逸结合。

6. 忌葱、韭菜、大蒜、辣椒、羊肉、狗肉等辛辣刺激性食物；忌食酒酿、荠菜、象皮鱼、鲨鱼、带鱼、黄鱼、鳗鱼、虾、蟹等海腥发物；多食富含维生素的新鲜蔬菜、水果，如青菜、苹果、黄瓜、丝瓜等；多食有清热功能的食物，如茭白、冬瓜、苦瓜、绿豆、西瓜等。

结膜下出血

由于结膜血管破裂或血管壁渗透性增强引起的出血，容易在组织疏松的球结膜下积聚，呈片状，边界清楚，称结膜下出血。临床上可因外伤、剧烈咳嗽以及高血压、动脉硬化、血友病、败血症等全身性疾病所引起。球结膜下出血早期颜色鲜红，逐渐由红变黄而被吸收。一般1周左右可完全消退。不合并其他并发症的单纯性结膜下出血，预后良好。

本病中医学属于"白睛溢血"，又称"色似胭脂证"。结合临床及局部症状表现，本病病因病机主要为外伤致目窍白睛脉络破裂。另外全身性疾病所致者或因邪热客于肺经，气血失调；或机体阴虚火旺，虚火上炎灼伤目络；或因呛咳、呕吐等使目络受损；以及血热上逆等均可导致白睛脉络受损，血不循经而外溢于络外，积于白睛里层与外膜之间而成本病。

【必备名方】

1. 退赤散加减：桑白皮15克，甘草10克，牡丹皮12克，黄芩12克，天花粉12克，桔梗15克，赤芍10克，当归10克，瓜蒌子12克，丹参10克，红花12克。水煎服。兼见结膜下出血较多者，加丹参10克，红花10克，以清热化瘀。

2. 明目地黄丸加减：生地黄15克，熟地黄15克，当归15克，五味子10克，山茱萸15克，白芍12克，牡丹皮10克，泽泻10克，柴胡12克，山药10克。水煎服。虚热偏重者，加知母10克，黄柏10克，以滋阴降火；兼瘀滞者，加茺蔚子10克，丹参10克，以活血明目。

3. 归芍红花散加减：当归12克，大黄10克，栀子12克，黄芩15克，红花10克，赤芍12克，甘草10克，白芷12克，防风15克，生地黄12克，连翘12克。水煎服。眼睑厚硬、睑结膜充血明显、乳头较多者，加牡丹皮10克，以凉血散瘀退赤；沙涩畏光、分泌物多、流泪较重者，加金银花15克，蒲公英15克，板蓝根15克，以清热解毒；角膜血管翳严重或角膜浸润者，加决明子15克，木贼9克，蝉蜕6克，以退翳明目。

4. 八味大发散加减：麻黄10克，细辛3克，蔓荆子12克，藁本12克，羌活12克，白芷12克，川芎12克，防风10克，木贼10克，白蒺藜12克，当归10克，玄参12克，甘草10克。水煎服。可加当归10克，玄参10克，以防上药辛散太过。

5. 防风通圣散加减：防风15克，荆芥12克，连翘12克，麻黄6克，薄荷8克，川芎12克，当归12克，白芍12克，白术15克，栀子12克，石膏12克，黄芩10克。水煎服。热毒较重者，去麻黄、川芎；刺痒较重者，加蝉蜕6克，蒺藜10克。

【名医指导】

1. 发生球结膜下出血，2日内要进行眼部冷敷，防止出血加重；2日后可用热水熏蒸，促进眼部淤血吸收。具体方法为：取开水1杯，眼睛在杯口上方，利用热气进行熏蒸；同时使用抗生素眼药水。一般经过7～10日，出血可被吸收。

2. 生活规律，养成良好的生活习惯，早睡早起，注意午休。适当运动，避免搬重物及用力咳嗽等增加腹腔压力的动作。

3. 有高血压及糖尿病的患者，应平稳控制血压、血糖；45岁以上者应定期体检。如果频繁发生球结膜下出血，则应去血液科详细检查。

4. 保持情绪稳定，乐观心态。

5. 饮食宜清淡，多食新鲜蔬菜、水果等维生素含量高的食物，如西兰花、黄瓜、苹果等；忌辛辣刺激性食物，如辣椒、葱、姜等；忌肥甘厚腻，如肥肉、甜品等；多食含纤维较多的食物，保持大便通畅。避免酗酒，戒烟。

6. 避免使劲揉眼及眼外伤。

巩 膜 炎

巩膜炎是巩膜基质的炎症，以眼痛、眼红和视力减退为主要临床特征，其病情和预后均比表层巩膜炎严重。本病多见于中青年，女性明显多于男性，双眼发病率50％以上。本病病情顽固，易反复发作，并发症较多，如硬化性角膜炎、葡萄膜炎和青光眼等，严重者可发生巩膜葡萄肿，甚至穿孔。

本病中医学属于"火疳"范畴。本病多因肺、心、肝三经火热亢盛，上攻白睛深层，火邪郁滞无从宣泄，煎灼血络，血热瘀滞而成。轻者肺热壅滞，重者心肺火郁，甚至肝肺实火上攻，其病机特点主要为热壅血瘀。

【必备名方】

1. 泻肝散加减：玄参12克，大黄6克，黄芩12克，知母12克，桔梗12克，车前子12克，龙胆6克，羌活12克，当归12克，芒硝12克。水煎服。兼见结节高耸紫暗者，加赤芍10克，郁金10克，生地黄10克，红花6克，夏枯草10克，以凉血散瘀、软坚散结；疼痛剧烈者，加乳香10克，没药10克，鸡血藤20克，以凉血止痛。

2. 天麻汤加减：天麻12克，菊花15克，当归身12克，羌活15克，白芍12克，川芎12克，甘草10克。水煎服。可酌加夏枯草10克，白蒺藜10克，连翘15克，表证既解；便干脉实者，合三黄汤加味（黄芩10克，黄柏10克，黄连6克，当归10克，生地黄15克，木通6克，生栀子9克，川芎9克，木贼9克，赤芍10克，甘草6克）；大便干燥者，加大黄6克。

3. 青葙子丸：青葙子15克，决明子15克，葶苈子15克，车前子15克，五味子15克，生地黄15克，枸杞子15克，茺蔚子15克，防风15克，泽泻15克，地肤子15克，肉桂15克，菟丝子15克，细辛8克，麦冬30克，兔肝1具。炼蜜为丸，每丸9克，每次2丸，每日2次。

4. 清热祛风化湿汤加减：广藿香12克，佩兰10克，豆蔻10克，猪苓10克，滑石（布包）10克，泽泻10克，枳壳5克，黄芩6克，通草6克，薏苡仁15克。水煎服。连服10剂后，加郁金5克，红花5克，续服5剂。

5. 养阴清肺汤加减：生地黄15克，麦冬15克，玄参15克，牡丹皮15克，炒白芍15克，浙贝母10克，生甘草10克，薄荷8克。水煎服。阴虚火旺者，去薄荷，加知母15克，石斛15克，地骨皮15；白睛结节日久、难以消退者，去炒白芍，加赤芍15克，丹参15克，郁金15克，瓦楞子20克，海浮石20克。

【名医指导】

1. 生活作息规律，加强锻炼，增强体质。

2. 积极治疗全身性疾病，如慢性类风湿关节炎、系统性红斑狼疮等；亦要积极治疗带状疱疹病毒感染、梅毒、痛风等。

3. 饮食宜清淡，忌辛辣刺激及肥甘厚腻的食物，如肥肉、甜点、巧克力等；多食素淡果品以清利明目，如绿豆、苦瓜、冬瓜、西瓜等；多食清润之品，使大便通畅，有助于导火邪下行。

4. 戒烟忌酒，保持情绪稳定。

5. 积极治疗，避免巩膜穿孔、坏死等。

角膜炎和角膜基质炎

角膜炎主要表现为不同程度的视力下降、疼痛、畏光、流泪、眼睑痉挛、睫状充血、角膜浸润混浊、角膜溃疡；严重者可引起虹膜睫状体炎，出现前房积脓、瞳孔缩小、虹膜前后粘连等。如角膜溃破，虹膜脱出，可出现角膜葡萄肿及继发性青光眼；若溃口不能修复，可形成角膜瘘，出现感染性眼内炎，甚则全眼球炎，终为眼球萎缩。角膜基质炎是角膜炎的一种，也是青少年中常见的一种眼病。角膜基质炎虽可由致病微生物直接侵犯角膜基质所致，但大多数属于免疫反应。先天性梅毒为最常见的原因，结核、单纯疱疹、带状疱疹、麻风、腮腺炎等病也可引起本病。

角膜炎中医学属于"聚星障"范畴；角膜

基质炎中医学属于"混睛障"范畴。中医学认为，这两种病多因风热毒邪上犯于目，或肝经风热或肝胆热毒蕴蒸于目，热灼津液，瘀血凝滞引起；或邪毒久伏，耗损阴液，肝肾阴虚，虚火上炎所致等。

【必备名方】

1. 消毒饮加减：当归9克，柴胡9克，菊花15克，蒲公英15克，丹参15克，板蓝根12克，黄芩10克，赤芍10克，甘草10克。水煎服。眼痛甚者，加乳香10克，没药10克；头痛甚者，加川芎10克，白芷10克；口苦、苔黄者，加石膏30克。

2. 羌活胜风汤加减：金银花15克，栀子15克，防风15克，羌活15克，前胡15克，荆芥15克，桔梗15克，川芎15克，白术15克，薄荷5克，黄芩12克，土茯苓20克。水煎服，每日1剂，2次分服。

3. 清肝泻火明目汤：龙胆6克，连翘15克，车前子15克，生地黄15克，黄芩10克，赤芍10克，大黄10克，柴胡10克，青葙子10克，谷精草10克，茯苓30克，甘草6克。水煎服。

4. 四顺清凉饮子：龙胆6克，黄芩15克，桑白皮15克，车前子15克，柴胡10克，黄连10克，生地黄10克，赤芍10克，当归10克，川芎10克，枳壳10克，大黄6克，防风10克，木贼10克，羌活5克。水煎服。口干便燥明显者，加天花粉9克，石膏20克，芒硝10克；兼见眼部红肿疼痛严重者，加水牛角15克，牡丹皮10克，乳香10克，没药15克；兼见分泌物呈黄绿色、邪毒炽盛者，加金银花15克，蒲公英15克，败酱草10克，菊花10克，千里光10克。

5. 清翳汤加减：玄参15克，石决明15克，当归尾15克，赤芍15克，生地黄15克，麦冬15克，木贼10克，密蒙花10克，防风10克，荆芥10克，蔓荆子6克，柴胡6克。水煎服。仍有轻微红赤、余热未尽者，加黄芩6克；角膜有新生血管者，加红花6克；舌淡脉弱、气阴不足者，加太子参10克；血虚者，合四物汤；肾阴不足者，合杞菊地黄丸。

【名医指导】

1. 忌辛辣食品，多食河鲜、蔬菜、瓜果；

避免暴饮暴食，避免食用易损伤脾胃的食品；戒烟、酒。

2. 及时治疗，适当选用抗生素和抗病毒药物。

3. 避免角膜外伤：当有风沙吹入眼内时，切勿用脏手揉擦或用尖物挑拨，应及时到医院请眼科医师消毒冲洗。

4. 养成健康的生活习惯，充分休息，避免熬夜，让眼睛多与新鲜空气接触。避光休息或戴墨镜保护，避免日光暴晒。

5. 积极治疗引起该病的病因，如抗梅毒、结核、单纯疱疹病毒及带状疱疹病毒治疗。

6. 角膜基质炎多与出生时母亲患有梅毒有关，应加强母亲妊娠期的梅毒检测，必要时终止妊娠。

7. 保持良好心情，切勿紧张、情绪波动。

白内障

晶状体混浊称白内障。白内障发生的危险因素主要有老化、糖尿病、遗传、免疫、辐射、过度调节、吸烟、饮酒、糖皮质激素的应用、全身及局部营养障碍等。白内障根据其病因和形态学特征而分类，临床上将其分为先天性白内障、老年性白内障、外伤性白内障、并发性白内障等几种类型。

本病中医学属于"内障"范畴。本病多因年老体衰，肝肾亏损，精血不足；脾虚失运，气血亏虚，精血不能上荣于目所致。此外，血虚肝旺，肝经郁热上扰或阴虚夹湿热上攻也可致晶珠混浊。

【必备名方】

1. 白内障2号方：生地黄12克，熟地黄12克，石决明12克，珍珠母10克，山药10克，泽泻10克，枸杞子10克，菊花10克，蒺藜10克，谷精草10克，茯苓10克，何首乌10克，丹参12克，党参12克，白术12克，当归10克，远志10克，酸枣仁10克，白芍10克，焦山楂15克，鸡血藤15克，决明子15克。水煎服。

2. 熟地黄首乌汤加减：熟地黄15克，何首乌15克，枸杞子15克，玄参10克，磁石10克，黄精10克。水煎服。阴虚火旺者，加知母 10 克，女贞子 10 克，墨旱莲 10 克，黄柏 10 克；气虚者，加黄芪 15 克，党参 10 克，白术 10 克，山药 10 克；气郁者，加柴胡 6 克，郁金 10 克，枳壳 10 克；血瘀者，加当归 10 克，丹参 10 克，桃仁 10 克，红花 6 克；阳虚者，加巴戟天 6 克，益智 15 克，附子 3 克，肉桂 9 克，肉苁蓉 9 克；纳呆者，加山楂 10 克，白扁豆 10 克，陈皮 10 克，六神曲 10 克。

3. 消障丸：黄芪 16 克，党参 8 克，枸杞子 8 克，王不留行 8 克，三棱 8 克，莪术 8 克，白茅根 8 克，白术 6 克，茯苓 6 克，决明子 6 克，桃仁 6 克，赤芍 6 克，穿山甲 6 克，升麻 2 克，甘草 2 克，白蒺藜 12 克，蝉蜕 6 克，丹参 12 克，珍珠母 24 克，泽泻 5 克，大黄 5 克，僵蚕 32 克，车前子 20 克，磁石 10 克。上药共为细末，炼蜜为丸。每日早、晚空腹各服 9 克，温开水送服。

4. 蓝实丸：蓝实 15 克，决明子 15 克，青葙子 15 克，枳壳（炒）15 克，黄连 6 克，地肤子 15 克，大黄 6 克，野菊花 15 克，甘草 15 克，茺蔚子 15 克，车前子 15 克，葳仁 15 克，羚羊角 15 克，防风 15 克，生地黄 15 克，细辛 15 克，赤茯苓 15 克，兔肝 1 具，鲤鱼胆 1 枚。上药为末，炼蜜为丸，如梧桐子大，每次 20 丸，清粥送服。

5. 真珠明目汤：珍珠母 15 克，决明子 15 克，当归 12 克，白芍 12 克，制何首乌 12 克，枸杞子 12 克，夏枯草 12 克，白蒺藜 10 克。水煎服。气虚者，加太子参 15 克；血虚者，加熟地黄 15 克；血络瘀阻者，加丹参 10 克，赤芍 10 克，蒲黄 10 克，川芎 10 克。

【名医指导】

1. 避免强烈日光照射：在户外活动时，戴上太阳镜或遮阳帽，可有效预防射线对晶体的损伤。

2. 营养平衡饮食，宜食富含蛋白质、钙、微量元素的食物，如牛奶、鱼类、筒子骨等；多食富含 B 族维生素以及维生素 A、维生素 C、维生素 D 的食物；多食新鲜蔬菜、水果，如胡萝卜、西红柿、黄瓜、丝瓜、橙子、鱼肝油等；多饮水；宜低盐饮食。

3. 戒烟。

4. 积极治疗其他眼部疾病及慢性全身性疾病。糖尿病患者宜及时有效地控制血糖。

5. 避免外伤、中毒、电离辐射等对晶状体的损伤。

6. 适当控制读写和看电视时间，应控制在 1 小时之内。用眼过度后应适当放松，久坐工作者应间隔 1～2 小时起身活动 10～15 分钟，举目远眺或做眼保健操。

7. 白内障以手术治疗为主。手术后避免剧烈运动，尤其要注意眼部及眼周围头部的碰撞伤；术后 3 个月复查；如残留屈光不正者，配镜矫正。

青光眼

青光眼是指与眼压升高有关的以视网膜神经纤维萎缩、视盘凹陷和视野缺损为主要特征的一组疾病，为临床常见病和主要致盲眼病。本病有一定的遗传趋向，在患者直系亲属中，10％～15％的个体可能发生青光眼。由于青光眼是一种终生性疾病，为不可逆性盲，发病具有隐匿性和突然性，且早期诊断困难，因而加强对青光眼的早期诊治显得更具意义。

本病中医学属于"内障"范畴。本病多因情志抑郁，忧忿悖怒，肝气郁结，郁而化火，上扰清窍；或素有头风痰火，又因情志不舒，肝郁化火，痰火相搏，升扰于目；或劳瞻竭视，真阴暗耗，肝肾阴亏，阴不潜阳，肝阳上亢等致气血不和，脉络不利，玄府闭塞，神水瘀积，酿生本病。

【必备名方】

1. 绿风羚羊饮加减：玄参 15 克，防风 12 克，茯苓 15 克，知母 12 克，黄芩 12 克，细辛 3 克，桔梗 12 克，羚羊角 2 克，车前子 10 克，大黄 8 克。水煎服。混合充血明显者，加赤芍 10 克，牛膝 15 克，以凉血散瘀；恶心呕吐者，加竹茹 10 克，法半夏 9 克，以和胃降逆；大便秘结者，加芒硝 10 克，以泻腑通便；溲赤短少者，加猪苓 10 克，木通 6 克，以清利小便；口苦胁痛者，加龙胆 6 克，栀子 9 克，以清泻肝胆；热极生风、阴血已伤者，合羚羊钩藤汤，以凉肝熄风；体质肥胖并常有头晕者，合温胆汤，以祛痰。服药后症状减轻，应以调理肝之阴阳为主。

2. 将军定痛丸加减：黄芩 12 克，僵蚕 12 克，陈皮 12 克，天麻 12 克，桔梗 12 克，青礞石 12 克，白芷 15 克，薄荷 10 克，大黄 6 克，法半夏 9 克。水煎服。可酌加石决明 10 克，决明子 10 克，以增强平肝清热之力；呕吐甚者，加竹茹 10 克，草豆蔻 10 克，石菖蒲 10 克。

3. 回光汤：羚羊角（或山羊角 15 克代替）1 克，玄参 15 克，知母 10 克，龙胆 6 克，荆芥 10 克，防风 10 克，制半夏 10 克，菊花 10 克，僵蚕 6 克，细辛 3 克，川芎 5 克，茯苓 20 克，车前子 20 克。水煎服，每日 1 剂，2 次分服。

4. 丹栀逍遥散加减：当归 15 克，白芍 15 克，白术 15 克，牡丹皮 15 克，栀子 15 克，茯苓 25 克，柴胡 10 克，甘草 10 克，薄荷 10 克，生姜 10 克。肝郁而阴血亏虚较甚者，加熟地黄 10 克，女贞子 10 克，桑椹 10 克；肝郁而化火生风者，去薄荷、生姜，加夏枯草 15 克，菊花 15 克，钩藤 15 克，羚羊角 2 克。

5. 阿胶鸡子黄汤加减：阿胶 15 克，白芍 15 克，石决明 15 克，钩藤 15 克，生地黄 15 克，茯神 15 克，络石藤 15 克，生牡蛎 15 克，甘草 15 克，鸡子黄 1 个。水煎服。虚火尚旺者，加知母 15 克，黄柏 15 克，地骨皮 15 克；五心烦热者，加知母 10 克，黄柏 10 克，以降虚火（或改用知柏地黄汤）。

【名医指导】

1. 多食富含 B 族维生素及维生素 A、维生素 C、维生素 E 等抗氧化的食品；多食富含维生素的蔬菜、水果、粗粮、植物油等。必要时可注射 B 族维生素治疗。

2. 尽量避免喝浓咖啡、茶，饮酒不能过量。

3. 保持情绪平稳，忌急躁。

4. 早发现、早诊断、早治疗，避免因眼压升高而导致的视盘凹陷、视野缺损等，尽早在专科医院进行手术治疗。

5. 避免眼睛疲劳，注意劳逸结合。避免干重体力活。

6. 避免低头做事，保持大便通畅。血涌上头对青光眼患者有害。

葡萄膜病

葡萄膜由虹膜、睫状体、脉络膜三部分组成，三者相互连接，属于相同血源，故发生病变时，常相互影响。葡萄膜组织内血管密集，色素丰富，为眼内组织提供必要的营养，在保证生理光学交通中起着重要作用，但同时也易遭受各种疾病的损害，引起葡萄膜病变。在诸多葡萄膜疾病中，以葡萄膜炎最为多见，其次为肿瘤及先天异常等。

本病中医学属于"瞳神"范畴。由于目为肝窍，瞳神属肾，故本病变常与肝肾有关。

【必备名方】

1. 新制柴连汤加减：荆芥 10 克，防风 10 克，柴胡 10 克，蔓荆子 10 克，黄连 6 克，木通 6 克，黄芩 12 克，栀子 12 克，龙胆 12 克。水煎服。目赤疼痛较甚者，加牡丹皮 10 克，生地黄 10 克，茺蔚子 10 克，以凉血散瘀，退赤止痛。

2. 龙胆泻肝汤加减：龙胆 6 克，栀子 10 克，黄芩 10 克，柴胡 10 克，泽泻 10 克，车前子（包煎）10 克，生地黄 10 克，当归 10 克，防风 10 克，菊花 10 克，甘草 3 克。水煎服。大便秘结者，加大黄 6 克，玄明粉 10 克，以通腑导热；兼前房积脓者，加知母 10 克，生石膏 10 克，以清热泻火；兼前房积血者，加赤芍 10 克，牡丹皮 10 克，紫草 10 克，以凉血散瘀；头晕耳鸣较甚者，加石决明 10 克，夏枯草 9 克，以清肝泻火；玻璃体混浊及视网膜水肿较甚者，加淡竹叶 9 克，通草 9 克，以清热利湿。

3. 抑阳酒连散加减：生地黄 15 克，独活 10 克，黄柏 12 克，防风 12 克，知母 10 克，蔓荆子 10 克，前胡 12 克，羌活 10 克，白芷 10 克，生甘草 10 克，黄芩 12 克，寒水石 10 克，栀子 12 克，黄连 10 克，防己 12 克。水煎服。湿重者，去生地黄、知母、寒水石；火热偏重者，去羌活、独活。

4. 除风益损汤合大黄当归散加减：当归 10 克，赤芍 10 克，川芎 10 克，生地黄 15 克，防风 10 克，藁本 10 克，前胡 9 克，大黄 6 克，菊花 9 克，栀子 9 克，苏木 10 克，红花 10 克，墨旱莲 9 克，白茅根 10 克。再发性出血者，去红花、苏木、川芎，加荆芥炭 10 克，蒲黄 10 克，三七粉 3 克；热象明显者，加牡丹皮 10 克，黄芩 9 克；头痛剧烈者，加夏枯草 9 克，石决明 10 克。

5. 还少丹：熟地黄 10 克，山药 10 克，牛膝 10 克，枸杞子 10 克，山茱萸 10 克，杜仲 10 克，远志 10 克，楮实子 10 克，小茴香 10 克，巴戟天 10 克，肉苁蓉 10 克，茯苓 20 克，五味子 6 克，石菖蒲 12 克。水煎服，每日 1 剂，分 2 次温服。

【名医指导】

1. 如自觉眼红、痛、畏光、流泪、视力下降或眼前有黑影漂浮、视物模糊或视物变形、闪光感，应及时到有关专科做详细检查，以明确诊断。

2. 一旦确诊，应积极进行治疗。散瞳是治疗前葡萄膜炎的必要措施，可防止瞳孔粘连，避免继发性青光眼和并发性白内障的产生；激素是治疗葡萄膜炎的常用药物，但有副作用，不论全身或局部用药，不宜滥用。

3. 在疾病早期进行及时彻底的治疗，要按疗程坚持用药，争取一次性治愈，避免复发。

4. 饮食宜清淡、易消化、富有营养。多食新鲜蔬菜、水果、豆制品等；忌肥甘厚腻及烧烤、油炸食品；忌能使疾病加重或诱使疾病发作的食物，如带鱼、鳝鱼、蛤蜊、海参、螃蟹、虾、狗肉、羊肉、公鸡、辣椒、韭菜等。忌辛辣、温热、助阳之品，如辣椒、茴香、肉桂、狗肉、羊肉及煎炒煨炸的干果之类。忌烟、浓茶、咖啡等。

5. 保持眼部卫生，勿用不干净的毛巾擦眼。注意劳逸结合，保持情绪稳定，勿烦躁、郁闷。

玻璃体积血

玻璃体积血是指由眼内组织疾病或眼外伤所致血管破裂出血，血液进入玻璃体腔，导致视觉功能障碍的常见疾病。主要临床表现为眼前有暗影飘荡或黑影遮挡，视力下降，严重者仅见光感。

本病中医学属于"云雾移睛"、"暴盲"、"血灌瞳神"、"血贯瞳神"、"血灌瞳仁内障"等范畴。本病多因情志内伤，肝气郁结，肝失调达，血行不畅，脉络瘀滞，久则脉络破损而出血；或肝肾阴亏，虚火上炎，致血不循经而溢于络外；或劳瞻竭视，致脾虚气弱，血失统摄，血溢络外；或过食肥甘厚味，痰湿内生，痰凝气滞，血脉瘀阻，迫血妄行；或撞击破伤目、手术创伤、血络受损等因素所致。

【必备名方】

1. 气滞血瘀汤：牡丹皮 10 克，柴胡 10 克，甘草 10 克，栀子 12 克，茯苓 12 克，白术 12 克，桃仁 12 克，川芎 12 克，当归 15 克，赤芍 15 克，白芍 15 克，生地黄 15 克，红花 8 克，薄荷 8 克。水煎服。

2. 温胆汤加减：法半夏 9 克，陈皮 15 克，枳实 15 克，竹茹 15 克，泽泻 15 克，赤芍 15 克，茯苓 20 克，益母草 20 克，黄柏 12 克，生甘草 10 克。水煎服。渗出为湿热化火、伤及血络之证者，加牡丹皮 15 克，三七粉 10 克，以凉血止血。

3. 生蒲黄汤加减：生蒲黄 10 克，墨旱莲 10 克，丹参 10 克，牡丹皮 10 克，荆芥炭 10 克，郁金 10 克，生地黄 10 克，川芎 10 克，白茅根 10 克，玄参 10 克，茜草 10 克，酒黄芩 9 克。出血不止者，去川芎、丹参，加藕节炭 10 克，仙鹤草 10 克，以增强止血之效；内热明显者，加龙胆 6 克，黄连 6 克，栀子 9 克，以加强清热之力。

4. 育阴凉散汤：生地黄 12 克，百部 10 克，南沙参 10 克，山药 10 克，白及 10 克，阿胶 10 克，白茅根 10 克，牡丹皮 10 克，白芍 10 克，知母 10 克，夏枯草 15 克，金银花 30 克，黄芩炭 6 克，黑栀子 6 克。水煎服。

5. 归脾汤加减：黄芪 15 克，党参 15 克，白术 15 克，茯苓 12 克，当归 12 克，木香 10 克，陈皮 10 克，龙眼肉 12 克，生蒲黄 12 克，仙鹤草 12 克，丹参 8 克，三七 8 克，甘草 6 克。水煎服。可酌加阿胶 10 克，鸡血藤 20 克，以止血化瘀。

【名医指导】

1. 避免引起玻璃体积血的病因，如避免眼部外伤，如眼球穿孔伤、眼球挫伤等；积极治疗脉络膜、视网膜的炎症、变性、肿瘤等可引起自发性玻璃体积血的疾病；积极预防糖尿病引起者。

2. 饮食宜清淡、易消化、富有营养。多食新鲜蔬菜、水果、豆制品等，忌辛辣肥甘厚腻及烧烤、油炸食品；糖尿病患者宜低糖饮食。

3. 忌烟、浓茶、咖啡等。

4. 控制好原发病：糖尿病患者要控制好血糖，保持血糖稳定；高血压病患者，将血压控制在正常范围之内。

5. 玻璃体积血吸收的时间较长，期间应坚持治疗，建立战胜疾病的信心；必要时需行手术治疗。

玻璃体混浊

玻璃体混浊不是病名而是玻璃体最常见的一种病理现象。正常玻璃体为蛋清样透明凝胶体，当发生玻璃体混浊时，玻璃体透明度遭到破坏，出现各种颜色、形状和大小的欠透明物质，临床表现为眼前黑影飘动，许多眼部疾病，特别是眼底病，患者往往是因为发现眼前有黑影飘动而就诊。

本病中医学称"云雾移睛"，属于"蝇翅黑花"、"视如蝇翼"、"萤星满目"等范畴。

【必备名方】

1. 三仁汤加减：苦杏仁 10 克，豆蔻 10 克，法半夏 9 克，厚朴 10 克，通草 8 克，淡竹叶 8 克，滑石 15 克，薏苡仁 30 克。水煎服。热重者，加黄芩 10 克，栀子 9 克，车前子 10 克，金银花 15 克，蒲公英 15 克，以清热解毒明目；伴咳嗽咳痰者，加川贝母 15 克，天竺黄 6 克，以祛痰止咳；病情反复、迁延难愈者，加桃仁 10 克，红花 6 克，川芎 9 克，赤芍 10 克，牛膝 15 克，以活血化瘀。

2. 睛目饮加减：生地黄 15 克，茯苓 15 克，当归 15 克，青葙子 15 克，夜明砂 15 克，大枣 10 克。水煎服。兼见耳鸣、幻听、嗅觉异常、舌红苔黄、脉细数者，加牡丹皮 10 克，栀子 9 克，柴胡 9 克，郁金 10 克；头昏、目眩、血压偏高、舌红苔薄黄、脉细弦者，加枸杞子 15 克，牛膝 15 克，石决明 10 克；目赤流

泪、心烦易怒、舌红苔黄腻、脉弦数者，加栀子 9 克，车前子 10 克。

3. 宁血汤：仙鹤草 15 克，墨旱莲 15 克，生地黄 15 克，白芍 15 克，栀子炭 10 克，白蔹 10 克，白及 10 克，侧柏叶 10 克，阿胶（烊化）10 克，白茅根 20 克。水煎服。本方适用于出血期。

4. 紫草玄参散：紫草、玄参各适量。上药共为末，每次 10 克，放入温开水，加蜂蜜 1 匙，调匀后吃下，每日 2 次。

5. 明目胶地汤：阿胶（烊化）10 克，紫草 12 克，牛蒡子 12 克，丹参 15 克，赤芍 15 克，生地黄 15 克，菊花 15 克，枸杞子 15 克，决明子 15 克，泽泻 15 克，夜明砂 20 克，茯苓 20 克。水煎服。由外伤引起者，加茯苓 3 克，泽泻 3 克，三七粉（冲服）3 克，生蒲黄 12 克；以炎性渗出为主者，去生地黄、枸杞子、夜明砂，加车前子 10 克，黄柏 15 克，薏苡仁 30 克；阴虚火旺、灼伤血络或血热妄行者，去茯苓、泽泻，加大蓟 15 克，小蓟 15 克，侧柏叶 10 克，白茅根 30 克。

【名医指导】

1. 注意休息，避免劳累。长时间用眼时应每隔 1 小时休息 5～10 分钟，不要长时间使用电脑。

2. 使用适当的护眼保健品，多食含有维生素 C 的食物，如橙子、柠檬等。

3. 积极预防可以导致本病的原发病。如预防眼外伤，避免玻璃体变性、视网膜或葡萄膜的出血进入玻璃体，预防高度近视，及时清除眼内异物等。

4. 若为生理性者，则无须治疗；若为病理性，则应积极针对病因治疗，如抗炎、止血治疗等。

糖尿病视网膜病变

糖尿病视网膜病变是糖尿病早期微血管并发症之一。在欧美是主要的盲眼病。本病发病与性别无关，多双眼发病。本病以视力下降，眼底出现糖尿病视网膜病变特征性改变为主要表现。其致盲率为 23.2％。本病早期眼部多无自觉症状，病久可有不同程度视力减退，眼前

黑影飞舞，或视物变形，甚至失明。

本病中医学属于"视瞻昏渺"、"暴盲"、"青盲"等范畴。本病证候特点为虚实夹杂、本虚标实：气阴两虚始终贯穿于病变发展的全过程；气阴两虚，气虚渐重，燥热愈盛，内寒更著，瘀血阻络，阴损及阳，阴阳两虚为其主要证候演变规律；而阳虚是影响病情进展的关键证候因素。

【必备名方】

1. 菟丝子丸：菟丝子、鹿茸、附子、肉苁蓉、桑螵蛸、五味子、牡蛎、鸡内金各等份。蜜制为丸，如梧桐子大，每次20丸，每日3次。

2. 消渴茶：麦冬15克，玉竹15克，黄芪10克，通草10克，茯苓15克，干姜10克，葛根10克，桑白皮10克，牛蒡子15克，生地黄15克，地骨皮15克，忍冬藤30克，薏苡仁30克。水煎服。

3. 五汁玉泉丸：黄连、葛根、天花粉、人参、麦冬、五味子、生地黄、乌梅、莲子（去心）、当归、甘草各等份。上药共为极细末，另取人乳汁、牛乳汁、甘蔗汁、梨汁、藕汁各等份混合，与等量蜂蜜熬成稀膏，然后将药末和稀膏同熬5沸备用。

4. 消渴网变1方：黄连10克，知母10克，生地黄10克，麦冬10克，生黄芪10克，玉竹10克，红花10克，牛膝10克，生石膏30克，天花粉15克，石斛15克，丹参20克。水煎服，每日1剂。

5. 金鹿丸：鹿茸1克，人参10克，五味子6克，山茱萸10克，补骨脂10克，肉苁蓉10克，牛膝10克，鸡内金10克，玄参15克，茯苓15克，熟地黄30克，麦冬30克，黄芪30克，地骨皮30克。水煎服。

【名医指导】

1. 节制肥甘厚味，避免七情内伤；节制房事，建立有规律的生活制度。

2. 严格遵照饮食控制疗法，积极控制血糖、血脂，同时治疗糖尿病引起的各种并发症。

3. 眼底出现新鲜出血时要卧床休息，避免用眼过劳。

4. 控制好原发病，定期复查血糖。

5. 糖尿病患者一旦出现视力障碍，应及时检查眼部；一旦确诊积极治疗，避免进一步发展导致失明。

高血压性视网膜病变

高血压性视网膜病变指由高血压引起的视网膜病变，根据高血压的类型而分为急性和慢性2种。临床表现为患者视力逐渐下降或骤降，或无眼部症状，偶然眼底检查发现。早期无自觉症状。由于多为单眼，早期常无自觉症状，直至视力下降或瞳孔出现黄白色反射，或眼球外斜视引起注意而就诊。

本病无对应中医病名，根据眼部症状可归入"暴盲"、"视瞻昏渺"等范畴。

【必备名方】

1. 高血压视网膜病变1方：生石决明10克，夏枯草10克，菊花10克，黄芩9克，钩藤10克，生白芍10克，杜仲炭10克，牛膝15克，地龙10克，川芎9克，三七粉3克，生地黄10克，木贼10克，甘草6克。水煎服。

2. 钩藤温胆汤加减：黄连3克，陈皮10克，姜半夏9克，茯苓15克，竹茹10克，枳实10克，钩藤15克，菊花9克，白蒺藜10克，川贝母10克，地龙10克，花蕊石10克，三七粉3克，牡丹皮10克。水煎服。

3. 杞菊地黄汤合二至丸加减：枸杞子15克，菊花9克，生地黄10克，熟地黄15克，山茱萸9克，泽泻10克，牡丹皮10克，墨旱莲10克，决明子10克，钩藤15克，牛膝15克，女贞子10克，白蒺藜10克。水煎服。

4. 归脾汤合内障病主方加减：党参10克，白术10克，黄芪15克，当归10克，茯苓15克，远志10克，酸枣仁9克，木香6克，地龙10克，川芎10克，桃仁10克，茺蔚子10克，菊花9克，甘草6克。水煎服。

【名医指导】

1. 按时服用降压药，做到持续平稳降压，以减少异常波动；定期进行眼部检查，早发现、早治疗眼部疾病，防止进一步发展。

2. 保持情绪稳定，消除患者恐惧紧张心理，以免引起血压的波动。

3. 饮食宜清淡：首先要控制能量的摄入，

提倡吃复合糖分，如淀粉、玉米；少吃葡萄糖、果糖及蔗糖等；限制脂肪的摄入。烹调时，选用植物油，多吃海鱼；适量摄入蛋白质；多吃含钾、钙丰富而含钠低的食品，如土豆、茄子、海带、莴笋；限制盐的摄入；多吃新鲜蔬菜，水果；适当增加海产品摄入，如海带，紫菜，海产鱼等。戒烟、酒。

4. 积极锻炼身体，增强体质，控制体重。

视盘炎

视盘炎又称视乳头炎，为视神经球内段或紧邻眼球的球后段视神经的急性炎症，如波及视网膜，亦称视神经视网膜炎。本病主要临床表现为视力突降，常在1～2日内降至0.3以下，甚至仅存光感或失明。可单眼或双眼发病。部分患者有患眼胀痛、转动疼痛或侧头痛。因全身、局部病变引起者，有原发病表现。

本病中医学属于"暴盲"范畴，部分起病缓慢、视力渐渐下降者，中医学属于"视瞻昏渺"范畴。现在更准确的将其称目系暴盲。本病多因六淫外感侵扰，上攻目系；或情志内伤，五志化火，灼伤目系；或气滞血瘀，壅阻目系；或肝肾亏损，久病体虚，产后等造成气血精亏，目系失养所致。

【必备名方】

1. 银翘散合菊花、细辛：金银花15克，连翘15克，桔梗12克，薄荷（后煎）6克，淡竹叶10克，甘草6克，防风10克，天花粉12克，牛蒡子10克，菊花12克，细辛3克，芦根10克。水煎服。兼见热象不显或有表寒者，去淡竹叶，加防风10克，藁本10克，以祛风散寒；兼见眼球转动痛明显者，加牡丹皮10克，红花6克，鸡血藤20克，以通络止痛。

2. 急性视乳头炎Ⅲ方：犀角12克，牡丹皮12克，干茯苓12克，连翘15克，生地黄12克，玄参12克，丹参12克，赤芍12克，麦冬12克，金银花15克，淡竹叶12克，墨旱莲10克，甘草10克。水煎服。

3. 急性视乳头炎Ⅰ方：龙胆12克，栀子12克，柴胡15克，车前子12克，生地黄12克，泽泻12克，生白芍12克，牡丹皮15克，决明子12克，夏枯草12克，红花10克，赤芍10克，丹参10克，甘草10克。水煎服。

4. 急性视乳头炎Ⅱ方：柴胡15克，香附12克，郁金12克，枳壳15克，川芎12克，丹参12克，白芍12克，茯苓12克，白术12克，陈皮12克，六神曲10克，茺蔚子10克，甘草10克。水煎服。

5. 知柏地黄汤加减：熟地黄20克，山茱萸15克，山药15克，茯苓15克，牡丹皮12克，泽泻12克，知母15克，黄柏15克，黄芪12克，党参15克，白术15克，墨旱莲10克，鳖甲12克，丹参12克，琥珀12克，甘草10克，玄参10克，地龙10克。水煎服。

【名医指导】

1. 注意眼部卫生，预防细菌感染。

2. 节制肥甘厚味及辛辣之品，多食富含维生素的水果和蔬菜，特别是富含B族维生素的食物，如胡萝卜、豆类、糙米、牛奶、瘦肉、蛋黄及绿叶蔬菜等。

3. 保持情绪稳定，加强体育锻炼，提高身体抵抗力。

4. 积极预防引起视盘炎的疾病，如脑膜炎、肺炎、流感、猩红热、败血症、眼眶蜂窝织炎及哺乳贫血等。

5. 本病发展较快，视力可在1～2日出现严重障碍，应及时治疗。但应注意避免焦虑、紧张，经大剂量皮质类固醇药物及B族维生素药物治疗后，常可收到较好的效果。

球后视神经炎

球后视神经炎为视神经穿出巩膜后至视交叉前的一段神经发生的炎症。本病的主要临床表现为：急性者与视盘炎相同，以视力急剧下降，眼球转动时眶内胀痛为主；慢性者除视力下降明显外，有视力波动及昼盲现象，即光线越明亮视力反越差。

本病中医学急性者属于"暴盲"范畴，慢性者属于"视瞻昏渺"、"青盲"等范畴。中医学对本病的认识和视盘炎的大致相同，慢性者在病因病机上更重视内伤七情、五脏六腑功能失调、气滞血瘀等的关系，虚实夹杂等的情况更为多见。

【必备名方】

1. 知柏地黄汤加减：熟地黄 20 克，山茱萸 15 克，山药 15 克，茯苓 15 克，牡丹皮 12 克，泽泻 12 克，知母 15 克，黄柏 15 克，墨旱莲 10 克，鳖甲 12 克，丹参 12 克，琥珀 12 克，甘草 10 克，玄参 10 克，地龙 10 克。水煎服。可加香附 9 克，木香 10 克，以行气开窍；久病者，加细辛 3 克，地龙 9 克，以通络明目。

2. 石斛夜光丸：麦冬 30 克，天冬 30 克，茯苓 30 克，人参 30 克，生地黄 30 克，熟地黄 30 克，牛膝（酒浸）30 克，砂仁 9 克，枸杞子 15 克，决明子 10 克，川芎 15 克，犀角粉 15 克，白蒺藜 15 克，羚羊角粉 15 克，枳壳（炒）15 克，石斛 15 克，五味子（炒）6 克，青葙子 15 克，肉苁蓉 15 克，防风 15 克，黄连 6 克，甘草 15 克，菊花 20 克，山药 20 克，菟丝子（酒煮）20 克。上药共为细末，炼蜜为丸，如梧桐子大，每服 30～50 丸，温酒盐汤送服。

3. 补阳还五汤加减：黄芪 15 克，当归尾 12 克，赤芍 12 克，地龙 12 克，川芎 12 克，桃仁 12 克，红花 12 克。水煎服。兼见饮食不思者，加陈皮 10 克，砂仁 9 克，佛手 10 克，以行气醒脾；兼见便溏者，加茯苓 15 克，白术 10 克，以健脾止泻；兼见口干明显者，加女贞子 10 克，天花粉 9 克，麦冬 10 克，以滋阴增液；兼见眼痛不舒明显者，加蔓荆子 10 克，夏枯草 10 克，白芷 10 克，以行滞消胀。

4. 逍遥散加减：柴胡 12 克，当归 15 克，白芍 15 克，白术 15 克，茯苓 12 克，甘草 9 克，薄荷 9 克，葛根 15 克，南沙参 15 克，麦冬 15 克，石斛 10 克，玉竹 12 克，枳壳 12 克。水煎服，每日 1 剂，2 次分服。可加青皮 10 胡，菊花 10 克，以疏肝行气；兼见有热者，加牡丹皮 10 克，栀子 9 克，以清热散郁；病变日久或舌有瘀斑者，加丹参 10 克，红花 6 克，鸡血藤 20 克，以通络开窍。

5. 疏肝和营汤加减：赤芍 12 克，白芍 12 克，当归 15 克，川芎 6 克，炙甘草 6 克，生白术 24 克，茯苓 24 克，车前子（包煎）24 克，制香附 10 克，白芷 10 克，柴胡 10 克，夏枯草 5 克。水煎服。

【名医指导】

1. 饮食宜清淡、易消化、营养丰富。忌辛、辣、炸烤食物。多食新鲜水果、凉性蔬菜，如冬瓜、梨、香蕉、西瓜；可适当增加动物肝、牛奶、蛋黄，勿暴饮暴食。

2. 戒烟、酒。

3. 适当体育锻炼，增强抵抗力；生活规律，保证充足睡眠，必要时睡前给予镇静药。

4. 积极治疗引起该病发生的病因，如积极治疗眼内炎症、眶部炎症、鼻窦炎、扁桃体炎、龋齿等邻近组织炎症；并积极预防流感等病毒的感染。避免接触铅、砷、奎宁等。

5. 本病发病急骤，视力下降严重，一经确诊，立即治疗抢救视力。治疗期间保持情绪稳定，心情舒畅，保持大便通畅。

6. 若在哺乳期发病，应立即断乳。

视盘水肿

视盘水肿又称视乳头水肿，是视盘的非炎症性水肿。它不是一个独立的疾病，常因颅内压增高或其他因素使视神经受到机械性压迫而产生的淤血性水肿。如由全身性疾病与颅内压增高所致者，常双眼发生；由局部因素引起的多为单眼发生。临床症状有头痛、呕吐等；视力正常或有一过性黑蒙；少数患者有复视。

本病早期中医学属于"视瞻昏渺"范畴，晚期继发视神经萎缩而失明者，属于"青盲"范畴。本病主要与肝、脾、肾有关。因肝主疏泄，又连目系，若肝经湿热，影响疏泄，致气机不畅，目内津液不得疏泄流通而发生肿胀；或因肝气郁久，肝木横克脾土，致脾湿不运，水湿停滞而产生目系水肿；或肾之阴精不足，不能济养肝阴，肝肾阴虚，阴不潜阳，肝阳上亢，气血不畅导致目系水肿。

【必备名方】

1. 龙胆泻肝汤加减：龙胆 6 克，黄芩 10 克，栀子 10 克，泽泻 12 克，通草 6 克，车前子 10 克，当归 3 克，生地黄 10 克，柴胡 6 克，生甘草 6 克。水煎服。视盘及其周围网膜出血较多者，加牡丹皮 10 克，赤芍 10 克，蒲黄 6 克；视网膜血管迂曲怒张者，加丹参 10 克，郁金 6 克，香附 6 克，地龙 6 克；形体较胖、舌苔白腻、脉弦滑者，加法半夏 10 克，茯苓 10 克，陈皮 10 克。

2. 清肝解郁汤加减：银柴胡 10 克，黄芩 10 克，蝉蜕 10 克，菊花 10 克，木贼 10 克，白蒺藜 10 克，夏枯草 15 克，桔梗 10 克，生栀子 10 克，木通 3 克，牡丹皮 3 克，枳壳 10 克，赤芍 10 克，甘草 3 克。水煎服。大便干结者，加大黄 10 克；大便溏者，去栀子、木通，加吴茱萸 10 克，白术 10 克，苍术 10 克；口渴欲饮者，加麦冬 10 克，天花粉 10 克，石膏 10 克。

3. 舒肝解郁益阴汤加减：当归 10 克，白芍 10 克，茯苓 10 克，白术 10 克，丹参 10 克，赤芍 10 克，银柴胡 10 克，熟地黄 10 克，山药 10 克，生地黄 10 克，枸杞子 10 克，焦六神曲 10 克，磁石 10 克，栀子 10 克，升麻 3 克，五味子 3 克，甘草 3 克。水煎服。大便干结者，加番泻叶 6 克；头目痛剧者，加荆芥 10 克，防风 10 克；大便溏者，去熟地黄、栀子，加吴茱萸 10 克，干姜 5 克。

4. 吴茱萸汤加减：吴茱萸 10 克，党参 10 克，生姜 10 克，大枣 2 个。水煎服。痰涎多者，加法半夏 9 克，橘红 10 克；大便溏者，生姜改为干姜，加附子 6 克，白术 10 克。

5. 五苓散加减：猪苓 10 克，泽泻 15 克，白术 10 克，茯苓 10 克，桂枝 6 克，党参 10 克，黄芪 10 克，石菖蒲 10 克。水煎服。久病者，加牛膝 10 克，鸡血藤 10 克，红花 10 克。

【名医指导】

1. 若出现视力减退、重影应及时到医院就诊，明确病因。

2. 积极寻找并治疗引起本病的病因，如颅内占位性病变、颅内炎症等引起颅内压增高的病变及其他炎症、外伤、先天性颅眶畸形等。

3. 每日摄入足够的维生素 A，如多食各种动物的肝脏、鱼肝油、奶类和蛋类、胡萝卜、苋菜、菠菜、韭菜、青椒、红心白薯以

及橘子、杏子、柿子等；多食含有维生素 C 的食物；少食肥甘厚腻、辛辣刺激性食物；避免食用可乐、油炸食品、垃圾食品等。

4. 注意休息，劳逸结合。患病期间少用眼。

5. 定期检查视力及原发病。

视神经萎缩

视神经萎缩系因视神经退行性病变而致的视盘颜色变淡或苍白。临床上习惯将所有视盘颜色变淡均称神经萎缩，而实际上有时视盘着色变淡可由其表面血管减少等导致，视力、视野等均无异常。本病的临床表现主要为视力明显下降，严重者无光感；或有视力突降史，久未恢复；眼外观无异常。

本病中医学属于"青盲"范畴，又称"黑盲"。病变多因先天禀赋不足；或久病体虚，气血不足；或劳伤肝肾，精气亏损不足，而目系失养；或肝肾气滞，气机不达；或外伤头目，经络受损，气滞血瘀等致目络瘀阻，玄府闭塞导致。病因及全身病机虽有多端，但最终局部病机主要有二：一为目系失养；二为目络瘀阻。

【必备名方】

1. 养阴复明汤：熟地黄 15 克，生地黄 15 克，当归 10 克，墨旱莲 10 克，黄芩 10 克，天冬 10 克，太子参 10 克，柴胡 10 克，地骨皮 10 克，枳壳 10 克，车前子 10 克，黄连 3 克，甘草 3 克。水煎服。

2. 千子散：冬瓜子 10 克，青葙子 10 克，枸杞子 10 克，土荆子 10 克，沙苑子 10 克，菟丝子 10 克，蔓荆子 10 克，决明子 10 克，地肤子 10 克，柏子仁 10 克，蕤仁 10 克，细辛 3 克。水煎服。每日 1 剂。

3. 复明丸：女贞子 50 克，元蝙蝠 1 个，夜明砂 50 克，枸杞子 50 克，熟地黄 50 克，绿豆壳 50 克，黄连 15 克，白术 15 克，辰砂 100 克。制蜜为丸，每丸重 9 克，每次服 2 丸，每日 2 次。

4. 杞菊地黄丸加减：菊花 10 克，枸杞子 8 克，山茱萸 10 克，白芍 10 克，五味子 10 克，黄柏 10 克，黄连 5 克，青皮 15 克，

名医推荐家庭必备名方（珍藏本）

丹参 10 克，川芎 10 克，黄芩 10 克，苍术 10 克，决明子 10 克。水煎服，每日 1 剂，早、晚各服 1 次，连服 30 日。服药期间勿食甜食，勿看电视，勿食刺激性食物。

5. 桃红四物汤加减：桃仁 10 克，红花 10 克，川芎 10 克，柴胡 10 克，赤芍 15 克，郁金 12 克，枳实 12 克，三七粉（冲服）3 克。积血厚重并有机化条索者，重用活血化瘀之品，并酌加三棱、莪术、刘寄奴、浙贝母、昆布，以破血祛瘀，软坚散结；有郁热之象者，加牡丹皮、栀子、石决明、夏枯草，以清热散结。

【名医指导】

1. 注意不要强光直射眼睛；防止眼外伤；少吹空调，避免座位上有气流吹过。

2. 积极寻找病因，针对病因治疗。如治疗球后视神经炎、遗传性视神经病变，眶内肿瘤压迫、视盘炎、视盘水肿及颅内炎症性病变。

3. 多食用富含维生素 B_1 及维生素 B_{12} 的食物；多吃柑橘类水果及绿色蔬菜、粮食、鱼和鸡蛋。

4. 一旦视神经萎缩，使之痊愈几乎不可能；但积极回复残余纤维的功能是可能的，所以患者应保持良好的心态，建立战胜疾病的信心。

5. 给予维生素 B_1、维生素 B_{12}、ATP 及辅酶 A 等营养神经治疗；可适当做高压氧等。

麻痹性斜视

麻痹性斜视系由于一条或数条眼外肌完全或不完全麻痹所引起的眼位偏斜，由支配眼外肌的神经核、周围神经或肌肉发生功能障碍所引起，为临床常见眼病，多为单眼发病，起病突然，伴有复视、头晕、恶心呕吐及步态不稳等症状。

中医学多根据主观症状命名，以复视症状为主者，称"视歧"、"视一为二"；以眼位偏斜为主者，称"目偏视"、"神珠将反"；以上睑下垂为主症者，称"上胞下垂"、"睑废"；偏斜严重而角膜几乎不能见者，称"瞳神反背"。其发病原因多由肝阳上亢，脾胃虚弱、中气不足，外受风邪所致。

【必备名方】

1. 小续命汤：麻黄 9 克，防己 9 克，人参 9 克，肉桂 9 克，黄芩 9 克，白芍 9 克，甘草 9 克，川芎 9 克，苦杏仁 9 克，防风 10 克，附子 6 克，生姜 6 克。水煎服。系风热为患者，去生姜、肉桂、附子，加石膏 10 克，生地黄 9 克，桑枝 6 克；年老体虚者，加党参 10 克。

2. 正容汤加减：炒白附子 12 克，胆南星 3 克，羌活 6 克，防风 10 克，僵蚕 12 克，制半夏 9 克，木瓜 10 克，赤芍 12 克，油松节 25 克，钩藤 10 克，全蝎 6 克。水煎服。恶心呕吐者，加广藿香 12 克，草豆蔻 6 克；食少纳呆、气短乏力者，合四君子汤；步履不稳者，加天麻 9 克，钩藤 9 克。

3. 镇肝熄风汤：牛膝 30 克，生赭石 30 克，生龙骨 15 克，生牡蛎 15 克，生龟甲 15 克，生白芍 15 克，玄参 15 克，天冬 15 克，川楝子 6 克，生麦芽 6 克，茵陈 6 克，甘草 5 克。水煎服。兼痰热、胸闷有痰者，加胆南星 6 克，川贝母 9 克；肝热上冲、头痛脑热重者，加夏枯草 10 克，菊花 10 克。

4. 培土健肌汤：党参 10 克，白术 10 克，茯苓 10 克，当归 10 克，炙黄芪 10 克，银柴胡 3 克，升麻 3 克，陈皮 3 克，钩藤 10 克，全蝎 10 克，甘草 3 克。水煎服。胃纳欠佳、大便溏薄者，加吴茱萸 10 克，炮姜 10 克；口渴烦躁者，加麦冬 10 克，天花粉 10 克；头痛颈项拘紧者，加羌活 10 克，防风 10 克，前胡 10 克。

5. 蜈蚣散：蜈蚣 20 克，僵蚕 50 克，红花 20 克。上药置瓦上焙焦黄，共研细末，分成 20 小包，每包 5 克备用。每日早、晚各 1 包，用 5 克红参蒸水，取汁 50 毫升送服蜈蚣散。

【名医指导】

1. 尽量使孩子不要注视近距离及同一方向的物品。

2. 如果发现孩子在 4 个月时已有斜视，可试用以下简单方法调节：如是内斜，父母可在较远的位置与孩子说话，或在稍远的正视范围内挂些色彩鲜艳的玩具，并让孩子多看些会动的物品。

3. 避免外伤引起眼外肌的损伤。

4. 如果经一般的治疗无效后，应及时排除眼眶、颅内肿瘤及颅内炎症。

5. 对病因不明者，可试用抗生素及皮质激素治疗；但应在专业医师的指导下进行。

老年性黄斑变性

老年性黄斑变性又称年龄相关性黄斑变性、衰老性黄斑变性，是多发生于 45 岁以上患者的黄斑区视网膜组织退行性病变，其病变包括黄斑区脉络膜玻璃膜疣、视网膜色素上皮区域性萎缩、黄斑区脉络膜新生血管膜、视网膜色素上皮细胞脱离、黄斑区盘状退行性变或盘状瘢痕等。本病的发病率随年龄增长而增高，由于其他致盲性眼病，如老年性白内障、青光眼等，可得到手术治疗，致盲率已明显减低。

本病中医学属于"视瞻昏渺"、"暴盲"、"青盲"、"视瞻有色"等范畴。老年人肝肾不足，精血亏虚，目失濡养或阴虚火炎，灼烁津液以致神光暗淡。饮食不节，脾失健运，不能运化水湿，聚湿生痰，湿遏化热，上泛清窍；或脾气虚弱，气虚血瘀，视物错朦，或脾不统血，血溢络外面遮蔽神光。劳思竭视，耗伤气血或素体气血不足所致，以致昏不明。

【必备名方】

1. 地黄汤加减：山茱萸 15 克，熟地黄 15 克，山药 15 克，女贞子 15 克，当归 15 克，丹参 15 克，淫羊藿 12 克，黄芪 12 克，牛膝 10 克，菊花 10 克。水煎服。渗出型，加白术 15 克，玄参 15 克，茯苓 15 克，薏苡仁 15 克；出血者，加墨旱莲 12 克，白茅根 12 克，去牛膝、丹参、熟地黄、当归；对后期者，加夏枯草 12 克，茺蔚子 12 克，何首乌 12 克。本方适用于萎缩型。

2. 五苓散加减：猪苓 15 克，茯苓 15 克，泽泻 15 克，白术 15 克，桂枝 15 克，车前子 12 克，茺蔚子 12 克，木贼 12 克，蝉蜕 6 克。水煎服。脾气虚明显者，加黄芪 15 克，党参 15 克，升麻 9 克，柴胡 10 克，以补中益

气，升阳摄血。

3. 半夏厚朴汤加减：陈皮 10 克，法半夏 9 克，厚朴 10 克，茯苓 15 克，泽泻 15 克，车前子 15 克，薏苡仁 20 克，决明子 20 克，枳实 12 克。水煎服。水肿来势急骤、弥漫者，加滑石 20 克，猪苓 12 克，木通 9 克，金钱草 15 克；眼病来势急者（眼胀、视疲劳、心烦、不眠等），加竹茹 12 克，黄连 6 克，栀子 10 克，琥珀粉（吞服）3 克，以清热；渗出物呈团块状者，加胆南星 6 克，浙贝母 10 克，昆布 12 克，海藻 12 克，以化痰湿通络。

4. 滋阴养血和解汤加减：熟地黄 15 克，当归 15 克，知母 15 克，黄柏 15 克，麦冬 12 克，沙参 12 克，黄芩 12 克，法半夏 9 克，银柴胡 10 克，荆芥 10 克，防风 10 克，香附 10 克，白芍 10 克，枸杞子 10 克，夏枯草 10 克，甘草 10 克。水煎服。大便溏泄、眼底黄斑部渗出较多者，去熟地黄，加白术 10 克，苍术 10 克，以健脾渗湿。

5. 生蒲黄汤加减：生蒲黄 25 克，墨旱莲 30 克，藕节 30 克，丹参 20 克，牡丹皮 15 克，生地黄 15 克，郁金 15 克，荆芥炭 10 克，栀子 10 克，川芎 6 克，甘草 6 克。水煎服。出血日久者，加山楂 10 克，鸡内金 15 克，浙贝母 15 克，以活血消滞。

【名医指导】

1. 老年人若发觉视力下降、视物模糊，及时前往医院就诊。

2. 有高血压、肾炎、糖尿病等全身慢性疾病患者，除自己平时控制好原发病外，须定期检查眼底，观察黄斑区变化，以尽早发现疾病。血压宜控制在 140/90 毫米汞柱以下；空腹血糖控制在 3.9~6.1 毫摩尔/升。

3. 在强光下宜戴深色眼镜。

4. 出血期宜安静休息，避免情绪刺激，保持乐观情绪。

5. 注意劳逸结合，不要过度用眼。宜室外活动，特别是绿化较好的地方，让眼睛接触新鲜的空气。

6. 饮食宜清淡，忌辛辣之品，忌肥甘厚腻；多食富含维生素 C、维生素 E 的食物，如豆类食品、蔬菜、水果。糖尿病患者严格

《名医推荐家庭必备名方（珍藏本）》

遵循糖尿病饮食原则；少食动物内脏。忌烟、酒。

近视眼

近视眼是指眼在不使用调节时，平行光线通过眼的屈光系统折射后，焦点落在视网膜之前的一种屈光状态，在视网膜上则形成不清楚的像。远视力明显降低，但近视力尚正常，是临床常见病，在屈光不正中所占比例最高。

本病中医学亦称"近视"，又称"目不能远视"、"能近祛远症"。过用目力，久视伤血，或肝肾两虚，禀赋不足以致目中神光不能发越于远处，故见近视。

【必备名方】

1. 八珍汤加减：黄芪12克，党参15克，白术15克，茯苓12克，当归12克，白芍12克，熟地黄12克，川芎12克，黄精12克，鸡血藤12克，丹参12克，陈皮10克，茺蔚子10克。水煎服。可加鸡血藤10克，菊花10克，枸杞子15克，以开窍明目；气虚甚者，党参加至30克，加炙黄芪30克，以益气；血虚甚者，加益母草15克，鹿角胶15克，龟甲胶15克；失眠者，加首乌藤15克，酸枣仁9克；便秘者，加蜂蜜10克，何首乌15克，黑芝麻10克。

2. 石斛夜光丸：天冬30克，麦冬30克，熟地黄30克，人参30克，茯苓30克，生地黄30克，牛膝23克，苦杏仁23克，枸杞子23克，决明子25克，川芎15克，犀角15克，白蒺藜15克，羚羊角15克，枳壳15克，石斛15克，五味子6克，青葙子15克，甘草15克，防风15克，肉苁蓉15克，黄连15克，菊花15克，山药15克，菟丝子20克。上药共为细末，炼蜜为丸，每服30丸。

3. 明眼丸：生地黄20克，丹参20克，白术20克，青葙子20克，枸杞子20克，酸枣仁20克，川芎15克，人参15克，石斛15克，熟附子9克，五味子6克，决明子15克，红花15克，肉苁蓉15克，当归10克，牡丹皮10克，石菖蒲10克，远志10克，蝉蜕10克，桃仁10克，夜明砂10克，枳壳10克，桂枝5克，炙甘草5克。水煎服。

4. 安神复明片：石菖蒲10克，远志10克，菟丝子10克，五味子10克，桑椹10克，鹅不食草10克，升麻10克，丹参15克，决明子15克，何首乌15克，党参15克，柴胡5克，冰片0.15克。

5. 舒肝明目汤加减：当归10克，白芍10克，柴胡10克，茯苓10克，栀子10克，牡丹皮10克，青皮10克，香附10克，桑椹10克，夏枯草10克，女贞子15克，石决明15克，甘草5克。水煎服。

【名医指导】

1. 注意用眼卫生，纠正不良习惯。如躺着、走路、乘车看书；在强光下或暗处看书，或长时间或近距离阅读。

2. 做眼保健操，参加体育锻炼。特别是多参与室外活动，与大自然接触。

3. 儿童、青少年出现视力下降时，均需散瞳验光，排除假性近视。已确诊以至影响学习工作者应配适度眼镜，以免因用眼过度而使近视加深。

4. 多食富含维生素的食物，如瘦肉、牛肉、鸡、鱼、蛋、牛奶、各种肝类、豆制品及蔬菜。

5. 注意劳逸结合，不要用眼过度。阅读或看屏幕1小时后须远眺，放松睫状肌。

6. 20岁以上无禁忌证者可考虑行放射状角膜切开术或激光屈光性切除术。

第四十一章　耳科疾病

外耳道炎

外耳道炎又称弥漫性外耳道炎，系外耳道皮肤及皮下组织的弥漫性感染性炎症。多发于气候湿热的季节或地区。发病前多有脓耳、挖耳史，或有游泳、沐浴污水入耳病史。耳内疼痛或轻或重，讲话、咀嚼、张口时疼痛加重，或伴耳内作痒。

本病中医学称"耳疮"。风热邪毒外侵，多因挖耳恶习，损伤耳道，风热之邪乘机侵袭，或因污水入耳，脓耳之脓液浸渍染毒而发；肝胆湿热上蒸，热毒壅盛，兼夹湿邪，引动肝胆火热循经上乘，蒸灼耳道，壅遏经脉，逆于肌肤可致耳道漫肿、赤红。

【必备名方】

1. 五味消毒饮合银翘散加减：金银花15克，野菊花12克，蒲公英12克，天葵子12克，紫花地丁12克，连翘9克，淡竹叶4克，荆芥5克，薄荷6克，桔梗6克，生甘草5克，芦根9克，牛蒡子9克，淡豆豉5克。水煎服。亦可选用忍冬藤30克，野菊花30克，筋骨草30克，羊蹄草30克。水煎服。

2. 柴胡清肝汤加减：川芎3克，当归3克，白芍3克，生地黄3克，柴胡3克，黄芩3克，栀子3克，天花粉3克，防风3克，牛蒡子3克，连翘3克，甘草3克。水煎，空腹服。

3. 芩柏滴耳液：黄芩12克，黄柏12克，枯矾6克，冰片3克，麻油500毫升。先将黄芩、黄柏放入麻油中浸泡24小时，然后放入铁锅内煎炸变为黑黄色，取出后研末，与冰片、枯矾细末同时放入麻油中，过滤，装瓶备用。用时以棉签蘸药液涂抹患处，或浸小布纱条入外耳道。每日换药1～2次。

4. 当归川芎散加减：当归3克，川芎3克，柴胡3克，白术3克，芍药3克，栀子3.6克，牡丹皮2.4克，茯苓2.4克，蔓荆子1.5克，甘草1.5克。水煎服。

5. 托里消毒散加减：人参3克，黄芪3克，当归3克，川芎3克，白芍3克，白术3克，茯苓3克，金银花2克，甘草1.5克。水煎服。

【名医指导】

1. 凡有化脓性中耳炎、耳疖肿、婴儿湿疹者，应注意耳道局部干净与干燥，保持耳及其周围清洁；注意不要乱挖耳朵。

2. 切忌水洗：如其污秽或痂皮堆积，可先用植物油涂擦（待其疏松之后），再用纱布或消毒过的软纸轻轻擦净。

3. 及时清除或取出外耳道耵聍或异物。

4. 痒时忌搔抓，必要时用食盐水滴痒处（其浓度以能达到止痒为标准）。可有效防止小儿乱抓搔擦。

5. 按时更换外用药，按时进服内服药。

6. 患病期间忌酒类及辛辣食品（如大葱、大蒜、韭菜、辣椒、胡椒、芥菜、雪里红、姜、咖喱）、腥物、淡水产品、海鲜。

7. 洗澡、理发、浴身时，注意防止污水入耳；在洗头、游泳之前可以用特制的橡皮塞或干净的棉球堵塞外耳道。患病之后禁止游泳。

8. 若有糖尿病等全身疾病者，应一并治疗。

化脓性中耳炎

化脓性中耳炎按照其发病的急缓分为急

性化脓性中耳炎和慢性化脓性中耳炎。急性化脓性中耳炎是致病菌直接侵入中耳引起的中耳黏膜及骨膜的急性化脓性炎症，病变范围包括鼓室、鼓窦、咽鼓管，并可延及乳突。慢性化脓性中耳炎系中耳黏膜、骨膜或深达骨质的慢性化脓性炎症，多为急性化脓性中耳炎未及时治疗，或病变较重，经治疗未痊愈而成。急性化脓性中耳炎临床表现全身症状轻重不一，局部早期表现为耳堵，随即耳痛。慢性化脓性中耳炎表现为长期反复流脓，骨膜穿孔，听力障碍，或有耳鸣，即耳漏、耳聋、耳鸣三联征。

本病中医学称"脓耳"。急性脓耳多因外感风热湿邪或风寒化热，肺气不清，上焦风热壅盛，与气血搏结于耳；或外感风热表邪失治，传于肝胆，致肝胆火热内盛，循经上蒸，内外热毒搏结于耳。慢性脓耳多因脾虚生湿，浊阴上干，邪毒久稽于耳；或肾虚耳窍失养，湿浊邪毒久稽于耳。

【必备名方】

1. 马勃散加减：马勃 6 克，薄荷 6 克，桔梗 6 克，连翘 6 克，苦杏仁 6 克，通草 6 克。水煎服，每日 1 剂。

2. 清黄散加减：防风 15 克，滑石 15 克，炙甘草 3 克，酒炒栀子 9 克，广藿香 6 克，酒黄连 6 克。上药共为末，饭后每次以白开水调服 6 克，每日 2 次。

3. 清白散加减：桑白皮 9 克，地骨皮 9 克，甘草 3 克，川贝母 6 克，煅寒水石 9 克，天花粉 4.5 克，酒黄芩 4.5 克，天冬 4.5 克。上药共为末，每次 6 克，饭后用蜜水调服或白通草煎汤送服，每日 2 次。

4. 苍耳消毒汤加减：党参 10 克，黄芪 10 克，生地黄 10 克，熟地黄 10 克，麦冬 10 克，苍耳子 10 克，防风 10 克，夏枯草 10 克，天花粉 10 克，黄芩 10 克，生甘草 5 克。水煎服。

5. 桂附八味丸加减：附子 6 克，白茯苓 30 克，山茱萸 30 克，山药 30 克，牡丹皮 30 克，肉桂 12 克，熟地黄 15 克，泽泻 30 克。上药共为细末，炼蜜为丸，如梧桐子大。每次 9 克，空腹以米汤送服。兼痰饮咳喘者，加干姜 15 克，细辛 3 克，法半夏 9 克；夜尿

多者，加巴戟天 12 克，益智 12 克，金樱子 15 克，芡实 9 克。

【名医指导】

1. 注意锻炼身体，增强体质。

2. 避免污物进入内耳道。

3. 及时治疗咽鼓管周围的器官炎症，如鼻炎、鼻咽炎、咽炎、扁桃体炎等。

4. 急性患者应及早治疗。发热减退之后还要继续服用抗生素 1 周，以防止转成慢性。

5. 养成良好的生活习惯，早睡早起，保证充足的睡眠，提高机体免疫力。

6. 对婴儿要采用正确的哺乳姿势，即授乳时将婴儿取斜高位授乳，切忌横位授乳。

7. 平时擤鼻涕不能过于用力。

8. 禁止乱挖耳朵。

梅尼埃病

梅尼埃病是因淋巴病变所致的发作性眩晕，属耳源性眩晕之一。多见于 50 岁以下的中青年，单耳或双耳相继发病。典型症状为突然发作的眩晕，伴耳鸣、听力下降、耳内胀满感。

本病中医学称"真眩晕"。本病多为心脾气虚，清阳不升，水湿内停，痰浊内生，或肝肾亏虚，耳窍失养，在此基础上受外邪引动，致寒水上泛，痰浊阻隔而暴发眩晕。本病发作时以邪实为主，缓解后则主要为脏腑虚损。

【必备名方】

1. 平眩汤加减：泽泻 10 克，丹参 10 克，磁石 15 克，白术 10 克，赭石 15 克，天麻 15 克。水煎服，每日 1 剂。兼气血亏虚者，加黄芪 15 克，党参 15 克；自汗多者，加龙骨 20 克，牡蛎 20 克；热甚者，加龙胆 6 克；失眠者，加酸枣仁 15 克；耳鸣、耳聋较重者，加石菖蒲 15 克；呕吐剧烈者，加制法半夏 9 克。

2. 定眩饮子加减：法半夏 9 克，陈皮 12 克，防风 12 克，防己 12 克，茯苓 20 克，黄芪 30 克，钩藤（后下）25 克，生龙骨 50 克，谷精草 18 克，蜈蚣（兑服）2 条，甘草 8 克，生姜 1 片。水煎服。痰湿重者，加胆南星 9

克；口渴者，加南沙参1克，麦冬15克，五味子9克；耳鸣或重听明显者，加蝉蜕6克，响铃草12克。

3. 河车大造丸：紫河车25克，杜仲25克，熟地黄25克，龟甲25克，牛膝10克，天冬10克，麦冬10克，黄柏10克，党参15克，茯苓15克。上药为末，炼蜜为丸，每丸9克。每次1丸，每日2次。恶心呕吐者，加法半夏9克，竹茹10克；心神不安，寐差者，加酸枣仁15克；口不渴者，去麦冬。

4. 沉香磁石丸：沉香15克，磁石30克，胡芦巴30克，巴戟天30克，阳起石30克，附子30克，花椒30克，山茱萸30克，山药30克，青盐15克，菊花15克，蔓荆子15克。上药共为细末，酒煮米糊为丸，如梧桐子大，每次70丸，空腹以盐汤送服。

5. 人参消风散：川芎6克，甘草6克，荆芥6克，羌活6克，防风6克，僵蚕6克，茯苓6克，蝉蜕6克，广藿香6克，人参6克，厚朴15克，陈皮15克。上药共为末，每次6克，清茶调服。

【名医指导】

1. 保持情绪稳定，忌烦躁、焦虑，树立战胜疾病的信心。

2. 宜低盐、低脂、清淡、易消化饮食，忌辛辣刺激、肥甘厚味之品。眩晕发作时不宜进食，防止呕吐物呛入呼吸道。少喝水。

3. 与家人多交流，保持心态乐观。

4. 起居有常，保证睡眠充足，勿劳力或劳神过度。

5. 平时注意适当锻炼身体，增强体质。

6. 发作时应卧床休息，避免声音、光线等刺激。

7. 禁用耳毒性药物；忌烟、酒。

特发性耳聋

特发性耳聋又称突发性聋，是指短时间内迅速发生的原因不明的感音性聋，为耳科急症。多在清晨起床时、吹风及晚间突然发病，患者听力可在数分钟或数小时内急骤下降到最低点，耳聋程度可有中度、重度至全聋，或伴有耳鸣及眩晕。本病多发生于单耳，以40～60岁成年人发病率为高。

本病中医学称"暴聋"。本病病因病机为外感风寒或风热之邪，肺金不利，邪闭窍笼；暴怒伤肝，气郁化火，上扰清窍；肝阴不足，肝阳暴亢，上扰清窍；脾胃蕴热，痰火内生，上壅清窍；气机不利，气滞血瘀，痹阻窍络。其主要证候为风寒闭耳，风热闭耳，肝火上炎，气滞血瘀，痰火闭耳，阴虚阳亢等。

【必备名方】

1. 变通三拗汤：麻黄根9克，苦杏仁9克，桔梗9克，浙贝母12克，矮地茶15克，百部15克，僵蚕9克，射干6克，甘草6克，石菖蒲12克。水煎服。

2. 蔓荆子散加减：蔓荆子12克，菊花15克，升麻15克，前胡12克，赤芍15克，木通15克，生地黄15克，桑白皮15克。水煎服。热较盛者，加黄芩12克，夏枯草15克；耳窍闭塞较甚者，加白蒺藜15克，路路通15克。

3. 宁耳止蝉汤加减：珍珠母12克，磁石10克，苦丁茶6克，菊花10克，女贞子6克，生地黄10克，骨碎补10克，紫草6克，牛膝10克，荷叶10克，合欢皮10克，鲜金针菜叶4茎。水煎服。

4. 耳鸣暴聋方：花椒0.3克，石菖蒲0.3克，旧松香0.3克，巴豆1.5克。上药共为细末，熔蜡为丸，如枣核大，塞于患耳中，1夜后取出，每日1次。

5. 复聪汤加减：制半夏3克，陈皮3克，白茯苓3克，炙甘草3克，萹蓄3克，木通3克，瞿麦3克，黄柏3克。上药加水400毫升，生姜3片，煎至200毫升，空腹服，每日2次。

【名医指导】

1. 有残余听力者，可借助助听器提高工作、生活质量。

2. 避免剧烈震荡或巨音声波袭击，作业者应戴上防护用品以防巨响震耳。

3. 饮食宜清淡而富营养，忌油腻、煎炸之品；戒烟、酒。

4. 适当运动，做局部按摩，保持良好心态，避免烦躁、大怒。

5. 保持居室环境的卫生整洁，空气流

《名医推荐家庭必备名方（珍藏本）》

通，预防感冒。

6. 避免使用有耳毒性的药物。

感音神经性聋

由于耳蜗螺旋器毛细胞、听神经、听传导径路或各级神经元损害，致声音的感受与神经冲动传递障碍者，称感音神经性聋。本病是耳科最大的难症之一，包括先天性聋、老年性聋、传染病源性聋、全身系统性疾病引起的耳聋、中毒性聋、自身免疫性聋等。先天性聋可发生于一侧，或双侧同时受累，耳聋程度轻重可不一致；老年性聋表现为中年以后双耳进行性对称性感音神经性聋，伴高音调耳鸣，鼓膜正常；传染病源性聋可为双耳或单耳程度不同的感音性聋，或伴前庭功能障碍；全身系统性疾病所致耳聋，多为双侧对称性进行性听力下降，常伴有耳鸣；中毒性聋多表现为双侧对称性感音性聋，由高频向低频发展。

本病中医学称"耳聋"。本病病因病机为精血亏损，肝肾阴虚，髓海不足，耳窍失濡；肾阳亏虚，命门火衰，耳失温煦，功能失司；脾胃气虚，清阳不升，上气不足，耳窍失养；心脾两虚，气血不足，耳窍失养，功能失司；脏腑失调，气血不和，经脉运行不畅，耳窍络脉痹阻；阴血不足，络脉失充，日久耳窍络脉枯萎，痹塞不通；阳衰气弱，血滞不行，日久耳窍络脉痹阻。其主要证候为肝肾阴虚，肾阳亏虚，脾胃虚弱，心脾两虚，血瘀耳窍等。

【必备名方】

1. 耳聋左慈丸加减：熟地黄 15 克，山药 30 克，山茱萸 12 克，茯苓 15 克，泽泻 15 克，牡丹皮 15 克，五味子 6 克，磁石（先煎）30 克，石菖蒲 12 克。水煎服。肾阳亏虚、畏寒肢冷或有阳痿、面色发白、头晕目眩、脉细弱者，加熟附子 6 克，肉桂 3 克，补骨脂 15 克。

2. 羊肾丸：山茱萸 60 克，干姜 60 克，巴戟天 60 克，白芍 60 克，泽泻 60 克，北细辛 60 克，菟丝子 60 克，远志 60 克，肉桂 60 克，黄芪 60 克，石斛 60 克，生地黄 60 克，附子 60 克，当归 60 克，牡丹皮 60 克，蛇床子 60 克，甘草 60 克，肉苁蓉 60 克，人参 60 克，石菖蒲 30 克，防风 45 克，茯苓 15 克。上药共为细末，加羊肾 1 对（研细），酒煮面糊为丸，如梧桐子大，每服 5 克，每日 2 次，空腹以淡盐汤或酒送服。

3. 泽泻汤：泽泻 45 克，熟地黄 60 克，五味子 60 克，丹参 45 克，玄参 45 克，防风 45 克，肉桂 45 克，人参 45 克，当归 45 克，白茯苓 60 克，石斛 60 克，地骨皮 60 克，煅磁石 90 克，牛膝 45 克，炙甘草 45 克，黄芪 45 克，石菖蒲 45 克。上药粗捣筛，每服 30 克，先以水 600 毫升加羊肾 1 只，煎至 200 毫升，去羊肾下药，入生姜、大枣 3 枚，同煎至 150 毫升，去渣饭前温服。

4. 归脾汤加减：白术 3 克，当归 3 克，白茯苓 3 克，黄芪 3 克，龙眼肉 3 克，远志 3 克，酸枣仁 3 克，木香 1.5 克，炙甘草 1 克，人参 3 克，磁石 3 克，石菖蒲 3 克，何首乌 1.5 克，生姜、大枣适量。水煎服。

5. 通窍活血汤加减：赤芍 15 克，川芎 10 克，桃仁 10 克，红花 10 克，石菖蒲 12 克，毛冬青 15 克。水煎服。气虚者，加黄芪 15 克，党参 15 克；肾阴虚者，加山茱萸 12 克，墨旱莲 15 克，女贞子 12 克；肾阳虚者，加补骨脂 15 克，益智 15 克，鹿角霜 15 克；血虚者，加稽豆衣 15 克，当归 10 克。

【名医指导】

1. 早期发现婴幼儿耳聋，尽早治疗或尽早做听觉言语训练。

2. 提高生活水平，防治传染病，锻炼身体。

3. 避免颅脑损伤，尽量减少与强噪声等有害物理因素及化学物质接触。

4. 忌辛辣、油腻之品，戒烟、酒。

5. 严格掌握应用耳毒性药物的适应证，尽可能减少用量及疗程，特别是有药物中毒史者、肾功能不全、孕妇、婴幼儿和已有耳聋者更应慎重。用药期间要随时了解并检查听力，发现有中毒征兆者尽快停药治疗。

第四十二章　鼻科疾病

急性鼻炎

急性鼻炎是由病毒感染引起的鼻黏膜的急性炎症。全年均可发病，尤以冬春季多见。本病多见于鼻病毒、腺病毒、流感或副流感病毒等感染。本病早期鼻内及鼻咽部干燥灼热感，鼻痒、喷嚏，伴有微恶寒、发热、周身不适等；中期鼻塞渐趋明显，清涕增多，嗅觉减退，讲话时呈闭塞性鼻音，鼻内充满水样分泌物或黏液性涕；后期分泌物渐转黏液性或黏脓性，不易擤出，鼻塞加重。

本病中医学称"伤风鼻塞"，俗称"伤风"、"感冒"。本病病因病机为外感风寒，袭于皮毛，内舍于肺，清肃失司，邪壅鼻窍；风热外袭，或风寒化热，肺失清肃，邪壅清道，上犯鼻窍。主要证候为风寒袭鼻和风热犯鼻。

【必备名方】

1. 通窍汤加减：防风 12 克，羌活 12 克，白芷 12 克，藁本 12 克，升麻 15 克，葛根 30 克，苍耳子 10 克，麻黄 6 克，甘草 6 克。水煎服。鼻塞较甚者，加路路通 15 克，广藿香 10 克。

2. 细辛散：细辛 3 克，防风 3 克，川芎 3 克，前胡 3 克，人参 3 克，甘草 3 克。上药共为细末，以乳香煎汤调服。

3. 苍耳子茶：苍耳子 12 克，辛夷 9 克，白芷 9 克，薄荷 4.5 克，葱白 3 根，茶叶 2 克。上药共为粗末，每日 1 剂，开水泡茶饮服。

4. 防风通圣散加减：防风 6 克，川芎 6 克，当归 6 克，白芍 6 克，大黄 6 克，薄荷 6 克，麻黄 6 克，连翘 6 克，芒硝 6 克，石膏 12 克，黄芩 12 克，桔梗 12 克，滑石 20 克，甘草 10 克，荆芥 3 克，白术 3 克，栀子 3 克。水煎服。表寒不甚者，去麻黄；内热不甚者，去石膏；无便秘者，去大黄、芒硝。

5. 柴葛解肌汤加减：柴胡 6 克，葛根 9 克，甘草 3 克，黄芩 6 克，羌活 3 克，白芷 3 克，白芍 6 克，桔梗 3 克，生姜 3 片，大枣 2 枚。水煎服。热甚津伤、口渴舌干者，加知母 9 克，天花粉 9 克。

【名医指导】

1. 及时诊断治疗，避免与传染病者接触等。鼻部有病变者，如鼻中隔偏曲、鼻息肉等应及早治疗。

2. 积极去除上呼吸道的病灶，如鼻窦炎、扁桃体炎、慢性咽炎等。

3. 在冬春寒冷季节、骤冷、骤热或感冒流行期间外出应戴口罩。室内空气，保持流通，冬季可选用加湿器。避免公众集会，尽量少去公共场所，对发病者做好隔离工作。

4. 避免不当的拔鼻毛及挖鼻孔，以免引起鼻腔黏膜及皮肤损害。

5. 平时注意体育锻炼，增强体质；勿过度劳累或暴冷暴热。

6. 注意营养，多食富含维生素的食物；多饮水，宜清淡易消化饮食，保持大便通畅。

7. 平时可对鼻子局部按摩。

8. 注意正确的擤鼻涕的方法：宜按压一侧鼻孔稍稍用力外擤，之后交替而擤。

9. 避免长时间工作或生活在干燥、有害气体及粉尘的环境中，以免因受到化学、物理刺激而引起。

名医推荐家庭必备名方（珍藏本）

慢性鼻炎

慢性鼻炎是由各种原因引起的鼻黏膜及黏膜下组织的慢性炎症，包括慢性单纯性鼻炎和慢性肥厚性鼻炎。慢性单纯性鼻炎，有间歇性、交替性鼻塞，多在早晚明显或加重，活动后减轻，时有黏液性或黏脓性鼻涕，鼻塞时嗅觉减退明显，通畅时好转，鼻塞重时，讲话呈闭塞性鼻音，或有头部昏沉胀痛。慢性肥厚性鼻炎，鼻塞呈持续性和渐进性加重，可引起头昏、头痛，鼻分泌物较黏稠，嗅觉减退较明显，有较重的闭塞性鼻音，或伴有耳鸣、听力下降。

本病中医学称"鼻窒"。本病的病因病机主要为伤风鼻塞，余邪未清，或屡感风邪，久郁化热，内舍于肺与阳明经脉，肺失肃降，阳明经脉郁滞，郁热上干，与邪毒互结鼻窍；肺气不足，清肃不力，邪滞鼻窍；脾气虚弱，运化失健，清阳不升，浊阴上干，邪滞鼻窍；邪毒滞鼻，日久深入脉络，血瘀鼻窍，窒塞不通。其主要证候为肺胃郁热熏鼻，气虚邪滞鼻窍，血瘀鼻窍，痰浊内阻。

【必备名方】

1. 泻白散合清胃散加减：桑白皮15克，地骨皮15克，炙甘草5克，生地黄6克，牡丹皮9克，黄连6克，升麻6克，桔梗9克。水煎服。大便秘结者，加大黄6克；口渴饮冷者，加玄参12克，天花粉12克；口臭者，加茵陈蒿9克，广藿香9克，豆蔻9克。

2. 鼻安汤加减：细辛3克，石菖蒲4克，苍耳子12克，白芷12克，薄荷10克，辛夷10克，广藿香15克，蜂房15克，菊花20克。上药先用开水浸泡20分钟，再用文火煎沸7～8分钟，早、晚各煎1汁，每日1剂，凉服。

3. 辛夷汤：辛夷30克，菊花30克，白芷30克，前胡30克，川芎30克，薄荷30克，石膏30克，白术30克，赤茯苓30克，生地黄30克，陈皮30克，甘草60克。上药共为粗末，每服15克，加水250毫升，煎至150毫升，去渣饭后温服，每日2次。

4. 当归芍药汤加减：当归10克，白术10克，川芎10克，辛夷10克，菊花12克，茯苓15克，泽泻15克，地龙12克，甘草6克，郁金12克。水煎服。头痛者，加白芷10克，藁本10克；痰涕多者，加桔梗6克，苦杏仁12克。

5. 桔梗玄参汤加减：桔梗9克，玄参9克，苦杏仁9克，陈皮6克，法半夏9克，茯苓9克，大枣5枚，生姜3片，甘草3克。水煎服。

【名医指导】

1. 积极治疗急性鼻炎、感冒、牙痛，防止发展成慢性鼻炎。若鼻腔畸形，及时矫正。

2. 鼻腔有分泌物时不要用力擤鼻，应堵塞一侧鼻孔擤净鼻腔分泌物再堵塞另一侧擤净。寒冷天气，出门需戴口罩或待在温暖的室内。

3. 避免过敏、激素、粉尘、气候和职业等因素的影响；注意劳动保护，在有粉尘环境下需戴口罩；戒烟。

4. 饮食清淡，多食新鲜蔬菜水果，多食富含维生素 A、维生素 B_2、维生素 C、维生素 E 以及富含铁的食物。保持大便通畅。

5. 鼓励患者战胜疾病的信心。

6. 养成良好的生活习惯，早睡早起，保证充足的睡眠，提高免疫力。

7. 妊娠期鼻炎患者，局部慎用糖皮质激素鼻喷雾剂，妊娠终止后2～4周内鼻炎症状会得到缓解；严重者可按摩迎香穴和鼻通穴，还可用淡盐水冲洗鼻腔。

干燥性鼻炎

干燥性鼻炎是以鼻黏膜干燥、充血，鼻腔分泌物减少为主要表现的鼻腔疾患。患者自觉鼻腔干燥少涕，伴有鼻内异物感、灼热感，容易鼻出血。

本病中医学称"鼻燥"。本病病因病机为气候干燥或燥热，环境多尘，肺津不足，鼻窍失濡；肺肾阴亏，甚则虚火灼肺，鼻窍失养；脾虚土不生金，则肺金不充，鼻窍失养；恣食烟酒、辛辣炙煿之品，致脏腑积热，循阳明经上干清窍，鼻受熏蒸。

【必备名方】

1. 清肺滋阴散加减：川芎 3 克，白芍 4.5 克，生地黄 6 克，白术 3 克，陈皮 3 克，白茯苓 2.4 克，黄柏 3 克，知母 3 克，川贝母 3 克，紫菀 2.4 克，五味子 1.8 克，款冬花 2.4 克，麦冬 3 克，地骨皮 3 克，黄连 1.5 克，远志 2.4 克，酸枣仁 1.8 克，甘草 1.2 克。上药锉碎，加生姜 1 片，竹沥 15 毫升，水煎服。

2. 滋鼻丸：生地黄 150 克，玄参 150 克，麦冬 150 克，百合 150 克。上药共为细末，炼蜜为丸，每丸 15 克，每日早、晚各服 1 丸。

3. 补中益气汤加减：黄芪 15 克，党参 15 克，炙甘草 10 克，白术 10 克，当归 10 克，陈皮 10 克，升麻 10 克，柴胡 8 克，玄参 10 克，百合 10 克。水煎服。食少纳差者，加麦芽 20 克，山楂 15 克；舌根苔黄者，加酒炒知母 10 克，酒炒黄柏 10 克。

4. 泻白散合清胃散加减：桑白皮 15 克，地骨皮 15 克，炙甘草 5 克，生地黄 6 克，牡丹皮 9 克，黄连 6 克，升麻 6 克，桔梗 6 克。水煎服。大便秘结者，加大黄 6 克；口渴饮冷者，加玄参 12 克，天花粉 12 克；口臭者，加茵陈蒿 9 克，广藿香 9 克，豆蔻 9 克。

5. 桑叶地黄汤加减：桑叶 10 克，生地黄 15 克，鱼腥草 15 克，炙刺猬皮 15 克，天花粉 10 克，麦冬 15 克。水煎，2 次分服。

【名医指导】

1. 改善生活、工作环境。避免长期吸入干燥、多灰尘及刺激性气体；避免长期高温环境下作业。

2. 少吃辛辣、煎炸等刺激性食物；适量服用鱼肝油丸或维生素 B_2。

3. 定期滴、涂有营养及润泽鼻腔的制剂，避免使用强烈收缩血管的制剂。

4. 保持乐观心态，不急不躁；戒烟、酒。

5. 每日可做鼻部按摩：用拇指、示指夹住鼻根两侧，用力由上向下拉，反复几次，有利于保持鼻腔的湿润。

6. 保持室内空气的湿润，可用加湿器或在室内种养植物；可适当做鼻部按摩。

萎缩性鼻炎

萎缩性鼻炎是以鼻腔黏膜、骨膜及骨质发生萎缩及鼻内有脓痂形成为主要特征的鼻病。患者有鼻腔或咽喉干燥不适，女性每于月经期症状加重，嗅觉障碍较重，甚至香臭不分，鼻腔有堵塞感，鼻腔容易出血。经常头昏、头痛，早、晚吸入冷空气时尤甚。

本病中医学称"鼻槁"，本病内因多以肺、脾、肾虚损为主，外因多为受燥热邪毒侵袭，以致伤津耗液，鼻失滋养，加之邪灼黏膜，发生脉络瘀阻，黏膜干枯萎缩而为病。

【必备名方】

1. 润肺清鼻汤：生地黄 15 克，麦冬 15 克，玄参 15 克，白芍 15 克，牡丹皮 10 克，白芷 10 克，辛夷 10 克，薄荷 5 克，浙贝母 5 克，甘草 5 克。水煎服。

2. 六味地黄丸合补肺阿胶汤加减：熟地黄 18 克，山药 12 克，山茱萸 12 克，泽泻 9 克，牡丹皮 9 克，茯苓 9 克，阿胶（烊化）9 克，毛诃子 3 克，炙甘草 3 克，苦杏仁 6 克，糯米 6 克，百合 9 克，麦冬 15 克。水煎服。

3. 甘露饮加减：生地黄 10 克，熟地黄 10 克，黄芩 10 克，茵陈 10 克，枇杷叶 10 克，石斛 10 克，天冬 10 克，麦冬 10 克，甘草 3 克，枳壳 10 克，石膏 20 克。水煎服。涕多者，加苍耳子 3 克，白芷 10 克；浊涕量多、色黄绿、伴口苦烦躁者，加龙胆 6 克，鱼腥草 15 克，石菖蒲 8 克；湿热偏重者，合加味八正散加减。

4. 加味升麻葛根汤加减：升麻 10 克，葛根 15 克，赤芍 10 克，炙僵蚕 10 克，桔梗 10 克，金银花 10 克，荷叶 5 克，蝉蜕 5 克，莱菔子 10 克，连翘 15 克，甘草 6 克。水煎服。大便秘结者，加火麻仁 10 克，桃仁 10 克；口苦咽干、烦躁易怒、脉弦者，加龙胆 8 克，青黛（冲服）2 克；伴脓涕黄浊量多者，加广藿香 5 克，鱼腥草 15 克。

5. 石斛生地黄饮：石斛 50 克，生地黄 50 克，荷叶 1 张，广藿香 5 克，佩兰 5 克。先将石斛、生地黄煮水，至沸时再放入荷叶、广藿香、佩兰，继续煮沸 5 分钟。滤取药液者，加入白糖，待冷，放入冰箱，作冷饮用。夏令服用时可加入冰块。

【名医指导】

1. 改善生活工作环境。接触粉尘及化学气体工作者应戴口罩。

2. 加强营养，补充维生素 B_2 及维生素 A。多饮水；多吃蔬菜、水果；忌烟、酒、辣椒、咖啡及煎炸食品。

3. 禁用麻黄碱、滴鼻净等鼻黏膜收缩剂；可使用复方鱼肝油、复方薄荷油滴鼻。

4. 应长期戴口罩。夏天可用水湿润后戴，随干随即加湿。室内应保持新鲜、通畅、湿润的空气。冬天火炉上放水壶不加壶盖，让蒸汽尽量蒸发以湿润空气。

5. 养成良好的生活习惯，不要用手挖鼻。

6. 定期用生理盐水、3%硼酸溶液、1：2000 高锰酸钾溶液清洗鼻腔。

变应性鼻炎

变应性鼻炎是主要发生于鼻黏膜，并以Ⅰ型超敏反应为主的疾病，包括常年性变应性鼻炎和天花粉症。主要临床表现为每天数次阵发性发作性喷嚏，每次多于 3 个，甚至连续 10 个以上，多在晨起或夜晚接触变应原后立刻发作，流大量清涕，鼻痒，呈虫爬行感或奇痒难忍，鼻塞，鼻腔可见清稀鼻涕。合并感染可见黏膜充血，反复发作者可有中鼻甲息肉样变或肥大。

本病中医学称为"鼻鼽"。中医学认为，本病的发生不外乎内、外因，内因素体虚寒、肺虚不固及脾肾阳虚，外因风寒异气（变应原）入侵。病机表现为脏腑功能失调以肺、脾、肾之虚损为主，其病主要在肺，但与脾、肾有密切的关系。由于肺气虚，卫表不固，腠理疏松，风寒乘虚而入，犯及鼻窍，邪正相搏，肺气不得通调，津液停聚，鼻窍壅塞，遂致喷嚏流清涕；肺气的充实，有赖于脾气的输布，脾气虚弱，可致肺气不足，肺失宣降，津液停聚，寒湿久凝鼻部而致病；肾主纳气，为气之根，若肾的精气不足，气不归元，肾失摄纳，气浮于上可致喷嚏频频，若

肾之阳气不足，寒水上泛，则致鼻流清涕不止。

【必备名方】

1. 御风健鼻汤：苍耳子 6 克，蝉蜕 6 克，防风 10 克，白蒺藜 10 克，玉竹 10 克，炙甘草4.5 克，薏苡仁 12 克，百合 12 克。水煎服。表现气虚之象者，加黄芪 10 克，白术 10 克（若患者多怒，黄芪应少用或免用），亦可加党参 10 克，山药 12 克；头痛者，加白芷 10 克；喷嚏时涕泪俱下且头额有紧束之感者，加蔓荆子 10 克；鼻痒者，重用蝉蜕；表现血郁之象，如局部苍白且现有青蓝之色者，加当归 9 克；顶门发冷畏风、遇外风或受寒则更重且腰脊酸者，加鹿脊髓（或鹿角胶）10 克。

2. 实卫通窍汤加减：黄芪 20 克，灵芝 20 克，肉桂 6 克，细辛 6 克，辛夷 10 克，苍耳子 9 克，鹅不食草 6 克，蜂房 15 克，麦冬 12 克，炙甘草 6 克。水煎服。鼻干舌燥者，减肉桂用量，加玄参 12 克，生地黄 12 克；鼻咽作痒者，加蝉蜕 6 克，白蒺藜 12 克；鼻涕不止者，加益智 9 克，诃子 12 克。

3. 去敏鼻舒汤加减：党参 15～30 克，炒白术 10 克，猪苓 10 克，茯苓 10 克，黄芪 15 克，干姜 6 克，制附子 6 克，姜半夏 9 克，甘草 8 克。水煎服。

4. 辛夷清肺饮加减：黄芩 12 克，知母 12 克，桑白皮 12 克，枇杷叶 12 克，栀子 12 克，升麻 15 克，麦冬 15 克，百合 15 克，辛夷 10 克，地龙 10 克。水煎服。喷嚏多者，加蝉蜕 10 克，僵蚕 10 克，乌梅 12 克；头胀痛者，加蔓荆子 10 克，白蒺藜 15 克。

5. 鼻鼽汤：苍耳子 15 克，辛夷 12 克，白术 9 克，诃子 9 克，荆芥 10 克，防风 10 克，白芷 10 克，黄芪 30 克，乌梅 20 克，柴胡 6 克，薄荷 6 克，麻黄 3 克，细辛 2 克。水煎服。

【名医指导】

1. 改善居室环境，减少户外活动，尽量避免接触花及花粉。

2. 不用毛料的地毯和羽绒褥垫，保持室外内通风，减少接触灰尘。

3. 居室内应减少尘螨数量，定期打扫、

清洗床上用品和窗帘等；湿度应控制在 60%以下；可用有滤网的空气净化机、吸尘器等；不养猫、狗、花、鸟等。

4. 加强锻炼，提高身体免疫力。

5. 婴儿在 3 个月前应完全母乳喂养，避免接触到变应原；儿童和孕妇应完全避免环境中的烟草、烟雾等。

化脓性鼻窦炎

化脓性鼻窦炎系鼻窦黏膜的化脓性感染。根据其起病分为急性和慢性化脓性鼻窦炎。急性化脓性鼻窦炎多由肺炎链球菌、链球菌属、葡萄球菌等化脓性球菌感染所致，多由于急性化脓性鼻窦炎治疗不当，以致反复发作，迁移不愈而转为慢性。急性化脓性鼻窦炎为急性化脓性病变，分为卡他期、化脓期、并发症期。慢性化脓性鼻窦炎分为乳头状增生型、水肿型、纤维型、腺体型、滤泡型。急性化脓性鼻窦炎常继发于上呼吸道感染或急性鼻炎，可出现明显的畏寒、发热、食欲减退、便秘、周身不适等，患侧持续性鼻塞、脓涕、头痛与局部疼痛，前组鼻窦炎引起的头痛多在额部和颌面部，后组鼻窦炎多位于颅底或枕部。慢性化脓性鼻窦炎主要为鼻部症状，流脓涕为其特征性症状，还可表现为鼻塞、嗅觉障碍、头痛。

本病中医学称"鼻渊"。

急性化脓性鼻窦炎

急性化脓性鼻窦炎中医学称"急鼻渊"，多属实热之证，因外感风寒湿热，内传肺与脾胃、肝胆，或脾胃素有蕴热，因外邪引动，邪毒循经上蒸，壅滞于鼻。

【必备名方】

1. 宣肺散：柴胡 6 克，黄芩 6 克，紫菀 6 克，白芍 30 克，当归 15 克，麦冬 15 克，茯苓 9 克，白芥子 9 克，甘草 3 克，款冬花 3 克，紫苏 3 克，辛夷 1.5 克。水煎服。

2. 银翘辛夷汤：金银花 9 克，连翘 12 克，辛夷 3 克，栀子 3 克，黄芩 3 克，桑叶 9 克，荆芥 6 克，薄荷 3 克，桔梗 6 克，生甘草 3 克，丝瓜藤 10 克。水煎服。

3. 升麻解毒汤加减：葛根 9 克，升麻 12 克，黄芩 15 克，鱼腥草 18 克，蒲公英 15 克，甘草 6 克，赤芍 9 克，苍耳子 12 克，桔梗 12 克，白芷 12 克。水煎服。大便秘结者，加大黄 12 克；热毒重者，加生石膏 15 克，败酱草 9 克；涕难出者，加皂角刺 15 克。

4. 蒿芩清胆汤：青蒿 6 克，黄芩 6 克，淡竹茹 9 克，赤茯苓 9 克，滑石 9 克，甘草 9 克，青黛 9 克，制半夏 4.5 克，枳壳 4.5 克，陈皮 4.5 克。水煎服。

5. 甘露消毒饮：滑石 450 克，绵茵陈 320 克，黄芩 300 克，石菖蒲 180 克，川贝母 150 克，木通 150 克，广藿香 120 克，射干 120 克，连翘 120 克，薄荷 120 克，豆蔻 120 克。上药共为细末，糊丸，每服 9 克，每日 2 次。

【名医指导】

1. 积极治疗，谨防感冒和其他急性传染病。

2. 积极治疗基础疾病，如贫血、糖尿病等。

3. 及时合理治疗急性鼻炎以及鼻腔、鼻窦、咽部及牙的各种慢性疾病，保持鼻窦的通气引流并防止感染扩散。

4. 饮食宜清淡、富有营养。多食新鲜蔬菜、水果，适当补充维生素；忌食辛辣刺激之物和肥腻之品。

5. 适当运动，增强体质，改善生活和工作环境；勿过度劳累，注意休息。

6. 积极治疗，以免发展为慢性化脓性鼻窦炎。

7. 进行局部热敷、短波透热和红外线照射等，必要时上颌窦穿刺冲洗。

慢性化脓性鼻窦炎

慢性化脓性鼻窦炎中医学称"慢鼻渊"。本病有虚实之分，实者为郁热，病在肺和胆；虚者为气虚夹寒湿，病在肺、脾、肾。

【必备名方】

1. 清肺通窍汤加减：辛夷 9 克，苍耳子 15 克，桔梗 15 克，桑白皮 15 克，鱼腥草 15 克，黄芩 12 克，麦冬 12 克，赤芍 9 克，川芎 9 克。水煎服。脓涕较多者，加金银花 12 克，白芷 12 克；咽痛者，加牛蒡子 12 克，甘草 6 克。

2. 辛夷丸：天南星（姜制）60 克，半夏（姜制）60 克，苍术（米泔浸）60 克，黄芩（酒炒）60 克，辛夷 60 克，川芎 60 克，黄柏（炒焦）60 克，滑石 60 克，煅牡蛎 60 克。上药共为细末，糊丸，每服 5 克，薄荷汤送服，每日 2 次。

3. 鼻脑方：法半夏 9 克，茯苓 10 克，苍术 10 克，陈皮 10 克，石菖蒲 10 克，炙黄芪 10 克，当归 10 克，郁金 10 克，丹参 10 克，板蓝根 10 克，黄芩 10 克，葛根 10 克，升麻 3 克，砂仁 3 克。水煎服。

4. 加味苍玉散：炙黄芪 6 克，白芷 6 克，苍耳子 6 克，炒白术 3 克，防风 3 克，辛夷 3 克，石菖蒲 1 克，细辛 1 克，冰片 1 克。上药共为极细末，装瓶密封备用。用时每次取少许药末吹入鼻腔，吹药前用 1% 麻黄碱滴鼻并排除脓涕，每日 3 次。

5. 通鼻汤加减：升麻 9 克，鹿角霜 9 克，白芷 15 克，辛夷 12 克，黄芪 18 克，炮附子 5 克，干姜 5 克，蒲公英 18 克，薏苡仁 18 克，天花粉 18 克，藁本 18 克，甘草 3 克。水煎服。

【名医指导】

1. 积极防治感冒、上呼吸道感染、急性鼻腔、鼻窦等疾病。有牙病者应彻底治疗。

2. 注意鼻腔卫生；游泳时尽量做到头部露出水面。

3. 在粉尘、污染较重的地方，应戴口罩，避免细菌进入鼻腔；同时应保持室内空气流通，但要避免直接吹风及阳光直射。

4. 多做低头、侧头动作，以利鼻窦内脓涕排出。清洁鼻腔，去除积留的脓涕，保持鼻腔通畅。

5. 注意不用力擤鼻。脓涕多者可先滴药、再擤鼻，以免单个鼻窦炎因擤鼻不当，将脓涕挤压入其它鼻窦而导致多个鼻窦发炎。

6. 禁食辛辣、肥腻刺激性食品，戒烟、酒。

7. 保持情绪平稳、心态乐观，积极配合治疗，避免随便停药。

8. 平时可做鼻部按摩。

鼻 出 血

鼻出血是指血从鼻孔流出，轻者仅涕中带血丝，严重者血从口鼻涌出，是多种疾病的常见症状。临床主要表现为鼻腔出血。

本病中医学称"鼻衄"。本病病因病机为肺经有热，复感风热或燥热之邪迫肺，肺失肃降，邪热上壅，可致鼻黏膜糜烂出血；情志不遂，暴怒伤肝，肝气郁结化火，或引动心火，致心火妄动，肝火上逆，脉络受损而衄血；素有脾胃积热，或因嗜食辛辣炙煿，火热内燔，上壅于鼻；肝血不足，肾阴亏损，虚火上炎，灼伤肺阴，鼻失濡养而出血；脾气虚，气血生化不足，脾不统血，血溢脉外；素体肺阴不足，或燥邪伤津，鼻失濡养，或外感燥邪，耗伤肺阴，燥火上炽，损伤鼻络。

【必备名方】

1. 茜根散：茜草 30 克，黄芩 30 克，海蛤粉（炒）30 克，阿胶 30 克，侧柏叶 30 克，生地黄 30 克，炙甘草 15 克。上药共为末，每次 12 克。水煎服，每日 2 次。

2. 菊花蒲黄汤加减：菊花 15 克，生蒲黄 6 克，牡丹皮 12 克，赭石（先煎）12 克，茜草炭 12 克，北沙参 12 克，麦冬 10 克，炒藕节 10 克，牛膝 10 克，石斛 10 克，六味地黄丸（包煎）10 克，白茅根 18 克，甘草 3 克。水煎服。

3. 柏艾散：生地黄 9 克，山药 6 克，莲子 6 克，柏子仁 5 克，牡丹皮 5 克，山茱萸 5 克，泽泻 3 克，生荷叶 9 克。上药研末，每次 9 克，以生艾叶捣汁 100 毫升冲服。

4. 平胃敛阴汤加减：白扁豆 9 克，甘草 3 克，麦冬 3 克，牛膝 3 克，白术 2.4 克，山药 4.5 克，葛根 3 克，三七 2.1 克，白芍 3 克，五味子 1.2 克，当归 3 克。水煎，加百草霜 0.9 克，血余炭 0.9 克，蒲黄 0.9 克，调服。

5. 百合固金汤加减：生地黄 15 克，熟地黄 15 克，麦冬 15 克，百合 10 克，白芍 10 克，当归尾 8 克，知母 10 克，玄参 10 克，桔梗 10 克，甘草 6 克。水煎服。鼻衄者，加侧柏叶 10 克，茜草 10 克。

【名医指导】

1. 鼻出血时，保持镇静，取坐位或半卧位，头稍向前倾；然后在额部和颈部进行冷敷，2分钟1次。

2. 多食蔬菜、水果及清凉爽口的食品，忌热性食物，如羊肉、葱、姜等。

3. 培养良好的卫生习惯：如不用手挖鼻孔，不做有危险的游戏，防止鼻子碰伤等。

4. 保持房间安静、清洁：温度宜控制在18～20 ℃；湿度宜大于60％；室内保持空气清新，适当开窗通风换气。气候干燥时，要多喝水。保持口腔清洁、湿润。

5. 对于反复出血的患者应去医院诊治，以免延误病情。

6. 对于鼻出血患儿应纠正挖鼻、揉鼻的习惯；老年性鼻出血患者应注意控制血压，防治冠心病、支气管炎等。

《名医推荐家庭必备名方（珍藏本）》

第四十三章　咽喉科疾病

急性咽炎

急性咽炎为咽黏膜、黏膜下组织的急性炎症，常累及咽部淋巴组织，可继发于急性鼻炎或急性扁桃体炎，也有开始即发生于咽部者。病变常波及整个咽腔，也可局限于一处。常为上呼吸道炎症的一部分。多见于秋冬及冬春之交。本病临床上以咽部红肿热痛逐渐增剧为主要症状。

本病中医学属于"喉痹"范畴，包括"风热喉痹"、"风寒喉痹"，尤以"风热喉痹"多见。

【必备名方】

1. 疏风清热汤加减：金银花 15 克，连翘 15 克，牛蒡子 12 克，荆芥 10 克，防风 10 克，黄芩 10 克，赤芍 15 克，玄参 15 克，浙贝母 12 克，桑白皮 15 克，桔梗 10 克，甘草 3 克。水煎服，每日 1 剂。咳嗽痰多者，加前胡 12 克，百部 12 克，川贝母 12 克；嘶哑者，加木蝴蝶 3～6 克，蝉蜕 8 克；咽干者，加天花粉 15 克，知母 12 克；头痛者，加蔓荆子 12 克，藁本 12 克。

2. 桑菊饮加减：桑叶 10 克，菊花 10 克，连翘 10 克，板蓝根 15 克，防风 6 克，桔梗 6 克，薄荷（后下）6 克，射干 5 克，甘草 3 克，芦根 30 克。水煎服。咽痛明显、咽黏膜红肿明显者，加黄芩 6 克，蒲公英 15 克，以清热解毒；大便干结者，加生大黄 5 克，以清热泻火。

3. 六味汤加减：荆芥 10 克，防风 10 克，桔梗 10 克，甘草 6 克，薄荷 6 克，僵蚕 10 克，紫苏叶 10 克，生姜 6 克。水煎服，每日 1 剂。鼻塞流清涕者，加苍耳子 10 克，辛夷 8 克；咳嗽者，加紫菀 12 克，苦杏仁 12 克；咽痒者，加蝉蜕 8 克，橘红 10 克。

4. 清咽利膈汤加减：栀子 10 克，黄芩 10 克，连翘 12 克，金银花 15 克，桔梗 10 克，甘草 3 克，牛蒡子 12 克，玄参 15 克，大黄 6 克，玄明粉 10 克，荆芥 10 克，防风 10 克，薄荷（后下）6 克。水煎服，每日 1 剂。大便秘结者，大黄加至 10～12 克；口渴者，加天花粉 18 克；痰多者，加瓜蒌子 12 克，浙贝母 12 克；高热者，加生石膏（先煎）30 克，知母 12 克；咽部肿甚者，加牡丹皮 12 克，赤芍 12 克；脘腹痞闷、呕恶、体倦、头胀痛者，去薄荷、防风、荆芥，加茯苓 15 克，白术 12 克，泽泻 12 克。

【名医指导】

1. 卧床休息，积极治疗感冒，防治邻近器官疾病如鼻炎、扁桃体炎等。

2. 戒烟，少饮酒。避免过食辛辣、炙烤食品；多食新鲜蔬菜和水果；多饮水。

3. 保持口腔清洁，可适当用碱性含漱剂漱口，如复方硼砂溶液等。

4. 改善环境，减少空气污染，加强个人卫生防护。减少公共场合出入次数，多休息。

5. 患病初期可用 1% 碘甘油或 2% 硝酸银涂擦咽壁。

6. 适当控制用声，用声不当、用声过度、长期持续演讲和演唱对咽喉炎治疗不利。

7. 加强体育锻炼，增强机体免疫力。

慢性咽炎

慢性咽炎为咽部黏膜、黏膜下及其淋巴组织的慢性炎症。本病临床上以咽喉干燥、痒痛不适、咽内异物感或干咳少痰为特征，病程长。症状易反复发作，往往给人不易治愈的印象。多发生于成人，农村发病率较低。

本病中医学属于"喉痹"范畴，包括"虚火喉痹"、"阳虚喉痹"、"帘珠喉痹"等。

【必备名方】

1. 养阴清肺汤加减：麦冬 15 克，玄参 15 克，白芍 15 克，薄荷 6 克，生地黄 12 克，牡丹皮 12 克，浙贝母 12 克，甘草 3 克。水煎服，每日 1～2 剂。兼有胃阴虚，症见唇燥口干、口渴喜饮、纳呆便秘者，加知母 12 克，石斛 12 克，南沙参 15 克，地骨皮 12 克；喉底小瘰增生、侧索增粗者，加枳壳 9 克，香附 9 克，牡蛎 12 克；喉底黏膜枯萎明显者，酌加丹参 12 克，当归尾 9 克，玉竹 12 克，麦冬 12 克，桑椹 12 克。

2. 肾气丸加减：熟地黄 30 克，山药 30 克，山茱萸 15 克，茯苓 12 克，牡丹皮 10 克，泽泻 10 克，附子 6 克，肉桂 6 克。水煎服，每日 1～2 剂。痰多而稀者，加法半夏 12 克，陈皮 6 克；虚火较盛、咽喉疼痛明显者，加玄参 15 克，知母 12 克。

3. 清气化痰丸加减：黄芩 6 克，金银花 10 克，桑白皮 10 克，浙贝母 10 克，瓜蒌皮 10 克，竹茹 10 克，天竺黄 6 克，桔梗 6 克，甘草 3 克。水煎服，每日 1～2 剂。咽干、咽黏膜暗红、干燥者，加石斛 10 克，天花粉 10 克，玄参 10 克，以养阴生津；少气懒言、倦怠乏力者，加太子参 10 克，白术 10 克，山药 10 克，茯苓 10 克，以健脾益气。

4. 清金利咽汤加减：连翘 12 克，栀子 9 克，黄芩 9 克，薄荷 6 克，牛蒡子 9 克，防风 12 克，荆芥 12 克，玄明粉 9 克，金银花 9 克，玄参 9 克，大黄 6 克，甘草 6 克，桔梗 9 克，黄连 6 克。水煎服，每日 1～2 剂。黏膜肥厚、暗红者，加牡丹皮 9 克，赤芍 9 克，路路通 9 克，桃仁 12 克，以活血通络；小瘰增生者，合贝母瓜蒌散（贝母 9 克，瓜蒌 12 克，天花粉 12 克，陈皮 12 克，桔梗 12 克，茯苓 12 克），或加海藻 9 克，夏枯草 12 克，牡蛎 9 克，陈皮 12 克，以理气化痰散结；咽干明显者，加葛根 15 克，天花粉 12 克，石斛 12 克，以养阴生津；易恶心、干哕、作呕者，加法半夏 9 克，竹茹 12 克，以降逆止

呕；大便燥结者，加火麻仁 30 克，郁李仁 15 克，以润肠通便，或少佐大黄 6 克，以泻热通便。

5. 半夏厚朴汤加减：法半夏 9 克，厚朴 9 克，紫苏叶 6 克，茯苓 12 克，生姜 6 克，瓜蒌 12 克，川贝母 12 克。水煎服，每日 1～2 剂。喉底小瘰增生者，加玄参 12 克，牡蛎 9 克，夏枯草 12 克，以软坚散结；咽干、喉底干燥、萎缩者，加南沙参 12 克，麦冬 12 克，天花粉 15 克，石斛 12 克，以养阴生津润燥。

【名医指导】

1. 加强体育锻炼，增强体质；注意劳逸结合，防止受冷；生活有规律，多进行室外活动，呼吸新鲜空气。减少粉尘及有害气体的接触。

2. 多吃营养丰富、易消化的食物。宜食用富含胶原蛋白、弹性蛋白的食物，如猪蹄、猪皮、蹄筋、鱼类、豆类、海产品等；多摄入富含 B 族维生素的食物，如瘦肉、鱼类、新鲜水果、绿色蔬菜、奶类、豆类等。戒烟、酒；避免辛辣、油炸、过冷、过烫刺激食物。

3. 平时多饮淡盐开水，保持大便通畅。

4. 随天气的冷暖变化及时增减衣服，预防上呼吸道感染及慢性咽炎急性发作。

5. 积极治疗感冒，防治邻近器官疾病，如鼻炎、扁桃体炎等，及时治疗牙周疾病。

6. 注意口腔卫生，养成饭后漱口的习惯。

7. 不要长时间讲话，忌声嘶力竭地喊叫。

8. 经常饮用利咽生津的保健品，如绿茶、蜂蜜饮等。

急性扁桃体炎

急性扁桃体炎是腭扁桃体的急性非特异性炎症，往往伴有一定程度的咽黏膜及其他咽淋巴组织的炎症（但以腭扁桃体的炎症为主），可分为急性充血性扁桃体炎（又称卡他性或单纯性扁桃体炎）和急性化脓性扁桃体炎。本病是咽部的一种常见病、多发病。本病多发于 10～30 岁，老年人少见。发病季节

多在春秋，气温变化大的季节多发。

本病与中医学中"风热乳蛾"、"烂乳蛾"等的证候相类似。

【必备名方】

1. 疏风清热汤加减：荆芥 6 克，防风 6 克，金银花 9 克，连翘 9 克，黄芩 10 克，赤芍 9 克，牛蒡子 6 克，桔梗 6 克，甘草 4.5 克，桑白皮 9 克，玄参 9 克，浙贝母 9 克，天花粉 9 克。水煎服，每日 1 剂。大便秘结者，加大黄 6 克，芒硝 12 克，以泄热解毒；头痛甚者，加川芎 9 克，白芷 12 克，白菊花 12 克，以疏风止痛；热盛者，加大青叶 15 克，以清热解毒。

2. 六味汤加减：桔梗 12 克，生甘草 6 克，薄荷 6 克，荆芥 12 克，僵蚕 9 克，防风 12 克。水煎服，每日 1 剂。

3. 少阴甘桔汤加减：甘草 9 克，桔梗 12 克，升麻 6 克，柴胡 9 克，陈皮 12 克，羌活 9 克，川芎 9 克，黄芩 12 克，葱白 6 克，玄参 12 克。水煎服，每日 1 剂。

4. 清咽利膈汤加减：荆芥 10 克，防风 10 克，薄荷 6 克，栀子 10 克，黄芩 10 克，黄连 6 克，金银花 15 克，连翘 15 克，桔梗 10 克，甘草 6 克，牛蒡子 10 克，玄参 12 克，生大黄（后下）10 克，玄明粉（冲服）6 克。水煎服，每日 1 剂。表证已解者，去荆芥、防风、薄荷；喉核红肿疼痛明显者，加马勃 9 克，蒲公英 12 克；喉核脓点者，加天花粉 15 克，穿山甲 12 克，皂角刺 9 克；高热不退者，加生石膏 18 克，知母 12 克；体质较弱者，大黄减至 6 克（同煎），去玄明粉。

5. 甘露消毒丹加减：滑石 15 克，茵陈 12 克，黄芩 12 克，石菖蒲 12 克，木通 6 克，川贝母 15 克，射干 12 克，连翘 12 克，豆蔻 15 克，广藿香 15 克，薄荷 6 克。水煎服，每日 1 剂。

【名医指导】

1. 养成良好的口腔卫生习惯，做到饭后漱口，每日至少早、晚各刷牙 1 次；睡前不吃甜食。

2. 室内光线充足，空气流通；保持适宜的温度和湿度。急性患者应适当隔离，避免传播。

3. 饮食宜清淡，食性宜凉、寒，多服清凉润肺、泻火败毒的饮料，如鲜藕汁、鲜芦根汁、金银花露、绿豆汤等；多食新鲜蔬菜、水果和瓜类，以补充维生素。忌油炸、辛辣刺激食物，戒烟、忌酒。适量饮茶。

4. 平时积极锻炼身体。根据体质选择项目，能增强体质和提高机体的抗病能力。

5. 注意休息，多喝开水，进流质及软食，保持大便通畅。

6. 反复发作或本有相应症状者，可在急性期进行心电图检查及小便和抗链球菌溶血素"O"检查，以排除并发肾炎、心肌炎、关节炎的可能。

7. 反复发作伴有扁桃体周围脓肿、周围炎的患者，可在炎症消退后手术治疗。

慢性扁桃体炎

慢性扁桃体炎为腭扁桃体的慢性炎症，是耳鼻咽喉科临床上常见的多发病。本病的特点是常有急性发作病史，而平时多无明显自觉症状。本病可发生于任何年龄，但又随年龄的增长而减少。一般以小学至初级中学的少年儿童最多见，青年人次之，中年人较少，老年人很少见。

本病中医学属于"乳蛾"范畴。因肺肾阴虚所致者，又称"虚火乳蛾"。

【必备名方】

1. 百合固金汤加减：百合 15 克，玄参 15 克，麦冬 15 克，生地黄 15 克，熟地黄 15 克，当归 6 克，白芍 15 克，川贝母 12 克，桔梗 12 克，甘草 6 克。水煎服，每日 1 剂。

2. 知柏地黄丸汤：熟地黄 24 克，山药 12 克，山茱萸 12 克，泽泻 9 克，茯苓 9 克，牡丹皮 9 克，知母 12 克，黄柏 12 克。水煎服，每日 1 剂。并可配入玄参 12 克，麦冬 12 克，石斛 12 克，以养阴清热生津。

3. 甘露饮合玄参、桔梗、金银花加减：生地黄 12 克，熟地黄 12 克，茵陈 9 克，枳壳 9 克，黄芩 9 克，枇杷叶 9 克，生甘草 6 克，石斛 12 克，天冬 12 克，麦冬 12 克。水煎服，每日 1 剂。

4. 全真一气汤加减：人参 12 克，麦冬

15 克，五味子 6 克，白术 9 克，附子 6 克，牛膝 12 克，熟地黄 15 克，玄参 12 克，浙贝母 9 克，煅牡蛎 12 克。水煎服，每日 1～2 剂。

5. 会厌逐瘀汤合二陈汤加减：桃仁 12 克，红花 6 克，当归 10 克，赤芍 15 克，生地黄 15 克，桔梗 2 克，玄参 15 克，甘草 6 克，枳壳 12 克，柴胡 12 克，茯苓 15 克，陈皮 10 克，法半夏 9 克。水煎服，每日 1 剂。扁桃体暗红、质硬不消者，加昆布 12 克，莪术 12 克，丹参 12 克，水蛭 3 克，路路通 9 克，生牡蛎 12 克，以活血软坚散结；复感热邪、溢脓黄稠者，加黄芩 9 克，蒲公英 12 克，车前子 12 克，皂角刺 12 克，以清热化痰。

【名医指导】

1. 应养成良好的生活习惯，保证充足的睡眠时间，随天气变化及时增减衣服，保持室内适宜的温度和湿度，避免诱发急性发作。

2. 保持口腔清洁，每晚睡前刷牙、饭后漱口；坚持锻炼身体，提高机体抵抗疾病的能力，不过度操劳。

3. 可含用西地碘片及用淡盐水漱口，每次约 5 分钟。

4. 可长期服用维生素 C 片；非急性发作，避免滥用消炎药。

5. 注意饮食调养，少食油炸、辛辣刺激食物，多食水果、新鲜蔬菜。戒烟、酒。可食用清热解毒的食物，如绿豆汤、赤小豆粥、白菜、白萝卜、鲜黄花菜、丝瓜、马齿苋粥。

6. 若扁桃体过度肥大，已妨碍呼吸、吞咽，及反复发作或引起肾炎等并发症者，可考虑手术切除治疗。

会 厌 炎

急性会厌炎为会厌的急性感染，炎症发生部位以会厌为主，可向杓会厌襞以及声门上区蔓延，又称急性声门上喉炎。成人及儿童均可发病，但以成人较多见；男性多于女性，常发生于早春与秋末。临床症状以咽喉疼痛、吞咽困难为主，表现为会厌肿胀如球并可形成痈肿。

本病中医学称"下喉痈"，多散见于喉痹、喉风文献之中。

【必备名方】

1. 疏风清热汤加减：荆芥 12 克，防风 12 克，牛蒡子 12 克，甘草 6 克，金银花 12 克，连翘 12 克，桑白皮 12 克，赤芍 9 克，桔梗 9 克，天花粉 12 克，玄参 12 克，浙贝母 9 克，黄芩 9 克。水煎服，每日 1 剂。可酌加皂角刺 9 克，乳香 12 克，没药 12 克。

2. 清咽利膈汤加减：连翘 12 克，栀子 9 克，黄芩 9 克，薄荷 6 克，牛蒡子 9 克，防风 9 克，荆芥 9 克，玄明粉 9 克，金银花 12 克，玄参 12 克，大黄 9 克，甘草 3 克，桔梗 12 克，黄连 9 克。水煎服，每日 1 剂。

3. 大黄扫毒汤加减：大黄 9 克，天花粉 12 克，皂角刺 9 克，炮穿山甲 9 克，乳香 12 克，没药 12 克，薄荷 6 克，蜈蚣 2 条。水煎服，每日 1 剂。痰涎多者，加天竺黄 9 克，天南星 9 克，僵蚕 9 克。

4. 三黄凉膈散加减：黄芩 9 克，黄柏 9 克，黄连 9 克，栀子 12 克，当归 12 克，赤芍 9 克，川芎 9 克，玄参 9 克，生甘草 3 克，射干 9 克，青皮 9 克，陈皮 12 克，天花粉 12 克，金银花 12 克，灯心草 12 克。水煎服，每日 1 剂。

5. 六味汤加减：荆芥 10 克，防风 10 克，僵蚕 10 克，白芷 10 克，制半夏 9 克，薄荷 6 克，桔梗 6 克，天竺黄 6 克，射干 5 克，川贝母粉（另吞）3 克，甘草 3 克。水煎服，每日 1 剂。

【名医指导】

1. 大于 2 个月的婴儿可采用高效嗜血杆菌结合疫苗进行免疫，能预防 B 型流感嗜血杆菌会厌炎。

2. 加强锻炼，增强机体抵抗力；及时治疗邻近器官的急性炎症。改善生活、工作环境。经常接触灰尘及化学气体的操作工人，应戴口罩，并采取各种安全措施。

3. 饮食宜清淡，应选择营养丰富、高纤维、高蛋白的全流质或半流质食物，不可进粗硬及刺激性食物。少食辛辣、油炸之物，戒烟、酒；宜多饮水，保持大便通畅。

4. 避免咽喉部受到异物刺伤及其他不良刺激，如内镜检查及气管内插管时损伤。

名医推荐家庭必备名方（珍藏本）

5. 科学营养，睡眠充足。随气候变化增减衣服。保持良好的心态，积极配合治疗。

6. 会厌炎患者如突然出现咽痛、声嘶、气急、高热和呼吸困难，应迅速送至较近的医院急诊，提供鼻气管插管治疗。

急性喉炎

急性喉炎是病毒和细菌感染所致的喉部黏膜急性炎性病变，属上呼吸道的急性感染性疾病之一。声音嘶哑是本病的主要症状，可伴喉痛，喉干不适，咳嗽多痰之症。本病以寒冷的冬春季节发病较多见，常继发于急性鼻炎、急性咽炎之后，治疗不及时可转为慢性。其发病男性多于女性，发病与职业有关，如演员、售货员、教师等讲话较多者易患此病。

常见喉部的急性炎症有急性单纯性喉炎、儿童急性喉炎、急性喉气管支气管炎、急性会厌炎。此外，还有疱疹性喉炎、白喉、喉脓肿和喉软骨膜炎等。本节主要讨论喉部黏膜弥漫性卡他性病变的急性单纯性喉炎。本病成人患者的全身症状较轻，并发症亦较少。小儿喉及发声门下喉炎和急性喉梗阻，甚者窒息死亡。

本病中医学属于"急喉瘖"范畴，又称"暴喑"、"瘁瘖"等，是喉瘖的一种。小儿喉炎致咳哮声嘶、甚而呼吸困难者，属于中医学的"急喉风"、"紧喉风"、"缠喉风"等范畴。

【必备名方】

1. 疏风清热汤加减：桑叶 12 克，菊花 15 克，连翘 12 克，桑白皮 15 克，人参叶 15 克，木蝴蝶 10 克，蝉蜕 6 克，牛蒡子 12 克，胖大海 12 克，桔梗 9 克，甘草 6 克。水煎服，每日 1 剂。声带充血甚者，加牡丹皮 12 克，赤芍 12 克，以凉血祛瘀；痰多黄稠者，加浙贝母 12 克，瓜蒌皮 12 克，以清热化痰；发热重者，加天葵子 12 克，芦根 12 克，以退火清热；咽喉干痛者，加玄参 15 克，天花粉 12 克，以清热生津。

2. 泻白散合清金化痰汤加减：牡丹皮 12 克，赤芍 12 克，浙贝母 12 克，胖大海 12 克，黄芩 15 克，蝉蜕 6 克，桔梗 9 克，射干 12 克，白菊花 12 克，天竺黄 12 克，甘草 6 克。水煎服，每日 1 剂。咳嗽明显者，加苦杏仁 12 克，桑白皮 12 克，以清热化痰止咳；高热、大便秘结者，加大黄 6 克，以泻火解毒通便；口干明显者，加芦根 12 克，玄参 15 克，以清热养阴，生津止渴。

3. 三拗汤合半夏、细辛、石菖蒲加减：麻黄 6 克，苦杏仁 12 克，甘草 3 克，法半夏 9 克，细辛 5 克，石菖蒲 12 克。水煎服，每日 1 剂。

4. 麻杏石甘汤合细辛、瓜蒌、茯苓、石菖蒲加减：麻黄 9 克，苦杏仁 12 克，石膏 18 克，炙甘草 6 克，细辛 5 克，瓜蒌 12 克，茯苓 12 克，石菖蒲 15 克。水煎服，每日 1 剂。

5. 清瘟败毒饮加减：水牛角（先煎）15 克，黄芩 15 克，栀子 15 克，连翘 15 克，牡丹皮 12 克，赤芍 12 克，射干 12 克，僵蚕 10 克，天竺黄 15 克，泽泻 15 克，薏苡仁 20 克，甘草 6 克。水煎服，每日 1 剂。口干欲饮者，加玄参 15 克，芦根 15 克，以清热泻火生津；痰涎壅盛者，加川贝母 12 克，竹茹 12 克，以清热化痰；热毒壅盛者，加土牛膝 20 克，紫花地丁 15 克，以清热解毒。

【名医指导】

1. 随气温变化及时增减衣物，避免出汗后吹风；生活要有规律，饮食有节，起居有常，避免着凉。在睡眠时，避免吹对流风。在感冒流行期间，尽量减少外出，以防传染。

2. 尽量少讲话，忌大声叫喊。

3. 戒烟、酒，忌冷饮，少吃辛辣、油煎食物。适当多吃梨、生白萝卜、话梅等。

4. 多饮水，保持大便通畅。

5. 对小儿要密切观察病情，注意呼吸情况。忌哭闹。

6. 保持口腔卫生，养成晨起、饭后和睡前刷牙漱口的习惯。

7. 及时清除喉部异物，避免颈咽喉部外伤。

8. 避免吸入过多的生产性粉尘、有害气体（如氯、氨、硫酸、硝酸等）。

9. 若曾因特定的食物、气体、药物等引起该病者，应尽量避免再次接触这些物体。

慢性喉炎

慢性喉炎是指喉部黏膜的慢性非特异性炎症，为耳鼻咽喉常见的慢性疾病，多发于成人。临床上以声音嘶哑、干咳、喉痛、喉不适感为主要表现。因病变程度的不同，慢性喉炎主要包括单纯性喉炎、肥厚性喉炎、萎缩性喉炎、结节性喉炎、声带息肉、喉黏膜变性和喉关节病。本病是急性喉炎反复发作或迁延不愈的结果。此外，长期用声不当或用声过度亦为其重要的原因。

本病中医学属于"慢喉喑"范畴，又称"久病失音"、久嗽声哑"，是喉喑的一种。

【必备名方】

1. 百合固金汤加减：百合15克，玄参15克，生地黄20克，熟地黄20克，麦冬15克，知母12克，桔梗10克，木蝴蝶10克，当归6克，诃子15克，蝉蜕6克，生甘草6克。水煎服，每日1剂。虚火症状明显，出现手足心热、喉干不适者，加黄柏12克，地骨皮12克，以降火清热；咽有痰明显者，加浙贝母12克，瓜蒌皮9克，以利咽化痰；伴气虚、气短、懒言者，加黄芪30克，太子参12克，以益气养阴。

2. 补中益气汤加减：黄芪30克，党参15克，白术12克，茯苓15克，山药15克，人参叶15克，木蝴蝶10克，诃子肉12克，白扁豆15克，升麻6克，竹蜂3只，炙甘草6克。水煎服，每日1剂。脾虚湿重痰多者，加法半夏9克，陈皮12克，胆南星9克，以祛湿除痰；兼血虚者，加当归12克，何首乌12克，以补血养血益气；加石菖蒲12克，以通窍开音。

3. 会厌逐瘀汤加减：赤芍15克，玄参15克，生地黄15克，桃仁10克，麦冬15克，桑白皮15克，郁金12克，猫爪草15克，桔梗10克，木蝴蝶10克，浙贝母12克，甘草6克。水煎服，每日1剂。气郁明显而见胸胁苦满、善叹息者，加枳壳12克，以加强行气解郁；血瘀明显，见声带暗红肥厚甚或见小结或息肉或声带表面血管纹明显者，加红花12克，泽兰12克，山楂9克，以活血散

结；痰多难咳者，加瓜蒌皮12克（或川贝母9克），天竺黄12克，以化痰散结。

4. 六君子汤合薏苡仁、泽泻、桂枝、石菖蒲、山慈菇、生牡蛎加减：党参15克，白术15克，甘草10克，茯苓15克，陈皮10克，法半夏12克，薏苡仁12克，泽泻12克，桂枝9克，石菖蒲12克，山慈菇12克，生牡蛎12克。水煎服。

5. 复音汤加减：黄芪30克，党参15克，白术9克，茯苓12克，当归12克，水蛭9克，炮穿山甲9克，山楂12克，海藻12克，蝉蜕12克。水煎服，每日1剂。

【名医指导】

1. 尽量少讲话，尤其避免高声叫喊。在变声期、月经期和感冒期要慎重用嗓。

2. 严禁烟、酒、辛辣食物；少吃冷饮、油炸、腌制食物；多吃富含维生素的新鲜水果、蔬菜。

3. 生活起居有常，劳逸结合。及时治疗各种慢性疾病，保持每日通便，清晨用淡盐水漱口或少量饮用（高血压、肾病患者勿饮盐开水）。保持室内空气清新流通，预防感冒。

4. 急性发作期应及时选用抗病毒药、抗菌药物治疗。

5. 治疗鼻、口腔、下呼吸道疾病，包括病牙；避免张口呼吸。

6. 加强劳动保护，对生产过程中的有害气体、粉尘需妥善处理。

7. 加强体育锻炼，提高机体免疫力。

声带小结和声带息肉

声带小结又称声带结节，多见于职业用嗓者，亦可由慢性喉炎发展而成。声带息肉可由结节进一步发展而成，也可能为一孤立疾病。现多以喉息肉概称声带息肉。

本病中医学属于"喉瘤"范畴。

【必备名方】

1. 黄芩汤合发声散加减：桑白皮15克，黄芩12克，栀子12克，赤芍12克，连翘12克，薄荷10克，桔梗12克，瓜蒌15克，僵蚕12克，枇杷叶12克，甘草6克。水煎服，

每日1剂。痰黄黏而多者，加海浮石12克，陈皮12克，车前子12克；声带或息肉暗红或舌尖红有瘀点者，加牡丹皮12克，桃仁12克；肺热蕴久伤阴、喉干夜甚、舌红少苔者，加玄参15克，麦冬12克，南沙参15克。

2. 黄芩汤合清音散加减：黄芩12克，栀子12克，桑白皮15克，赤芍12克，连翘12克，木通6克，薄荷10克，桔梗10克，蝉蜕10克，甘草6克。水煎服，每日1剂。咳痰黏稠者，加海浮石12克，浙贝母12克；心肺郁热、日久生瘀、声带暗红、舌生瘀点者，加牡丹皮12克，郁金12克；郁热日久伤阴、喉干声嘶、口咽干燥、夜间尤甚、舌红少苔、脉细数者，去木通、栀子，加南沙参15克，玄参12克，麦冬12克。

3. 清气化痰丸合清音散加减：胆南星9克，黄芩20克，瓜蒌子12克，枳壳15克，陈皮12克，茯苓15克，苦杏仁20克，法半夏9克，诃子15克，木通6克，桔梗12克。水煎服，每日1剂。声带小结较大者，加海浮石9克，海藻12克，昆布12克，以软坚散结；口干咽燥者，加南沙参12克，石斛12克，以养阴生津。

4. 葶苈大枣泻肺汤导痰汤合发声散加减：制天南星10克，制半夏9克，陈皮15克，茯苓20克，枳实12克，瓜蒌15克，僵蚕12克，桔梗12克，石菖蒲12克，海浮石12克，甘草6克。水煎服，每日1剂。喉间闷胀、胸闷明显者，加厚朴12克，紫苏梗12克；纳呆者，加六神曲15克，麦芽12克；息肉大或经久不消或广基型息肉者，去甘草，加昆布12克，海藻12克，生牡蛎12克，海蛤壳12克；痰湿夹瘀、声带暗红、或息肉灰暗者，加桃仁12克，川芎12克，郁金12克；兼脾虚、倦怠乏力者，加黄芪15克，白术12克。

5. 活血疗哑汤加减：当归15克，桃仁10克，红花10克，川芎12克，赤芍12克，牛膝12克，木通6克，僵蚕12克，黄芪12克，甘草6克。水煎服，每日1剂。瘀阻伤气、乏力、或声带小结术后再发、脉弱者，加党参15克，茯苓15克，白术12克，诃子10

克；瘀久伤阴、喉间干燥、声带乏津者，去黄芪、川芎，加玄参15克，生地黄12克，麦冬12克。

【名医指导】

1. 纠正发声方式，不要大喊大叫；声带休息、发音训练均可在一定程度上预防声带小结的发生。

2. 注意从饮食中补充维生素A、维生素C和B族维生素。

3. 少吃过冷、过热食物，不要过食辛辣食物，避免吸烟、饮酒、喝浓茶、咖啡。

4. 生活起居有节，注意预防感冒等上呼吸道感染。

5. 避免接触刺激性气体及粉尘等。

6. 积极治疗各种咽、喉部、鼻部、气管及支气管的炎症。

喉 阻 塞

喉阻塞为喉部及其临近组织导致的喉道狭窄，阻塞发生不同程度的呼吸困难甚至窒息，又称喉梗阻。根据喉阻塞的不同情况，临床上分为急性喉阻塞和慢性喉阻塞。一旦阻塞形成，则病情严重，可致患者窒息死亡。因儿童声门狭小，喉黏膜组织疏松，神经发育不稳定易受刺激而痉挛，故其急性喉阻塞发病率明显高于成人。慢性喉阻塞则多见于小儿的先天性喉畸形或成人。

本病中医学属于"急喉风"、"锁喉风"、"紧喉风"等范畴。

【必备名方】

1. 三拗汤合僵蚕、地龙、胆南星加减：生甘草6克，麻黄9克，苦杏仁12克，生姜9克，僵蚕12克，地龙12克，胆南星9克。水煎服，每日1剂。

2. 清瘟败毒饮：生石膏18克，生地黄12克，水牛角30克，黄连9克，栀子9克，桔梗9克，黄芩9克，知母12克，赤芍9克，玄参12克，连翘12克，甘草6克，牡丹皮9克，淡竹叶12克。水煎服，每日1剂。痰盛者，加天竺黄12克，浙贝母12克，瓜蒌12克，葶苈子12克，竹茹12克；便秘者，加大黄6克，芒硝9克；痰闭者，合礞石散

（胆南星 9 克，青礞石 12 克，天竺黄 12 克，硼砂 9 克，炙白前 12 克，石菖蒲 12 克）；热毒盛者，以汤剂送服紫雪丹。

3. 会厌逐瘀汤：桃仁 12 克，红花 12 克，生地黄 15 克，甘草 6 克，桔梗 9 克，枳壳 9 克，赤芍 9 克，玄参 12 克，柴胡 9 克。水煎服，每日 1 剂。可酌情加僵蚕 12 克，地龙 12 克。如出现四肢厥冷，大汗淋漓，面色苍白，神昏气息微弱，为阳气暴脱，急予参附汤（人参 30 克，制附子 15 克）回阳救逆。

4. 清咽利膈汤加减：连翘 12 克，栀子 9 克，黄芩 9 克，薄荷 6 克，牛蒡子 9 克，防风 9 克，荆芥 9 克，玄明粉 9 克，金银花 12 克，玄参 12 克，大黄 9 克，甘草 3 克，桔梗 12 克，黄连 6 克。水煎服，每日 1 剂。咳嗽痰盛者，加瓜蒌子 12 克，浙贝母 12 克，前胡 12 克，百部 12 克，桑白皮 12 克，以祛痰散结。

5. 苓桂术甘汤合真武汤加减：茯苓 12 克，桂枝 9 克，白术 9 克，甘草 9 克，附子 6 克，生姜 6 克。水煎服，每日 1 剂。

【名医指导】

1. 细心开导，解除思想顾虑，增强治疗信心。少食煎炒、辛辣食物。

2. 一旦出现，立即消除病因。如及时取出呼吸道异物、解除喉痉挛、切除新生物；呼吸困难严重者，应先行气管切开术，改善呼吸后再进行病因治疗。

3. 宜采取半卧位或平卧，专人护理，尽量减少患者活动，降低氧耗；必要时予以镇静药，以免患者惊慌、烦躁。患儿应有父母陪伴，减少哭闹。

4. 室内通风，保持适度的温度和湿度，多给患者喝水；常规予以蒸汽吸入和雾化吸入。

5. 加强体育锻炼，增强体质，或用咽喉部的导引法进行锻炼。

6. 平时应看护好小儿，避免吞食塑料瓶盖、玻璃球及较大颗粒的水果。

7. 积极治疗咽喉部周围的炎症及脓肿，并避免受到外伤。行咽喉部手术时避免损伤喉返神经。

名医推荐家庭必备名方（珍藏本）

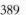

第四十四章　口腔科疾病

白塞病

白塞病又称口、眼、生殖器三联征或白塞综合征，是以眼、口、生殖器反复出现破溃病损并伴有目赤成脓、皮肤起疔等为主要临床表现，病势缠绵难愈的疾病。本病是一种原因不明的全身性身体免疫疾病，除眼、口、阴部三联征外，尚可侵犯多系统、多器官各组织，如皮肤、关节、神经、心血管、消化、呼吸等系统，具有慢性、进行性、复发性的特点。

本病中医学相当于"狐惑病"。中医学认为，本病因感受湿热毒气，或因热病后期，余热未尽，或脾虚湿浊之邪内生，或阴虚内热，虚火扰动等致湿热毒邪内蕴，弥散三焦，阻于经络，浸渍肌肤，伤津劫液，使气滞血瘀痰凝，形成虚实夹杂之候。初期多以邪实为主，中晚期则见虚中夹实、本虚标实之证。

【必备名方】

1. 甘草泻心汤合狐惑汤加减：甘草20克，黄芩10克，黄连10克，金银花15克，连翘15克，干姜6克，法半夏9克，茯苓15克，党参15克，佩兰15克，当归10克，赤芍10克，丹参30克。水煎服。同时配服治惑丸（槐花60克，苦参60克，芦荟30克，炒木香6克，炒桃仁60克，青葙子30克，雄黄30克，水牛角30克，上药共为细末，水泛为丸），每服9克，每日2次。

2. 甘露消毒丹：滑石450克，绵茵陈330克，淡黄芩300克，石菖蒲180克，川贝母150克，木通150克，广藿香120克，射干120克，连翘120克，薄荷120克，豆蔻120克。上药共为细末，每服9克，开水调服，

每日2次。咽喉肿痛甚者，加山豆根5克，板蓝根9克，牡丹皮9克。

3. 甘草泻心汤合五味消毒饮加减：生甘草9克，黄芩12克，黄连5克，栀子9克，金银花12克，连翘12克，蒲公英15克，野菊花9克，紫花地丁15克，玄参12克。水煎服。热盛汗出、口渴者，加生石膏（先下）30克，知母9克；关节疼痛、皮下红斑者，加生地黄15克，牡丹皮12克，忍冬藤15克，秦艽12克；大便干结者，加大黄（后下）6克。

4. 杞菊地黄丸加减：枸杞子15克，菊花9克，生地黄12克，熟地黄12克，山药12克，山茱萸9克，泽泻12克，牡丹皮12克，玄参12克，黄柏9克，丹参12克，当归12克。水煎服。目赤肿痛甚者，加青葙子12克，夏枯草12克，决明子12克；外阴溃疡肿痛甚者，加龙胆6克，虎杖15克；月经不调者，加白芍12克，川芎9克，益母草15克；溃疡久不愈合者，加黄芪15克，党参15克，天花粉12克；口干、心烦、失眠者，加炒栀子9克，百合9克，酸枣仁9克；目赤涩痛者，加菊花9克，密蒙花9克。

5. 肾气丸合理中丸加减：附子6克，肉桂粉（兑服）3克，熟地黄12克，山药15克，山茱萸9克，茯苓12克，党参12克，白术10克，炮姜5克，炙甘草5克，当归9克，炒蒲黄（包煎）15克。水煎服。溃疡色淡不敛者，加黄芪30克，鹿角片（先煎）12克；浮肿甚者，加猪苓15克，薏苡仁30克；便溏日久者，加补骨脂12克，肉豆蔻6克。

【名医指导】

1. 注意精神调摄，消除紧张、焦虑的情绪，保持心情舒畅，豁达乐观。

2. 注意口腔清洁，可采用黄芩、金银花、甘草等煎水漱口，溃疡面可喷冰硼散、锡类散；养成饭后漱口的卫生习惯。

3. 注意眼部卫生，经常清洁眼睛，清除眼部分泌物。避免强光刺激，不宜久看电视；外出时戴防护眼镜。

4. 加强外阴护理。注意保持外阴清洁干爽，勤换内裤，用优质纯棉柔软布质，避免摩擦再度损伤。

5. 每晚可对外阴进行熏洗，熏洗坐浴时注意保暖，防感冒；之后用干净的纱布擦干，外涂溃疡软膏。避免行走远路，不要骑自行车，避免摩擦。女性患者经期应注意保持外阴清洁。

6. 饮食宜清淡易消化，多食绿豆、西瓜、冬瓜等新鲜蔬菜水果，少量多餐；忌食牛肉、羊肉、狗肉、驴肉等热性食物；忌生葱、生蒜、生姜和辣椒等辛辣刺激食品，忌油炸食品。

7. 可口服 B 族维生素和维生素 C，急性期可应用肾上腺皮质激素类药物。

复发性口疮

复发性口疮是口腔黏膜中最常见的一种疾病，好发于唇、颊、舌缘等处，表现为口腔黏膜出现的圆形或椭圆形浅表性溃疡，有明显的灼痛，可单发或多发。其有自限性，一般为 7～14 日行愈合，可反复发作。

本病中医学称"口疮"、"口破"、"口疡"。本病多由烦劳或五志过极以及饮食不节，郁热化火，火热熏灼口舌而成，或由于素体阴虚或久病热病耗阴，虚火浮越，上扰于口，腐烂口腔而成疮。

【必备名方】

1. 泻黄散加减：广藿香 21 克，栀子 6 克，石膏 15 克，甘草 90 克，防风 60 克，黄柏 6 克，砂仁 6 克，枇杷叶 10 克。上药共为末，每服 6 克。烦渴易饥者，减防风用量，加天花粉 12 克，知母 12 克；小便短赤者，加滑石 15 克；肠道积热便秘者，加大黄 10 克。

2. 泻心导赤散：木通 6 克，生地黄 10 克，黄连 5 克，甘草 5 克。水煎服。火毒甚者，加金银花 10 克，连翘 10 克，青黛 3 克，甜地丁 15 克；心热口渴者，加栀子 9 克，麦冬 6 克，玄参 9 克；尿赤者，加白茅根 15 克，淡竹叶 15 克，小蓟 15 克。

3. 黄连阿胶鸡子黄汤：黄连 6 克，黄芩 6 克，白芍 6 克，阿胶（烊化）9 克，鸡子黄 2 枚。水煎服。心烦失眠较重者，加酸枣仁 12 克，柏子仁 12 克；口燥咽干较甚者，加生地黄 12 克，麦冬 12 克；终夜不寐或稍入眠即多梦者，加茯神 9 克，石菖蒲 9 克，远志 6 克。

4. 广藿香正气散加减：大腹皮 30 克，白芷 30 克，紫苏 30 克，茯苓 30 克，法半夏 60 克，白术 60 克，陈皮 60 克，厚朴 60 克，桔梗 60 克，广藿香 90 克，甘草 75 克。上药共为细末，每服 6 克，以姜、枣煎汤送服。表寒重、寒热无汗者，重用紫苏叶、白芷；里湿重、舌苔厚腻者，苍术易白术；内湿化热、舌苔兼黄者，加黄连 3 克，栀子 6 克；湿注大肠、腹泻尿少者，加薏苡仁 9 克，车前子 9 克。

5. 圣愈汤：熟地黄 20 克，白芍 15 克，川芎 9 克，人参 15 克，当归 12 克，黄芪 12 克。水煎服。血虚有热者，将熟地黄改为生地黄，加黄芩 9 克，牡丹皮 9 克；血虚有寒者，加肉桂 5 克，炮姜 5 克，吴茱萸 9 克。

【名医指导】

1. 多食富含锌的食物，如牡蛎、动物肝脏、瘦肉、鸡蛋、花生、核桃等；多食富含维生素 B₁、维生素 B₂、维生素 C 的食物及新鲜蔬菜和水果，如西红柿、茄子、胡萝卜、白萝卜、白菜、菠菜等；避免过多食用酸、咸、辛辣、油炸食物。多饮温开水。

2. 注意口腔卫生，避免损伤口腔黏膜。

3. 忌烟、酒、咖啡及刺激性饮料

4. 保持心情舒畅、乐观开朗；保证充足的睡眠，避免过度疲劳。

5. 注意生活规律和营养均衡；养成定时排便的习惯，预防便秘。

6. 急性期可用含漱剂（如 0.25％金霉素溶液、含片如溶菌酶含片、散剂如冰硼散等）治疗。

原发性疱疹性口炎

原发性疱疹性口炎常由首次感染1型单纯疱疹病毒所引起。临床上表现为急性疱疹性龈口炎，以口、颊、舌、上腭、齿龈等处发红、起疱、溃烂等为特征。一年四季皆可发病，以儿童多见。

本病中医学可归入"口疮"范畴。中医学历代医家对本病的命名不一，有"口疮"、"口舌生疮"、"热度口疮"等。因口为脾之窍，又称"脾瘅"。口疮乃素体心脾蕴热，嗜食肥甘，胃中积热，又复感外邪，饮食生冷，湿热相兼，其气上溢而发。素体阴虚或温热病后气阴两伤，虚火上炎口腔亦可致本病。

【必备名方】

1. 玄参连翘饮：玄参12克，连翘12克，淡竹叶9克，芦根12克，板蓝根12克，甘草6克。水煎服。

2. 加味凉膈散：大黄9克，芒硝9克，栀子6克，薄荷6克，黄芩6克，连翘24克，淡竹叶6克，木通6克，甘草9克。水煎服。口渴烦躁者，加生石膏12克；小便短赤者，加生地黄9克；溃烂久不收口者，加五倍子6克。

3. 银兰汤加减：生地黄12克，板蓝根12克，金银花12克，连翘12克，生栀子9克，薄荷6克，甘草6克。水煎服。

4. 养阴清肺汤加减：生地黄6克，麦冬4克，玄参5克，川贝母3克，牡丹皮3克，白芍3克，薄荷2克，甘草2克。水煎服。余热未消者，加金银花9克，淡竹叶6克；便秘者，加大黄9克。

5. 导赤散加减：生地黄10克，木通6克，淡竹叶9克，黄连6克，板蓝根12克，广藿香9克，佩兰9克，甘草9克。水煎服。脘腹闷胀、不思饮食者，加焦山楂12克，六神曲9克，麦芽12克。

【名医指导】

1. 注意口腔卫生，养成正确的漱口习惯，可用板蓝根煎水漱口或用3%过氧化氢拭洗创面。

2. 少食膏粱厚味及辛辣食品；少食多餐；宜食清淡半流质食物；多饮水，多吃蔬菜、水果。可口服B族维生素和维生素C。

3. 消除诱因，对消化功能障碍或月经不调等全身性疾病进行治疗；避免阳光直晒，机械性损伤。

4. 婴幼儿发病时应适当隔离，避免与其他小孩接触。

5. 增强体质，预防感冒。保持室内空气清新、流通；避免到人群聚集的公共场所。

6. 发病期间避免用手抓破疱疹，以免引起其他部位的感染。

复发性疱疹性口炎

潜伏在体内的单纯疱疹病毒，在一定条件下如感冒、发热、过度劳累等，可使机体发生复发性损害，形成复发性疱疹性口炎。复发感染常在口唇或近口唇处出现成簇小水疱，进而溃破、渗出、结痂，又称复发性唇疱疹。多见于成人。

本病中医学称"口疮"、"热疮"、"热气疮"。由于外感风热或嗜食辛辣，脾胃积热，或素体阴虚，积热上冲口唇，致使口唇热疮反复不已。

【必备名方】

1. 辛夷清肺饮加减：辛夷5克，桑叶9克，菊花9克，板蓝根9克，金银花9克，连翘9克，黄芩9克，生栀子9克，鲜芦根9克，生石膏9克，麦冬9克，甘草6克。水煎服。

2. 竹叶石膏汤加减：淡竹叶12克，生石膏50克，生栀子9克，黄连6克，黄芩12克，苍术9克，陈皮9克，板蓝根12克，车前子12克，鲜芦根12克，麦冬20克，甘草6克。水煎服。大便秘结者，加大黄10克。

3. 加味导赤白虎汤：生石膏25克，知母10克，生地黄10克，木通6克，淡竹叶9克，玄参12克，麦冬12克，青蒿9克，板蓝根12克，芦根12克，儿茶3克，甘草9克。水煎服。

4. 泻黄散加减：广藿香21克，栀子6克，石膏15克，甘草90克，防风120克。上药为末，每服6克。胃火内盛、烦渴易饥者，减防风用量，加知母 9 克，天花粉 9 克；心脾积热见烦躁不宁者，加灯心草 3 克，赤茯苓 9 克；小便短赤者，加滑石 12 克。

5. 增液汤加减：玄参 30 克，麦冬 24 克，生地黄 24 克，板蓝根 15 克，马齿苋 12 克，紫草 9 克，生薏苡仁 12 克。水煎服。

【名医指导】

1. 多见于成人，感染、疲劳、日晒、局部刺激、精神紧张、胃肠功能紊乱、环境改变等均可诱发本病，应避免这些诱因。

2. 戒烟、酒。

3. 饮食清淡，多吃蔬菜水果，少食辛辣刺激性食品；保持大便通畅。

4. 妇女经期前后要注意休息，保持心情愉快，避免过度疲劳。坚持体育锻炼，提高机体免疫能力。

5. 生活起居有规律，保证充足的睡眠。注意保持口腔清洁，常用淡盐水漱口。

6. 病情严重者应卧床休息，进食困难者可静脉补液；补充 B 族维生素和维生素 C。

龋　病

龋病俗称"虫牙"，是在以细菌为主的多种因素影响下，牙齿硬组织在色、形、质各方面均发生变化的一种慢性进行性破坏性疾病。本病是人类广泛流行的一种口腔常见病和多发病，它不仅使牙体硬组织崩溃、破坏咀嚼器官的完整性，还可继续向深部发展引起牙髓炎、根尖周病、颌骨及颌周炎症，甚至成为病灶，影响全身健康。

中医学对本病早有认识，多将本病病因归纳为虫蚀、饮食肥甘厚味及外感风寒或骨髓气血不能荣盛所致。

【必备名方】

1. 清胃散加减：生地黄 6 克，当归身 6 克，牡丹皮 9 克，黄连 6 克，升麻 6 克。水煎服。燥湿杀虫者，加蜂房 5 克，海桐皮 9 克；热困胃腑、大便秘结者，去当归身，加大黄 9 克，芒硝 9 克，黄芩 9 克。

2. 连翘败毒散加减：连翘 15 克，栀子 9 克，羌活 8 克，玄参 12 克，薄荷 6 克，防风 6 克，柴胡 6 克，桔梗 5 克，升麻 5 克，川芎 6 克，当归 9 克，黄芩 9 克，白芍 9 克，牛蒡子 9 克，红花 3 克。水煎服。口渴者，加天花粉 12 克；面肿者，加白芷 9 克；项肿者，加威灵仙 9 克；大便秘结者，加大黄 10 克，穿山甲 9 克。

3. 玉女煎：生石膏 15 克，熟地黄 15 克，麦冬 6 克，知母 5 克，牛膝 5 克。水煎服。火甚烦热者，加栀子 9 克，地骨皮 9 克；舌红而干、口渴者，加南沙参 9 克，石斛 9 克。

4. 甘露饮：熟地黄 12 克，黄芩 12 克，枳壳 9 克，甘草 5 克，茵陈蒿 9 克，枇杷叶 9 克，石斛 12 克，生地黄 10 克，天冬 10 克，麦冬 10 克。水煎服。

5. 二阴煎：生地黄 12 克，麦冬 9 克，酸枣仁 9 克，甘草 3 克，玄参 6 克，黄连 6 克，茯苓 6 克，木通 3 克，灯心草 3 克，淡竹叶 6 克。水煎服。

【名医指导】

1. 减少或消除病原刺激物，减少或消除菌斑，改善口腔环境。

2. 减少糖分摄入，如糖、巧克力、饼干等；少吃酸性刺激性食品，临睡前不吃零食。不能吃太硬的食物，以免牙齿磨损。

3. 可通过氟化法增加牙齿中的氟素，增强牙齿的抗龋性。

4. 早晚刷牙，饭后漱口。

5. 定期检查口腔，一般 12 岁以上每年检查 1 次。

6. 早发现、早治疗；避免并发症的出现。

牙髓病

牙髓病是牙髓组织发生的疾病，包括牙髓充血、牙髓炎、牙髓坏死和牙髓变性，其中以牙髓炎最常见。牙髓病多由感染引起，感染又多来自近髓或已达髓腔的深龋洞。牙髓的感染不仅引起牙齿剧烈疼痛，而且还可经根尖孔扩散到尖周组织，甚至继发颌骨炎症，或成为病灶影响全身健康。

本病中医学属于"牙痛"范畴。本病的病因多样，外感内伤、胃热肾虚、气滞血瘀

《名医推荐家庭必备名方（珍藏本）》

等均可引起牙痛，有寒热虚实牙痛之分。

【必备名方】

1. 薄荷连翘方：薄荷 6 克，牛蒡子 9 克，金银花 12 克，连翘 12 克，淡竹叶 12 克，绿豆衣 9 克，知母 12 克，生地黄 12 克。水煎服。疼痛甚者，加川芎 6 克，白芷 6 克；口渴引饮者，加石斛 12 克，天花粉 12 克；大便秘结者，加大黄 9 克，芒硝 9 克。

2. 紫苏叶散加减：紫苏叶 9 克，防风 9 克，桂枝 9 克，生姜 9 克，甘草 6 克。水煎服。疼痛甚者，加细辛 3 克，白芷 9 克；痛连头项者，加藁本 9 克，川芎 9 克，葛根 12 克。

3. 滋阴抑火汤加减：当归 9 克，生地黄 12 克，荆芥 9 克，防风 9 克，知母 9 克，黄柏 9 克，牡丹皮 9 克，甘草 5 克，灯心草 3 克，牛膝 12 克，玄参 12 克。水煎服。

4. 羌活附子汤：麻黄 9 克，黑附子 9 克，羌活 15 克，苍术 15 克，防风 6 克，黄芪 30 克，甘草 6 克，升麻 6 克，白芷 9 克，僵蚕 9 克，黄柏 9 克。水煎服。

5. 甘露饮加减：熟地黄 12 克，黄芩 12 克，枳壳 9 克，甘草 5 克，茵陈蒿 9 克，枇杷叶 9 克，石斛 12 克，生地黄 10 克，天冬 10 克，麦冬 10 克，五灵脂 9 克。水煎服。倦怠无力、口黏不欲饮者，加佩兰 10 克，茯苓 10 克，石菖蒲 9 克。

【名医指导】

1. 进食流质或半流质饮食，食物温度不宜过热过冷；忌辛辣、油腻、过酸、过甜食物。

2. 儿童饮食要多样化，适当使用坚韧性的食物，以促进颌骨和牙齿的生长发育。儿童不能含糖睡觉，以避免龋齿的发生。

3. 注意口腔卫生，养成早晚刷牙，饭后、睡前漱口的习惯。

4. 及时治疗口腔疾病，如牙龋齿、牙龈炎等。

5. 对于位置不正的智齿及食物填塞的牙齿及时治疗，不合适的义齿和牙套及时更换。

6. 如素有口腔疾病，应定期到口腔科检查。

牙龈炎

牙龈炎是发生于牙龈组织的炎症，临床以刷牙和咀嚼食物时牙龈出血为特征。多由于口腔不洁、牙菌斑、牙石堆积、食物嵌塞、不良修复体及牙颈部龋的刺激所引起；部分患者存在全身诱发因素，如慢性血液病、内分泌功能紊乱、维生素 C 缺乏及某些药物影响等。本病是世界范围广泛存在的疾病，治疗及时，多能痊愈，否则可发展为牙周炎。

本病中医学属于"齿衄"范畴。本病多因胃腑积热或肾阴不足，相火上炎所致，因牙龈属胃，牙齿属肾，阳明传入少阴，二经相搏则血出于牙缝。

【必备名方】

1. 加味清胃散：生地黄 12 克，牡丹皮 9 克，连翘 12 克，黄连 5 克，当归 9 克，升麻 9 克。水煎服。大便秘结者，加大黄 9 克，芒硝 9 克；口渴者，加天花粉 9 克，石斛 9 克，知母 9 克；胃火夹风者，加防风 9 克，白芷 9 克；胃火夹湿者，加防己 6 克，木通 6 克。

2. 甘露饮：熟地黄 12 克，黄芩 12 克，枳壳 9 克，甘草 5 克，茵陈蒿 9 克，枇杷叶 9 克，石斛 12 克，生地黄 10 克，天冬 10 克，麦冬 10 克。水煎服。

3. 归芍地黄汤：当归 12 克，白芍 12 克，生地黄 12 克，人参 9 克，茯苓 9 克，炙甘草 6 克，陈皮 6 克。水煎服。

4. 五味消毒饮：金银花 30 克，野菊花 12 克，蒲公英 12 克，紫花地丁 12 克，天葵子 12 克。水煎服。热毒甚而见局部红肿明显、口苦、舌红者，加连翘 9 克，黄连 5 克；热毒壅滞而见肿甚者，加防风 9 克，白芷 9 克。

5. 仙方活命饮：白芷 3 克，川贝母 6 克，防风 6 克，赤芍 6 克，当归尾 6 克，甘草节 6 克，炒皂角刺 6 克，炙穿山甲 6 克，天花粉 6 克，乳香 6 克，没药 6 克，金银花 9 克，陈皮 9 克。水煎服。热毒甚而见局部红肿热痛明显、口苦、舌红苔黄、脉数者，加蒲公英 9 克，紫花地丁 15 克，野菊花 10 克，连翘 6 克。

【名医指导】

1. 早晚刷牙，饭后漱口；适当用牙线清理牙缝，均可有效清除牙菌斑。克服用口呼吸的不良习惯，养成清晨排便习惯。

2. 持续、及时地清除牙面的菌斑，保持牙面清洁；定期到口腔科清除牙垢和牙石。宜使用软毛牙刷。

3. 进餐要规律，细嚼慢咽，多食蔬菜（如胡萝卜、菠菜、木耳食物等）及水果（如山楂、苹果等）。戒烟、酒。多吃含钙高的食物。

4. 早晚叩齿。上下用力叩敲数十次，有改养循环、促进牙龈组织新陈代谢的作用。

5. 牙龈按摩：示指放在牙龈上，做局部小圆旋转的移动按摩动作，然后漱口，使每个牙齿所属的牙龈区都受到按摩，反复数次。

6. 牙龈痛、牙龈流血、长时间口臭、牙齿松动都是牙龈炎的先兆，应就诊牙科。

牙周炎

牙周炎一般由牙龈炎发展而来，通常表现为牙龈、牙周膜、牙槽骨及牙骨质部位的慢性破坏性病损。其主要特征为牙周袋形成和袋壁的炎症，牙槽骨吸收与牙齿逐渐松动，是导致成人牙齿丧失的主要原因。

本病中医学属于"牙宣"范畴。中医学认为，齿为骨之余，乃肾之标，而上下牙床为手足阳明经所属，齿及齿龈均需气血的濡养，故本病主要由胃火上蒸、肾阴亏虚、气血不足等原因引起。

【必备名方】

1. 疏风清热汤：荆芥9克，防风9克，牛蒡子9克，甘草6克，金银花12克，连翘12克，桑白皮9克，赤芍9克，桔梗9克，黄芩9克，天花粉12克，玄参9克，浙贝母9克。水煎服。

2. 清胃散：生地黄6克，当归身6克，牡丹皮9克，黄连6克，升麻6克。水煎服。口渴、发热者，加石斛10克，南沙参10克，天花粉10克；牙龈红肿甚者，加蒲公英9克，牛蒡子9克，金银花9克；渗血、溢脓多者，加马勃6克，栀子炭9克，茜草炭9克；便秘者，加大黄6克。

3. 牙周败毒饮：生石膏15克，黄芩9克，紫花地丁15克，玄参12克，生地黄12克，大黄6克。水煎服。火热明显者，加生栀子9克，黄连6克，牡丹皮9克；肿胀甚者，加天花粉12克，连翘12克，夏枯草9克，牛蒡子9克；出血明显者，加白茅根10克，槐花10克，墨旱莲10克；溢脓者，加皂角刺10克，天花粉10克，漏芦6克。

4. 固齿膏：熟地黄12克，山茱萸12克，泽泻9克，牡丹皮9克，山豆根6克，枸杞子10克。水煎服。溢脓多者，加漏芦9克，皂角刺9克，天花粉12克，生薏苡仁12克；红肿明显者，加牡丹皮9克，玄参9克，赤芍9克，赤茯苓9克；出血多者，加白茅根10克，茜草10克，槐花10克，骨碎补10克；虚火上炎者，加生地黄9克，知母9克，黄柏9克。

5. 玉女煎加减：生石膏30克，生地黄12克，知母12克，山茱萸12克，麦冬9克，牛膝9克，牡丹皮9克。水煎服。湿热较重、小便黄赤或便溏者，去生地黄，加广藿香9克，金银花9克，蒲公英9克，木通6克，车前子9克。

【名医指导】

1. 保持良好的口腔卫生。每日刷牙2次，2～3个月换1次牙刷。宜使用软毛牙刷。

2. 养成良好的饮食和咀嚼习惯。戒烟，少饮酒、浓茶、咖啡、可乐，少吃巧克力等色素沉着的食物，多吃蔬菜、水果；勿过食酸、辣、甜、冷、热、硬食物。

3. 宜食清淡易消化的半流质或软饭、面条；实证胃火宜多吃清泻胃火作用的食物，如豆腐、黄瓜、丝瓜、黑豆、芥菜、香茄、粥、西瓜等。

4. 早晚进行叩齿各30次。上下牙空咬，用力要轻。

5. 牙石、不良修复术、牙排列不齐、解剖形态异常等均可加重菌斑滞留，促使牙周病的发生；故对上述因素应及时予以纠正。

6. 经常进行体育锻炼，增强机体的免疫力；积极治疗全身性疾病，如糖尿病等。

7. 避免压力过大，学会正确排解压力的方式。

《名医推荐家庭必备名方（珍藏本）》

智齿冠周炎

智齿冠周炎是指智齿（第三磨牙）萌出不全或阻生时，牙冠周围软组织发生的炎症，表现为智齿周围牙龈及龈瓣红肿疼痛，甚则腮颊肿痛，牙关开合不利。由于阻生智齿的牙冠和被覆的龈瓣之间有一个盲袋，食物及细菌极易嵌塞于内，加之冠部牙龈因咀嚼食物而易损伤形成溃疡，当全身抵抗力下降、局部细菌毒力增强时可引起冠周炎的急性发作。

本病中医学称"牙咬痈"、"合架风"、"尽牙痈"、"角架风"。本病多因饮食不节，过食辛辣厚味，胃肠蕴热，兼感风热之邪，外邪引动内火，风火相煽，循经搏聚于尽牙咬合处，气血壅滞，热灼肉腐则化脓成痈。

【必备名方】

1. 牛蒡解肌汤：牛蒡子 12 克，薄荷 6 克，荆芥 6 克，连翘 9 克，栀子 9 克，牡丹皮 9 克，石斛 12 克，夏枯草 12 克。水煎服。火热邪甚而见发热烦渴者，加黄芩 10 克，生石膏 15 克；胃肠燥热见便秘者，加瓜蒌子 12 克，莱菔子 9 克；痈疡成脓见肿块坚硬者，加赤芍 12 克，皂角刺 10 克，丹参 10 克。

2. 银翘散：连翘 9 克，金银花 9 克，桔梗 6 克，薄荷 6 克，淡竹叶 4 克，生甘草 5 克，荆芥穗 5 克，淡豆豉 5 克，牛蒡子 9 克。水煎服。盲袋溢脓者，加天花粉 12 克，皂角刺 10 克；便干者，加大黄 6 克。

3. 仙方活命饮合清胃散加减：生石膏 15 克，黄连 6 克，金银花 25 克，赤芍 6 克，当归 6 克，天花粉 12 克，白芷 6 克，皂角刺 6 克，陈皮 9 克，乳香 6 克，没药 6 克，牡丹皮 6 克。水煎服。大便秘结者，加重楼 9 克，大黄 6 克，芒硝 9 克；肿甚不解者，加蒲公英 12 克，紫花地丁 12 克，夏枯草 12 克，栀子 9 克；吞咽疼痛者，加板蓝根 12 克；肿连腮颊者，加丝瓜络 9 克。

4. 龙胆泻肝汤加减：龙胆 6 克，黄芩 9 克，栀子 9 克，泽泻 12 克，木通 6 克，车前子 9 克，当归 3 克，生地黄 9 克，柴胡 6 克，生甘草 6 克。水煎服。风火上炎见头痛眩晕、目赤易怒者，加菊花 9 克，桑叶 9 克，夏枯草 9 克；湿盛热轻者，去黄芩、生地黄，加滑石 15 克，薏苡仁 15 克。

【名医指导】

1. 保持充足的睡眠，增强机体抗病力。勤刷牙，勤漱口，维护口腔清洁。

2. 可予以 1%～3% 过氧化氢溶液及生理盐水或其他灭菌溶液冲洗盲袋，然后点入 3% 碘甘油；另予以复方硼砂溶液或呋喃西林溶液含漱，每日多次。如脓腔形成，及时切开引流。

3. 炎症消除后，应对病牙做进一步的处理，如做冠周龈瓣楔形切除术或尽早拔除阻生智齿，防止冠周炎和邻牙龋坏。

4. 保持大便通畅；注意勿过食辛辣之品。

第四十五章 眼耳鼻咽喉与全身相关性疾病

咽异感症

咽异感症为咽的功能性病变，是咽部感觉异常的一种主观症状。临床一般泛指咽痛以外，无吞咽障碍的各种咽部的感觉异常或幻觉。在除外咽的器质性病变后，咽异感症常常可以追索到某些心因性或心身性发病原因与症状特点。此类咽异感症属于心身性疾病，在临床上此类患者占有一定的比例，又称"癔球症"、"官能性咽异感症"。

本病中医学称"梅核气"。

【必备名方】

1. 柴胡疏肝散合越鞠丸加减：陈皮12克，柴胡9克，川芎9克，香附9克，枳壳9克，白芍9克，甘草3克，栀子（炒）12克，苍术（炒）9克。水煎服，每日1剂。

2. 逍遥散加减：柴胡9克，白芍9克，当归12克，白术9克，甘草6克，生姜6克，薄荷6克。水煎服，每日1剂。痰郁化热而见口干口苦、舌苔微黄、小便黄者，加杜仲10克，黄连6克，黄芩9克，竹茹12克，瓜蒌12克，以清热化痰。

3. 旋覆赭石汤合四逆散加减：旋覆花12克，赭石12克，人参12克，生姜6克，炙甘草6克，法半夏9克，大枣12克，炙枳壳9克，柴胡9克，白芍9克。水煎服，每日1剂。肝胃有寒者，加吴茱萸12克，干姜9克。

4. 归脾汤加减：白术10克，茯苓10克，黄芪10克，炙甘草10克，龙眼肉10克，酸枣仁10克，木香10克，人参10克，当归10克，远志10克。水煎服，每日1剂。以上诸证，若兼见舌质紫暗或有瘀点，舌下青脉显露、脉涩等血瘀之证，多因久病入络所致，酌加活血化瘀之品：如丹参12克，桃仁12克，红花12克，赤芍9克，水蛭6克，土鳖虫9克（或合逍遥散、活络效灵丹）。

5. 半夏厚朴汤：法半夏9克，厚朴9克，茯苓12克，紫苏叶9克，生姜6克。一般可加枳壳12克，瓜蒌12克。水煎服，每日1剂。

【名医指导】

1. 积极检查病因，解除思想顾虑，增强治疗信心。

2. 饮食不宜过饱，少食辛辣及油炸食物。

3. 加强体育锻炼，增强体质；或用咽喉部的导引法进行锻炼。

4. 保持情绪平稳，避免疑心过重，精神焦虑、紧张。情绪不快时不要进食。

5. 避免冷热、电流、气压等物理因素及机械损伤和化学因素（如异常气味）的刺激。

功能性失声

功能性失声系指发音器官正常，由精神性或功能性因素，即心身因素诱发的发音功能障碍。属于癔症的一种表现，故又称癔症性失音。

本病中医学称"肝郁失音"。

【必备名方】

1. 柴胡疏肝散加减：柴胡12克，香附12克，白芍15克，枳壳12克，陈皮12克，川芎12克，郁金12克，石菖蒲12克，薄荷10克，甘草6克。水煎服，每日1剂。急躁易怒者，加栀子12克，牡丹皮12克；心烦失眠者，加酸枣仁15克；肝阴血虚、失语反复发生或遇惊恐郁怒即发、头晕目眩、失眠多噩梦、月经色淡量少、舌红少苔、脉弦细者，加枸杞子 15 克，菊花 12 克，熟地黄 15 克，当归 15 克。

2. 一贯煎合逍遥散加减：北沙参 12 克，麦冬 12 克，生地黄 12 克，当归 12 克，枸杞子 12 克，川楝子 9 克，柴胡 9 克，白芍 9 克，当归 12 克，白术 12 克，甘草 6 克，生姜 6 克，薄荷 6 克。水煎服，每日 1 剂。

3. 涤痰汤合安神定志丸加减：制天南星 6 克，茯苓 15 克，茯神 12 克，远志 12 克，石菖蒲 12 克，龙齿 10 克，法半夏 9 克，陈皮 12 克，枳实 12 克，竹茹 12 克，甘草 6 克。水煎服，每日 1 剂。

4. 甘麦大枣汤：甘草 9 克，小麦 15 克，大枣 12 克。一般可加远志 12 克，五味子 6 克，郁金 9 克，香附 12 克，石菖蒲 12 克。水煎服，每日 1 剂。

【名医指导】

1. 避免精神过度紧张，学会正确解压方式，如听自己喜欢的音乐、跳自己喜欢的舞蹈等。

2. 避免长时间高声说话，以及用力清喉咙、咳嗽等动作。感冒时应尽量减少说话。

3. 忌食辛辣、厚味之品；戒烟、酒；多喝温开水。

4. 不可过度依赖喉糖、罗汉果、枇杷膏或胖大海等。

5. 避免情绪剧烈波动，如发怒、激动、恐怖、忧虑、悲伤等。

6. 生活规律，早睡早起，保持充足的睡眠。睡前不宜进食食物。

7. 适当运动，增强体质，保持乐观心态，积极配合治疗。

图书在版编目（ＣＩＰ）数据

　　名医推荐家庭必备名方　珍藏本 / 周德生，刘利娟主编.
-- 长沙 ：湖南科学技术出版社，2015.9
　　（名医到我家系列丛书）
　　ISBN 978-7-5357-8792-7

　　Ⅰ．①名… Ⅱ．①周… ②刘… Ⅲ．①方书－汇编
Ⅳ.①R289.2

　　中国版本图书馆 CIP 数据核字(2015)第 202378 号

名医到我家系列丛书

名医推荐家庭必备名方【珍藏本】

主　　编：周德生　刘利娟
责任编辑：李　　忠
出版发行：湖南科学技术出版社
社　　址：长沙市湘雅路 276 号
　　　　　http://www.hnstp.com
湖南科学技术出版社天猫旗舰店网址：
　　　　　http://hnkjcbs.tmall.com
邮购联系：本社直销科 0731-84375808
印　　刷：湖南天闻新华印务邵阳有限公司
　　　　　（印装质量问题请直接与本厂联系）
厂　　址：邵阳市东大路 776 号
邮　　编：422001
出版日期：2015 年 9 月第 1 版第 1 次
开　　本：710mm×1020mm　1/16
印　　张：25.75
字　　数：700000
书　　号：ISBN 978-7-5357-8792-7
定　　价：45.00 元